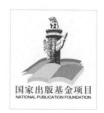

国家出版基金项目
NATIONAL PUBLICATION FOUNDATION

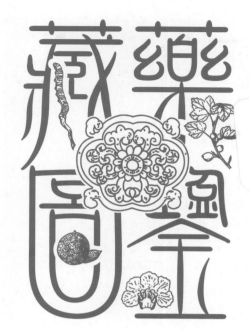

中国藏药资源特色物种图鉴

钟国跃　刘　翔/主编

①

北京科学技术出版社

图书在版编目（CIP）数据

中国藏药资源特色物种图鉴 / 钟国跃 , 刘翔主编 . —
北京 : 北京科学技术出版社 , 2021.7
ISBN 978-7-5714-1395-8

Ⅰ . ①中… Ⅱ . ①钟… ②刘… Ⅲ . ①藏医—中药资
源—中国—图集 Ⅳ . ① R291.4-64

中国版本图书馆 CIP 数据核字 (2021) 第 022602 号

策划编辑：陈媞颖　李兆弟　侍　伟
责任编辑：侍　伟　王治华　李兆弟
文字编辑：严　丹　陶　清　刘　佳　吕　慧　庞璐璐
责任校对：贾　荣
图文制作：樊润琴
责任印制：李　茗
出 版 人：曾庆宇
出版发行：北京科学技术出版社
社　　址：北京西直门南大街16号
邮政编码：100035
电　　话：0086-10-66135495（总编室）　　0086-10-66113227（发行部）
网　　址：www.bkydw.cn
印　　刷：北京捷迅佳彩印刷有限公司
开　　本：889mm×1194mm　　1/16
字　　数：3381.7千字
印　　张：187
版　　次：2021年7月第1版
印　　次：2021年7月第1次印刷
ISBN 978-7-5714-1395-8

定　　价：1980.00元（全4册）

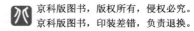

编 写 人 员

主　编　钟国跃　刘　翔

副主编　张植玮　周华蓉　杜小浪　曹　岚　慕泽泾

编　委（按姓氏笔画排序）

王昌华　王洪玲　王晓云　古　锐　左铮云　叶陈娟　冯育林　朱玉野

朱继孝　任　刚　危永胜　刘　翔　刘贵东　杜小浪　李志峰　李　敏

杨　明　杨世林　邱咏薇　何明珍　何军伟　余再柏　张亚梅　张寿文

张武岗　张植玮　欧阳辉　周华蓉　赵纪峰　钟卫红　钟国跃　饶建波

姚鹏程　秦松云　高燕萍　曹　岚　银福军　梁　健　蒋　伟　喻本霞

曾金祥　温　泉　慕泽泾　谭　婷　潘　瑞　魏荣睿　瞿显友

作者简介

钟国跃

研究员，博士研究生导师。现任江西中医药大学首席教授、中药固体制剂制造技术国家工程研究中心主任、中药资源与民族药研究中心主任、江西民族传统药现代科技与产业发展协同创新中心常务副主任，重庆市中药研究院名誉院长。第九届国家药典委员会委员，第十届、第十一届国家药典委员会民族医药专业委员会主任委员，中华人民共和国濒危物种科学委员会协审专家，第四次全国中药资源普查技术指导专家组副组长，中国民族医药学会药用资源分会会长。长期从事中药与民族药资源品种整理、质量评价研究工作。主编或参与编写《羌族医药》《重庆中草药资源名录》《中国中药资源大典·重庆卷》《民族药成方制剂》《民族药成方制剂处方药材——品种、基源与标准》《四川省阿坝藏族羌族自治州壤塘县中藏药资源名录》等。

刘翔

副研究员。任职于重庆市中药研究院中药生药研究所，主要从事中药及民族药资源鉴定及质量评价等方面的研究工作。主持或作为主研人员先后完成中华人民共和国科学技术部、国家中医药管理局、重庆市科学技术局、重庆市卫生局等的课题20余项，发表学术论文70余篇，主编或参与编写学术专著8部，获省部级、厅局级奖项6项。

前　言

　　藏医药学具有悠久的历史，在医药理论、诊疗技术、药用资源、药材炮制加工方法及临床应用等方面均具有显著特色，是我国具有代表性的民族医药之一。藏医药学不仅在历史上为藏族及藏民聚居区其他各族人民的养生保健、疾病防治、民族繁衍做出了重要贡献，而且至今仍在西藏、青海、甘肃、四川、云南藏民聚居区的现代医疗体系中发挥着不可替代的重要作用，并正在逐步走出藏民聚居区，服务于更多人。

　　藏药资源具有显著的地域特点。主要采集、利用当地的药用资源是传统医学在药用资源利用方面的特点之一。藏医药学起源于青藏高原，藏药材及其基原的构成与青藏高原药用资源的分布密切相关。同时，藏医药学在其发展中也借鉴了中医学及阿育吠陀医学等其他传统医学的经验，吸纳了这些传统医学的部分药物。青藏高原地域辽阔，复杂的地形地貌、特殊的气候类型与生态环境孕育了种类丰富、具有高原植物区系成分特点的药用资源，也使藏药资源在物种构成与分布上具有显著特色。对于藏药材品种及资源种类，目前尚未准确掌握。从药材的来源和产地来看，藏药材品种大致可分为三大类。第一类为仅（或主要）产自青藏高原的药材（该类为藏药材品种的主体），第二类为藏医与中医及其他民族医交叉使用的药材，第三类为进口药材。从药材基原的分类学角度来看，藏药资源中植物类资源有 2500 ～ 3000 种，动物类资源有 150 余种，矿物类资源有 50 ～ 60 种。目前藏医医疗机构（医院制剂）和藏药制药企业（成方制剂）较为常用的藏药材品种约有 500 种，涉及动物类、植物类、矿物类资源 800 余种，其中，70% ～ 80% 的资源种类为主要分布于青藏高原的特色藏药资源，即使是与中医学或其他民族医学交叉使用的种类，在藏医药理论指导下的临床应用也具有自身的特点。藏药资源是我国药用资源的重要组成部分，在医疗卫生、经济、文化、生态等多方面具有巨大的价值，为我国的新药研发提供了重要的物质保障。

受高原地区特殊的生态环境影响，青藏高原药用植物年生长时间短、生长缓慢，资源自然更新率低（生物增长量缓慢），这使得藏药资源具有易解体、易灭绝的特点。此外，以植物为主体的藏药资源也是构成高原植被及其生态系统的重要元素。藏药资源的解体必然伴随着生态环境的退化，故藏药资源适生的生态环境同样脆弱，且藏药资源与生态环境一旦被破坏则难以恢复。而作为特殊的高原生态环境，青藏高原的生态系统对我国乃至全球的生态系统都有着重要的影响。因此，对青藏高原特色藏药资源的开发利用必须充分考虑资源物种的生物学特性和生态环境的承受能力。

目前，绝大多数特色藏药材的生产还依赖于野生资源，各地藏医多采集、利用当地的野生药材，导致藏药材供应体系不稳定。青藏高原地域辽阔，加之受不同地区藏医对古籍所载药物的认识不同、藏药资源物种的分布区域不同、藏药材专业市场流通体系不健全等诸多因素的影响，不同地区藏医使用的藏药材品种、基原有较大的地域性差异，地方习用品和代用品较多，药材"同名异物""同物异名"以及制剂"同方异名"的现象较为常见，且对于藏药资源学、生药学、化学、药理学等方面的研究基础较为薄弱，藏药材质量标准不完善甚至缺失的问题突出。上述诸多问题直接影响着藏药临床应用的准确性、安全性、有效性，阻碍着藏药新药研发及产业发展。

藏药资源是支撑藏医药传承与创新发展的物质基础。一方面，藏医药事业和产业的发展对藏药资源的数量、质量及药材的稳定供给都提出了更高的要求，同时也增加了药用资源与生态环境的压力；另一方面，现代社会对药品安全有效、质量稳定可控的要求，也使藏医药的发展面临着规范化与标准化的挑战。加强藏药资源的研究对保护与合理开发、利用藏药资源，保护青藏高原生态环境，丰富我国药用资源，推动藏医医疗事业与藏药制药产业发展等无疑具有极为重要的意义。鉴于此，笔者在前人对青藏高原药用资源研究工作的基础上，结合多年对藏药资源与藏药材使用现状的调查、品种整理与质量标准的研究等，编撰了本书。本书共收载真菌类及植物类藏药资源物种1312种，涉及118科555属，其中绝大多数种类为仅（或主要）分布于青藏高原地区的物种，尤其是不同地方习用的特色种类，部分种类为产自其他地区或藏医药学与其他传统医学交叉使用的物种。本书以图文并茂的形式较为系统地介绍了藏药资源物种的形态、分布、生境、药材名、药用部位、功能与主治、用量与用法等，以期为科研工作者开展藏药资源学、生药学、质量标准、资源开发与利用等研究提供数据支撑，为医疗机构、制药企业采集（采购）和使用藏药成方制剂的原料药材及药品监管部门开展藏药药品生产与市场监管等提供参考，也可为公众认识藏药，了解藏医药知识、藏药资源物种及其适生生态环境提供资料。

本书是江西中医药大学、江西民族传统药现代科技与产业发展协同创新中心、重庆市中药研究院长期开展民族药资源等研究的成果结晶。在研究藏药资源及本书资料收集过程中，得到了中华人民共和国科学技术部"十三五"国家重点研发计划"中医药现代化研究"专项"藏、蒙、维等民族药资源信息化共享平台构建、品种整理及繁育保护技术研究"项目、国家药典委员会《中国药典》药品标准增修订项目、国家中医药管理局相关科研项目的资助，同时得到了西藏藏医药大学、西藏自治区藏医院、青海省藏医院、太极集团、西藏奇正藏药股份有限公司、广西馨海药业科技有限公司等单位的大力协助，潘超美、余丽莹、李海涛、魏建和等同仁提供了部分图片，青海省藏医院昂青才旦主任藏医师对藏药的藏文名进行了校对，本书的出版得到了国家出版基金的支持，在此一并表示由衷的感谢。

藏医药学博大精深，藏药资源具有特殊的医药文化背景，来源复杂而特色显著。由于编写人员的学术水平有限，书中难免有错误和疏漏之处，敬请各位同仁赐教。

钟国跃

2020 年 6 月

凡 例

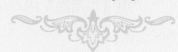

（1）本书共收载藏药资源物种1312种，所收录的物种主要为分布于青藏高原的特色藏药资源物种，部分为分布于我国其他地区（主要为南方热带地区）、藏医自古使用的物种。书中所附彩色图片多数为笔者多年来先后100余次赴青藏高原开展藏药资源调查时所拍摄的图片，部分图片为行业同仁提供。

（2）本书中物种所属的科按照恩格勒分类系统排列，为便于查阅，科内按属名及种加词的拉丁字母顺序排列。

（3）本书以藏药资源物种分条，每条目包括下列各项内容。

1）条目名。物种中文学名与拉丁学名均采用《中国植物志》记载的名称。部分物种在相关藏药标准及专著中常用的中文学名和（或）拉丁学名与《中国植物志》的记载不同，本书将部分物种常用的中文学名和（或）拉丁学名在括号内列出。

2）形态。主要参考《中国植物志》的记载。

3）分布。指物种标本采集地所属行政区域地名（主要列出省、自治区、直辖市及市辖区、县级市、县的名称，列出部分物种分布的乡镇及小地名，但不反映行政隶属关系）。主要参考《中国植物志》的记载，并根据实地调查中的标本采集记录，列出部分物种在西藏、青海、甘肃、四川、云南的分布地。

4）生境。主要参考《中国植物志》的记载，对于部分物种的生境，根据实地调查中的标本采集记录给予补充；对于部分广泛栽培的物种，则不记载其生境。

5）药材名。包括藏药的藏文名音译汉文名和藏文名，主要参考相关藏药标准及专著的记载。鉴于藏文名音译汉文名尚无统一的规范名称，且各地藏语发音存在地方特点，不同文献所载名称的汉文用字也有差异，本书仅列出常见名称。同时，本书对于参考文献中记载的藏文名进行了校对、修订，部分难以判断是否有误的藏文名则予以保留，以如实地反映文献的记载。读者可根据物种拉丁学名检索、查找有关文献。

6）药用部位。主要参考相关藏药标准及专著的记载。鉴于不同文献记载的及不同地区习用的药用部位有一定差异，在部分物种中将参考文献一并列出（若无文献记载依据，则药用部位不一定与"功能与主治""用量与用法"相对应）；也存在不同文献记载的不同药用部位的功能与主治相同的情况，仅供参考。

7）功能与主治。主要参考相关藏药标准及专著的记载。部分物种的功能与主治在不同标准或专著中存在较大差异时，分别列出功能与主治，并注明文献出处，仅供参考。藏药材中同物异名（即同一物种被作为不同的药材的基原使用）的现象较为常见，为便于读者使用，根据文献记载，将部分物种作为不同药材时的功能与主治列出。因缺乏文献记载依据，对于部分物种，该项仅列功能或主治的内容。

8）用量与用法。主要参考相关藏药标准及专著的记载。对于部分物种的用量与用法，由于多数文献并未记载，故参考作为同一药材使用，且将有明确用量与用法记载的其他物种列出，仅供参考。无文献记载依据者，则该项省略。

9）附注。简述与该条目药材名项有关的藏医药古籍记载情况、现代文献记载的该药材的基原、相关藏药标准收载的该药材的基原、笔者等在对藏医药使用现状的调查中了解到的有关信息等。藏医药古籍在记载药物时，常采用分级式记载形式，即将各地临床应用类似但形态有所差异的药物归为一大类（同类药物），给予一个总称（常以其代表性药物的名称作为总称，或称"基本药名"），再根据形态、功效、质量、产地、生境等的不同将其分为"上、中、下""白、红、黄、黑""大、小"等不同的品种，以示区别，各品种的名称常以在总称上附加相应修饰词的形式构成。这种分级式记载形式对于指导后人正确认识和鉴别药物、保证药物质量、正确使用药物具有重要意义。但由于藏医药古籍对同类药物的不同药材品种或基原的形态记载往往较为简略，不易准确地判断其基原，不同医师对同一药物的基原的认识可能也不同，加之藏药材主要来源于野生，不同地区分布的藏药资源物种也存在较大差异，因而不同地区使用的同一药材（名）的基原可能存在差异，这一问题在现代不同文献中也有客观反映。本书作者团队的实地调查结果也表明，同一药材在不同地区的基原不同，多基原及多地方习用品、代用品的状况较为常见，同时在药用部位、临床应用方面也可能存在一定差异。从传统医学发展历史角度来看，这是药物不断丰富的一个过程；从药品管理角度来看，这种情况属于基原混乱，但由于这些地方习用品或代用品多数已有长期的临床应用历史，因而也不宜简单地作为混淆品或伪品处理；而从资源学角度来看，加强对这些不同基原的比较研究，对于发现新资源、丰富藏药资源、发掘资源的新用途等具有重要意义。故特此说明。

（4）本书涉及的部分相关文献采用简称，其简称、全称对照如下。

《中国药典》：《中华人民共和国药典》（历版，国家药典委员会编，化学工业出版社或中国医药科技出版社出版）。

《部标藏药》：《中华人民共和国卫生部药品标准·藏药》（第1册）（1995年版，中华人民共和国卫生部药典委员会编，青海人民出版社出版）。

《藏标》：《藏药标准》（第1版：第1、2分册合编本）（1979年版，西藏、青海、四川、甘肃、云南、新疆卫生局编，青海人民出版社出版）。

《青海藏标》：《青海省藏药标准》（1992年版，青海省卫生厅编）。

《西藏藏标》：《西藏自治区藏药材标准》（第1～2册）（2012年版，西藏自治区食品药品监督管理局编，西藏人民出版社出版）。

《四川藏标》：《四川省藏药材标准》（2014年版，四川省食品药品监督管理局编，四川科学技术出版社出版）。

（5）本书书末分别附有藏药资源物种的学名索引（包括中文学名拼音索引和拉丁学名索引）及药材藏文名索引。

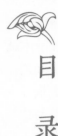

目 录

上 篇

藏药资源概况及研究思路

下 篇

藏药资源各论

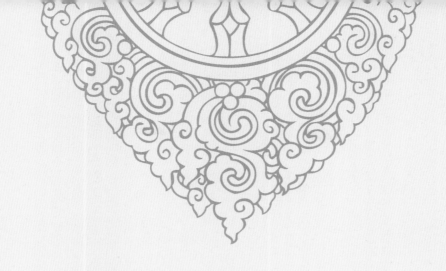

上 篇

藏药资源概况及研究思路

藏医药是藏族人民在长期的生产生活、医疗实践中形成的传统医学，其在医药理论、诊疗技术、临床应用等方面均具有显著特色，是我国传统医学的重要组成部分。使用藏药是藏医防治疾病、养生保健的重要手段。主要采集、利用当地的药用资源是传统医学在药用资源利用方面的显著特点之一。藏医药学起源于青藏高原，藏药材也主要产自青藏高原，其资源物种的构成与青藏高原的动植物区系成分密切相关，具有明显的高原药用资源特征；同时，藏医药学在其发展中也吸纳了部分中医学及阿育吠陀医学等其他民族传统医学的药物，所吸纳的这些药物的基原和药用部位虽然与其他民族医学的使用相同，但这些药物在其炮制加工及临床应用方面却有差异，表现出藏医药学药物来源的多元化、临床应用的独特性；另外，由于青藏高原地域辽阔、地形复杂，不同区域分布的药用资源存在显著的差异，因而各地藏医习用的资源种类（包括不同来源的药物代用品）具有显著的地域性特点。研究藏药资源对丰富我国传统药用资源、合理保护与开发利用藏药资源、保护青藏高原特殊的生态与生物多样性具有重要的意义。藏药资源以植物类资源为主，故以此为重点介绍其概况。

一、藏药材品种与藏药资源

"药材品种"与"药用资源"的概念不同，前者系指医学上临床使用的药物，后者系指可作为药材的基原的动物、植物、矿物分类学上的物种（种类）。由于一种药材可能来源于多个动物、植物、矿物物种（种类），而同一动物、植物物种的不同部位或某种矿物的不同存在状态、加工品也可能作为不同的药材，因而"药材品种"和"药用资源"在数量上并不一致。药材品种的数量通常以医药古籍中记载的药物数量为参考，而药用资源的种数则根据现代文献中记载的药材基原分类学上的物种（种类）进行统计。

1. 藏药材品种

我国现存最早的藏医药古籍《月王药诊》（约720）中收载藏药500～700种（不同文献记载的种数不同，下同），其中植物药400余种；成书于8世纪末的藏医药巨著《四部医典》（藏语简称《据悉》或《居希》）中记载了藏药400～900种，包括树木类、精华类（植物汁液、树脂等）、湿生草类、旱生草类等植物药；14世纪的噶玛·让穷多吉所著的《药名之海》记载了藏药800余种，涉及珍宝类、石类、木类、草类、动物类等几大类藏药（《晶珠本草》中多以"让穹多吉说"引述该书内容）；18世纪初，帝玛尔·丹增彭措所著的藏药集大成之作《晶珠本草》中记载的基本药物达915种，共计2294品（即在基本药物之下，根据不同基原、产地、生境、质量等划分的不同品种）[1]；19世纪，蒙古族人占布拉·道尔吉所著的《医学奇妙目饰》（也译为《认药》《正确认药图鉴》《蒙药正典》）记载了药物879种，该古籍虽系蒙医药专著，但记载的药物多与藏药有关；《藏药晶镜本草》（1995）记录了3861种药物[2]；《新修晶珠本草》（2004）记载了原药物2600余种，3800余味[3]；由杨竞生主编的《中国藏药植物资源考订》（2017）收载了植物类藏药资源物种约3000种[4]，系迄今为止记载藏药资源物种较为全面的图书。

从药材的来源和产地来看，藏药材品种大致可分为三大类：第一类为仅（或主要）产自青藏高原的药材，该类药材占藏药材品种的70%～80%，是藏药材品种的主体，多数为特色藏药材，如洪连、榜孜多沃（翼首草）、榜嘎、热衮巴（矮紫堇）等；第二类为藏医与中医及其他民族医交叉使用的药材，包括部分产自藏民聚居区的品种［如榜贝（甘松）、珠那（羌活）、阿布卡（贝母）、君扎（大黄）等］和部分产自藏民聚居区外的品种［如娘孜折（黄连）、苏买那布（益智仁）、嘎高拉（草果）等］，该类药材虽多为藏医与其他民族传统医相互借鉴而交叉使用的品种，但其在藏医药理论指导下的临床应用具有自身的特点；第三类为进口药材，该类药材包括特色藏药品种和藏医与其他民族传统医交叉使用的品种，前者如度模牛（止泻木子）、迦蒂（印度獐牙菜）、巴夏嘎（鸭嘴花）等，后者如阿如拉（诃子）、里西（丁香）等。通过对西藏、青海、甘肃、四川、云南藏医医疗机构实际生产使用的医院制剂和藏药制药企业所产成方制剂（独立处方共1150个）的处方药材进行调查分析，发现目前常用或较常用的藏药材品种约500种，其中，植物类药材约350种，动物类药材约80种，矿物类药材约70种[5]。

2. 藏药资源的种类与构成

目前对藏药资源的种类缺乏系统的调查和整理，故尚未能准确掌握藏药资源的家底。藏药资源的相关资料主要来源于国家组织开展的青藏高原综合科学考察、第一次至第三次全国中药资源普查、藏民聚居区开展的地方调查及有关科研项目等获得的资料、研究论文或出版的图书等，但不同文献记载的藏药资源物种数量有所差异。通过对这些文献与资料进行初步统计，发现在藏药资源中，植物类资源约有3100种，动物类资源约有320种，矿物类资源约有140种[4, 6]。目前常用或较常用的藏药材基原涉及的植物、动物物种约800种[5]。在植物类藏药资源中，药用较多的科为菊科［41属220余种，包括蒿属（*Artemisia*）

28 种、风毛菊属（*Saussurea*）30 种、紫菀属（*Aster*）21 种、垂头菊属（*Cremanthodium*）18 种、火绒草属（*Leontopodium*）13 种、橐吾属（*Ligularia*）13 种等 [7]、豆科［36 属 138 种，包括黄耆属（*Astragalus*）27 种、锦鸡儿属（*Caragana*）17 种、棘豆属（*Oxytropis*）12 种、岩黄耆属（*Hedysarum*）10 种等 [8]］、毛茛科［17 属 126 种，包括翠雀属（*Delphinium*）26 种、铁线莲属（*Clematis*）21 种、唐松草属（*Thalictrum*）19 种、乌头属（*Aconitum*）14 种等 [9]］、伞形科[27 属 75 种，包括柴胡属（*Bupleurum*）16 种、棱子芹属（*Pleurospermum*）9 种、当归属（*Angelica*）7 种等 [10]］、唇形科［21 属 71 种，包括香薷属（*Elsholtzia*）11 种、鼠尾草属（*Salvia*）9 种、筋骨草属（*Ajuga*）6 种和青兰属（*Dracocephalum*）6 种等 [11]］、龙胆科［8 属 78 种，包括龙胆属（*Gentiana*）44 种、獐牙菜属（*Swertia*）13 种等 [12]］，以及罂粟科、蓼科、虎耳草科、十字花科等。

二、藏药资源的分布

藏医药学起源于青藏高原，绝大多数藏药材也产自青藏高原。在地理学和植被区划 [13] 中，青藏高原大致位于北纬 28°～ 37°，东经 75°～ 103°，南起喜马拉雅山脉主脊，北抵昆仑山脉主脊，西至喀喇昆仑山脉，东以横断山脉东支山脊为界，平均海拔在 4000m 以上，面积约占我国国土面积的 1/3，是我国面积最大、世界海拔最高的高原，拥有丰富、复杂多样且特殊的地形地貌和植被类型。在地形地貌上，青藏高原地势西北高、东南低，具有高山、高原、湖盆、谷地等地貌类型。山脉大致分为东西走向和南北走向 2 组。东西走向的山脉发源于帕米尔地区，主要位于西藏，有喜马拉雅山脉、冈底斯山脉、念青唐古拉山脉、喀喇昆仑山脉、唐古拉山脉、昆仑山脉，平均海拔在 6000m 以上；南北走向的山脉包括横断山脉、大雪山、岷山和邛崃山等，海拔多在 4000 ～ 5000m。高原大致有 2 级夷平面，高一级夷平面（山原面）主要由近等高的低矮、浑圆丘顶面或山顶面组成，海拔 4400 ～ 5200m，广泛分布于藏北高原、羊卓雍措湖周围地区、芒康地区；低一级夷平面（湖盆宽谷高原面）由现代湖盆宽谷及其之间波状起伏的坡地组成，分布于西藏、川西滇北地区，海拔 3300 ～ 5000m。水系分为内流水系与外流水系 2 类。内流水系主要分布于高原腹地的羌塘高原，部分分布于藏南及青海南部地区，属于流向盆地的向心水系，形成了大量的湖盆地貌；外流水系主要位于青藏高原东部和南部，分属长江、黄河、澜沧江、怒江、雅鲁藏布江、印度河水系，这些河流在流经地区形成了谷地。谷地地貌的形成与地质构造的不同和河流的浸蚀切割相关，主要有高山峡谷和宽谷两大类。高山峡谷主要分布于青藏高原东南部，山顶与谷地落差可达 2500m；宽谷分布于东北部高原面及藏南谷地的外流水系流经区域，为切割不深形成的宽平河谷。在植被类型方面，青藏高原具有针叶林、阔叶林、高寒灌丛、高寒草甸、温性草原、高寒草原、高山垫状植被、高山流石滩植被、高寒荒漠等丰富的植被类型，这与青藏高原复杂的地形地貌、多样的生态环境密切相关。不同区域分布的植物种类及其蕴藏量各有特点，这是造成各地所用藏药品种与基原差异的重要原因。

与青藏高原的地形地貌、植被类型及其面积、气候特点等密切相关，藏药资源物种在其分布和蕴藏量方面表现出一定的规律性和特点。分布于青藏高原东部地形地貌复杂、海拔落差大、生态类型多样的高山峡谷、森林地带，如青藏高原东缘的横断山脉、云南西部金沙江流域、西藏山南和林芝的边境地带等，其资源种类较为丰富，但单品种资源蕴藏量相对较小；分布于高原面上草原、草甸、灌丛地带，如羌塘高原、四川甘孜、青海玉树等的草原地带等，其资源种类相对较少，但由于相同或相近生态环境的区域面积大，其单品种资源蕴藏量相对较大；分布于海拔较高的山脉雪线附近的流石滩、高山草甸与垫状植被分布区、戈壁生态地带，如阿里地区、可可西里地区、喜马拉雅山脉一带、唐古拉山脉一带等的高海拔区域，其资源种类和单品种资源蕴藏量均较少，但特色藏药品种较多。

三、藏药材的市场需求与生产流通

藏药制剂是藏医临床用药的主要形式。据调查，目前西藏、青海、甘肃、四川、云南藏医临床较为常用的藏药制剂有 1100 ~ 1200 个（独立处方），包括藏医医疗机构自制的医院制剂和藏药制药企业生产的成方制剂，其中，《中国药典》《中华人民共和国卫生部药品标准·藏药》《国家中成药标准汇编·中成药地方标准上升国家标准部分》《国家药品标准·新药转正标准》（第 1 ~ 79 册）和其他药品标准中收载的藏药成方制剂处方共210 个 [14]，民族药制药产业总体规模还不大（年产值约 40 亿元），医院制剂尚是藏药制剂的主体。这些制剂使用的药材品种较多（常用的约 500 种），但除少数极常用药材（如诃子、草红花、云木香、草果、藏木香、丁香、榜嘎、巴夏嘎等）的单品种需求量较大外，其他药材的单品种需求量不大，且需求分散 [15]。

目前，在藏药材的生产经营上，除少数与中药交叉使用的品种（如红花、西红花、云木香、甘草、草果、桂皮、番红花、沉香等）形成了规模化种植生产，进口的药材品种（如诃子、丁香、肉豆蔻、乳香、止泻木子等）从药材市场购买外，多数产自青藏高原的特色藏药材品种均来源于野生。药材主要由各地藏医医疗机构、藏药制药企业自行组织人员采集，或委托人员采集、收购。除一些分布区域狭窄、产地特定的药材品种外，各地多就地采集、利用当地的野生资源。据市场调查，全国经营特色藏药材品种的药材市场主要有成都荷花池中药材专业市场、西宁九康药材市场、兰州市黄河中药材专业市场、中国（亳州）中药材交易中心、玉林市中药材专业市场（主要销售产于南方的药材）。各市场常年经营的特色藏药材品种数通常不足 100 种，且流通量较小。此外，在藏民聚居区的一些特产店中也有少量藏药材出售。

四、藏药资源及其利用特点

绝大多数特色藏药材产自青藏高原，其资源物种与青藏高原植物区系（青藏高原所分布的全部植物种类）成分密切相关。据《青藏高原维管植物及其生态地理分布》[16] 记载，我国青藏高原主体范围（不含横断山脉地区）内分布的维管植物有 222 科 1543 属 9596 种（含种下类群，下同），其中，蕨类植物有 44 科 116 属 572 种，裸子植物有 8 科 17 属 85 种，被子植物有 170 科 1410 属 8939 种。青藏高原复杂的地形地貌、生态环境使其植物区系具有较大的特殊性，也形成了藏药资源及其资源利用上的特点。

1. 藏医学特色药用资源物种极为丰富

据统计，目前藏医临床使用较多的资源物种中有 70% ～ 80% 为仅（或主要）系藏医使用的特色物种（种类）[5]，如植物类药材基原船盔乌头 Aconitum naviculare (Brühl.) Stapf（毛茛科）、小伞虎耳草 Saxifraga umbellulata Hook. f. et Thoms.（虎耳草科）、囊距紫堇 Corydalis benecincta W. W. Smith、五脉绿绒蒿 Meconopsis quintuplinervia Regel（罂粟科）、绵毛丛菔 Solms-Laubachia lanata Botsch.（十字花科）、蔽果金腰 Chrysosplenium absconditicapsulum J. T. Pan（虎耳草科）、昌都锦鸡儿 Caragana changduensis Liou f.（豆科）、川滇猫乳 Rhamnella forrestii W. W. Smith（鼠李科）、川西獐牙菜 Swertia mussotii Franch.（龙胆科）、变色白前 Cynanchum versicolor Bunge（萝藦科）、甘青青兰 Dracocephalum tanguticum Maxim.（唇形科）等，动物类药材基原鬣蜥科动物喜山鬣蜥 Agama himalayana (Steindachner)（藏巴）、鼬科动物艾鼬 Mustela eversmanii Lesson（德洛夏）、牛科动物犏牛 Poephagus grunniens Cv.（撮），矿物类药材基原碳酸盐类矿物石灰华［石灰华（居岗）］、卤化物类石盐族矿物石盐［光明盐（加察）］、硅酸盐类矿物金云母［金云母（塞儿多）］等。

2. 藏药资源物种中特有种现象明显

据统计，植物类藏药资源中约有 25% 的种类为中国或青藏高原特有种，其中藏医常用药用植物中仅（或主要）分布于青藏高原的中国特有种子植物有 161 种，如岷县龙胆 *Gentiana purdomii* Marq.（龙胆科）、川西獐牙菜 *Swertia mussotii* Franch.（龙胆科）、宽果丛菔 *Solms-Laubachia eurycarpa* (Maxim.) Botsch.（十字花科）、禾叶风毛菊 *Sassurea graminea* Dunn（菊科）、条叶垂头菊 *Cremanthodium lineare* Maxim.（菊科）、密生波罗花 *Incarvillea compacta* Maxim.（紫葳科）、五脉绿绒蒿 *Meconopsis quintuplinervia* Regel（罂粟科）、红花绿绒蒿 *Meconopsis punicea* Maxim.（罂粟科）、小大黄 *Rheum pumilum* Maxim.（蓼科）等 [17]。同时，与这些特有种"分布于限定的地区或特定的生境中"的生态学特性相对应，藏药资源物种中的珍稀濒危物种也较多，上述 161 种藏医药用的中国特有种子植物中，被列入《中国物种红色名录》的物种有 21 种，如刺柏 *Juniperus formosana* Hayata（柏科）、野牡丹 *Paeonia delavayi* Franch.（毛茛科）、绵毛丛菔 *Solms-Laubachia lanata* Botsch.（十字花科）、短序小檗 *Berberis racemulosa* Ying（小檗科）、毛瓣绿绒蒿 *Meconopsis torquata* Prain（罂粟科）、舟瓣芹 *Sinolimprichtia alpina* Wolff（伞形科）、樱草杜鹃 *Rhododendron primuliflorum* Bur. et Franch.（杜鹃花科）、烈香杜鹃 *Rhododendron anthopogonoides* Maxim.（杜鹃花科）、陇蜀杜鹃 *Rhododendron przewalskii* Maxim.（杜鹃花科）、番红报春 *Primula crocifolia* Pax et K. Hoffm.（报春花科）、黄钟花 *Cyananthus flavus* Marq.（桔梗科）、角距手参 *Gymnadenia bicornis* T. Tang et K. Y. Lang（兰科）、四川玉凤花 *Habenaria szechuanica* Schltr.（兰科）等。

3. 藏药资源物种生态学特性特殊

生长于特殊而复杂多样的地理与气候生态环境中的藏药资源物种，多数具有特殊的生长繁殖习性和生态适应性，如对适生环境要求特殊而严格、年生长时间短、年生物增长缓慢、资源自然更新率低等。同时，由于高原自然生态脆弱，若资源利用过度，易导致藏药资源与其适生生态环境被破坏，而一旦被破坏则难以恢复。近年来，一些分布区狭窄，或生长于特殊环境下，或生长周期长的物种，如大花红景天 *Rhodiola crenulata* (Hk. f. et Thoms.) H. Ohba（生于流石滩地带）、小伞虎耳草 *Saxifraga umbellulata* Hook. f. et Thoms.（生于西藏南部的沼泽地、岩壁石隙）、蔽果金腰 *Chrysosplenium absconditicapsulum* J. T. Pan（生于流石滩地带的岩壁石隙）、镰荚棘豆 *Oxytropis falcata* Bunge（生于荒漠砂砾地、沙丘、河岸阶地等）、手参 *Gymnadenia conopsea* (L.) R. Br.（生于林下、灌丛）、尼泊尔

黄堇 *Corydalis hendersonii* Hemsl.（生于海拔 4200 ~ 5200m 的河滩地、流石滩）、船盔乌头 *Aconitum naviculare* (Brühl.) Stapf（生于西藏南部）等常用特色藏药资源物种因过度采挖，现已出现较为严重的资源紧缺、价格上涨、基原混淆等问题，且在短期内恐难以解决。

4. 藏药资源利用存在较大的地域性差异

就藏药材而言，同一药材在不同地区的基原不同，多基原及多地方习用品、代用品的状况较为常见，同时在药用部位、临床应用方面也可能存在一定差异，这种状况的形成与藏医药学发展的历史与现状、药材生产经营状况、藏药资源分布等多方面因素有关。藏医药学在其发展过程中，一方面在不断发现和使用本土的新药物；另一方面，对于外来药物也就地寻找类似资源替代以满足临床之需，但由于藏民聚居区地域辽阔，各地分布的资源有差异，不同区域发现和使用的药物也可能不同，故而表现出地域性差异。对于这种情况，藏医药古籍中常采用分级式记载形式，即将各地使用的同一名称的药物或临床应用类似但形态等有所差异的药物归为一大类，给予一个总称（常以其代表性药物的名称作为总称或称"基本药名"），再根据形态、功效、质量、产地、生境等的不同将其分为"上、中、下""白、红、黄、黑""大、小"等不同的品种，各品种的名称则常以在总称上附加相应修饰词的形式构成（即基本药名内的分类名称）[1, 4]。如《晶珠本草》中记载，"榜阿"（总称，因其主要来源于毛茛科乌头属植物，又被称为"乌头类"）分为白（榜阿嘎保）、红（榜阿玛保）、黄（榜阿赛保）、黑（榜阿那保）4 种，"叶芒"（总称，铁线莲类药物）分为白（叶芒嘎保）、黑（叶芒那保）2 种。这种分级式记载反映了藏医对相近或类似的不同药物的特性的深刻认识，对指导后人正确认识和鉴别药物、保证药物质量、正确使用药物具有重要意义。但由于藏医药古籍对同类药物的不同品种的形态记载往往较为简略，不易准确地判断其基原，且不同医师对古籍的记载有不同的理解或观点，因而各地使用的基原可能出现差异，使现代有关藏医药的不同专著、标准中记载的同一药材或其下的各品种的名称、基原也常较复杂。如《月王药诊》《四部医典》《蓝琉璃》等书中记载的"ইন্মা"（热衮，矮紫堇类），《晶珠本草》将其记载为"ইন্মা্মা"（热衮巴），言其分为上、下二品，两者的形态有所不同，这表明古时"热衮巴"即有多种来源；现代的《藏药志》《迪庆藏药》《中华本草·藏药卷》等书中记载的"热衮巴"的基原则涉及罂粟科紫堇属（*Corydalis*）的 10 余种植物，以及报春花科植物羽叶点地梅 *Pomatosace filicula* Maxim. 和蔷薇科羽叶花属（*Acomastylis*）的 2 种植物、无尾果属（*Coluria*）植物无尾果 *Coluria longifolia* Maxim.、委陵菜属（*Potentilla*）的 2 种植物。而经对"热衮巴"的使用现状和市场进行调查发现，各地藏医多以尼泊尔黄

堇 *Corydalis hendersonii* Hemsl.（矮紫堇）、尖突黄堇 *Corydalis mucronifera* Maxim.（扁柄黄堇）为正品，其形态也与《四部医典系列挂图全集》第二十七图中" རེ་སྐན།"（热衮，91号图）附图所示植物形态相符，青海、甘肃和四川的部分藏医也以羽叶点地梅 *Pomatosace filicula* Maxim. 作下品 [名为"རེ་སྐན་དམན་པ།"（热功曼巴），"དམན་པ།"（曼巴）为"下品"或"代用品"之义]，市场上还将无尾果 *Coluria longifolia* Maxim. 作"热衮"的代用品或下品出售。从资源分布来看，上述 2 种紫堇属植物分布于西藏、青海（可可西里）、甘肃（肃南），羽叶点地梅 *Pomatosace filicula* Maxim. 分布于青海、四川和西藏，无尾果 *Coluria longifolia* Maxim. 在西藏、青海、甘肃、四川、云南均有分布，其资源量最丰富。资源利用的地域性差异是传统医学在不断增加药物数量的过程中显现出的共性特点。由于多数地方的习用品或代用品已有较长的临床应用历史，因此不应一概而论地将其视作混淆品或伪品。从资源学角度来看，加强对不同基原的比较研究，对于发现新资源及其新功效、丰富藏药资源具有重要意义。

五、藏药资源研究

藏药资源是支撑藏医药传承与创新发展的物质基础。随着藏医药医疗卫生事业和藏药产业的发展，藏医药正逐步走出藏民聚居区而服务于更多的人群，但同时这也增加了藏药资源及其适生生态环境的压力，因此，藏药资源的可持续利用日益受到关注。

1. 藏药资源及其面临的问题

（1）藏药资源管理缺失与利用无序。通过对 1990—2013 年以汉文发表的 7500 余篇与民族药相关的研究文献进行统计分析，发现 1990—2000 年有关民族药资源的研究文献约占民族药相关研究文献的 14%，而 2000—2013 年这个比例仅约 4%，这反映出近年对民族药资源的研究不足。由于缺乏对民族药资源的系统调查，目前对藏药资源物种、分布、蕴藏量、需求量等基本信息尚未能准确掌握，藏药资源管理基本处于空白阶段。在资源利用上，目前特色藏药材的生产还主要依赖于野生资源采集，多由各地藏医医疗机构、藏药制药企业自行组织人员采集或委托药农采集，藏药资源的利用也处于无序状态，一些特色藏药资源物种因过度无序采挖，已出现资源紧缺或危机，同时这也对其适生的高原、荒漠、草原等生态环境产生了严重影响。

（2）藏药材种植、养殖产业发展缓慢。目前仅一些与中药交叉使用、市场需求量较大的藏药材（如大黄、云木香、秦艽、贝母、羌活等）形成了规模化种植生产，部分特色藏药材（如藏木香、川西獐牙菜、波棱瓜子、冬虫夏草等）有少量种植生产，红景天、翼首草、独一味、喜马拉雅紫茉莉、绿绒蒿等尚处于种植技术研究阶段。一方面，由于青藏高原生态环境特殊、药用植物对适生生态环境的要求严格，种植生产技术难度较大，传统的农业种植模式不一定适合药用植物，同时也存在种植生产与生态保护冲突等问题；另一方面，由于一些品种生长周期长，高海拔地区的种植基地管理成本高，难以保证其种植生产的经济效益，部分药材因单品种需求量小而难以形成规模化生产。

（3）藏药质量标准体系建设滞后。药品标准是规范和监管药品生产与使用的法定依据。藏药材基原的地域性差异使药材中的同名异物、同物异名，成方制剂中的同名异方、同方异名的现象较为普遍。但就现状而言，一方面，藏药材及其成方制剂的标准仍主要收载于《中华人民共和国卫生部药品标准·藏药》（1995）和青海、西藏、四川的地方标准中；另一方面，由于对藏药资源学、生药学、化学、药理学等方面的基础研究薄弱，对不同地区的习用品也缺乏系统的调查、比较和整理，不同的标准中收载的一些品种存在基原、药用部位、功能与主治等不一致的情况。这种现状直接影响着藏药临床应用的规范、安全、有效，加大了药品市场监管难度，也制约着藏药资源的合理保护利用、新药研发、制药企业市场竞争力的提升及产业发展。

2. 藏药资源系统研究思路

传统药物主要来源于天然产物，具有 3 个重要的属性：一是"物质属性"，即药物来源于具体的物质；二是"文化属性"，即药物体现了人类通过长期实践对其具有的医疗价值的认识和利用；三是"生态属性"，即药物生长于特定的生态环境，同时又是生态系统的组成元素，与其适生生态环境共存。不同民族药的特色即表现在 3 个属性的差异上。民族药的研究应遵循"保持民族药特色"的基本原则，注重发掘和体现民族药 3 个属性的科学内涵。

资源的合理保护与利用是资源研究的主题。针对藏药资源存在的问题，其系统研究应涉及资源调查、资源管理、资源再生及资源综合合理利用等环节，在研究思路与方法技术上也应具有自身的特点[18]。

（1）藏药资源整理与管理。准确掌握藏药资源现状是实现藏药资源科学有效管理的前提。对此，可结合第四次全国中药资源普查工作，通过分析文献发掘考证、野外调查、市场调查等获取的信息，对藏药资源物种及其分布、蕴藏量、生产和使用现状等进行系统整理，构建藏药资源数据库及信息网络化共享平台，为政府制定相关资源保护与管理政策法规、发展规划，为企业合理采集和利用野生资源、发展原料药材及成方制剂生产提供科学依据。

（2）藏药特色资源发掘与利用。参考藏药资源临床应用特点，开展藏药药理作用、作用机制及药效物质基础的研究与评价，以发掘和发现新资源（物种与部位）、新功效及新活性物质等，指导藏药资源的开发与利用，提高资源综合利用率。

（3）藏药资源再生技术与产业化模式研究。药材生产属于经济行为，必须考虑其经济效益。对于藏药材（尤其是那些生长在特殊生态环境的特色资源物种、珍稀濒危物种）的生产，还必须兼顾环境保护的生态效益，遵循"兼顾经济效益与生态效益，药材生产与生态保护和谐"的原则，针对各品种的特点，探索建立藏药资源再生适宜技术与产业化发展模式。

1）生物学与生态学特性研究。采用种群生物学研究方法，通过野外调查和原位观测，掌握资源物种的生长、繁殖、资源更新力、适生生境群落结构等生物学与生态学特性，分析、阐明其关键生态因子，为适宜生产模式及生产技术研究提供依据。

2）种子种苗繁育技术研究。根据各品种繁殖的生物学特性，结合其生产模式，开展种子种苗繁育技术研究。对于适合传统大田种植模式的品种，可利用组织培养育苗、大棚育苗、扦插育苗等技术手段进行育苗研究，为藏药资源再生或生产提供优质、稳定的种子或种苗。对于适合野生抚育模式的品种，可以增加种群密度为重点，采用种子丸化、营养种子等技术手段，提高种子在自然条件下的萌发率，完善种子直播再生生产技术。

3）产业化模式及其管理技术研究。结合资源物种生产和生态效益评估、药材质量一致性评价，针对各品种的特点，选择大田种植、大棚种植（设施农业）、野生抚育、适生生境群落生态模拟构建、生态适宜性相近品种套种等生产模式，开展播种（移栽）时间、种植密度、病虫害防治、群落管理、水肥管理、可持续采收等田间生产适宜技术研究，探索各品种"药材生产与生态保护和谐"的生产模式。

（4）藏药品种整理与质量标准研究。藏药多就地采集和利用野生资源，各地的习用品、代用品多，开展藏药品种整理与质量标准研究对于规范临床用药、提高药材质量控制技术水平、丰富藏药资源、提高资源综合利用率具有重要意义。同时，由于这些地方习用品或代用品多数已有较长的临床应用历史，并非可简单地判定为伪品或混淆品，而且古籍记载多较简略，也难以准确地确定正品，故对其品种的整理需要从其药用历史、临床药效、资源物种、现代药学等多方面进行，围绕"不同基原作为同一药材使用的合理性评价"开展研究，以提供科学、客观的品种划分和质量评价依据。

1）本草考证与文献研究。对藏医药古代文献和现代文献进行整理分析，阐明藏药的药用历史与变迁、品种划分及其形态与基原、功效与临床应用、品种与基原的产地差异、可能涉及的基原及其分布、相关标准等，为藏药品种整理提供文献学依据。

2）基原资源及使用现状调查。对藏药涉及的基原进行野外调查，掌握其分布、蕴藏量等信息；以藏医医疗机构、藏药制药企业、药材市场等为对象，进行使用现状调查，掌握实际使用的药材品种及其基原、药用历史、生产状况、产地、用量、质量及其控制标准、临床应用等信息，收集药材商品样品并对其进行基原鉴定；从基原的分布、蕴藏量、资源自然更新率、市场需求量等角度，探讨将各基原作为药材利用的可能性，为藏药品种整理提供资源学及实际应用的参考证据。

3）化学成分比较研究。对藏药基原进行化学成分研究，并结合生物活性评价，阐明药效物质基础；采用指纹图谱相似度评价、成分组成聚类分析、主要药效成分含量测定等方法，对同一药材涉及的不同基原进行成分及其含量比较研究，为藏药品种整理、质量评价、质量标准制定提供药效物质基础依据。

4）生物活性及作用机制研究。选择与藏药临床主要功效相关的药效学指标，阐明基原的化学成分及指标成分的生物活性及作用机制，并对同一药材涉及的不同基原进行生物活性及作用机制的比较研究，为藏药品种整理、质量评价、质量标准制定提供药效学依据。

5）药用合理性评价研究。综合上述文献、资源、化学成分、生物活性及作用机制等方面的研究成果，对不同基原进行比较分析，对不同基原作同一药材使用的药用合理性进行评价。

6）藏药品种整理方案。综合上述研究成果，根据各品种的药用历史与使用现状、基原资源可利用性、药用合理性等综合证据，形成品种整理方案，明确品种划分，规范各品种的"品种—名称—基原—药用部位"，进而制定各品种的质量标准。

藏药与中药均主要来源于天然产物，而藏药在资源物种、药用部位、临床应用及指导其临床应用的医药理论等方面具有显著特色，是我国药用资源的重要组成部分。在诸多因素的影响下，藏药相关基础研究总体上尚较薄弱，尤其是藏药资源研究明显滞后。藏医药事业和产业的发展对作为其物质基础的藏药资源的可持续利用提出了迫切的需求，藏药在医疗卫生、自然资源、生态和经济发展等方面的重要性日益受到各方关注，而藏民聚居区社会经济的发展、现代科学技术的进步、中医药现代化战略实施取得的经验和教训等，也为藏药资源的系统研究、合理保护和利用提供了有力的支持。通过加强藏药资源的系统研究，进而推动藏医药文化的传承与创新、藏医药医疗卫生事业与产业的快速发展，让优秀的传统藏医药文化惠及更多人。

参考文献

[1] 钟国跃，王昌华，周华蓉，等．藏药材的生药学特点及品种整理研究策略 [J]．世界科学技术——中医药现代化，2008，10（2）：28-32.

[2] 嘎务．藏药晶镜本草 [M]．北京：民族出版社，1995.

[3] 罗达尚．新修晶珠本草 [M]．成都：四川科学技术出版社，2004.

[4] 杨竞生．中国藏药植物资源考订 [M]．昆明：云南科技出版社，2017.

[5] 钟国跃，周福成，石上梅，等．藏药材常用品种及质量标准现状调查分析研究 [J]．中国中药杂志，2012，37（16）：2349-2355.

[6] 贾敏如，张艺，严铸云，等．中国民族药的品种和使用现状 [J]．世界科学技术——中医药现代化，2015，17（7）：1546-1550.

[7] 周华蓉，王昌华，刘翔，等．藏医学药用菊科植物药材的品种与标准整理 [J]．中国民族民间医药，2010，19（17）：5-6.

[8] 曹岚，杜小浪，钟卫红，等．豆科藏药品种与标准整理 [J]．中国中药杂志，2015，40（24）：4914-4922.

[9] 李敏，雷志强，钟国跃．藏医学药用毛茛科植物药材品种与标准的现状分析 [J]．中药新药与临床药理，2015，26（1）：133-137.

[10] 钟卫津，曹岚，钟卫红，等．藏医学药用伞形科植物药材的品种、基原与标准整理 [J]．世界科学技术——中医药现代化，2016，18（4）：582-589.

[11] 何军伟，曹岚，周华蓉，等．藏医学药用唇形科植物药材品种与标准整理 [J]．中国中药杂志，2015，40（7）：1419-1424.

[12] 成磊，张亚梅，杜小浪，等．藏医学药用龙胆科植物药材品种与标准的现状分析 [J]．中药新药与临床药理，2014，25（5）：647-650.

[13] 吴征镒．中国植物 [M]．北京：科学出版社，1980.

[14] 宋民宪．民族药成方制剂 [M]．北京：人民卫生出版社，2014.

[15] 钟国跃，宋民宪．民族药成方制剂处方药材——品种、基原与标准 [M]．北京：人民卫生出版社，2020.

[16] 吴玉虎．青藏高原维管植物及其生态地理分布 [M]．北京：科学出版社，2008.

[17] 周华蓉，慕泽泾，杜小浪，等．藏医学药用植物中我国种子植物特有种整理 [J]．中国中药杂志，2015，40（17）：3463-3469.

[18] 钟国跃，王昌华，赵纪峰，等．民族药资源研究思路与中药资源的可持续利用 [J]．世界科学技术——中医药现代化，2009，11（1）：15-20.

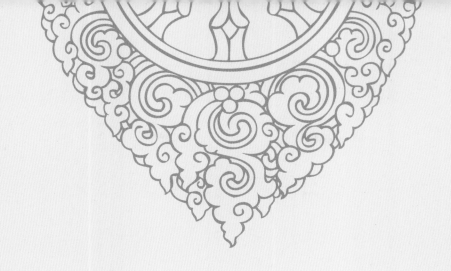

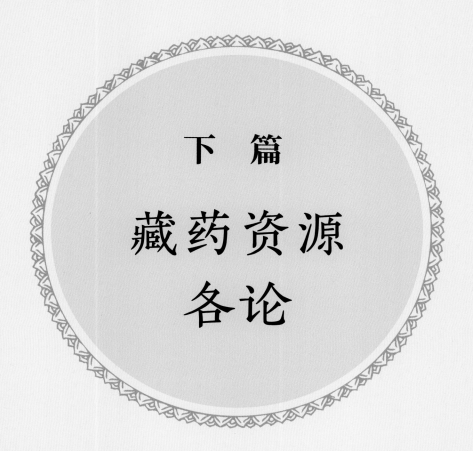

下　篇

藏药资源
各论

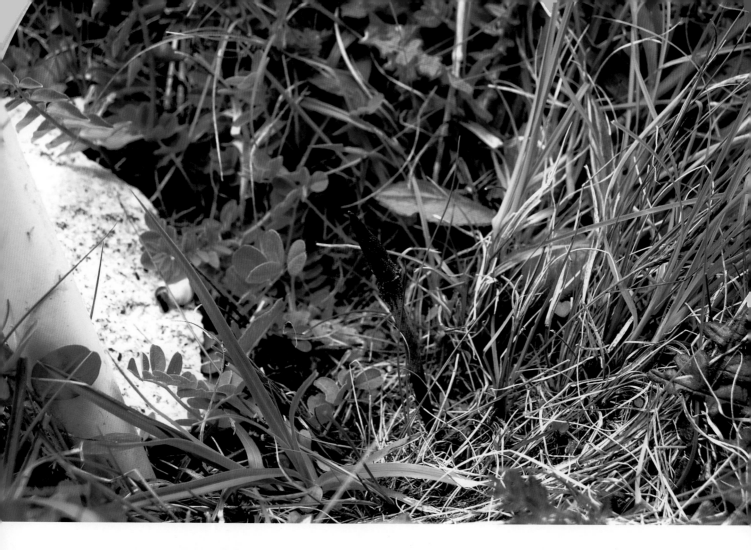

冬虫夏草菌

Cordyceps sinensis (Berk.) Sacc.

麦角菌科（Clavicipitaceae）　　　麦角菌属（*Cordyceps*）

▎形态 ▎

子座棒状，生于鳞翅目蝙蝠蛾科昆虫幼虫上，通常 1，少数 2 ~ 3 子座，通常从寄主头部伸出，也有从幼虫体部伸出者，长 4 ~ 12cm，基部直径 1.5 ~ 4mm，可孕部（头部）圆柱形，褐色，长 1 ~ 4.5cm，直径 2.5 ~ 6mm，具不孕尖端。子囊壳椭圆形至卵形，基部埋于子座中，长 330 ~ 500μm，直径 140 ~ 240μm。子囊长圆筒形，长 240 ~ 480μm，直径 12 ~ 16μm。子囊孢子 2，无色，线形，横隔多个但不断，长 160 ~ 470μm，直径 4.5 ~ 6μm。子座 4 ~ 6 月伸出地面。（药材：由寄主幼虫虫体和通常从虫体头部伸出的真菌子座相连而成。虫体似蚕，长 3 ~ 5cm，直径 0.3 ~ 0.8cm；表面深黄色至黄棕色，有环纹 20 ~ 30，近头部的环纹较细；头部红棕色；足 8 对，头部 1 对，中部 4 对较明显，尾部 3 对；质脆，易折断，断面略平坦，淡黄白色。子座细长圆柱形，长 4 ~ 7cm，直径约 0.3cm；表面深棕色至棕褐色，有细纵皱纹，上部稍膨大；质柔韧，断面类白色。气微腥，味微苦，嚼之有蘑菇香气。）

▌ 分布 ▐

分布于我国西藏、青海、四川、云南、甘肃。

▌ 生境 ▐

生长于海拔 3200 ～ 5000m 的高寒草地、草甸草丛、灌丛。

▌ 药材名 ▐

雅扎贡布、牙扎滚补、牙扎贡布（དབྱར་རྩྭ་དགུན་འབུ）。

▌ 药用部位 ▐

真菌子座与寄主幼虫的菌虫复合体。

▌ 功能与主治 ▐

滋补强身，壮阳补精，补肺益肾。用于体虚多病，"隆"病及"赤巴"病，肺病，支气管炎，肾火亏损，阳痿遗精。

▌ 用量与用法 ▐

3 ～ 9g。内服研末，泡酒，或入丸、散剂。

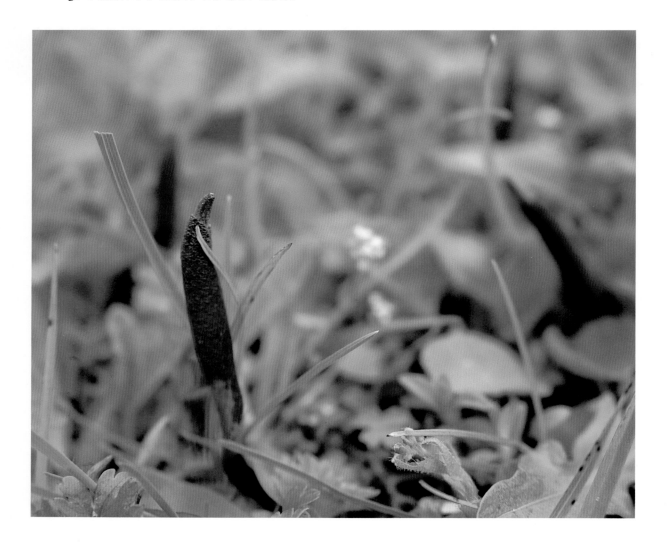

附　注

藏医药用"དབྱར་རྩ་དགུན་འབུ།"（雅扎贡布）的记载见于《医学千万舍利》《奇美饰眼》。《医学千万舍利》言"夏季变为草，冬季地下部分变为虫"，多习称"冬虫夏草"。研究表明，冬虫夏草菌 *C. sinensis* (Berk.) Sacc. 寄生于蝙蝠蛾科昆虫幼体上，通常需3～6年才能发育成熟，感菌幼虫生活于地下，真菌子座通常在每年4～6月伸出地面，方能见到，故谓"夏草"。冬虫夏草常略称为"虫草"，但在生物学上"虫草"系泛指真菌寄生于昆虫幼虫体而形成的菌虫复合体，如中药蝉花、一些民间习用的"凉山虫草""蛹虫草"（北虫草）等也可泛指"虫草"类。在药用上，《中国药典》规定，"冬虫夏草"为冬虫夏草菌 *C. sinensis* (Berk.) Sacc. 寄生于蝙蝠蛾科昆虫幼虫上的子座和幼虫尸体的干燥复合体，系特定概念，应与其他"虫草"类区别。

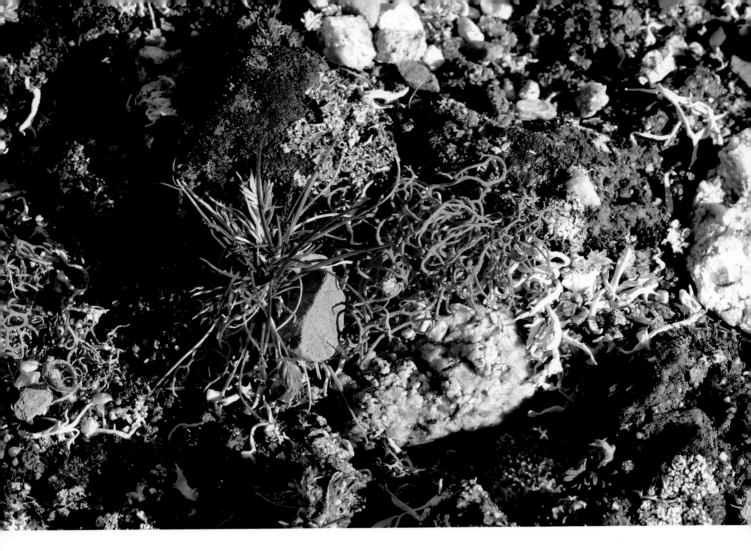

曲金丝

Lethariella flecsuosa (Nyl.) Wei et Jiang

梅衣科（Parmeliaceae）　　　　金丝属（*Lethariella*）

▌ 形态 ▌

地衣体呈松散的灌丛状，坚硬，直立或倾斜，高 5～7cm，近末梢处呈橘红色、金锈色，无光泽，基部污白色至土黄色，枝体棱柱状，主枝长 0.2～1cm，基部直径 1～1.5mm，次生小枝长 1～1.5mm，直径 1mm，末梢尖锐，表面具纵向的棱脊，具光泽，多呈二叉分枝式，稠密丛生，纤细的枝端有时具粉芽。子囊盘圆盘状，侧生于分枝上；托缘全缘，常生有小分枝。

▌ 分布 ▌

分布于我国西藏东南部（林芝、昌都）、云南、四川西部、甘肃西北部、青海南部、陕西（秦岭）。

▌ 生境 ▌

生长于海拔 3000～5800m 的地带，常附着于柏树、云杉、冷杉、高山杜鹃、峨眉蔷薇等植株上。

▌ 药材名 ▌

塞固、塞尔固、赛格（གསེར་སྐུད），塞贵曼巴（གསེར་སྐུད་དམན་པ）。

▌ 药用部位 ▌

地衣体。

▌ 功能与主治 ▌

清热解毒。用于肺热，肝热，脉热，毒热。

▌ 用量与用法 ▌

1～3g。内服研末，或入丸、散剂。

附 注

《四部医典》《晶珠本草》等中记载有"གསེར་སྐུད།"（塞固），言其为清肝热、肺热、脉热、毒热之药物，言其主要分为两大类，一类附着于树上或崖上，如线悬挂；另一类生于草地上，呈线团块状，分白、黄、红3种。现代文献记载，现藏医所用的"塞固"包括有10余种丝状地衣或枝状地衣。文献记载曲金丝 *L. flecsuosa* (Nyl.) Wei et Jiang 为"塞固"的基原之一，在藏族地区又习称"红雪茶"。据研究报道，在植物分类学上"红雪茶"的基原涉及金丝属（*Lethariella*）的7种，也有学者从化学成分、形态解剖及地理分布三方面综合分析，将该7种归并为金丝刷 *L. cladonioides* (Nyl.) Krog.[曲金丝 *L. flecsuosa* (Nyl.) Wei et Jiang 被并入该种中]、金丝带 *L. zahlbruckneri* (DR) Krog 2 个种。据文献记载，作为"塞固"类使用的还有石蕊科 (Cladoniceae) 的地衣类植物雪地茶 *Thamnolia subuliformis* (Ehrh.) W. Culb.、雪茶 *T. vermicularis* (Sw.) Ach.[《藏药晶镜本草》（2018）名："གངས་ག་ཤ་རུ།"（岗嘎夏如）]，梅衣科地衣类植物金丝刷 *L. cladonioides* (Nyl.) Krog.[《藏药晶镜本草》（2018）名："སྦང་ཚན་གསེར་སྐུད།"（邦参塞尔固）]、金丝绣球 *L. cashmeriana* Krog.，松萝科地衣类植物长松萝 *Usnea longissima* Ach.、节松萝 *U. diffracta* Vain.[《藏药晶镜本草》（2018）名：塞尔固]、芦松萝 *U. diffracta* Vain.（环裂松萝）、粗皮松萝 *U. montis-fuji* Mot.、红髓松萝 *U. roseola* Vain.、红皮松萝 *U. rubescens* Stirt.、扁枝地衣 *Evernia mesomorpha* Nyl.（附着与树皮、岩石上）、柔扁枝衣 *E. divaricata* Ach.，石黄衣科地衣类植物金黄枝衣 *Teloschistes flavicans* (Sw.) Norm.（壁衣）等。《四部医典系列挂图全集》第二十八图中附有3幅"塞固"类附图，汉译本分别译作"红地衣"（42号图）、"白地衣"（43号图）和"次地衣"（44号图）。《中国藏药植物资源考订》认为，"红地衣"可能为曲金丝 *L. flecsuosa* (Nyl.) Wei et Jiang 或中华金丝 *L. sinensis* Wei et Jiang，"白地衣"似为节松萝 *U. diffracta* Vain.，而"次地衣"可能为石梅衣（*Parmelia*）类。《西藏藏标》以"གསེར་སྐུད་དམར་པ།/塞贵曼巴 / 长松萝"之名收载了长松萝 *Usnea longissima* Ach. 及同属多种地衣类植物；《青海藏标》以"壁衣 /གསེར་སྐུད།/ 赛格"之名收载了壁衣 *Teloschistes flavicans* (Sw.) Norm.（金黄枝衣）。文献记载，四川、青海部分藏医以旋花科菟丝子属（*Cuscuta*）植物的全株作"塞固"的红色类（即"红雪茶"）使用，而据《晶珠本草》记载的3种"塞固"的形态看，应以地衣类为正品基原。现代文献记载的上述各种"塞固"的功能与主治有所不同。（参见"长松萝""地茶""欧洲菟丝子"条）

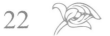

地茶

Thamnolia vermicularis (Sw.) Ach. ex Schaer.

地茶科（Thamnoliaceae） 地茶属（*Thamnolia*）

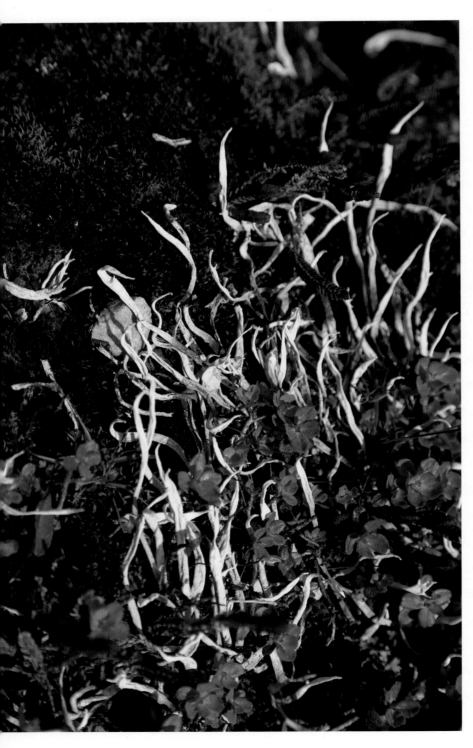

▌ 形态 ▌

全体呈细管状，单枝或有 2 ~ 3 分枝，白色，长 3 ~ 7cm，直径 1 ~ 2mm，粗者呈扁带状，基部有断痕，先端渐尖，外表致密，略有皱纹凹点。断面中空。质稍柔软，极轻。气无，味苦似茶。

▌ 分布 ▌

分布于我国陕西及青藏高原。

▌ 生境 ▌

生长于海拔 3000 ~ 3900m 的草坡、岩石上、苔藓植物群中。

▌ 药材名 ▌

塞尔固、塞固（གསེར་སྐྱུད），夏惹（ཤ），岗嘎夏如（གངས་དགའ་ཤ）。

▌ 药用部位 ▌

叶状体。

▌ 功能与主治 ▌

清热解毒。用于中毒性发热，肝脏、肺脏各种热证，脉热，外伤感染。

▌ 用量与用法 ▌

3 ~ 5g。

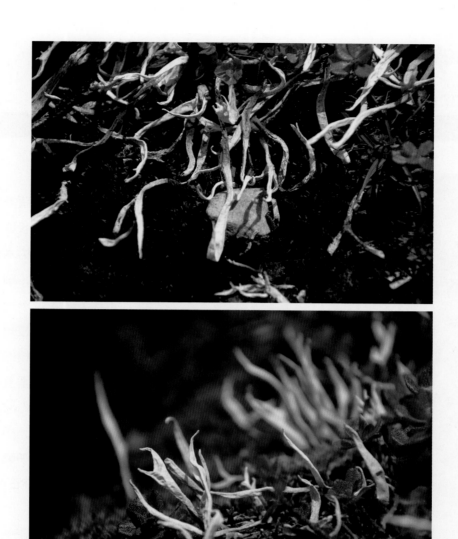

附注

　　《晶珠本草》在"旱生草类药物"的"叶类药物"中记载有" གསེར་སྐྱུད"（塞固），言其为清肝热、肺热、脉热、毒热之药物。据《蓝琉璃》《晶珠本草》等的记载，"塞固"主要分为 2 大类：一类附着于树上或崖上，如线悬挂；另一类生于草地，呈线团块状，分白、黄、红 3 种。据现代文献记载，现藏医所用"塞固"的基原包括 10 余种丝状地衣或枝状地衣，前者为长松萝 *Usnea longissima* Ach. 等，后者为扁枝地衣 *Evernia mesomorpha* Nyl.（附着于树皮、岩石上）、曲金丝 *Lethariella flecsuosa* (Nyl.) Wei et Jiang、雪地茶 *T. subuliformis* (Ehrh.) W. Culb.、地茶 *T. vermicularis* (Sw.) Ach. ex Schaer. 等。据调查，现市场上常将长松萝 *U. longissima* Ach. 等丝状地衣作"松萝"使用，将枝状地衣地茶 *T. vermicularis* (Sw.) Ach. ex Schaer. 作"雪茶"使用。《西藏藏标》以"གསེར་སྐྱུད་དཀར་པོ/ 塞贵门巴 / 长松萝"之名收载了长松萝 *U. longissima* Ach.；《四川藏标》以"雪茶 /གངས་དཀར་ཤ་ཟུ/ 岗嘎夏如"之名收载了地茶 *T. vermicularis* (Sw.) Ach. ex Schaer. 和雪地茶 *T. subuliformis* (Ehrh.) W. Culb.。（参见"长松萝"条）

长松萝

Usnea longissima Ach.

松萝科（Usneaceae） | 松萝属（*Usnea*）

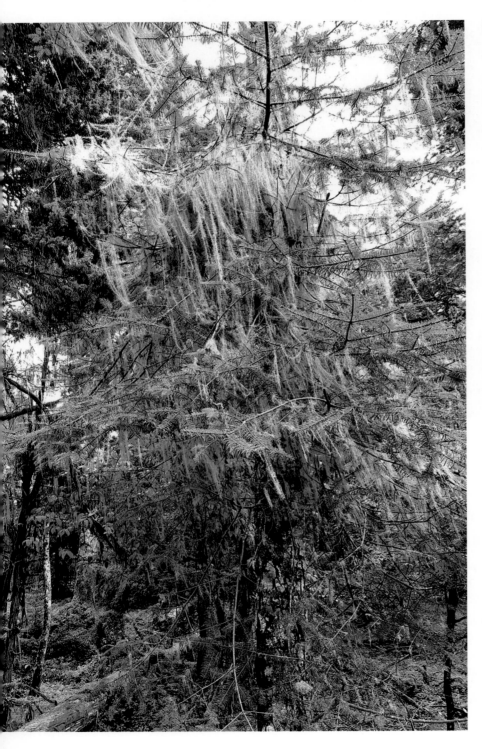

▌形态 ▌

全株为藻类和菌类共生结合成的大型地衣丝状体，悬垂附着于松杉或其他树木的枝干上。株体淡灰绿色，细长柔软，长可达1m；主轴单一，很少分枝；主枝及初次分枝短，皮层发育良好；二次分枝细长，缺乏皮层，两侧密生垂直的小侧枝，形似蜈蚣（故又名蜈蚣松萝）。子囊盘茶渍形，果托边缘常具纤毛状小刺；子囊果极稀，侧生，孢子椭圆形，无色。

▌分布 ▌

分布于我国东北地区及陕西、安徽、湖北、浙江、广东、云南、西藏、四川等。

▌生境 ▌

生长于高山松杉林、青冈林中，附着于树干或枝条上。

▌药材名 ▌

塞固、塞尔固、赛格（གསེར་སྐྱུད），塞贵门巴（གསེར་སྐྱུད་དམན་པ）。

▌药用部位 ▌

地衣体。

▌功能与主治 ▌

清热解毒。用于肺热，肝热，脉热，毒热。

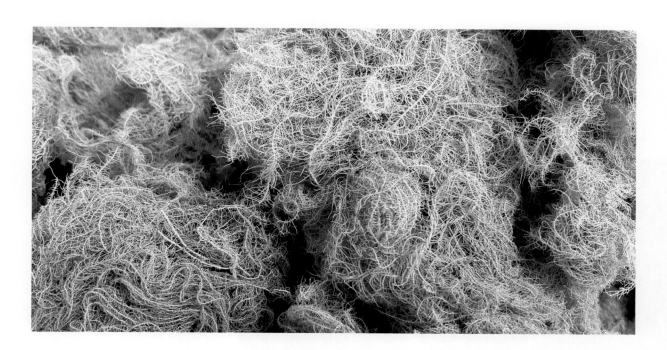

用量与用法

2 ~ 3g。内服研末，或入丸、散剂。

附注

《四部医典》中记载有"གསེར་སྐུད"（塞固）；《蓝琉璃》言其为治肺肝脉病及中毒发热之药物，记载其茎细而黄色，味苦，另一种茎白色者称"དངུལ་སྐུད"（欧固），茎略粗。《四部医典系列挂图全集》第二十八图中有"塞固"（42号图：红地衣，呈细丝团卷状）、"欧固"（43号图：白地衣，呈疏松的树枝分枝状）及副品["དབལ་པ"（曼巴），44号图：次地衣，似小草本植物]附图。《晶珠本草》记载"གསེར་སྐུད"（塞固）主要分为两大类，一类附着于树上或崖上，如线悬挂；另一类生于草地，呈线团块状，分白["གསེར་སྐུད་དཀར་པོ"（塞固嘎保）]、黄["གསེར་སྐུད་སེར་པོ"（塞固赛保）]、红["གསེར་སྐུད་དམར་པོ"（塞固玛保）]3种。现代文献记载，现藏医所用的"塞固"包括10余种丝状地衣或枝状地衣，前者包括长松萝 *U. longissima* Ach.、节松萝 *U. diffracta* Vain.、花松萝 *U. florida* (L.) Wigg. 等，后者包括扁枝地衣 *Evernia mesomorpha* Nyl.（附着于树皮、岩石上）、曲金丝 *Lethariella flecsuosa* (Nyl.) Wei et Jiang、雪地茶 *Thamnolia subliformis* (Ehrh.) W. Culb.、柔扁枝衣 *E. divarica* Ach. 等。《西藏藏标》以"གསེར་སྐུད་དབལ་པ/塞贵门巴/长松萝"之名收载了"长松萝 *Usnea longissima* Ach. 及其同属多种植物"。据调查，现市场上通常将长松萝 *U. longissima* Ach. 等丝状地衣称作"松萝"，将枝状地衣的雪地茶 *T. subliformis* (Ehrh.) W. Culb. 称作"雪茶"，将曲金丝 *L. flecsuosa* (Nyl.) Wei et Jiang 称作"红雪茶"。也有文献记载四川、青海部分藏医以旋花科菟丝子属（*Cuscuta*）植物的全株作"塞固"使用。据《晶珠本草》记载的3种"塞固"的形态来看，应以地衣类为正品。现代文献记载的上述各种"塞固"的功能与主治有所不同。（参见"地茶""欧洲菟丝子"条）

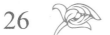

石松

Lycopodium japonicum Thunb. ex Murray

石松科（Lycopodiaceae）　　　石松属（*Lycopodium*）

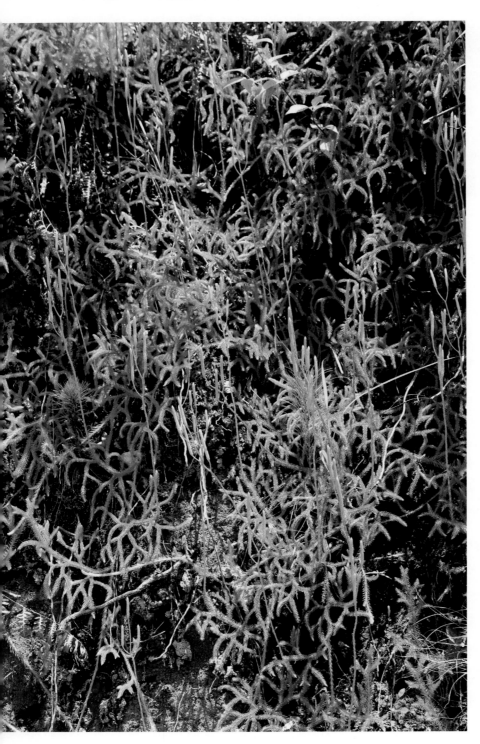

▌ 形态 ▌

多年生土生植物。匍匐茎地上生，细长横走，2～3回分叉，绿色，被稀疏的叶；侧枝直立，高达 40cm，多回二叉分枝，稀疏，压扁状（幼枝圆柱状），枝连叶直径 5～10mm。叶螺旋状排列，密集，上斜，披针形或线状披针形，长 4～8mm，宽 0.3～0.6mm，基部楔形，下延，无柄，先端渐尖，具透明发丝，全缘，草质，中脉不明显。孢子囊穗（3～）4～8集生于长达 30cm 的总柄，总柄上苞片螺旋状稀疏着生，薄草质，形状如叶片；孢子囊穗不等位着生（即小柄不等长），直立，圆柱形，长 2～8cm，直径 5～6mm，具长 1～5cm 的长小柄；孢子叶阔卵形，长 2.5～3mm，宽约 2mm，先端急尖，具芒状长尖头，边缘膜质，啮蚀状，纸质；孢子囊生于孢子叶腋，略外露，圆肾形，黄色。

▌ 分布 ▌

分布于我国华南、华中、西南、西北地区。日本、印度、尼泊尔、

不丹、缅甸、越南、老挝、柬埔寨
及南亚其他国家也有分布。

▌ 生境 ▌

生长于海拔 100 ～ 3300m 的林下、
灌丛下、草坡、路边、岩石上。

▌ 药材名 ▌

白哇纳巴（སྦལ་བ་ལྐག་པ།），伸筋草
（དྭང་ཉེན་ཚལ་འོ།）。

▌ 药用部位 ▌

全草。

▌ 功能与主治 ▌

祛风除湿，舒筋活络。用于风寒湿
痹，关节酸痛，跌打损伤，神经衰弱。

▌ 用量与用法 ▌

3 ～ 12g。

附 注

　　藏医药用石松 *L. japonicum*
Thunb. ex Murray 见于现代文献记
载，同样作药用的还有同属植物
多穗石松 *L. annotinum* L.。石松 *L.*
japonicum Thunb. ex Murray 在中医又作"伸筋草"药用，西藏、四川若尔盖习称"དྭང་ཉེན་ཚལ་འོ།"，为"伸
筋草"的藏文名。

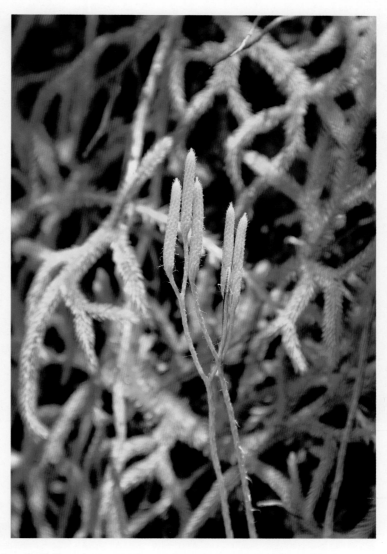

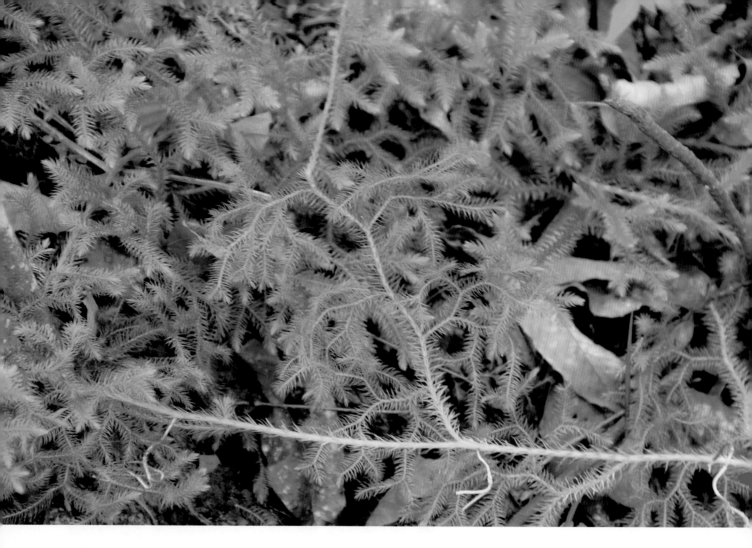

垂穗石松

Palhinhaea cernua (L.) Vasc. et Franco (*Lycopodium cernuum* L.)

石松科（Lycopodiaceae）　　　　　垂穗石松属（*Palhinhaea*）

▌形态▐

中型至大型土生植物。主茎直立，高达 60cm，圆柱形，中部直径 1.5～2.5mm，光滑无毛，多回不等位二叉分枝；主茎上的叶螺旋状排列，稀疏，钻形至线形，长约 4mm，宽约 0.3mm，通直或略内弯，基部圆形，下延，无柄，先端渐尖，全缘，中脉不明显，纸质。侧枝上斜，多回不等位二叉分枝，光滑无毛；侧枝及小枝上的叶螺旋状排列，密集，略上弯，钻形至线形，长 3～5mm，宽约 0.4mm，基部下延，无柄，先端渐尖，全缘，表面有纵沟，光滑，中脉不明显，纸质。孢子囊穗单生于小枝先端，短圆柱形，成熟时通常下垂，长 3～10mm，直径 2～2.5mm，淡黄色，无柄；孢子叶卵状菱形，覆瓦状排列，长约 0.6mm，宽约 0.8mm，先端急尖，尾状，边缘膜质，具不规则锯齿；孢子囊生于孢子叶叶腋，内藏，圆肾形，黄色。

▌分布▐

分布于我国浙江、江西、福建、台湾、湖南、广东、香港、广西、海南、四川、重庆、贵州、云南等。

亚洲其他热带及亚热带地区、大洋洲、中南美洲也有分布。

┃ 生境 ┃

生长于海拔 100 ~ 1800m 的林下、林缘及灌丛下阴处或岩石上。

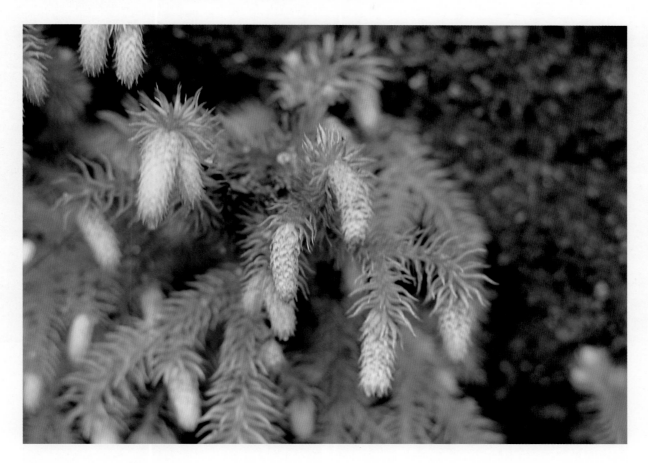

┃ 药材名 ┃

代日森（ꪝꪯꪵꪸꪃ）。

┃ 药用部位 ┃

全草。

┃ 功能与主治 ┃

清肝明目，祛风止咳，止血安胎。用于肝炎，眼翳，风湿疼痛，跌打瘀痛，神经衰弱，外伤出血。

附 注

垂穗石松 P. cernua (L.) Vasc. et Franco 藏医药用记载见于《中华藏本草》，同样作"代日森"使用的还有同科植物扁枝石松 Diphasiastrum complanatum (L.) Holub、卷柏科植物红枝卷柏 Selaginella sanguinolenta (L.) Spring（圆枝卷柏）。

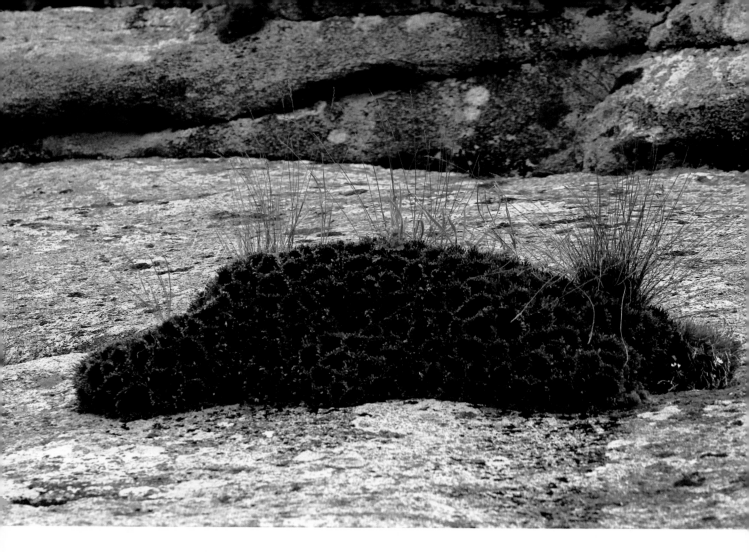

卷柏

Selaginella tamariscina (P. Beauv.) Spring

卷柏科（Selaginellaceae）　　　卷柏属（*Selaginella*）

▍形态 ▍

土生或石生复苏植物，呈垫状。根托只生于茎的基部，长0.5～3cm，直径0.3～1.8mm，根多分叉，密被毛，和茎及分枝密集形成树状主干，有时高达数十厘米。主茎自中部开始羽状分枝或不等二叉分枝，不呈"之"字形，无关节，禾秆色或棕色，不分枝的主茎高10～20（～35）cm，茎卵圆柱状，不具沟槽，光滑，维管束1；侧枝2～5对，2～3回羽状分枝，小枝稀疏，规则，分枝无毛，背腹压扁，末回分枝连叶宽1.4～3.3mm。叶全部交互排列，叶二型，质厚，表面光滑，不为全缘，具白边，主茎上的叶较小枝上的略大，覆瓦状排列，绿色或棕色，边缘有细齿；分枝上的腋叶对称，卵形、卵状三角形或椭圆形，长0.8～2.6mm，宽0.4～1.3mm，边缘有细齿，黑褐色；中叶不对称，小枝上的椭圆形，长1.5～2.5mm，宽0.3～0.9mm，覆瓦状排列，背部不呈龙骨状，先端具芒，外展或与轴平行，基部平截，边缘有细齿（基部被短睫毛），不外卷，不内卷；侧叶不对称，小枝上的侧叶卵形至三角形或矩圆状卵形，略斜升，相互重叠，长

1.5 ~ 2.5mm，宽 0.5 ~ 1.2mm，先端具芒，基部上侧扩大，加宽，覆盖小枝，基部上侧不为全缘，呈撕裂状或具细齿，下侧近全缘，基部有细齿或被睫毛，反卷。孢子叶穗紧密，四棱柱形，单生于小枝末端，长 12 ~ 15mm，宽 1.2 ~ 2.6mm；孢子叶一型，卵状三角形，边缘有细齿，具白边（膜质透明），先端有尖头或具芒；大孢子叶在孢子叶穗上下两面不规则排列。大孢子浅黄色，小孢子橘黄色。

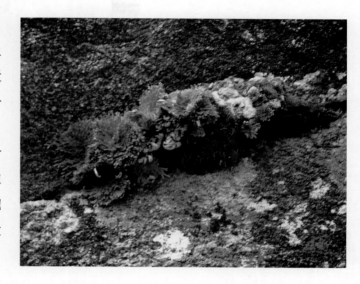

▌分布 ▌

分布于我国安徽、北京、重庆、福建、贵州、广西、广东、海南、湖北、湖南、河北、河南、江苏、江西、吉林、辽宁、内蒙古、青海（囊谦、玉树）、陕西、山东、四川、台湾、香港、云南（贡山）、浙江。日本、印度、菲律宾，以及西伯利亚、朝鲜半岛也有分布。

▌生境 ▌

生长于海拔（60 ~）500 ~ 1500（~ 3200）m 的林地湿润处、岩石缝隙、石灰岩上。

▌药材名 ▌

莪曲森代毛、莪区森得尔莫、莪曲森代毛、俄曲森得尔毛（ དྲ་ཅུ་སེན་དེར་མོ ），帕巴拉巴（ ཕབ་བ་ལག་པ ）。

▌药用部位 ▌

全草。

▌功能与主治 ▌

清热，接骨，通便。用于皮肤病，骨折，尿涩，"培根"病，胃、肝病。

▌用量与用法 ▌

3 ~ 9g。研末内服，或入丸剂。服用过量可引起中毒。

附 注

《四部医典》《晶珠本草》等古籍中收载有" དྲ་ཅུ་སེན་དེར་མོ"（莪区森得尔莫），言其为通二便之药物。现代文献记载藏医所用"莪曲森代毛"的基原包括卷柏属的多种植物，最常用的为卷柏 *S. tamariscina* (P. Beauv.) Spring 和垫状卷柏 *S. pulvinata* (Hook. et Grev.) Maxim.。《部标藏药》和《青海藏标》收载了卷柏 *S. tamariscina* (P. Beauv.) Spring；《藏标》中收载了垫状卷柏 *Selaginella pulvinata* (Hook. et Grev.) Maxim.，认为其能破血（生用）、止血（炒用），用于经闭癥瘕（生用）、便血脱肛（炒用）。（参见"垫状卷柏"条）

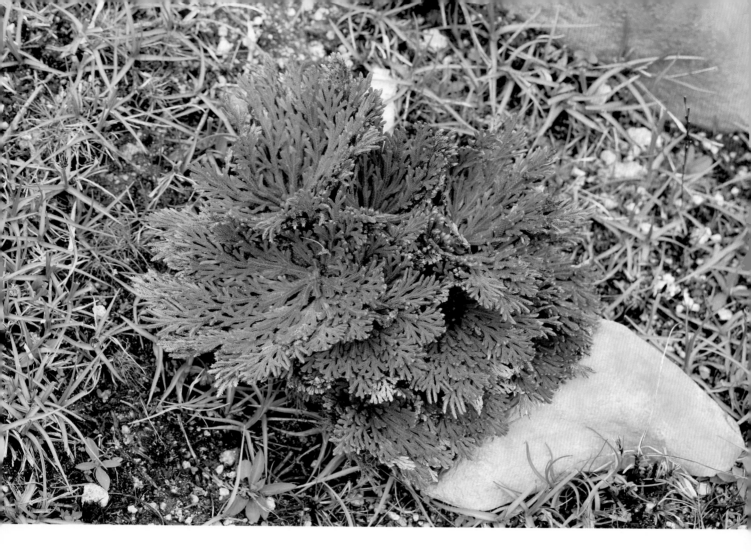

垫状卷柏

Selaginella pulvinata (Hook. et Grev.) Maxim.

卷柏科（Selaginellaceae） 卷柏属（*Selaginella*）

▌ 形态 ▌

土生或石生，旱生复苏植物，呈垫状，无匍匐根茎或游走茎。根托只生于茎的基部，长 2 ～ 4cm，直径 0.2 ～ 0.4mm，根多分叉，密被毛，和茎及分枝密集形成树状主干，高数厘米。主茎自近基部羽状分枝，不呈"之"字形，禾秆色或棕色，主茎下部直径 1mm，不具沟槽，光滑，维管束 1；侧枝 4 ～ 7 对，2 ～ 3 回羽状分枝，小枝排列紧密，主茎上相邻分枝相距约 1cm，分枝无毛，背腹压扁，主茎在分枝部分中部连叶宽 2.2 ～ 2.4mm，末回分枝连叶宽 1.2 ～ 1.6mm。叶全部交互排列，二型，叶质厚，表面光滑，不具白边，主茎上的叶略大于分枝上的叶，相互重叠，绿色或棕色，斜升，边缘撕裂状；分枝上的腋叶对称，卵圆形至三角形，长达 2.5mm，宽达 1mm，边缘撕裂状并具睫毛；小枝上的叶斜卵形或三角形，长 2.8 ～ 3.1mm，宽 0.9 ～ 1.2mm，覆瓦状排列，背部不呈龙骨状，先端具芒，基部平截（具簇毛），边缘撕裂状，并外卷；侧叶不对称，小枝上的叶矩圆形，略斜升，长 2.9 ～ 3.2mm，宽 1.4 ～ 1.5mm，先端具芒，全缘，基部上侧扩大，加宽，覆盖小枝，基部上侧不为全缘，呈撕裂状，基部下侧不呈耳状，不为全缘，呈撕裂状，下侧边缘内卷；孢子叶穗紧密，四棱柱形，单生于小枝末端，长 10 ～ 20mm，宽 1.5 ～ 2mm，孢子叶一型，不具白边，边缘撕裂状，具睫毛，大孢子叶分布于孢子叶穗下部的下侧或中部的下侧，或上部的下侧。大孢子黄白色或深褐色，小孢子浅黄色。

▌ 分布 ▌

分布于我国青藏高原东南部、云南（昆明、香格里拉、德钦、贡山等）、四川及华中、华东、华北、华南、东北地区等。蒙古、俄罗斯（西伯利亚地区）、朝鲜、韩国、日本、印度北部、越南、泰国等也有分布。

▌ 生境 ▌

生长于海拔（100 ～）1000 ～ 3000（～ 4250）m 的山坡、溪边、林下的岩石上，常见于石灰岩上。

▌ 药材名 ▌

莪区森得尔莫、鹅区森得莫、莪曲森代毛、俄曲森得尔毛（ཨེ་ཆུ་སིན་ཏུར་ཀ），帕巴拉巴（སྦལ་པ་ལག་པ）。

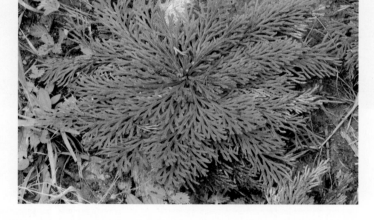

▌ 药用部位 ▌

全草。

▌ 功能与主治 ▌

破血（生用），止血（炒用）。用于经闭癥瘕（生用），便血脱肛（炒用）。

▌ 用量与用法 ▌

3 ～ 10g。

附 注

　　"ཨེ་ཆུ་སིན་ཏུར་ཀ"（莪区森得尔莫）在《四部医典》《词意太阳》等中均有记载，为通二便之药物。《晶珠本草》记载其名为"སྦལ་པ་ལག་པ"[（帕巴拉巴）：蛙掌之意]，言其"生于温暖河川、山沟的石岩上，夏天叶片舒展，秋冬叶片缩如禽爪。叶片如蛙掌，故又称为'ཨེ་ཆུ་སིན་ཏུར་ཀ'（俄曲森得尔毛）"，记载其为通尿闭之药物。现代文献记载，现藏医所用"莪区森得尔莫"的基原包括多种卷柏属(Selaginella)植物，最常用的为卷柏 S. tamariscina (P. Beauv.) Spring、垫状卷柏 S. pulvinata (Hook. et Grev.) Maxim.，《藏标》《青海藏标》以"卷柏（垫状卷柏）/ཨེ་ཆུ་སིན་ཏུར་ཀ/ 莪区森得尔莫（莪曲森代毛）"之名收载了该 2 种植物。此外，卷柏属植物块茎卷柏 S. chrysocaulos (Hook. et Grev.) Spring、单籽卷柏 S. monospora Spring、伏地卷柏 S. nipponica Franch. et Sav.、深绿卷柏 S. doederleinii Hieron.、钱叶卷柏 S. nummularifolia Ching 等也作"莪区森得尔莫"的基原使用。（参见"卷柏""深绿卷柏"条）

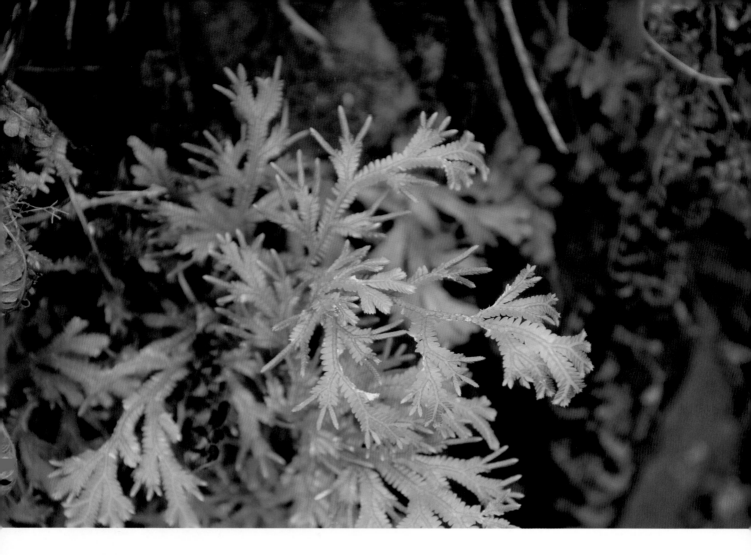

深绿卷柏

Selaginella doederleinii Hieron.

| 卷柏科（Selaginellaceae） | 卷柏属（*Selaginella*） |

▌ 形态 ▌

近直立草本，基部横卧，高25～45cm，无匍匐根茎或游走茎。根托达植株中部，通常由茎上分枝的腋处下面生出，偶有同时生2根托，1个由上面生出，长4～22cm，直径0.8～1.2mm，根少分叉，被毛。主茎自下部开始羽状分枝，不呈"之"字形，无关节，禾秆色，主茎下部直径1～3mm，茎卵圆形或近方形，不具沟槽，光滑，维管束1；侧枝3～6对，2～3回羽状分枝，分枝稀疏，主茎上相邻分枝相距3～6cm，分枝无毛，背腹压扁，主茎在分枝部分中部连叶宽0.7～1mm，末回分枝连叶宽4～7mm。叶全部交互排列，二形，纸质，表面光滑，无虹彩，边缘不为全缘，不具白边。主茎上的腋叶较分枝上的大，卵状三角形，基部钝，分枝上的腋叶对称，狭卵圆形到三角形，（1.8～3）mm×（0.9～1.4）mm，边缘有细齿。中叶不对称或多少对称，主茎上的叶略大于分枝上的叶，边缘有细齿，先端具芒或尖头，基部钝，分枝上的中叶长圆状卵形或卵状椭圆形或窄卵形，（1.1～2.7）mm×（0.4～1.4）mm，覆瓦状排列，背部明显龙骨状隆起，先端与轴平行，先端具尖头或芒，基部楔形或斜近心形，边缘具细齿。侧叶不对称，主茎上的较侧枝上的大，分枝上的侧叶长圆状镰形，略斜升，排列紧密或相互覆盖，（2.3 ~ 4.4）mm×（1 ~ 1.8）mm，先端平或近尖或具短尖头，具细齿，上侧基部扩大，加宽，覆盖小枝，上侧基部边缘不为全缘，边缘有细齿，基部下侧略膨大，下侧边近全缘，基部具细齿。孢子叶穗紧密，四棱柱形，单个或成对生于小枝末端，（5 ~ 30）mm×（1 ~ 2）mm；孢子叶一型，卵状三角形，边缘有细齿，白边不明显，先端渐尖，龙骨状；孢子叶穗上大、小孢子叶相间排列，或大孢子叶分布于基部的下侧。大孢子白色；小孢子橘黄色。

▌ 分布 ▌

分布于我国四川、云南、重庆、贵州、湖南、江西、广东、广西、海南、福建、安徽、浙江、台湾等。印度、日本、越南、泰国、马来西亚东部也有分布。

▌ 生境 ▌

生长于海拔 200 ~ 1350m 的林下。

▌ 药材名 ▌

莪区森得尔莫、鹅区森得莫、莪曲森代毛（ས྄ོ་ཚ་ཟིན་ཟེར་མོ།）。

▌ 药用部位 ▌

全草。

▌ 功能与主治 ▌

破血（生用），止血（炒用）。用于经闭癥瘕（生用），便血脱肛（炒用）。

▌ 用量与用法 ▌

3 ~ 9g。

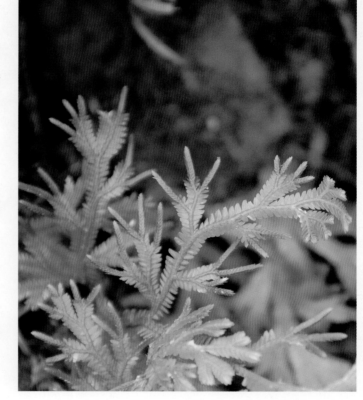

附 注

　　《四部医典》《词意太阳》《晶珠本草》等均记载有"ས྄ོ་ཚ་ཟིན་ཟེར་མོ།"（莪区森得尔莫），言其为通二便之药物。现代文献记载，现藏医所用"鹅区森得莫"的基原包括多种卷柏属（*Selaginella*）植物，最常用的为卷柏 *S. tamariscina* (P. Beauv.) Spring、垫状卷柏 *S. pulvinata* (Hook. et Grev.) Maxim.，《部标藏药》、《青海藏标》（莪曲森代毛）及《藏标》（莪区森得尔莫）也收载了该 2 种。各地藏医所用"鹅区森得莫"的基原还包括深绿卷柏 *S. doederleinii* Hieron.、葡匐茎卷柏 *S. chrysocaulos* (Hook. et Grev.) Spring、单籽卷柏 *S. monospora* Spring、伏地卷柏 *S. nipponica* Franch. et Sav. 等。（参见"卷柏""垫状卷柏"条）

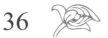

披散木贼

Equisetum diffusum D. Don

木贼科（Equisetaceae） | 木贼属（*Equisetum*）

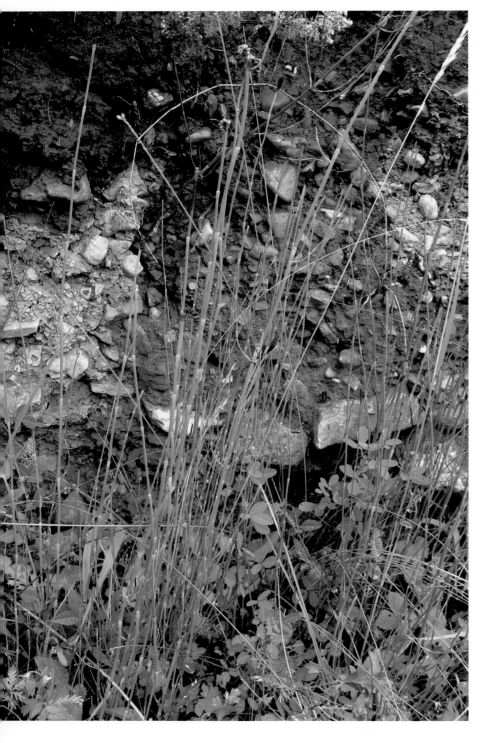

▌形态 ▌

中小型植物。根茎横走，直立或斜升，黑棕色，节和根密生黄棕色长毛或光滑无毛。地上枝当年枯萎。枝一型。高 10 ~ 30（~ 70）cm，中部直径 1 ~ 2mm，节间长 1.5 ~ 6cm，绿色，但下部 1 ~ 3 节节间黑棕色，无光泽，分枝多。主枝有脊 4 ~ 10，脊的两侧隆起成棱伸达鞘齿下部，每棱各有一行小瘤伸达鞘齿，鞘筒狭长，下部灰绿色，上部黑棕色；鞘齿 5 ~ 10，披针形，先端尾状，革质，黑棕色，有 1 深纵沟贯穿整个鞘背，宿存。侧枝纤细，较硬，圆柱状，有脊 4 ~ 8，脊的两侧有棱及小瘤，鞘齿 4 ~ 6，三角形，革质，灰绿色，宿存。孢子囊穗圆柱状，长 1 ~ 9cm，直径 4 ~ 8mm，先端钝，成熟时柄伸长，柄长 1 ~ 3cm。

▌分布 ▌

分布于我国西藏、云南、四川、甘肃、上海、江苏、重庆、贵州、湖南、广西。日本、印度、尼泊尔、不丹、缅甸、越南也有分布。

▌ 生境 ▌

生长于海拔达 3400m 的林下、草地、河岸湿
润处。

▌ 药材名 ▌

阿哇（ཨ་ཝ），邦才、榜才、邦策（སྤང་ཚེར）。

▌ 药用部位 ▌

全草。

▌ 功能与主治 ▌

利目，排脓，干胸腔积脓液，止血，活血化瘀，
利尿。用于目赤肿痛，云翳，崩漏，痔疮出血，
月经过多，跌打损伤，尿道炎，胸腔积黄水。

▌ 用量与用法 ▌

2 ~ 4g。内服煎汤，或入丸、散剂。外用适量，
研粉撒或调敷。

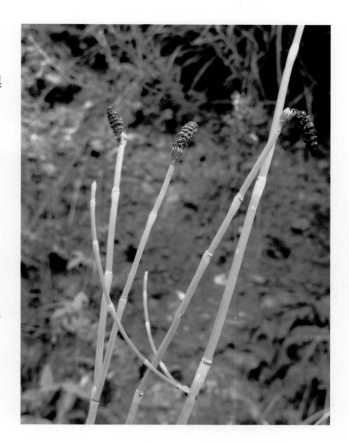

附 注

　　《晶珠本草》记载有"ཨ་ཝ"（阿哇），言其为有益眼病、体腔之伤疮之药物，分为上（堆扎阿哇）、中（阿哇）、下（阿扎）3品。现代文献记载的"阿哇"的基原包括蕨类木贼科木贼属（*Equisetum*）、百合科洼瓣花属（*Lloydia*）的多种植物，但不同文献对"阿哇"的上、中、下品的基原有不同观点，或认为上品为木贼 *E. hyemale* L.，中品["ཨ་ཝ"（阿哇）]为披散木贼 *E. diffusum* D. Don 或问荆 *E. arvense* L.，或认为问荆 *E. arvense* L. 为下品的基原之一。也有文献认为问荆不治眼疾，系误用。西藏和青海藏医使用洼瓣花属植物，称其为"ཨ་ཝ་དམན་པ"（阿哇曼巴），为代用品。《部标藏药》在附录中收载的"萝蒂 /ཞ་ཝ/ 杂阿哇"的基原为西藏萝蒂 *Lloydia tibetica* Baker（西藏洼瓣花）或节节草 *Hippochaete ramosissima* (Desf.) Boerner（节节草 *Equisetum ramosissimum* Desf.）。（参见"问荆""木贼""犬问荆""节节草""西藏萝蒂""中麻黄"条）

　　《晶珠本草》记载有"མཚེ་ལྡུམ"（策敦木），言其按生境、有无果实的不同分为岩生（察才）、坡生（邦才）、坡生无果（热才）、水生（曲才）4种。现藏医所用"策敦木"类的前3种的基原多为麻黄科麻黄属（*Ephedra*）植物。据文献记载，披散木贼 *E. diffusum* D. Don（密枝问荆、散生问荆）为云南迪庆藏医使用的"སྤང་ཚེར"（邦才）的基原之一，此外，问荆 *E. arvense* L.、犬问荆 *E. palustre* L. 也作"邦才"使用。（参见"中麻黄""藏麻黄"条）

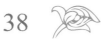

犬问荆

Equisetum palustre L.

| 木贼科（Equisetaceae） | 木贼属（*Equisetum*） |

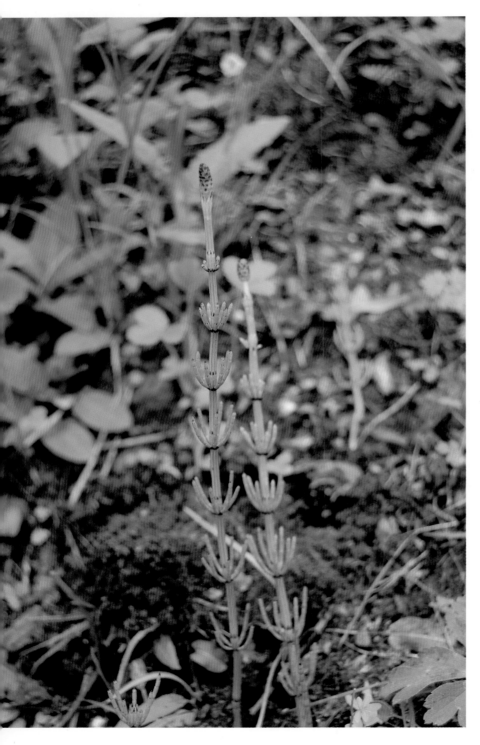

▌ 形态 ▌

中小型植物。根茎直立和横走，黑棕色，节和根光滑或具黄棕色长毛。地上枝当年枯萎。枝一型，高 20 ～ 50（～ 60）cm，中部直径 1.5 ～ 2mm，节间长 2 ～ 4cm，绿色，但下部 1 ～ 2 节节间黑棕色，无光泽，常在基部成丛生状。主枝有脊 4 ～ 7，脊的背部弧形，光滑或有小横纹；鞘筒狭长，下部灰绿色，上部淡棕色；鞘齿 4 ～ 7，黑棕色，披针形，先端渐尖，边缘膜质，鞘背上部有 1 浅纵沟；宿存。侧枝较粗，长达 20cm，圆柱状至扁平状，有脊 4 ～ 6，光滑或有浅色小横纹；鞘齿 4 ～ 6，披针形，薄革质，灰绿色，宿存。孢子囊穗椭圆形或圆柱形，长 0.6 ～ 2.5cm，直径 4 ～ 6mm，先端钝，成熟时柄伸长，柄长 0.8 ～ 1.2cm。

▌ 分布 ▌

分布于我国西藏、云南、四川、甘肃、青海、贵州、宁夏及东北、华中、华北等。日本、印度、尼泊尔、俄罗斯及欧洲其他地

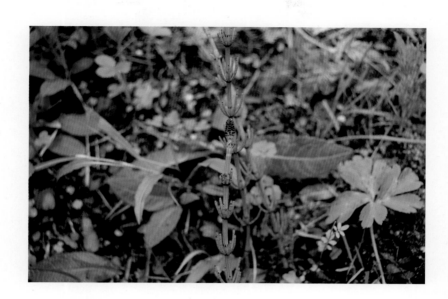

区、北美洲等也有分布。

▌ 生境 ▌

生长于海拔 200 ~ 4000m 的林下、草地、河岸湿润处。

▌ 药材名 ▌

邦才（ སྤང་ཚེར ），曲才（ ཆུ་མཚེ ）。

▌ 药用部位 ▌

全草。

▌ 功能与主治 ▌

清肝明目，利尿，干胸腔积脓液，止血。用于眼病，肺脓疡，尿涩，崩漏，痔疮出血。

附 注

　　《四部医典》《蓝琉璃》《晶珠本草》等中记载有 "མཚེ" [才，"མཚེ་ལྡུམ"（才敦木、策敦木）]，言其为止血、清肝热（脾热）之药物。《晶珠本草》记载 "才敦木" 根止血，并治脾热症，言其按生境、有无果实的不同分为岩生 ["བྲག་མཚེ"（察才）]、坡生 ["སྤང་མཚེ"（榜才）、"ལུག་མཚེ"（陆才）]、坡生无果 ["ར་མཚེ"（热才）]、水生 ["ཆུ་མཚེ"（曲才）]4 种。《四部医典》中另记载有 "ལ་ཁ"（阿哇），言其为治眼病、体腔伤疮（胸脓疡）之药物；《晶珠本草》言 "阿哇" 分为上、中、下 3 品。现代文献记载的 "才敦木" 的基原涉及麻黄科麻黄属（*Ephedra*）及木贼科木贼属（*Equisetum*）的多种植物，但在不同文献中又与 "阿哇" 的基原有交叉。《中国藏药植物资源考订》认为，"才敦木"（包括《晶珠本草》记载的前 3 种）应为麻黄属植物，"曲才" 应为问荆 *Equisetum arvense* L. 类，而 "阿哇" 类应为木贼 *Equisetum hyemale* L. 类植物。据文献记载，犬问荆 *Equisetum palustre* L. 为 "曲才" 或 "邦才" 的基原之一。（参见 "中麻黄""木贼""问荆""西藏洼瓣花" 条）

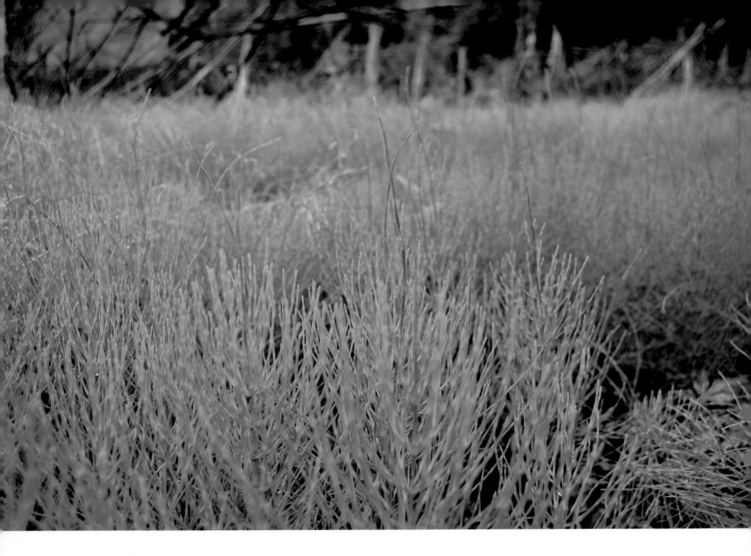

问荆

Equisetum arvense L.

| 木贼科（Equisetaceae） | 木贼属（*Equisetum*） |

▌ 形态 ▌

中小型植物。根茎斜升、直立或横走，黑棕色，节和根密生黄棕色长毛或光滑无毛。地上枝当年枯萎，枝二型。能育枝春季先萌发，高 5 ~ 35cm，中部直径 3 ~ 5mm，节间长 2 ~ 6cm，黄棕色，无轮茎分枝，脊不明显，有密纵沟；鞘筒栗棕色或淡黄色，长约 0.8cm，鞘齿 9 ~ 12，栗棕色，长 4 ~ 7mm，狭三角形，鞘背仅上部有 1 浅纵沟，孢子散后能育枝枯萎。不育枝后萌发，高达 40cm，主枝中部直径 1.5 ~ 3mm，节间长 2 ~ 3cm，绿色，轮生分枝多，主枝中部以下有分枝；脊的背部弧形，无棱，有横纹，无小瘤；鞘筒狭长，绿色，鞘齿 5 ~ 6，三角形，中间黑棕色，边缘膜质，淡棕色，宿存。侧枝柔软纤细，扁平状，有 3 ~ 4 狭而高的脊，脊的背部有横纹；鞘齿 3 ~ 5，披针形，绿色，边缘膜质，宿存。孢子囊穗圆柱形，长 1.8 ~ 4cm，直径 0.9 ~ 1cm，先端钝，成熟时柄伸长，柄长 3 ~ 6cm。

▍ 分布 ▍

分布于我国西藏、云南、四川、甘肃、青海及东北、华北、华中、华南地区。日本、俄罗斯及朝鲜半岛、喜马拉雅山脉一带、欧洲、北美洲也有分布。

▍ 生境 ▍

生长于海拔 3700m 以下的林下、草地、河岸湿润处。

▍ 药材名 ▍

阿哇（ཨ་ཝ），邦才（སྤང་ཚེར），曲才（ཆུ་མཚེ）。

▍ 药用部位 ▍

全草。

▍ 功能与主治 ▍

利目，排脓，干胸腔积液，止血，活血化瘀，利尿。用于目赤肿痛，云翳，崩漏，痔疮出血，月经过多，跌打损伤，尿道炎，胸腔积黄水。

▍ 用量与用法 ▍

2 ～ 4g。

附 注

　　《四部医典》记载有"ཨ་ཝ"（阿哇），言其为治眼病、体腔伤疮（胸脓疡）之药物；《蓝琉璃》言"阿哇"有上品、雌 ["ཨ་ཝ་མོ"（阿哇莫）]、雄及类似品 ["ཨ་འབུ"（阿扎）]4 类；《晶珠本草》将"阿哇"归为"旱生草类药物"的"叶类药物"中，言其分为上、中（包括雌、雄 2 种）、下 3 品。现代文献记载的"阿哇"类的基原包括木贼科木贼属（*Equisetum*）、百合科洼瓣花属（*Lloydia*）的多种植物，但不同文献对"阿哇"的上、中、下 3 品的基原有不同观点，有观点认为上述植物在形态、生境、功能与主治上均与《晶珠本草》的记载不尽一致，尚存争议。有文献记载问荆 *Equisetum arvense* L. 为"阿哇"的中品和下品的基原之一，又被称为"སྤང་ཚེར"（邦才），与问荆 *Equisetum arvense* L. 同样药用的还有犬问荆 *Equisetum palustre* L.。《迪庆藏药》记载，云南德钦藏医以密枝问荆 *Equisetum diffusum* D. Don（《中国植物志》中，*Equisetum diffusum* D. Don 的中文学名为"披散木贼"）作"邦才"使用。（参见"木贼""犬问荆""节节草""披散木贼""西藏洼瓣花"条）

　　《四部医典》《蓝琉璃》《晶珠本草》等记载有"མཚེ" [才，又称"མཚེ་ལྡུམ"（才敦木）]，言其为止血、清肝热（脾热）之药物；《晶珠本草》言其分为岩生 ["བྲག་མཚེ"（察才）]、坡生 ["སྤང་མཚེ"（榜才）]、坡生无果 ["ར་མཚེ"（热才）]、水生 ["ཆུ་མཚེ"（曲才）]4 种。目前藏医所用"才敦木"的基原主要为木贼科麻黄属（*Ephedra*）植物，但一般并未再区分品种使用，该属植物形态也与《四部医典系列挂图全集》第二十九图中"才敦木"附图（49、50 号图）相似。《藏标》以"麻黄 /མཚེ་ལྡུམ/ 策敦木"之名收载了草麻黄 *Ephedra sinica* Stapf 等数种麻黄属植物。《晶珠本草》汉译重译本认为"才敦木"的水生者（曲才）的基原为问荆 *Equisetum arvense* L.，其生境和形态与《晶珠本草》记载的"（水生者）生长在潮湿的河滩，比坡生者光滑而软，茎三锥形（当是指'三棱形'）"也较为相似。故也有观点认为《晶珠本草》记载的"才敦木"的岩生、坡生和坡生无果 3 类确为麻黄类，而以问荆 *Equisetum arvense* L. 作"ཆུ་མཚེ"（曲才）、木贼作"ཨ་ཝ"（阿哇）使用为宜。（参见"中麻黄"条）

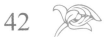

节节草

Equisetum ramosissimum Desf.

| 木贼科（Equisetaceae） | 木贼属（*Equisetum*） |

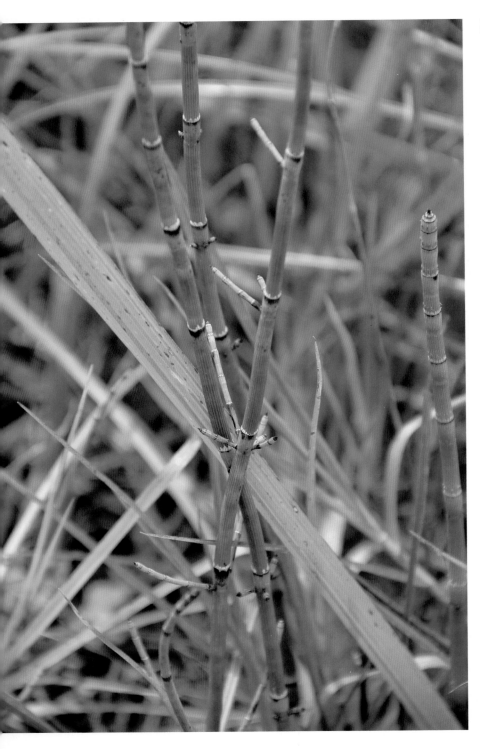

形态

中小型植物。根茎直立、横走或斜升，黑棕色，节和根疏生黄棕色长毛或光滑无毛。地上枝多年生；枝一型，高 20 ~ 60cm，中部直径1 ~ 3mm，节间长 2 ~ 6cm，绿色，主枝多在下部分枝，常形成簇生状；幼枝的轮生分枝明显或不明显。主枝有脊5 ~ 14，脊的背部弧形，有 1行小瘤或有浅色小横纹；鞘筒狭，长达 1cm，下部灰绿色，上部灰棕色；鞘齿 5 ~ 12，三角形，灰白色、黑棕色或淡棕色，边缘（有时上部）膜质，基部扁平或弧形，早落或宿存，齿上气孔带明显或不明显。侧枝较硬，圆柱状，有脊 5 ~ 8，脊上平滑或有 1 行小瘤或有浅色小横纹；鞘齿 5 ~ 8，披针形，革质，但边缘膜质，上部棕色，宿存。孢子囊穗短棒状或椭圆形，长 0.5 ~ 2.5cm，中部直径0.4 ~ 0.7cm，先端有小尖突，无柄。

分布

分布于我国甘肃、青海、新疆、

宁夏，以及东北、华北、华中、华南、西南等。日本、印度、蒙古、俄罗斯和朝鲜半岛、非洲、北美洲等也有分布。

▌ 生境 ▌

生长于海拔 100 ～ 3300m 的林下、草地、河岸湿润处。

▌ 药材名 ▌

阿哇（ཨ་ཤེ），女策（སྨྱུག་མཚེ）。

▌ 药用部位 ▌

全草。

▌ 功能与主治 ▌

清肝明目，利湿，排脓，降血压，止血。用于目赤红肿，云翳眼疾，胸腔脓疡，痔疮便血，小便带血。

▌ 用量与用法 ▌

2 ～ 4g。

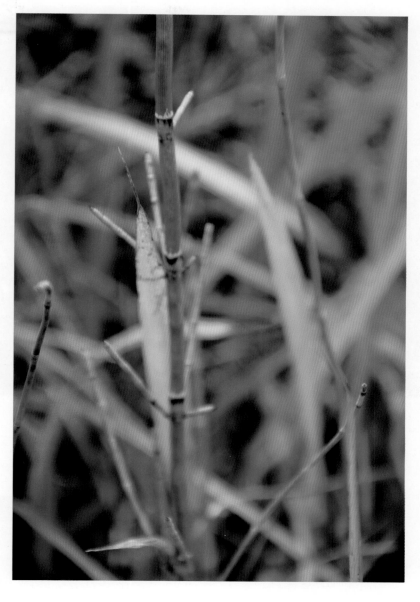

附 注

《晶珠本草》记载"ཨ་ཤེ"（阿哇）为有益眼病、体腔伤疮之药物，言其分为上、中、下 3 品。现代文献记载的"阿哇"类的基原包括木贼科木贼属（*Equisetum*）、百合科洼瓣花属（*Lloydia*）多种植物，但对"阿哇"类上、中、下品的基原，不同文献有不同观点，甚至认为上述植物在形态、生境、功能与主治上均与《晶珠本草》的记载不尽一致，故"阿哇"的基原尚存争议。据文献记载，节节草 *Hippochaete ramosissima* (Desf.) Boerner（节节草 *E. ramosissimum* Desf.）为"ཨ་ཤེ"（阿哇）的基原之一。《部标藏药》在附录中收载的"萝蒂 /ཟ་ཤེ/ 杂阿哇"的基原为西藏萝蒂 *L. tibetica* Baker（西藏洼瓣花）或节节草 *H. ramosissima* (Desf.) Boerner（节节草 *E. ramosissimum* Desf.）。据文献记载，与节节草同用的还有木贼 *E. hyemale* L.、笔管草 *E. debilis* (Roxb. ex.Vauch.) Ching、披散木贼 *E. diffusum* D. Don 等。也有文献记载，节节草 *E. ramosissimum* Desf. 为"སྨྱུག་མཚེ"（女策）的基原之一。"女策"应为藏医药用的"བོད་ཙེར"（策敦木，麻黄）类药材之一。（参见"木贼""问荆""披散木贼""西藏洼瓣花"条）

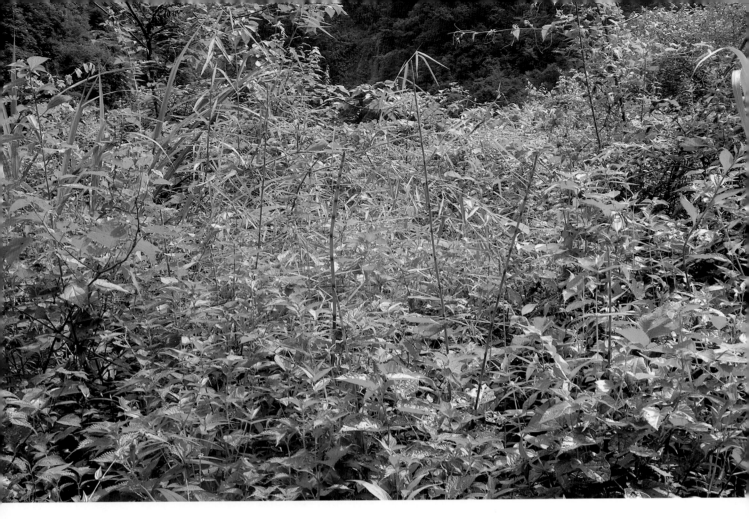

木贼

Equisetum hyemale L.

| 木贼科（Equisetaceae） | 木贼属（*Equisetum*） |

▌形态 ▌

大型植物。根茎横走或直立，黑棕色，节和根有黄棕色长毛。地上枝多年生。枝一型。高达 1m
或更高，中部直径（3 ~）5 ~ 9mm，节间长 5 ~ 8cm，绿色，不分枝或直基部有少数直立的侧
枝。地上枝有脊 16 ~ 22，脊的背部弧形或近方形，无明显小瘤或有小瘤 2 行；鞘筒 0.7 ~ 1cm，
黑棕色或顶部及基部各有一圈或仅顶部有一圈黑棕色；鞘齿 16 ~ 22，披针形，小，长 0.3 ~ 0.4cm。
先端淡棕色，膜质，芒状，早落，下部黑棕色，薄革质，基的背面有 3 ~ 4 纵棱，宿存或同鞘
筒一起早落。孢子囊穗卵状，长 1 ~ 1.5cm，直径 0.5 ~ 0.7cm，先端有小尖突，无柄。

▌分布 ▌

分布于我国四川、甘肃、湖北、重庆、新疆、陕西、内蒙古、北京、天津、辽宁、吉林、黑龙江等。
日本、俄罗斯和朝鲜半岛、北美洲、中美洲等也有分布。

▌生境 ▌

生长于海拔 100 ~ 3000m 的林下、草地、河岸湿润处。

▌ 药材名 ▌

阿哇（ཨ་ཝ།），阿哇卡布（ཨ་ཝའི་ཚ་བ།），堆扎阿哇（བདུད་རྩི་ཨ་ཝ།），女策、扭测（སྨྱུག་མཚལ།）。

▌ 药用部位 ▌

全草。

▌ 功能与主治 ▌

清肝明目，利湿，排脓，降血压，止血。用于目赤红肿，云翳眼疾，胸腔脓疡，痔疮便血，小便带血。

▌ 用量与用法 ▌

3 ~ 9g。

附 注

《四部医典》中记载有"ཨ་ཝ།"（阿哇），言其为治眼病、体腔伤疮（胸腔脓疡）之药物；《蓝琉璃》言"阿哇"有上品、雌["ཨ་ཝ་མོ།"（阿哇莫）]、雄及类似品["ཨ་འཛིན།"（阿扎）]4类；《四部医典系列挂图全集》第二十八图中有共计4幅"阿哇"类的附图（75、76号图，各有2幅小图），但难以判断其为何种植物。《晶珠本草》言"阿哇"分为上["བདུད་རྩི་ཨ་ཝ།"（堆扎阿哇）]、中["ཨ་ཝ།"（阿哇），又分雌、雄]、下["ཨ་འཛིན།"（阿扎）]3品。现代文献记载的"阿哇"的基原包括蕨类植物木贼属（*Equisetum*）、百合科洼瓣花属（*Lloydia*）的多种植物，但不同文献对"阿哇"的上、中、下品的基原有不同观点，或认为上品为木贼 *E. hyemale* L.，中品为披散木贼 *E. diffusum* D. Don 或问荆 *E. arvense* L.，或认为问荆 *E. arvense* L. 为中品或下品的基原之一；也有文献认为问荆不治眼疾，以其作"阿哇"系误用。《中国藏药植物资源考订》认为，洼瓣花属植物的形态虽与文献记载及《四部医典系列挂图全集》附图中植物的形态不相符，但从西藏、青海、四川各地藏医实际使用的情况看，洼瓣花属植物应为世代习用的雌阿哇（阿哇莫）。文献记载与木贼 *E. hyemale* L. 同作"阿哇"使用的还有笔管草 *E. debilis* (Roxb) Ching [*E. ramosissimum* Desf. subsp. *debile* (Roxb. ex Vauch.) Hauke]、披散木贼 *E. diffusum* D. Don、节节草 *E. ramosissimum* Desf. 等。《部标藏药》在附录中收载的"萝蒂 /ཨ་ཝ།/ 杂阿哇"的基原为西藏萝蒂 *Lloydia tibetica* Baker（西藏洼瓣花）或节节草 *Hippochaete ramosissima* (Desf.) Boerner（节节草 *Equisetum ramosissimum* Desf.）。（参见"问荆""披散问荆""节节草""西藏洼瓣花"条）

《晶珠本草》记载"མཛོ་མོ་རུག"（策敦木）按生境、有无果实分为岩生["བྲག་མཚལ།"（察才）]、坡生["སྤང་མཚལ།"（榜才、邦策）]、坡生无果["ར་མཚལ།"（热才）]、水生["ཆུ་མཚལ།"（曲才）]等4种。现藏医所用"策敦木"类的前3种的基原多为麻黄科麻黄属（*Ephedra*）植物，第4种水生者（曲才）主要为问荆 *E. arvense* L. 类植物，而将木贼 *E. hyemale* L. 类植物作"阿哇"。有文献记载木贼 *E. hyemale* L. 名为"སྨྱུག་མཚལ།"（女策，作为"阿哇"的别名），而四川甘孜藏医则将"སྨྱུག་མཚལ།"（扭测）作为"坡生麻黄"（榜才）的别名，其基原为节节草 *Equisetum ramosissimum* Desf.。（参见"中麻黄""藏麻黄"条）

《四部医典系列挂图全集》第二十七图中有其上品["ཤིང་ཁ་མཚལ།"（西坎窍）]和下品["ཤིང་ཁ་དམན་པ།"（西坎曼巴）]的2幅附图，其中上品图所示为乔木，下品图所示为草本；其汉译本分别译注为"木贼"和"次木贼"，显然有误。"ཤིར་ཁའི།"（西日勘扎）为《四部医典》记载的具有峻泻功效的药物。（参见"漆"条）

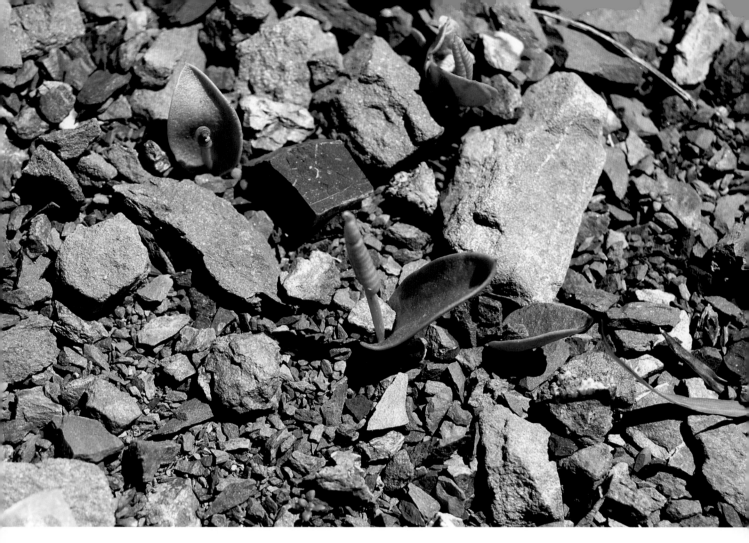

小叶瓶尔小草

Ophioglossum parvifolium Grev. et Hook.

瓶尔小草科（Ophioglossaceae） 瓶尔小草属（*Ophioglossum*）

▌ 形态 ▌

根茎粗大，直立，须根丛生，常有 2 ~ 3 叶。营养叶叶柄长 1.5 ~ 3cm，因埋于土中，大部分为灰绿色，叶片椭圆形或椭圆状卵形，长 1.5 ~ 2cm，宽约 1cm 或稍宽，具圆钝头或急尖头，先端有短尖，基部为短楔形，近肉质，叶脉不明显；孢子叶全长 4 ~ 5cm，自营养叶的基部生出，孢子囊穗长约 1cm，较短粗，高出营养叶 1 ~ 2 倍，由 10 ~ 18 对孢子囊组成，先端有长尖头。

▌ 分布 ▌

分布于我国云南西北部及中部、四川西南部、西藏（加查）等。印度北部及喜马拉雅山脉东部地区也有分布。

▌ 生境 ▌

生长于海拔 1850 ~ 3000（~ 4300）m 的草坡。

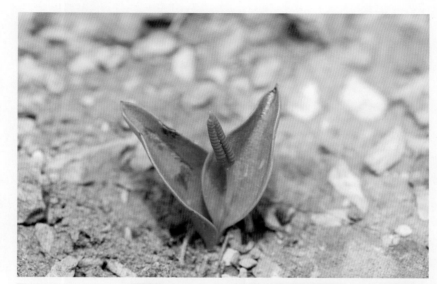

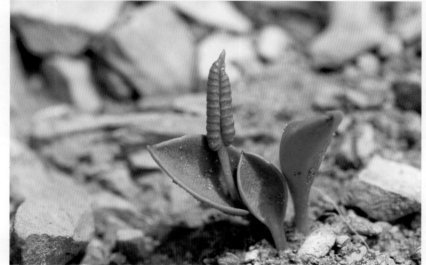

▌ 药材名 ▐

定昂（ཐིང་ང་）。

▌ 药用部位 ▐

全草。

▌ 功能与主治 ▐

补肾壮阳，强筋骨，解毒，愈创。用于肾虚腰痛，阳痿遗精，痈疖肿毒，虫蛇咬伤。

附 注

藏医药用瓶尔小草属（*Ophioglossum*）植物见于现代文献的记载，"ཐིང་ང་"（定昂）之名见于《西藏常用中草药》（1971），其基原包括该属多种植物，小叶瓶尔小草 *O. nudicaule* Bedd.（*O. parvifolium* Grev. et Hook.）为其基原之一。（参见"心脏叶瓶尔小草""瓶尔小草"条）

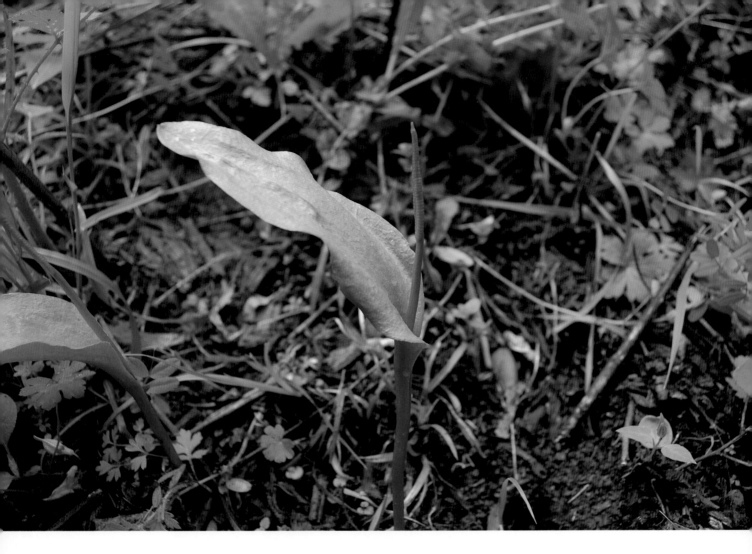

瓶尔小草

Ophioglossum vulgatum L.

瓶尔小草科（Ophioglossaceae） | 瓶尔小草属（*Ophioglossum*）

▌ 形态 ▌

根茎短而直立，具一簇肉质粗根，如匍匐茎一样向四面横走，生出新植物。叶通常单生，总叶柄长 6 ~ 9cm，深埋土中，下半部为灰白色，较粗大。营养叶为卵状长圆形或狭卵形，长 4 ~ 6cm，宽 1.5 ~ 2.4cm，先端钝圆或急尖，基部急剧变狭并稍下延，无柄，微肉质到草质，全缘，网状脉明显。孢子叶长 9 ~ 18cm 或更长，较粗壮，自营养叶基部生出，孢子穗长 2.5 ~ 3.5cm，宽约 2mm，先端尖，远超出于营养叶之上。

▌ 分布 ▌

分布于我国西藏东南部、四川、云南西北部、贵州、重庆、湖北、陕西、台湾等。欧洲、亚洲其他地区、美洲等也有分布。

▌ 生境 ▌

生长于海拔达 3000m 的林下、草丛。

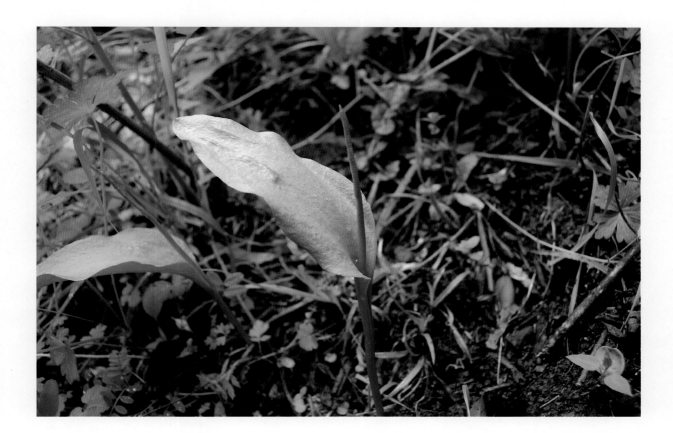

▌ **药材名** ▌

定昂（ཞུང་ང་）。

▌ **药用部位** ▌

全草。

▌ **功能与主治** ▌

补肾壮阳，强筋骨，解毒，愈伤。用于肾虚腰痛，阳痿遗精，痈疖肿毒，虫蛇咬伤。

附　注

　　藏医药用瓶尔小草属（*Ophioglossum*）植物载于现代文献，文献记载药用的种类有瓶尔小草 *O. vulgatum* L.、尖头瓶尔小草 *O. pedunculosum* Desv.（一枝箭）、心脏叶瓶尔小草 *O. reticulatum* L.、狭叶瓶尔小草 *O. thermale* Kom. 等多种。（参见"心脏叶瓶尔小草"条）

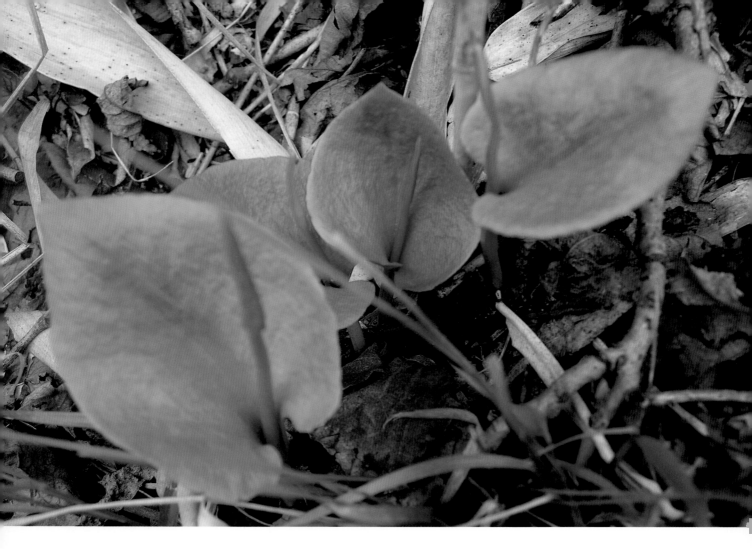

心脏叶瓶尔小草

Ophioglossum reticulatum Linn.

瓶尔小草科（Ophioglossaceae） 瓶尔小草属（*Ophioglossum*）

▌形态▐

根茎短细，直立，有少数粗长的肉质根。总叶柄长 4 ~ 8cm，淡绿色，向基部为灰白色，营养叶叶片长 3 ~ 4cm，宽 3.5 ~ 6cm，卵形或卵圆形，先端圆或近钝头，基部深心形，有短柄，边缘多少呈波状，草质，网状脉明显。孢子叶自营养叶叶柄的基部生出，长 10 ~ 15cm，细长，孢子囊穗长 3 ~ 3.5cm，纤细。

▌分布▐

分布于我国四川、云南、贵州、江西、福建、台湾。朝鲜、日本、印度、越南及马来群岛、南美洲也有分布。

▌生境▐

生长于密林中。

▌ 药材名 ▌

定昂（ཧྥྱང་）。

▌ 药用部位 ▌

全草。

▌ 功能与主治 ▌

补肾壮阳，强筋骨，解毒，愈创。用于肾虚腰痛，阳痿遗精，痈疖肿毒，虫蛇咬伤。

附　注

　　藏医药用瓶尔小草属（*Ophioglossum*）植物见于现代文献的记载，称"ཧྥྱང་"（定昂），心脏叶瓶尔小草 *O. reticulatum* Linn. 为其基原之一，同属植物尖头瓶尔小草 *O. pedunculosum* Desv.（一枝箭）、狭叶瓶尔小草 *O. thermale* Kom.、瓶尔小草 *O. vulgatum* Linn.、小叶瓶尔小草 *O. nudicaule* Bedd.（*O. parvifolium* Grev. et Hook.）也同样药用。（参见"瓶尔小草""小叶瓶尔小草"条）

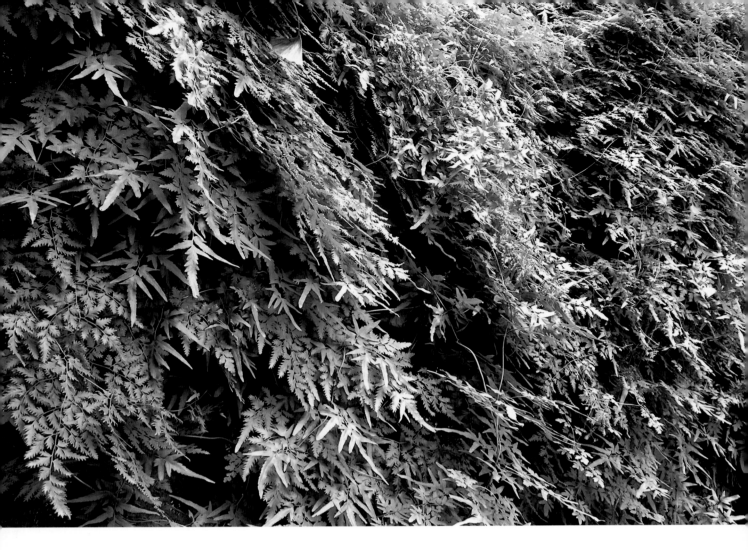

海金沙

Lygodium japonicum (Thunb.) Sw.

海金沙科（Lygodiaceae） 海金沙属（*Lygodium*）

▎形态 ▎

植株高达 1 ~ 4m。叶轴上面有 2 狭边，羽片多数，相距 9 ~ 11cm，对生于叶轴上的短距两侧，平展；距长达 3mm；先端有 1 丛黄色柔毛覆盖腋芽。不育羽片尖三角形，长、宽几相等，均为 10 ~ 12cm 或较狭，柄长 1.5 ~ 1.8cm，同羽轴一样多少被短灰毛，两侧并有狭边，二回羽状；1 回羽片 2 ~ 4 对，互生，柄长 4 ~ 8mm，和小羽轴均有狭翅及短毛，基部 1 对卵圆形，长 4 ~ 8cm，宽 3 ~ 6cm，一回羽状；2 回小羽片 2 ~ 3 对，卵状三角形，具短柄或无柄，互生，掌状 3 裂，末回裂片短阔，中央一条长 2 ~ 3cm，宽 6 ~ 8mm，基部楔形或心形，先端钝，先端的 2 回羽片长 2.5 ~ 3.5cm，宽 8 ~ 10mm，波状浅裂；向上的 1 回小羽片近掌状分裂或不分裂，较短，叶缘有不规则的浅圆锯齿；主脉明显，侧脉纤细，从主脉斜上，1 ~ 2 回二叉分歧，直达锯齿；叶纸质，干后绿褐色，两面沿中肋及脉上略有短毛。能育羽片卵状三角形，长、宽几相等，均为 12 ~ 20cm，或长稍超过宽，二回羽状；1 回小羽片 4 ~ 5 对，互生，相距 2 ~ 3cm，长圆状披针形，长 5 ~ 10cm，基部宽 4 ~ 6cm，一回羽状；2 回小羽片 3 ~ 4 对，卵状三角形，羽状深裂。孢子囊穗长 2 ~ 4mm，通常长远超过小羽片的中央不育部分，排列稀疏，暗褐色，无毛。

分布

分布于我国西南、华中、华东、华南地区及陕西南部。日本、斯里兰卡、印度尼西亚爪哇岛、菲律宾、澳洲的热带地区、印度也有分布。

生境

生长于山地灌丛、林下。

药材名

塞尔吉且玛、赛吉切玛（གསེར་གྱི་བྱེ་མ），色其门巴、赛尔千曼巴、耶千曼巴、耶切曼巴（གསེར་བྱེ་དམན་པ）。

药用部位

孢子。

功能与主治

利肾，通尿。用于肾病，尿闭。

用量与用法

2 ~ 3g。内服研末，或入丸、散剂。

附 注

"གསེར་གྱི་བྱེ་མ"（塞尔吉且玛）原意为"金沙"（色如金子，状如细沙），略称"གསེར་བྱེ"（色其、塞尔且），系《四部医典》记载的治肾病及尿病的矿物药。《蓝琉璃》（汉译本）记载"色其"有上、下 2 品，言"由于以前罕见，认为是树类的细小籽实，或是'བོད་པོའི་ཁུག་ཀ'（温保居巴）草的籽实等。但其实是产自海边的沙状物，黄色为上品，赤黑色为下品"。《四部医典系列挂图全集》第二十六图中有"色其"的正品和副品附图（1 号图，包括 2 幅小图），其汉译本译注名为"金礞石"和"次金礞石"，2 小图均为碟盘盛装的粉粒。《晶珠本草》将"གསེར་གྱི་བྱེ་མ"（塞尔吉且玛）归于"天然土类药物"中，言其产自海中、大河中，也产自白石缝隙中，但关于其来源，自古有矿物来源和植物来源之说。《甘露本草明镜》也言"色其有产自矿物与植物两种"。《藏药志》记载拉萨藏医院所用的"གསེར་གྱི་བྱེ་མ"（塞尔吉且玛）为矿物，其原矿物为蛭石（Vermiculite）、核磷铝石（Evansite），此二者为上品，但青海、甘肃藏医以蕨类海金沙科植物海金沙 L. japonicum (Thunb.) Sw. 的孢子作代用品，其主要功效（利尿）相似。《中华本草·藏药卷》言上品来自矿物，海金沙 L. japonicum (Thunb.) Sw. 为下品或代用品 ["གསེར་བྱེ་དམན་པ"（色其门巴）] 的基原。《认药》在"塞尔吉且玛"条下也记载其正品为黄色或黄灰色的细沙状矿物药，其附图注汉文为"海金沙"（注：其原意可能是指产自"海中如沙状而黄色"之意）。以海金沙 L. japonicum (Thunb.) Sw. 作代用品也可能是对《认药》图注名的误解。据《迪庆藏药》等记载，西藏东部、云南、四川部分藏医也以玄参科植物毛蕊花 Verbascum thapsus L. 的种子作海金沙 L. japonicum (Thunb.) Sw. 的代用品 ["གསེར་བྱེ་དམན་པ"（耶千曼巴）]。（参见"毛蕊花"条）

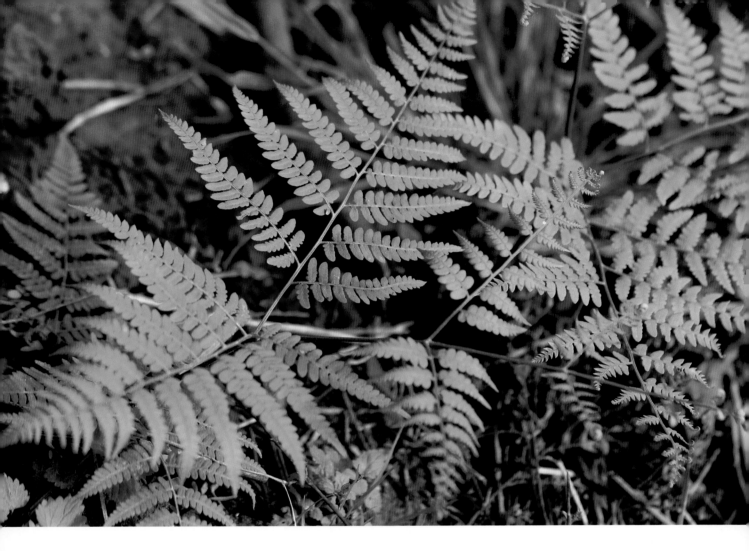

蕨

Pteridium aquilinum (L.) Kuhn var. *latiusculum* (Desv.) Underw. ex Heller

蕨科（Pteridiaceae） 蕨属（*Pteridium*）

形态

植株高可达 1m。根茎长而横走，密被锈黄色柔毛，以后逐渐脱落。叶远生；叶柄长 20 ~ 80cm，基部直径 3 ~ 6mm，褐棕色或棕禾秆色，略有光泽，光滑，上面有 1 浅纵沟；叶片阔三角形或长圆状三角形，长 30 ~ 60cm，宽 20 ~ 45cm，先端渐尖，基部圆楔形，三回羽状；羽片 4 ~ 6 对，对生或近对生，斜展，基部 1 对最大（向上几对略变小），三角形，长 15 ~ 25cm，宽 14 ~ 18cm，柄长 3 ~ 5cm，二回羽状；小羽片约 10 对，互生，斜展，披针形，长 6 ~ 10cm，宽 1.5 ~ 2.5cm，先端尾状渐尖（尾尖头的基部略呈楔形收缩），基部近平截，具短柄，一回羽状；裂片 10 ~ 15 对，平展，彼此接近，长圆形，长约 14mm，宽约 5mm，具钝头或近圆头，基部不与小羽轴合生，分离，全缘；中部以上的羽片逐渐变为一回羽状，长圆状披针形，基部较宽，对称，先端尾状，小羽片与下部羽片的裂片同形，部分小羽片的下部具 1 ~ 3 对浅裂片或边缘具波状圆齿；叶脉稠密，仅下面明显；叶干后近革质或革质，暗绿色，上面无毛，下面在裂片主脉上多少被棕色或灰白色的疏毛，或近无毛；叶轴及羽轴均光滑，小羽轴上面光滑，下面被疏毛，少有密毛，各回羽轴上面均有 1 深纵沟，沟内无毛。

▌ 分布 ▌

我国各地均有分布。亚热带其他地区也有分布。

▌ 生境 ▌

生长于海拔 200 ～ 830m 的山地阳坡、林缘阳光充足之处。

▌ 药材名 ▌

玉周歧哇曼巴（ གཡུ་འབྲུག་འཁྱིལ་བ་དམན་པ། ）。

▌ 药用部位 ▌

根茎、孢子叶。

▌ 功能与主治 ▌

清热退热，止痛，催产。用于中毒性发热，慢性病发热，筋骨疼痛，胎衣不下。

附 注

　　藏医药用蕨属（*Pteridium*）植物见于现代文献记载。该属植物全世界有 15 种，在植物分类上曾将全部种均归为欧洲蕨 *P. aquilinum* (L.) Kuhn 1 种，我国现有 6 种。文献记载，藏医药用的蕨属植物有蕨 *P. aquilinum* (L.) Kuhn var. *latiusculum* (Desv.) Underw. ex Heller["གཡུ་འབྲུག་འཁྱིལ་བ་དམན་པ།" （玉周歧哇曼巴）、"ཆུ་བྱི་རང་ཁ" （加恰洛玛）]、蕨萁 *P. aquilinum* (L.) Kuhn（欧洲蕨）、蕨菜 *P. excelsum* (L.) Ching。据《中国植物志》记载，欧洲蕨 *P. aquilinum* (L.) Kuhn 在我国无分布，我国仅分布有该种的变种蕨 *P. aquilinum* (L.) Kuhn var. *latiusculum* (Desv.) Underw. ex Heller，各地又称"蕨菜"；蕨萁的拉丁学名为 "*Botrychium virginianum* (Linn.) Sw."，属阴地蕨科植物。拉丁学名 "*Pteridium excelsum* (L.) Ching" 在《中国植物志》中未见有记载。

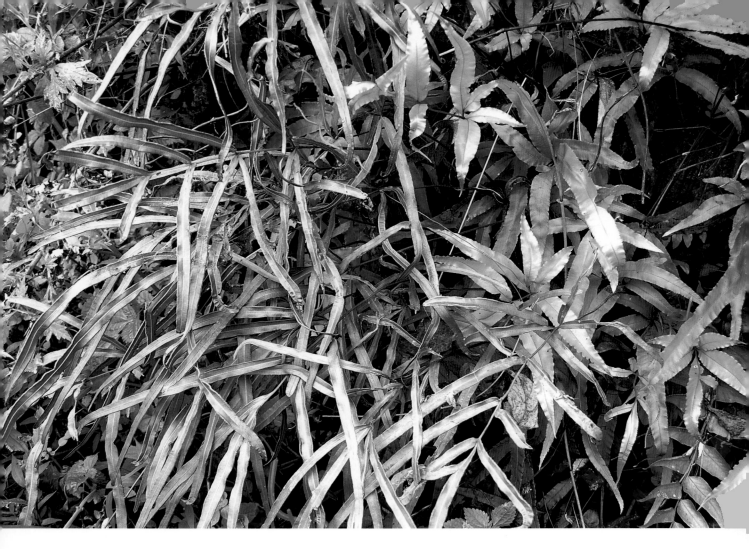

凤尾蕨

Pteris cretica L. var. *nervosa* (Thunb.) Ching et S. H. Wu

凤尾蕨科（Pteridaceae） | 凤尾蕨属（*Pteris*）

▎形态 ▎

植株高 50 ~ 70cm。根茎短而直立或斜升，直径约 1cm，先端被黑褐色鳞片。叶簇生，二型或近二型；叶柄长 30 ~ 45cm（不育叶的柄较短），基部直径约 2mm，禾秆色，有时带棕色，偶为栗色，表面平滑；叶片卵圆形，长 25 ~ 30cm，宽 15 ~ 20cm，一回羽状；不育叶的羽片（2 ~）3 ~ 5 对（有时为掌状），通常对生，斜向上，基部 1 对有短柄并为二叉（罕有三叉），向上的无柄，狭披针形或披针形（第 2 对也往往二叉），长 10 ~ 18（~ 24）cm，宽 1 ~ 1.5（~ 2）cm，先端渐尖，基部阔楔形，叶有软骨质的边缘并有锯齿，锯齿往往粗而尖，也有时具细锯齿；能育叶的羽片 3 ~ 5（~ 8）对，对生或向上渐为互生，斜向上，基部 1 对有短柄并为二叉，偶有三叉或单一，向上的无柄，线形（或第 2 对也往往二叉），长 12 ~ 25cm，宽 5 ~ 12mm，先端渐尖并有锐锯齿，基部阔楔形，顶生三叉羽片的基部不下延或下延；主脉下面强度隆起，禾秆色，光滑；侧脉两面均明显，稀疏，斜展，单一或从基部分叉；叶干后纸质，绿色或灰绿色，无毛；叶轴禾秆色，表

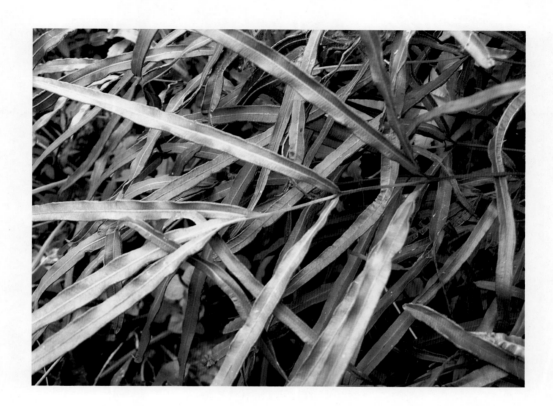

面平滑。

▌ 分布 ▌

分布于我国西藏、云南、四川、陕西、贵州、湖南、湖北、江西、河南、广西、福建等。日本、菲律宾、越南、老挝、柬埔寨、印度、尼泊尔、斯里兰卡、斐济群岛、美国夏威夷群岛等也有分布。

▌ 生境 ▌

生长于海拔 400 ~ 3200m 的石灰岩地区的岩隙、林下、灌丛。

▌ 药材名 ▌

傲麻冬（ཆྭ་མ་མདོང་ས）。

▌ 药用部位 ▌

全草。

▌ 功能与主治 ▌

清热解毒，收敛止血。用于感冒咳嗽，扁桃体炎；外用于烧伤，烫伤，外伤出血。

附　注

藏医药用凤尾蕨属（*Pteris*）植物见于现代文献记载，称为"ཨ་མ་མདོང་ས"（麻冬），云南迪庆又称"ཆྭ་མ་མདོང་ས"（傲麻冬），其基原包括凤尾蕨 *P. cretica* L. var. *nervosa* (Thunb.) Ching et S. H. Wu（*P. nervosa* Thunb.）、蜈蚣草 *P. vittata* L.、井栏边草 *P. multifida* Poir. 等多种植物。（参见"蜈蚣草"条）

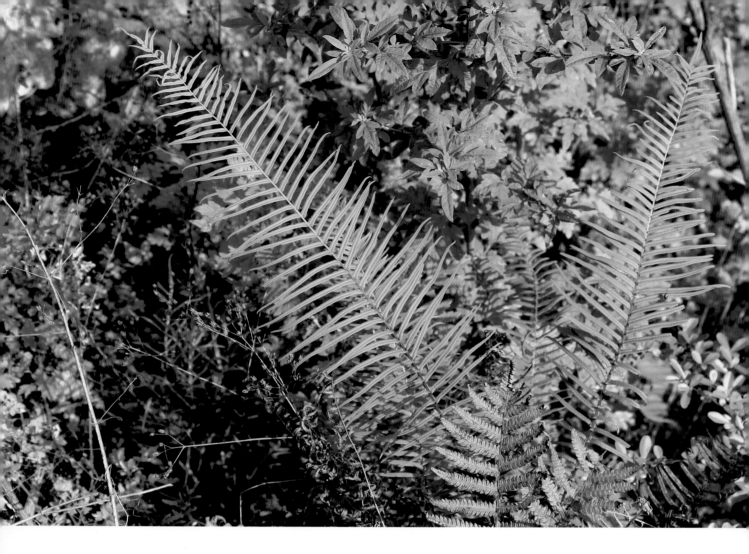

蜈蚣草

Pteris vittata L.

凤尾蕨科（Pteridaceae） 凤尾蕨属（*Pteris*）

▎形态 ▎

植株高（20 ～）30 ～ 100（～ 150）cm。根茎直立，短而粗健，直径 2 ～ 2.5cm，木质，密被蓬松的黄褐色鳞片。叶簇生；柄坚硬，长 10 ～ 30cm 或更长，基部直径 3 ～ 4mm，深禾秆色至浅褐色，幼时密被与根茎上同样的鳞片，以后渐变稀疏；叶片倒披针状长圆形，长 20 ～ 90cm 或更长，宽 5 ～ 25cm 或更宽，一回羽状；顶生羽片与侧生羽片同形，侧生羽片多数（可达 40 对），互生或有时近对生，下部羽片较疏离，相距 3 ～ 4cm，斜展，无柄，不与叶轴合生，向下羽片逐渐缩短，基部羽片仅为耳形，中部羽片最长，狭线形，长 6 ～ 15cm，宽 5 ～ 10mm，先端渐尖，基部扩大并为浅心形，其两侧稍呈耳形，上侧耳片较大并常覆盖叶轴，各羽片间的间隔为 1 ～ 1.5cm，不育的叶缘有微细而均匀的密锯齿，不为软骨质；主脉下面隆起并为浅禾秆色，侧脉纤细，密接，斜展，单一或分叉；叶干后薄革质，暗绿色，无光泽，无毛；叶轴禾秆色，疏被鳞片。在成熟的植株上除下部缩短的羽片不育外，几乎全部羽片均能育。

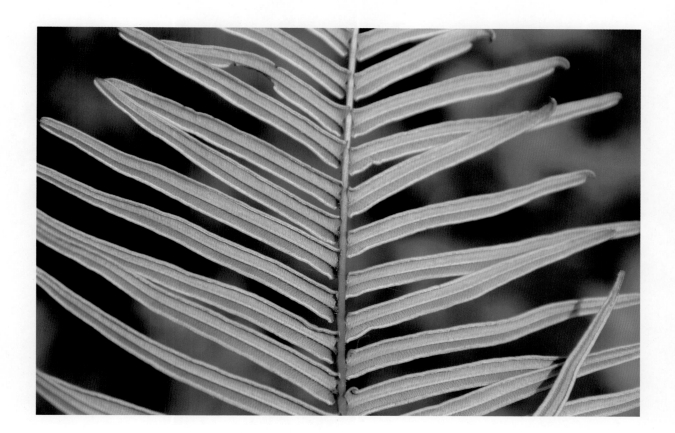

▌ 分布 ▌

分布于我国秦岭以南的热带和亚热带地区。亚、欧、非三洲的其他热带及亚热带地区也有分布。

▌ 生境 ▌

生长于海拔 2000m 以下的钙质土、石灰岩、石隙或墙壁上。

▌ 药材名 ▌

傲麻冬（ཀྲོ་མ་མངོང་ས།）。

▌ 药用部位 ▌

全草。

▌ 功能与主治 ▌

清热解毒，收敛止血。用于感冒咳嗽，扁桃体炎；外用于烫火伤，外伤出血。

附 注

藏医药用凤尾蕨属（Pteris）植物见于现代文献记载，名"མ་མངོང་ས།"（麻冬），云南迪庆称其为"ཀྲོ་མ་མངོང་ས།"（傲麻冬），其基原包括井栏边草 P. multifida Poir.、指叶凤尾蕨 P. dactylina Hook.（掌叶凤尾蕨）、凤尾蕨 P. nervosa Thunb.[P. cretica L. var. nervosa (Thunb.) Ching et S. H. Wu]、蜈蚣草 P. vittata L. 等。（参见"凤尾蕨"条）

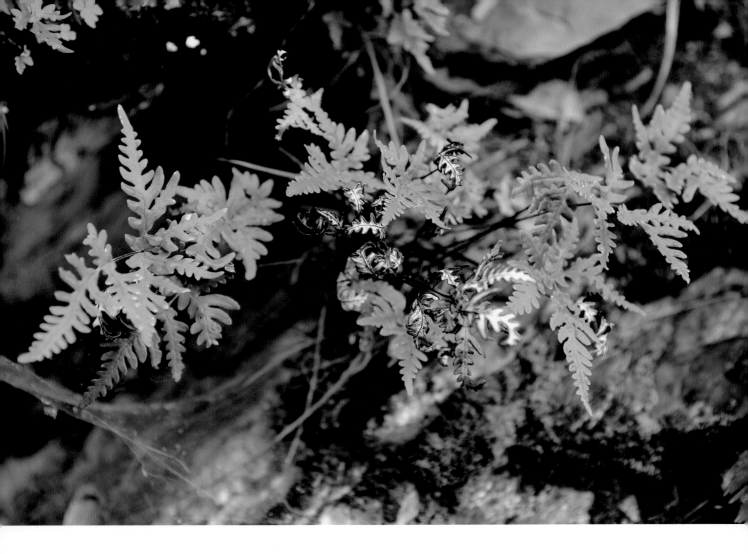

银粉背蕨

Aleuritopteris argentea (Gmél.) Fée

中国蕨科（Sinopteridaceae）　　粉背蕨属（*Aleuritopteris*）

▎形态 ▎

植株高 15 ~ 30cm。根茎直立或斜升（偶沿石缝横走），先端被披针形、棕色、有光泽的鳞片。叶簇生；叶柄长 10 ~ 20cm，直径约 7mm，红棕色，有光泽，上部光滑，基部疏被棕色披针形鳞片；叶片五角形，长、宽近相等，均为 5 ~ 7cm，先端渐尖，羽片 3 ~ 5 对，基部 3 回羽裂，中部 2 回羽裂，上部 1 回羽裂；基部 1 对羽片直角三角形，长 3 ~ 5cm，宽 2 ~ 4cm，水平开展或斜向上，基部上侧与叶轴合生，下侧不下延，小羽片 3 ~ 4 对，以圆缺刻分开，基部以狭翅相连，基部下侧 1 最大，长 2 ~ 2.5cm，宽 0.5 ~ 1cm，长圆状披针形，先端长渐尖，有裂片 3 ~ 4 对，裂片三角形或镰形，基部 1 对较短，羽轴上侧小羽片较短，不分裂，长仅约 1cm；第 2 对羽片为不整齐的 1 回羽裂，披针形，基部下延成楔形，往往与基部 1 对羽片汇合，先端长渐尖，有不整齐的裂片 3 ~ 4 对，裂片三角形或镰形，以圆缺刻分开；自第 2 对羽片向上渐次缩短；叶干后草质或薄革质，上面褐色、光滑，叶脉不明显，下面被乳白色或淡黄色粉末，裂片边缘有明显而均匀的细牙齿。孢子囊群较多；囊群盖连续，狭，膜质，黄绿色，全缘，孢子极面观为钝三角形，周壁表面具颗粒状纹饰。

分布

我国各地均有分布。尼泊尔、印度北部、蒙古、朝鲜、日本等也有分布。

生境

生长于海拔 3900m 以下的石灰岩石缝、墙缝中。

药材名

查架哈吾、渣加哈窝、查加哈窝、扎甲哈吾（ཇག་སྐྱ་ཧ་བོ），增毛热惹（བཙན་མོ་ར་རལ）。

药用部位

全草或花。

功能与主治

清热解毒，愈疮，补肾，止痢。用于食物中毒，乌头中毒，感冒发热，疮疖肿毒，肾病，热性泻痢。

用量与用法

2.5g。内服煎汤，或入丸、散剂。

附 注

《四部医典》《鲜明注释》《晶珠本草》等记载有"ཇག་སྐྱ་ཧ་བོ"（查架哈吾），言其为疗毒症、止热泻之药物。现代文献记载各地藏医所用"查架哈吾"多以苦苣苔科植物卷丝苣苔 *Corallodiscus kingianus* (Craib) Burtt [大叶珊瑚苣苔 *C. grandis* (Craib) Burtt]、石花 *C. flabellatus* (Craib) Burtt 为正品，两者的形态与《晶珠本草》记载的"生于岩石上，叶扁，青色而有光泽，背面被黄色毛，花蓝色，老后变白色"的特征较为相符。《部标藏药》以"石莲花 /ཇག་སྐྱ་ཧ་བོ/ 扎甲哈吾"之名收载了扁叶珊瑚盘 *C. flabellatus* (Craib) Burtt（石花）。不同文献记载银粉背蕨 *A. argentea* (Gmél.) Fée 为"查架哈吾"的代用品或正品，但该植物无花，显然与古籍记载的形态不符。也有文献认为，《图鉴》《金刚降伏一切》中未将上述 2 种植物的形态区分描述，其描述包括了珊瑚苣苔属（*Corallodiscus*）和粉背蕨属（*Aleuritopteris*）两类植物的形态，为区别，故将银粉背蕨 *A. argentea* (Gmél.) Fée 作"བཙན་མོ་ར་རལ"（增毛热惹）记载，此外，同样使用的还有该属的假银粉背蕨 *A. subargentea* Ching、粉背蕨 *A. farinose* (Forsk.) Fée[据《中国植物志》记载，*A. farinose* (Forsk.) Fée 为该属的模式种，并非我国有分布。《中国植物志》中，"粉背蕨"的拉丁学名为 *A. pseudofarinosa* Ching et S. K. Wu]、绒毛粉背蕨 *A. subvillosa* (Hook.) Ching [绒毛薄鳞蕨 *Leptolepidium subvillosum* (Hook.) Hsing et S. K. Wu]、白粉背蕨 *A. kuhnii* (Milde.) Ching [华北薄鳞蕨 *L. kuhnii* (Milde) Hsing et S. K. Wu] 等。（参见"石花""卷丝苣苔"条）

《四部医典》《度母本草》《晶珠本草》等均收载有"ར་རལ"（热惹、热仁），言其系多种来源于蕨类植物的药物的总称。（参见"槲蕨""秦岭槲蕨"条）

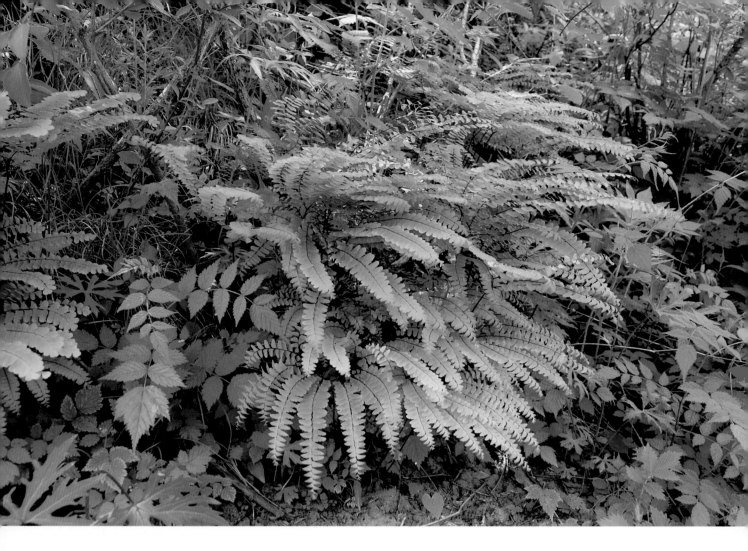

掌叶铁线蕨

Adiantum pedatum L.

| 铁线蕨科（Adiantaceae） | 铁线蕨属（*Adiantum*） |

▌形态 ▌

植株高 40 ~ 60cm。根茎直立或横卧，被褐棕色阔披针形鳞片。叶簇生或近生；叶柄长 20 ~ 40cm，栗色或棕色，基部直径可达 3.5mm，被和根茎相同的鳞片，向上光滑，有光泽；叶片阔扇形，长可达 30cm，宽可达 40cm，从叶柄的顶部二叉成左右两个弯弓形的分枝，再从每个分枝的上侧生出 4 ~ 6 片一回羽状的线状披针形羽片，各回羽片相距 1 ~ 2cm，中央羽片最长，可达 28cm，侧生羽片向外略缩短，宽 2.5 ~ 3.5cm，奇数一回羽状；小羽片 20 ~ 30 对，互生，斜展，具短柄（长 1 ~ 2.5cm），相距 5 ~ 10mm，彼此接近，中部对开式的小羽片较大，长可达 2cm，宽约 6mm，长三角形，先端圆钝，基部为不对称的楔形，内缘及下缘直而全缘，先端波状或具钝齿，上缘深裂达 1/2，裂片方形，彼此密接，全缘而中央凹陷或具波状圆齿；基部小羽片略小，扇形或半圆形，有较长的柄，顶部小羽片与中部小羽片同形而渐变小，顶生小羽片扇形，中部深裂，两侧浅裂，与其下的侧生羽片等大或稍大，各侧生羽片上的小羽片与中央羽片上的同形；

叶脉多回二歧分叉，直达边缘，两面均明显；叶干后草质，草绿色，下面带灰白色，两面均无毛；叶轴、各回羽轴和小羽片均为栗红色，有光泽，光滑。孢子囊群每小羽片 4 ~ 6，横生于裂片先端的浅缺刻内；囊群盖长圆形或肾形，淡灰绿色或褐色，膜质，全缘，宿存；孢子具明显的细颗粒状纹饰。

▌ 分布 ▌

分布于我国西藏（亚东）、云南、四川、甘肃、陕西、山西、河北、河南、辽宁、吉林、黑龙江。喜马拉雅山脉南部其他地区、朝鲜、日本及北美洲也有分布。

▌ 生境 ▌

生长于海拔 350 ~ 3500m 的林下、沟旁。

▌ 药材名 ▌

热惹、热热、然惹、热仁（ རི་རལ ），优周吉巴（ གཡའ་འབྲུག་འཆིལ་བ ），热惹琼瓦（ རི་རལ་ཆུང་བ ），傲麻夏、傲玛夏（ རྨ་མ་ཤ ）。

▌ 药用部位 ▌

全草。

▌ 功能与主治 ▌

清热，解毒，愈疮，通淋。用于食物中毒，淋病，疮疖痈肿，外伤，创伤。

▌ 用量与用法 ▌

15 ~ 24g。

附 注

　　《四部医典》《晶珠本草》等记载有 " རི་རལ "（热惹）类，言其为治肉毒症及合成毒之药物，记载其分为君、臣、妃 3 种，其中君者按生境不同又分为上、中、下 3 品。现代文献记载，"热惹"类的基原涉及槲蕨科槲蕨属（Drynaria），鳞毛蕨科耳蕨属（Polystichum）、鳞毛蕨属（Dryopteris）、贯众属（Cyrtomium）及铁线蕨科铁线蕨属（Adiantum）等多科多属的多种蕨类植物，但并未按古籍的品种划分，或对上、中、下品种的基原有不同观点。《藏标》以"骨碎补 /རི་རལ/ 热惹"之名收载了槲蕨 Drynaria fortunei (Kunze ex Mett.) J. Sm.（Drynaria roosii Nakaike）、中华槲蕨 Drynaria baronii (Christ) Diels [秦岭槲蕨 Drynaria sinica Diels（华槲蕨）]。据文献记载，掌叶铁线蕨 A. pedatum L. 为"热惹"或其下品 [" གཡའ་འབྲུག་འཆིལ་བ "（优周吉巴）] 的基原之一，此外，白背铁线蕨 A. davidii Franch.、铁线蕨 A. capillus-veneris L. 也作"热惹"或者下品的基原使用，西藏俗称为 " རི་རལ་ཆུང་བ "（热惹琼瓦）。部分文献记载，掌叶铁线蕨 A. pedatum L. 被称为" རྨ་མ་ཤ "（傲麻夏），意为"孔雀草"（形容其叶形似孔雀开屏），其同属植物铁线蕨 A. capillus-veneris L.、白背铁线蕨 A. davidii Franch. 也作"傲麻夏"使用。（参见"槲蕨""秦岭槲蕨""贯众""铁线蕨"条）

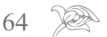

红毛七

Caulophyllum robustum Maxim.

| 小檗科（Berberidaceae） | 红毛七属（*Caulophyllum*） |

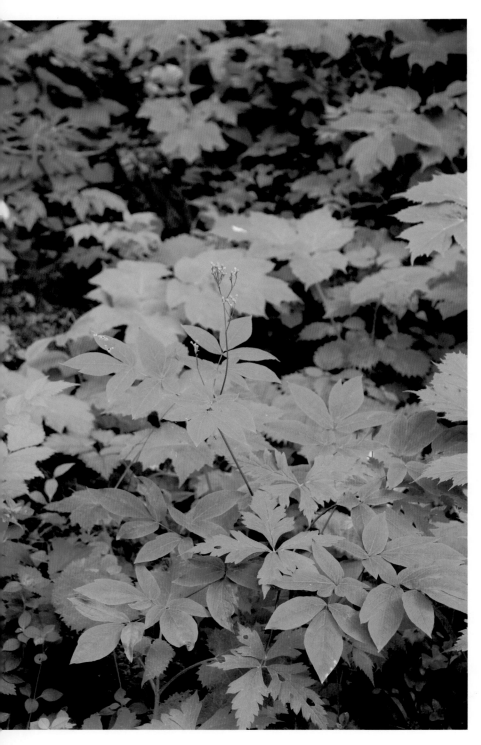

▌ 形态 ▌

多年生草本，植株高达80cm。根茎粗短。茎生2叶，互生，二至三回三出复叶，下部叶具长柄；小叶卵形、长圆形或阔披针形，长4～8cm，宽1.5～5cm，先端渐尖，基部宽楔形，全缘，有时2～3裂，上面绿色，背面淡绿色或带灰白色，两面无毛；顶生小叶具柄，侧生小叶近无柄。圆锥花序顶生；花淡黄色，直径7～8mm；苞片3～6；萼片6，倒卵形，花瓣状，长5～6mm，宽2.5～3mm，先端圆形；花瓣6，远较萼片小，蜜腺状，扇形，基部缢缩成爪；雄蕊6，长约2mm，花丝稍长于花药；雌蕊单一，子房1室，具2基生胚珠，花后子房开裂，露出2球形种子。果熟时柄增粗，长7～8mm。种子浆果状，直径6～8mm，微被白粉，熟后蓝黑色，外被肉质假种皮。花期5～6月，果期7～9月。

▌ 分布 ▌

分布于我国西藏、甘肃、四川（茂县）、贵州、云南、重庆、

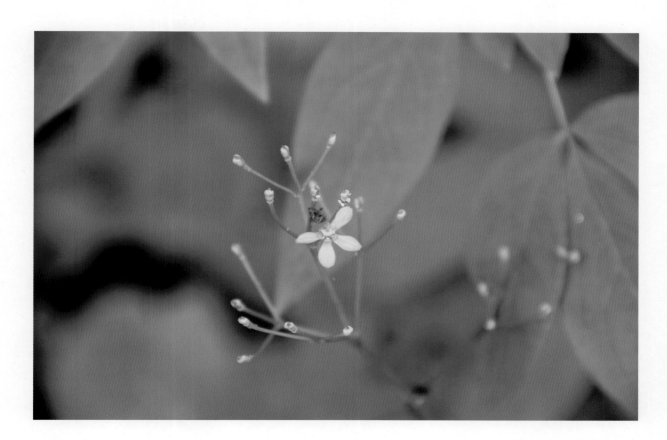

陕西、山西、河南、河北、湖北、湖南、安徽、浙江、吉林、辽宁、黑龙江。朝鲜、日本、俄罗斯也有分布。

▌ 生境 ▐

生长于海拔 950 ~ 3500m 的山坡灌丛、杂木林中。

▌ 药材名 ▐

露索美朵（ལུག་གསོད་མེ་ཏོག）。

▌ 药用部位 ▐

根。

▌ 功能与主治 ▐

祛风除湿，通经，活络，消疖肿。用于筋骨疼痛，跌打损伤。

附 注

本种载于《西藏常用中草药》（1971）。

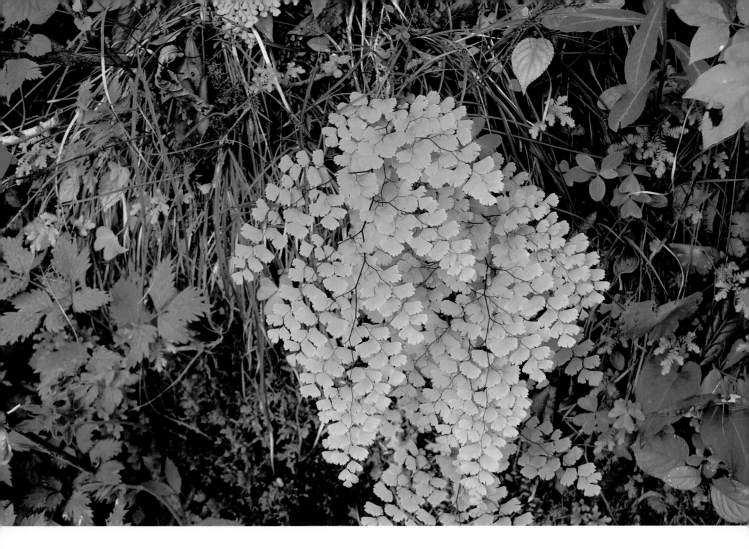

铁线蕨

Adiantum capillus-veneris L.

铁线蕨科（Adiantaceae）　　　　铁线蕨属（*Adiantum*）

▌形态 ▌

植株高 15 ～ 40cm。根茎细长横走，密被棕色披针形鳞片。叶远生或近生；柄长 5 ～ 20cm，直径约 1mm，纤细，栗黑色，有光泽，基部被与根茎上同样的鳞片，向上光滑，叶片卵状三角形，长 10 ～ 25cm，宽 8 ～ 16cm，尖头，基部楔形，中部以下多为二回羽状，中部以上为一回奇数羽状；羽片 3 ～ 5 对，互生，斜向上，有柄（长可达 1.5cm），基部 1 对较大，长 4.5 ～ 9cm，宽 2.5 ～ 4cm，长圆状卵形，圆钝头，一回（少二回）奇数羽状，侧生末回小羽片 2 ～ 4 对，互生，斜向上，相距 6 ～ 15mm，大小几相等或基部 1 对略大，对称或不对称的斜扇形或近斜方形，长 1.2 ～ 2cm，宽 1 ～ 1.5cm，上缘圆形，具 2 ～ 4 浅裂或深裂成条状的裂片，不育裂片先端钝圆形，具阔三角形的小锯齿或具啮蚀状的小齿，能育裂片先端截形、直或略下陷，全缘或两侧具有啮蚀状的小齿，两侧全缘，基部渐狭成偏斜的阔楔形，具纤细栗黑色的短柄（长 1 ～ 2mm），顶生小羽片扇形，基部为狭楔形，往往大于其下的侧生小羽片，柄可达 1cm；第二对羽片距基部 1 对 2.5 ～ 5cm，向上各对均与基部 1 对羽片同形而渐变小。叶脉多回二歧分叉，直达边缘，两面均明显。叶干后薄草质，草绿色或褐绿色，两面均无毛；叶轴、各回羽轴和小羽柄均与叶柄同色，往往略向左右曲折。孢子囊群每羽片 3 ～ 10，横生于能育的末回小羽片的上缘；囊群盖长形、长肾形成圆肾形，上缘平直，淡黄绿色，老时棕色，膜质，全缘，宿存。孢子周壁具粗颗粒状纹饰，处理后常保存。

▎分布 ▎

分布于我国华南、华中、华东、西南、华北各省区。世界其他地区广布。

▎生境 ▎

生长于海拔 100 ～ 2800m 的流水溪旁石灰岩上、石灰岩洞底、滴水岩壁上。

▎药材名 ▎

傲玛夏（ཨོམ་ཤ）。

▎药用部位 ▎

全草。

▎功能与主治 ▎

清热，解毒，愈疮，通淋。用于食物中毒，淋病，疮疖痈肿，外伤。

▎用量与用法 ▎

3 ～ 9g。

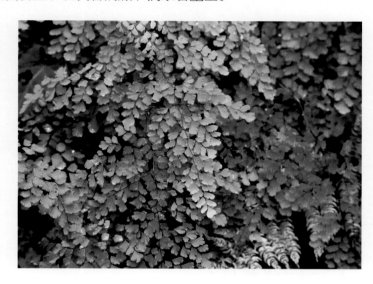

附注

"རེ་རལ"（热惹、热仁）在《月王药诊》《四部医典》《度母本草》等古籍中均有记载。《晶珠本草》《正确认药图鉴》中记载有"ཕུར་བུ་རེ་རལ"（敦布热惹），言其为清热解毒、治食物中毒之药物。《晶珠本草》记载"热惹"分为君、臣、藏 3 种，或按生境不同将君者又分为附生于桦树干上的上品 ["བེ་ལྕང་རེ་རལ"（培姜热仁）]、生于阳面石岩缝隙的中品 ["ཕུར་བུ་རེ་རལ"（敦布热仁）] 和生于草坡地的下品 ["གཡའ་འབྲུག་འཇིལ་བ"（优周吉巴）]3 品。现代文献中记载的"热仁"的基原较为复杂，涉及水龙骨科槲蕨属（*Drynaria*）、鳞毛蕨科耳蕨属（*Polystichum*）、鳞毛蕨属（*Dryopteris*）、铁线蕨科铁线蕨属（*Adiantum*）等多科多属的多种植物，《藏标》以"骨碎补 /རེ་རལ/ 热惹"之名收载了槲蕨 *Drynaria fortunei* (Kunze ex Mett.) J. Sm.（*Drynaria roosii* Nakaike）、中华槲蕨 *Drynaria baronii* (Christ) Diels [秦岭槲蕨 *Drynaria sinica* Diels（华槲蕨）]。文献记载铁线蕨 *Adiantum capillus-veneris* L.、掌叶铁线蕨 *A. pedatum* L. 也为下品 ["གཡའ་འབྲུག་འཇིལ་བ"（优周吉巴）] 的基原，云南迪庆等又称其为"ཨོམ་ཤ"（傲玛夏）。（参见"秦岭槲蕨""掌叶铁线蕨"条）

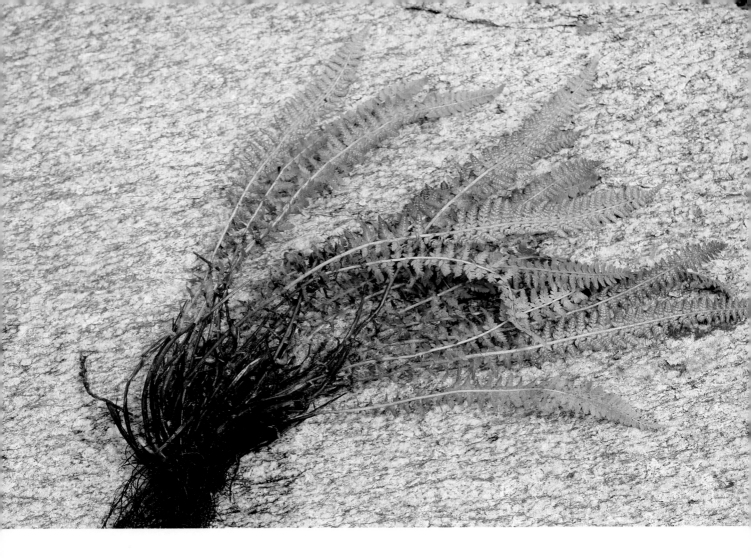

中华耳蕨

Polystichum sinense Christ（拉萨高山耳蕨 *P. lhasaense* Ching）

鳞毛蕨科（Dryopteridaceae）　　耳蕨属（*Polystichum*）

形态

植株高 20 ～ 70cm。根茎直立，密生披针形棕色鳞片。叶簇生，叶柄长 5 ～ 34cm，基部直径 2 ～ 5mm，禾秆色，腹面有浅纵沟，密被卵形、披针形和线形棕色鳞片；叶片狭椭圆形或披针形，长 25 ～ 58cm，宽 4 ～ 14cm，先端渐尖，向基部变狭，2 回羽状深裂或少为二回羽状；羽片 24 ～ 32 对，互生，略斜向上，柄极短，披针形，中部的长 2.5 ～ 7cm，宽 0.6 ～ 2cm，先端渐尖，基部偏斜、近楔形，上侧有耳突，羽状深裂达羽轴；裂片 7 ～ 14 对，近对生，斜向上，斜卵形或斜矩圆形，长 4 ～ 12mm，宽 2 ～ 5mm，先端尖，基部斜楔形并下延至羽轴，上侧略有耳突，两侧有前倾的尖齿；裂片具羽状脉，在两面不明显；叶草质，两面有纤毛状的小鳞片，背面较密；叶轴禾秆色，腹面有纵沟，两面有线形棕色鳞片，背面混生宽披针形至狭卵形鳞片。孢子囊群位于裂片主脉两侧，囊群盖圆形，盾状，边缘有齿缺。

▎ 分布 ▎

分布于我国陕西（秦岭一带）、甘肃南部（西固、岷县）、青海（玉树）、新疆、四川西部、云南西北部、西藏（拉孜）。巴基斯坦、印度西北部也有分布。

▎ 生境 ▎

生长于海拔 2500 ~ 4000m 的高山针叶林林下、草甸上。

▎ 药材名 ▎

热惹、热热、然惹、热仁（ རི་རལ ）。

▎ 药用部位 ▎

根茎。

▎ 功能与主治 ▎

清热，解毒，止血，愈创。用于食物中毒，斑疹毒，子宫出血，衄血，便血，外伤出血。

附 注

《月王药诊》《四部医典》《度母本草》《晶珠本草》等中均收载有"རི་རལ"（热惹）类药材，言其为治肉毒症（肉食中毒）及合成毒之药物。关于"热惹"的品种，古籍文献有不同的划分，或记载其分为君、臣、妃 3 种，或将君者按生境又分为岩生、附生、草地生 3 种，又或将君者分为附生于树干上的上品 ["ཤིང་ཐུང་རི་རལ" （培姜热仁）]、生于阳面石崖缝隙的中品 ["ཐུབ་བུ་རི་རལ" （敦布热仁、敦木朴热惹）]、生于草坡地的下品 ["གཡུ་འབྲུག་འཁྱིལ་བ" （优周吉巴）]3 品。现代文献记载的"热仁"的基原较为复杂，涉及槲蕨科槲蕨属（*Drynaria*）和鳞毛蕨科耳蕨属（*Polystichum*）、鳞毛蕨属（*Dryopteris*）、贯众属（*Cyrtomium*）以及铁线蕨科铁线蕨属（*Adiantum*）等多科多属多种蕨类植物，但并未严格按古籍记载的品种划分，或不同文献对品种划分有不同的观点，各地使用的种类也不尽相同。有文献记载，拉萨高山耳蕨 *P. lhasaense* Ching（中华耳蕨 *P. sinense* Christ）为"热惹"的基原之一。《藏药志》认为密鳞耳蕨 *P. squarrosum* (Don) Fée 和拉萨高山耳蕨 *P. lhasaense* Ching（中华耳蕨）与《晶珠本草》记载的上品 "ཤིང་ཐུང་རི་རལ"（培姜热仁）的生境相符；秦岭槲蕨 *Drynaria sinica* Diels 与中品 "ཐུབ་བུ་རི་རལ"（敦布热仁）的形态较为相符；而已知作下品 "གཡུ་འབྲུག་འཁྱིལ་བ"（优周吉巴）基原的掌叶铁线蕨 *A. pedatum* L. 的根茎的形态与《晶珠本草》所言"根像苍龙盘卧"不符，尚需考证。文献记载作 "རི་རལ"（热惹）类基原的耳蕨属植物还有昌都耳蕨 *P. qamdoense* Ching et S. K. Wu（昌都高山耳蕨）、穆坪耳蕨 *P. moupinense* (Franch.) Bedd.（穆坪高山耳蕨）、刺叶耳蕨 *P. acanthophyllum* (Franch.) Christ、陕西耳蕨 *P. shensiense* Christ、喜马拉雅耳蕨 *P. brachypterum* (Kuntze) Ching、耳蕨 *P. auriculatum* (L.) Presl（尖齿耳蕨 *P. acutidens* Christ）等。《藏标》以"骨碎补 /རི་རལ/ 热惹"之名收载了槲蕨 *Drynaria fortunei* (Kunze ex Mett.) J. Sm.（槲蕨 *Drynaria roosii* Nakaike）、中华槲蕨 *Drynaria baronii* (Christ) Diels [秦岭槲蕨 *Drynaria sinica* Diels（华槲蕨）]。（参见"秦岭槲蕨""贯众""川滇槲蕨""掌叶铁线蕨"条）

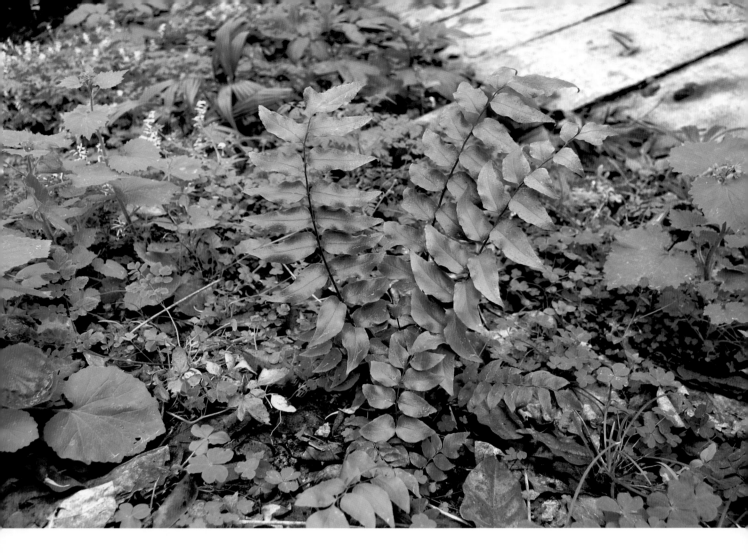

贯众

Cyrtomium fortunei J. Sm.

鳞毛蕨科（Dryopteridaceae） 贯众属（*Cyrtomium*）

▍ 形态 ▍

植株高 25 ~ 50cm。根茎直立，密被棕色鳞片。叶簇生，叶柄长 12 ~ 26cm，基部直径 2 ~ 3mm，禾秆色，腹面有浅纵沟，密生卵形及披针形的棕色（有时中间为深棕色）鳞片，鳞片边缘有齿，有时向上部秃净；叶片矩圆状披针形，长 20 ~ 42cm，宽 8 ~ 14cm，先端钝，基部不变狭或略变狭，奇数一回羽状；侧生羽片 7 ~ 16 对，互生，近平伸，柄极短，披针形，多少上弯成镰状，中部的长 5 ~ 8cm，宽 1.2 ~ 2cm，先端渐尖、少数呈尾状，基部偏斜，上侧近截形，有时略有钝的耳状突，下侧楔形，全缘，有时有前倾的小齿；具羽状脉，小脉联结成 2 ~ 3 行网眼，腹面不明显，背面微凸起；顶生羽片狭卵形，下部有时有 1 或 2 浅裂片，长 3 ~ 6cm，宽 1.5 ~ 3cm；叶为纸质，两面光滑；叶轴腹面有浅纵沟，疏生披针形及线形棕色鳞片。孢子囊群遍布羽片背面；囊群盖圆形，盾状，全缘。

分布

分布于我国云南、四川、甘肃、贵州、广西、广东、湖北、湖南、江西、安徽、浙江、福建、江苏、山东、河北、陕西、山西等。日本、朝鲜、越南、泰国也有分布。

生境

生长于海拔 2400m 以下的空旷地、石灰岩缝、林下。

药材名

热惹、热热、然惹、热仁（ རི་རལ ）。

药用部位

全草或根茎。

功能与主治

清热解毒，止痛，催产，补肾，愈创。用于食物中毒，跌打损伤，肾虚耳鸣，胎衣不下。

用量与用法

3 ~ 9g。

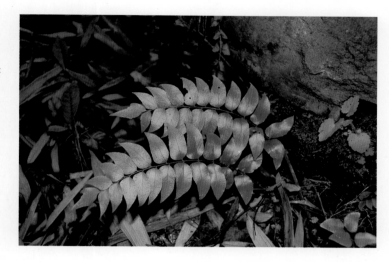

附注

《四部医典》《度母本草》《晶珠本草》等均收载有" རི་རལ"（热仁）类药材。关于"热惹"的品种，古籍文献即有不同的划分，或分为君、臣、妃 3 种，或按生境分为岩生、附生、草地生 3 种，或将君者又分为上 ["བེ་ཀྲུང་རི་རལ"（培姜热仁）]、中 ["སྨུག་ཕོ་རི་རལ"（敦布热仁）]、下 ["གཡའ་འབྲུག་འཁྱིལ་བ"（优周吉巴）]3 品。现代文献中记载的"热仁"类的基原较为复杂，涉及水龙骨科槲蕨属（*Drynaria*）和鳞毛蕨科耳蕨属（*Polystichum*）、鳞毛蕨属（*Dryopteris*）、贯众属（*Cyrtomium*），以及铁线蕨科铁线蕨属（*Adiantum*）等多科多属多种植物，但各地并未严格按古籍划分品种，使用的种类也不尽相同。据文献记载，贯众 *C. fortunei* J. Sm. 为其基原之一；此外，不同文献记载的"热仁"的基原还有刺齿贯众 *C. caryotideum* (Wall. ex Hook. et Grev.) Presl、大叶贯众 *C. macrophyllum* (Makino) Tagawa 等。《藏标》以"骨碎补 /རི་རལ/ 热惹"之名收载了槲蕨 *Drynaria fortunei* (Kunze ex Mett.) J. Sm.（ *D. roosii* Nakaike ）、中华槲蕨 *Drynaria baronii* (Christ) Diels [秦岭槲蕨 *Drynaria sinica* Diels（ 华槲蕨 ）]。（ 参见"秦岭槲蕨""槲蕨""川滇槲蕨"条）

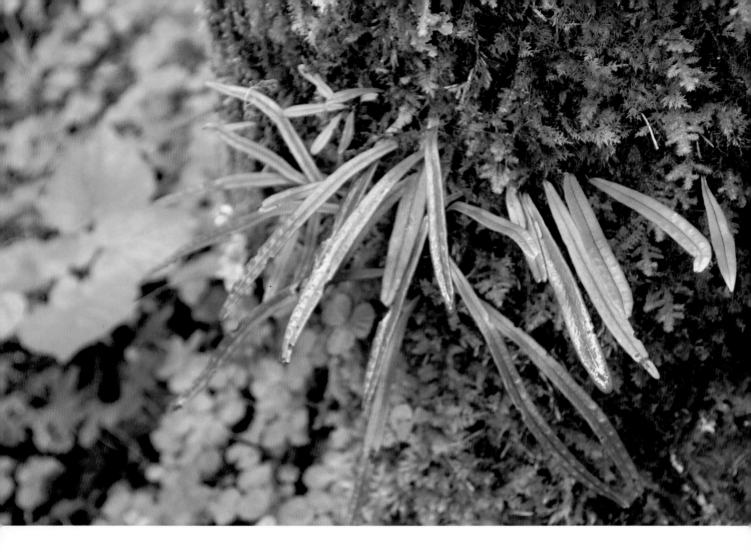

西藏瓦韦

Lepisorus tibeticus Ching et S. K. Wu

水龙骨科（Polypodiaceae） 瓦韦属（*Lepisorus*）

▎形态 ▎

植株高 15 ～ 35cm。根茎横走，密被披针形鳞片；鳞片中部褐棕色，不透明，边缘 1 ～ 2 行网眼，透明，淡棕色，具锯齿。叶近生；叶柄长 1 ～ 5cm，禾秆色；叶片线状披针形至披针形，长12 ～ 32cm，中部宽 0.5 ～ 1.8cm，具长尾状尖头，向基部渐变狭并长下延，干后灰绿色或淡灰黄色，下面常因微生物寄生而被深色污垢覆盖，薄革质；主脉上、下均隆起，小脉不见。孢子囊群圆形或椭圆形，聚生于叶片中上部，彼此间相距 1 ～ 1.5 孢子囊群体积，位于叶缘与叶脉之间，幼时被褐色、全缘、近圆形的隔丝覆盖。

▎分布 ▎

分布于我国西藏（林芝、错那、亚东、定结、吉隆等）、四川（凉山、甘孜、阿坝、攀枝花、宝兴、天全等）、云南（昆明、泸水、禄丰、弥勒、鹤庆、维西、德钦等）。

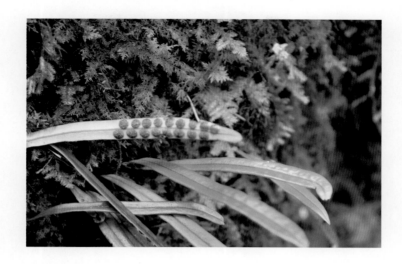

▌ 生境 ▌

生长于海拔 1900 ~ 3700m 的密林中树上或岩石缝中。

▌ 药材名 ▌

查贝、察贝、嚓贝、扎贝（ཟག་བོས།）。

▌ 药用部位 ▌

全草。

▌ 功能与主治 ▌

愈疮，干脓液，涩精，固骨髓，清热解毒，接补头骨。用于胸腹腔疾病，烧伤，湿热腰痛，外伤，骨伤。

▌ 用量与用法 ▌

3 ~ 9g。内服煎汤，或入丸、散剂。外用适量，研粉撒，或调敷患处。

附 注

《四部医典》《蓝琉璃》《晶珠本草》等记载有"ཟག་བོས།"（查贝），言其为愈疮伤、干脓液、固软骨之药物。现代文献记载的藏医所用"查贝"的基原涉及水龙骨科的瓦韦属（Lepisorus）、石韦属（Pyrrosia）、扇蕨属（Neocheiropteris）的多属多种植物，不同文献记载的"查贝"的基原有所不同。有观点认为《晶珠本草》记载的"查贝"系瓦韦属植物，而《蓝琉璃》记载的"查贝"及《四部医典系列挂图全集》的附图所示均应为宽带蕨 Platygyria waltonii (Ching) Ching et S. K. Wu（戟形扇蕨 Neocheiropteris waltoni Ching）或陕西假瘤蕨 Phymatopsis shensiensis (Christ) Pic. Serm. [Phymatopteris shensiensis (C. B. Christ) Pic. Serm.]。《部标藏药》以"网眼瓦韦 /ཟག་བོས།/ 扎贝"之名收载了网眼瓦韦 L. clathratus (C. B. Clarke) Ching。《中国藏药资源植物图考》根据对西藏食品药品检验所保存的标本鉴定结果，记载西藏瓦韦 L. tibeticus Ching et S. K. Wu 为"查贝"的基原之一。（参见"网眼瓦韦""毡毛石韦"等条）

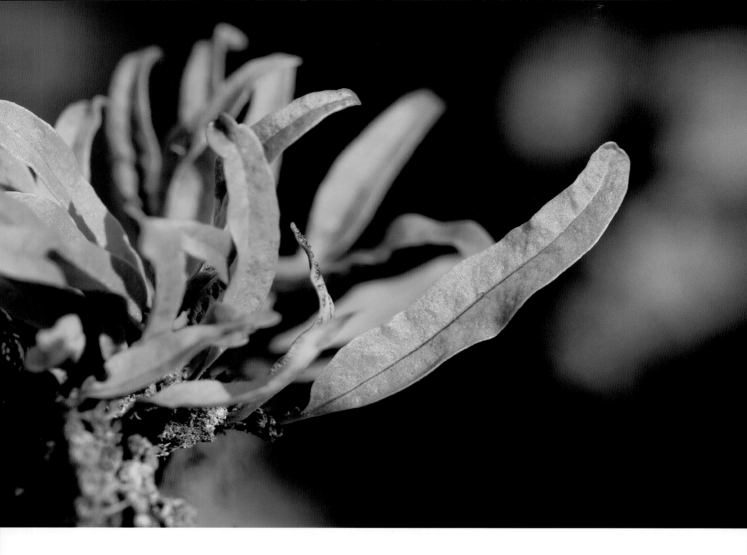

网眼瓦韦

Lepisorus clathratus (C. B. Clarke) Ching

水龙骨科（Polypodiaceae） | 瓦韦属（*Lepisorus*）

▌形态▐

植株高 5 ～ 10cm。根茎细长横走，密被鳞片；鳞片披针形，基部卵形，具短渐尖头，基部网眼近短方形，等直径，向上的近长方形，边缘有短牙齿，近褐棕色。叶远生或略近生；叶柄长 0.7 ～ 3cm，纤细，禾秆色；叶片披针形，长 10 ～ 13cm，中部宽 1.1 ～ 1.5cm，向两端渐狭，具渐尖头，基部楔形，略下延，边缘平直，干后两面为淡绿色或棕绿色，草质或近膜质。主脉上下微隆起，小脉上下均可见。孢子囊群近圆形，位于主脉与叶边之间，彼此相距 2 ～ 5mm，下远上近，幼时被鳞片状的隔丝覆盖。

▌分布▐

分布于我国四川、西藏（林芝、吉隆、聂拉木、左贡等）。尼泊尔等也有分布。

▌生境▐

生长于海拔 2000 ～ 4300m 的常绿阔叶林中的树干上、山坡岩石石缝、流石滩岩石上。

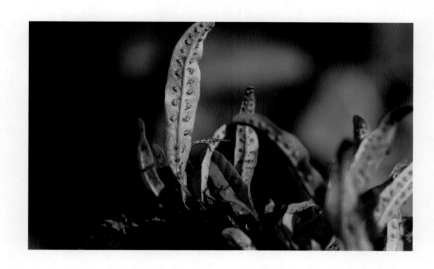

▌ 药材名 ▌

查贝、察贝、嚓贝、扎贝、周贝（བྲག་སྲོལ），哲石赛梯、折格赛头（ग्रི་གུ་གཞེར་ཞིག）。

▌ 药用部位 ▌

全草或叶。

▌ 功能与主治 ▌

愈疮，干脓，涩精，固骨髓，清热解毒，接补头骨。用于胸腹腔疾病，烧伤，湿热腰痛，外伤，骨伤等。

▌ 用量与用法 ▌

3 ~ 9g。内服煎汤，或入丸、散剂。外用适量，研粉撒或调敷患处。

附 注

《四部医典》中记载有"བྲག་སྲོལ"（查贝），《度母本草》《晶珠本草》等中也均有记载，言其为愈疮伤、干脓液、固软骨之药物。现代文献记载的"查贝"的基原较为复杂，涉及水龙骨科瓦韦属（*Lepisorus*）、石韦属（*Pyrrosia*）、扇蕨属（*Neocheiropteris*）的多种蕨类植物，各地习用的种类不同，多以网眼瓦韦 *L. clathratus* (C. B. Clarke) Ching 或棕鳞瓦韦 *L. scolopendrium* (Ham. ex D. Don) Menhra et Bir 为正品，其他为代用品，或将瓦韦属植物称为"察贝"，将石韦属植物称为"བྲག་སྲོལ་འཛིན་པ"（察贝争哇），市场商品中瓦韦属和石韦属植物也常被混用。《部标藏药》以"网眼瓦韦 /བྲག་སྲོལ/ 扎贝"之名收载了网眼瓦韦 *L. clathratus* (C. B. Clarke) Ching；《藏标》则以"石韦 /བྲག་སྲོལ/ 周贝"之名收载了庐山石韦 *Pyrrosia sheareri* (Baker) Ching、石韦 *Pyrrosia lingua* (Thunb.) Farwell、有柄石韦 *Pyrrosia petiolosa* (Christ) Ching。文献记载的"查贝"的基原尚有扭瓦韦 *L. contortus* (Christ) Ching、川西瓦韦 *L. soulieanus* (Christ) Ching et S. K. Wu、白边瓦韦 *L. morrisonensis* (Hayata) H. Ito、长瓦韦 *L. pseudonudus* Ching、双色瓦韦 *L. bicolor* Ching、西藏瓦韦 *L. tibeticus* Ching et S. K. Wu、宽带蕨 *Platygyria waltonii* (Ching) Ching et S. K. Wu（载形扇蕨 *Neocheiropteris waltoni* Ching）、毡毛石韦 *Pyrrosia drakeana* (Franch.) Ching 等。（参见"石韦"条）

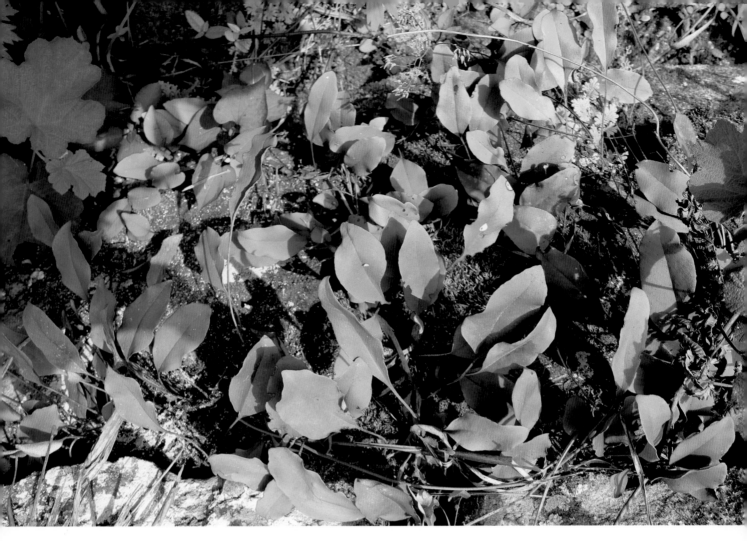

有柄石韦

Pyrrosia petiolosa (Christ) Ching

水龙骨科（Polypodiaceae）　　　　石韦属（*Pyrrosia*）

▍形态 ▍

植株高 5～15cm。根茎细长，横走，幼时密被披针形棕色鳞片；鳞片具长尾状渐尖头，边缘具睫毛。叶远生，一型，具长柄；柄长通常为叶片长度的 1/2 至 2 倍，基部被鳞片，向上被星状毛，棕色或灰棕色；叶片椭圆形，具急尖短钝头，基部楔形，下延，干后厚革质，全缘，上面淡灰棕色，有洼点，疏被星状毛，下面被厚星状毛，初呈淡棕色，后呈砖红色；主脉在下面稍隆起，在上面凹陷，侧脉和小脉均不明显。孢子囊群布满叶片下面，成熟时扩散并汇合。

▍分布 ▍

分布于我国东北、华北、西北、西南及长江中下游各地。朝鲜、俄罗斯也有分布。

▍生境 ▍

生长于海拔 250～2200m 的干旱裸露岩石上。

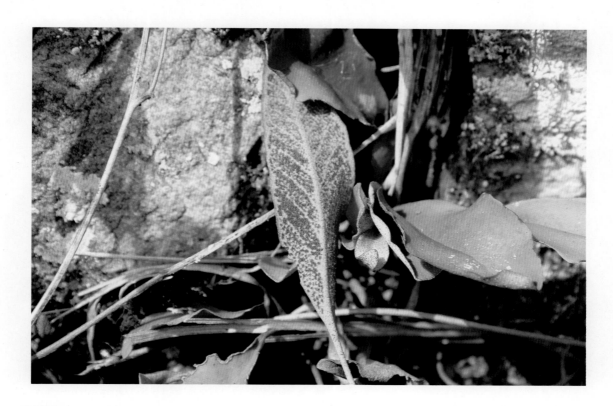

药材名

查贝、周贝、扎贝、察贝（ཟག་བལ།），察贝争哇、嚓贝争哇（ཟག་བལ་འཇིང་བ།）。

药用部位

全草或叶。

功能与主治

利水通淋，清肺泻热。用于小便不利，淋痛，崩漏，肺热咳嗽。

用量与用法

6 ～ 12g。

附 注

　　《四部医典》《晶珠本草》等古籍中记载有"ཟག་ཙལ།"（查贝），言其为愈疮伤、干涸脓液、固软骨之药物。现代文献记载藏医所用"查贝"的基原涉及水龙骨科瓦韦属（*Lepisorus*）、石韦属（*Pyrrosia*）等的多种植物，不同文献对其基原有不同观点，或将瓦韦属植物称为"察贝"，或将石韦属植物称为"察贝争哇"（ཟག་ཙལ་འཇིང་བ།），药材市场上也常将瓦韦属和石韦属植物混用。据文献记载，有柄石韦 *P. petiolosa* (Christ) Ching 为"查贝"或"察贝争哇"的基原之一，也是《藏标》收载的"石韦 /ཟག་ཙལ།/ 周贝"的基原之一。《部标藏药》以"网眼瓦韦 /ཟག་ཙལ།/ 扎贝"之名收载了网眼瓦韦 *Lepisorus clathratus* (C. B. Clarke) Ching，其功能、主治与有柄石韦 *P. petiolosa* (Christ) Ching 不同。（参见"毡毛石韦""庐山石韦""网眼瓦韦"等条）

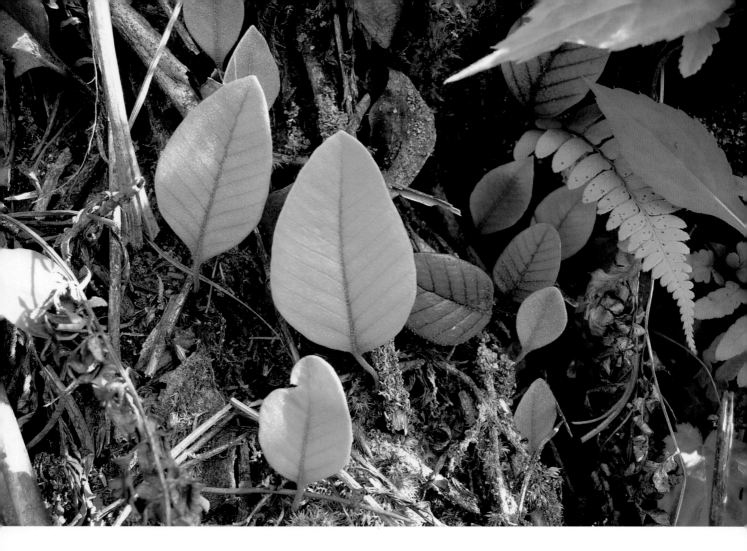

石韦

Pyrrosia lingua (Thunb.) Farwell

水龙骨科（Polypodiaceae） | 石韦属（*Pyrrosia*）

▎形态 ▎

植株通常高 10 ～ 30cm。根茎长而横走，密被鳞片；鳞片披针形，长渐尖头，淡棕色，边缘有睫毛。叶远生，近二型；叶柄与叶片大小和长短变化很大，能育叶通常远比不育叶长得高而较狭窄，两者的叶片略比叶柄长，少为等长，罕有短过叶柄的；不育叶叶片近长圆形，或长圆状披针形，下部 1/3 处最宽，向上渐狭，短渐尖头，基部楔形，宽一般为 1.5 ～ 5cm，长（5 ～）10（～ 20）cm，全缘，干后革质，上面灰绿色，近光滑无毛，下面淡棕色或砖红色，被星状毛；能育叶长约为不育叶的 1/3，而较狭，宽为不育叶的 1/3 ～ 2/3；主脉下面稍隆起，上面不明显下凹，侧脉在下面明显隆起，清晰可见，小脉不显。孢子囊群近椭圆形，在侧脉间整齐成多行排列，布满整个叶片下面，或聚生于叶片的大上半部，初时为星状毛覆盖而呈淡棕色，成熟后孢子囊开裂外露而呈砖红色。

▌ 分布 ▐

分布于我国长江以南各省区，北至甘肃、西至西藏、东至台湾均有分布。印度、越南、朝鲜、日本也有分布。

▌ 生境 ▐

生长于海拔 100 ~ 1800m 的林下树干、岩石上。

▌ 药材名 ▐

周贝、查贝、扎贝（ཞ་སྒོས），察贝争哇、嚓贝争哇（ཞག་སྒོས་འཆིང་པ）。

▌ 药用部位 ▐

全草或叶。

▌ 功能与主治 ▐

利水通淋，清肺泄热。用于小便不利，淋痛，崩漏，肺热咳嗽。

▌ 用量与用法 ▐

6 ~ 12g。

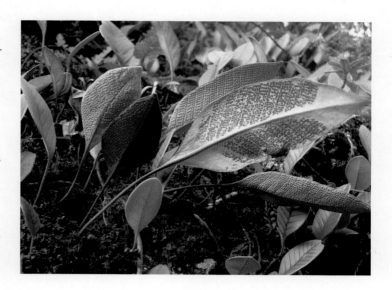

附 注

　　《四部医典》《晶珠本草》等记载有"ཞ་སྒོས"（查贝、周贝），言其为愈疮伤、干涸脓液、固软骨之药物。现代文献记载藏医所用"查贝"的基原涉及水龙骨科的瓦韦属（*Lepisorus*）、石韦属（*Pyrrosia*）等多属的多种植物，不同文献对"查贝"的基原有不同观点。《部标藏药》以"网眼瓦韦 /ཞ་སྒོས/ 扎贝"之名收载了网眼瓦韦 *Lepisorus clathratus* (C. B. Clarke) Ching，而《藏标》以"石韦 /ཞ་སྒོས/ 周贝"之名收载了庐山石韦 *P. sheareri* (Baker) Ching、石韦 *P. lingua* (Thunb.) Farwell 有柄石韦 *P. petiolosa* (Christ) Ching。文献记载同样作"查贝"使用的还有光叶石韦 *P. calvata* (Baker) Ching、华北石韦 *P. davidii* (Baker) Ching（北京石韦）、柔软石韦 *P. mollis* (Kye.) Ching、纸质石韦 *P. heteractis* (Mett. ex Kuhn) Ching、西藏石韦 *P. tibetica* Ching [狭叶石韦 *P. stenopphylla* (Bedd.) Ching]、西南石韦 *P. gralla* (Gies.) Ching 等。（参见"毡毛石韦""庐山石韦""有柄石韦""西南石韦""网眼瓦韦"等条）

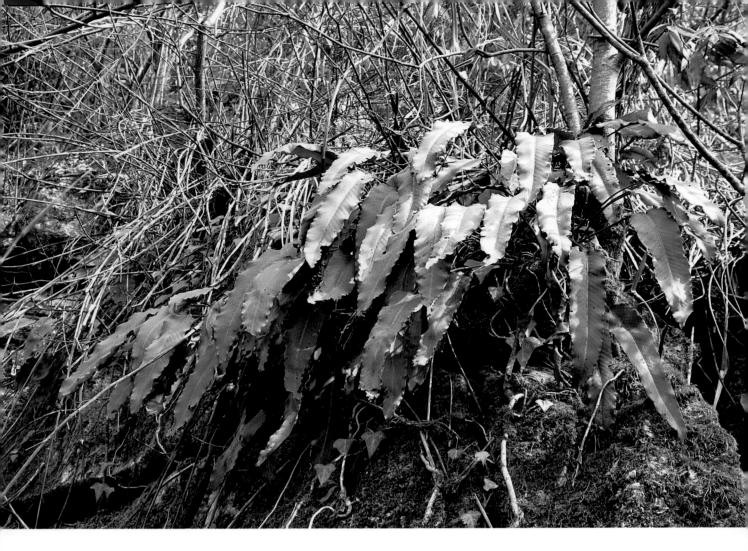

庐山石韦

Pyrrosia sheareri (Baker) Ching

水龙骨科（Polypodiaceae） 石韦属（*Pyrrosia*）

▌ 形态 ▌

植株通常高 20 ～ 50cm。根茎粗壮，横卧，密被线状棕色鳞片；鳞片长渐尖，边缘具睫毛，着生处近褐色。叶近生，一型；叶柄粗壮，直径 2 ～ 4mm，长 3.5 ～ 5cm，基部密被鳞片，向上疏被星状毛，禾秆色至灰禾秆色；叶片椭圆状披针形，近基部处最宽，向上渐狭，具渐尖头，先端钝圆，基部近圆截形或心形，长 10 ～ 30cm 或更长，宽 2.5 ～ 6cm，全缘，干后软厚革质，上面淡灰绿色或淡棕色，几光滑无毛，但布满洼点，下面棕色，被厚层星状毛。主脉粗壮，两面均隆起，侧脉可见，小脉不显。孢子囊群呈不规则的点状排列于侧脉间，布满基部以上的叶片下面，无盖，幼时被星状毛，成熟时孢子囊开裂而呈砖红色。

▌ 分布 ▌

分布于我国四川、重庆、云南、贵州、湖北、江西、安徽、福建、广东、广西、浙江、台湾等。

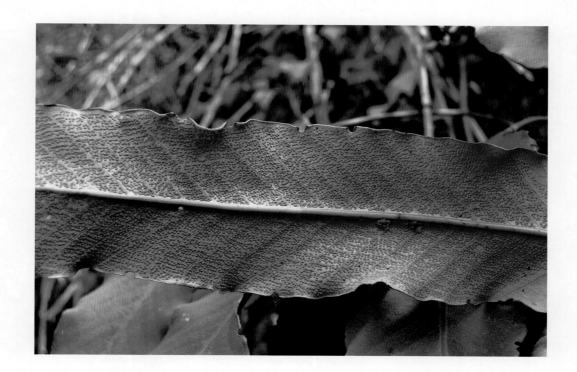

▋ 生境 ▋

生长于林下树干、山坡岩石上。

▋ 药材名 ▋

扎贝、周贝、查贝（ བྲག་སྤོས །），察贝争哇（ བྲག་སྤོས་འཛིན་པ །）。

▋ 药用部位 ▋

全草或叶。

▋ 功能与主治 ▋

利水通淋，清肺泻热。用于小便不利，淋痛，崩漏，肺热咳嗽。

▋ 用量与用法 ▋

6 ~ 12g。

附 注

　　《四部医典》《晶珠本草》等中记载有 "བྲག་སྤོས །"（查贝），言其为愈疮伤、干涸脓液、固软骨之药物。现代文献记载藏医所用 "查贝" 的基原涉及水龙骨科瓦韦属（*Lepisorus*）、石韦属（*Pyrrosia*）等的多属多种植物，不同文献记载的基原不同。《部标藏药》以 "网眼瓦韦 /བྲག་སྤོས །/ 扎贝" 之名收载了网眼瓦韦 *Lepisorus clathratus* (C. B. Clarke) Ching，而《藏标》以 "石韦 /བྲག་སྤོས །/ 周贝" 之名收载了庐山石韦 *P. sheareri* (Baker) Ching、石韦 *P. lingua* (Thunb.) Farwell、有柄石韦 *P. petiolosa* (Christ) Ching。据文献记载，作为 "扎贝" 基原的还有光叶石韦 *P. calvata* (Baker) Ching 等多种同属植物。（参见 "网眼瓦韦" "毡毛石韦" "石韦" "有柄石韦" "西南石韦" 等条）

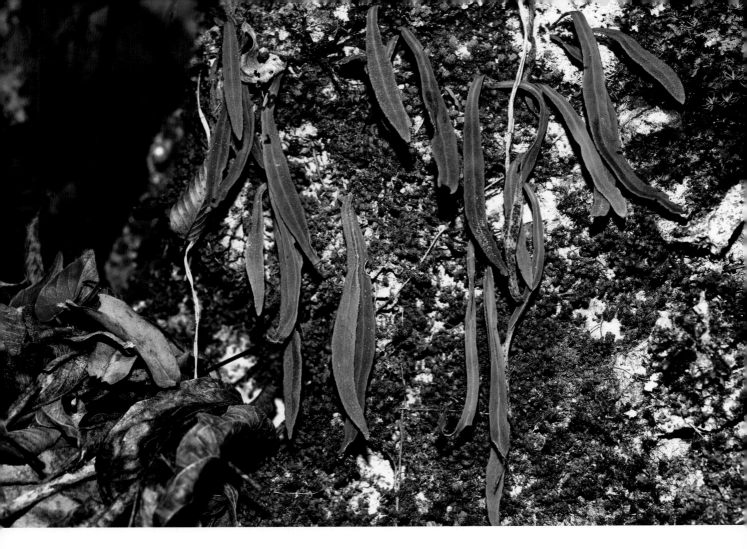

西南石韦

Pyrrosia gralla (Gies.) Ching

水龙骨科（Polypodiaceae）　　　　石韦属（*Pyrrosia*）

▎形态▎

多年生草本，植株高 10～20cm。根茎略粗壮，横卧，密被狭披针形鳞片；鳞片具长渐尖头，幼时棕色，老时在中部变黑色，边缘具细齿。叶近生，一型；叶柄长 2.5～10cm，禾秆色，基部着生处被鳞片，向上疏被星状毛；叶片狭披针形，中部最宽，向两端渐狭，具短钝尖头或长尾状渐尖头，基部以狭翅沿叶柄下延，一般长 10～15cm，中部宽 0.8～1.5cm，全缘，干后近革质，上面淡灰绿色，光滑或疏被星状毛，密被洼点，下面棕色，密被星状毛。主脉在下面不明显隆起，在上面略凹陷，侧脉与小脉不显。孢子囊群均匀密布叶片下面，无盖，幼时被星状毛覆盖，呈棕色，成熟时孢子囊开裂而呈砖红色。

▎分布▎

分布于我国四川（西昌、汶川、宝兴、丹巴、金川、黑水、木里、九龙、盐源等）、重庆（奉节、綦江、城口等）、云南（香格里拉、丽江、禄劝、维西、西畴等）。

▌ 生境 ▌

生长于海拔 1000 ~ 2900m 的
林下树干、山坡岩石上。

▌ 药材名 ▌

察贝争哇（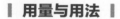），察贝
惹（བྲག་སྲོལ་རིགས།）。

▌ 药用部位 ▌

全草。

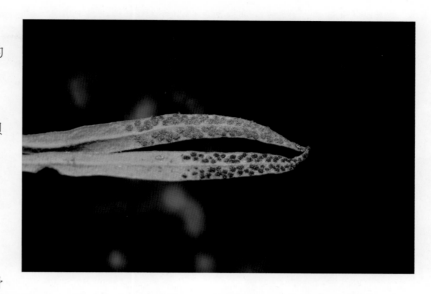

▌ 功能与主治 ▌

清热润肺，愈疮，干脓，涩精，
固骨髓。用于疮疡不愈，头骨
创伤，骨伤骨折，烫伤，烧伤，胸腔积脓液，肺热咳嗽，咽炎，外伤出血。

▌ 用量与用法 ▌

3 ~ 9g。内服煎汤，或入丸、散剂。外用适量，研粉撒或调敷患处。

附 注

　　《四部医典》《蓝琉璃》《晶珠本草》等记载有"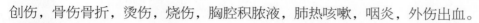"（查贝、周贝），言其为愈疮伤、干润脓液、固软骨之药物。现代文献记载的"查贝"的基原涉及水龙骨科的多属多种植物，以瓦韦属（*Lepisorus*）和石韦属（*Pyrrosia*）植物使用较多，不同文献记载的基原不同，实际使用时二者也常被混用。《部标藏药》以"网眼瓦韦 /ཟླ་བྲེ།/ 扎贝"之名收载了网眼瓦韦 *L. clathratus* (C. B. Clarke) Ching，而《藏标》以"石韦 /བྲག་སྲོལ།/ 周贝"之名收载了庐山石韦 *Pyrrosia sheareri* (Baker) Ching、石韦 *Pyrrosia lingua* (Thunb.) Farwell、有柄石韦 *Pyrrosia petiolosa* (Christ) Ching。西南石韦 *Pyrrosia gralla* (Gies.) Ching 为文献记载的"བྲག་སྲོལ་འབྲིང་པ།"（察贝争哇，意为"中等的"）的基原之一，与其同样使用的还有光石韦 *Pyrrosia calvata* (Baker) Ching 等多种同属植物。也有观点认为，《蓝琉璃》和《晶珠本草》记载的"察贝"不同，前者的正品应为水龙骨科植物宽带蕨 *Platygyria waltonii* (Ching) Ching et S. K. Wu [*L. walltonii* (Ching) Ching] 或陕西假瘤蕨 *Phymatopteris shensiensis* (Christ) Pic. Serm.，后者的基原可能为瓦韦属植物，而石韦属植物则属于"察贝"的类似药物，被称为"བྲག་སྲོལ་རིགས།"（察贝惹）。（参见"毡毛石韦""庐山石韦""有柄石韦""石韦"等条）

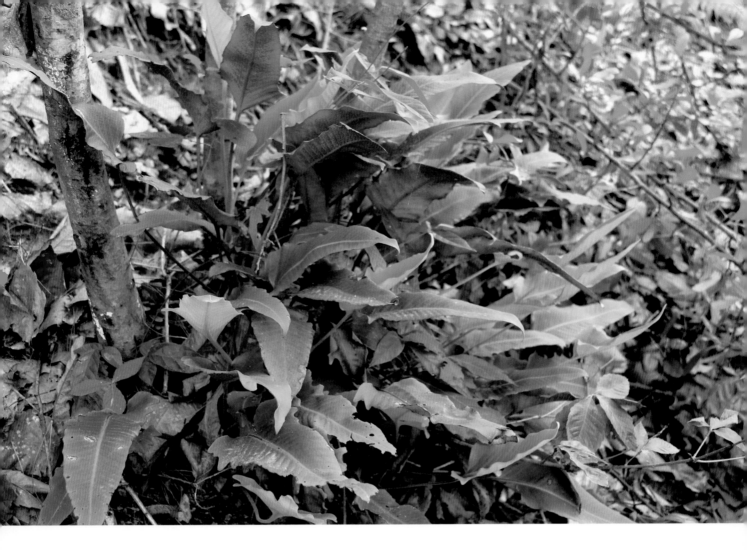

毡毛石韦

Pyrrosia drakeana (Franch.) Ching

水龙骨科（Polypodiaceae）　　石韦属（*Pyrrosia*）

▍形态 ▍

植株高 25 ~ 60cm。根茎短粗，横卧，密被披针形棕色鳞片；鳞片具长尾状渐尖头，周身密被睫状毛，先端的睫状毛丛生，分叉和卷曲，膜质，全缘。叶近生，一型；叶柄长 12 ~ 17cm，粗壮，坚硬，基部密被鳞片，向上密被星状毛，禾秆色或棕色；叶片阔披针形，短渐尖头，基部通常扩展成最宽处，近圆楔形，不对称，稍下延，长 12 ~ 23cm，宽 4 ~ 8（~ 10）cm，全缘，或下部呈波状浅裂，干后革质，上面灰绿色，光滑无毛，但密布洼点，下面灰绿色，被 2 种星状毛，主脉在下面隆起，在上面平坦，侧脉可见，小脉不显。孢子囊群近圆形，整齐地成多行排列于侧脉之间，幼时被星状毛覆盖，呈淡棕色，成熟时孢子囊开裂，呈砖红色，不汇合。

▍分布 ▍

分布于我国西藏（林芝、错那）、四川、甘肃、云南（蒙自、景东、德钦、香格里拉等）、湖北、陕西、河南、贵州。

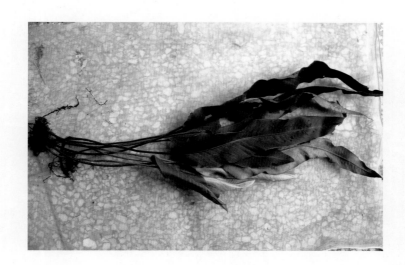

▌生境▐

生长于海拔 1000 ~ 3600m 的山坡杂木林中树干上、岩石上。

▌药材名▐

察贝争哇、嚓贝争哇（ཀྲག་སྐྱོས་འཛིང་པ།），查贝、扎贝、周贝（ཀྲག་སྐྱོས།）。

▌药用部位▐

全草。

▌功能与主治▐

清热润肺，愈疮，干脓，涩精，固骨髓。用于疮疡不愈，头骨创伤，骨伤骨折，烫伤，烧伤，胸腔积脓液，肺热咳嗽，咽炎，外伤出血。

▌用量与用法▐

3 ~ 9g。内服煎汤，或入丸、散剂。外用适量，研粉撒或调敷患处。

附 注

　　《四部医典》《晶珠本草》等记载有"ཀྲག་སྐྱོས།"（查贝），言其为愈疮伤、干涸脓液、固软骨之药物。现代文献记载各地藏医所用"查贝"均为蕨类植物，但其基原较为复杂，涉及水龙骨科瓦韦属（*Lepisorus*）、石韦属（*Pyrrosia*）、扇蕨属（*Neocheiropteris*）的多种植物，以网眼瓦韦 *L. clathratus* (C. B. Clarke) Ching 或棕鳞瓦韦 *L. scolopendrium* (Ham. ex D. Don) Menhra et Bir 为正品，其他植物为代用品。《部标藏药》以"网眼瓦韦 /ཀྲག་སྐྱོས།/ 扎贝"之名收载了网眼瓦韦 *L. clathratus* (C. B. Clarke) Ching，《藏标》则以"石韦 /ཀྲག་སྐྱོས།/ 周贝"之名收载了庐山石韦 *P. sheareri* (Baker) Ching、石韦 *P. lingua* (Thunb.) Farwell、有柄石韦 *P. petiolosa* (Christ) Ching。通常将来源于石韦属植物者称"ཀྲག་སྐྱོས་འཛིང་པ།"（察贝争哇）。毡毛石韦 *P. drakeana* (Franch.) Ching 为西藏藏医使用的"查贝"的基原之一；此外，华北石韦 *P. davidii* (Baker) Ching（北京石韦）等多种同属植物也作"查贝"使用。（参见"石韦""庐山石韦""有柄石韦""网眼瓦韦"条）

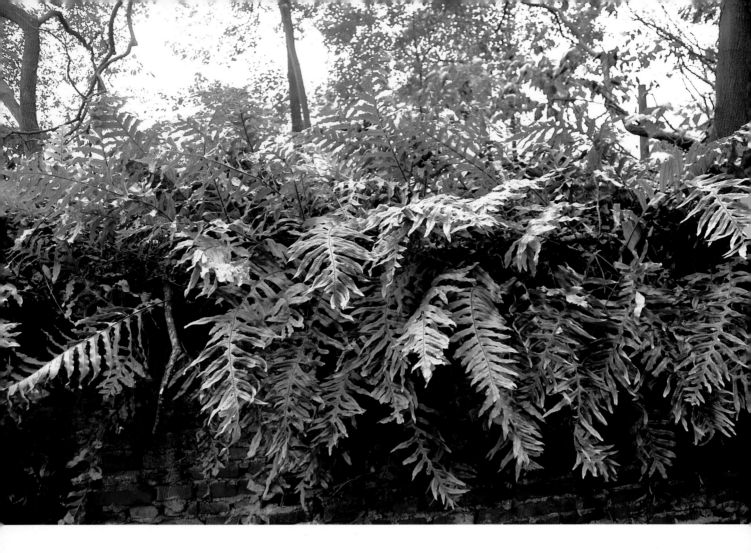

槲蕨

Drynaria roosii Nakaike [*D. fortunei* (Kunze ex Mett.) J. Sm.]

槲蕨科（Drynariaceae） 槲蕨属（*Drynaria*）

▌形态▌

通常附生于岩石上，匍匐生长，或附生于树干上，螺旋状攀缘。根茎直径 1 ~ 2cm，密被鳞片；鳞片斜升，盾状着生，长 7 ~ 12mm，宽 0.8 ~ 1.5mm，边缘有齿。叶二型，基生不育叶圆形，长（2 ~）5 ~ 9cm，宽（2 ~）3 ~ 7cm，基部心形，浅裂至叶片宽度的 1/3，全缘，黄绿色或枯棕色，厚干膜质，下面有疏短毛；正常能育叶叶柄长 4 ~ 7（~ 13）cm，具明显的狭翅，叶片长 20 ~ 45cm，宽 10 ~ 15（~ 20）cm，深羽裂至距叶轴 2 ~ 5mm 处，裂片 7 ~ 13 对，互生，稍斜向上，披针形，长 6 ~ 10cm，宽（1.5 ~）2 ~ 3cm，边缘有不明显的疏钝齿，先端急尖或钝，叶脉两面均明显，叶干后纸质，仅上面中肋略有短毛。孢子囊群圆形、椭圆形，叶片下面全部分布，沿裂片中肋两侧各排列 2 ~ 4 行，成熟时相邻 2 侧脉间有圆形孢子囊群 1 行，或幼时呈 1 行长形的孢子囊群，混生大量腺毛。

▌ 分布 ▐

分布于我国华南、西南、华中地区。越南、
柬埔寨、泰国等也有分布。

▌ 生境 ▐

生长于海拔 100 ~ 1800m 的树干、石崖、
石缝等。

▌ 药材名 ▐

热惹、热热、然惹、热仁（ རི་རལ ），培姜
热仁、帕红热惹（ བེ་ཞུང་རི་རལ ）。

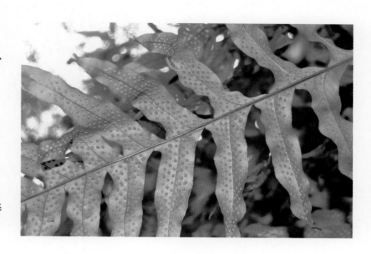

▌ 药用部位 ▐

根茎。

▌ 功能与主治 ▐

补肾，愈创，活血止痛。用于跌仆内挫，筋骨伤损，肾虚，久泻，耳鸣，齿痛，脱发。

▌ 用量与用法 ▐

3 ~ 9g。

附 注

　　《四部医典》《度母本草》《晶珠本草》等均记载有 "རི་རལ"（热惹）类药材，言其为治肉毒症、
解合成毒之药物。关于"热惹"的品种，古籍文献有不同的划分，或分为君、臣、妃 3 种，或按生
境分为岩生、附生、草地生 3 种，或将君者又分为上品 ["བེ་ཞུང་རི་རལ"（培姜热仁）]、附生于树干上
的中品 ["ཤུན་བུ་རི་རལ"（敦布热仁）] 和生于草坡地的下品 ["གཡུ་འབྲུག་ཕྱིལ་བ"（优周吉巴）]。现代文献
记载的"热仁"类的基原较为复杂，涉及槲蕨科槲蕨属（*Drynaria*），鳞毛蕨科耳蕨属（*Polystichum*）、
鳞毛蕨属（*Dryopteris*）、贯众属（*Cyrtomium*）及铁线蕨科铁线蕨属（*Adiantum*）等多科多属多种植物，
但并未严格按古籍的品种划分，或对品种划分有不同的观点，各地藏医使用的种类也不尽相同，不
同文献中使用的药材名称也不尽一致。《藏标》以"骨碎补 /རི་རལ/ 热惹"之名收载了槲蕨 *Drynaria
fortunei* (Kunze ex Mett.) J. Sm.（*Drynaria roosii* Nakaike）、中华槲蕨 *Drynaria baronii* (Christ) Diels
[秦岭槲蕨 *Drynaria sinica* Diels（华槲蕨）]；《中华本草·藏药卷》以"骨碎补 /བེ་ཞུང་རི་རལ/ 培姜热仁"
之名收载了槲蕨 *Drynaria fortunei* (Kunze ex Mett.) J. Sm.、多鳞鳞毛蕨 *Dryopteris barbigera* (T. Moore
et Hook.) O. Ktze.、拉萨高山耳蕨 *Polystichum lhasaense* Ching（中华耳蕨 *P. sinense* Christ）。此外，
文献记载的"热惹"类的基原还包括光叶槲蕨 *Drynaria propinqua* (Wall. ex Mett.) J. Sm. ex Bedd.、
川滇槲蕨 *Drynaria delavayi* Christ、掌叶铁线蕨 *Adiantum pedatum* L.、密鳞耳蕨 *P. squarrosum* (Don)
Fée 等。（参见"秦岭槲蕨""贯众""川滇槲蕨""掌叶铁线蕨""中华耳蕨"条）

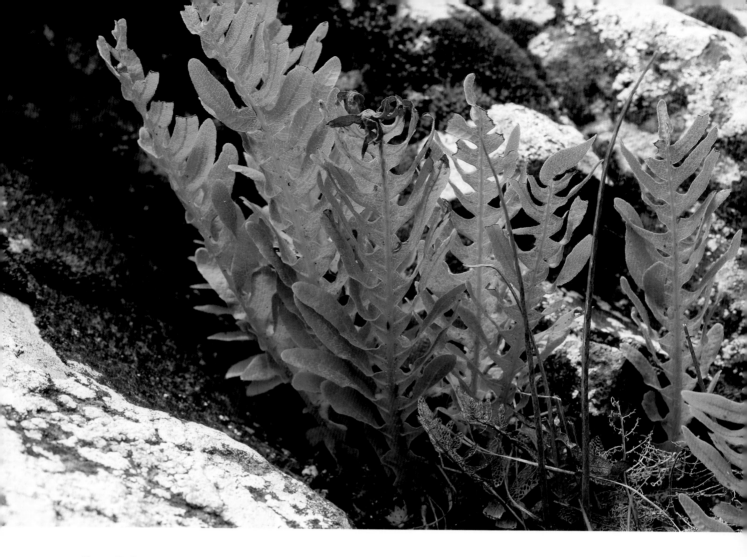

秦岭槲蕨

Drynaria sinica Diels [中华槲蕨 *Drynaria baronii* (Christ) Diels]

槲蕨科（Drynariaceae）　　　　槲蕨属（*Drynaria*）

▎ 形态 ▎

通常石生或土生，偶有树上附生。根茎直径 1 ~ 2cm，有宿存的光秃叶柄和叶轴，密被鳞片；鳞片斜升，近盾状着生，基部有短耳，长 4 ~ 11mm，宽 0.5 ~ 1.5mm，边缘具重齿。常无基生不育叶，有时基生叶顶部也生孢子囊群；基生不育叶椭圆形，长 5 ~ 15cm，宽 3 ~ 6cm，羽状深裂达叶片的 2/3 或更深，裂片 10 ~ 12（~ 20）对，边缘略呈齿状，下部裂片缩短，不呈耳状；正常能育叶的叶柄长 2 ~ 10cm，具明显的狭翅，叶片长 22 ~ 50cm，宽 7 ~ 12cm，裂片 16 ~ 25（~ 30）对，中部裂片长 4 ~ 7cm，宽 0.5 ~ 1.2cm，边缘锯齿状，光滑或疏生短睫毛，顶生裂片常不发育；叶片上下两面多少被毛，沿叶轴和叶脉多少有短毛，叶脉明显隆起；通常仅叶片上部能育，能育裂片多少狭缩。孢子囊群在裂片中肋两侧各 1 行，通直，靠近中肋，在每 2 条相邻侧膜间仅有 1 个，生于 2 ~ 4 小脉交汇处；孢子囊上无腺毛。孢子外壁光滑或有折皱，具刺状突起，周壁具小疣状纹饰。

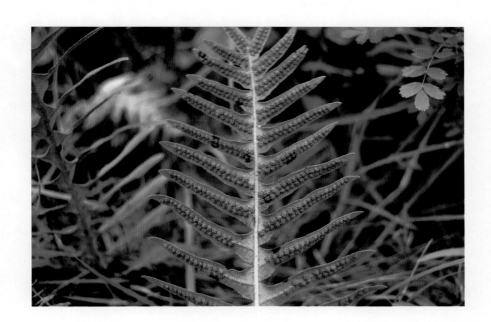

▎分布 ▎

分布于我国四川、云南、西藏（波密、江达）、甘肃、青海、陕西、山西等。

▎生境 ▎

生长于海拔 1380 ~ 3800m 的山坡林下岩石上。

▎药材名 ▎

热惹、热热、然惹、热仁（ར་རལ），帕红热惹（བ་ལྱང་ར་རལ）。

▎药用部位 ▎

根茎。

▎功能与主治 ▎

补肾，愈伤，活血止痛。用于跌仆内挫，筋骨伤损，肾虚，久泻，耳鸣，齿痛，脱发。

▎用量与用法 ▎

3 ~ 9g。

附 注

　　《晶珠本草》中记载有"ར་རལ"（热惹），言其分为上、中、下 3 品。现代文献中记载的"热仁"的基原较为复杂，涉及槲蕨科槲蕨属（*Drynaria*），鳞毛蕨科耳蕨属（*Polystichum*）、贯众属（*Cyrtomium*）、鳞毛蕨属（*Dryopteris*），铁线蕨科铁线蕨属（*Adiantum*）等多科多属的多种植物。中华槲蕨 *Drynaria baronii* (Christ) Diels（秦岭槲蕨 *Drynaria sinica* Diels）为《藏标》等收载的"骨碎补 /ར་རལ/ 热惹"的基原之一。（参见"槲蕨""川滇槲蕨""贯众"条）

　　《中国植物志》中，将 *Drynaria baronii* (Christ) Diels 作为秦岭槲蕨 *Drynaria sinica* Diels 的异名，又称"华槲蕨"或"中华槲蕨"。

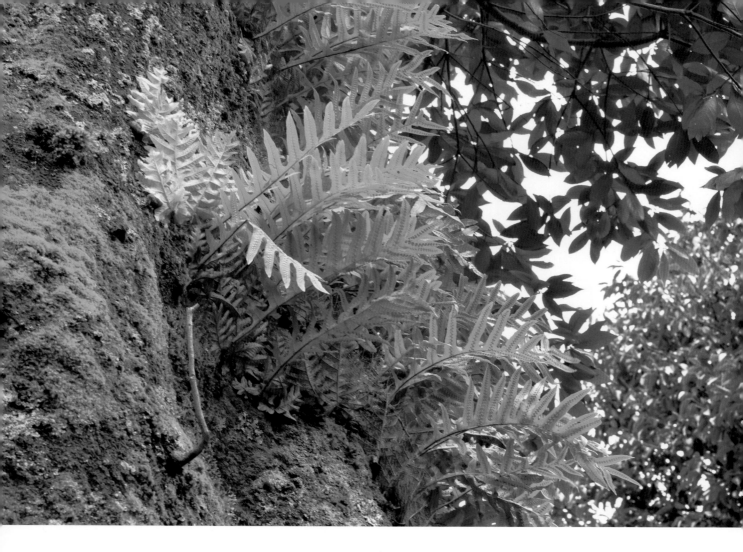

川滇槲蕨

Drynaria delavayi Christ

| 槲蕨科（Drynariaceae） | 槲蕨属（*Drynaria*） |

▌形态 ▌

附生岩石上或树上。根茎直径 1 ~ 2cm，密被鳞片；鳞片斜升，以基部着生，或近盾状着生，基部耳形，长 4 ~ 10mm，宽 0.5 ~ 1mm，边缘有重齿。基生不育叶卵圆形至椭圆形，长 6 ~ 13（~ 17）cm，宽 4 ~ 10cm，羽状深裂达叶片宽度的 2/3 或更深，裂片 5 ~ 7 对，基部耳形；能育叶叶柄长 3 ~ 9cm，多少具狭翅，叶片长 25 ~ 45cm，宽 12 ~ 18cm，裂片 7 ~ 13（~ 17）对，中部裂片长（5 ~）7.5 ~ 12（~ 14）cm，宽 1.5 ~ 2（~ 3.5）cm，裂片边缘有浅缺刻，无睫毛或被疏毛，叶干后黄绿色，纸质，两面光滑或疏被短毛，叶脉明显隆起，中肋及小脉上下两面疏具短毛。孢子囊群在裂片中肋两侧各排成整齐的 1 行，靠近中肋，生于 4 或更多小脉交汇处；孢子囊上常有腺毛。孢子外壁光滑或有时有折皱，具短刺状突起，周壁有疣状纹饰。

▌分布 ▌

分布于我国西藏东部、云南西北部、四川、青海、甘肃南部、陕西。不丹、缅甸也有分布。

▌ 生境 ▌

生长于海拔 1000 ~ 4200m
的石上、草坡。

▌ 药材名 ▌

帕红热惹（ཕེ་ལྡུང་རེ་རལ）。

▌ 药用部位 ▌

根茎。

▌ 功能与主治 ▌

补肾，愈创，活血止痛。
用于肾虚，跌仆内挫，筋
骨损伤，久泻，耳鸣，齿痛，
脱发。

▌ 用量与用法 ▌

3 ~ 9g。

附 注

关于"རེ་རལ"（热惹）
的品种，古籍文献中有不
同的划分方式。现代文献
记载的"热惹"的基原较
为复杂，涉及槲蕨科槲蕨属
（*Drynaria*）和鳞毛蕨科耳
蕨属（*Polystichum*）、贯众
属（*Cyrtomium*）、鳞毛蕨
属（*Dryopteris*）以及铁线

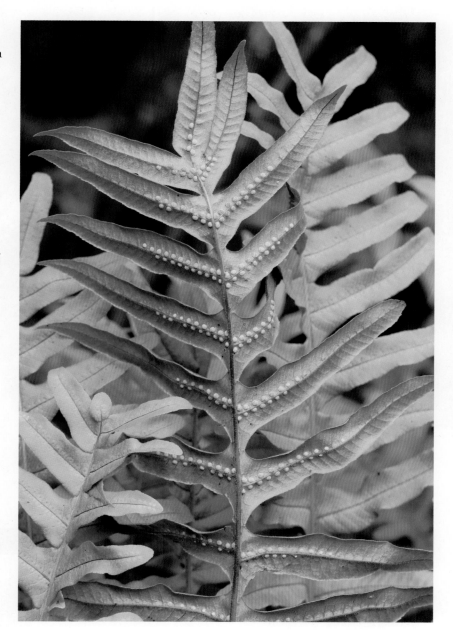

蕨科铁线蕨属（*Adiantum*）等多科多属多种植物，不同文献中记载的藏文名称也不一致。《藏标》
以"骨碎补 /རེ་རལ/ 热惹"之名收载了槲蕨 *Drynaria fortunei* (Kunze ex Mett.) J. Sm.（*Drynaria roosii*
Nakaike）、中华槲蕨 *Drynaria baronii* (Christ) Diels [秦岭槲蕨 *Drynaria sinica* Diels（华槲蕨）]。
有文献记载，川滇槲蕨 *D. delavayi* Christ 为"帕红热惹"的基原之一。（参见"槲蕨""秦岭槲蕨""贯
众"条）

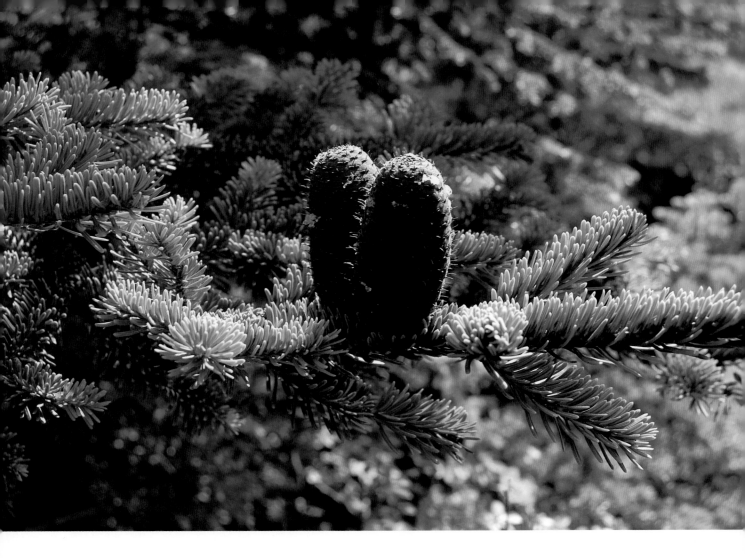

鳞皮冷杉

Abies squamata Mast.

| 松科（Pinaceae） | 冷杉属（*Abies*） |

▌ 形态 ▌

乔木，高达 40m，胸径 1m；幼树树皮及大树的四至六年生枝皮裂成不规则的薄鳞片脱落，露出红色的内皮，大树树皮则裂成规则的方形块片固着于树干上；一年生枝褐色，有密毛或近无毛，稀无毛，二、三年生枝淡褐灰色或淡灰褐色；冬芽卵圆形，有树脂。叶密生，枝条下面的叶排成2列，枝条上面的叶斜上伸展，条形，直或微弯，长 1.5 ~ 3cm，宽约 2mm，先端尖或钝，上面深绿色，中部以上或近先端有时具 3 ~ 15 不规则的气孔线，微有白粉，下面有 2 白粉气孔带；横切面有 2 中生树脂道（幼树之叶的树脂道近边生），上面中部通常无皮下层细胞，仅两端边缘及下面中部有一层连续排列的皮下层细胞，稀上面至下面两侧边缘有一层连续排列的皮下层细胞。球果短圆柱形或长卵圆形，长 5 ~ 8cm，直径 2.5 ~ 3.5cm，近无梗，熟时黑色；中部种鳞近肾形，长 1.1 ~ 1.4cm，宽 1.4 ~ 1.8cm；苞鳞露出或微露出，倒卵状楔形，长 10 ~ 14mm，上端圆或有凹缺，边缘有细缺齿，中央有急尖的短尖头；种子长约 5mm，种翅几与种子等长。

▌ 分布 ▌

我国特有种。分布于我国四川甘孜州（康定以金沙江流域以东，道孚应按九龙、稻城、乡城、得荣以北）、阿坝州（马尔康、绰斯甲等）以及青海南部、西藏东南部。

▌ 生境 ▌

生长于海拔 3500 ~ 4000m 的气候干冷的棕色灰化土地带，常组成大面积纯林，或与川西云杉、红杉等组成混交林。

▌ 药材名 ▌

唐茶合、唐查合（ཐང་ཕུག），唐哲、唐则（ཐང་འཛིན）。

▌ 药用部位 ▌

树脂、果实、种子、杉节木。

▌ 功能与主治 ▌

树脂：消炎，通淋；用于肾炎，淋病。果实（熬膏）：托引脓水，干黄水；用于关节积黄水，疮疡流脓，咽喉疾病，肺部疾病。种子：理气散寒；用于发痧气痛，胸腹冷痛，小肠疝气。杉节木：用于风寒湿痹，关节积黄水，"隆"病，"培根"病，寒性水肿，虫病。

▌ 用量与用法 ▌

配方或单用，内服或外用。

附 注

　　《甘露之滴》《蓝琉璃》《晶珠本草》等中记载有"ཐང་ཕུག"（唐茶合），《晶珠本草》将其归于"树木类药物"的"树脂类药物"中，又名"松树水"，言其为治人畜湿毒疮、马骡湿毒、肠毒泻痢之药物。现代文献记载，"唐查合"的正品应为油松 Pinus tabulaeformis Carr. 的红色液状树脂，也有文献将其与《晶珠本草》在"树脂类药物"中另条记载的"དགས་མའི་ཐང་ཆུ"（纳合玛树脂）相混，认为二者功效相似，故又以松、柏、杉类的多种树脂入药。鳞皮冷杉 Abies squamata Mast. 为文献记载的"唐茶合"或"ཐང་འཛིན"（唐哲）的基原之一；此外，苍山冷杉 A. delavayi Franch.、喜马拉雅冷杉 A. spectabilis (D. Don) Spach（西藏冷杉）、青海云杉 Picea crassifolia Kom.、川西云杉 Picea likiangensis (Franch.) Pritz. var. balfouriana (Rhed. et Wils.) Hillier ex Slavin、长叶云杉 Picea smithiana (Wall.) Boiss.、紫果云杉 Picea purpurea Mast.、西藏落叶松 Larix griffithii Hook. f. [西藏红杉 Larix griffithiana (Lindl. et Gord.) Hort. ex Carr.]、大果红杉 Larix potaninii Batalin var. macrocarpa Law 等也作"唐茶合"或"唐哲"使用，但不同文献记载的不同种类或不同部位的功能与主治不尽一致。《晶珠本草》在"树干类药物"中另条记载有"སྲོལ་ཤིང"（仲兴、准兴、松兴）。现代文献记载"仲兴"[或称"སྲོལ་མེ་ཤིང"（仲美兴）] 的基原以油松 Pinus tabulaeformis Carr.、华山松 Pinus armandi Franch. 或乔松 Pinus griffithii McClelland 为正品，其代用品有喜马拉雅冷杉 Abies spectabilis (D. Don) Spach、长叶云杉 Picea smithiana (Wall.) Boiss.、红杉 Larix potaninii Batalin，以茎枝入药；但也有观点认为"སྲོལ་མེ་ཤིང"（仲美兴）是杉、松的树脂与果实的总称，云杉属（Picea）和松属（Pinus）植物的果实、树脂均可作药用；"纳合玛树脂"也有松脂、柏脂、杏脂三种，为松科松属、柏科柏木属（Cupressus）、蔷薇科杏属（Armeniaca）和桃属（Amygdalus）的树脂。（参见"红杉""川西云杉""华山松""油松"条）

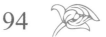

长叶云杉

Picea smithiana (Wall.) Boiss.

| 松科（Pinaceae） | 云杉属（*Picea*） |

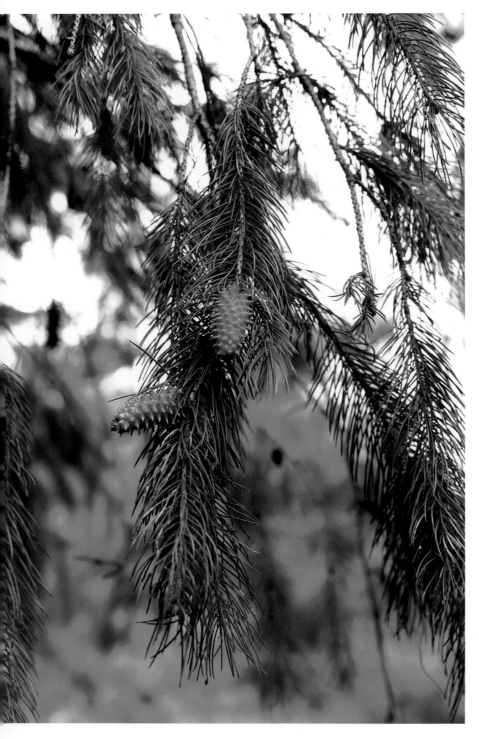

▌ 形态 ▐

乔木，高达 60m；树皮淡褐色，浅裂成圆形或近方形的裂片；大枝平展，树冠塔形，小枝下垂，树冠窄；幼枝淡褐色或淡灰色，无毛；冬芽圆锥形或卵圆形，先端钝尖，芽鳞淡红褐色，先端芽鳞微开展，小枝基部宿存芽鳞的先端多少向外开展，稀不开展。叶辐射状斜上伸展，四棱状条形，细长，长 3～5cm，向内弯曲，先端尖，横切面四方形或近四方形，高、宽相等或近相等，或两侧略扁，高大于宽，每边具 2～5 气孔线。球果圆柱形，两端渐窄，长 12～18cm，直径约 5cm，成熟前绿色，熟时褐色，有光泽；种鳞质地厚，坚硬，宽倒卵形，长约 3cm，宽约 2.4cm，基部楔形，上部圆，全缘，先端微呈宽三角状钝尖；苞鳞短小，长 3～5mm；种子长约 5mm，深褐色，种翅长 1.5～2cm，宽约 0.8mm。

▌ 分布 ▐

分布于我国西藏南部（吉隆等）。尼泊尔至阿富汗一带也有分布。

▌ 生境 ▌

生长于海拔 2400 ～ 3600m 的地带。

▌ 药材名 ▌

准兴、仲兴、松兴（ཐང་ཤིང་།），兴茶合（ཤིང་ཁུ།），仲美兴（ཐང་མེ་ཤིང་།），兴索母（ཤིང་གསོམ།）。

▌ 药用部位 ▌

树脂，木材，果实。

▌ 功能与主治 ▌

树脂：利尿，止痛，通便，杀虫；用于肾炎，肾痛，淋沥，便秘，虫病。木材：用于"培隆"合病，黄水病，寒症。果实（熬膏）：用于托引疮疡黄水，关节积黄水。

▌ 用量与用法 ▌

配方或单用，内服或外用。

附 注

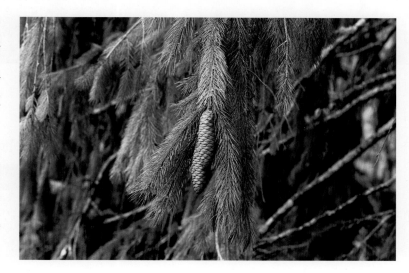

藏医药用的松、杉类植物等的种类较多，其药用部位也有树脂、球果、种子、茎枝木材等之不同。"ཐང་ཤིང་།"（准兴）为《四部医典》记载的治"培根""隆"合病、黄水寒病之药物，主要以含树脂的木材入药。《晶珠本草》在"树木类药物"的"树干类药物"中记载有"ཐང་ཤིང་།"（准兴），在"树脂类药物"中分别记载有"ཤིང་ཁུ།"（唐茶合）、"ནགས་མའི་ཤིང་ཁུ།"（纳合玛树脂）等。现代文献中记载的上述各药物的基原包括松科冷杉属（Abies）、云杉属（Picea）、落叶松属（Larix）、松属（Pinus），柏科柏木属（Cupressus），蔷薇科杏属（Armeniaca）和桃属（Amygdalus）等的多种植物，但不同文献对于其正品的基原有不同观点，且常将不同种类的相同部位（如果实、树脂等）作为同一药物使用。通常以油松 Pinus tabulaeformis Carr.、华山松 Pinus armandi Franch. 或乔松 Pinus griffithii McClelland 作为"准兴"的正品。文献记载长叶云杉 Picea smithiana (Wall.) Boiss. 为"准兴""ཤིང་ཁུ།"（兴茶合，主要用树脂）的基原之一。（参见"油松""鳞皮冷杉""红杉""华山松"条）

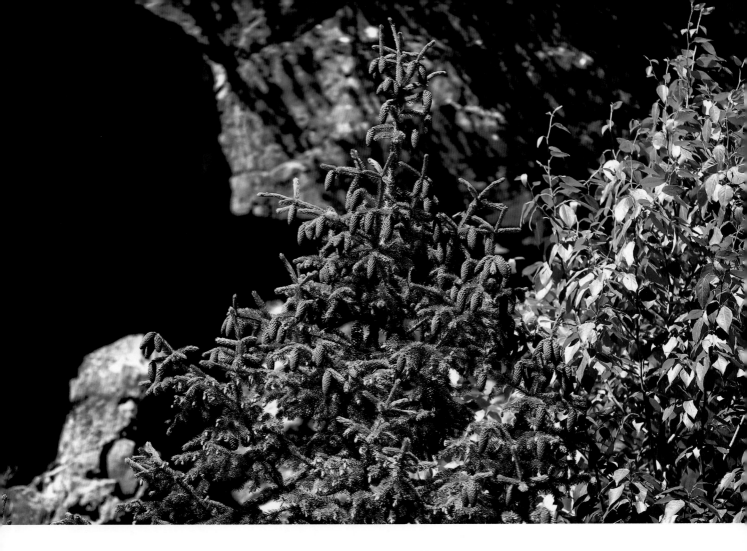

川西云杉

Picea likiangensis (Franch.) Pritz. var. *balfouriana* (Rehd. et Wils.) Hillier ex Slavin

松科（Pinaceae）　　　　　　　　　　云杉属（*Picea*）

▍形态 ▍

乔木，高达 50m，胸径达 2.6m。树皮深灰色或暗褐灰色，深裂成不规则的厚块片；枝条平展，树冠塔形，小枝常疏生短柔毛，稀近无毛，一年生枝通常较粗，密被毛，淡黄色或淡褐黄色，二年生、三年生枝灰色或微带黄色。冬芽圆锥形、卵状圆锥形、卵状球形或圆球形，有树脂，芽鳞褐色，排列紧密，小枝基部宿存芽鳞的先端不反卷或微开展。小枝上面的叶近直上伸展或向前伸展，小枝下面及两侧的叶向两侧弯伸，叶棱状条形或扁四棱形，直或微弯，长 6 ~ 15mm，宽 1 ~ 1.5mm，先端尖或钝尖，横切面菱形或微扁，上（腹）面每边有白色气孔线 4 ~ 7，下（背）面每边有完整或不完整的气孔线 3 ~ 4。球果卵状矩圆形或圆柱形，成熟前种鳞红褐色或黑紫色，成熟时褐色、淡红褐色、紫褐色或黑紫色，通常较小，长 4 ~ 9cm；种子灰褐色，近卵圆形，连种翅长 0.7 ~ 1.4cm；种翅倒卵状椭圆形，淡褐色，有光泽，常疏生紫色小斑点。花期 4 ~ 5 月，球果 9 ~ 10 月成熟。

▌ 分布 ▐

分布于我国四川西部和西南部（康定）、
青海南部、西藏东部（江达）。

▌ 生境 ▐

生长于海拔 3000 ~ 4100m 的气候较冷的
棕色森林土地带。多组成大片单纯林或与
其他针叶树组成混交林。

▌ 药材名 ▐

唐茶合（ཏང་ཆག），仲美兴（སྤྲན་མེ་ཤིང）。

▌ 药用部位 ▐

树脂、球果、种子、结节。

▌ 功能与主治 ▐

树脂：消炎，通淋；用于肾炎，淋病。球
果：托引脓水，干黄水；熬膏用于疮疡流
脓，关节积黄水，咽喉疾病，肺部疾病。
种子：理气散寒；用于发痧气痛，胸腹冷
痛，小肠疝气。结节：用于风寒湿痹，关
节积黄水，"隆"病，"培根"病，寒性
水肿，虫病。

▌ 用量与用法 ▐

配方或单用，内服或外用。

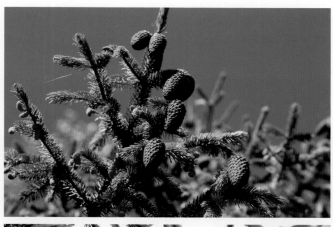

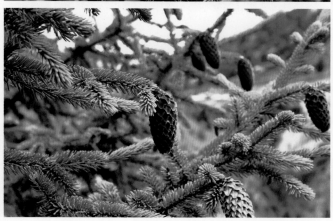

附 注

　　藏医药用的松、杉等植物种类较多，其药用部位也有树脂、球果、种子、结节等不同。《晶珠本草》
在"树木类药物"的"树干类药物"中记载有"སྤྲན་ཤིང"（仲兴），在"树脂类药物"中记载有
"ཏང་ཆག"（唐茶合）和"དགའ་བའི་ཏང་ཆག"（纳合玛树脂）等。现代文献中记载的上述药物的基原包括松
科冷杉属（*Abies*）、云杉属（*Picea*）、落叶松属（*Larix*）、松属（*Pinus*）及柏科柏木属（*Cupressus*）
和蔷薇科杏属（*Armeniaca*）、桃属（*Amygdalus*）等多科多属多种植物，且常将不同植物的相同部
位（如球果或果实、树脂等）作同一药物使用。文献记载川西云杉 *Picea likiangensis* (Franch.) Pritz.
var. *balfouriana* (Rehd. et Wils.) Hillier ex Slavin 为"唐茶合"或"仲美兴"的基原之一，其不同部位
分别作不同药物使用。（参见"鳞皮冷杉""红杉""华山松""长叶云杉"条）

红杉

Larix potaninii Batalin

| 松科（Pinaceae） | 落叶松属（*Larix*） |

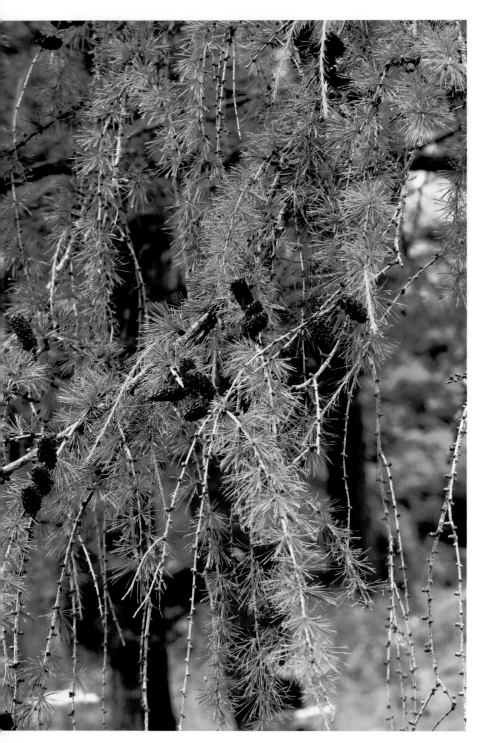

┃ 形态 ┃

乔木，高达50m，胸径1m。树皮灰色或灰褐色，纵裂，粗糙；枝平展，树冠圆锥形；小枝下垂，幼枝有毛，后渐脱落，一年生长枝红褐色或淡紫褐色，很少淡黄褐色，直径1.5～3mm，有光泽，通常无毛，稀叶枕之间的凹槽内有短毛，二年生枝红褐色或紫褐色，老枝和短枝灰黑色；短枝直径3～4mm，先端叶枕之间密生黄褐色柔毛；冬芽卵圆形，褐色或深褐色，有光泽，外层芽鳞先端尖，微开展，边缘具睫毛。叶倒披针状窄条形，长1.2～3.5cm，宽1～1.5mm，先端渐尖，上面中脉隆起，每边有1～3气孔线，下面沿中脉两侧各有3～5气孔线，表皮有乳头状突起。着生雄球花的短枝通常无叶，雄球花长5～7mm，直径约4mm；雌球花紫红色或红色，生于有叶短枝的先端，苞鳞通常直，稀上端微反曲。球果矩圆状圆柱形或圆柱形，近基部较宽，上部微渐窄，幼时红色或紫红色，后呈紫褐色或淡灰褐色，长 3 ～ 5cm，直径 1.5 ～ 2.5cm，种鳞 35 ～ 65；中部种鳞近方形或方圆形，长 0.8 ～ 1.3cm，宽 0.8 ～ 1.1cm，先端平截或微圆，稀微凹，边缘稍内曲，背部有淡褐色细小瘤状突起和短毛；苞鳞矩圆状披针形，紫褐色，通常直伸，长 1.4 ～ 1.8cm，基部宽，中部常微窄缩，上部渐窄，先端渐尖或微急尖，稀急尖，露出部分直或微反曲；种子斜倒卵状圆形，淡褐色，具不规则的紫色斑纹，长 3 ～ 4mm，直径约 2mm，连翅长 7 ～ 10mm，种翅倒卵形，宽约 4mm；子叶 5 ～ 7，针形，横切面三角形，长 1.4 ～ 1.8cm，上面每边有 2 ～ 6 气孔线，下面无气孔线，初生叶条形，两面中脉隆起，上面无气孔线或先端有 1 ～ 2 不完整的气孔带，下面每边有粉白色气孔带。花期 4 ～ 5 月，球果 10 月成熟。

分布

我国特有树种。分布于甘肃南部、四川（岷江流域上游、大渡河流域、康定、道孚等）。

生境

生长于海拔 2500 ～ 4000m 的气候温凉或干寒的棕色森林土、山地草甸森林土地带，常与鳞皮冷杉、川西云杉等组成混交林；在海拔 3800 ～ 4000m 的高山地带常成单纯林。

药材名

准兴、仲兴、松兴（ཐང་ཤིང）。

药用部位

树枝。

功能与主治

祛风湿，舒筋骨，干黄水。用于由"培隆"引起的疾病，筋骨疼痛，关节积黄水，黄水疮，消化系统疾病，肾腰痛，淋病。

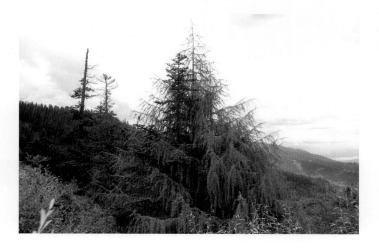

用量与用法

2.5g。内服研末，或入丸、散剂。

附注

藏医药用的松、杉类植物种类较多，其药用部位也包括树脂、球果、种子、茎枝木材等，《晶珠本草》在"树木类药物"的"树干类药物"中记载有"ཤུག་ཤིང"（仲兴），在"树脂类药物"中分别记载有"ཤང་ཁུ"（唐茶合）、"དགས་མའི་ཐལ་ཁུ"（纳合玛树脂）等。现代不同文献记载，上述药物的基原包括松科冷杉属（*Abies*）、云杉属（*Picea*）、落叶松属（*Larix*）、松属（*Pinus*）及柏科柏木属（*Cupressus*）与蔷薇科杏属（*Armeniaca*）和桃属（*Amygdalus*）等多科多属的多种植物，且常将不同植物的相同药物部位作为同一药物使用。其中，"准兴"以油松 *Pinus tabulaeformis* Carr. 或华山松 *Pinus armandi* Franch.、乔松 *Pinus griffithii* McClelland 为正品，红杉 *L. potaninii* Batalin 为"准兴"的代用品或类似品之一。（参见"油松""鳞皮冷杉"条）

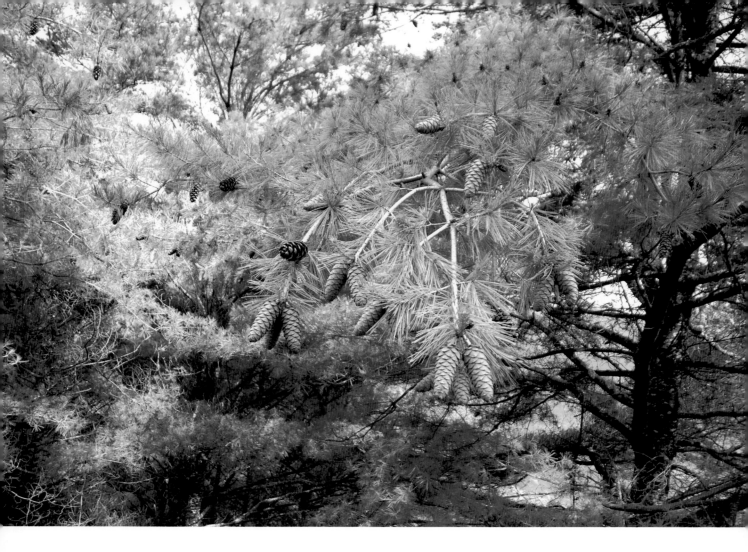

华山松

Pinus armandi Franch.

| 松科（Pinaceae） | 松属（*Pinus*） |

▌ 形态 ▌

乔木，高达 35m，胸径 1m。幼树树皮灰绿色或淡灰色，平滑，老树则呈灰色，裂成方形或长方形厚块片固着于树干上，或脱落；枝条平展，形成圆锥形或柱状塔形树冠；一年生枝绿色或灰绿色（干后褐色），无毛，微被白粉；冬芽近圆柱形，褐色，微具树脂，芽鳞排列疏松。针叶 5 针一束，稀 6 ～ 7 针一束，长 8 ～ 15cm，直径 1 ～ 1.5mm，边缘具细锯齿，仅腹面两侧各具 4 ～ 8 白色气孔线；横切面三角形，单层皮下层细胞，树脂道通常 3，中生或背面 2 边生、腹面 1 中生，稀具 4 ～ 7 树脂道，则中生与边生兼有；叶鞘早落。雄球花黄色，卵状圆柱形，长约 1.4cm，基部围有近 10 卵状匙形的鳞片，多数集生于新枝下部，呈穗状，排列较疏松。球果圆锥状长卵圆形，长 10 ～ 20cm，直径 5 ～ 8cm，幼时绿色，成熟时黄色或褐黄色，种鳞张开，种子脱落，果梗长 2 ～ 3cm；中部种鳞近斜方状倒卵形，长 3 ～ 4cm，宽 2.5 ～ 3cm，鳞盾近斜方形或宽三角状斜方形，不具纵脊，先端钝圆或微尖，不反曲或微反曲，鳞脐不明显；种子黄褐色、暗褐色或黑色，倒卵圆形，长 1 ~ 1.5cm，直径 6 ~ 10mm，无翅或两侧及先端具棱脊，稀具极短的木质翅；子叶 10 ~ 15，针形，横切面三角形，长 4 ~ 6.4cm，直径约 1mm，先端渐尖，全缘或上部棱脊微具细齿；初生叶条形，长 3.5 ~ 4.5cm，宽约 1mm，上下两面均有气孔线，边缘有细锯齿。花期 4 ~ 5 月，球果翌年 9 ~ 10 月成熟。

▎ 分布 ▎

分布于我国西藏（雅鲁藏布江下游）、云南、甘肃南部（洮河及白龙江流域）、四川、贵州中部及西北部、湖北、陕西南部（秦岭一带）、河南、山西。

▎ 生境 ▎

生长于海拔 1200 ~ 3300m 的气候温凉而湿润的酸性黄壤、黄褐壤土或钙质土，组成单纯林，或与针叶树种、阔叶树种混生。

▎ 药材名 ▎

唐兴（ཐང་ཤིང་།），唐茶合（ཐང་ཁ།），仲美兴（རྒྱན་མེ་ཤིང་།），准兴、仲象、仲兴（རྒྱན་ཤིང་།）。

▎ 药用部位 ▎

树脂、球果、种子、杉节木。

▎ 功能与主治 ▎

树脂：消炎，通淋；用于肾炎，淋病。球果：托引脓水，干黄水；用于关节积黄水，疮疡流脓，咽喉疾病，肺部疾病。种子：理气散寒；用于发痧气痛，胸腹冷痛，小肠疝气。杉节木：用于风寒湿痹，关节积黄水，"隆"病，"培根"病，寒性水肿，虫病。

▎ 用量与用法 ▎

配方或单用，内服或外用。

附 注

　　藏医药用的松、杉等类植物种类较多，其药用部位也有树脂、球果、种子、茎枝木材（含树脂的木材）等不同部位。《四部医典》中记载有以含树脂的木材入药的"རྒྱན་ཤིང་།"（准兴、仲兴）。《晶珠本草》将"准兴"归于"树木类药物"的"树干类药物"中，同时在"树脂类药物"中分别记载有"ནགས་མའི་ཐང་།"（纳合玛树脂，包括松脂、柏脂、杏脂 3 种）和"ཐང་ཁ།"（唐茶合）；言其中"准兴"为治"培隆"并病、寒性黄水病之药物，"纳合玛树脂"为透脓、敛黄水之药物，"唐茶合"为治腹泻、潮气湿毒病之药物。现代文献中记载的上述各药物的基原包括松科冷杉属（*Abies*）、云杉属（*Picea*）、落叶松属（*Larix*）、松属（*Pinus*），柏科柏木属（*Cupressus*）及蔷薇科杏属（*Armeniaca*）和桃属（*Amygdalus*）等多科多属的多种植物，同一植物的不同部位作为不同的药物使用，且不同植物的相同药物部位常被作为同一药物使用。不同文献记载，华山松 *Pinus armandi* Franch. 为"准兴"或"唐兴"的基原之一；此外，作"唐兴"基原的还包括松属植物高山松 *Pinus densata* Mast.、西藏落叶松 *Pinus griffithii* McClelland（乔松）、油松 *Pinus tabulaeformis* Carr.、云南松 *Pinus yunnanensis* Franch. 等。（参见"鳞皮冷杉""红杉""高山松"条）

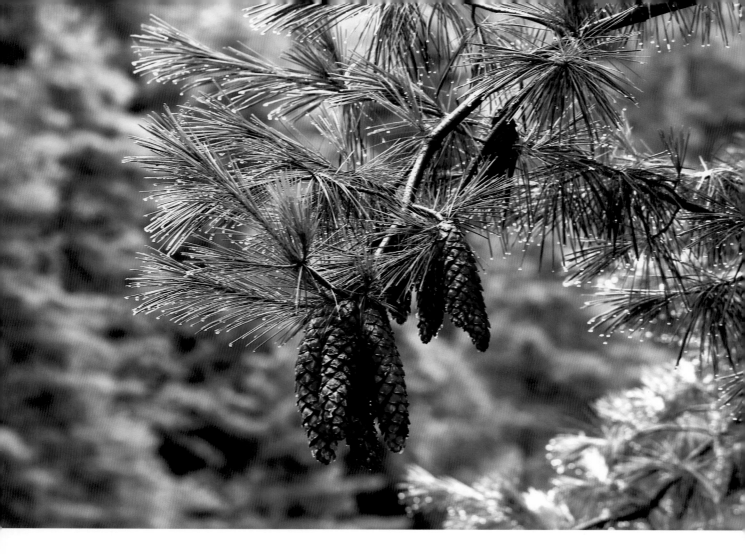

乔松

Pinus griffithii McClelland

松科（Pinaceae） | 松属（*Pinus*）

▌形态 ▌

乔木，高达 70m，胸径 1m 以上。树皮暗灰褐色，裂成小块片脱落；枝条广展，形成宽塔形树冠；一年生枝绿色（干后呈红褐色），无毛，有光泽，微被白粉；冬芽圆柱状倒卵圆形或圆柱状圆锥形，先端尖，微有树脂，芽鳞红褐色，渐尖，先端微分离。针叶 5 针一束，细柔下垂，长 10 ~ 20cm，直径约 1mm，先端渐尖，边缘具细锯齿，背面苍绿色，无气孔线，腹面每侧具 4 ~ 7 白色气孔线；横切面三角形，单层皮下层细胞，在背面偶尔出现单个或 2 ~ 3 细胞宽的第 2 层细胞，树脂道 3，边生，稀腹面 1 中生。球果圆柱形，下垂，中下部稍宽，上部微窄，两端钝，具树脂，长 15 ~ 25cm，果梗长 2.5 ~ 4cm，种鳞张开前直径 3 ~ 4cm，张开后直径 5 ~ 9cm；中部种鳞长 3 ~ 5cm，宽 2 ~ 3cm，鳞盾淡褐色，菱形，微呈蚌壳状隆起，有光泽，常被白粉，上部宽三角状半圆形，边缘薄，两侧平，下部底边宽楔形，鳞脐暗褐色，薄，微隆起，先端钝，显著内曲；种子褐色或黑褐色，椭圆状倒卵形，长 7 ~ 8mm，直径 4 ~ 5mm，种翅长 2 ~ 3cm，宽 8 ~ 9mm。

花期 4 ~ 5 月，球果翌年秋季成熟。

分布

分布于我国西藏南部（亚东）、云南西北部。缅甸、不丹、印度、尼泊尔、巴基斯坦、阿富汗也有分布。

生境

生长于海拔 1600 ~ 3300m 的针阔叶混交林中。

药材名

准兴、仲兴、松兴（སྐྱེར་ཤིང་），准美兴（སྐྱེར་མེ་ཤིང་），唐兴
（ཐང་ཤིང་）。

药用部位

茎枝、叶（松针）、花粉、树皮、果实（松球）、树脂、
未去挥发油的树脂（粗松香），挥发油（松节油）。

功能与主治

茎枝：用于"隆"病，"培根"病，瘀肿，黄水病。叶（松
针）：止血，涩精，解杜鹃花毒。花粉：用于消化道溃疡。
树皮：用于刀伤出血，骨折。果实（松球）：用于气管
炎，咽喉痛。树脂：引流疮疖黄水。未去挥发油的树脂
（粗松香）：除湿毒，止痢，敛黄水；用于"隆"病，"培
根"病，黄水病，关节炎，腰痛，人畜湿毒，疮疖，痢疾。
挥发油（松节油）：用于风湿，扭伤。

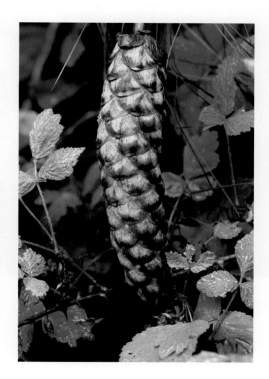

附注

　　"སྐྱེར་ཤིང་"（准兴）为《四部医典》记载的治"培根""隆"合病、黄水寒病之药物。《蓝琉璃》记载其"树干粗大，叶细小如刺，果椭圆形，气味浓烈，火中燃烧时出油"；《四部医典系列挂图全集》第二十七图中有"སྐྱེར་ཤིང་"（准兴）的附图（66 号图），汉译本译名为"油松"，图所示植物为大乔木，针叶呈扇状排列，球果大，似球果较大的松属（*Pinus*）植物。《晶珠本草》将"准兴"归为"树干类药物"中，言其为治"培隆"并病、寒性黄水病之药物。现代文献记载，藏医所用"准兴"的基原包括多种松杉类植物，但不同文献对于其正品的基原有不同观点，乔松 *Pinus griffithii* McClelland 被认为系正品之一。2018 年版《藏药晶镜本草》在"སྐྱེར་ཤིང་"（准兴）条下记载了油松 *Pinus tabulaeformis* Carr.、马尾松 *P. massoniana* Lamb.、云南松 *P. yunnanensis* Franch.、高山松 *P. densata* Mast.、乔松 *P. griffithii* McClelland、华山松 *P. armandi* Franch.。《藏标》以"油松节 /སྐྱེར་ཤིང་/ 仲象"之名收载了油松 *P. tabulaeformis* Carr. 和马尾松 *P. massoniana* Lamb.，规定以其分枝处的木材入药。藏医药用的松杉类植物的各部位可均入药，但以含树脂的木材使用较多。（参见"红杉""马尾松""高山松""鳞皮冷杉"条）

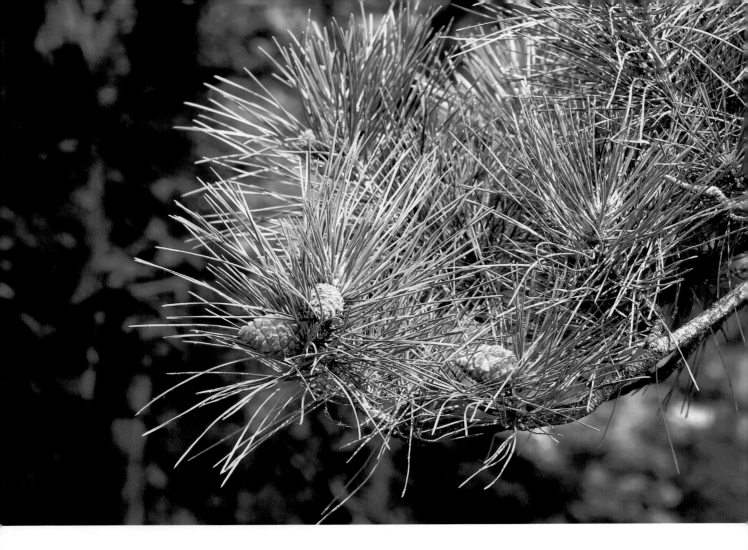

油松

Pinus tabulaeformis Carr.

| 松科（Pinaceae） | 松属（*Pinus*） |

▌ 形态 ▌

乔木，高达 25m，胸径可超过 1m。树皮灰褐色或褐灰色，裂成不规则较厚的鳞状块片，裂缝及上部树皮红褐色。枝平展或向下斜展，老树树冠平顶，小枝较粗，褐黄色，无毛，幼时微被白粉；冬芽矩圆形，先端尖，微具树脂，芽鳞红褐色，边缘有丝状缺裂。针叶每束 2 针，深绿色，粗、硬，长 10 ~ 15cm，直径约 1.5mm，边缘有细锯齿，两面具气孔线；横切面半圆形，二型层皮下层，在第 1 层细胞下常有少数细胞形成第 2 层皮下层，树脂道 5 ~ 8 或更多，边生，多数生于背面，腹面有 1 ~ 2，稀角部有 1 ~ 2 中生树脂道，叶鞘初呈淡褐色，后呈淡黑褐色。雄球花圆柱形，长 1.2 ~ 1.8cm，在新枝下部聚生成穗状。球果卵形或圆卵形，长 4 ~ 9cm，有短梗，向下弯垂，成熟前绿色，成熟时淡黄色或淡褐黄色，常宿存树上近数年之久；中部种鳞近矩圆状倒卵形，长 1.6 ~ 2cm，宽约 1.4cm，鳞盾肥厚、隆起或微隆起，扁菱形或菱状多角形，横脊显著，鳞脐凸起，有尖刺；种子卵圆形或长卵圆形，淡褐色，有斑纹，长 6 ~ 8mm，直径 4 ~ 5mm，连翅长 1.5 ~

1.8cm；子叶 8 ~ 12，长 3.5 ~ 5.5cm；初生叶窄条形，长约 4.5cm，先端尖，边缘有细锯齿。花期 4 ~ 5 月，球果翌年 10 月成熟。

▌ 分布 ▌

我国特有树种。分布于吉林南部、辽宁、内蒙古、河北、山东、河南、山西、陕西、甘肃、宁夏、青海、四川等。

▌ 生境 ▌

生长于海拔 100 ~ 2600m 的地区，多组成单纯林。

▌ 药材名 ▌

准兴、仲兴、松兴（ཐང་ཤིང་），准兴惹（ཐང་ཤིང་རིགས），唐茶合（ཐང་ཆུ）。

▌ 药用部位 ▌

茎、枝、树脂。

▌ 功能与主治 ▌

祛风湿，舒筋骨，干黄水。用于"培隆"引起的疾病，筋骨疼痛，肾腰痛，关节积黄水，黄水疮，消化系统疾病，淋病。

▌ 用量与用法 ▌

2.5g。内服研末，或入丸、散剂。

附 注

"ཐང་ཤིང་"（准兴）为《四部医典》记载的治"培根""隆"合病、黄水寒病之药物，以含树脂的木材入药。《蓝琉璃》记载其"树干粗大，叶细小如刺，果椭圆形，气味浓烈，火中燃烧时出油"；《四部医典系列挂图全集》第二十七图中有"ཐང་ཤིང་"（准兴）的附图（66 号图），其汉译本译注名为"油松"；图中所示植物为大乔木，针叶呈扇状排列，球果大，似为球果较大的松属（*Pinus*）植物。《晶珠本草》将"ཐང་ཤིང་"（准兴）归于"树干类药物"中，言其"针叶如野猪鬃列"。现代文献记载的藏医所用"准兴"的基原包括多种松杉类植物，但不同文献对其正品的基原有不同观点，或以油松 *Pinus tabulaeformis* Carr. 为正品，或认为正品应为华山松 *Pinus armandi* Franch. 或乔松 *Pinus griffithii* McClelland，其他为代用品或类似品 ["ཐང་ཤིང་རིགས"（准兴惹）]。文献记载的"准兴"的基原还包括云南松 *Pinus yunnanensis* Franch.、马尾松 *Pinus massoniana* Lamb.、西藏白皮松 *Pinus gerardiana* Wall.、高山松 *Pinus densata* Mast.、长叶云杉 *Picea smithiana* (Wall.) Boiss.、喜马拉雅冷杉 *Abies spectabilis* (D. Don) Spach、红杉 *Larix potaninii* Batalin 等。《藏标》以"油松节 ཐང་ཤིང་ 仲象"之名收载了油松 *Pinus tabulaeformis* Carr. 和马尾松 *Pinus massoniana* Lamb.。《晶珠本草》在"树脂类药物"中另记载有治腹泻、潮气湿毒病之药物"ཐང་ཆུ"（唐茶合）。也有文献认为"唐茶合"即为油松 *Pinus tabulaeformis* Carr. 的树脂。（参见"红杉""马尾松""乔松""高山松""鳞皮冷杉""长叶云杉"条）

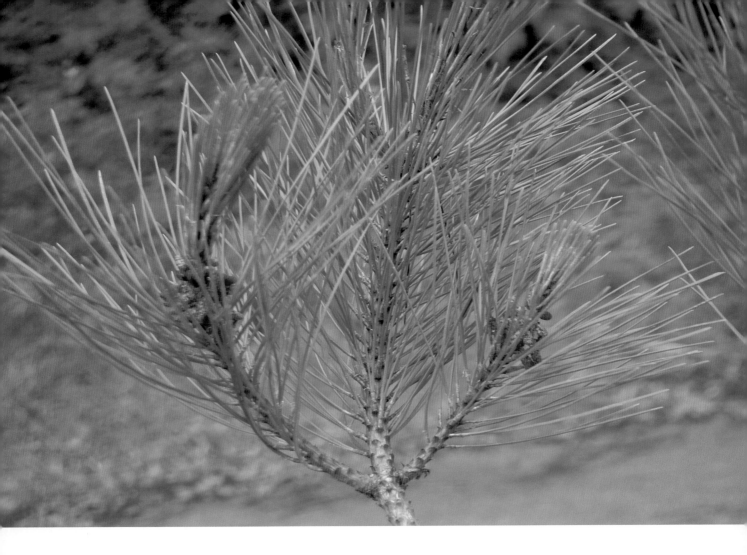

高山松
Pinus densata Mast.

松科（Pinaceae） | 松属（*Pinus*）

形态

乔木，高达 30m，胸径达 1.3m；树干下部树皮暗灰褐色，深裂成厚块片，上部树皮红色，裂成薄片脱落；一年生枝粗壮，黄褐色，有光泽，无毛，二、三年生枝枝皮逐渐脱落，内皮红色；冬芽卵状圆锥形或圆柱形，先端尖，微被树脂，芽鳞栗褐色，披针形，先端彼此散开，边缘白色丝状。针叶 2 针一束，稀 3 针一束或 2 针、3 针并存，粗硬，长 6 ~ 15cm，直径 1.2 ~ 1.5mm，微扭曲，两面有气孔线，边缘锯齿锐利；横切面半圆形或扇状三角形，二型皮下层，第 1 层细胞连续排列，第 2 层细胞不连续排列，稀有第 3 层细胞，树脂道 3 ~ 7（~ 10），边生，稀角部的树脂道中生；叶鞘初呈淡褐色，老时呈暗灰褐色或黑褐色。球果卵圆形，长 5 ~ 6cm，直径约 4cm，有短梗，熟时栗褐色，常向下弯垂；中部种鳞卵状矩圆形，长约 2.5cm，宽 1.3cm，鳞盾肥厚隆起，微反曲或不反曲，横脊显著，鳞脐四周辐射状的纵横纹亦较明显，鳞脐凸起，多有明显的刺状尖头；种子淡灰褐色，椭圆状卵圆形，微扁，长 4 ~ 6mm，宽 3 ~ 4mm，种翅淡紫色，长约 2cm。花期 5 月，果熟期翌年 10 月。

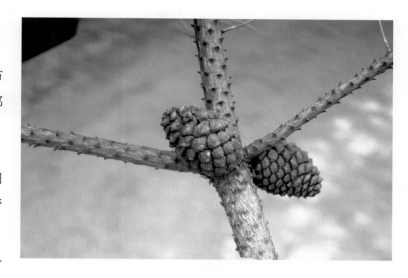

▌ 分布 ▌

我国西部高山地区特有树种。分布于四川西部、青海南部、西藏东部及云南西北部高山地区。

▌ 生境 ▌

生长于海拔 2600 ~ 3500m 的向阳山坡上或河流两岸，在高海拔地带（海拔 3000m 以上）常组成单纯林，在较低海拔地带（海拔 3000m 以下）多与云南松、华山松混生。

▌ 药材名 ▌

唐兴（ཐང་ཤིང་）。

▌ 药用部位 ▌

树脂、果实、种子、松节木。

▌ 功能与主治 ▌

树脂：消炎，通淋；用于肾炎，淋病。果实（熬膏）：托引脓水，干黄水；用于关节积黄水，疮疡流脓，咽喉疾病，肺部疾病。种子：理气散寒；用于发痧气痛，胸腹冷痛，小肠疝气。松节木：用于风寒湿痹，关节积黄水，"隆"病，"培根"病，寒性水肿，虫病。

▌ 用量与用法 ▌

配方或单用，内服或外用。

附 注

　　藏医药用的松、杉等类植物种类较多，其药用部位也有树脂、果实、种子、茎枝木材等的不同。《晶珠本草》在"树木类药物"的"树干类药物"中记载有"ཐ哦ལ་ཤིང"（仲兴），在"树脂类药物"中分别记载有"ཐང་ཁྲག"（唐茶合）、"ནགས་མའི་ཐང་ཁྲག"（纳合玛树脂）等。现代文献记载的上述各药物的基原包括松科冷杉属（*Abies*）、云杉属（*Picea*）、落叶松属（*Larix*）、松属（*Pinus*），柏科柏木属（*Cupressus*），以及蔷薇科杏属（*Armeniaca*）和桃属（*Amygdalus*）等科属的多种植物，且不同种类的相同部位常作同一药物使用。据文献记载，高山松 *Pinus densata* Mast. 为"唐兴"的基原之一，此外，同属华山松 *Pinus armandi* Franch. 等多种植物也作"唐兴"使用，且各植物的不同部位分别称不同名称并作不同药物使用。（参见"鳞皮冷杉""红杉""华山松"条）

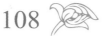

马尾松
Pinus massoniana Lamb.

| 松科（Pinaceae） | 松属（*Pinus*） |

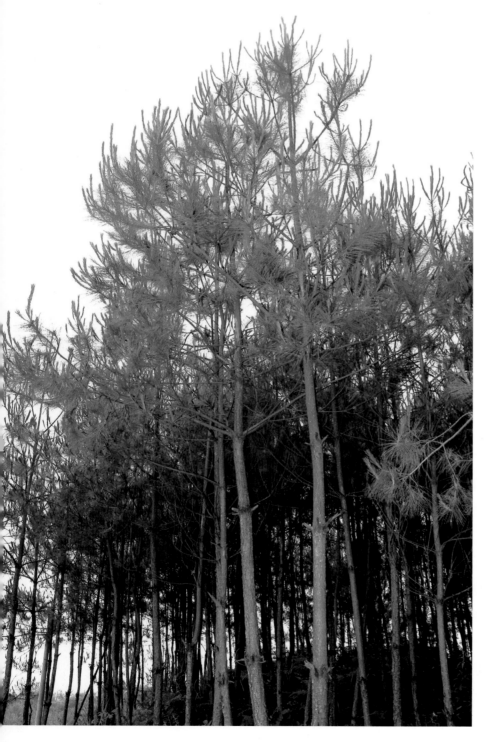

▎形态 ▎

乔木，高达 45m，胸径 1.5m。树皮红褐色，下部灰褐色，裂成不规则的鳞状块片；枝平展或斜展，树冠宽塔形或伞形，枝条每年生长 1 轮，但在广东南部则通常生长 2 轮，淡黄褐色，无白粉，稀有白粉，无毛；冬芽卵状圆柱形或圆柱形，褐色，先端尖，芽鳞边缘丝状，先端尖或成渐尖的长尖头，微反曲。针叶 2 针 1 束，稀 3 针 1 束，长 12 ~ 20cm，细柔，微扭曲，两面有气孔线，边缘有细锯齿；横切面皮下层细胞单型，第 1 层细胞连续排列，第 2 层由个别细胞断续排列而成，树脂道 4 ~ 8，在背面边生，或腹面也有 2 边生；叶鞘初呈褐色，后渐变成灰褐色，宿存。雄球花淡红褐色，圆柱形，弯曲，长 1 ~ 1.5cm，聚生于新枝下部苞腋，穗状，长 6 ~ 15cm；雌球花单生或 2 ~ 4 聚生于新枝近先端，淡紫红色，一年生小球果圆球形或卵圆形，直径约 2cm，褐色或紫褐色，上部珠鳞的鳞脐具向上直立的短刺，下部珠鳞的鳞脐平钝无刺。球果卵圆形或圆锥状卵圆形，长 4 ~ 7cm，直径 2.5 ~ 4cm，有短梗，下垂，成熟前绿色，熟时栗褐色，陆续脱落；中部种鳞近矩圆状倒卵形，或近长方形，长约 3cm；鳞盾菱形，微隆起或平，横脊微明显，鳞脐微凹，无刺，生于干燥环境者常具极短的刺；种子长卵圆形，长 4 ~ 6mm，连翅长 2 ~ 2.7cm；子叶 5 ~ 8，长 1.2 ~ 2.4mm；初生叶条形，长 2.5 ~ 3.6cm，叶缘具疏生刺毛状锯齿。花期 4 ~ 5 月，球果翌年 10 ~ 12 月成熟。

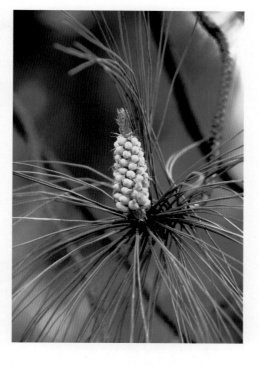

分布

分布于我国长江中下游各省区，西可至四川中部大相岭东坡，华东、华中、华北等。越南北部有该种的人工林，南非好望角等有引种。

生境

生长于海拔可达 1500m 的山坡林地。各地作为人工林有大量栽培。

药材名

准兴、仲象、松兴（ སྲེན་ཤིང་། ）。

药用部位

节木（分枝处木材），果实，树脂。

功能与主治

节木：祛风，燥湿；用于风寒湿痹，关节积黄水，"隆"与"培根"并发症。果实：祛痰，止咳；用于咽喉疾病，肺部疾病。树脂：祛风湿，排脓生肌。用于风寒湿痹，疮疖溃烂，关节积黄水，扭伤。

用量与用法

9 ~ 15g（节木）。配方或单用。

附 注

《四部医典》等均记载有" སྲེན་ཤིང་། "（准兴），《晶珠本草》将其归于"树干类药物"，言其为治"培隆"并病、寒性黄水病之药物。现代文献记载的"准兴"的基原包括多种松杉类植物，多以油松 *Pinus tabulaeformis* Carr. 或华山松 *P. armandi* Franch.、乔松 *P. griffithii* McClelland 为正品，其他为代用品或类同品 [" སྲེན་ཤིང་དམར་པོ །"（准兴蒽）]，马尾松 *P. massoniana* Lamb. 也为其基原之一。《藏标》以"油松节 སྲེན་ཤིང་། / 仲象"之名收载了油松 *P. tabulaeformis* Carr. 和马尾松 *P. massoniana* Lamb.，规定以其分枝处的木材入药。《四川藏标》以"鲜松叶"之名收载了马尾松 *P. massoniana* Lamb. 的鲜叶，功能祛风湿、杀虫止痒、活血安神，应系借鉴中医的用法。（参见"油松"条）

侧柏

Platycladus orientalis (Linn.) Franco

柏科（Cupressaceae） | 侧柏属（*Platycladus*）

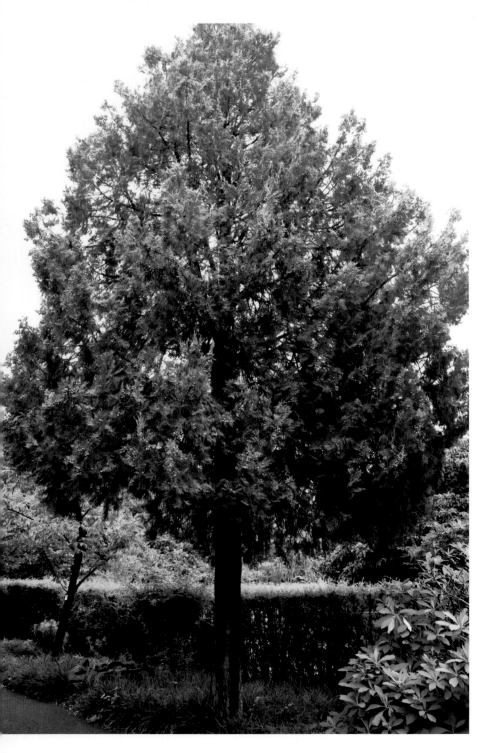

▌形态▐

乔木，高超过 20m，胸径 1m。树皮薄，浅灰褐色，纵裂成条片；枝条向上伸展或斜展，幼树树冠卵状尖塔形，老树树冠广圆形；生鳞叶的小枝细，向上直展或斜展，扁平，排成一平面。叶鳞形，长 1～3mm，先端微钝，小枝中央叶的露出部分呈倒卵状菱形或斜方形，背面中间有条状腺槽，两侧叶船形，先端微内曲，背部有钝脊，尖头的下方有腺点。雄球花黄色，卵圆形，长约 2mm；雌球花近球形，直径约 2mm，蓝绿色，被白粉。球果近卵圆形，长 1.5～2（～2.5）cm，成熟前近肉质，蓝绿色，被白粉，成熟后木质，开裂，红褐色；中间 2 对种鳞倒卵形或椭圆形，鳞背先端的下方有一向外弯曲的尖头，上部 1 对种鳞窄长，近柱状，先端有向上的尖头，下部 1 对种鳞极小，长达 13mm，稀退化而不显著；种子卵圆形或近椭圆形，先端微尖，灰褐色或紫褐色，长 6～8mm，稍有棱

脊，无翅或有极窄的翅。花期 3 ～ 4 月，球果
10 月成熟。

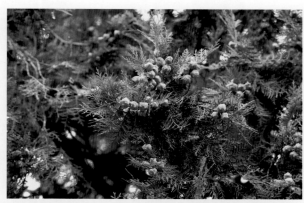

▌ 分布 ▌

分布于我国内蒙古南部、吉林、辽宁、山东、
河北、河南、山西、陕西、甘肃、四川、重庆、
云南、贵州、湖北、湖南、江西、安徽、江苏、
浙江、福建，西藏德庆地区、达孜有栽培。朝
鲜也有分布。

▌ 生境 ▌

生长于海拔 250 ～ 3300m 的山地、河谷、石灰
岩山坡、阳地、平原。各地多有栽培。

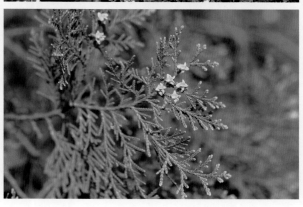

▌ 药材名 ▌

秀巴、徐巴（ གྲུག་པ ），热秀（ ར་གྲུག ）。

▌ 药用部位 ▌

枝叶、果实。

▌ 功能与主治 ▌

解热，利肺、肝、胆。用于肾、脾病，尿涩，膀胱炎，关节炎，月经不调。

▌ 用量与用法 ▌

3 ～ 9g。（《藏标》）

1 ～ 1.5g。（《中华本草·藏药卷》）

附 注

　　《蓝琉璃》《晶珠本草》等中记载有"གྲུག་པ"（秀巴，又名"代瓦德如""甲秀"）和"གྲུག་པ་ཚེ་ཅན"（秀巴次坚），言其又分为多种，各种的功能与主治相似，且各种均为治风湿、痛风并利肺、肝、胆之药物。"གྲུག་པ"（秀巴）为多种柏类药材的总称。现藏医使用的柏类药材品种主要分为"刺柏叶"["གྲུག་ཚེར"（秀才）]和"圆柏叶"["གྲུག་རིས"（秀日）、"གྲུག་པ"（秀巴）]，文献记载的两者的基原主要包括刺柏属（*Juniperus*）、圆柏属（*Sabina*）、侧柏属（*Platycladus*）["ར་གྲུག"（热秀）]的多种植物，但两者的基原存在交叉，且药材名称也不尽一致。有不同文献记载，侧柏 *P. orientalis* (Linn.) Franco 为"秀巴"或"热秀"的基原之一。《部标藏药》附录中收载"圆柏 /གྲུག་པ/ 秀巴"的基原为圆柏 *S. chinensis* (L.) Ant.、祁连圆柏 *S. przewalskii* Kom.；《藏标》以"圆柏 /གྲུག་པ་ཚེ་ཅན/ 秀巴次坚"之名收载了曲枝圆柏 *S. recurva* (Buch.-Hamilt.) Ant.（垂枝柏）、祁连圆柏 *S. przewalskii* Kom.，其功能、主治与"秀巴"也不尽一致。（参见"刺柏""圆柏""大果圆柏""祁连圆柏""方枝柏""香柏"条）

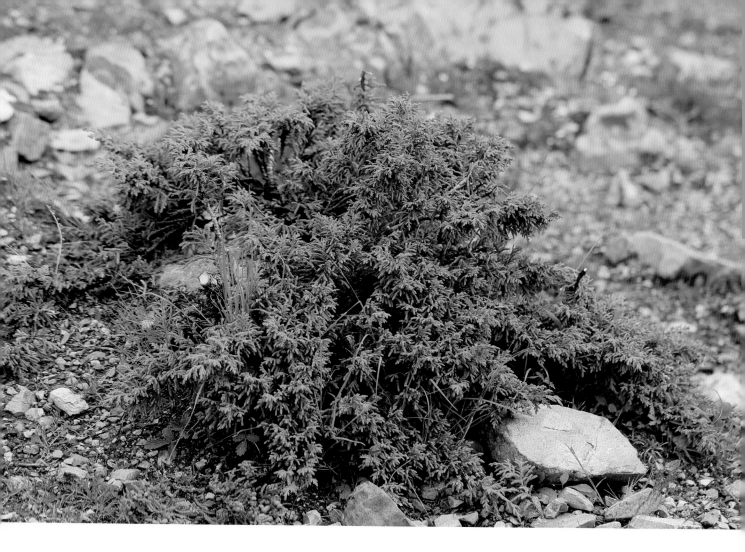

香柏

Sabina pingii (Cheng ex Ferré) Cheng et W. T. Wang var. *wilsonii* (Rehd.) Cheng et L. K. Fu

| 柏科（Cupressaceae） | 圆柏属（*Sabina*） |

▍形态 ▍

匍匐灌木或灌木，枝条直伸或斜展，枝梢常向下俯垂，若成乔木则枝条不下垂。下部的枝条近平展；小枝常呈弧状弯曲，枝皮灰紫褐色，裂成不规则薄片脱落；生叶的小枝呈柱状六棱形，通常较细，直或呈弧状弯曲。叶常为刺形，3叶交叉轮生，排列紧密；或有较短、较窄的刺叶；或兼有生叶小枝，呈四棱形，呈鳞状刺形的短刺叶及鳞叶在枝上交叉对生、排列紧密；叶微曲或幼树之叶较直，下面叶的先端瓦覆于上面叶的基部，长 3 ~ 4mm，先端急尖或近渐尖，有刺状尖头，上（腹）面凹，有白粉，无绿色中脉，背脊明显或微明显，沿脊无纵槽，叶基部或中下部有腺点和腺槽或无。雄球花椭圆形或卵圆形，长 3 ~ 4mm。球果卵圆形或近球形，长 7 ~ 9mm，熟时黑色，有光泽，有 1 种子；种子卵圆形或近球形，具明显的树脂槽，先端钝尖，基部圆，长 5 ~ 7mm。

▍分布 ▍

分布于我国湖北、陕西南部、甘肃南部、四川（康定）、云南、西藏。

█ 生境 █

生长于海拔 2600 ~ 4900m 的高山地带。在四川西部及西藏南部海拔 3000 ~ 4900m 的地带常组成茂密的高山单纯灌丛，或与高山栎类、小叶杜鹃等混生。

█ 药材名 █

秀巴、徐巴（ཤུག་པ།），秀日（ཤུག་རིལ།），秀巴次坚、秀巴才尖（ཤུག་པ་ཚེར་ཅན།），拉秀琼哇（རྒྱ་ཤུག་ཆུང་བ།）。

█ 药用部位 █

带叶嫩枝、果实。

█ 功能与主治 █

带叶嫩枝：清肝热、胆热、肺热，祛湿，利尿；用于肝热，胆热，肺热，风湿性关节炎，肾炎，淋病，月经不调，炭疽病。果实：清肾热，愈疮，利胆；用于肝胆病，肾病，膀胱病，淋病，脾病，痛风。

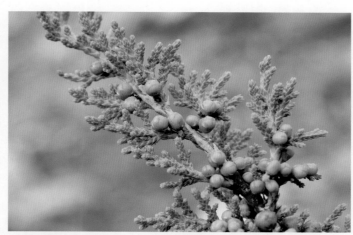

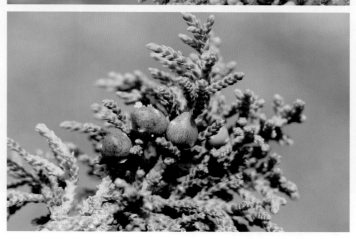

█ 用量与用法 █

带叶嫩枝：3 ~ 9g。

附 注

据《蓝琉璃》《晶珠本草》记载，藏医药用柏类药材 ["ཤུག་རིལ།"（秀惹）] 分为 "རྒྱ་ཤུག"（加秀）、"ལྭ་ཤུག" [拉秀，"རི་བ་དན།"（代瓦德如）] 和 "ཤུག་ཆེར" [秀才，"ཤུག་པ་ཚེར་ཅན།"（秀巴才尖）的略称]3 类。据现代文献记载，现藏医使用的柏类植物的药材名统称为 "ཤུག་རིལ།"（秀惹）或 "ཤུག་པ།"（秀巴），主要分为以枝叶入药的 "刺柏叶" ["ཤུག་ཆེར"（秀才）] 和 "圆柏叶（或球果）" ["ཤུག་རིལ།"（秀日）、"ཤུག་པ།"（秀巴）] 两大类，以及以果实（球果）入药的 "圆柏果"（巴珠木），这些药物的基原主要有刺柏属（*Juniperus*）、圆柏属（*Sabina*）、侧柏属 [*Platycladus*，"ར་ཤུག"（热秀）] 植物，但不同文献记载的各种药物的基原有交叉，且药材名称和功能、主治也不尽一致。据不同文献记载，香柏 *S. pingii* (Cheng ex Ferré) Cheng ex W. T. Wang var. *wilsonii* (Rehd.) Cheng et L. K. Fu 为 "秀巴次坚" 或 "秀巴" 的基原之一。（参见 "刺柏" "祁连圆柏" "大果圆柏" 条）

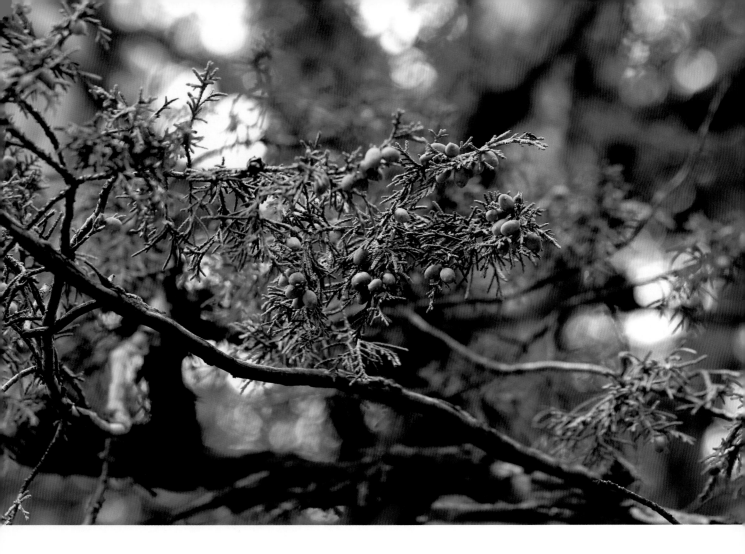

方枝柏

Sabina saltuaria (Rehd. et Wils.) Cheng et W. T. Wang

| 柏科（Cupressaceae） | 圆柏属（*Sabina*） |

▌形态 ▌

乔木，高达 15m，胸径达 1m。树皮灰褐色，裂成薄片状脱落；枝条平展或向上斜展，树冠尖塔形；小枝四棱形，通常稍呈弧状弯曲，直径 1 ～ 1.2mm。鳞叶深绿色，2 回分枝上的叶交叉对生，呈 4 列，排列紧密，菱状卵形，长 1 ～ 2mm，先端钝尖或微钝，微向内曲，背面微圆或上部有钝脊，腺体位于中下部或近基部，阔圆形或卵形，微凹下，不明显；1 回分枝上的叶为 3 叶交叉轮生，先端急尖或渐尖，长 2 ～ 4mm，背面腺体较窄长；幼树之叶 3 叶交叉轮生，刺形，长 4.5 ～ 6mm，上部渐窄成锐尖头，上面凹下，微被白粉，下面有纵脊。雌雄同株，雄球花近圆球形，长约 2mm，雄蕊 2 ～ 5 对，药隔宽卵形。球果直立或斜展，卵圆形或近圆球形，长 5 ～ 8mm，熟时黑色或蓝黑色，无白粉，有光泽，苞鳞分离部分的尖头圆；种子 1，卵圆形，上部稍扁，两端钝尖或基部圆，长 4 ～ 6mm，直径 3 ～ 5mm。

分布

我国特有种。分布于甘肃南部（洮河流域、白龙江流域）、四川（岷江上游、大渡河流域、青衣江流域、雅砻江流域及稻城、松潘）、西藏东部、云南西北部。

生境

生长于海拔 2400 ~ 4300m 的山地。

药材名

秀巴、甲秀、徐巴（ཤུག་པ），秀日（ཤུག་རིལ），秀巴次坚（ཤུག་པ་ཚེར་ཅན）。

药用部位

带叶嫩枝、果实、树脂。

功能与主治

带叶嫩枝：清肝热、胆热、肺热，祛湿，利尿；用于肝热，胆热，肺热，风湿性关节炎，肾炎，淋病，月经不调，炭疽病。果实：清肾热，愈疮，利胆；用于肝胆病，肾病，膀胱病，淋病，脾病，痛风。树脂：干黄水，愈疮；用于疮疡久溃不愈。

用量与用法

带叶嫩枝：3 ~ 9g。

附 注

《晶珠本草》分别记载有"ཤུག་པ"（秀巴）和"ཤུག་པ་ཚེར་ཅན"（秀巴次坚），言其各有多种，各种的功能与主治相似，均为治风湿、痛风，且利肺、肝、胆之药物。"ཤུག་པ"（秀巴）为多种柏的总称。文献记载的"秀巴"的基原主要为刺柏属（*Juniperus*）、圆柏属（*Sabina*）、侧柏属（*Platycladus*）[又称"ར་ཤུག"（热秀）]的多种植物，现藏医使用的柏类植物的药材品种主要为"刺柏叶"["ཤུག་ཚེར"（秀才）]和"圆柏叶"["ཤུག་རིལ"（秀日）、"ཤུག་པ"（秀巴）]，但不同文献记载的该 2 类药材的基原有交叉，且药材名称也不尽一致。方枝柏 *S. saltuaria* (Rehd. et Wils.) Cheng et W. T. 为"圆柏叶"的基原之一。（参见"刺柏""香柏""祁连圆柏""大果圆柏"条）

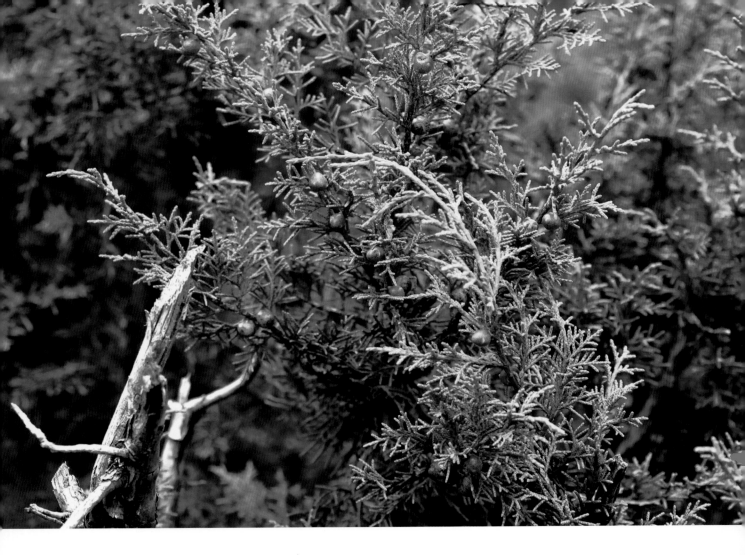

滇藏方枝柏

Sabina wallichiana (Hook. f. et Thoms.) Kom.

柏科（Cupressaceae）　　　　　圆柏属（*Sabina*）

▎ 形态 ▎

灌木，高 1 ~ 2m，常呈匍匐状，稀为乔木。枝条灰褐色，裂成不规则薄片脱落；一年生枝的 1
回分枝直径约 2mm，近圆柱形，其上的鳞叶 3 叶交叉轮生，宽卵形或菱状卵形，先端尖或钝，稍
内弯，长约 2.5mm，下（背）面中部或中下部有腺体，排列紧密，有时上部较疏松；2 回及 3 回
分枝密，四棱形，通常微呈弧状弯曲，有时直径 1 ~ 1.2mm，其上的鳞叶交叉对生，排列紧密，
菱状卵形，先端钝或微尖，稍内弯，长 1.2 ~ 1.8mm，背面上部有钝脊或背脊不明显，下部或中
部有窄椭圆形、矩圆状条形或卵形凹下的腺体；刺叶仅出现于幼树上，3 叶交叉轮生，斜展，长
4 ~ 7mm，上面淡灰绿色，中下部有隆起的中脉，下面有钝脊，先端有渐尖的刺状尖头。雌雄异
株，雄球花近圆球形或卵圆形，长 1.5 ~ 2mm，雄蕊 3 ~ 5 对，花药 2 ~ 3，药隔近圆形。球果
生于多少弯曲或直而不曲的小枝先端，近圆球形或卵圆形，长 6 ~ 9mm，直径 5 ~ 7mm，成熟
时黑褐色，有 1 种子，稀有 2 种子；种子卵圆形或锥状球形，稍扁，先端钝或有短钝尖头，基部圆，

长 5 ～ 6mm，直径约 4mm，有不明显的纵脊，侧面具浅槽纹。

▌ 分布 ▌

分布于我国西藏南部及东部、云南西北部。印度、尼泊尔、不丹也有分布。

▌ 生境 ▌

生长于海拔 3000 ～ 5200m 的地区。

▌ 药材名 ▌

巴珠木、巴重（ས་འབྲུམ），秀巴、徐巴（ཤུག་པ），甲秀、加徐（རྒྱ་ཤུག），秀日（ཤུག་རིལ），秀巴次坚、秀巴超见、秀巴才尖、徐巴才尖（ཤུག་པ་ཚེར་ཅན）。

▌ 药用部位 ▌

球果（巴珠木）、枝叶（秀日）、树脂。

▌ 功能与主治 ▌

球果：收敛"赤巴"，愈疮，干黄水；用于"赤巴"病，痔疮，黄水病。枝叶：清肝热、胆热、肺热，祛湿，利尿；用于肝热病，胆热，肺热，风湿性关节炎，肾炎，淋病，月经不调，炭疽病。树脂：干黄水，愈疮；用于疮疡久溃不愈。

▌ 用量与用法 ▌

2 ～ 5g。内服煎汤，或入丸、散剂。

附 注

《四部医典》记载有"ས་འབྲུམ"（巴珠木）。《晶珠本草》在"树木类药物"中记载"'རྒྱ་ཤུག'['རྒྱ་ཤུག'（加秀）]为柏之总名，柏分多种"；其在"果实类药物"中记载有"ས་འབྲུམ"（巴珠木）和"རྒྱ་ཤུག་འབྲས་བུ"[甲秀摘吾，也有文献记载其为"ཤུག་པ"（秀巴）或"ཤུག་རིལ"（秀日）]，言前者为治痔疮、胆汁扩散症之药物，后者为解热、利肺、治疗痛风症及肝胆热之药物；在"树叶类药物"中记载有"ཤུག་པ་ཚེར་ཅན"[秀巴次坚，又名"རྒྱ་ཤུག་པ"（加徐巴）、"ཤུག་པ"（秀巴）]，言其为清肾热、治疗疮之药物。"ཤུག་པ"（秀巴）为多种柏的总称。现代文献记载的现藏医药用的来源于柏类植物的药材统称为"ཤུག་རིགས"（秀惹）或"ཤུག་པ"（秀巴），主要分为以枝叶入药的"刺柏叶"["ཤུག་ཚེར"（秀才）]、"圆柏叶"["ཤུག་རིལ"（秀日）、"ཤུག་པ"（秀巴）]以及以果实（球果）入药的"巴珠木"。文献记载的上述药物的基原主要包括刺柏属（*Juniperus*）、圆柏属（*Sabina*）、侧柏属（*Platycladus*）["ར་ཤུག"（热秀）]的多种植物，但各种药材的基原有交叉，且不同植物的相同部位（球果、枝叶）常作同一药材使用，药材名也不尽一致。《西藏藏标》以"ས་འབྲུམ/ 巴重 / 滇藏方枝柏"之名收载了滇藏方枝柏 *S. wallichiana* (Hook. f. et Thoms.) Kom.，规定以其果实（球果）入药。也有文献记载滇藏方枝柏 *S. wallichiana* (Hook. f. et Thoms.) Kom. 为"ཤུག་རིལ（秀日）"或"ཤུག་པ་ཚེར་ཅན"（秀巴次坚）的基原之一；藏医也常以刺柏 *J. formosana* Hayata 的球果作"巴珠木"的代用品。（参见"方枝柏""香柏""祁连圆柏""大果圆柏"条）

大果圆柏

Sabina tibetica Kom.

柏科（Cupressaceae）　　　圆柏属（*Sabina*）

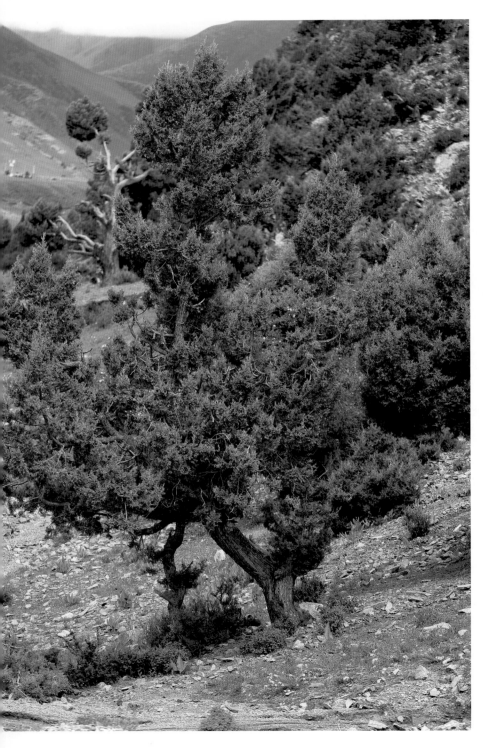

▌ 形态 ▐

乔木，高达30m，稀呈灌木状。枝条较密或较疏，树冠绿色、淡黄绿色或灰绿色；树皮灰褐色或淡褐灰色，裂成不规则薄片而脱落；小枝直或微呈弧状，分枝不密，1回分枝圆柱形，直径约2mm，2回及3回分枝近圆柱形或四棱形，直径1~2mm。鳞叶绿色或黄绿色，稀微被蜡粉，交叉对生，稀3叶交叉轮生，排列较疏或紧密，长1~3mm，先端钝或钝尖，背面拱圆或上部有钝脊，腺体明显，位于叶背中部，条状椭圆形或条形，干后微凹成槽，有时腺槽从基上部至中上部或几达先端；刺叶常生于幼树上，或在树龄不大的树上与鳞叶并存，3叶交叉轮生，条状披针形，斜展或开展，长4~8mm，上面凹，有白粉，中脉明显或中下部明显，下面拱凸，沿脊有细纵槽。雌雄异株或同株；雄球花近球形，长2~3mm，雄蕊3对，花药2~3，药隔近圆形。球果卵圆形或近圆球形，成熟前绿色或有黑色小斑点，成熟时红褐色、褐色至黑色或紫黑色，长 9 ~ 16mm，直径 7 ~ 13mm，内有 1 种子；种子卵圆形，稀倒卵圆形或近圆形，微扁，长 7 ~ 11mm，直径 7 ~ 9mm，基部圆，常有凸起的短钝尖，稀微渐窄，先端钝或钝尖，两侧或中上部有 2 ~ 3 钝纵脊，或两侧有凸起，表面具 4 ~ 8 较深的树脂槽。

分布

我国特有树种。分布于甘肃南部（岷山一带、白龙江流域），四川北部、西北部和西部，青海南部，西藏南部和东部。

生境

生长于海拔 2800 ~ 4600m 的林中，散生或组成纯林。

药材名

秀巴、徐巴（ཤུག་པ།），秀日（ཤུག་རིས།），加秀、甲秀、加徐（རྒྱ་ཤུག），秀巴次坚、秀巴才尖（ཤུག་པ་ཚེར་ཅན།）。

药用部位

带叶嫩枝、果实。

功能与主治

枝叶：清肝热、胆热、肺热，祛湿，利尿；用于肝热、胆热、肺热，风湿性关节炎，肾炎，淋病，月经不调，炭疽病。果实：清肾热，愈疮，利胆；用于肝胆病，肾病，膀胱病，淋病，脾病，痛风。

用量与用法

枝叶：3 ~ 9g。

附 注

《四部医典》中记载有解肾热、治炭疽之药物 "ཤུག་པ་ཚེར་ཅན།"（秀巴才尖）。《蓝琉璃》《晶珠本草》记载 "ཤུག་རིགས།"（秀惹，柏类）分为 "རྒྱ་ཤུག"（加秀）、"ལྭ་ཤུག" [拉秀，又称 "དྭ་བ་དུ་ར།"（代瓦德如）] 和 "ཤུག་ཚེར" [秀才，"ཤུག་པ་ཚེར་ཅན།"（秀巴才尖）的略称]3 类。《晶珠本草》在 "树木类药物" 的 "树叶类药物" 中记载 "ཤུག་པ་ཚེར་ཅན།"（秀巴次坚）为治肾热症及疔毒疮之药物，言其分为圆叶刺柏、酸叶刺柏和短叶刺柏 3 种，并言三者功效相同。现藏医使用的柏类植物的药材统称为 "ཤུག་རིགས།"（秀惹）或 "ཤུག་པ།"（秀巴），其药材包括以枝叶入药的 "刺柏叶" ["ཤུག་ཚེར"（秀才）] 和 "圆柏叶" ["ཤུག་རིས།"（秀日）、"ཤུག་པ།"（秀巴）]，以及以球果入药的 "ཤ་འབྲུག"（巴珠木）。现代文献记载的 "秀巴" 类的基原主要包括刺柏属（*Juniperus*）、圆柏属（*Sabina*）、侧柏属（*Platycladus*）[又称 "ར་ཤུག"（热秀）] 的多种植物，但不同文献记载的各种药材的基原有交叉，且药材名称也不尽一致。大果圆柏 *S. tibetica* Kom. 为 "圆柏叶"（秀巴、秀日、甲秀）的基原之一。（参见 "刺柏" "祁连圆柏" "香柏" 条）

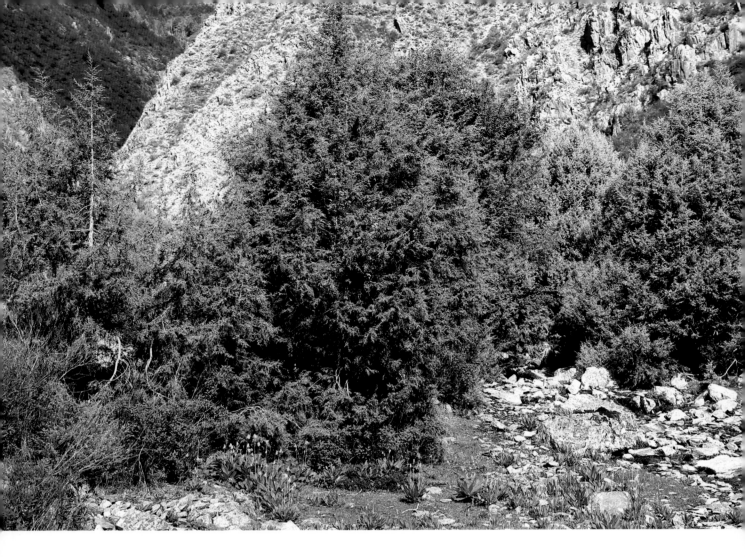

密枝圆柏

Sabina convallium (Rehd. et Wils.) Cheng et W. T. Wang

柏科（Cupressaceae） | 圆柏属（*Sabina*）

▌ 形态 ▌

乔木，高达 20m。分枝密，树冠密，灰绿色。枝条直或开展，多分枝，枝皮灰褐色，裂成不规则的片状脱落；小枝近弧形或直，下垂，生鳞叶的一年生枝具多数分枝，1 回及 2 回分枝细直，稍向上展，近圆柱状，直径约 1mm，其上的鳞叶交叉对生，稀 3 叶交叉轮生，排列紧密；3 回分枝直或微弯，开展，圆柱形或微呈四棱形，间或呈四棱形，其上的鳞叶交叉对生，排列紧密，长 1 ~ 1.5mm，先端微钝或微尖，微向内曲，背面拱圆或上部有不明显的钝脊，腺体明显，微凹，矩圆形、窄椭圆形或近条形，稀卵形，位于叶背中部，干时腺槽通常明显，常从近基部伸至中上部或几达先端。刺叶仅生于幼树上，3 叶交叉轮生或交叉对生，斜展，上面凹，下面有不明显的纵脊，长 3 ~ 8mm，先端刺尖。雌雄异株或同株，雄球花卵圆形或近球形，长 1.5 ~ 2.5mm，雄蕊通常 5 对，花药 3 ~ 4，药隔宽卵形，先端圆。球果锥状卵圆形或圆球形，生于通常弯曲（稀直而不曲）的小枝先端，长 6 ~ 8（~ 10）mm，直径 5 ~ 8mm，熟时红褐色或暗褐色，无白粉，稍有光泽，有 1 种子；种子锥状球形，直径 5 ~ 6mm，上端有 2 棱脊，先端钝尖或尖，基部圆，有树脂槽。

▌ 分布 ▌

我国特有种。分布于四川岷江上游与大渡河上游以西、西藏东部怒江流域以东地区。

▌ 生境 ▌

生长于海拔 2500 ~ 3700m 的高山地带，常在向阳山坡形成小片纯林，或散生于山谷中。

▌ 药材名 ▌

秀日（ཤུག་རིལ）。

▌ 药用部位 ▌

带叶嫩枝、果实、树脂。

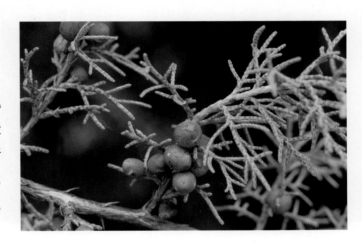

▌ 功能与主治 ▌

枝叶（带叶嫩枝）：清肝热、胆热、肺热，
祛湿，利尿；用于肝热、胆热、肺热，风
湿性关节炎，肾炎，淋病，月经不调，炭
疽病。果实：清肾热，愈疮，利胆；用于
肝胆病，肾病，膀胱病，淋病，脾病，痛风。
树脂：干黄水，愈疮；用于疮疡久溃不愈。

▌ 用量与用法 ▌

3 ~ 9g。

附 注

　　《蓝琉璃》记载"ཤུག་རིགས"（秀葱）有 3 种。《晶珠本草》在"树木类药物"中记载："'ཇ་ཤུག'（加秀）为柏之总名，柏分多种"；并在"果实类药物"中记载有"སྦྲ་འབྲས"（巴珠木）和"ཇ་ཤུག་འབྲས་བུ"（甲秀摘吾），言前者为治痔疮、胆汁扩散症之药物，后者为开闭解热、利肺肝胆病并治痛风症之药物；在"树叶类药物"中记载有"ཤུག་པ་ཚེར་ཅན"（秀巴次坚），言其为治肾热症、疔毒疮之药物。现代文献记载，现藏医使用的柏类植物的药材统称为"秀葱"或"ཤུག་པ"（秀巴），且不同植物的相同部位常作同一药材的基原，其中以枝叶入药的有"ཤུག་ཚེར"（秀才，刺柏叶）和"ཤུག་རིལ"（秀日，圆柏叶）2 类，以球果入药的称"巴珠木"。文献记载的上述各种药材（不同药用部位）的基原主要有刺柏属（*Juniperus*）、圆柏属（*Sabina*）、侧柏属（*Platycladus*）[又称"ར་ཤུག"（热秀）] 的多种植物，但各种药材的基原有交叉，且药材名称也不尽一致。《部标藏药》在附录中分别收载了"刺柏/ཤུག་ཚེར/ 秀才"(刺柏 *Juniperus formosana* Hayata、杜松 *J. rigida* Sieb. et Zucc.)和"圆柏/ཤུག་པ/ 秀巴"[圆柏 *Sabina chinensis* (L.) Ant.、祁连圆柏 *S. przewalskii* Kom.]。据文献记载，密枝圆柏 *S. convallium* (Rehd. et Wils.) Cheng et W. T. Wang 为"ཤུག་རིལ"（秀日）的基原之一。（参见"刺柏""圆柏""方枝柏""香柏"等条）

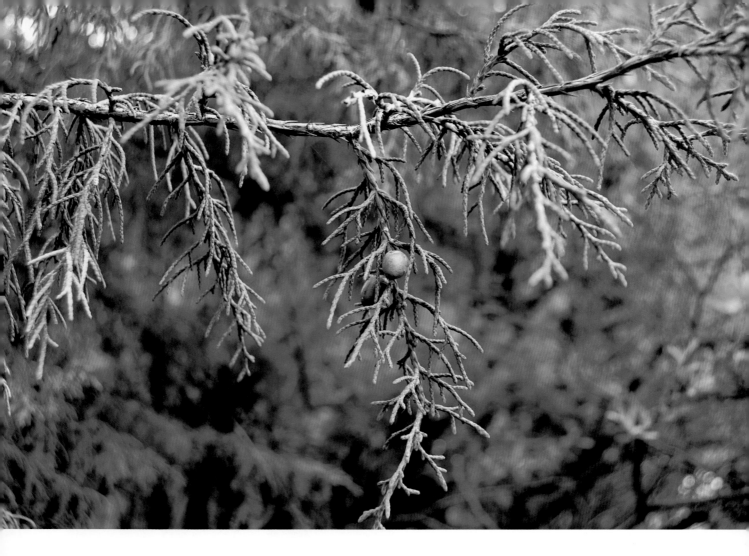

塔枝圆柏

Sabina komarovii (Florin) Cheng et W. T. Wang

| 柏科（Cupressaceae） | 圆柏属（*Sabina*） |

▌ 形态 ▌

小乔木，高 3 ~ 10m。树皮褐灰色或灰色，纵裂成条片脱落；树冠密，蓝绿色；枝条下垂，枝皮灰褐色，裂成不规则薄片脱落；小枝圆或近方形，直径 1 ~ 1.5mm，一年生枝的 2 回分枝排列较疏松，与 1 回分枝常成 45° 角或成锐角向上伸展，稍直或微成弧状弯曲，3 回分枝在 2 回分枝上也有由下向上逐渐变短的趋势。鳞形叶呈卵状三角形，少为宽披针形，交互对生，间或顶生小枝之叶 3 枚交互轮生，排列较紧密或较疏松，长 1.5 ~ 3.5（~ 6）mm，微内曲，先端钝尖或微尖，腹面凹，背面圆或上部有钝脊，基部或近基部有椭圆形或卵形腺体，有时腺槽达中下部。雌雄同株，雄球花卵圆形或圆球形，长 2 ~ 2.5mm，雄蕊通常 5 对，花药 2 ~ 3，药隔近圆形。球果成熟前绿色，微被白粉，熟时黄褐色至紫蓝色，干时变成黑色，有光泽，卵圆形或近圆球形，直立，长 6 ~ 9（~ 12）mm，有 1 种子；种子卵圆形或倒卵圆形，长 6 ~ 8mm，有深凹或细浅的树脂槽，两侧或上部具钝脊。

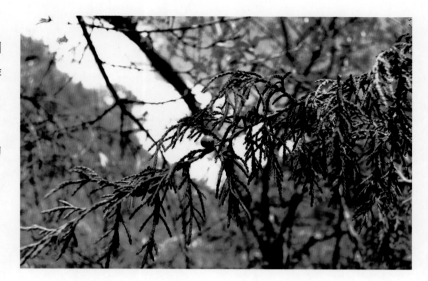

分布

我国特有数种。分布于我国四
川岷江上游流域、大渡河上游
流域、大小金川及梭磨河流域。

生境

生长于海拔 3200 ~ 4000m 的
高山地带。

药材名

秀日（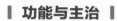），秀巴（ གྲུག་པ ）。

药用部位

带叶嫩枝、果实、树脂。

功能与主治

带叶嫩枝：清肝热、胆热、肺热，祛湿，利尿；用于肝热、胆热、肺热，风湿性关节炎，肾炎，淋病，
月经不调，炭疽病。果实：清肾热，愈疮，利胆；用于肝胆病，肾病，膀胱病，淋病，脾病，痛风。
树脂：干黄水，愈疮；用于疮疡久溃不愈。

用量与用法

3 ~ 9g（《藏标》）。

1 ~ 1.5g（《中华本草·藏药卷》）。

附注

　　《晶珠本草》中记载有"གྲུག་པ"[秀巴，又称"དེ་བ་དུ་ར"（代瓦德如）]和"གྲུག་པ་ཚེར་ཅན"（秀巴次坚），
言两者各有多种，各种的功能与主治相似，为治风湿、痛风、肺病、肝、胆病之药物。"གྲུག་པ"（秀巴）
为多种柏的总称。现藏医使用的柏类植物的药材品种主要分为"刺柏叶"["གྲུག་ཚེར"（秀才）]和"圆
柏叶"["གྲུག་རིལ"（秀日）、"གྲུག་པ"（秀巴）]2 类，文献记载的基原主要有刺柏属（*Juniperus*）、
圆柏属（*Sabina*）、侧柏属（*Platycladus*）[药材也称"ར་གྲུག"（热秀）]的多种植物，但 2 种药材
的基原有交叉，其药材名称也不尽一致。《部标藏药》附录中以"圆柏 /གྲུག་པ/ 秀巴"之名收载了圆
柏 *Sabina chinensis* (L.) Ant.、祁连圆柏 *S. przewalskii* Kom. 的带叶和果的短枝。文献记载塔枝圆柏 *S.
komarovii* (Florin) Cheng et W. T. Wang 为"秀巴"或"秀日"的基原之一。（参见"刺柏""圆柏"、
"祁连圆柏""方枝柏""香柏"条）

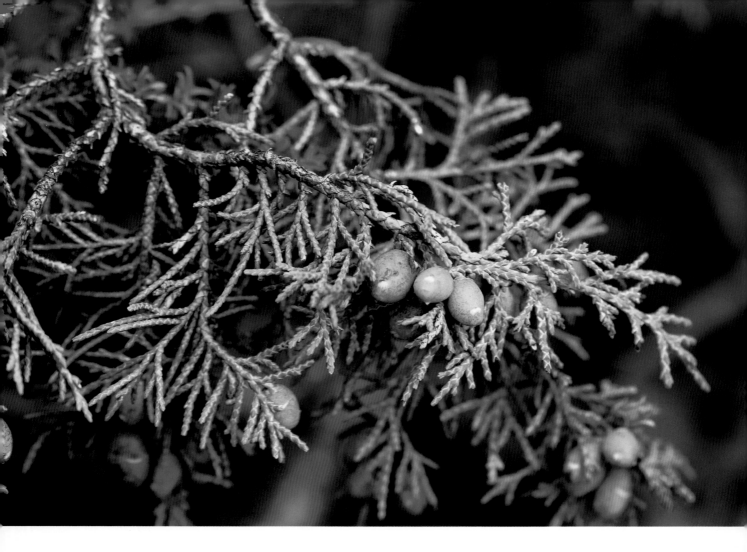

祁连圆柏

Sabina przewalskii Kom.

| 柏科（Cupressaceae） | 圆柏属（*Sabina*） |

▌形态 ▌

乔木，高达 12m，稀灌木状。树干直或略扭，树皮灰色或灰褐色，裂成条片脱落；枝条开展或直伸，枝皮裂成不规则的薄片脱落；小枝不下垂，一年生枝的一回分枝圆，直径约 2mm，二回分枝较密，近等长，方圆形或四棱形，直径 1.2 ~ 1.5mm，微呈弧状弯曲或直。叶有刺叶与鳞叶，幼树之叶通常全为刺叶，壮龄树上兼有刺叶与鳞叶，大树或老树则几全为鳞叶；鳞叶交互对生，排列较疏或较密，菱状卵形，长 1.2 ~ 3mm，上部渐狭或微圆，先端尖或微钝、微向外展或向内靠覆，背面多少被蜡粉，稀无蜡粉，腺体位于叶背基部或近基部，圆形、卵圆形或椭圆形；刺叶 3 交互轮生，多少开展，长 4 ~ 7mm，三角状披针形，上面凹，有白粉带，中脉隆起，下面拱圆或上部具钝脊，先端成角质锐尖。雌雄同株，雄球花卵圆形，长约 2.5mm，雄蕊 5 对，花药 3。球果卵圆形或近圆球形，长 8 ~ 13mm，成熟前绿色，微具白粉，成熟后蓝褐色、蓝黑色或黑色，微有光泽，有种子 1；种子扁方圆形或近圆形，稀卵圆形，两端钝，长 7 ~ 9.5mm，直径 6 ~ 10mm，具或深或浅的树脂槽，两侧有明显而凸起的棱脊，间或仅上部之脊较明显。

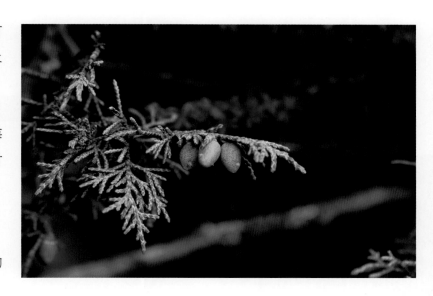

分布

我国特有种。分布于我国青海（东部、东北部及北部）、甘肃（河西走廊一带及南部）、四川北部（松潘）。

生境

生长于海拔 2600 ~ 4000m 的阳坡。

药材名

秀巴、徐巴（ གུག་པ། ），秀日（ གུག་རིལ། ），秀巴次坚（ གུག་པ་ཚེར་ཅན། ）。

药用部位

带叶嫩枝、果实。

功能与主治

解热，利肺、肝、胆。用于肾、脾病，尿涩，膀胱炎，关节炎，月经不调。

用量与用法

带叶嫩枝：3 ~ 9g。

附 注

《晶珠本草》记载柏分多种，圆叶刺柏、酸叶刺柏、短叶刺柏 3 者的功效相同，"གུག་པ།"为柏的总称。现藏医使用的柏类植物的药材品种主要分为"刺柏叶"["གུག་ཚེར།"（秀才)]和"圆柏叶"["གུག་རིལ།"（秀日）、"གུག་པ།"（秀巴)]，文献记载的基原主要有刺柏属（*Juniperus*）、圆柏属（*Sabina*）、侧柏属（*Platycladus*）植物，但不同文献记载的 2 种药材的名称、基原及功能主治不尽一致，2 者的基原也有交叉。各标准和文献中记载的"圆柏叶"的基原较为复杂，祁连圆柏 S. *przewalskii* Kom. 为其基原之一。《部标藏药》以"圆柏 /གུག་པ།/ 秀巴"之名，《藏标》以"圆柏 /གུག་པ་ཚེར་ཅན།/ 秀巴次坚"之名收载了祁连圆柏 S. *przewalskii* Kom.、圆柏 S. *chinensis* (L.) Ant. 和曲枝圆柏 S. *recurva* (Buch.-Hamilt.) Ant.。（参见"刺柏""大果圆柏""圆柏""塔枝圆柏"条）

刺柏

Juniperus formosana Hayata

柏科（Cupressaceae） | 刺柏属（*Juniperus*）

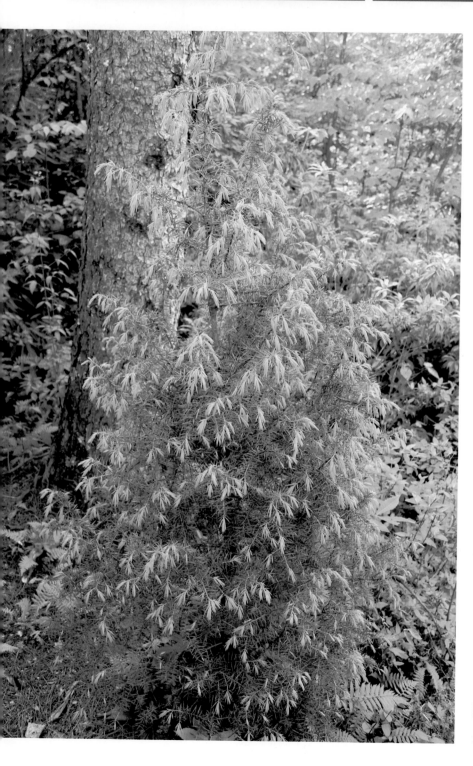

▌形态 ▌

乔木，高达 12m。树皮褐色，纵裂成长条薄片脱落；枝条斜展或直展，树冠塔形或圆柱形；小枝下垂，三棱形。叶 3 叶轮生，条状披针形或条状刺形，长 1.2 ～ 2cm，很少长达 32mm，宽 1.2 ～ 2mm，先端渐尖，具锐尖头，上面稍凹，中脉微隆起，绿色，两侧各有 1 白色气孔带，稀为紫色或淡绿色，气孔带较绿色边带稍宽，在叶先端汇合为 1，下面绿色，有光泽，具纵钝脊，横切面新月形。雄球花圆球形或椭圆形，长 4 ～ 6mm；药隔先端渐尖，背有纵脊。球果近球形或宽卵圆形，长 6 ～ 10mm，直径 6 ～ 9mm，成熟时淡红褐色，被白粉或白粉脱落，间或顶部微张开；种子半月形，具 3 ～ 4 棱脊，先端尖，近基部有 3 ～ 4 树脂槽。

▌分布 ▌

为我国特有种。分布于台湾至青藏高原地区。

▌生境 ▌

生长于海拔 200 ～ 3400m 的山

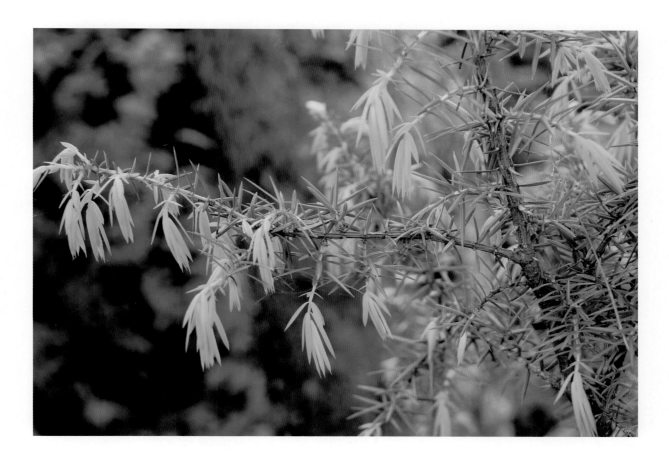

坡林中。

▌药材名 ▌

带叶嫩枝：秀才、秀才尔（ཤུག་ཚེར），秀巴才尖、徐巴才尖、秀巴次坚、秀巴刺兼（ཤུག་པ་ཚེར་ཅན）。

果实：甲秀摘吾（རྒྱ་ཤུག་འབྲས་ནུ），巴珠木、巴珠母（བྲ་འབྲུ）。叶浸膏：秀才砍扎、秀才侃扎

（ཤུག་ཚེར་ཁནྡ）。

▌药用部位 ▌

带叶嫩枝、果实。

▌功能与主治 ▌

清热解毒。用于"赤巴"病扩散，疔疮，炭疽，皮肤瘙痒，痔疮。

清热，益肾。用于肾热症，遗尿，积水，炭疽等。（《西藏藏标》）

▌用量与用法 ▌

带叶嫩枝、果实：2g；内服研末，或入丸、散剂。

刺柏叶膏：10 ~ 15g。

附 注

"ཤུག་པ་ཚེར་ཅན"（秀巴才尖）为《四部医典》记载的解肾热、治炭疽之药物。《蓝琉璃》记载

"ཤུག་རིགས།"（秀惹，柏类）分为 3 种，即"རྒྱ་ཤུག"（加秀）、"ལྷ་ཤུག"（拉秀）和"ཤུག་ཚེར།"[秀才，"ཤུག་པ་ཚེར་ཅན།"（秀巴才尖）的略称]。《四部医典系列挂图全集》第二十八图中有"秀巴才尖"附图（63 号图，汉译本译注名为"香桧"），该图所示植物为主干粗壮的树木，上部多分枝，难以确定其种类；第三十一图中有"དེ་བ་དྲུ།"（代瓦德如，40 号图，汉译本译注名为"刺柏"）和"རྒྱ་ཤུག"（加秀，41 号图，汉译本译注名为"柏"），2 图所示均似树木，难以确定其种类。《晶珠本草》汉译重译本将"ཤུག་པ་ཚེར་ཅན།"（秀巴才尖，译为"刺柏叶"）归于"树木类药物"的"树叶类药物"中，在该条下记载："'རྒྱ་ཤུག'['རྒྱ་ཤུག'（加秀）] 为柏之总名，柏分多种。圆叶刺柏、酸叶刺柏和短叶刺柏，三柏功效相同。"同时在"果实类药物"中记载有"བ་འཛིན།"（巴珠木，译为"高山柏籽"）和"རྒྱ་ཤུག་འབྲས་བུ།"（甲秀摘吾，译为"圆柏果"），并言"甲秀摘吾"分为"ལྭ་ཤུག"[露秀，绵柏，又分为大、中、小 3 种，其中大者称"དེ་བ་དྲུ།"（代瓦德如）] 和"ར་ཤུག"（热秀，刺柏）2 种。现代文献记载的现藏医使用的柏类植物的药物统称为"ཤུག་རིགས།"（秀惹）或"ཤུག་པ།"（秀巴），主要分为以枝叶入药的"刺柏叶"["ཤུག་ཚེར།"（秀才）] 和"圆柏叶"["ཤུག་རིགས།"（秀日），"ཤུག་པ།"（秀巴）]2 大类，以及以果实（球果）入药的"巴珠木"，这些药物的基原主要包括刺柏属（*Juniperus*）、圆柏属（*Sabina*）、侧柏属（*Platycladus*）[又称"ར་ཤུག"（热秀）] 植物，但不同文献记载的各种药物的基原有交叉，且药材名、功能与主治也不尽一致。《部标藏药》在附录中分别收载了"刺柏 / ཤུག་ཚེར།/ 秀才"（刺柏 *J. formosana* Hayata、杜松 *J. rigida* Sieb. et Zucc. 的带叶嫩枝和果实）和"圆柏 / ཤུག་པ།/ 秀巴"[圆柏 *S. chinensis* (L.) Ant.、祁连圆柏 *S. przewalskii* Kom. 的带叶和果的短枝]；《青海藏标》在附录中分别收载了"刺柏 /ཤུག་ཚེར།/ 秀才"和"刺柏叶膏 /ཤུག་ཚེར་ཁནྡ།/ 秀才侃扎"，两者的基原均为"刺柏 *J. formosana* Hayata、杜松 *J. rigida* Sieb. et Zucc. 及同属数种植物"；《西藏藏标》以"ཤུག་པ་ཚེར་ཅན།/ 秀巴刺兼"之名收载了高山柏 *S. squamata* (Buch.-Hamilt.) Ant.、刺柏 *J. formosana* Hayata，以"ཤུག་ཚེར་ཁནྡ།/ 秀才砍扎 / 刺柏叶膏"之名收载了由刺柏 *J. formosana* Hayata 的叶加工制成的膏（"砍扎"为膏之意）；《藏标》以"圆柏 /ཤུག་པ་ཚེར་ཅན།/ 秀巴次坚"之名收载了曲枝圆柏 *S. recurva* (Buch.-Hamilt.) Ant.（垂枝柏）、祁连圆柏 *S. przewalskii* Kom.。此外，文献记载的"刺柏叶"的基原尚有西伯利亚刺柏 *J. sibirica* Burgsd.、昆仑多子柏 *S. vulgaris* Ant. var. *jarkendensis* (Kom.) C. Y. Yang。（参见"祁连圆柏"等条）

《西藏藏标》以"བ་འཛིན།/ 巴重 / 滇藏方枝柏"之名收载了滇藏方枝柏 *S. wallichiana* (Hook. f. et Thoms.) Kom. 的果实（球果）。有文献记载，刺柏 *J. formosana* Hayata 的球果也常作其代用品。

膜果麻黄

Ephedra przewalskii Stapf

麻黄科（Ephedraceae）　　麻黄属（*Ephedra*）

▌ 形态 ▌

灌木，高 50 ～ 240cm。木质茎明显，为植株高度的 1/2 或更高，基部直径约 1cm 或更粗，茎皮灰黄色或灰白色，细纤维状，纵裂成窄椭圆形网眼；茎的上部具多数绿色分枝，老枝黄绿色，纵槽纹不甚明显，小枝绿色，2 ～ 3 枝生于节上，分枝基部再生小枝，形成假轮生状，每节常有假轮生小枝 9 ～ 20 或更多，小枝节间粗长，长 2.5 ～ 5cm，直径 2 ～ 3mm。叶通常 3 裂并有少数 2 裂混生，下部 1/2 ～ 2/3 合生，裂片三角形或长三角形，先端急尖或具渐尖的尖头。球花通常无梗，常多数密集成团状的复穗花序，对生或轮生于节上；雄球花淡褐色或褐黄色，近圆球形，直径 2 ～ 3mm，苞片 3 ～ 4 轮，每轮 3，稀 2 对生，膜质，黄色或淡黄绿色，中央有绿色草质肋，三角状宽卵形或宽倒卵形，仅基部合生，假花被宽扁而拱凸似蚌壳状，雄蕊 7 ～ 8，花丝大部合生，先端分离，花药有短梗；雌球花淡绿褐色或

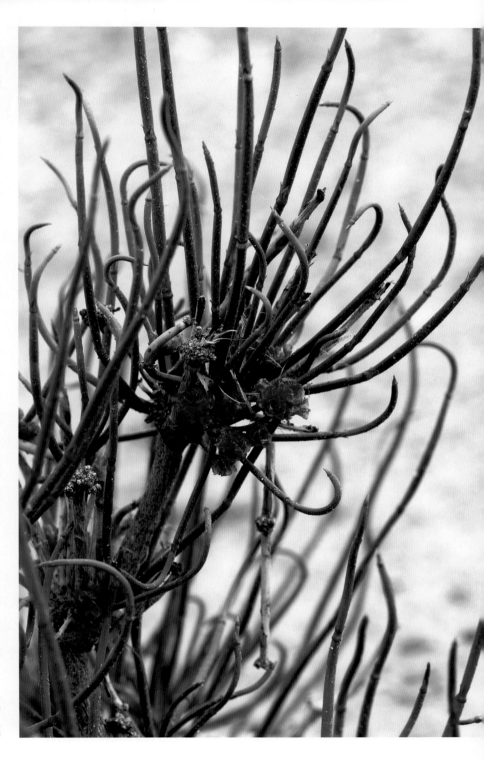

淡红褐色，近圆球形，直径 3 ～ 4mm，苞片 4 ～ 5 轮，每轮 3，稀 2 片对生，干燥膜质，仅中央有较厚的绿色部分，扁圆形或三角状扁卵形，几全部离生，基部窄缩成短柄状或具明显的爪，最上 1 轮或 1 对苞片各生 1 雌花，胚珠窄卵圆形，先端 1/4 处常窄缩成颈状，珠被管长 1.5 ～ 2mm，伸于苞片之外，直立、弯曲或卷曲，裂口约占全长的 1/2；雌球花成熟时苞片增大成干燥、

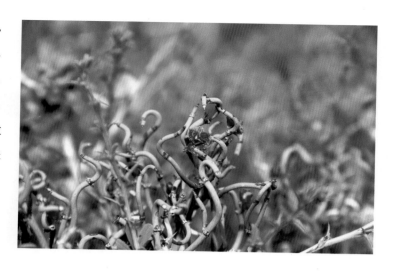

半透明的薄膜状，淡棕色。种子通常 3，稀 2，包于干燥膜质苞片内，暗褐红色，长卵圆形，长约 4mm，直径 2 ～ 2.5mm，先端细窄成尖突状，表面常有细密纵皱纹。

▌ 分布 ▌

分布于我国内蒙古、宁夏、甘肃北部、青海北部、新疆天山南北麓。蒙古也有分布。

▌ 生境 ▌

生长于干燥沙漠、干旱山麓、多砂石的盐碱地等。

▌ 药材名 ▌

策敦木（ མཚེ་ལྡུམ། ），才敦、才屯（ མཚེར་ལྡུམ། ）。

▌ 药用部位 ▌

地上部分、根。

▌ 功能与主治 ▌

解表，散寒，平喘，止咳，利水。用于风寒感冒，风寒咳嗽，气喘，水肿，支气管哮喘。

▌ 用量与用法 ▌

1.5 ～ 9g。内服煎汤，或入丸、散剂。

附 注

　　《四部医典》《宇妥本草》等均记载有"མཚེ་ལྡུམ།"（策敦木）；《晶珠本草》记载其按生境、有无果实分为岩生、坡生、坡生无果、水生 4 种。文献记载现藏医主要使用前 3 种"策敦木"，其基原包括多种麻黄属（*Ephedra*）植物，但通常并未区分品种而统称"策敦木"，膜果麻黄 *E. przewalskii* Stapf（曲枝麻黄）为其基原之一。（参见"藏麻黄""中麻黄""山岭麻黄""木贼"条）

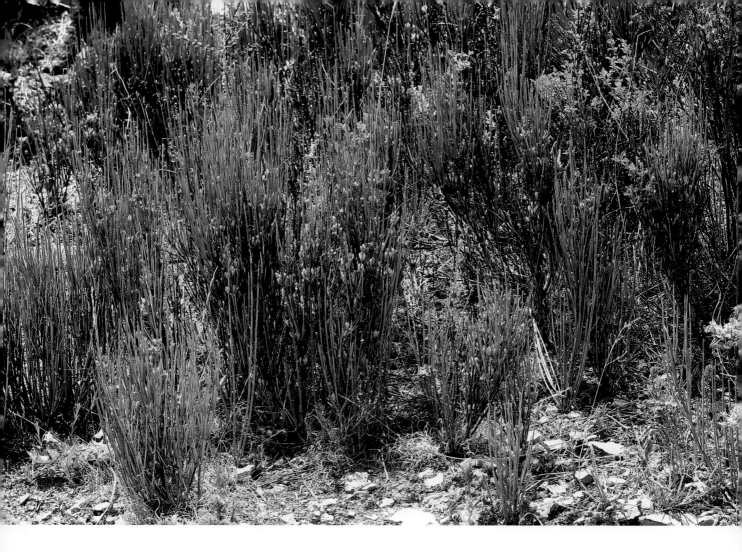

中麻黄

Ephedra intermedia Schrenk ex Mey.

麻黄科（Ephedraceae） 麻黄属（*Ephedra*）

▌ 形态 ▌

灌木，高 20 ~ 100cm。茎直立或匍匐斜上，粗壮，基部分枝多；绿色小枝常被白粉，呈灰绿色，直径 1 ~ 2mm，节间通常长 3 ~ 6cm，纵槽纹较细浅。叶 3 裂及 2 裂混见，下部约 2/3 合生成鞘状，上部裂片钝三角形或窄三角状披针形。雄球花通常无梗，数个密集于节上，呈团状，稀 2 ~ 3 对生或轮生于节上，具 5 ~ 7 对交叉对生或 5 ~ 7 轮（每轮 3）苞片，雄花有 5 ~ 8 雄蕊，花丝全部合生，花药无梗；雌球花 2 ~ 3 成簇，对生或轮生于节上，无梗或有短梗，苞片 3 ~ 5 轮（每轮 3）或 3 ~ 5 对交叉对生，通常仅基部合生，边缘常有明显膜质窄边，最上轮苞片有 2 ~ 3 雌花，雌花的珠被管长达 3mm，常呈螺旋状弯曲。雌球花成熟时肉质红色，椭圆形、卵圆形或矩圆状卵圆形，长 6 ~ 10mm，直径 5 ~ 8mm；种子包于肉质红色的苞片内，不外露，2 或 3，形状变异颇大，常呈卵圆形或长卵圆形，长 5 ~ 6mm，直径约 3mm。花期 5 ~ 6 月，种子 7 ~ 8 月成熟。

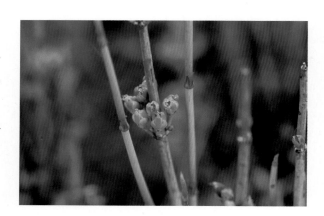

▍分布▍

分布于我国青海、甘肃、新疆、陕西、山西、河北、内蒙古、山东、辽宁等。阿富汗、伊朗等也有分布。

▍生境▍

生长于海拔2000m以下的干旱荒漠、沙滩和干旱的山坡、草坡等。

▍药材名▍

策敦木、才敦木、才敦、才屯（མཚེ་ལྡུམ།、མཚེར་ལྡུམ།）。

▍药用部位▍

地上部分、根。

▍功能与主治▍

清热解毒，止咳平喘，利尿消肿，止血。用于风寒感冒，胸闷喘咳，肝热、"赤巴"热、脾热等热症引起的疾病，血管破裂引起的出血症；麻黄灰粉外用于止血。

▍用量与用法▍

3～9g。内服煎汤，或入丸、散剂。外用适量，研粉撒布或调敷。

附 注

　　《四部医典》《宇妥本草》等均记载有"མཚེ་ལྡུམ།"（策敦木），言其为止血、清肝热之药物。《蓝琉璃》引《图鉴》（《生形比喻》）之记载言"'མཚེ'（才）类岩生，花红，瓣圆形"（注：应是指雌球花成熟后呈肉质、红色、类圆形），并言"无叶、茎圆、多节、绿色"，并将其分为有果["ལུག་མཚེ"（露才）]和无果["ར་མཚེ"（热才）]2类。《四部医典系列挂图全集》第二十九图中有无果和有果的2幅附图（49、50号图），其汉译本译注名为"两种藏麻黄"，其图略似麻黄的示意图。《晶珠本草》记载"མཚེ་ལྡུམ།"（策敦木）的根可止血，并治脾热症，言其按生境、有无果实的不同分为岩生["བྲག་མཚེ"（察才）]、坡生["སྤང་མཚེ"（榜才）]、坡生无果["ར་མཚེ"（热才）]、水生["ཆུ་མཚེ"（曲才）]4种，言各种"状皆如竹，有节，无叶，捣时有汁液"。现代文献记载，现藏医主要使用上述前3种，其基原主要包括多种麻黄属（Ephedra）植物，但并未区别品种使用，《藏标》以"麻黄/མཚེ་ལྡུམ།/策敦木"之名收载了草麻黄 *Ephedra sinica* Stapf、中麻黄 *Ephedra intermedia* Schrenk ex Mey.、木贼麻黄 *Ephedra equisetina* Bunge。《晶珠本草》汉译重译本认为，水生者（曲才）的基原为木贼科植物问荆 *Equisetum arvense* L.，其生境和形态与《晶珠本草》记载的"（水生者）生长在潮湿的河滩，比坡生无果麻黄光滑而软，茎三锥形（当是指'三棱形'）"较为相似；也有文献记载问荆 *Equisetum arvense* L.系主要用于眼疾的"ཨ་ཝ"（阿哇）的中品或下品的基原。（参见"藏麻黄""山岭麻黄""木贼麻黄""草麻黄""丽江麻黄""问荆"等条）

草麻黄

Ephedra sinica Stapf

麻黄科（Ephedraceae） | 麻黄属（*Ephedra*）

▌ 形态 ▌

草本状灌木，高 20 ~ 40cm。木质茎短或呈匍匐状，小枝直伸或微曲，表面细纵槽纹常不明显，节间长 2.5 ~ 5.5cm，多为 3 ~ 4cm，直径约 2mm。叶 2 裂，鞘占全长的 1/3 ~ 2/3，裂片锐三角形，先端急尖。雄球花多呈复穗状，常具总梗，苞片通常 4 对，雄蕊 7 ~ 8，花丝合生，稀先端稍分离；雌球花单生，在幼枝上顶生，在老枝上腋生，常在成熟过程中基部有梗抽出，使雌球花呈侧枝顶生状，卵圆形或矩圆状卵圆形，苞片 4 对，下部 3 对合生部分占 1/4 ~ 1/3，最上 1 对合生部分占 1/2 以上；雌花 2，胚珠的珠被管长 1mm 或稍长，直立或先端微弯，管口裂隙窄长，占全长的 1/4 ~ 1/2，裂口边缘不整齐，常被少数毛茸；雌球花成熟时肉质，红色，矩圆状卵圆形或近圆球形，长约 8mm，直径 6 ~ 7mm；种子通常 2，包于苞片内，不露出或与苞片等长，黑红色或灰褐色，三

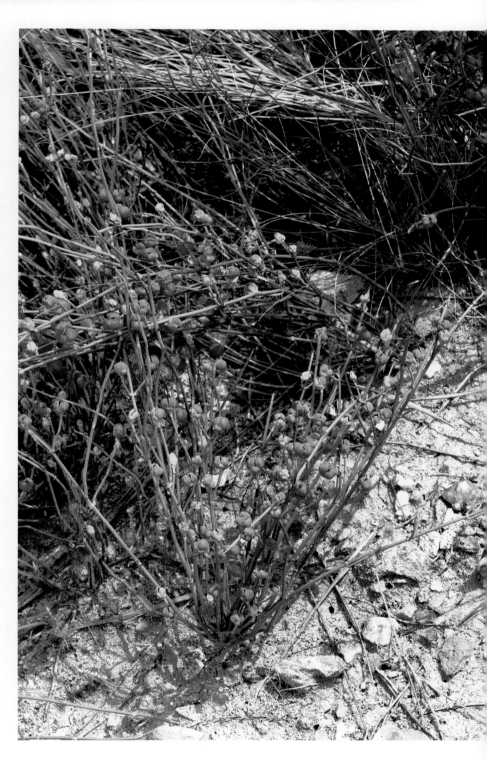

角状卵圆形或宽卵圆形，长 5 ~ 6mm，直径 2.5 ~ 3.5mm，表面具细皱纹，种脐明显，半圆形。花期 5 ~ 6 月，种子 8 ~ 9 月成熟。

▌分布 ▌

分布于我国辽宁、吉林、内蒙古、河北、山西、陕西、河南等。蒙古也有分布。

▌生境 ▌

生长于山坡、平原、干燥荒地、河床、草原等，常形成大面积的单纯群落。

▌药材名 ▌

策敦木、才敦木、才敦（᠄᠄᠄᠄），才敦、才屯（᠄᠄᠄᠄᠄᠄）。

▌药用部位 ▌

地上部分（草质茎）、根。

▌功能与主治 ▌

解表，散寒，平喘，止咳，利水。用于风寒感冒，风寒咳嗽，气喘，水肿，支气管哮喘。（《藏标》）

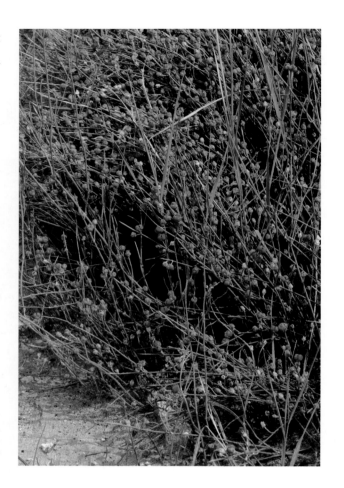

止血，清热，愈疮。用于紊乱热，瘟疫热，新旧热，肝脏热，肿瘤。（《四川藏标》）

▌用量与用法 ▌

1.5 ~ 9g。内服煎汤，或入丸、散剂。

附 注

　　《四部医典》《宇妥本草》等均记载有 "᠄᠄᠄᠄"（策敦木）；《晶珠本草》记载其按不同生境、有无果实可分为岩生、坡生、坡生无果、水生 4 种。据文献记载，现藏医主要使用前 3 种，即岩生、坡生和坡生无果者，其基原包括多种麻黄属（*Ephedra*）植物，但并未区分品种使用。《藏标》以 "麻黄 /᠄᠄᠄᠄/ 策敦木" 之名收载了草麻黄 *E. sinica* Stapf、中麻黄 *E. intermedia* Schrenk ex Mey.、木贼麻黄 *E. equisetina* Bunge，其功能、主治与中药麻黄相近；《四川藏标》以 "藏麻黄 /᠄᠄᠄᠄/ 扎才" 之名收载了藏麻黄 *E. saxatilis* Royle ex Florin，记载其功能、主治为 "止血，清热，愈疮。用于紊乱热，瘟疫热，新旧热，肝脏热，肿瘤。" 这与《藏标》收载的功能、主治有差异。（参见 "藏麻黄" "山岭麻黄" "木贼麻黄" "中麻黄" 等条）

木贼麻黄

Ephedra equisetina Bunge

麻黄科（Ephedraceae） | **麻黄属（*Ephedra*）**

▌ 形态 ▌

直立小灌木，高达 1m。木质
茎粗长，直立，稀部分匍匐状，
基部直径达 1 ~ 1.5cm，中部
茎枝一般直径 3 ~ 4mm；小枝
细，直径约 1mm，节间短，长
1 ~ 3.5cm，多为 1.5 ~ 2.5cm，
纵槽纹细浅不明显，常被白粉
呈蓝绿色或灰绿色。叶 2 裂，
长 1.5 ~ 2mm，褐色，大部分
合生，上部约 1/4 分离，裂片
短三角形，先端钝。雄球花单
生或 3 ~ 4 个集生于节上，无
梗或开花时有短梗，卵圆形或
窄卵圆形，长 3 ~ 4mm，宽
2 ~ 3mm，苞片 3 ~ 4 对，基
部约 1/3 合生，假花被近圆形，
雄蕊 6 ~ 8，花丝全部合生，
微外露，花药 2 室，稀 3 室；
雌球花常 2 对生于节上，窄卵
圆形或窄菱形，苞片 3 对，菱
形或卵状菱形，最上 1 对苞片
约 2/3 合生，雌花 1 ~ 2，珠
被管长达 2mm，稍弯曲，雌
球花成熟时肉质红色，长卵圆
形或卵圆形，长 8 ~ 10mm，
直径 4 ~ 5mm，具短梗。种
子通常 1，窄长卵圆形，长约

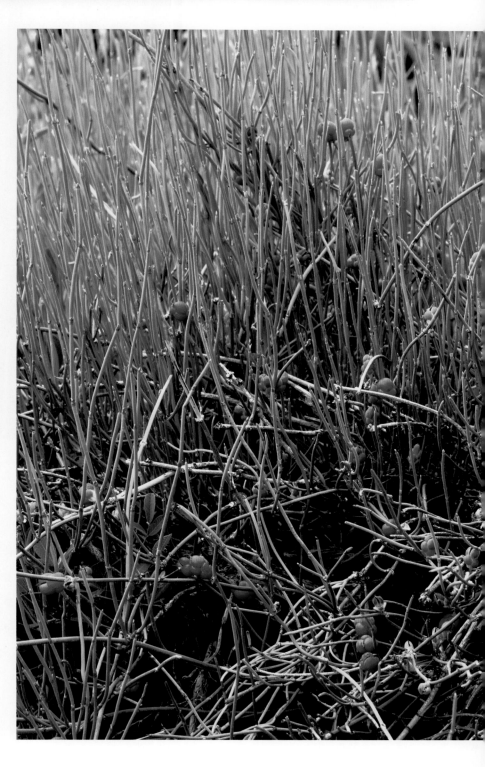

7mm，直径 2.5 ~ 3mm，先端窄缩成颈柱状，基部渐窄圆，具明显的点状种脐与种阜。花期 6 ~ 7 月，种子 8 ~ 9 月成熟。

▎ 分布 ▎

分布于我国河北、山西、内蒙古、陕西西部、甘肃、新疆等。蒙古也有分布。

▎ 生境 ▎

生长于干旱地区的山脊、山顶、岩壁上。

▎ 药材名 ▎

策敦木（མཚེ་ལྡུམ།），才敦、才屯（མཚེར་ལྡུམ།）。

▎ 药用部位 ▎

地上部分、根。

▎ 功能与主治 ▎

解表，散寒，平喘，止咳，利水。用于风寒感冒，风寒咳嗽，气喘，水肿，支气管哮喘。

▎ 用量与用法 ▎

1.5 ~ 9g。内服煎汤，或入丸、散剂。

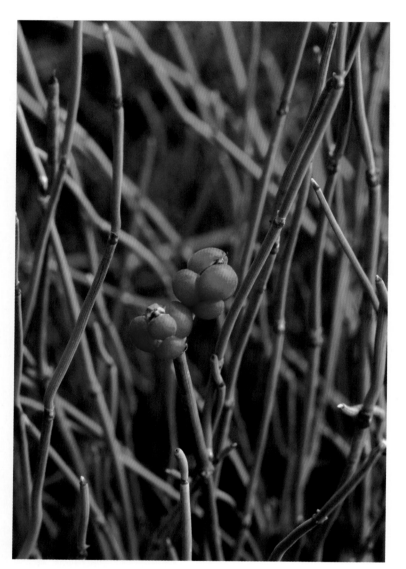

附 注

　　《四部医典》《宇妥本草》等均记载有"མཚེ་ལྡུམ།"（策敦木）；《晶珠本草》记载其按生境、有无果实分为岩生、坡生、坡生无果、水生 4 种。文献记载现藏医主要使用岩生、坡生、坡生无果 3 种"策敦木"，其基原包括多种麻黄属（Ephedra）植物，但使用时并未区分品种而统称"策敦木"。《藏标》以"麻黄 /མཚེ་ལྡུམ།/ 策敦木"之名收载了草麻黄 E. sinica Stapf、中麻黄 E. intermedia Schrenk ex Mey.、木贼麻黄 E. equisetina Bunge。（参见"藏麻黄""山岭麻黄""中麻黄""草麻黄"等条）

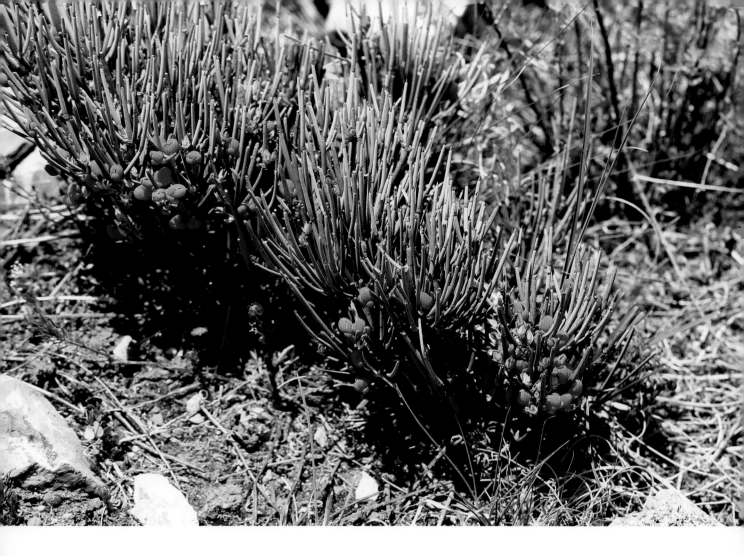

藏麻黄

Ephedra saxatilis Royle ex Florin

麻黄科（Ephedraceae）　　　　麻黄属（*Ephedra*）

▌ 形态 ▌

小灌木，高 20 ～ 60cm。茎直立，粗壮；茎皮灰褐色或灰黄色；绿色小枝密集于节上呈假轮生状，节间长 2 ～ 3cm，直径 1.5 ～ 3mm，纵槽纹明显。叶 2 裂，长约 3mm，下部约 1/2 合生，裂片宽三角形或三角状卵形，先端钝或圆，中央绿色部分窄、直，周围膜质，透明。雄球花对生于节上，常 2 ～ 3 组成复穗状，苞片（4 ～ ）5 ～ 6（ ～ 7）对，近圆形，膜质部分明显宽阔，雄花通常具 8 雄蕊，花丝全部合生，上部伸出苞片外，假花被倒卵圆形；雌球花对生于节上，通常单生，稀 2 ～ 3 组成复穗状，无梗或有短梗，苞片 2 ～ 3 对，基部 1/5 ～ 1/2 合生，雌花 2，稀 1，珠被管长约 0.5mm，直立；成熟雌球花浆果状，苞片肉质，红色。种子常露出苞片外，卵圆形，长约 6mm，直径约 3mm，灰黑色，被白粉，边缘常有棱肋。花期 7 月，种子 8 ～ 9 月成熟。

▌ 分布 ▌

分布于我国云南西北部、四川西南部、西藏东南部（林周、墨竹工卡）。

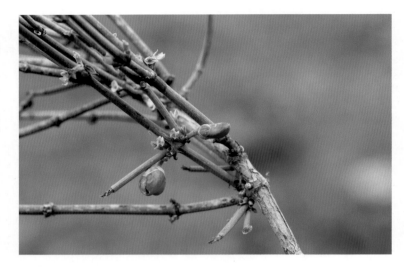

生境

生长于海拔 3000～4600m 的砂砾质山坡、草地、岩壁上。

药材名

策敦木（ མཚེ་ལྡུམ། ），才敦、才屯（ མཚེར་ལྡུམ། ），扎才（ བྲག་མཚེ། ）。

药用部位

地上部分（草质茎）、根。

功能与主治

止血，清热，愈疮。用于紊乱热，瘟疫热，新旧热，肝脏热，肿瘤。（《四川藏标》）

解表，散寒，平喘，止咳，利水。用于风寒感冒，风寒咳嗽，气喘，水肿，支气管哮喘。（《藏标》）

用量与用法

3～6g。内服煎汤，或入丸、散剂。

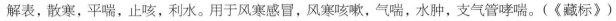

附 注

《四部医典》《宇妥本草》等均记载有"མཚེ་ལྡུམ།"（策敦木）；《晶珠本草》记载"策敦木"按不同生境、有无果实分为岩生、坡生、坡生无果、水生4种。《晶珠本草》汉译重译本认为岩生者的基原为木贼麻黄 *Ephedra equisetina* Bunge（注：原书记载为藏麻黄 *Ephedra cquisetina* Bge.，疑拉丁学名有误），坡生者的基原为山岭麻黄 *Ephedra gerardiana* Wall.，坡生无果者的基原为矮麻黄 *Ephedra minuta* Florin，水生者的基原为木贼科植物问荆 *Equisetum diffusum* D. Don（披散木贼）。现代文献记载的现藏医主要使用的是前3种，其基原包括麻黄属（*Ephedra*）多种植物，但并未区分品种使用。据文献记载，各地藏医所用的还包括麻黄属植物藏麻黄 *Ephedra saxatilis* Royle ex Florin、单子麻黄 *Ephedra monosperma* Gmel. ex Mey.、矮麻黄 *Ephedra minuta* Florin、异株矮麻黄 *Ephedra minuta* Florin var. *dioeca* C. Y. Cheng、山岭麻黄 *Ephedra gerardiana* Wall.、丽江麻黄 *Ephedra likiangensis* Florin、匍枝丽江麻黄 *Ephedra likiangensis* Florin f. *mairei* (Florin) C. Y. Cheng、曲枝麻黄 *Ephedra przewalskii* Stapf（膜果麻黄）。《藏标》以"麻黄 /མཚེ་ལྡུམ།/ 策敦木"之名收载了草麻黄 *Ephedra sinica* Stapf、中麻黄 *Ephedra intermedia* Schrenk ex Mey.、木贼麻黄 *Ephedra equisetina* Bunge，《四川藏标》以"藏麻黄 /བྲག་མཚེ།/ 扎才"之名收载了藏麻黄 *Ephedra saxatilis* Royle ex Florin，两者的功能与主治存在差异。麻黄多生于干旱之地，《晶珠本草》记载的"生于潮湿的河滩，茎三棱形"的"水生麻黄"并非麻黄属植物，现也未见作麻黄使用。（参见"中麻黄""山岭麻黄""单子麻黄""丽江麻黄"等条）

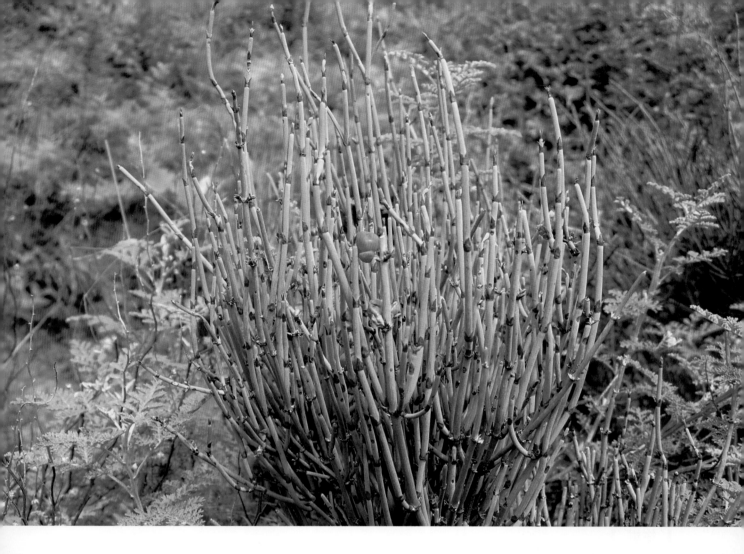

丽江麻黄

Ephedra likiangensis Florin

麻黄科（Ephedraceae） | 麻黄属（*Ephedra*）

▌ 形态 ▌

灌木，高 50 ～ 150cm。茎粗壮，直立；绿色小枝较粗，多直伸向上，稀稍平展，多呈轮生状，节间长 2 ～ 4cm，直径 1.5 ～ 2.5mm，纵槽纹粗深明显。叶 2 裂，稀 3 裂，下部 1/2 合生，裂片钝三角形或窄尖，稀较短钝。雄球花密生于节上成圆团状，无梗或有细短梗，苞片通常 4 ～ 5 对，稀 6 对，基部合生，假花被倒卵状矩圆形，雄蕊 5 ～ 8，花丝全部合生，微外露或不外露。雌球花常单个对生于节上，具短梗，苞片通常 3 对，下面 2 对的合生部分均不及 1/2，最上 1 对则大部合生，雌花 1 ～ 2，珠被管短直，长不及 1mm；雌球花成熟时宽椭圆形或近圆形，长 8 ～ 11mm，直径 6 ～ 10mm；苞片肉质红色，最上 1 对常大部分合生，分离部分约 1/5 或更少，雌球花成熟过程中基部常抽出长梗。最上 1 对苞片包围种子。种子 1 ～ 2，椭圆状卵圆形或披针状卵圆形，长 6 ～ 8mm，直径 2 ～ 4mm。花期 5 ～ 6 月，种子 7 ～ 9 月成熟。

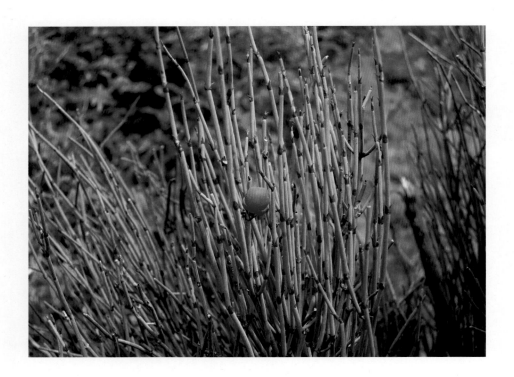

▌ 分布 ▌

分布于我国云南西北部（丽江）、四川西部及西南部（道孚）、西藏东部（林周）、贵州西部。

▌ 生境 ▌

生长于海拔 2400 ～ 4000m 的高山及亚高山地带、石灰岩山地上。

▌ 药材名 ▌

策敦木、才敦木（མཚེ་ལྡུམ），才敦、才屯（མཚེར་ལྡུམ）。

▌ 药用部位 ▌

地上部分（草质茎）、根。

▌ 功能与主治 ▌

解表，散寒，平喘，止咳，利水。用于风寒感冒，风寒咳嗽，气喘，水肿，支气管哮喘。（《藏标》）

▌ 用量与用法 ▌

1.5 ～ 9g。内服煎汤，或入丸、散剂。

附　注

　　《晶珠本草》记载 "མཚེ་ལྡུམ"（策敦木）按生境、有无果实分为岩生、坡生、坡生无果、水生 4 种。现代文献记载，现藏医主要使用前 3 种 "策敦木"，其基原包括多种麻黄属（*Ephedra*）植物，但多未区别岩生等不同品种而统称 "策敦木"，丽江麻黄 *E. likiangensis* Florin 为其基原之一。（参见 "藏麻黄" "山岭麻黄" "单子麻黄" 条）

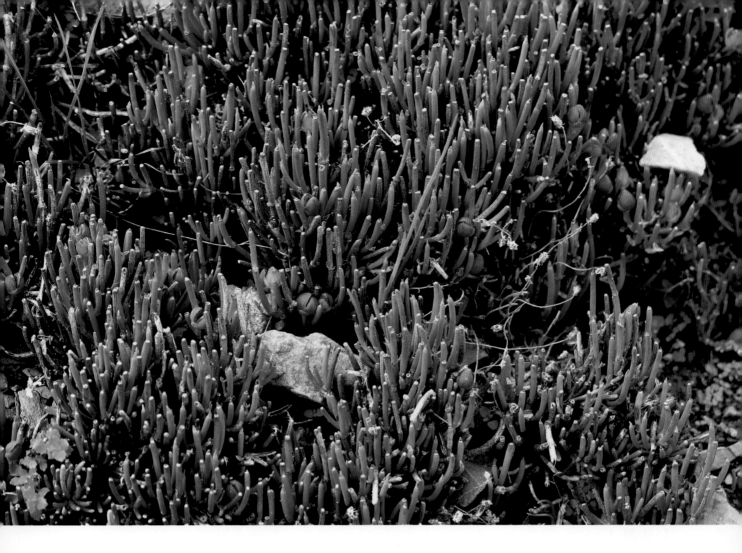

山岭麻黄

Ephedra gerardiana Wall.

麻黄科（Ephedraceae） 　　　麻黄属（*Ephedra*）

▍ 形态 ▍

矮小灌木，高 5 ～ 15cm。木质茎常横卧或倾斜，形如根茎，埋于土中，直径约 1cm，皮红褐色，纵裂成不规则的条状薄片剥落，每隔 5 ～ 10cm 生一植株，其木质茎仍呈根状，亦埋于土内，先端有少数短的分枝，伸出地面呈粗大节结状；地上小枝绿色，短，直伸向上，通常仅具 1 ～ 3 个节间，纵槽纹明显，节间长 1 ～ 1.5cm，稀长达 2cm，直径 1.5 ～ 2mm。叶二裂，长 2 ～ 3mm，下部约 2/3 合生，裂片三角形或扁圆形，幼时中央深绿色，后渐变成膜质浅褐色，开花时节上之叶常已干落。雄球花单生于小枝中部的节上，形较小，长 2 ～ 3mm，直径约 2mm，苞片 2 ～ 3（多为 2）对，雄花具雄蕊 8，花药细小，花丝全部合生，约 1/2 伸于假花被之外；雌球花单生，无梗或有梗，具 2 ～ 3 对苞片，苞片 1/4 ～ 1/3 合生，基部 1 对最小，菱形或略呈圆形，上部 1 对最大，窄椭圆形，雌花 1 ～ 2，珠被管短，长不及 1mm，裂口微斜。雌球花成熟时肉质，红色，近圆球形，长 5 ～ 7mm；种子 1 ～ 2，先端外露，矩圆形或倒卵状矩圆形，长 5 ～ 6mm，直径约

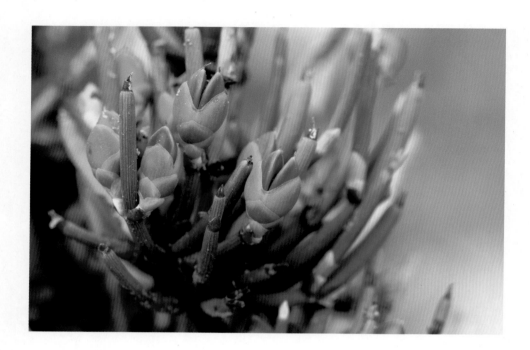

3mm。花期 7 月，种子 8 ~ 9 月成熟。

▌ 分布 ▌

分布于我国西藏各地。阿富汗、巴基斯坦、印度、尼泊尔也有分布。

▌ 生境 ▌

生长于海拔 3900 ~ 5000m 的干旱山坡。

▌ 药材名 ▌

策敦木（མཚེ་ལྡུམ།），才敦、才屯（མཚེར་ལྡུམ།）。

▌ 药用部位 ▌

地上部分（草质茎）、根。

▌ 功能与主治 ▌

解表，散寒，平喘，止咳，利水。用于风寒感冒，风寒咳嗽，气喘，水肿，支气管哮喘。

▌ 用量与用法 ▌

1.5 ~ 9g。内服煎汤，或入丸、散剂。

附 注

　　《四部医典》《宇妥本草》等中均记载有"མཚེ་ལྡུམ།"（策敦木）；《晶珠本草》记载按生境、有无果实的不同分为岩生、坡生、坡生无果、水生 4 种。文献记载现藏医使用的"策敦木"主要为前 3 种，其基原包括多种麻黄属（*Ephedra*）植物，但并未区别品种使用，山岭麻黄 *E. gerardiana* Wall. 为其基原之一，其他常用的有藏麻黄 *E. saxatilis* Royle ex Florin、单籽麻黄 *E. monosperma* Gmel. ex Mey.、矮麻黄 *E. minuta* Florin 等。（参见"藏麻黄""丽江麻黄""单子麻黄"条）

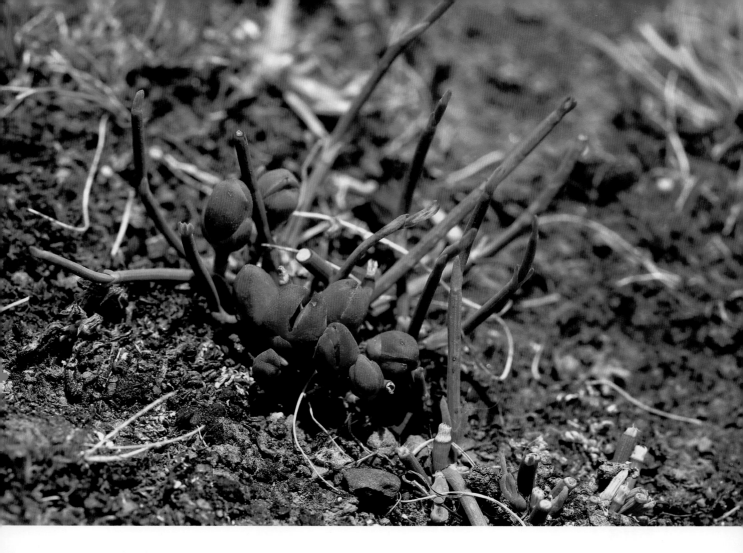

单子麻黄

Ephedra monosperma Gmel. ex Mey.

麻黄科（Ephedraceae）　　麻黄属（*Ephedra*）

▎形态 ▎

草本状矮小灌木，高 5 ~ 15cm。木质茎短小，长 1 ~ 5cm，多分枝，弯曲并有节结状突起，皮多呈褐红色；绿色小枝开展或稍开展，常微弯曲，节间细短，长 1 ~ 2cm，稀更长，直径约 1mm。叶 2 对生，膜质，鞘状，长 2 ~ 3mm，下部 1/3 ~ 1/2 合生，裂片短三角形，先端钝或尖。雄球花生于小枝上下各部，单生枝顶或对生节上，多呈复穗状，长 3 ~ 4mm，直径 2 ~ 4mm；苞片 3 ~ 4对，广圆形，中间绿色，两侧膜质，边缘较宽，合生部分近 1/2；假花被较苞片长，倒卵圆形；雄蕊 7 ~ 8，花丝完全合生。雌球花单生或对生节上，无梗；苞片 3 对，基部合生；雌花通常 1，稀 2；胚珠的珠被管较长而弯曲，稀较短、直；成熟时肉质、红色，微被白粉，卵圆形或矩圆状卵圆形，长 6 ~ 9mm，直径 5 ~ 8mm，　最上 1 对苞片约 1/2 分裂；种子外露，多为 1，三角状卵圆形或矩圆状卵圆形，长约 5mm，直径约 3mm，无光泽。花期 6 月，种子 8 月成熟。

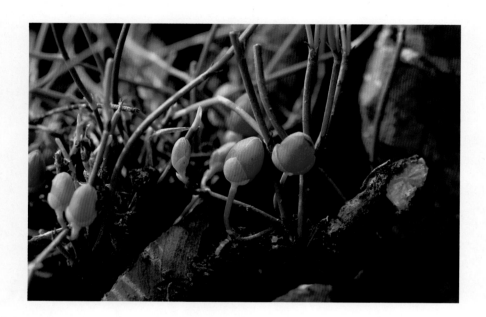

▌ 分布 ▌

分布于我国四川、西藏、青海（班玛）、甘肃、新疆、宁夏、山西、河北、内蒙古、黑龙江等。

▌ 生境 ▌

生长于海拔 1000 ～ 4000m 的山坡石缝、林木稀少的干燥地区。

▌ 药材名 ▌

策敦木、才敦木、才敦、才屯（ མཛེ་ལྡུམ། 、 མཛེར་ལྡུམ། ）。

▌ 药用部位 ▌

地上部分（草质茎）、根。

▌ 功能与主治 ▌

解表，散寒，平喘，止咳，利水。用于风寒感冒，风寒咳嗽，气喘，水肿，支气管哮喘。

▌ 用量与用法 ▌

1.5 ～ 9g。内服煎汤，或入丸、散剂。

附 注

《晶珠本草》记载 "མཛེ་ལྡུམ།"（策敦木）按不同生境、有无果实分为岩生、坡生、坡生无果、水生 4 种。文献记载现藏医主要使用前 3 种药材，其基原包括麻黄属（*Ephedra*）多种植物，但多未区分品种而统称为 "策敦木"，单子麻黄 *E. monosperma* Gmel. ex Mey. 为其基原之一。（参见 "藏麻黄" "山岭麻黄" "丽江麻黄" 条）

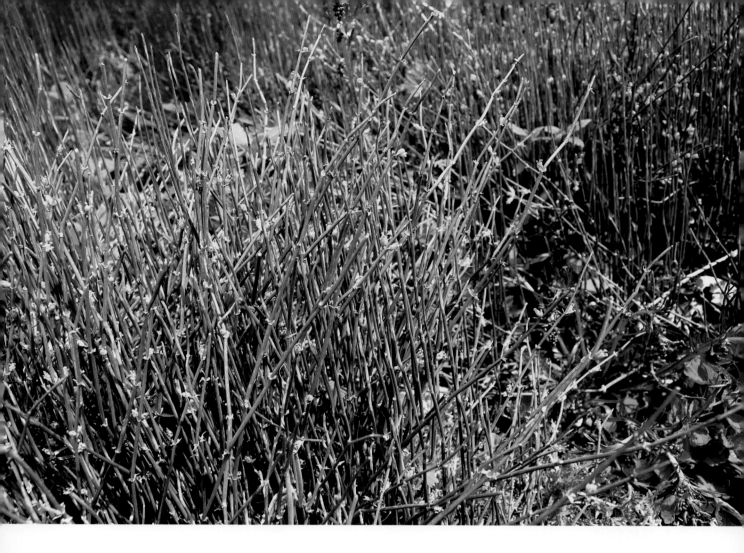

矮麻黄

Ephedra minuta Florin

麻黄科（Ephedraceae）　　　麻黄属（*Ephedra*）

▌形态 ▌

矮小灌木，高5～22cm。木质茎极短，不显著；小枝直立向上或稍外展，深绿色，纵槽纹明显较粗，节间长1.5～3cm，直径1.2～1.5mm。叶2裂，长2～2.5mm，下部1/2以上合生，上部裂片三角形，先端锐尖，通常向外折曲。雌雄同株，雄球花常生于枝条较上部分，单生或对生于节上，无梗，苞片3～4对，基部约1/4合生，雄花具6～8雄蕊，花丝完全合生，假花被倒卵圆形；雌球花多生于枝条近基部，单生或对生于节上，有短梗或几无梗，矩圆状椭圆形，苞片通常3对，最下1对细小，第2对稍大，最上1对通常较中间1对大1倍以上，雌花2，珠被管长0.5～1mm，直立，先端裂隙占全长的1/2～2/3，边缘有不整齐的细缺裂。雌球花成熟时肉质，红色，被白粉，矩圆形或矩圆状卵圆形，长8～12mm，直径6～7mm，有梗，稀近于无梗，最上1对苞片仅1/6分裂；种子1～2，包于苞片内，矩圆形，上部微渐窄，长6～10mm，黑紫色，微被白粉，背面微具细纵纹。

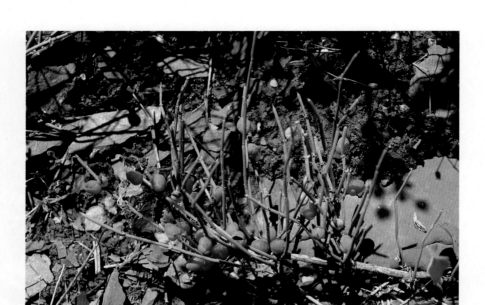

▎分布 ▎

分布于我国四川北部及西北部、青海南部。

▎生境 ▎

生长于海拔 2000 ~ 4000m 的高山地带。

▎药材名 ▎

策敦木、才敦木（མཚེ་ལྡུམ།），才敦、才屯（མཚེར་ལྡུམ།）。

▎药用部位 ▎

地上部分、根。

▎功能与主治 ▎

清热解毒，止咳平喘，利尿消肿，止血。用于风寒感冒，胸闷喘咳，肝热、"赤巴"热、脾热等热症引起的疾病，血管破裂引起的出血症；麻黄灰粉外用于止血。

▎用量与用法 ▎

3 ~ 9g。内服煎汤，或入丸、散剂。外用适量，研粉撒或调敷。

附 注

《四部医典》《宇妥本草》等均记载有"མཚེ་ལྡུམ།"（策敦木）；《晶珠本草》记载其按不同生境、有无果实分为岩生、坡生、坡生无果、水生 4 种。文献记载现藏医主要使用前 3 种，其基原包括多种麻黄属（*Ephedra*）植物，但各地藏医并未区分品种使用，统称之为"策敦木"。《藏标》以"麻黄/མཚེ་ལྡུམ།/策敦木"之名收载了草麻黄 *E. sinica* Stapf、中麻黄 *E. intermedia* Schrenk ex Mey.、木贼麻黄 *E. equisetina* Bunge。文献记载，矮麻黄 *E. minuta* Florin 为"策敦木"的基原之一。（参见"藏麻黄""山岭麻黄""木贼麻黄""草麻黄"等条）

蕺菜

Houttuynia cordata Thunb.

三白草科（Saururaceae） | 蕺菜属（*Houttuynia*）

形态

腥臭草本，高 30 ～ 60cm。茎下部伏地，节上轮生小根，上部直立，无毛或节上被毛，有时带紫红色。叶薄纸质，有腺点，背面尤甚，卵形或阔卵形，长 4 ～ 10cm，宽 2.5 ～ 6cm，先端短渐尖，基部心形，两面有时除叶脉被毛外余均无毛，背面常呈紫红色；叶脉 5 ～ 7，全部基出或最内 1 对在离基约 5mm 处从中脉发出，如为 7 脉时，则最外 1 对很纤细或不明显；叶柄长 1 ～ 3.5cm，无毛；托叶膜质，长 1 ～ 2.5cm，先端钝，下部与叶柄合生成长 8 ～ 20mm 的鞘，且常有缘毛，基部扩大，略抱茎。花序长约 2cm，宽 5 ～ 6mm；总花梗长 1.5 ～ 3cm，无毛；总苞片长圆形或倒卵形，长 10 ～ 15mm，宽 5 ～ 7mm，先端钝圆；雄蕊长于子房，花丝长为花药的 3 倍。蒴果长 2 ～ 3mm，先端有宿存的花柱。花期 4 ～ 7 月。

分布

分布于我国中部、东南部至西

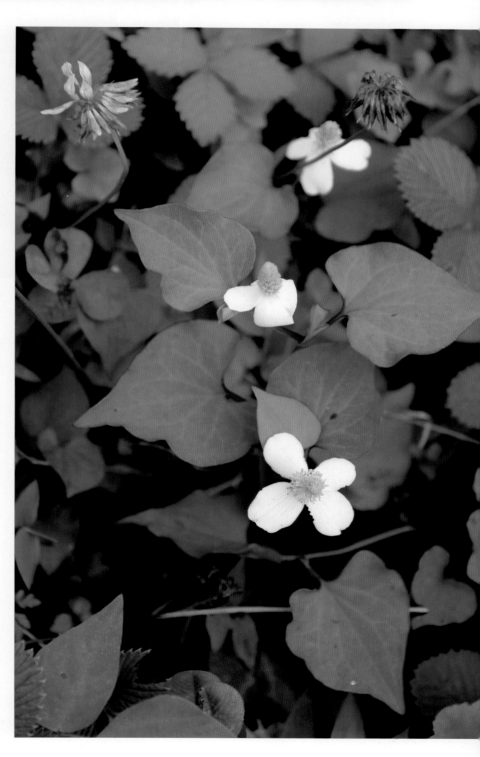

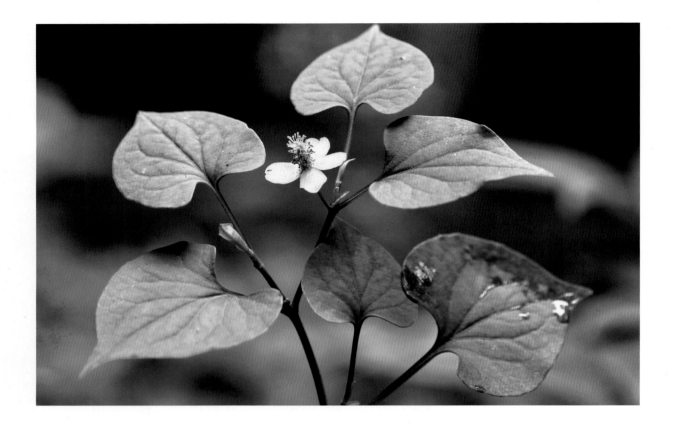

南部。亚洲其他东部和东南部地区也有分布。

▍ 生境 ▍

生长于沟边、溪边、林下湿地、田边、竹林下等。

▍ 药材名 ▍

尼牙折触威莪、捏芝卓维奥（ཉི་ཙེ་ཛོ་བའི་སྨན།）。

▍ 药用部位 ▍

全草。

▍ 功能与主治 ▍

清热解毒，消肿。用于肺痨，肺痈，淋证，肾脏水肿，尿道炎，白带，子宫内膜炎，疮疖痈肿；外用于痔疮。

▍ 用量与用法 ▍

15 ～ 25g；鲜品加倍。内服煎汤（不宜久煎），或捣汁。外用适量，捣敷或煎汤熏洗患处，或干品研细，调植物油涂抹患处。

附 注

蕺菜 *H. cordata* Thunb. 为藏族民间用药，未见藏医药古籍记载。民间又习称之为"鱼腥草"，多食用。

胡椒

Piper nigrum L.

胡椒科（Piperaceae） 胡椒属（*Piper*）

▌ 形态 ▌

木质攀缘藤本。茎、枝无毛，节显著膨大，常生小根。叶厚，近革质，阔卵形至卵状长圆形，稀近圆形，长 10 ~ 15cm，宽 5 ~ 9cm，先端短尖，基部圆，常稍偏斜，两面均无毛；叶脉 5 ~ 7，稀 9，最上 1 对互生，离基 1.5 ~ 3.5cm 处从中脉发出，余者均基出，最外 1 对极柔弱，网状脉明显；叶柄长 1 ~ 2cm，无毛；叶鞘延长，长常为叶柄之半。花杂性，通常雌雄同株；花序与叶对生，短于叶或与叶等长；总花梗与叶柄近等长，无毛；苞片匙状长圆形，长 3 ~ 3.5cm，中部宽约 0.8mm，先端阔而圆，与花序轴分离，呈浅杯状，狭长处与花序轴合生，仅边缘分离；雄蕊 2，花药肾形，花丝粗短；子房球形，柱头 3 ~ 4，稀 5。浆果球形，无柄，直径 3 ~ 4mm，成熟时红色，未成熟时干后变黑色。花期 6 ~ 10 月。

▌ 分布 ▌

原产于东南亚。我国台湾、福

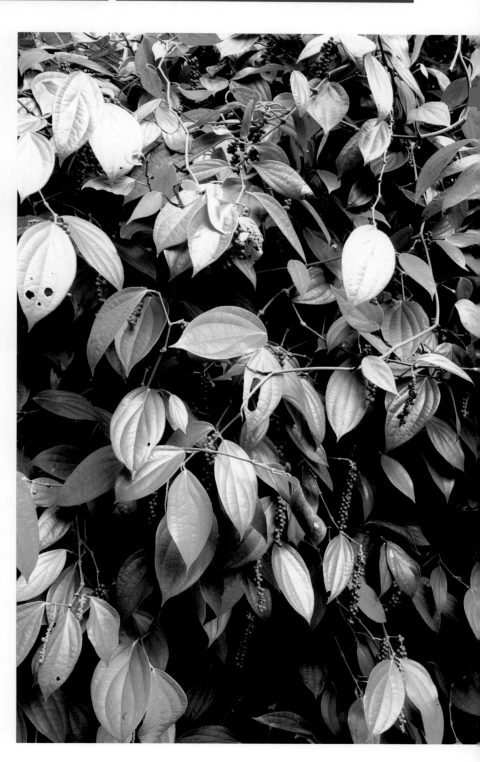

建、广东、广西、海南、云南有栽培。

生境

广泛栽培于热带地区。

药材名

颇瓦日、泡瓦热、颇哇日（ཕོ་བ་རིས།），
那力先、那勒宪（ན་ལེ་ཤམ།）。

药用部位

近成熟果实。

功能与主治

下气，祛痰。用于"培根"病，寒痰食积，
冷气上冲，寒吐冷痢，阴寒腹痛。

用量与用法

1 ～ 4g。内服研末，吞服，或入丸、散剂。

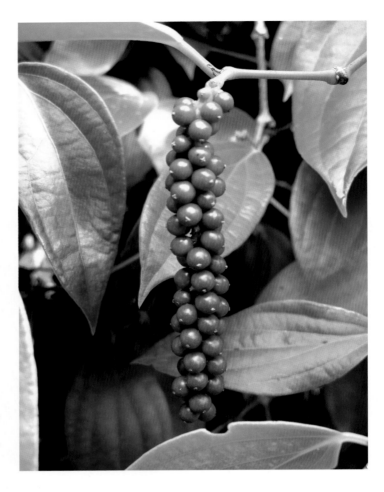

附 注

"ཕོ་བ་རིས།"（颇瓦日）在现存最早的藏医药古籍《月王药诊》中即有记载，为治"培根"寒症、升胃温之药物，藏医临床极为常用。《蓝琉璃》记载其名为"ན་ལེ་ཤམ།"（那力先）；《四部医典系列挂图全集》第一图中有"ན་ལེ་ཤམ།"（那力先）附图（50号图，胡椒），第二十六图中有"ན་ལེ་ཤམ་དཀར་པོ།"（那力先嘎保）、"ན་ལེ་ཤམ་ནག་པོ།"（那力先那保）2幅附图（76号图，包括2幅小图），汉译本分别译注名为"白胡椒"和"黑胡椒"。《晶珠本草》记载"ཕོ་བ་རིས།"（颇瓦日）分黑、白2种，言两者的产地加工不同，带果肉者呈黑色，称"黑胡椒"（颇瓦日），去掉果肉者呈白色，称"白胡椒"（那力先），藏医认为"黑胡椒"质佳。"黑胡椒"通常在果实呈暗绿色时采收，"白胡椒"则在果实变红时采收加工。《藏标》以"黑胡椒 /ཕོ་བ་རིས།/ 泡瓦热"之名收载了胡椒 P. nigrum L.。《部标藏药》附录中收载的"胡椒 /ན་ལེ་ཤམ།/ 那力先"为"白胡椒"，其加工方法为采收后用水或石灰水浸泡数日，擦去果皮。胡椒药材以往依赖进口，现多为国内栽培品。据文献记载，西藏藏医也用具柄胡椒 P. petiolatum Hook. f. 的果实作胡椒使用。

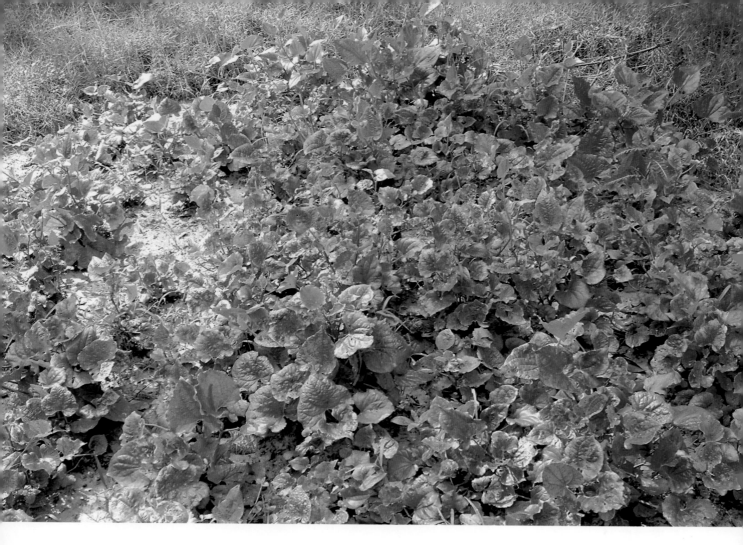

荜拔

Piper longum L.（荜芨）

胡椒科（Piperaceae）　　　　　　胡椒属（*Piper*）

▌形态▐

攀缘藤本，长达数米。枝有粗纵棱和沟槽，幼时被极细的粉状短柔毛，毛很快脱落。叶纸质，有密细腺点，下部的叶为卵圆形或几为肾形，向上渐次为卵形至卵状长圆形，长 6 ~ 12cm，宽 3 ~ 12cm，先端骤然紧缩具短尖头或上部的叶短渐尖至渐尖，基部阔心形，有钝圆、相等的 2 耳，或上部的为浅心形而 2 耳重叠，且稍不等，两面沿脉上被极细的粉状短柔毛，背面密而显著；叶脉 7，均基出，最内 1 对粗壮，向上几达叶片之顶，向下常沿叶柄平行下延；叶柄长短不一，下部的长达 9cm，中部的长 1 ~ 2cm，先端的有时近无柄而抱茎，均被极细的粉状短柔毛；叶鞘长为叶柄的 1/3。花单性，雌雄异株，聚集成与叶对生的穗状花序；雄花序长 4 ~ 5cm，直径约 3mm；总花梗长 2 ~ 3cm，被极细的粉状短柔毛；花序轴无毛；苞片近圆形，有时基部略狭，直径约 1.5mm，无毛，具短柄，盾状；雄蕊 2，花药椭圆形，花丝极短；雌花序长 1.5 ~ 2.5cm，直径约 4mm，于果期延长；总花梗和花序轴与雄花序的无异，唯苞片略小，直径 0.9 ~ 1mm；子房卵形，下部与花序轴合生，柱头3，卵形，先端尖。浆果下部嵌生于花序轴中并与其合生，上部圆，先端有脐状突起，无毛，直径约2mm。花期7～10月。

分布

原产于东南亚。分布于我国云南东南部至西南部。我国台湾、福建、广东、广西、海南、云南有栽培。尼泊尔、印度、斯里兰卡、越南、马来西亚也有分布。

生境

生长于海拔约580m的疏林、杂木林中。

药材名

荜茇灵、毕毕灵、毕毕林、布布浪（ཕྱི་ཕྱི་ལིང་）。

药用部位

成熟或近成熟的果穗。

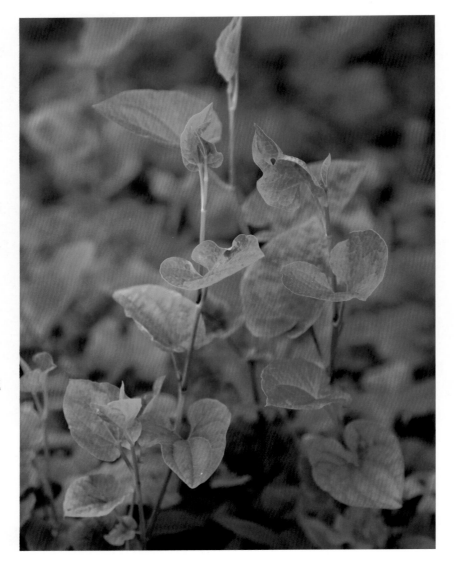

功能与主治

温中散寒，下气消食。用于寒性"隆"病，心腹冷痛，反胃呕吐，肠鸣泄泻。

用量与用法

3～5g。内服煎汤，或入丸、散剂。

附 注

《蓝琉璃》记载"ཕྱི་ཕྱི་ལིང་"（荜茇灵）分上、下2品（或雌、雄2品）。《晶珠本草》记载"荜茇灵"为治一切寒症之药物，产自印度、我国汉地（内地）和西藏；主要根据药材形态和产地的不同分为5品，但书中无关于原植物形态的描述。现代文献记载的"荜茇灵"以荜茇 *P. longum* L. 为正品，但不同文献记载的各品种的基原不尽一致，包括荜茇 *P. longum* L.、具柄胡椒 *P. petiolatum* Hook. f.、小荜茇 *P. peepuloides* Roxb.（果穗较小）、大荜茇 *P. retrofractum* Vahl.（假荜茇），这些种类均产自国外。《部标藏药》《藏标》仅收载了荜茇 *P. longum* L.。

垂柳

Salix babylonica L.

| 杨柳科（Salicaceae） | 柳属（*Salix*） |

▌ 形态 ▌

乔木，高 12 ~ 18m，树冠开展而疏散。树皮灰黑色，不规则开裂；枝细，下垂，淡褐黄色、淡褐色或带紫色，无毛。芽线形，先端急尖。叶狭披针形或线状披针形，长 9 ~ 16cm，宽 0.5 ~ 1.5cm，先端长渐尖，基部楔形，两面无毛或微有毛，上面绿色，下面色较淡，边缘有锯齿；叶柄长（3 ~）5 ~ 10mm，有短柔毛；托叶仅生在萌发枝上，斜披针形或卵圆形，边缘有牙齿。花序先叶开放或与叶同时开放；雄花序长 1.5 ~ 2（~ 3）cm，有短梗，花序轴有毛，雄蕊 2，花丝与苞片近等长或较长，基部多少有长毛，花药红黄色，苞片披针形，外面有毛，腺体 2；雌花序长达 2 ~ 3（~ 5）cm，有梗，基部有 3 ~ 4 小叶，花序轴有毛，子房椭圆形，无毛或下部稍有毛，无柄或近无柄，花柱短，柱头 2 ~ 4 深裂，苞片披针形，长 1.8 ~ 2（~ 2.5）mm，外面有毛，腺体 1。蒴果长 3 ~ 4mm，带绿褐色。花期 3 ~ 4 月，果

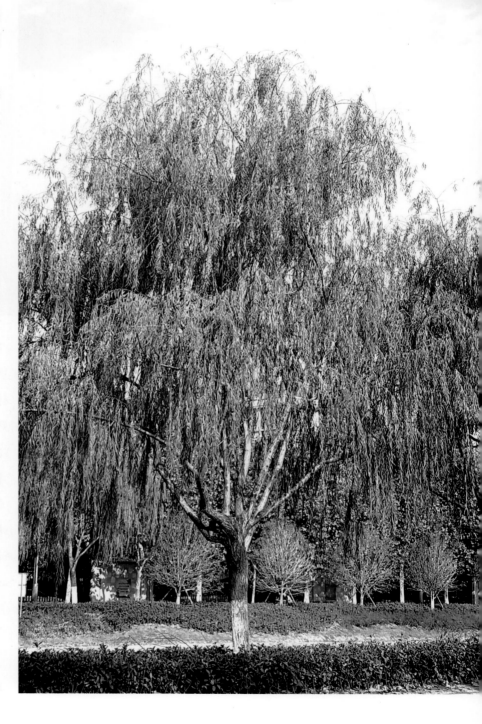

期 4 ～ 5 月。

▌分布 ▌

原产于我国长江流域及黄河流域，其他各地多有栽培。常作为绿化树种。亚洲其他国家和欧洲、美洲各国均有引种。

▌生境 ▌

生长于道旁、水边、山地。

▌药材名 ▌

江玛、降马（ལྕང་མ།），加江（རྒྱ་ལྕང་།）。

▌药用部位 ▌

茎皮、枝皮、叶、果穗（或枝叶）。

▌功能与主治 ▌

茎皮、枝皮、叶：解毒，消肿，止痛，托引肺脓；用于肺脓疡，脉管肿胀，寒热水肿，斑疹，麻疹不透，风寒湿痹疼痛，皮肤瘙痒。果穗（或枝叶）：用于风寒感冒，湿疹。

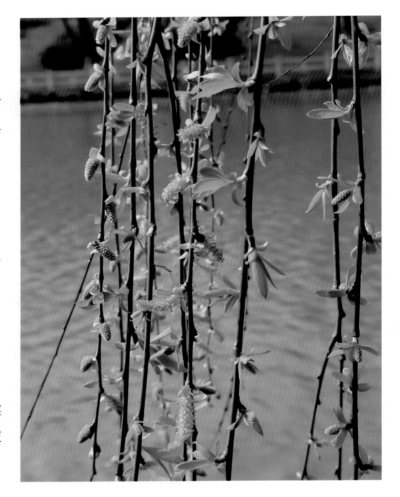

附 注

　　"ལྕང་མ།"（江玛）始载于《蓝琉璃》，《晶珠本草》将其归于"树皮类药物"中，言其分为山柳（乔木）、细柳（灌木类）、河柳（又分黑、白 2 类）3 类，将其作为解毒、利水肿、消散寒热肿胀之药物。现代文献记载的"江玛"类的基原主要为柳属（*Salix*）植物，但不同文献对各种"江玛"的基原有不同观点。不同文献记载的"江玛"的基原包括白柳 *S. alba* L.（山柳）、乌柳 *S. cheilophila* Schneid.（筐柳，细柳）、垂柳 *S. babylonica* L.（细柳或"河柳"中的白者）、旱柳 *S. matsudana* Koidz.（"河柳"中的白者）、集穗柳 *S. daphnoides* Vill.（"河柳"中的黑者。《藏药志》记载该种产于印度，被称为"Changma/ 江玛"，我国无分布。《中国植物志》将 *S. daphnoides* Vill. 作为光果江界柳 *S. kangensis* Nakai var. *leiocarpa* Kitag. 的异名，记载其分布于辽宁；而据 *Flora of British India* 记载，西藏西部有分布）、洮河柳 *S. taoensis* Görz、山生柳 *S. oritrepha* Schneid.、小红柳 *S. microstachya* Turcz. var. *bordensis* (Nakai) C. F. Fang 以及柽柳科植物柽柳 *Tamarix chinensis* Lour.（西河柳，"河柳"中的黑者）。（参见"乌柳"条）

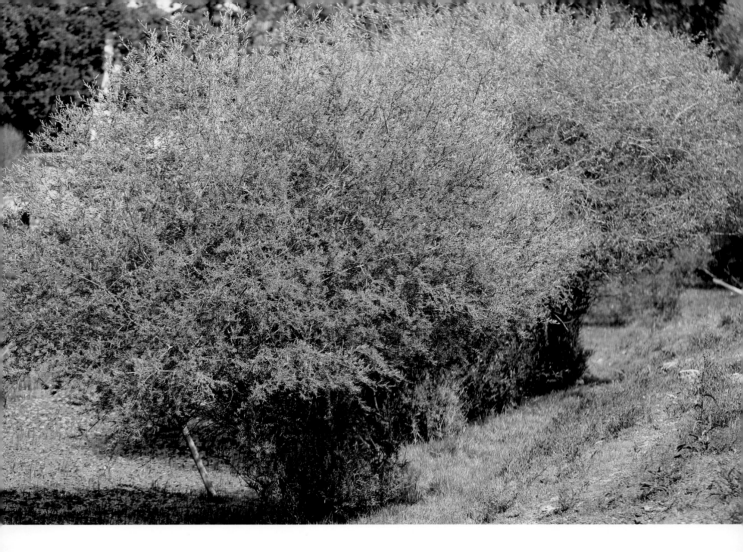

乌柳

Salix cheilophila Schneid.（筐柳）

杨柳科（Salicaceae） | 柳属（*Salix*）

▌ 形态 ▌

灌木或小乔木，高达 5.4m。枝初被绒毛或柔毛，后无毛，灰黑色或黑红色。芽具长柔毛。叶线形或线状倒披针形，长 2.5 ~ 3.5（~ 5）cm，宽 0.3 ~ 0.5（~ 0.7）cm，先端渐尖或具短硬尖，基部渐尖，稀钝，上面绿色，疏被柔毛，下面灰白色，密被绢状柔毛，中脉显著凸起，边缘外卷，上部具腺锯齿，下部全缘；叶柄长 1 ~ 3mm，具柔毛。花序与叶同时开放，近无梗，基部具 2 ~ 3 小叶。雄花序长 1.5 ~ 2.3cm，直径 3 ~ 4mm，密花；雄蕊 2，完全合生，花丝无毛，花药黄色，4 室；苞片倒卵状长圆形，先端钝或微缺，基部具柔毛；腺体 1，腹生，狭长圆形，先端稀浅 2 裂。雌花序长 1.3 ~ 2cm，直径 1 ~ 2mm（果序长可达 3.5cm），密花，花序轴具柔毛；子房卵形或卵状长圆形，密被短毛，无柄，花柱短或无，柱头小；苞片近圆形，长为子房的 2/3；腺体同雄花。蒴果长 3mm。花期 4 ~ 5 月，果期 5 月。

分布

分布于我国西藏东部（林周等）、云南、四川（小金等）、青海、甘肃、宁夏、陕西、山西、河南、河北。

生境

生长于海拔 750 ~ 3000m 的河沟边。

药材名

江玛、降马（ཇང་མ།），加江玛（རྒྱ་ཇང་མ།），加江查莫（རྒྱ་ཇང་མ།），朗玛（ལང་མ།）。

药用部位

树皮。

功能与主治

解毒，消肿，止血。用于腹水，脉肿，出血。

用量与用法

用酸奶调敷治"赤巴"性脉肿，用糖汁调敷治"隆"性脉肿。

附注

　　《蓝琉璃》在"药物补述"中记载了"ཇང་མ།"（江玛），言其树皮为消肿、治毒瘤之药物。《四部医典系列挂图全集》第三十二图中有"江玛"的附图（3号图），汉译本译注名为"藏柳"，其图所示植物形态与柳属（*Salix*）植物相似。《晶珠本草》将"江玛"归于"树皮类药物"中，言其分为山柳 ["རི་ཇང་དཀར་པ།"（日江加尔巴），乔木]、细柳 ["རྒྱ་ཇང་ཆོ།"（加江查母），灌木类]、河柳 [垂柳，"ཀླུང་ཇང་།"（鲁江）]3 类，其中，河柳又分为黑 ["ཀླུང་ཇང་ནག་པོ།"（鲁江那保）]、白 ["ཀླུང་ཇང་དཀར་པོ།"（鲁江嘎保）]2 类。现代文献记载的"江玛"的基原主要为柳属的多种植物，但不同文献对 3 种"江玛"的基原有不同观点。有文献记载，乌柳 *S. cheilophila* Schneid.（筐柳）为"江玛"的基原之一，甘南藏医又称其为"རྒྱ་ཇང་ཆོ།"（加江查母）。（参见"垂柳"条）

　　《晶珠本草》在"树皮类药物"中另条首次记载有"ལང་མ།"（朗玛），言其为清热、治妇科病之药物，将其分为白（皮白色，树身长而直）、黑（皮红色，树身短，枝条短小，丛生）2 种，其中，旱生的白者质佳。据现代文献记载，现藏医多使用黑者 ["ལང་མ་ནག་པོ།"（朗玛那保）]，其基原为柳属植物，包括山生柳 *S. oritrepha* Schneid.、旱柳 *S. matsudana* Koidz.、硬叶柳 *S. sclerophylla* Anderss. 等；白者 ["ལང་མ་དཀར་པོ།"（朗玛嘎保）、"ལང་དཀར།"（朗嘎尔）] 少用，其基原为康定柳 *S. paraplesia* Schneid.、青山生柳 *S. oritrepha* Schneid. var. *amnematchinensis* (Hao) C. Wang et C. F. Fang，甘肃藏医也将乌柳 *S. cheilophila* Schneid. 称为"ལང་མ།"（朗玛）；四川甘孜藏医也将小叶柳 *S. hypoleuca* Seemen、丝毛柳 *S. luctuosa* Lévl. 作 "ཙོང་མ་ཆུ་བ།"（宗麻窃哇）使用，又称之为"郎麻"或"ཙོང་མ་ཆུ།"（宗麻切哇）。但也有文献将这些种类作"ཇང་མ།"（江玛）类的基原。

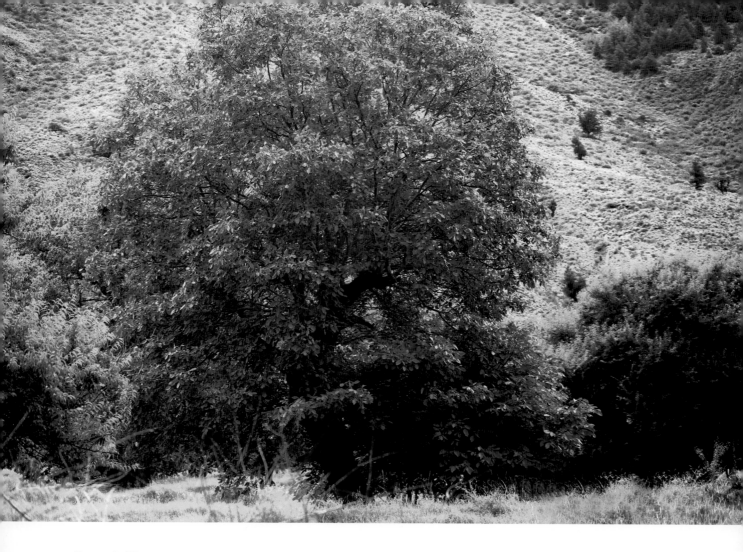

胡桃

Juglans regia L.

胡桃科（Juglandaceae）　　　　胡桃属（*Juglans*）

▌ 形态 ▌

乔木，高达 20 ~ 25m。树冠广阔；树皮幼时灰绿色，老时则呈灰白色而纵向浅裂；小枝无毛，具光泽，被盾状着生的腺体，灰绿色，后来带褐色。奇数羽状复叶长达 25 ~ 30cm，叶柄及叶轴幼时被有极短腺毛及腺体；小叶常 5 ~ 9，稀 3，椭圆状卵形至长椭圆形，长 6 ~ 15cm，宽 3 ~ 6cm，先端钝圆或急尖、短渐尖，基部歪斜、近圆形，全缘或在幼树上者具稀疏细锯齿，上面深绿色，无毛，下面淡绿色，侧脉 11 ~ 15 对，腋内具簇短柔毛，侧生小叶具极短的小叶柄或近无柄，生于下端者较小，顶生小叶具长 3 ~ 6cm 的柄。雄性葇荑花序下垂，长 5 ~ 10cm，稀达 15cm，雄花的苞片、小苞片及花被片均被腺毛，雄蕊 6 ~ 30，花药黄色，无毛；雌性穗状花序通常具 1 ~ 3（~ 4）雌花，雌花的总苞被极短腺毛，柱头浅绿色。果序短，俯垂，具 1 ~ 3 果实；果实近球形，直径 4 ~ 6cm，无毛；果核稍具皱曲，有 2 纵棱，先端具短尖头；隔膜较薄，内里无空隙；内果皮壁内具不规则的空隙或无空隙而仅具皱曲。花期 5 月，果期 10 月。

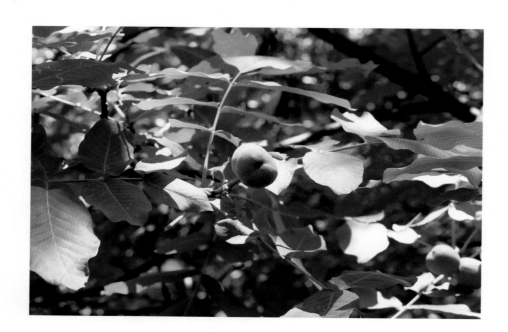

▌ 分布 ▌

分布于我国华北、西北、西南、华中、华南、华东地区。中亚、西亚、南亚地区及欧洲也有分布。

▌ 生境 ▌

生长于海拔 400 ~ 2000m 的山坡、丘陵地带。胡桃为著名干果，我国平原、丘陵地带广泛栽培。

▌ 药材名 ▌

达尔嘎、达嘎（ཌར་ག）。

▌ 药用部位 ▌

外果皮、种仁。

▌ 功能与主治 ▌

外果皮：乌发，生发；用于发白，头发脱落。种仁：祛风；用于"隆"病，肢节僵直，挛缩，喉炎。

▌ 用量与用法 ▌

2.5 ~ 3g。内服研末，或入丸、散剂。外用适量。

附 注

　　《度母本草》《晶珠本草》等记载有"ཌར་ག"（达尔嘎），言其为治"隆"病、舒展四肢以治疗痉挛之药物。现藏医所用"达尔嘎"的基原均为胡桃 *J. regia* L.，其野生品和栽培品均可药用，习称"核桃"。《藏标》以"胡桃仁（核桃仁）/ཌར་ག/ 达嘎"之名收载了该种。据文献记载，同属植物泡核桃 *J. sigillata* Dode 的种仁也作"达尔嘎"使用。

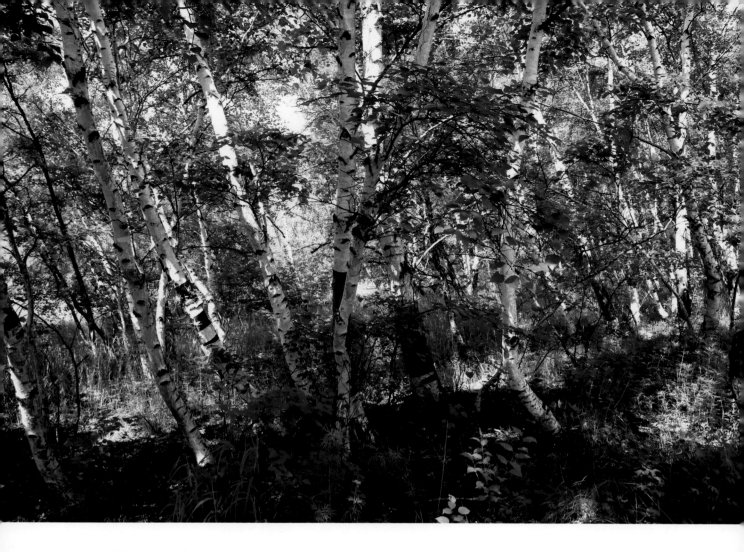

白桦

Betula platyphylla Suk.

桦木科（Betulaceae） | 桦木属（*Betula*）

▌形态 ▌

乔木，高可达 27m。树皮灰白色，成层剥裂；枝条暗灰色或暗褐色，无毛，具或疏或密的树脂腺体或无；小枝暗灰色或褐色，无毛亦无树脂腺体，有时疏被毛和疏生树脂腺体。叶厚纸质，三角状卵形、三角状菱形、三角形，少有菱状卵形和宽卵形，长 3 ~ 9cm，宽 2 ~ 7.5cm，先端锐尖、渐尖至尾状渐尖，基部截形、宽楔形或楔形，有时微心形或近圆形，边缘具重锯齿，有时具缺刻状重锯齿或单齿，上面于幼时疏被毛和腺点，成熟后无毛无腺点，下面无毛，密生腺点，侧脉 5 ~ 7（ ~ 8）对；叶柄细瘦，长 1 ~ 2.5cm，无毛。果序单生，圆柱形或矩圆状圆柱形，通常下垂，长 2 ~ 5cm，直径 6 ~ 14mm；果序梗细瘦，长 1 ~ 2.5cm，密被短柔毛，成熟后近无毛，具或疏或密的树脂腺体或无；果苞长 5 ~ 7mm，背面密被短柔毛至成熟时毛渐脱落，边缘具短纤毛，基部楔形或宽楔形，中裂片三角状卵形，先端渐尖或钝，侧裂片卵形或近圆形，直立、斜展至向下弯，如为直立或斜展时则较中裂片稍宽且微短，如为横展至下弯时则长及宽均大于中裂片。小坚果狭矩圆形、矩圆形或卵形，长 1.5 ～ 3mm，宽 1 ～ 1.5mm，背面疏被短柔毛，膜质翅较果实长 1 /3，较少与之等长，与果实等宽或较果实稍宽。

▌ 分布 ▌

分布于我国西藏东南部、云南、四川、青海、甘肃、宁夏、陕西、河南及华北、东北地区。东西伯利亚地区及蒙古东部、朝鲜北部、日本也有分布。

▌ 生境 ▌

生长于海拔 400 ～ 4100m 的山坡、林中。

▌ 药材名 ▌

卓嘎（ཀྲོ་དཀར），卓卡（ཀྲོག），启比巴（ཀྲི་པ་ལགས）。

▌ 药用部位 ▌

树皮、茎干内皮。

▌ 功能与主治 ▌

清热，利肺。用于肺炎，黄疸，扁桃体炎，乳痈，尿路感染。

茎干内皮：炒炭用于腹泻；泡油滴耳用于重听。

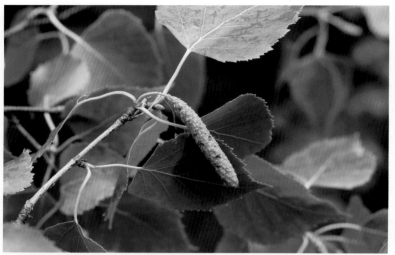

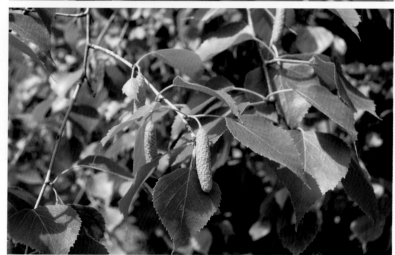

附 注

　　《蓝琉璃》在"药物补述"中记载有"ཀྲོག"（卓卡），言其能治疮伤口不愈合、烧灰灌耳治耳病。《四部医典系列挂图全集》第三十二图中有"ཀྲོ་གའི་ཐལ་ག"（汉译本译注名为"桦皮炭"）的附图（74号图），图中所示为火烧制"桦皮炭"的场景。《西藏植物志》（第 5 卷）记载白桦 *B. platyphylla* Suk. 的藏文名为"ཀྲོ་དཀར"（卓嘎）；《中国藏药植物资源考订》记载其藏文名为"ཀྲོག"（卓卡）。《迪庆藏药》记载迪庆藏医常药用高山桦 *B. delavayi* Franch.，称之为"ཀྲི་པ་ལགས"（启比巴），白桦 *B. platyphylla* Suk.、糙皮桦 *B. utilis* D. Don 等数种桦木属（*Betula*）植物也同样可作"启比巴"使用。

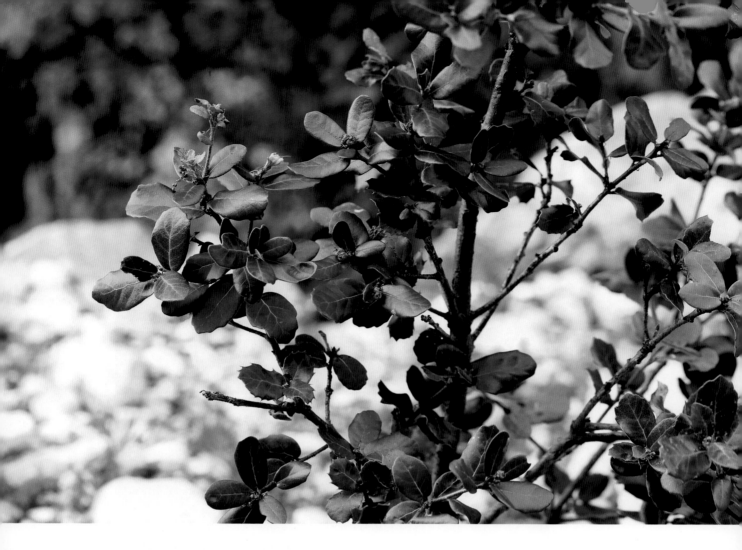

川滇高山栎

Quercus aquifolioides Rehd. et Wils.

壳斗科（Fagaceae） | 栎属（*Quercus*）

▍形态 ▍

常绿乔木，高达 20m，生于干旱阳坡或山顶时，常呈灌木状。幼枝被黄棕色星状绒毛。叶片椭圆形或倒卵形，长 2.5 ~ 7cm，宽 1.5 ~ 3.5cm，老树之叶先端圆形，基部圆形或浅心形，全缘，幼树之叶叶缘具刺锯齿，幼叶两面被黄棕色腺毛，尤以叶背中脉上更密，老叶背面被黄棕色薄星状毛和单毛或粉状鳞秕，中脉上部呈"之"字形曲折，侧脉每边 6 ~ 8，明显可见；叶柄长 2 ~ 5mm，有时近无柄。雄花序长 5 ~ 9cm，花序轴及花被均被疏毛；有花 1 ~ 4。果序长不及 3cm，壳斗浅杯形，包裹坚果基部，直径 0.9 ~ 1.2cm，高 5 ~ 6mm，内壁密生绒毛，外壁被灰色短柔毛；小苞片卵状长椭圆形，钝头，先端常与壳斗壁分离。坚果卵形或长卵形，直径 1 ~ 1.5cm，高 1.2 ~ 2cm，无毛。花期 5 ~ 6 月，果期 9 ~ 10 月。

▍分布 ▍

分布于我国四川、贵州、云南、西藏（波密等）。

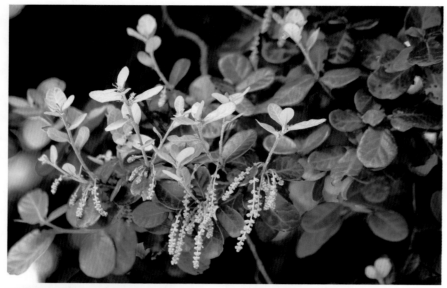

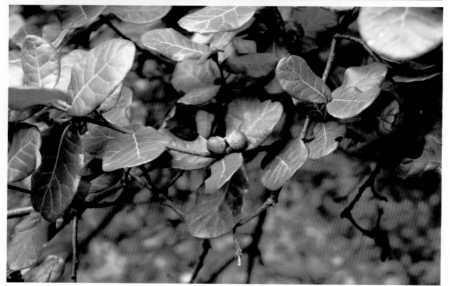

▌ 生境 ▐

生长于海拔 2000 ～ 4500m 的山坡向阳处、高山松林下。

▌ 药材名 ▐

门恰热、门恰惹（ཨོན་ཆ་ར།），兴白多（ཤིང་བེ་ཏོ།），普德折吾（ཟེ་ཙིའི་འབྲས།），白哲（ཟེ་འབྲས།）。

▌ 药用部位 ▐

果实、树脂。

▌ 功能与主治 ▐

清热解毒，收敛止泻。用于寒热夹杂的泻痢，肠炎，流行性感冒，哮喘。

▌ 用量与用法 ▐

2g。内服研末。

附 注

　　《晶珠本草》在"树木类药物"的"果实类药物"中记载有"ཤིང་ཏོག་འབྲས་བུ"（普德折吾），言其为保胎并治男女淋病、泻痢之药物；在"树脂类药物"中记载有"མན་ཆར"（门恰热），言其为止寒热泻之药物。《蓝琉璃》记载"门恰热"分为上、下品，上品药用部位为树脂，下品药用部位为果实。关于"门恰热"的基原和药用部位，现代文献或言为果实、或言为树脂；《迪庆藏药》记载"མན་ཆར"（门恰热）可能为买麻藤科买麻藤属（*Gnetum*）植物的树液的干膏，而"ཤེར་བེ་དོ"（兴白多）应为栎属（*Quercus*）植物的果实；《晶珠本草》汉译重译本将"门恰热"称作"青枫脂"，认为其基原系高山栎 *Q. semecarpifolia* Smith，但栎属植物并无树脂。据文献记载，现藏医多以栎属植物的果实作"门恰热"使用，其基原包括高山栎 *Q. semecarpifolia* Smith、灰背栎 *Q. senescens* Hand.-Mazz.、黄背栎 *Q. pannosa* Hand.-Mazz.、川滇高山栎 *Q. aquifolioides* Rehd. et Wils. 等。《藏药志》记载川滇高山栎 *Q. aquifolioides* Rehd. et Wils. 等栎属植物及杜英科植物南亚杜英 *Elaeocarpus ganitrus* Roxb.（圆果杜英）的果实可作"ཤིང་ཏོག་འབྲས་བུ"（普德折吾）使用，该书引《晶珠本草》在"树木类药物"的"果实类药物"中"ཤིང་ཏོག་འབྲས་བུ"（汉译重译本译作"尿珠子"，意为可作"念珠"的果实）的记载，言其能催产并治淋病、泻痢，这与"门恰热"的功能与主治有所不同。《四川藏标》以"青杠果 ཤིང་འབྲས/ 白哲"之名收载了川滇高山栎 *Q. aquifolioides* Rehd. et Wils. 的果实。

　　《晶珠本草》在"树木类药物"的"果实类药物"中另条记载有"རག་ག"（肉夏），言其分为"ཅུ་རག་ག"（如肉夏）、"ཚེར་རག་ག"（才肉夏）和"ཁམས་བུ་རག་ག"（康布肉夏）3 类，汉译重译本分别译作"乳桃[*Prunus persica* (L.) Batsch.（桃 *Amygdalus persica* L.）]、刺桃﹛山桃或野桃 *P. davidiana* (Carr.) Franch.[山桃 *A. davidiana* (Carr.) C. de Vos ex Henry]﹜、康木桃﹛西藏桃或光核桃 *P. mira* Koehne[光核桃 *A. mira* (Koehne) Yü et Lu]﹜"，言"康木桃核光滑，状如橡实"。也有观点认为，"如肉夏"的基原为圆果杜英 *Elaeocarpus ganitrus* Roxb.，该种与《四部医典系列挂图全集》第三十二图的附图（68 号图：汉译本译注名为"金刚子"）的形态相符；而栎属植物的壳斗系总苞，不能作念珠，故不应是"普德折吾"的基原，而是四川甘孜藏医习用的"ཁམས་བུ་རག་ག"（康肉夏）的基原之一。此外，蔷薇科川西樱桃 *Cerasus trichostoma* (Koehne) Yü et Li (*P. trichostoma* Koehne) 也作"康肉夏"使用，又称"ཁམས་ནག"（康那）。（参见"光核桃""川西樱桃"条）

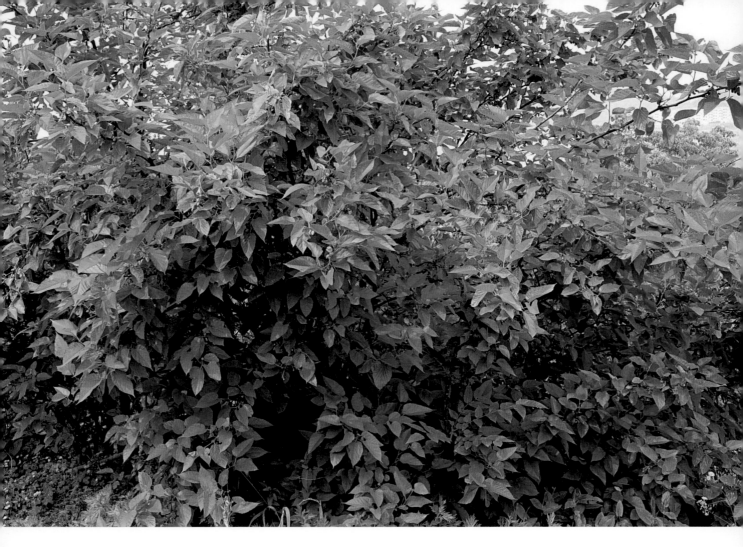

桑

Morus alba L.

| 桑科（Moraceae） | 桑属（*Morus*） |

▍形态 ▍

乔木或灌木，高 3 ～ 10m 或更高。胸径可达 50cm，树皮厚，灰色，具不规则浅纵裂；冬芽红褐色，卵形，芽鳞覆瓦状排列，灰褐色，有细毛；小枝有细毛。叶卵形或广卵形，长 5 ～ 15cm，宽 5 ～ 12cm，先端急尖、渐尖或圆钝，基部圆形至浅心形，边缘锯齿粗钝，有时叶为各种分裂，表面鲜绿色，无毛，背面沿脉有疏毛，脉腋有簇毛；叶柄长 1.5 ～ 5.5cm，具柔毛；托叶披针形，早落，外面密被细硬毛。花单性，腋生或生于芽鳞腋内，与叶同时生出；雄花序下垂，长 2 ～ 3.5cm，密被白色柔毛，雄花花被片宽椭圆形，淡绿色，花丝在芽时内折，花药 2 室，球形至肾形，纵裂；雌花序长 1 ～ 2cm，被毛，总花梗长 5 ～ 10mm，被柔毛，雌花无梗，花被片倒卵形，先端圆钝，外面和边缘被毛，两侧紧抱子房，无花柱，柱头 2 裂，内面有乳头状突起。聚花果卵状椭圆形，长 1 ～ 2.5cm，成熟时红色或暗紫色。花期 4 ～ 5 月，果期 5 ～ 8 月。

分布

原产于我国中部和北部，现东北部至西南部、西北部均有栽培。印度、越南、朝鲜、日本、俄罗斯及欧洲其他地区和中亚各国等均有栽培。

生境

生长于农地、农舍周边、山坡。

药材名

塔兴、达尔相（དར་ཤིང་）。

药用部位

果穗（桑椹）、茎枝、叶。

功能与主治

果穗（桑椹）：清骨热。茎枝：用于骨热病。果穗、茎枝、叶熬膏：用于妇女病，感冒，气管炎，腹泻。

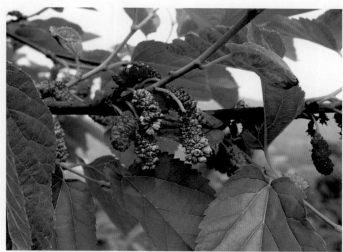

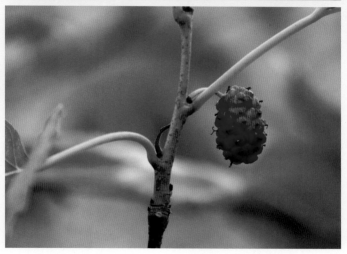

附 注

　　《晶珠本草》在"树木类药物"的"果实类药物"中记载有"དར་ཤིང་"（塔兴），言其果实治疗骨热，木屑煎煮可代茶饮，枝叶熬膏（桑木煎汁熬膏）治妇女病。现代文献记载藏医所用"塔兴"的基原包括桑属（*Morus*）的多种植物。桑 *M. alba* L. 为其基原之一，此外，还有鸡桑 *M. australis* Poir.、西藏桑 *M. serrata* Roxb.（吉隆桑）、滇桑 *M. yunnanensis* Koidz. [云南桑 *M. mongolica* (Bur.) Schneid. var. *yunnanensis* (Koidz.) C. Y. Wu et Cao]、光叶桑 *M. malgroura* Miq.（该学名未见《中国植物志》记载，疑为奶桑 *M. macroura* Miq.）、蒙桑 *M. mongolica* (Bur.) Schneid.、裂叶蒙桑 *M. mongolica* (Bur.) Schneid. var. *diabolica* Koidz.（山桑）也作其基原使用。

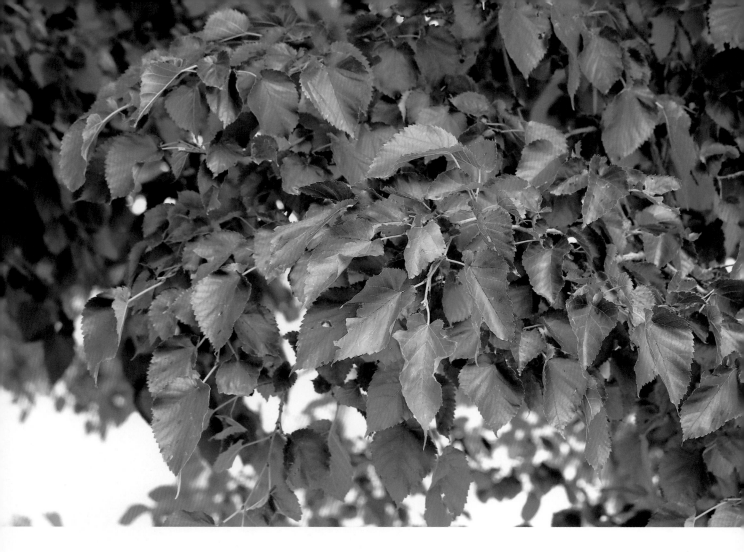

云南桑

Morus mongolica (Bur.) Schneid. var. *yunnanensis* (Koidz.) C. Y. Wu et Cao

桑科（Moraceae） | 桑属（*Morus*）

▌ 形态 ▌

小乔木或灌木。树皮灰褐色，纵裂；小枝暗红色，老枝灰黑色；冬芽卵圆形，灰褐色。叶广卵形至近圆形，先端短尾尖，基部心形，边缘具圆钝锯齿，齿尖具短芒刺，两面被柔毛或仅背面被柔毛；叶柄长 2.5 ~ 3.5cm。雄花花序长 3cm，雄花花被暗黄色，外面及边缘被长柔毛，花药 2 室，纵裂；雌花花序短圆柱状，长 1 ~ 1.5cm，总花梗纤细，长 1 ~ 1.5cm，雌花花被外面上部疏被柔毛或近无毛；花柱长，柱头 2 裂，内面密生乳头状突起。聚花果长 1.5cm，成熟时红色至紫黑色。花期 3 ~ 4 月，果期 4 ~ 5 月。

▌ 分布 ▌

分布于我国云南西北部、四川西北部、西藏（察雅）。

▌ 生境 ▌

生长于海拔 2600 ~ 3800m 的高山灌丛、林中。

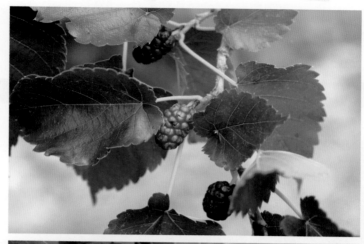

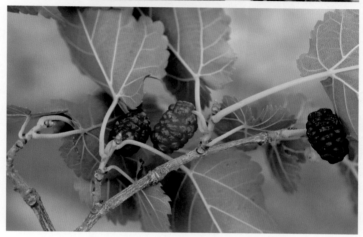

▌药材名 ▌

塔兴、达尔相（ དར་ཤིང་ ）。

▌药用部位 ▌

果穗、茎枝、叶。

▌功能与主治 ▌

果穗：清骨热。茎枝：用于骨热病。果穗、茎枝、叶：熬膏用于妇女病，感冒，气管炎，腹泻。

▌用量与用法 ▌

果穗、茎枝：9～15g。

附 注

　　《晶珠本草》在"树木类药物"的"果实类药物"中首次记载有"དར་ཤིང་"（塔兴），言其果穗治疗骨热，木屑煎煮可代茶饮，枝、叶熬膏（桑木煎汁熬膏）治妇女病。现代文献记载藏医所用"塔兴"的基原包括桑属（*Morus*）的多种植物。文献记载，云南桑 *M. mongolica* (Bur.) Schneid. var. *yunnanensis* (Koidz.) C. Y. Wu et Cao 为"塔兴"的基原之一。（参见"桑"条）

大麻
Cannabis sativa Linn.

| 桑科（Moraceae） | 大麻属（*Cannabis*） |

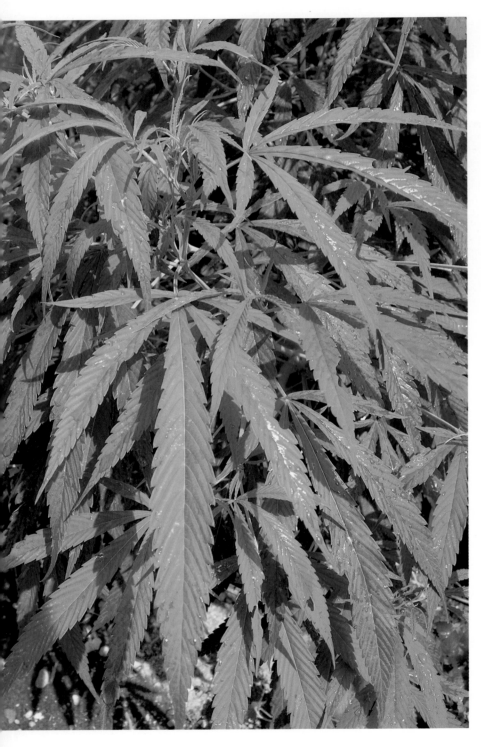

┃ 形态 ┃

一年生直立草本，高1～3m。枝具纵沟槽，密生灰白色贴伏毛。叶掌状全裂，裂片披针形或线状披针形，长7～15cm，中裂片最长，宽0.5～2cm，先端渐尖，基部狭楔形，表面深绿色，微被糙毛，背面幼时密被灰白色贴伏毛后变无毛，边缘具向内弯的粗锯齿，中脉及侧脉在表面微下陷，背面隆起；叶柄长3～15cm，密被灰白色贴伏毛；托叶线形。雄花序长达25cm，花黄绿色，花被5，膜质，外面被细贴伏毛，雄蕊5，花丝极短，花药长圆形，小花柄长2～4mm；雌花绿色，花被1，紧包子房，略被小毛，子房近球形，包于苞片。瘦果为宿存黄褐色苞片所包，果皮坚脆，表面具细网纹。花期5～6月，果期7月。

┃ 分布 ┃

原产于不丹、印度及中亚细亚，现世界各国均有野生或栽培。我国各地均有分布。

┃ 生境 ┃

生长于海拔2800m以下的农

地、山坡荒地、草丛。

▌ 药材名 ▌

索玛那保、索玛那布（ಷಃಡಣಗಷಃ），
苏玛拉扎、苏玛拉杂、索玛拉扎、
宿玛惹扎（ಷಃಡಃಡ、ಷಃಡ、ಷಃಡ、
ಷಃಡ）。

▌ 药用部位 ▌

种子、枝叶、花（雌花序）、果序。

▌ 功能与主治 ▌

种子：滋补明目，镇静止痛，解毒，
干黄水；用于眼疾，体虚乏力，皮
肤病，麻风病，黄水病。枝叶、雌花序、果序：镇静，止痛；用于癫病，神经病，胃痉挛，偏头痛，
神经性头痛，失眠。

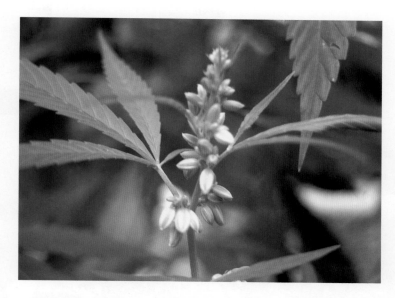

附 注

　　《四部医典》中记载有"ಷಃಡ"（苏玛拉扎），言其为治黄水病、虫病之药物；《蓝琉璃》
言其有优品和副品2种；《四部医典系列挂图全集》第二十六图中有2幅附图，其汉译本分别译注
名为"麝香黄蜀葵"["ಷಃಡ"（苏玛拉扎），58号图]和"藏产次麝香黄蜀葵"["ಷಃಡ"（邦
吉曼巴），59号图]，但该2幅附图所示植物均似大麻 *C. sativa* Linn.。《晶珠本草》以"ಷಃಡ"
（索玛那保）为其正名，将其归于"旱生草类药物"的"叶茎花果同采类药物"中，言其别名为"索
玛拉扎"，记载其为田生者，其籽能滋补增力。据现代文献记载和实地调查发现，现各地藏医所用
"索玛那保"均为大麻 *C. sativa* Linn.，其形态与《晶珠本草》所载形态及《四部医典系列挂图全集》
附图中的植物形态相符，各部位均可入药。《中国藏药植物资源考订》认为，从《蓝琉璃》记载的
"生河谷地，叶片青色，叶缘裂（缺），茎干细长而笔直，皮作织布拧绳材料，种子黑白润而有光
泽。花状如茛菪花，荚果三角形，种子小，肾形，有箕斗纹"的形态应来看，"苏玛拉扎"优品系
锦葵科植物黄葵 *Abelmoschus moschatus* Medicus（麝香黄葵、麝香秋葵）或黄蜀葵 *A. manihot* (Linn.)
Medicus，系今拉萨藏医习用品。《四部医典系列挂图全集》汉译本译注名为"麝香黄蜀葵"，其
正品应是种子嚼之具麝香香气的黄葵 *A. moschatus* Medicus。《蓝琉璃》未描述副品形态，仅言"藏
区[①]各地均有"。大麻 *C. sativa* Linn. 在青藏高原各地均有分布，可能系《蓝琉璃》记载的副品。（参
见"黄蜀葵"条）

---

① "藏区"现指"藏民聚居区"。

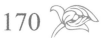

三角叶荨麻

Urtica triangularis Hand.-Mazz.

荨麻科（Urticaceae）　　荨麻属（*Urtica*）

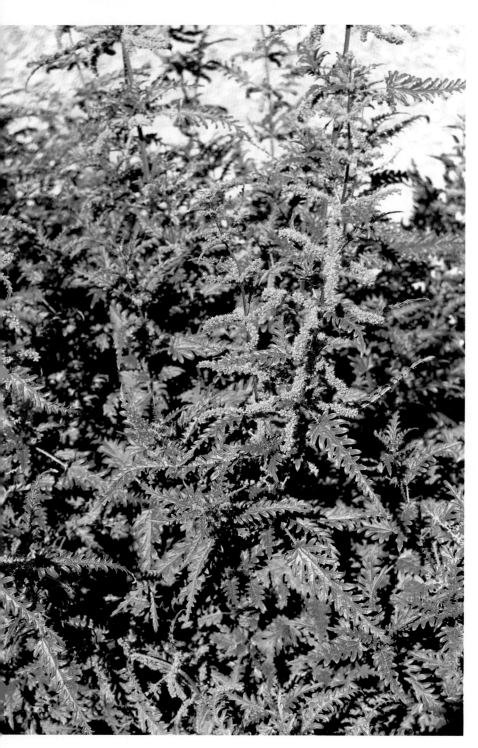

▌ 形态 ▌

多年生草本，根茎直径达1cm。茎高 60 ~ 150cm，四棱形，带淡紫色，疏生刺毛和细糙毛，中下部常分枝，上部几乎不分枝。叶狭三角形至三角状披针形，长 2.5 ~ 11cm，宽 15cm，上部的叶呈条形，宽 4 ~ 10mm，先端锐尖，基部近截形至浅心形，边缘具近规则的 7 ~ 12 粗牙齿或锐裂的锯齿，有时下部的齿为重锯齿，上面疏生刺毛和细糙伏毛，下面疏生刺毛和短柔毛，钟乳体点状，尤在上面明显，基出脉 3，其侧出的 1 对常只达中部以下的齿尖，侧脉 2 ~ 4对；叶柄长 1 ~ 5cm，自下而上缩短，生稍密的刺毛和细糙毛；托叶每节 4，在叶柄间离生，近膜质，条状披针形，长（2 ~ 5）~ 10mm，被微柔毛。雌雄同株，雄花序圆锥状，生于下部叶腋，开展；雌花序近穗状，在下部有少数短的分枝，生于上部叶腋，直立或斜展，果序轴粗壮。雄花具短梗或近无梗，在芽时直径约 1.5mm，开放时直径约 2.7mm；花被片 4，合生至中下部，裂片长圆状卵形，退化雌蕊杯状，长约 0.3mm，具短柄，中央有柱头残余；雌花小，近无梗。瘦果卵形，稍压扁，长约 2mm，熟时褐色，表面有带红色的疣点和不明显的疏微毛；宿存花被片 4，在下部约 1/4 处合生，被细糙毛，和内面的花被片外面各有 1 ～ 3 刺毛，内面的花被片卵形，与果实近等大，外面 2 卵形，比内面的短 2 ～ 3 倍。花期 6 ～ 8 月，果期 8 ～ 10 月。

▌ 分布 ▌

分布于我国云南西北部、西藏东部、四川西部、青海南部。

▌ 生境 ▌

生长于海拔 2500 ～ 3700m 的山谷湿润处、半阴山坡灌丛、路旁、房侧等。

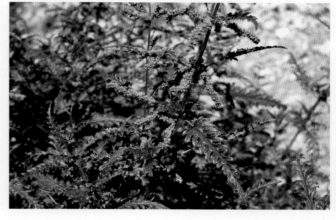

▌ 药材名 ▌

萨真、萨真木、沙针木、萨珠、萨珠木、撒珠姆（ཟ་འབྲུམ），莎布、萨布（ཟ་བ）。

▌ 药用部位 ▌

地上部分或种子。

▌ 功能与主治 ▌

地上部分：祛风定惊，温胃消食；用于"隆"病引起的久热，消化不良，寒症，关节炎，糖尿病。种子：提升胃阳，祛隆，清旧热，化食。

▌ 用量与用法 ▌

3 ～ 6g。内服研末，或入丸、散剂。外用适量，捣汁外擦或煎汤洗患处。

附 注

《四部医典》中记载有"ཟ་བ"（莎布）；《晶珠本草》分别记载有"ཟ་འབྲུམ"（萨珠）和"ཟ་བྱི་ཨ་ཡ"（萨齐阿亚）；其中"萨珠"又分为"山坡生"和"河谷生"2 种。"萨珠"为升阳、并治陈旧"隆"热症之药物；"萨齐阿亚"为益疮和治肾性水肿之药物（注：也有文献言"萨珠"功能清热祛寒，"萨齐阿亚"为治恶性水肿之药物）。现代文献记载的上述药材的基原涉及荨麻科荨麻属（*Urtica*）、水麻属（*Debregeasia*）、苎麻属（*Boehmeria*）、墙草属（*Parietaria*）及菊科豨莶属（*Siegesbeckia*）等的多种植物，但不同文献对各品种的基原有不同观点，各地习用的种类也有所不同，多以荨麻属植物作"萨珠"的基原，其他各属植物为"萨齐阿亚"的基原，但也有记载以荨麻属植物作"萨齐阿亚"的基原。三角叶荨麻 *U. triangularis* Hand.-Mazz. 为"萨珠（萨珠木、萨布）"的基原之一。《部标藏药》《藏标》以"荨麻 /ཟ་འབྲུམ/ 萨真（沙针木）"之名收载了宽叶荨麻 *U. laetevirens* Maxim. 和裂叶荨麻 *U. fissa* Pritz.（荨麻 *U. fissa* E. Pritz.）的地上部分。（参见"高原荨麻""滇藏荨麻""水麻"条）

羽裂荨麻

Urtica triangularis Hand.-Mazz. subsp. *pinnatifida* (Hand.-Mazz.) C. J. Chen

荨麻科（Urticaceae） | 荨麻属（*Urtica*）

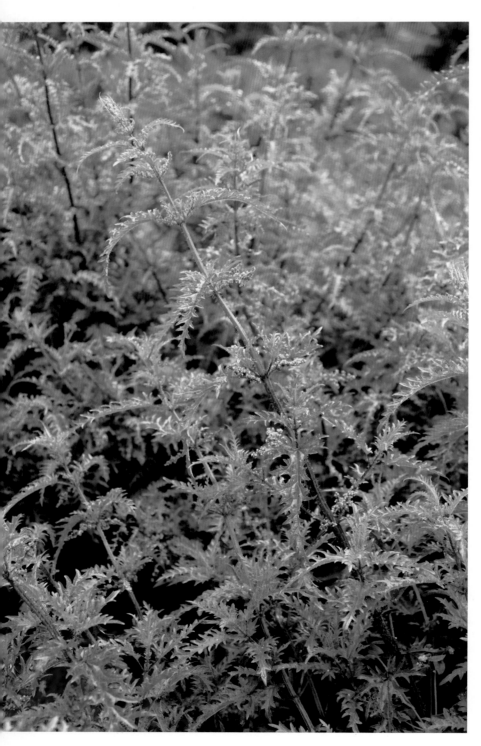

▌ 形态 ▌

多年生草本。根茎直径达1cm。茎高60～150cm，四棱形，带淡紫色，疏生刺毛和细糙毛，中下部常分枝，上部几乎不分枝。叶狭三角形至三角状披针形，长2.5～11cm，宽15cm，上部叶呈条形，宽4～10mm，先端锐尖，基部近截形至浅心形，叶边缘除在上部为粗牙齿或锐裂锯齿外，在下部为数对半裂至深裂的羽裂片，最下1对最大，裂片外缘常有数枚不规则的牙齿状锯齿（内缘的较少或无）；叶柄长1～5cm，自下而上缩短，生稍密的刺毛和细糙毛；托叶每节4，在叶柄间离生，近膜质，条状披针形，长（2～）5～10mm，被微柔毛。花雌雄同株，雄花序圆锥状，生于下部叶腋，开展；雌花序近穗状，在下部有少数短分枝，生于上部叶腋，直立或斜展，果序轴粗壮；雄花具短梗或近无梗，芽时直径约1.5mm，开放时直径约2.7mm，花被片4，合生至中下部，裂片长圆状卵形，退化雌蕊杯状，长约 0.3mm，具短柄，中央有柱头残余；雌花小，近无梗。瘦果成熟时具较粗的疣点，有时其中一面具 1 纵棱；宿存花被片 4，在下部约 1/4 处合生，被细糙毛，和内面花被片外面均有 1 ~ 3 刺毛，内面花被片卵形，与果实近等大，外面 2 花被片卵形，比内面花被片短 2 ~ 3 倍。花期 6 ~ 8 月，果期 8 ~ 10 月。

分布

分布于我国西藏东部（昌都等）、云南西北部、甘肃南部、青海。

生境

生长于海拔 2700 ~ 4100m 的山坡草甸、灌丛、石砾地。

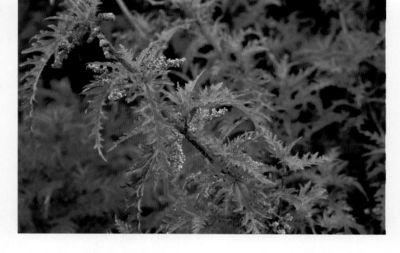

药材名

萨真、萨真木、沙针木、萨珠、萨珠木（ཟ་འཁྲེག）。

药用部位

地上部分或种子。

功能与主治

地上部分：祛风定惊，温胃消食。用于"隆"病引起的久热，消化不良，寒症，关节炎，糖尿病。种子：提升胃阳，祛"隆"，清旧热，化食。

用量与用法

3 ~ 6g。内服研末，或入丸、散剂。外用适量，捣汁外擦，或煎汤洗患处。

附 注

《四部医典》中记载有"ཟ་བུ"（莎布）；《蓝琉璃》云其"生于高山者为上品，生于低山者为下品"；《晶珠本草》分别记载有"ཟ་འཁྲེག"（萨珠）和"ཟ་ཆེ་ཨ་ཡ"（萨齐阿亚），其中"萨珠"又分为"山坡生"和"河谷生" 2 种，两者的功效有所不同，"萨珠"可清热祛寒，"萨齐阿亚"为治恶性水肿之药物。现代文献记载的上述药材的基原涉及荨麻科荨麻属（*Urtica*）、水麻属（*Debregeasia*）、苎麻属（*Boehmeria*）、墙草属（*Parietaria*）及菊科豨莶属（*Siegesbeckia*）等的多种植物，但不同文献对各品种的基原有不同观点，各地习用的种类也有所不同，多以荨麻属植物作"萨珠"使用，其他属植物作"萨齐阿亚"使用，但也有文献记载以荨麻属植物作"萨齐阿亚"的基原。文献记载羽裂荨麻 *U. triangularis* Hand.-Mazz. subsp. *pinnatifida* (Hand.-Mazz.) C. J. Chen 为"萨珠"的基原之一。《部标藏药》《藏标》以"荨麻 /ཟ་འཁྲེག/ 萨真（沙针木）"之名收载了宽叶荨麻 *U. laetevirens* Maxim. 和裂叶荨麻 *U. fissa* Pritz.（荨麻 *U. fissa* E. Pritz.）的地上部分。（参见"高原荨麻""滇藏荨麻""水麻"条）

麻叶荨麻

Urtica cannabina L.

荨麻科（Urticaceae）　　　　荨麻属（*Urtica*）

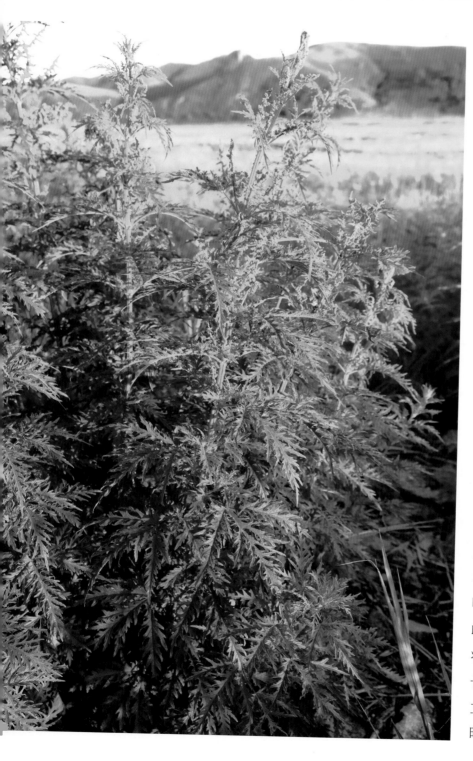

▌形态▌

多年生草本，横走的根茎木质化。茎高 50 ~ 150cm，下部直径达 1cm，四棱形，常近于无刺毛，有时疏生、稀稍密生刺毛和具稍密的微柔毛，具少数分枝。叶片五角形，掌状 3 全裂，稀深裂，1 回裂片再羽状深裂，自下而上变小，在其上部呈裂齿状，2 回裂片常有数目不等的裂齿或浅锯齿，侧生 1 回裂片的外缘最下 1 枚 2 回裂片常较大而平展，上面常只疏生细糙毛，后渐变无毛，下面有短柔毛且在脉上疏生刺毛，钟乳体细点状，在上面密布；叶柄长 2 ~ 8cm，生刺毛或微柔毛；托叶每节 4，离生，条形，长 5 ~ 15mm，两面被微柔毛。雌雄同株，雄花序圆锥状，生于下部叶腋，长 5 ~ 8cm，斜展，生于最上部叶腋的雄花序中常混生雌花；雌花序生于上部叶腋，常穗状，有时在下部有少数分枝，长 2 ~ 7cm，花序轴粗硬，直立或斜展；雄花具短梗，在芽时直径 1.2 ~ 1.5mm；花被片

4，合生至中部，裂片卵形，外面被微柔毛；退化雌蕊近碗状，长约0.2mm，近无柄，淡黄色或白色，透明；雌花序有极短的梗。瘦果狭卵形，先端锐尖，稍扁，长2～3mm，熟时变灰褐色，表面有明显或不明显的褐红色点；宿存花被片4，在下部1/3合生，近膜质，内面2椭圆状卵形，先端钝圆，长2～4mm，外面生刺毛1～4和细糙毛，外面2卵形或长圆状卵形，较内面的短3～4倍，外面常有1刺毛。花期7～8月，果期8～10月。

分布

分布于我国新疆、甘肃、青海（门源）、四川西北部、陕西、山西、河北、内蒙古、吉林、辽宁、黑龙江。俄罗斯（西伯利亚）、蒙古、伊朗等也有分布。

生境

生长于海拔800～2800m的丘陵性草原、坡地、沙丘坡、河漫滩、河谷、溪旁。

药材名

萨珠、萨珠木、撒珠姆（ཟ་འབྲུམ）。

药用部位

地上部分或种子。

功能与主治

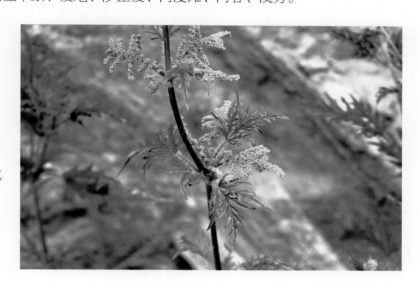

地上部分：祛风定惊，温胃消食；
用于"隆"病引起的久热，消化
不良，寒症，关节炎，糖尿病。
种子：提升胃阳，祛隆，清旧热，
化食。

用量与用法

3～6g。内服研末，或入丸、散剂。外用适量，捣汁外擦或煎水洗患处。

附 注

《四部医典》记载有"ཟ་གི"（莎布）；《晶珠本草》分别收载有"ཟ་འབྲུམ"（萨珠）和"ཟ་ཚི་ལ་ཡ"（萨齐阿亚），且两种的功效有所不同。现代文献记载的"萨珠""莎布"的基原均为荨麻属（Urtica）植物，"萨齐阿亚"的基原涉及荨麻科荨麻属、水麻属（Debregeasia）、苎麻属（Boehmeria）、墙草属（Parietaria）及菊科豨莶属（Siegesbeckia）等的多种植物，但不同文献对各品种的基原有不同观点，各地习用的种类也有所不同，这与各地分布的资源有关。麻叶荨麻 U. cannabina L.（蝎子草）为"萨珠"的基原之一。《部标藏药》《藏标》以"荨麻 /ཟ་འབྲུམ/ 萨真（沙针木）"之名收载了宽叶荨麻 U. laetevirens Maxim. 和裂叶荨麻 U. fissa Pritz.（荨麻 U. fissa E. Pritz.），规定以其地上部分入药。（参见"高原荨麻""西藏荨麻"条）

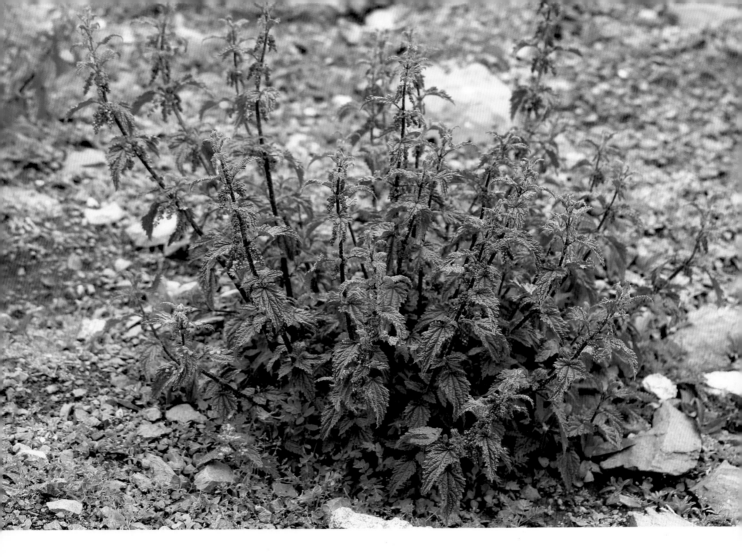

西藏荨麻

Urtica tibetica W. T. Wang

荨麻科（Urticaceae） | 荨麻属（*Urtica*）

▌ 形态 ▌

多年生草本。根茎木质化，直径达 1cm；茎多基出，高 40 ~ 100cm，四棱形，带淡紫色，疏生刺毛和细糙毛，有少数分枝或近不分枝。叶卵形至披针形，稀长圆状披针形，长 3 ~ 8cm，宽1.3 ~ 4cm，先端渐尖，基部圆形或心形，边缘有细牙齿，上面疏生刺毛和细糙毛，下面被短柔毛且脉上疏生刺毛，钟乳体点状，基出脉 3，其侧出的 1 对稍弧曲伸达中部齿尖；叶柄长 1 ~ 3cm，疏生刺毛和细糙毛；托叶每节 4，离生，披针形或条形，长 2 ~ 7mm，被微柔毛。花雌雄同株，雄花序圆锥状，生于下部叶叶腋，雌花序近穗状或具少数分枝，生于上部叶叶腋，花序长 2 ~ 7cm，多少下垂，花序轴纤细，疏生刺毛和细糙毛。雄花具短梗，芽时直径约为 2mm，开放后直径约为3mm；花被片 4，合生至中部，裂片卵形，疏生微柔毛和钟乳体；退化雌蕊杯状，近无梗，中空，中央有柱头残迹；雌花具短梗。瘦果三角状卵形，稍压扁，长 1.5 ~ 1.8mm，先端锐尖，初时苍白色，后变淡褐色，光滑；宿存花被膜质，内面 2 宽卵形，长约 2.2mm，盖过果实，被细糙毛和 1 ~ 2

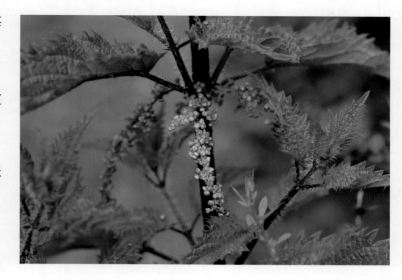

刺毛，外面 2 卵形，较内面的短约 7 倍。花期 6 ~ 7 月，果期 8 ~ 10 月。

分布

分布于我国西藏（日喀则）、青海（共和）。

生境

生长于海拔 3200 ~ 4800m 的山坡草地。

药材名

萨珠、萨珠木（ཟ་འབྲུམ།），洒布、莎布（ཟ་བོ།），萨齐阿亚（ཟ་ཚེ་ལ་ཡ།）。

药用部位

地上部分。

功能与主治

祛风定惊，温胃消食。用于"隆"病，陈旧热症，寒性疾病，风湿病等。

用量与用法

5 ~ 10g。内服研末，或入丸、散剂。外用适量，捣汁外擦或煎汤洗患处。

附注

《四部医典》中记载有"ཟ་བོ།"（莎布）。《蓝琉璃》在"药物补述"中记载了"ཟ་འབྲུམ།"（萨珠），言其"生于高山者为上品，生于低山（河谷）者为下品"，一种螫手，其叶可升胃阳、祛"隆"病、治宿热症，其籽助消化蔬菜；还有一种不螫手，可益疮。《晶珠本草》记载有"ཟ་འབྲུམ།"（萨珠）和"ཟ་ཚེ་ལ་ཡ།"（萨齐阿亚），言两者的功效不同，并将"萨珠"分为山坡生和河谷生 2 种。现代文献中记载的上述药材的基原涉及荨麻科荨麻属（*Urtica*）、水麻属（*Debregeasia*）、苎麻属（*Boehmeria*）、墙草属（*Parietaria*）及菊科豨莶属（*Siegesbeckia*）等的多种植物，但不同文献对上述药材的基原有不同的观点，荨麻属植物既作"萨齐阿亚"的基原，也作"萨珠"的基原，而其他属植物均作"萨齐阿亚"的基原。西藏荨麻 *U. tibetica* W. T. Wang 系"萨齐阿亚"或"萨珠"的基原之一。据《晶珠本草》所载"萨珠"的形态"茎方直，紫色，叶黑绿色，一触即螫"及"萨齐阿亚"的形态"状如荨麻，略绵软光滑，手触不螫"来看，荨麻属植物应作"萨珠"的基原。《部标藏药》《藏标》以"荨麻 /ཟ་འབྲུམ།/ 萨真（沙针木）"之名收载了宽叶荨麻 *U. laetevirens* Maxim. 和裂叶荨麻 *U. fissa* E. Pritz.（荨麻）；《西藏藏标》以"ཟ་བོ།/ 洒布 / 荨麻"之名收载了西藏荨麻 *U. tibetica* W. T. Wang、宽叶荨麻 *U. laetevirens* Maxim.。《中华本草·藏药卷》认为"萨齐阿亚"（不螫手者）的正品应为唇形科植物藿香 *Agastache rugosa* (Fisch. et Mey.) O. Ktze.。（参见"高原荨麻""藿香"条）

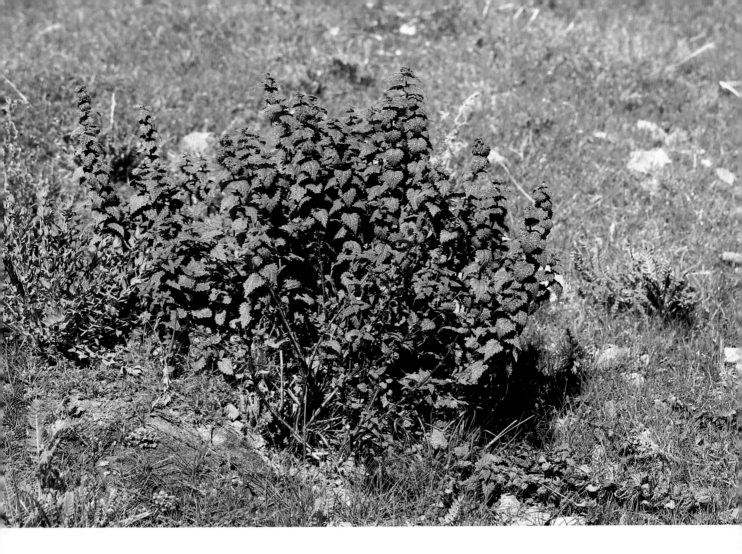

高原荨麻

Urtica hyperborea Jacq. ex Wedd.

荨麻科（Urticaceae） | 荨麻属（*Urtica*）

▌ 形态 ▌

多年生草本，丛生，具木质化的粗地下茎。茎高 10 ~ 50cm，下部圆柱状，上部稍四棱形，节间较密，干时麦秆色并常带紫色，具稍密的刺毛和稀疏的微柔毛，在下部分枝或不分枝。叶干时蓝绿色，卵形或心形，长 1.5 ~ 7cm，宽 1 ~ 5cm，先端短渐尖或锐尖，基部心形，边缘有 6 ~ 11 牙齿，上面有刺毛和稀疏的细糙伏毛，下面有刺毛和稀疏的微柔毛，钟乳体细点状，在叶上面明显，基出脉 3 ~ 5，其侧出的 1 对弧曲，伸达上部齿尖或与邻近的侧脉网结，叶脉在上面凹陷，在下面明显隆起；叶柄常很短，长 2 ~ 5（~ 16）mm，有刺毛和微柔毛；托叶每节 4，离生，长圆形或长圆状卵形，向下反折，长 2 ~ 4mm，具缘毛。雌雄同株（雄花序生于下部叶叶腋）或异株；花序短穗状，稀近簇生状，长 1 ~ 2.5cm；雄花具细长梗（梗长 1 ~ 2mm），芽时直径约为 1.3mm，开放后直径约为 2.5mm；花被片 4，合生至中部，外面疏生微糙毛；退化雌蕊近盘状，具短粗梗；雌花具细梗。瘦果长圆状卵形，压扁，长约 2mm，熟时苍白色或灰白色，光滑；宿存花被干膜质，

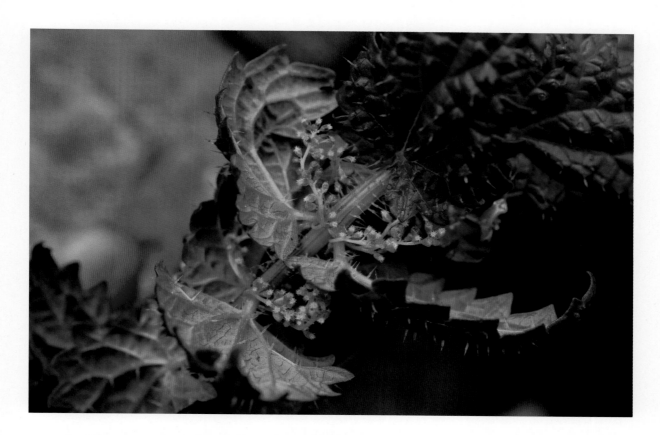

内面2枚花后明显增大，近圆形或扁圆形，稀宽卵形，比果实大1倍或更多，长3～5mm，外面疏生微糙毛，有时在中肋上有1～2刺毛，外面2枚很小，卵形，较内面的短8～10倍。花期6～7月，果期8～9月。

▍ 分布 ▍
分布于我国西藏（阿里、萨嘎）、青海（玉树、达日、兴海、祁连）、四川西北部、甘肃南部、新疆（昆仑山一带）。

▍ 生境 ▍
生长于海拔3000～5200m的高山砾石地、岩缝、山坡草地。

▍ 药材名 ▍
萨真、萨真木、沙针木、萨珠、萨珠木、撒珠姆（ཟ་འབྲུ）, 莎布（ཟ་བོ）。

▍ 药用部位 ▍
地上部分或种子。

▍ 功能与主治 ▍
地上部分：祛风定惊，温胃消食；用于"隆"病引起的久热，消化不良，寒症，关节炎，糖尿病。
种子：提升胃阳，祛"隆"，清旧热，化食。

▍ 用量与用法 ▍
3～6g。内服研末，或入丸、散剂。外用适量，捣汁外擦，或煎汤洗患处。

附 注

　　《四部医典》中记载有"ᨘᨘᩁ"（莎布）；《蓝琉璃》在"药物补述"中记载了"ᨘᩁᨘᨘᨘᩁ"（萨珠），言其叶为提升胃阳、祛"隆"病、治宿热症之药物，言其籽可消化蔬菜，云"生于高山者为上品，生于低山（河谷）者为下品"，还记载一种不螫手的种类，具益疮的功效；《四部医典系列挂图全集》第三十一图中有3种"萨珠"的附图（53～55号图），其汉译本分别译注为"荨麻"（高山生）、"荨麻又一种"（河谷生）和"藿香"。《晶珠本草》分别记载了"ᨘᩁᨘᨘᨘᩁ"（萨珠）和"ᨘᩁᨘᨘᨘᩁᨘᩁ"（萨齐阿亚），言"萨珠"又分为山坡生和河谷生2种，记载"萨齐阿亚"即为不螫手者；又言两者的功效有所不同，"萨珠"能清热祛寒，"萨齐阿亚"可治恶性水肿。现代文献记载的上述药材的基原涉及荨麻科荨麻属（*Urtica*）、水麻属（*Debregeasia*）、苎麻属（*Boehmeria*）、墙草属（*Parietaria*）及菊科豨莶属（*Siegesbeckia*）等的多种植物，但不同文献对各品种的基原有不同观点，各地习用的种类也有所不同，这与各地分布的资源种类有关，也存在不同属植物作同一药材基原使用的情况。有观点认为，《四部医典系列挂图全集》的53号和54号附图应为荨麻属植物中叶柄极短的种类，如高原荨麻 *U. hyperborea* Jacq. ex Wedd.，其他一些叶柄明显较长且刺毛多（螫手）的种类也可同等入药；而55号图可能系荨麻科冷水花属（*Pilea*）植物。文献记载的"萨珠"类的基原有高原荨麻 *U. hyperborea* Jacq. ex Wedd.（萨珠、萨珠木）、西藏荨麻 *U. tibetica* W. T. Wang（萨齐阿亚、萨珠）、宽叶荨麻 *U. laetevirens* Maxim.（萨齐阿亚、莎布、萨珠、萨珠木）、荨麻 *U. fissa* E. Pritz.（萨真）、三角叶荨麻 *U. triangularis* Hand.-Mazz.（萨珠、莎布、萨珠木）、羽裂荨麻 *U. triangularis* Hand.-Mazz. subsp. *pinnatifida* (Hand.-Mazz.) C. J. Chen（萨珠、萨珠木）、喜马拉雅荨麻 *U. ardens* Link[*U. himalayensis* Kunth et Bouchè（萨珠、萨珠木）]、粗根荨麻 *U. macrorrhiza* Hand.-Mazz.（莎布）、滇藏荨麻 *U. mairei* Lévl.（萨珠、萨珠木）、麻叶荨麻 *U. cannabina* L.（蝎子草，萨珠、萨珠木）、膜叶荨麻 *U. membranifolia* C. J. Chen 及其他各属植物（萨齐阿亚）。《部标藏药》《藏标》以"荨麻 /ᨘᩁᨘᨘᨘᩁ/ 萨真（沙针木）"之名收载了宽叶荨麻 *U. laetevirens* Maxim. 和裂叶荨麻 *U. fissa* Pritz.（荨麻 *U. fissa* E. Pritz.）；《西藏藏标》以"ᨘᨘᩁ/ 洒布 / 荨麻"之名收载了西藏荨麻 *U. tibetica* W. T. Wang、宽叶荨麻 *U. laetevirens* Maxim. 的地上部分。（参见"西藏荨麻""滇藏荨麻""水麻"条）

滇藏荨麻

Urtica mairei Lévl.

| 荨麻科（Urticaceae） | 荨麻属（*Urtica*） |

▌形态 ▌

多年生草本，有较长的木质化根茎。茎粗壮，高约 1m，四棱形，密生或疏生刺毛和短柔毛，少分枝。叶草质，宽卵形，稀近心形，长 6 ~ 14cm，宽 5 ~ 10cm，先端短渐尖，基部心形，边缘具缺刻状重牙齿或多数有规则的裂片，裂片近三角形，裂片间距 0.7 ~ 2cm，裂片边缘具数枚细牙齿，上面疏生刺毛和糙毛，下面（尤在脉上）密生或疏生刺毛和密生短柔毛或短粗毛，钟乳体点状，稀短杆状，基出脉常 5，下部 1 对较短而细，上部 1 对伸达中部裂片尖或与相近的侧脉网结，侧脉 3 ~ 5 对；叶柄长 3 ~ 8cm，密生或疏生刺毛和短柔毛；托叶每节 2，在叶柄间合生，草质，长圆形或宽卵状长圆形，长 10 ~ 15mm，先端钝，具纵肋 7 ~ 10，两面生微柔毛，有时疏生刺毛，钟乳体点状。雌雄同株，雄花序生于下部叶叶腋，雌花序生于上部叶叶腋；花序圆锥状，开展，长超过叶柄，花序轴有刺毛和

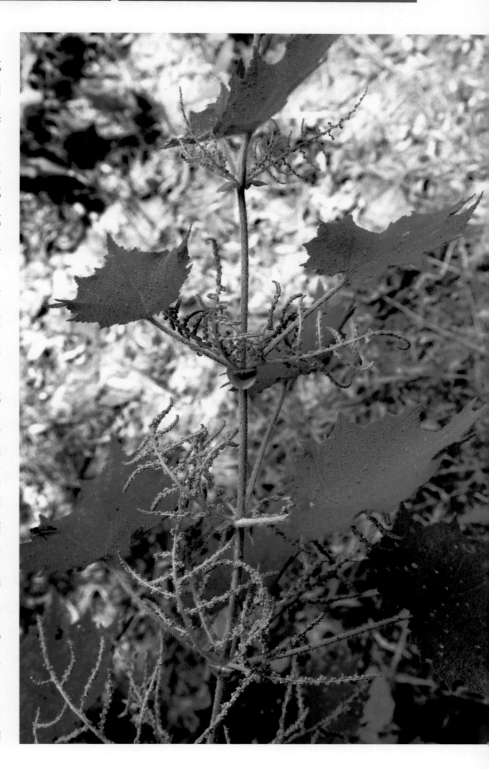

短柔毛；雄花几乎无梗，芽时直径约 1mm；花被片 4，合生至中部，裂片卵形，外面疏生微糙毛；退化雌蕊碟状，具柄，长约 0.3mm；雌花几乎无梗。瘦果矩圆状圆形，稍扁，长约 1mm，表面有不明显的细疣点；宿存花被片 4，在基部合生，内面 2 与果等大，外面 2 小，近圆形，长及内面的 1/3，外面被微糙毛。花期 7～8 月，果期 9～10 月。

分布

分布于我国西藏东南部（鲁朗）、云南中部至西部、四川西南部。印度东北部、不丹、缅甸也有分布。

生境

生长于海拔 1500～3400m 的林下潮湿处、林缘。

药材名

萨珠、萨珠木、撒珠姆（ས་འབྲུམ）。

药用部位

地上部分、种子。

功能与主治

地上部分：祛风定惊，温胃消食；用于"隆"病引起的久热，消化不良，寒症，关节炎，糖尿病。

种子：提升胃阳，祛"隆"，清旧热，化食。

用量与用法

2～6g。内服研末，或入丸、散剂。外用适量，捣汁外擦，或煎汤洗。

附 注

　　《四部医典》中记载有"ས་བྲ"（莎布）；《蓝琉璃》在"药物补述"中记载了"ས་འབྲུམ（萨珠）"，言其叶为提升胃阳、祛"隆"病、治宿热症之药物，其种子可消化蔬菜；并言"萨珠""触之螫手"，有生于高山的上品和生于低山的下品 2 种，还有 1 种不螫手的"萨珠"。《晶珠本草》分别记载有"ས་འབྲུམ"（萨珠）和"ས་འཇིལ་ལྭ"（萨齐阿亚），且两者的功效有所不同，又将"萨珠"分为"山坡生"和"河谷生" 2 种，并言"萨齐阿亚"即不螫手者。现代文献记载的上述药材的基原涉及荨麻科荨麻属（Urtica）、水麻属（Debregeasia）、苎麻属（Boehmeria）、墙草属（Parietaria）及菊科豨莶属（Siegesbeckia）、唇形科藿香属（Agastache）等的多种植物，但不同文献对各品种的基原有不同观点，各地藏医习用的种类也有所不同，与各地分布的资源种类有关。荨麻属植物应为"螫手"的"萨珠"的基原。滇藏荨麻 U. mairei Lévl. 为云南迪庆和四川阿坝藏医使用的"萨珠"的基原之一。《部标藏药》《藏标》以"荨麻 /ས་འབྲུམ/ 萨真（沙针木）"之名收载了宽叶荨麻 U. laetevirens Maxim. 和裂叶荨麻 U. fissa Pritz.（荨麻 U. fissa E. Pritz.）的地上部分。（参见"高原荨麻""西藏荨麻""藿香"条）

喜马拉雅荨麻

Urtica ardens Link

荨麻科（Urticaceae） | 荨麻属（*Urtica*）

▌形态 ▌

多年生草本。茎下部多少木质化，茎高达 1.5m，钝四棱形，近无刺毛，只有细糙毛，小枝密生刺毛。叶草质，狭卵形至披针形，长 5 ~ 15cm，宽 2 ~ 6cm，先端渐尖，基部圆形至心形，边缘具牙齿或小的重牙齿，上面干时变黑色或棕褐色，被短伏毛，后渐脱落，下面疏生细糙毛，钟乳体点状，稀短杆状，基出脉 5，下部 1 对短而细，上部 1 对达中部边缘，侧脉 3 ~ 4 对；叶柄长 1.5 ~ 4.5cm，生刺毛和细糙毛；托叶每节 2，在叶柄间合生，草质，干时变深棕色，长圆形，长 7 ~ 14mm，先端钝圆，具数条肋，被近贴生的微柔毛。花雌雄异株；花序圆锥状，具少数分枝，长于叶柄；雄花具短梗或无梗，芽时直径约为 1mm；退化雌蕊碗状，近无柄，先端凹陷，白色透明。瘦果近圆形，扁平，红色，长近 1mm，成熟时有细疣点。花期 7 ~ 8 月，果期 10 ~ 11 月。

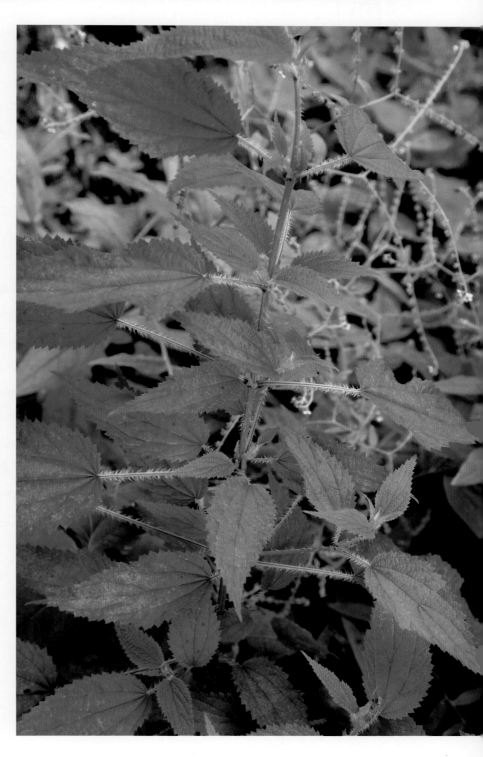

▎分布 ▎

分布于我国西藏、云南西北部。印度、尼泊尔等也有分布。

▎生境 ▎

生长于海拔 1800 ~ 2080m 的林下。

▎药材名 ▎

萨珠、萨珠木、撒珠姆、萨真、沙针木（ཟ་འབྲུམ）。

▎药用部位 ▎

地上部分或种子。

▎功能与主治 ▎

地上部分：祛风定惊，温胃消食；用于"隆"病引起的久热，消化不良，寒症，关节炎，糖尿病。

种子：提升胃阳，祛"隆"，清旧热，化食。

▎用量与用法 ▎

2 ~ 6g。内服研末，或入丸、散剂。外用适量，捣汁外擦或煎汤洗患处。

附 注

　　《四部医典》中记载有"ཟ་ལོ"（莎布）。《晶珠本草》分别记载有"ཟ་འབྲུམ"（萨珠）和"ཟ་ཕྱི་ལ་ཡ"（萨齐阿亚），言二者的功效有所不同。《蓝琉璃》《晶珠本草》均记载"萨珠"有"强烈螫人""螫人"和"不螫人"的 3 类。现代文献记载的"萨珠""莎布"的基原均为荨麻属植物，"萨齐阿亚"的基原涉及荨麻科荨麻属（*Urtica*）、水麻属（*Debregeasia*）、苎麻属（*Boehmeria*）、墙草属（*Parietaria*）及菊科豨莶属（*Siegesbeckia*）等多种植物，"螫人"者为荨麻属植物，其他为"不螫人"者，但不同文献对于各品种的基原有不同观点，记载的各地习用的种类也不同，这与各地分布的资源种类不同有关。喜马拉雅荨麻 *U. ardens* Link（*U. himalayensis* Kunth et Bouchè）为"萨珠"的基原之一。《部标藏药》《藏标》以"荨麻 /ཟ་འབྲུམ/ 萨真（沙针木）"之名收载了宽叶荨麻 *U. laetevirens* Maxim. 和裂叶荨麻 *U. fissa* Pritz.（*U. fissa* E. Pritz.）的地上部分。（参见"高原荨麻""西藏荨麻"条）

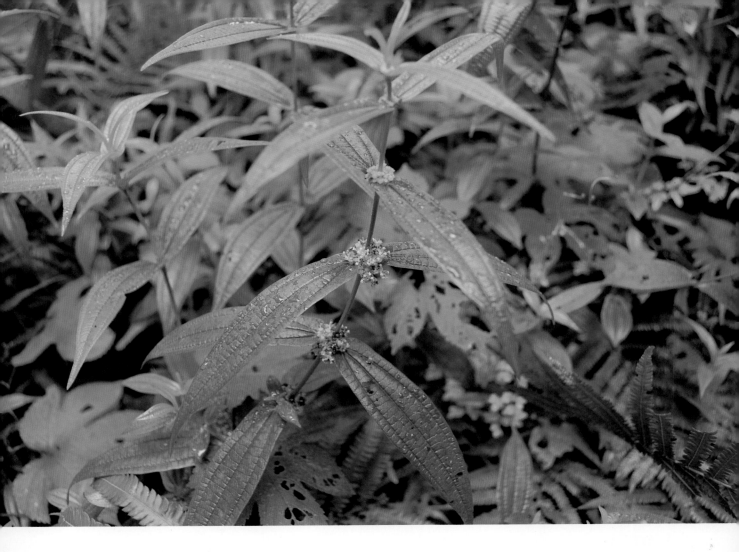

糯米团

Gonostegia hirta (Bl.) Miq.

荨麻科（Urticaceae） | 糯米团属（*Gonostegia*）

▌形态▌

多年生草本。有时茎基部变木质；茎蔓生、铺地或渐升，长 50 ~ 100 （ ~ 160）cm，基部直径 1 ~ 2.5mm，不分枝或分枝，上部带四棱形，有短柔毛。叶对生；叶片草质或纸质，宽披针形至狭披针形、狭卵形、稀卵形或椭圆形，长（1 ~ ）3 ~ 10cm，宽（0.7 ~ ）1.2 ~ 2.8cm，先端长渐尖至短渐尖，基部浅心形或圆形，全缘，上面稍粗糙，被稀疏短伏毛或近无毛，下面沿脉有疏毛或近无毛，基出脉 3 ~ 5；叶柄长 1 ~ 4mm；托叶钻形，长约 2.5mm。团伞花序腋生，通常两性，有时单性，雌雄异株，直径 2 ~ 9mm；苞片三角形，长约 2mm。雄花花梗长 1 ~ 4mm；花蕾直径约 2mm，在内折线上有稀疏长柔毛；花被片 5，分生，倒披针形，长 2 ~ 2.5mm，先端短骤尖；雄蕊 5，花丝条形，长 2 ~ 2.5mm，花药长约 1mm；退化雌蕊极小，圆锥状。雌花花被菱状狭卵形，长约 1mm，先端有 2 小齿，有疏毛，果期呈卵形，长约 1.6mm，有 10 纵肋；柱头长约 3mm，有密毛。瘦果卵球形，长约 1.5mm，白色或黑色，有光泽。花期 5 ~ 9 月。

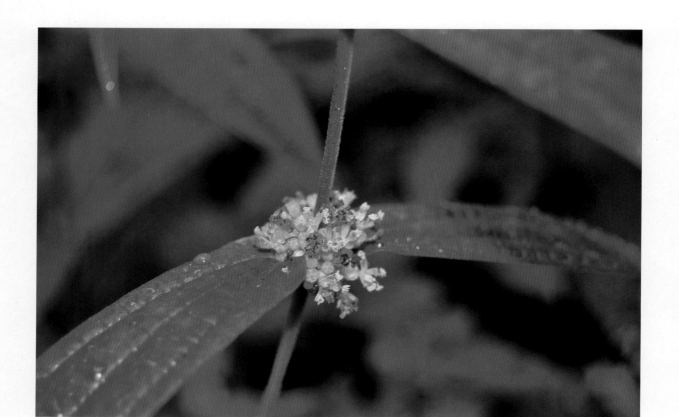

▌ 分布 ▌

广布于我国西藏东南部、云南、华南地区、陕西南部及河南南部。亚洲其他热带和亚热带地区及澳大利亚也有分布。

▌ 生境 ▌

生长于海拔 100 ~ 2700m 的丘陵、低山林中、灌丛、沟边草地。

▌ 药材名 ▌

苏巴（སུག་པ།）。

▌ 药用部位 ▌

全草。

▌ 功能与主治 ▌

用于跌打损伤，骨折，疮痈，乳腺炎。

▌ 用量与用法 ▌

鲜用，捣烂外敷。

附 注

糯米团 *G. hirta* (Bl.) Miq. 为云南维族民间所用药材。

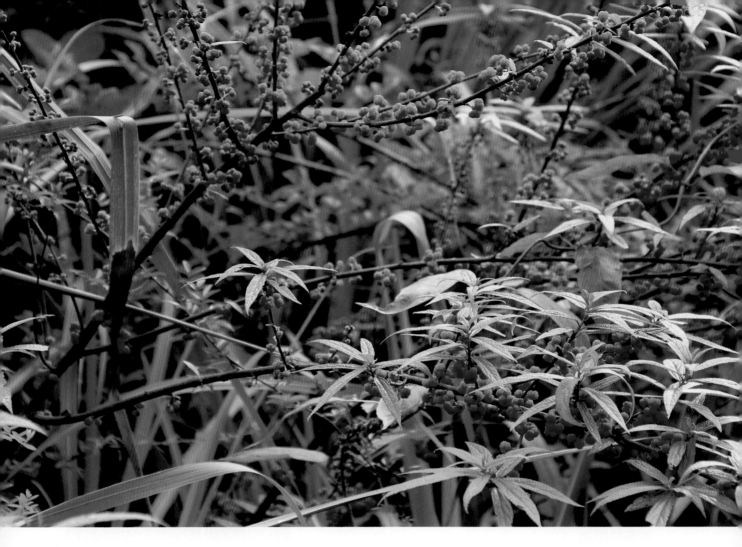

水麻

Debregeasia orientalis C. J. Chen [*Debregeasia edulis* (Sieb. et Zucc.) Wedd.]

荨麻科（Urticaceae） 　　水麻属（*Debregeasia*）

▋ 形态 ▋

灌木，高达 1～4m。小枝纤细，暗红色，常被贴生的白色短柔毛，以后渐变无毛。叶纸质或薄纸质，干时硬膜质，长圆状狭披针形或条状披针形，先端渐尖或短渐尖，基部圆形或宽楔形，长 5～18（～25）cm，宽 1～2.5（～3.5）cm，边缘有不等的细锯齿或细牙齿，上面暗绿色，常有泡状隆起，疏生短糙毛，钟乳体点状，背面被白色或灰绿色毡毛，在脉上疏生短柔毛，基出脉 3，其侧出 2 条达中部边缘，近直伸，二级脉 3～5 对；细脉结成细网，各级脉在背面凸起；叶柄短，长 3～10mm，稀更长，毛被同幼枝；托叶披针形，长 6～8mm，先端浅 2 裂，背面纵肋上疏生短柔毛。花序雌雄异株，稀同株，生上年生枝和老枝的叶腋，2 回二歧分枝或二叉分枝，具短梗或无梗，长 1～1.5cm，每分枝的先端各生 1 球状团伞花簇，雄的团伞花簇直径 4～6mm，雌的直径 3～5mm；苞片宽倒卵形，长约 2mm。雄花在芽时扁球形，直径 1.5～2mm；花被片 4（混生于雌花序上的雄花花被片 3～4），在下部合生，裂片三角状卵形，背面疏生微柔毛；雄蕊 4；

退化雌蕊倒卵形，长约 0.5mm，在基部密生雪白色绵毛。雌花几无梗，倒卵形，长约 0.7mm；花被薄膜质紧贴于子房，倒卵形，先端有 4 齿，外面近无毛；柱头画笔头状，从一小圆锥体上生出 1 束柱头毛。瘦果小浆果状，倒卵形，长约 1mm，鲜时橙黄色，宿存花被肉质紧贴生于果实。花期 3 ～ 4 月，果期 5 ～ 7 月。

▌分布▐

分布于我国西藏东南部、云南、四川、甘肃南部、陕西、贵州、湖北、湖南、广西、台湾。日本也有分布。

▌生境▐

生长于海拔 300 ～ 2800m 的溪谷、河流两岸潮湿地。

▌药材名▐

萨齐阿亚（ཟ་ཕྱི་ལ་ཡ）。

▌药用部位▐

全草。

▌功能与主治▐

祛风湿，利疮，止血，止痛。用于恶性腹水肿胀，风湿关节酸痛；外用于疮疖肿毒，疮疡久溃不愈，外伤出血。

▌用量与用法▐

2 ～ 6g。内服研末，或入丸、散剂。

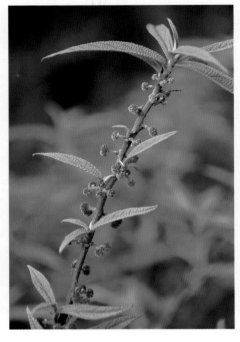

附注

　　《四部医典》记载有"ཟ་ག"（莎布）；《蓝琉璃》云"生于高山者为上品，生于低山者为下品"。《晶珠本草》分别记载有"ཟ་འབྲུམ"（萨珠、萨珠木）和"ཟ་ཕྱི་ལ་ཡ"（萨齐阿亚），言"萨珠"为清热祛寒之药物，"萨齐阿亚"为治恶性水肿之药物。现代文献记载的上述药物的基原涉及荨麻科荨麻属（Urtica）、水麻属（Debregeasia）、苎麻属（Boehmeria）、墙草属（Parietaria）及菊科豨莶属（Siegesbeckia）等的多种植物，但不同文献对各品种的基原有不同观点，同一药材的基原也存在不同属植物。作为"萨齐阿亚"的基原，文献记载的有西藏荨麻 Urtica tibetica W. T. Wang、宽叶荨麻 U. laetevirens Maxim.、膜叶荨麻 U. membranifolia C. J. Chen、水麻 Debregeasia orientalis C. J. Chen、长叶水麻 D. longifolia (Burm. f.) Wedd.、长叶苎麻 Boehmeria macrophylla Hornem.（水苎麻）、腺梗豨莶 Siegesbeckia pubescens Makino、墙草 Parietaria micrantha Ledeb.。《西藏藏标》以"ཟ་ག/洒布/荨麻"之名收载了西藏荨麻 U. tibetica W. T. Wang、宽叶荨麻 U. laetevirens Maxim.。也有文献记载西藏荨麻 U. tibetica W. T. Wang 为"萨珠木"的基原之一。（参见"高原荨麻""西藏荨麻""滇藏荨麻"条）

檀香

Santalum album L.

檀香科（Santalaceae） 檀香属（*Santalum*）

▍形态 ▍

常绿小乔木，高约 10m。枝圆柱状，带灰褐色，具条纹，有多数皮孔和半圆形的叶痕；小枝细长，淡绿色，节间稍肿大。叶椭圆状卵形，膜质，长 4 ~ 8cm，宽 2 ~ 4cm，先端锐尖，基部楔形或阔楔形，多少下延，边缘波状，稍外折，背面有白粉，中脉在背面凸起，侧脉约 10 对，网脉不明显；叶柄细长，长 1 ~ 1.5cm。三歧聚伞式圆锥花序腋生或顶生，长 2.5 ~ 4cm；苞片 2，微小，位于花序的基部，钻状披针形，长 2.5 ~ 3mm，早落；总花梗长 2 ~ 5cm，花梗长 2 ~ 4mm，有细条纹；花长 4 ~ 4.5mm，直径 5 ~ 6mm；花被管钟状，长约 2mm，淡绿色；花被 4 裂，裂片卵状三角形，长 2 ~ 2.5mm，内部初时绿黄色，后呈深棕红色；雄蕊 4，长约 2.5mm，外伸；花盘裂片卵圆形，长约 1mm；花柱长 3mm，深红色，柱头浅 3（~ 4）裂。核果长 1 ~ 1.2cm，直径约 1cm，外果皮肉质多汁，

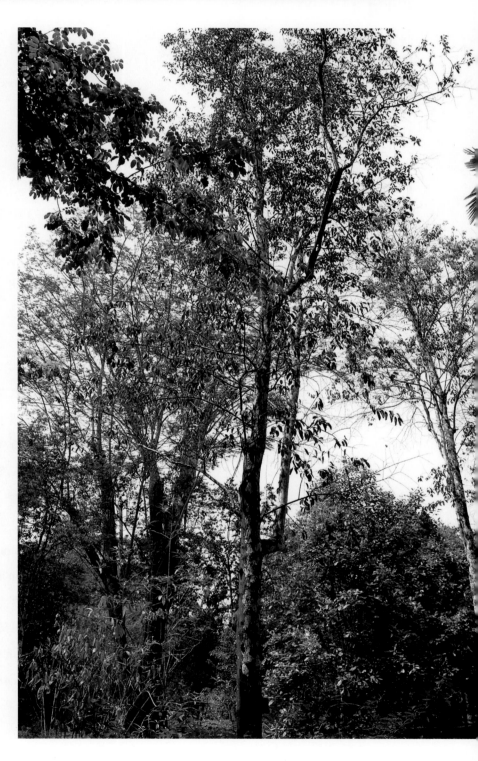

成熟时深紫红色至紫黑色，先端稍平坦，花被残痕直径 5 ~ 6mm，宿存花柱基多少隆起，内果皮具纵棱 3 ~ 4。花期 5 ~ 6 月，果期 7 ~ 9 月。

分布

原产太平洋岛屿。我国海南有少量野生。

生境

栽培于我国广东。

药材名

赞等、占登（ཙན་དན།），赞旦嘎保、旃檀嘎保、赞檀嘎尔保（ཙན་དན་དཀར་པོ།、ཙན་དཀར་པོ།），赞檀那保（ཙན་དན་ནག་པོ།）。

药用部位

心材。

功能与主治

清热，降气血，消炎，滋补。用于肺热，心热，心肺紊乱热症与虚热；外用于皮肉热症及肢节肿胀。（《中华本草·藏药卷》）

理气，和胃。用于心腹疼痛，噎膈呕吐。（《藏药标准》）

用量与用法

3 ~ 4g。内服煎汤，或入丸、散剂。外用适量，调敷患处。

附 注

《四部医典》中记载有"ཙན་དཀར་པོ།"（赞檀嘎尔保）。《晶珠本草》记载"ཙན་དན།"（赞等、占登）分为"白色坚硬者""微黄者""红色木纹清楚者"3 种，并言黄檀香产自汉地（内地）。现代文献也认为，古籍记载的"占等"分为白、黄、红、紫 4 种，或将白、黄 2 种归为"白檀香"，将红、紫 2 种归为"红檀香"或"紫檀香"。"白檀香"（赞旦嘎保）的基原为檀香 *Santalum album* L.，《部标藏药》（附录）、《藏标》、《青海藏标》收载的"檀香 / 占登（赞旦嘎保）"的基原即为檀香 *Santalum album* L.；部分藏医在无檀香 *Santalum album* L. 可用时，也以木犀科丁香属（*Syringa*）的几种植物作代用品，主要有暴马丁香 *Syringa reticulata* (Blume) Hara var. *mandshurica* (Maxim.) Hara [*Syringa reticulate* (Blume) Hara subsp. *amurensis* (Rupr.) P. S. Green et M. C.]、紫丁香 *Syringa oblata* Lindl.、白丁香 *Syringa oblate* Lindl. var. *alba* Hort ex Rehd.，习称"黄檀香"。有文献指出，"红檀香"和"紫檀香"实为一种，其颜色、质地不同系因产地或树龄不同所致，为豆科植物青龙木 *Pterocarpus indicus* Willd.（紫檀）、旃檀紫檀 *P. santalinus* L. f.（该种产于印度），《部标藏药》附录中以"紫檀香 /ཙན་དན་དམར་པོ།/ 赞旦玛布"之名收载了青龙木 *Pterocarpus indicus* Willd.。现市售檀香药材为檀香 *Santalum album* L.，一般统称为"檀香"，而不再划分品种。（参见"紫檀""暴马丁香"条）

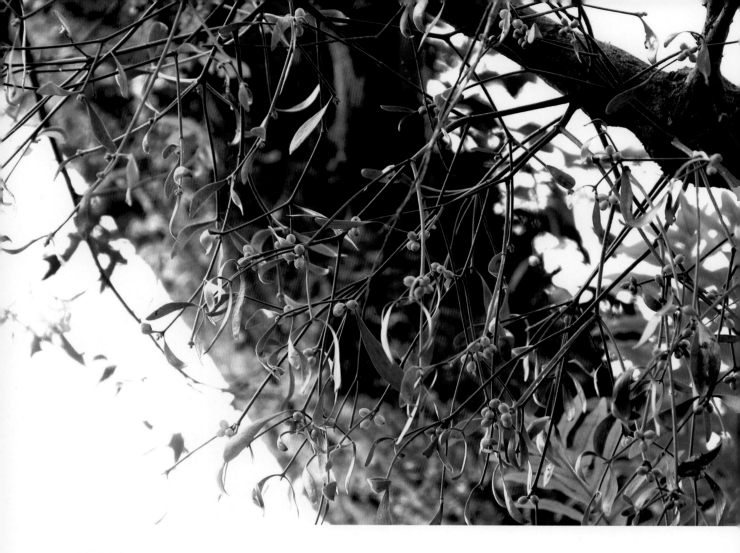

槲寄生

Viscum coloratum (Kom.) Nakai

桑寄生科（Loranthaceae）　　　　　槲寄生属（*Viscum*）

▌ 形态 ▌

灌木，高 0.3 ~ 0.8m。茎、枝均呈圆柱状，二歧或三歧分枝，稀多歧，节稍膨大，小枝的节间长 5 ~ 10cm，直径 3 ~ 5mm，干后具不规则皱纹。叶对生，稀 3 轮生，厚革质或革质，长椭圆形 至椭圆状披针形，长 3 ~ 7cm，宽 0.7 ~ 1.5（~ 2）cm，先端圆形或圆钝，基部渐狭；基出脉 3 ~ 5；叶柄短。雌雄异株；花序顶生或腋生于茎叉状分枝处；雄花序聚伞状，总花梗几无或长达 5mm，总苞舟形，长 5 ~ 7mm，通常具 3 花，中央的花具 2 苞片或无，雄花花蕾时呈卵球形，长 3 ~ 4mm，萼片 4，卵形，花药椭圆形，长 2.5 ~ 3mm；雌花序聚伞式穗状，总花梗长 2 ~ 3mm 或几无，具花 3 ~ 5，顶生的花具 2 苞片或无，交叉对生的花各具 1 苞片，苞片阔三角形，长约 1.5mm，初具细缘毛，稍后变全缘，雌花花蕾时呈长卵球形，长约 2mm，花托卵球形，萼片 4，三角形，长约 1mm；柱头乳头状。果实球形，直径 6 ~ 8mm，具宿存花柱，成熟时呈淡黄色或橙红色，果皮平滑。花期 4 ~ 5 月，果期 9 ~ 11 月。

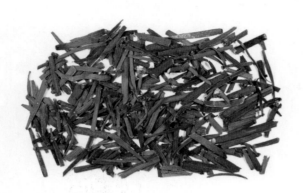

分布

我国除新疆、西藏、云南、广东外，各省区均有分布。朝鲜、日本等也有分布。

生境

生长于海拔 500 ～ 1400（～ 2000）m 的阔叶林中，寄生于榆、杨、柳、桦、栎、李、枫杨、椴、苹果树等植物上。

药材名

桑寄生（ སན་ཅི་ཤིང་ ）。

药用部位

全株。

功能与主治

强筋，降血压，祛风湿。用于风湿性关节炎，腰腿酸痛，高血压，胎动，乳少。

附注

　　藏医药用槲寄生属（Viscum）植物见于现代的西藏、四川、甘肃等地方"中藏药资料"的记载，其藏文名"སན་ཅི་ཤིང་"系中药"桑寄生"的藏文音译名。《中国藏药植物资源考订》记载其基原包括枫香槲寄生 V. liquidambaricolum Hayata、槲寄生 V. coloratum (Kom.) Nakai、棱枝槲寄生 V. diospyrosicolum Hayata、扁枝槲寄生 V. articulatum Burm. f. 等，各地藏医使用的种类与当地分布的植物种类有关，槲寄生 V. coloratum (Kom.) Nakai 为甘肃藏医习用的种类。甘肃天祝藏医也误将槲寄生 V. coloratum (Kom.) Nakai 作"ཤུ་དག་"（徐砍）使用，"徐砍"始见于《四部医典》记载，《晶珠本草》将其作为"树叶类药物"记载，言其有"叶厚，黄色，有光泽"和"叶薄，黑色，光滑"的 2 种，又记载其为治疗肺肾扩散热之药物。现代文献对 2 种的基原有不同观点，多认为"叶厚，黄色"的"徐砍"的基原为山矾科植物白檀 Symplocos paniculata (Thunb.) Miq.，言以其叶入药。（参见"白檀"条）

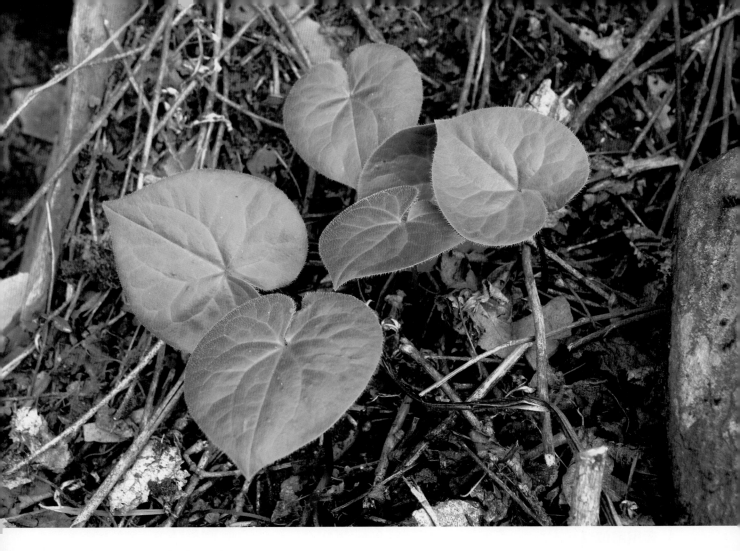

单叶细辛

Asarum himalaicum Hook. f. et Thoms. ex Klotzsch.

马兜铃科（Aristolochiaceae） 细辛属（*Asarum*）

▌ 形态 ▌

多年生草本。根茎细长，直径 1 ~ 2mm，节间长 2 ~ 3cm，有多条纤维根。叶互生，疏离，叶片心形或圆心形，长 4 ~ 8cm，宽 6.5 ~ 11cm，先端渐尖或短渐尖，基部心形，两侧裂片长 2 ~ 4cm，宽 2.5 ~ 5cm，先端圆形，两面散生柔毛，叶背和叶缘的毛较长，叶柄长 10 ~ 25cm，有毛；芽苞叶卵圆形，长 5 ~ 10mm，宽约 5mm。花深紫红色；花梗细长，长 3 ~ 7cm，有毛，毛渐脱落；花被在子房以上有短管，裂片长圆卵形，长、宽均约 7mm，上部外折，外折部分三角形，深紫色；雄蕊与花柱等长或稍长，花丝约比花药长 2 倍，药隔伸出，短锥形；子房半下位，具 6 棱，花柱合生，先端辐射状 6 裂，柱头顶生。果实近球状，直径约 1.2cm。花期 4 ~ 6 月。

▌ 分布 ▌

分布于我国西藏、四川、甘肃、云南、贵州、湖北西部、陕西。印度也有分布。

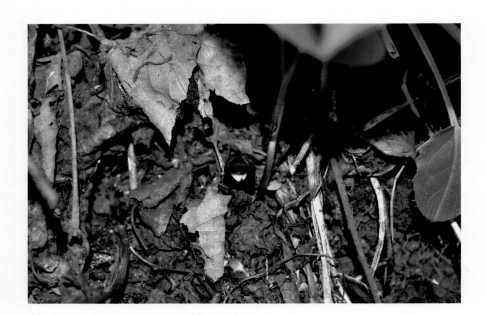

▌ 生境 ▌

生长于海拔 1300 ~ 3100m 的溪边、林下阴湿地。

▌ 药材名 ▌

达弥（ དུ་མེག ），达弥切哇（ དུ་མེག་ཆེ་བ ）。

▌ 药用部位 ▌

全草。

▌ 功能与主治 ▌

散寒，止痛。用于流行性感冒引起的头痛，风湿痛，牙痛。

▌ 用量与用法 ▌

1.5 ~ 6g。内服煎汤。

附 注

《四部医典》《蓝琉璃》《晶珠本草》等均记载有 "དུ་མེག"（达弥）；《度母本草》言其分为白、黑 2 种，两者均为接骨、愈合脉管之药物。现代文献记载的 "达弥" 的基原较为复杂，涉及堇菜科堇菜属（*Viola*）、毛茛科驴蹄草属（*Caltha*）、菊科垂头菊属（*Cremanthodium*）、马兜铃科细辛属（*Asarum*）等多科多属多种植物，不同文献对其正品或代用品的基原也有不同观点。文献记载，单叶细辛 *A. himalaicum* Hook. f. et Thoms. ex Klotzsch. 为 "达弥" 或 "དུ་མེག་ཆེ་བ"（达弥切哇）的基原之一，但也有观点认为该种并非正品，可能系因叶形似 "达弥"（意为马蹄）而误用，"达弥" 正品应为堇菜科植物圆叶小堇菜 *V. rockiana* W. Beck.。（参见 "花葶驴蹄草" "圆叶小堇菜" 条）

《四川藏标》以 "南坪细辛" 之名收载了单叶细辛 *A. himalaicum* Hook. f. et Thoms. ex Klotzsch.，言其为四川中医习用的药材细辛，但藏医也使用。

异叶马兜铃

Aristolochia kaempferi Willd. f. *heterophylla* (Hemsl.) S. M. Hwang

马兜铃科（Aristolochiaceae） | 马兜铃属（*Aristolochia*）

▌ 形态 ▐

草质藤本。根圆柱形，外皮黄褐色，揉之有芳香，味苦。嫩枝细长，密被倒生长柔毛，后毛渐脱落，老枝无毛，具明显纵槽纹。叶纸质，叶形各式，卵形、卵状心形、卵状披针形或戟状耳形，长 5 ~ 18cm，下部宽 4 ~ 8cm，中部宽 2 ~ 5cm，先端短尖或渐尖，基部浅心形或耳形，全缘或因下部向外扩展而有 2 圆裂片，叶上面嫩时疏生白色短柔毛；侧脉每边 3 ~ 4；叶柄长 1.5 ~ 6cm，密被长柔毛。花单生，稀 2 聚生于叶腋；花梗长 2 ~ 7cm，常向下弯垂，近中部或近基部具小苞片；小苞片卵形或圆形，长、宽均为 5 ~ 15mm，抱茎，质地常与叶相同，干后绿色或褐色；花被管中部急遽弯曲，下部长圆柱形，长 2 ~ 2.5cm，直径 3 ~ 8mm，弯曲处至檐部较下处狭而稍短，外面黄绿色，有纵脉 10，密被白色长柔毛，内面无毛；檐部盘状，近圆形，直径 2 ~ 3cm，边缘 3 浅裂，

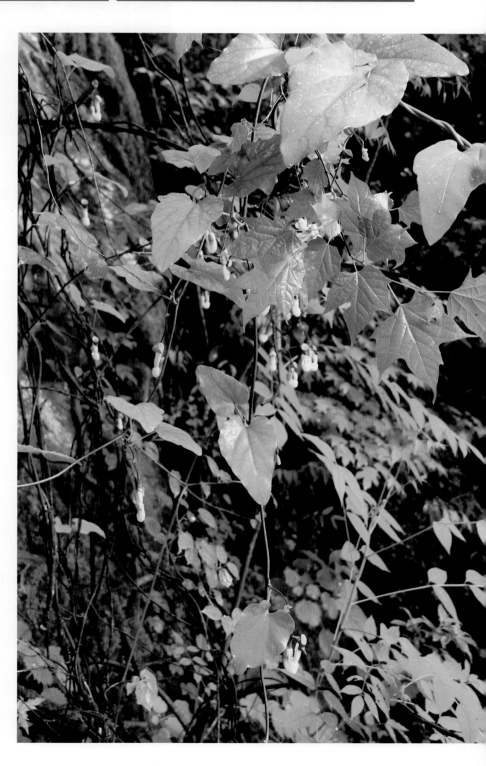

裂片平展，阔卵形，近等大或在下 1 稍大，先端短尖，黄绿色，基部具紫色短线条，具网脉，外面疏被短柔毛，内面仅近基部稍被毛，其余无毛，喉部黄色；花药长圆形，成对贴生于合蕊柱近基部，并与裂片对生；子房圆柱形，长 6 ~ 12mm，具 6 棱，密被长绒毛；合蕊柱先端 3 裂；裂片先端圆形，有时再 2 裂，边缘向下延伸，有时稍翻卷，具疣状突起。

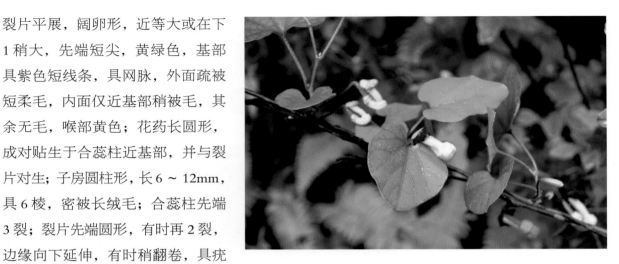

蒴果长圆状或卵形，长 3 ~ 7cm，近无毛，成熟时暗褐色；种子倒卵形，长 3 ~ 4mm，宽 2 ~ 3mm，背面平凸状，腹面凹入，中间具种脊。花期 4 ~ 5 月，果期 6 ~ 8 月。

▌分布 ▌

分布于我国四川西北部、甘肃南部、陕西、湖北西部。

▌生境 ▌

生长于疏林中、林缘山坡、灌丛。

▌药材名 ▌

帕勒嘎、哇来嘎、哇力嘎、巴力嘎（བ་ལེ་ཀ）。

▌药用部位 ▌

茎枝。

▌功能与主治 ▌

清热凉血。用于血热，肺热，肝热，六腑热，胃痛，"培根"病，瘟疫病。

▌用量与用法 ▌

3 ~ 5g。内服煎汤。

附 注

　　《度母本草》《蓝琉璃》等记载有"བ་ལེ་ཀ"（帕勒嘎）；《晶珠本草》将其归于"树木类药物"的"树枝类药物"中，言其为藤类植物，记载其为治肺、肝腑热症之药物。现代文献记载各地藏医所用"帕勒嘎"的基原包括马兜铃属（*Aristolochia*）多种植物。《藏标》《部标藏药》（附录）和《青海藏标》（附录）中收载的"木香马兜铃 /བ་ལེ་ཀ/ 哇力嘎（巴力嘎、哇来嘎）"的基原包括藏木通 *A. griffithii* Hook. f. et Thoms. ex Duchartre（西藏马兜铃）、穆坪马兜铃 *A. moupinensis* Franch.（宝兴马兜铃）。文献记载异叶马兜铃 *A. heterophylla* Hemsl. [*A. kaempferi* Willd. f. *heterophylla* (Hemsl.) S. M. Hwang] 为"帕勒嘎"的基原之一。（参见"宝兴马兜铃"条）

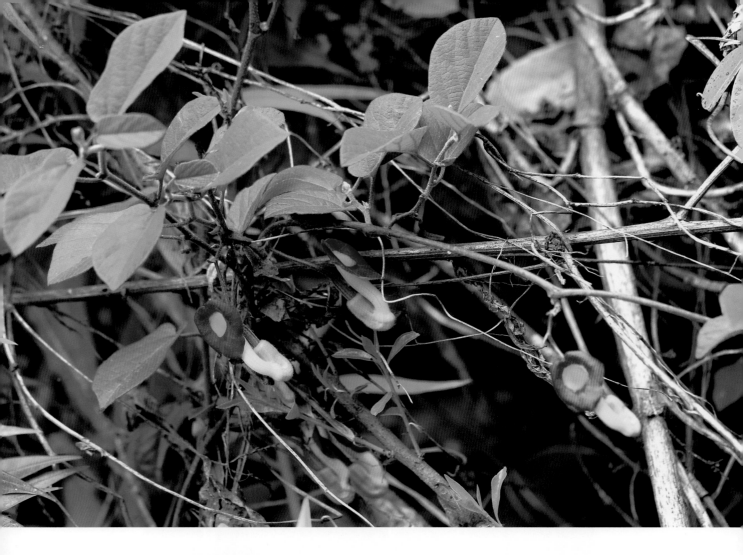

宝兴马兜铃

Aristolochia moupinensis Franch.（木香马兜铃）

马兜铃科（Aristolochiaceae） · 马兜铃属（*Aristolochia*）

▌ 形态 ▌

木质藤本，长 3 ~ 4m 或更长。根长圆柱形，土黄色，有不规则纵裂纹。嫩枝和芽密被黄棕色或灰色长柔毛，老枝无毛；茎有纵棱，老茎基部有纵裂、增厚的木栓层。叶膜质或纸质，卵形或卵状心形，长 6 ~ 16cm，宽 5 ~ 12cm，先端短尖或短渐尖，基部深心形，两侧裂片下垂或稍内弯，弯缺深 1 ~ 2.5cm，全缘，上面疏生灰白色糙伏毛，后变无毛，下面密被黄棕色长柔毛；基出脉 5 ~ 7，侧脉每边 3 ~ 4，网脉两面均明显；叶柄长 3 ~ 8cm，柔弱，密被灰色或黄棕色长柔毛。花单生或 2 朵聚生于叶腋；花梗长 3 ~ 8cm，花后常伸长，近基部向下弯垂，密被长柔毛，中部以下具小苞片；小苞片卵形，长 1 ~ 1.5cm，无柄，下面密被长柔毛；花被管中部急遽弯曲而略扁，下部长 2 ~ 3cm，直径 8 ~ 10mm，弯曲处至檐部与下部近等长而稍狭，外面疏被黄棕色长柔毛，内面仅近子房处被微柔毛，其余无毛，具纵脉纹；檐部盘状，近圆形，直径 3 ~ 3.5cm，内面黄色，有紫红色斑点，边缘绿色，具网状脉纹，边缘浅 3 裂；裂片常稍外翻，先端具凸尖；喉部圆形，

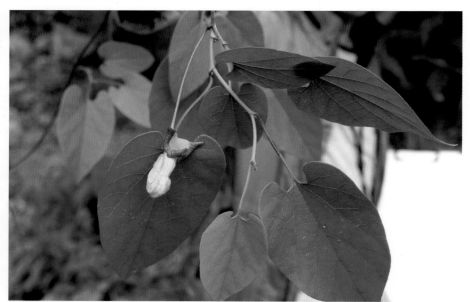

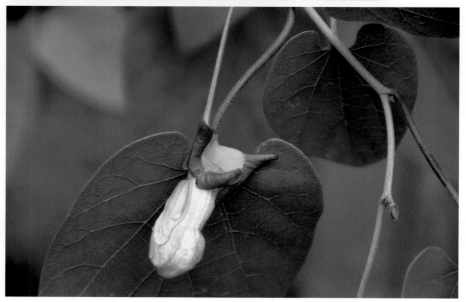

稍具领状环，直径约8mm；花药长圆形，成对贴生于合蕊柱近基部，并与其裂片对生；子房圆柱形，长约8mm，具6棱，密被长柔毛；合蕊柱先端3裂；裂片先端有时2裂，常钝圆，边缘向下延伸成皱波状。蒴果长圆形，长6～8cm，直径2～3.5cm，有6棱，棱通常波状弯曲，成熟时自先端向下6瓣开裂；种子长卵形，长5～6mm，宽3～4mm，背面平凸状，具皱纹及隆起的边缘，腹面凹入，中间具膜质种脊，灰褐色。花期5～6月，果期8～10月。

▌分布▌

分布于我国四川（峨眉山地区、宝兴、泸定）、重庆（南川）、云南（丽江、鹤庆）、贵州（印江）、湖南、湖北、浙江、江西、福建。

▌生境▌

生长于海拔 2000 ~ 3200m 的林中、沟边、灌丛。

▌药材名▌

帕勒嘎、哇来嘎、哇力嘎、巴力嘎（ བ་ལེ་ག ）。

▌药用部位▌

茎藤、根茎。

▌功能与主治▌

清热凉血。用于血热，肺热，肝热，六腑热，胃痛，"培根"病，瘟疫病。

▌用量与用法▌

3 ~ 5g。内服煎汤。

附 注

《度母本草》《蓝琉璃》等记载有"བ་ལེ་ག"（帕勒嘎）；《晶珠本草》将其归类于"树木类药物"的"树枝类药物"中，言其为藤类植物，记载其为治肺及肝腑热症之药物。现代文献记载现各地藏医所用"帕勒嘎"的基原涉及多种马兜铃属（*Aristolochia*）植物，主要包括宝兴马兜铃 *A. moupinensis* Franch.（穆坪马兜铃、淮通马兜铃、木香马兜铃）、大果马兜铃 *A. macrocarpa* C. Y. Wu et S. Y. Wu（该种未见《中国植物志》记载）、异叶马兜铃 *A. heterophylla* Hemsl. [*A. kaempferi* Willd. f. *heterophylla* (Hemsl.) S. M. Hwang]、西藏马兜铃 *A. griffithii* Hook. f. et Thoms. ex Duchartre 等。《藏标》《部标藏药》（附录）和《青海藏标》（附录）中收载的"木香马兜铃 /བ་ལེ་ག/ 哇力嘎（巴力嘎、哇来嘎）"的基原为藏木通 *A. griffithii* Hook. f. et Thoms. ex Duchartre（藏马兜铃、西藏马兜铃）、穆坪马兜铃 *A. moupinensis* Franch.（宝兴马兜铃），规定以茎、根茎（根）入药。这些马兜铃属植物虽为藤本，但均与《图鉴》记载的"无花无果"的特征不符，系代用品，其正品尚不明确。（参见"异叶马兜铃"条）

因《正确认药图鉴》将"བ་ལེ་ག"释作"木通"，故青海、甘肃、四川藏医据此多以毛茛科铁线莲属（*Clematis*）的多种植物的藤茎作"帕勒嘎"的代用品。现藏医通常将该属植物作"དབྱི་མོང"（叶芒、益蒙）类药物使用，药材又被习称为"藏木通"，与"帕勒嘎"不同。（参见"绣球藤"条）

研究表明，宝兴马兜铃 *A. moupinensis* Franch. 的茎及根中含有马兜铃酸（Aristolochic acid）Ⅰ、Ⅱ、Ⅳ等成分，可引起肝肾损伤。

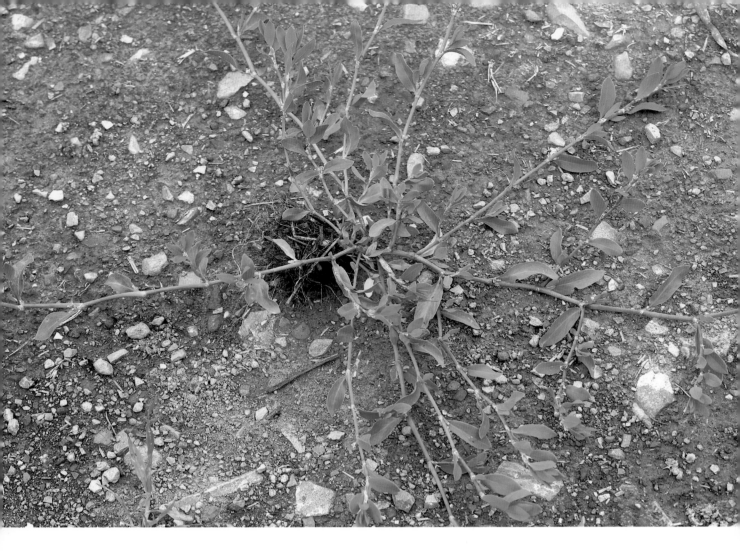

萹蓄

Polygonum aviculare L.

蓼科（Polygonaceae）　　蓼属（*Polygonum*）

▎形态 ▎

一年生草本。茎平卧、上升或直立，高 10 ～ 40cm，自基部多分枝，具纵棱。叶椭圆形、狭椭圆形或披针形，长 1 ～ 4cm，宽 3 ～ 12mm，先端钝圆或急尖，基部楔形，全缘，两面无毛，下面侧脉明显；叶柄短或近无柄，基部具关节；托叶鞘膜质，下部褐色，上部白色，撕裂脉明显。花单生或数朵簇生于叶腋，遍布于植株；苞片薄膜质；花梗细，顶部具关节；花被 5 深裂，花被片椭圆形，长 2 ～ 2.5mm，绿色，边缘白色或淡红色；雄蕊 8，花丝基部扩展；花柱 3，柱头头状。瘦果卵形，具 3 棱，长 2.5 ～ 3mm，黑褐色，密被由小点组成的细条纹，无光泽，与宿存花被近等长或稍长于宿存花被。花期 5 ～ 7 月，果期 6 ～ 8 月。

▎分布 ▎

我国各地均有分布。世界其他北温带地区广泛分布。

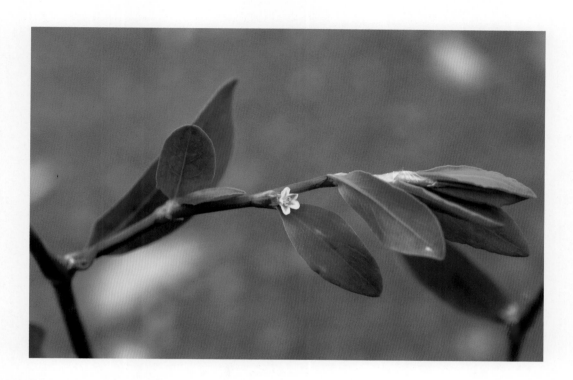

▌ 生境 ▌

生长于海拔 10 ～ 4200m 的田边、路旁、沟边湿地。

▌ 药材名 ▌

尼洛、尼阿洛、尼罗（ཉི་ལོ），尼阿罗哇（ཉི་ལོ་བ）。

▌ 药用部位 ▌

全草。

▌ 功能与主治 ▌

清热，消炎。用于胃肠炎，小肠热症，腑热症，"加乃"病，泄泻，痢疾。

▌ 用量与用法 ▌

9 ～ 15g。

附 注

　　《四部医典》中记载有"ཉི་ལོ"（尼洛）。《蓝琉璃》记载"尼洛"分为黑、白 2 种，言两者的功效相同，均为清大肠热、小肠热、腑热之药物。《晶珠本草》引《图鉴》之记载："叶像白柳叶，茎红色而有节，花白色状如云堆，根红色状如鹿角。"现代文献记载的藏医所用"尼洛"的基原包括多种蓼属（*Polygonum*）植物，通常未区分黑、白。《西藏藏标》以"ཉི་ལོ / 逆落 / 逆落"之名收载了叉分蓼 *P. divaricatum* L. 和叉枝蓼 *P. tortuosum* D. Don。也有文献记载，萹蓄 *P. aviculare* L. 为青海部分藏医习用的"尼阿洛"，与其同样使用的还有小萹蓄 *P. plebeium* R. Br.（习见蓼），但该 2 种的形态显然与《晶珠本草》之记载不符，应系代用品。（参见"叉分蓼""多穗蓼"条）

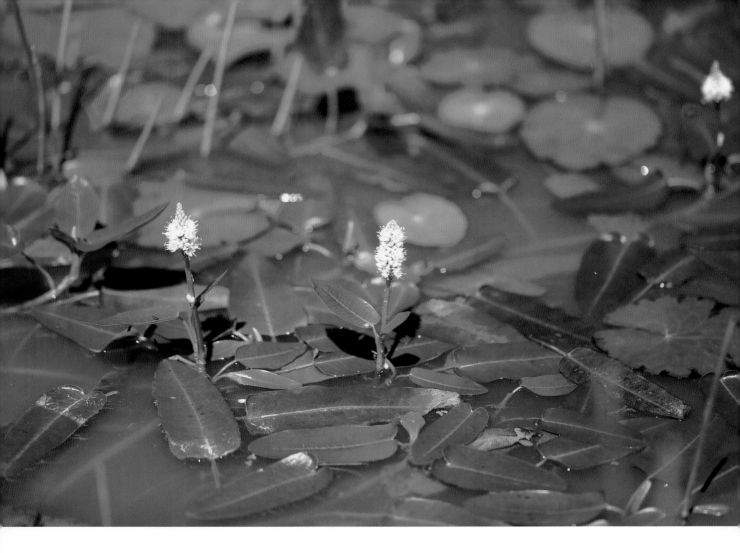

两栖蓼

Polygonum amphibium L.

蓼科（Polygonaceae） | 蓼属（*Polygonum*）

形态

多年生草本。根茎横走。生于水中者茎漂浮，无毛，节部生不定根，叶长圆形或椭圆形，浮于水面，长 5 ~ 12cm，宽 2.5 ~ 4cm，先端钝或微尖，基部近心形，两面无毛，全缘，无缘毛，叶柄长 0.5 ~ 3cm，自托叶鞘近中部发出，托叶鞘筒状，薄膜质，长 1 ~ 1.5cm，先端截形，无缘毛；生于陆地者茎直立，不分枝或自基部分枝，高 40 ~ 60cm，叶披针形或长圆状披针形，长 6 ~ 14cm，宽 1.5 ~ 2cm，先端急尖，基部近圆形，两面被短硬伏毛，全缘，具缘毛，叶柄长 3 ~ 5mm，自托叶鞘中部发出，托叶鞘筒状，膜质，长 1.5 ~ 2cm，疏生长硬毛，先端截形，具短缘毛。总状花序呈穗状，顶生或腋生，长 2 ~ 4cm，苞片宽漏斗状；花被 5 深裂，淡红色或白色，花被片长椭圆形，长 3 ~ 4mm；雄蕊通常 5，比花被短；花柱 2，比花被长，柱头头状。瘦果近圆形，双凸镜状，直径 2.5 ~ 3mm，黑色，有光泽，包于宿存花被内。花期 7 ~ 8 月，果期 8 ~ 9 月。

▌ 分布 ▌

分布于我国东北、华北、西北、华东、华中、西南地区。亚洲其他地区、欧洲、北美洲也有分布。

▌ 生境 ▌

生长于海拔 50 ～ 3700m 的湖泊边缘的浅水中、沟边、田边湿地。

▌ 药材名 ▌

啊罗足罗（ཨ་ལོ་རྒྱ་ལོ།）。

▌ 药用部位 ▌

全草。

▌ 功能与主治 ▌

清热，排便。

附 注

　　藏医药用两栖蓼 *P. amphibium* L. 的记载见于《甘孜州藏药植物名录》（第二册），两栖蓼为当地地方用药。

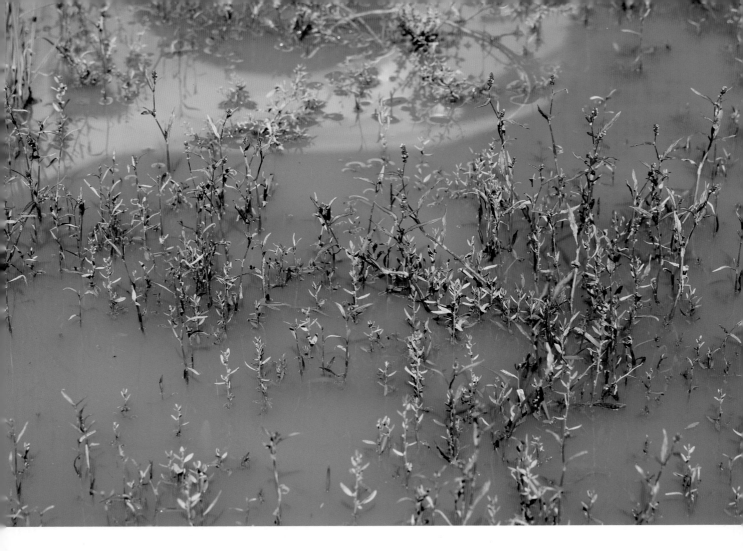

酸模叶蓼

Polygonum lapathifolium L.

蓼科（Polygonaceae） 蓼属（*Polygonum*）

▌ 形态 ▌

一年生草本，高 40 ~ 90cm。茎直立，具分枝，无毛，节部膨大。叶披针形或宽披针形，长 5 ~ 15cm，宽 1 ~ 3cm，先端渐尖或急尖，基部楔形，上面绿色，常有 1 个大的黑褐色新月形斑点，两面沿中脉被短硬伏毛，全缘，边缘具粗缘毛；叶柄短，具短硬伏毛；托叶鞘筒状，长 1.5 ~ 3cm，膜质，淡褐色，无毛，具多数脉，先端截形，无缘毛，稀具短缘毛。总状花序呈穗状，顶生或腋生，近直立，花紧密，通常由数个花穗再组成圆锥状，花序梗被腺体；苞片漏斗状，边缘具稀疏短缘毛；花被淡红色或白色，4（~ 5）深裂，花被片椭圆形，外面两面较大，脉粗壮，先端分叉，外弯；雄蕊通常 6，瘦果宽卵形，双凹，长 2 ~ 3mm，黑褐色，有光泽，包于宿存花被内。花期 6 ~ 8 月，果期 7 ~ 9 月。

▌ 分布 ▌

分布于我国南北各省。朝鲜、日本、蒙古、菲律宾、印度、巴基斯坦及欧洲也有分布。

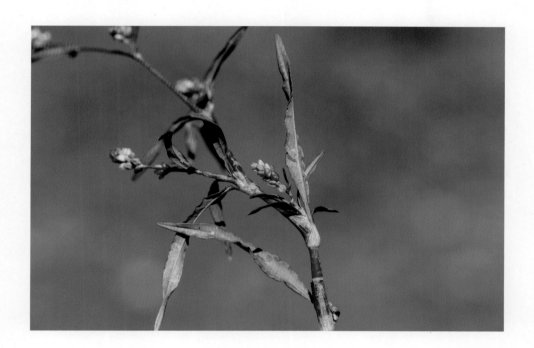

生境

生长于海拔 30 ～ 3900m 的田边、地边、水边、路旁、荒地、沟边湿地。

药材名

曲玛孜嘎保（ཆུམ་ཙི་དཀར་པོ།），曲玛孜惹（ཆུམ་ཙི་རིགས།）。

药用部位

全草或根茎。

功能与主治

消炎散结。用于瘰疬，肿毒。

附 注

　　藏医药用的"ཆུམ་ཙ།"（君木扎）（大黄类药材）大致分为大、中、小 3 种（或上、中、下 3 品）。据现代文献记载和实地调查，现各地藏医使用的各种大黄类药材均为蓼科植物，通常上品称"ཆུམ་ཙ།"（君木扎），中品称"ཁ་ཙ།"（曲什扎），又称"亚大黄"，下品称"ཆུམ་ཙ།"（曲玛孜），又称"小大黄"，但各标准和文献中记载的各品种基原有交叉，功能与主治也不尽相同。关于"曲玛孜"的基原，各地所用种类不同，现代文献中记载的基原涉及蓼属（*Polygonum*）、大黄属（*Rheum*）和酸模属（*Rumex*）等多种植物。酸模叶蓼 *P. lapathifolium* L. 为四川阿坝州藏医习用的基原之一。蒙医药文献中记载本种藏文名为"ཆུམ་ཙི་དཀར་པོ།"（曲玛孜嘎保），从其名称看，应为小大黄"曲玛孜"中白色的品种；《中国藏药植物资源考订》记载其名称为"ཆུམ་ཙི་རིགས།"（曲玛孜惹，"曲玛孜类"之意，但非正品），并认为其正品应为绢毛蓼 *P. molle* D. Don 或钟花蓼 *P. campanulatum* Hook. f.。（参见"药用大黄""塔黄""小大黄""西伯利亚蓼"等条）

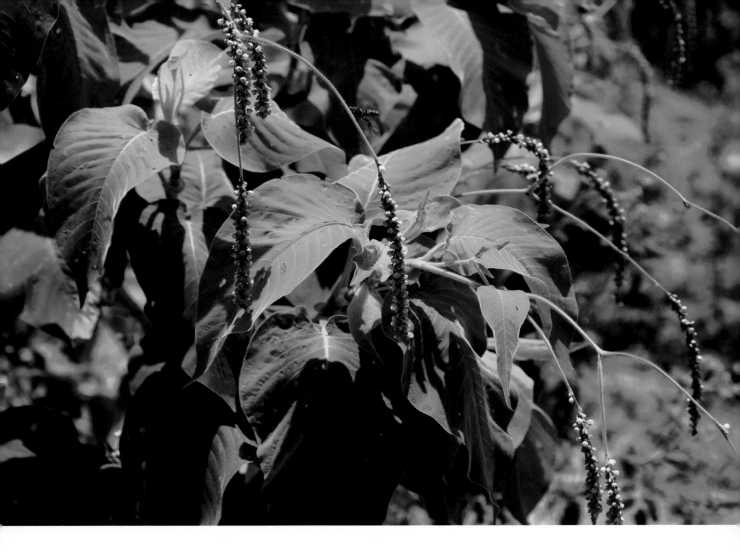

红蓼

Polygonum orientale L.

蓼科（Polygonaceae）　　　　蓼属（*Polygonum*）

▌形态 ▌

一年生草本。茎直立，粗壮，高 1 ～ 2m，上部多分枝，密被开展的长柔毛。叶宽卵形、宽椭圆形或卵状披针形，长 10 ～ 20cm，宽 5 ～ 12cm，先端渐尖，基部圆形或近心形，微下延，全缘，密生缘毛，两面密生短柔毛，叶脉上密生长柔毛；叶柄长 2 ～ 10cm，具开展的长柔毛；托叶鞘筒状，膜质，长 1 ～ 2cm，被长柔毛，具长缘毛，通常沿先端具草质、绿色的翅。总状花序呈穗状，顶生或腋生，长 3 ～ 7cm，花紧密，微下垂，通常数个再组成圆锥状；苞片宽漏斗状，长 3 ～ 5mm，草质，绿色，被短柔毛，边缘具长缘毛，每苞内具 3 ～ 5 花；花梗比苞片长；花被 5 深裂，淡红色或白色，花被片椭圆形，长 3 ～ 4mm；雄蕊 7，比花被长；花盘明显；花柱 2，中下部合生，比花被长，柱头头状。瘦果近圆形，双凹，直径 3 ～ 3.5mm，黑褐色，有光泽，包于宿存花被内。花期 6 ～ 9 月，果期 8 ～ 10 月。

分布

我国除西藏外，各地区均有分布。朝鲜、日本、菲律宾、印度、俄罗斯及欧洲其他地区、大洋洲也有分布。

生境

生长于海拔 30 ~ 2700m 的沟边湿地、村边路旁、住宅旁。

药材名

邦让木、邦然姆、榜然木（ སྦང་རམ ）。

药用部位

全草。

功能与主治

用于风湿性关节炎，胃痛。

用量与用法

6 ~ 9g。

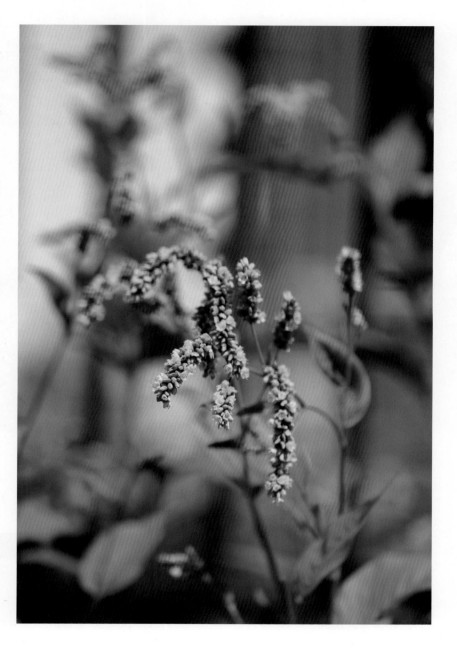

附 注

《晶珠本草》在"旱生草类药物"的"叶茎花果同采类药物"中记载有"塔然姆"等 4 种" རམ་བུ "[然巴，另说 4 类" ཐ་རམ "（塔然姆）]，即" ཐ་རམ "（塔然姆）、" ན་ཐ་རམ "[" ན་རམ "（纳然姆）]、" རམ་བུ "（然布）和" སྦང་རམ "（邦然姆），言其为止热泻或寒泻之药物。现代文献中记载的 4 种"然巴"的基原较为复杂，且又与" ལི་ག་དུར "（力嘎都）的基原有交叉，包括蓼科蓼属（*Polygonum*）和车前科车前属（*Plantago*）的多种植物，以及眼子菜科植物海韭菜 *Triglochin maritimum* Linn. 等。藏医药用红蓼 *P. orientale* L. 的记载见于《中国民族药志（三）》，该书还记载其为" སྦང་རམ "（邦让木）的基原。（参见"圆穗蓼""海韭菜"条）

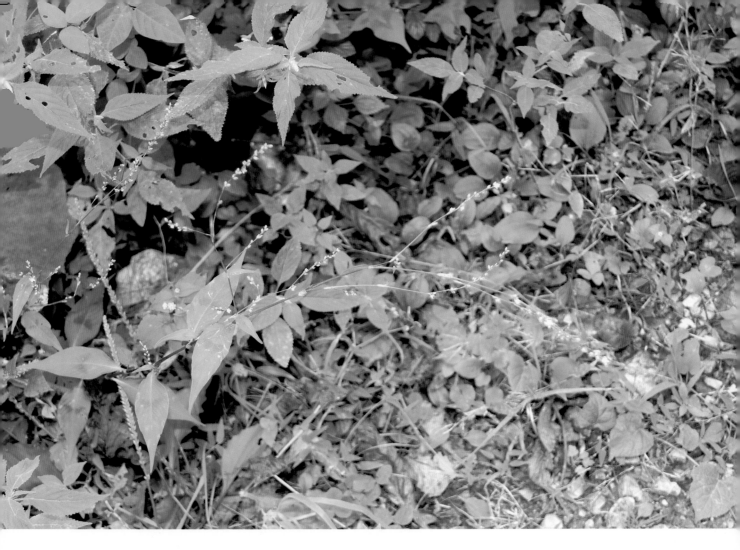

水蓼

Polygonum hydropiper L.

蓼科（Polygonaceae）　　　蓼属（*Polygonum*）

▎形态 ▎

一年生草本，高 40 ～ 70cm。茎直立，多分枝，无毛，节部膨大。叶披针形或椭圆状披针形，长
4 ～ 8cm，宽 0.5 ～ 2.5cm，先端渐尖，基部楔形，全缘，具缘毛，两面无毛，被褐色小点，有时
沿中脉具短硬伏毛，具辛辣味，叶腋具闭花受精花；叶柄长 4 ～ 8mm；托叶鞘筒状，膜质，褐色，
长 1 ～ 1.5cm，疏生短硬伏毛，先端截形，具短缘毛，通常托叶鞘内藏有花簇。总状花序呈穗状，
顶生或腋生，长 3 ～ 8cm，通常下垂，花稀疏，下部间断；苞片漏斗状，长 2 ～ 3mm，绿色，边
缘膜质，疏生短缘毛，每苞内具 3 ～ 5 花；花梗比苞片长；花被 5 深裂，稀 4 裂，绿色，上部白
色或淡红色，被黄褐色透明腺点，花被片椭圆形，长 3 ～ 3.5mm；雄蕊 6，稀 8，比花被短；花
柱 2 ～ 3，柱头头状。瘦果卵形，长 2 ～ 3mm，双凸镜状或具 3 棱，密被小点，黑褐色，无光泽，
包于宿存花被内。花期 5 ～ 9 月，果期 6 ～ 10 月。

▎分布 ▎

分布于我国南北各地。朝鲜、日本、印度尼西亚、印度及欧洲、北美地区也有分布。

▎生境 ▎

生长于海拔 50 ~ 3500m 的河滩、水沟边、山谷湿地。

▎药材名 ▎

曲孜札嘎（ཆུ་རྩི་ཟ་ག）。

▎药用部位 ▎

地上部分。

▎功能与主治 ▎

增胃温，杀虫。用于寒性胃痛，腹痛，痢疾，痔疮，虫病。

▎用量与用法 ▎

3 ~ 5g。

附 注

水蓼 *P. hydropiper* L. 作"曲孜札嘎"药用见于《迪庆藏药》等现代文献记载，为地方习用品。

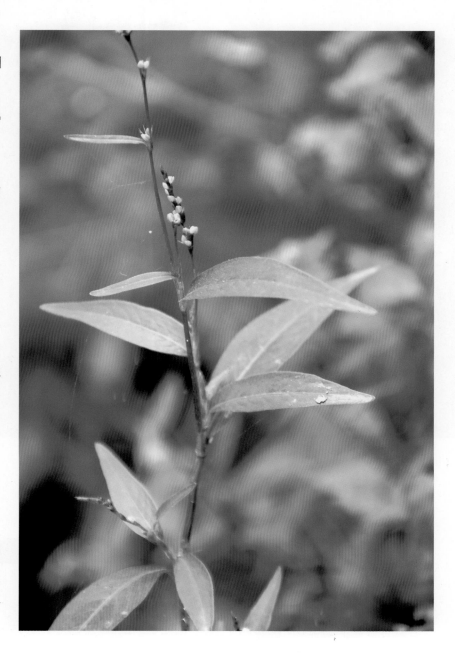

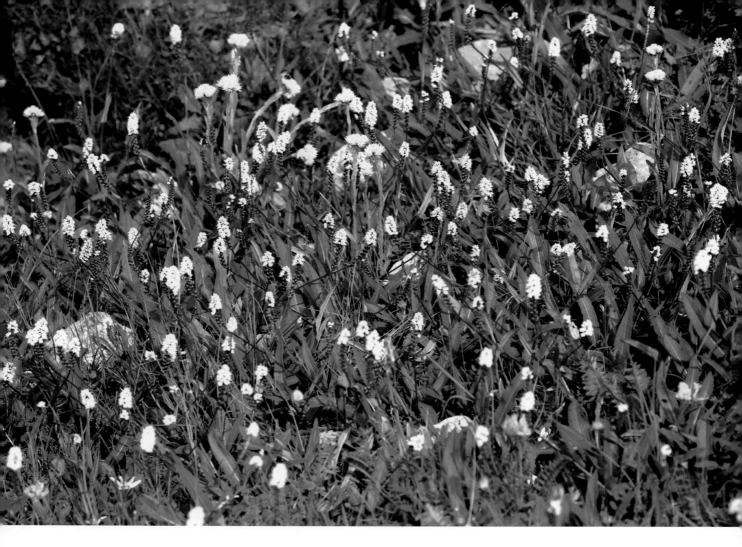

珠芽蓼

Polygonum viviparum L.

蓼科（Polygonaceae）　蓼属（*Polygonum*）

┃ 形态 ┃

多年生草本。根茎粗壮，弯曲，黑褐色，直径 1 ~ 2cm。茎直立，高 15 ~ 60cm，不分枝，通常 2 ~ 4
自根茎发出。基生叶长圆形或卵状披针形，长 3 ~ 10cm，宽 0.5 ~ 3cm，先端尖或渐尖，基部圆
形、近心形或楔形，两面无毛，边缘脉端增厚、外卷，具长叶柄；茎生叶较小，披针形，近无柄；
托叶鞘筒状，膜质，下部绿色，上部褐色，偏斜，开裂，无缘毛。总状花序呈穗状，顶生，紧密，
下部生珠芽；苞片卵形，膜质，每苞内具 1 ~ 2 花；花梗细弱；花被 5 深裂，白色或淡红色；花
被片椭圆形，长 2 ~ 3mm；雄蕊 8，花丝不等长；花柱 3，下部合生，柱头头状。瘦果卵形，具 3 棱，
深褐色，有光泽，长约 2mm，包于宿存花被内。花期 5 ~ 7 月，果期 7 ~ 9 月。

┃ 分布 ┃

分布于我国河南及东北、华北、西北、西南地区。朝鲜、日本、蒙古、哈萨克斯坦、印度、高加
索地区及欧洲其他地区、北美洲也有分布。

▌ 生境 ▌

生长于海拔 1200～5100m 的山坡林下、高山或亚高山草甸。

▌ 药材名 ▌

然波、然布、然吾、然普（རམ་བུ），邦然姆、榜然木（སྦང་རམ）。

▌ 药用部位 ▌

根茎、地上部分。

▌ 功能与主治 ▌

止泻，止痛，健脾，调经。用于胃病，消化不良，腹泻，月经不调，崩漏。

▌ 用量与用法 ▌

6～9g。内服煎汤，或入丸、散剂。

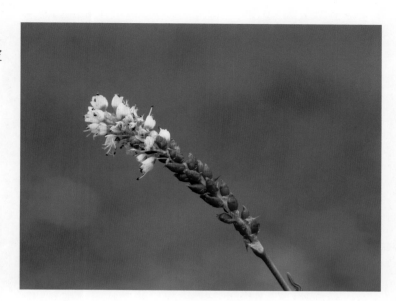

附 注

　　《晶珠本草》记载有 4 种"རམ་བུ"[然巴，另说为 4 类"ཐ་རམ"（塔然姆）]，即"ཐ་རམ"（塔然姆）、"ན་རམ"（那惹木）、"རམ་བུ"（然布）和"སྦང་རམ"（邦然姆），言其为止热泻或寒泻之药物；其中，"然布"又分为川生和山生 2 种。现代文献记载的 4 种"然巴"的基原较为复杂，涉及蓼科蓼属（*Polygonum*）、车前科车前属（*Plantago*）植物，以及眼子菜科植物海韭菜 *Triglochin maritimum* Linn. 等多科多属的多种植物，且不同"然巴"的基原也有交叉，其功能与主治也有所不同。各地藏医多以珠芽蓼 *Polygonum viviparum* L. 作"རམ་བུ"（然布）的正品，但对何为"川生"或"山生"存在不同的观点，也有文献同时记载珠芽蓼 *Polygonum viviparum* L. 为"邦然姆"的基原之一。《部标藏药》和《青海藏标》以"珠芽蓼 /རམ་བུ/ 然布（然吾）"之名收载了珠芽蓼 *Polygonum viviparum* L.。文献记载的作"然布"基原的还有拳参 *Polygonum bistorta* L.、圆穗蓼 *Polygonum macrophyllum* D. Don、翅柄蓼 *Polygonum sinomontanum* Sam. 等。（参见"圆穗蓼""长梗蓼""拳参""车前"条）

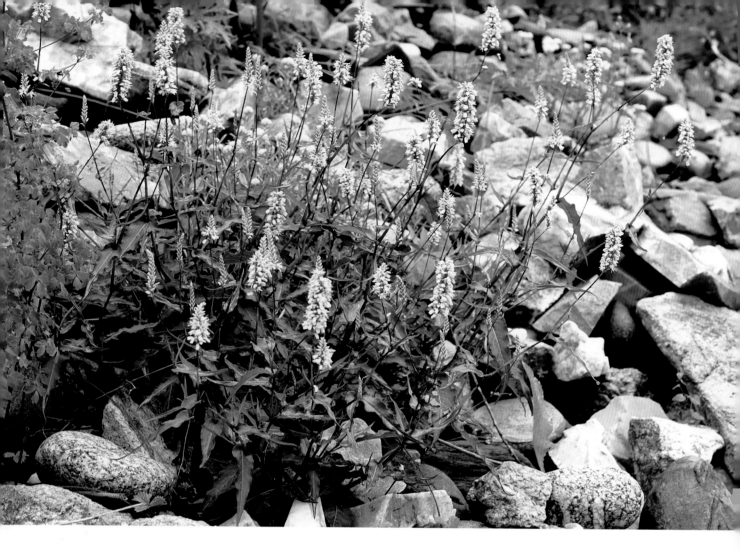

翅柄蓼

Polygonum sinomontanum Sam.

蓼科（Polygonaceae） 蓼属（*Polygonum*）

▋ 形态 ▋

多年生草本。根茎粗壮，横走，黑褐色，长可达 12cm，直径 1 ~ 3cm。茎直立，通常数条，无毛，不分枝，有时下部分枝，高 30 ~ 50cm。基生叶近革质，宽披针形或披针形，长 6 ~ 16cm，宽 1 ~ 3cm，先端渐尖，基部楔形或截形，沿叶柄下延成狭翅，上面无毛，下面有时沿叶脉具柔毛，两面叶脉明显，边缘叶脉增厚，外卷，叶柄长 4 ~ 14cm，具狭翅；茎生叶 5 ~ 7，披针形，较小，具短柄，最上部的叶近无柄；托叶鞘筒状，膜质，全部呈褐色，长 3 ~ 6cm，先端偏斜，开裂至基部，无缘毛。总状花序呈穗状，顶生，长 2 ~ 6cm，直径 1 ~ 1.5cm；苞片卵状披针形，膜质，先端渐尖，长 3 ~ 4mm，每苞内具 2 ~ 3 花；花梗细弱，长 4 ~ 5mm；花被 5 深裂，红色，花被片长圆形，长 3 ~ 5mm；雄蕊 8，比花被长；花柱 3，柱头头状。瘦果宽椭圆形，具 3 棱，褐色，长 3 ~ 4mm，有光泽，包于宿存花被内。花期 7 ~ 8 月，果期 9 ~ 10 月。

分布

分布于我国四川（会理）、云南、西藏。

生境

生长于海拔 2500 ~ 3900m 的山坡草地、山谷灌丛中。

药材名

然布喀图、冉普喀图（ རམ་བུ་ག་དུར ），勒嘎都、力嘎都、力嘎都尔（ ལི་ག་དུར ），邦然姆（ སྤང་རམ ）。

药用部位

全草或根茎。

功能与主治

止泻，止痛。用于腹泻，咳嗽，胃痛。

用量与用法

3 ~ 5g。

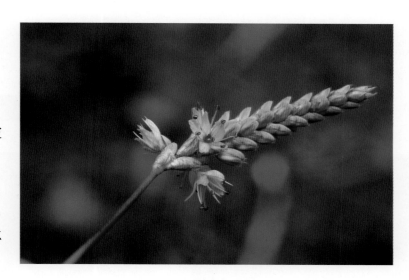

附 注

　　《晶珠本草》中记载有 "ག་དུར"（嘎都尔），言其分为上 ["ལི་ག་དུར"（力嘎都）]、下 ["ག་དུར་དམན་པ"（嘎都尔曼巴）]2 品。现代文献中记载的 "嘎都尔" 的基原较为复杂，涉及景天科红景天属（*Rhodiola*）、虎耳草科岩白菜属（*Bergenia*）、牻牛儿苗科老鹳草属（*Geranium*）、蓼科蓼属（*Polygonum*）等的多种植物。各地藏医习用的 "嘎都尔" 的基原不同，《迪庆藏药》记载云南德钦藏医习用翅柄蓼 *P. sinomontanum* Sam.[称 "རམ་བུ་ག་དུར"（冉普喀图）]，西藏藏医习用岩白菜 *B. purpurascens* (Hook. f. et Thoms.) Engl.，青海藏医习用狭叶红景天 *R. kirilowii* (Regel) Maxim.、长鞭红景天 *R. fastigiata* (Hk. f. et Thoms.) S. H. Fu，四川阿坝藏医还使用甘青老鹳草 *G. pylzowianum* Maxim.，而四川甘孜藏医则将翅柄蓼 *P. sinomontanum* Sam. 作 "勒嘎都" 使用。《晶珠本草》中还记载有 4 种 "然巴"，言其为止泻药，汉译重译本认为翅柄蓼 *P. sinomontanum* Sam. 系其中的 "སྤང་རམ"（邦然姆）的基原之一。（参见 "岩白菜" "狭叶红景天" "甘青老鹳草" "圆穗蓼" 条）

抱茎蓼

Polygonum amplexicaule D. Don

蓼科（Polygonaceae） 蓼属（*Polygonum*）

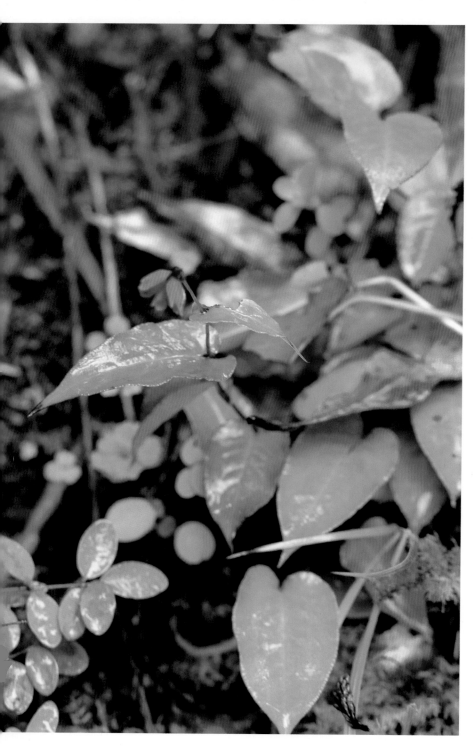

▍形态 ▍

多年生草本。根茎粗壮，横走，紫褐色，长可达15cm。茎直立，粗壮，分枝，高20～60cm，通常数朵。基生叶卵形或长卵形，长4～10cm，宽2～5cm，先端长渐尖，基部心形，边缘脉端微增厚，稍外卷，上面绿色，无毛，下面淡绿色，有时沿叶脉具短柔毛，叶柄比叶片长或与叶片近等长；茎生叶长卵形，较小，具短柄，上部叶近无柄或抱茎；托叶鞘筒状，膜质，褐色，长2～4cm，开裂至基部，无缘毛。总状花序呈穗状，紧密，顶生或腋生，长2～4cm，直径1～1.3cm；苞片卵圆形，膜质，褐色，具2～3花；花梗细弱，比苞片长；花被深红色，5深裂，花被片椭圆形，长4～5mm，宽2～2.5mm；雄蕊8；花柱3离生，柱头头状。瘦果椭圆形，两端尖，黑褐色，有光泽，长4～5mm，稍突出花被之外。花期8～9月，果期9～10月。

▍分布 ▍

分布于我国西藏（吉隆）、云南、

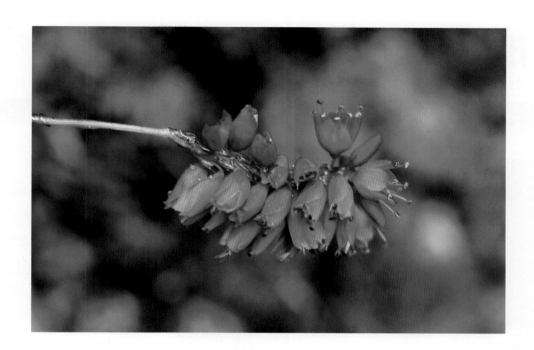

四川、湖北。尼泊尔、印度、不丹、巴基斯坦也有分布。

▌ 生境 ▌

生长于海拔 1000 ～ 3300m 的山坡林下、山谷草地。

▌ 药材名 ▌

然布嘎都尔、然普嘎都尔（ རམ་བུ་ག་དུར ）。

▌ 药用部位 ▌

根茎。

▌ 功能与主治 ▌

消肿，解热，止咳，收敛。用于时疫发热，肺病，感冒咳嗽，喉痛，泻痢，黑脉病（静脉凸起，发热，自觉灼痛），四肢肿胀，瘙痒，疱疹，疮疡红肿。

附 注

《晶珠本草》记载有"ག་དུར"（嘎都尔），言其分为上 ["ལི་ག་དུར"（力嘎都、力嘎都尔）]、下 ["ག་དུར་དམན་པ"（嘎都尔曼巴）]2 品；并另记载有 4 种 "རམ་བུ"（然巴），即 "ཐ་རམ"（塔然姆）、"ན་རམ"（那蒽木）、"རམ་བུ"（然布）和 "སྤང་རམ"（邦然姆、帮让），言其为止热泻或寒泻之药物。现代文献记载康巴地区藏医习用的"然布"主要为蓼属（*Polygonum*）植物，也以其作"ག་དུར"（嘎都尔）的代用品，被称为 "རམ་བུ་ག་དུར"（然布嘎都尔）。抱茎蓼 *P. amplexicaule* D. Don 为四川德格藏医习用品，又被称为"ག་དུ"（嘎都）。四川甘孜藏医则以珠芽蓼 *P. viviparum* L. 作"帮让"，以山岭蓼 *P. sinomontanum* Samuelss.（翅柄蓼）作"力嘎都尔"药用。（参见"岩白菜""狭叶红景天""珠芽蓼""翅柄蓼"条）

长梗蓼

Polygonum calostachyum Diels（*P. griffithii* Hook. f.）

蓼科（Polygonaceae） 蓼属（*Polygonum*）

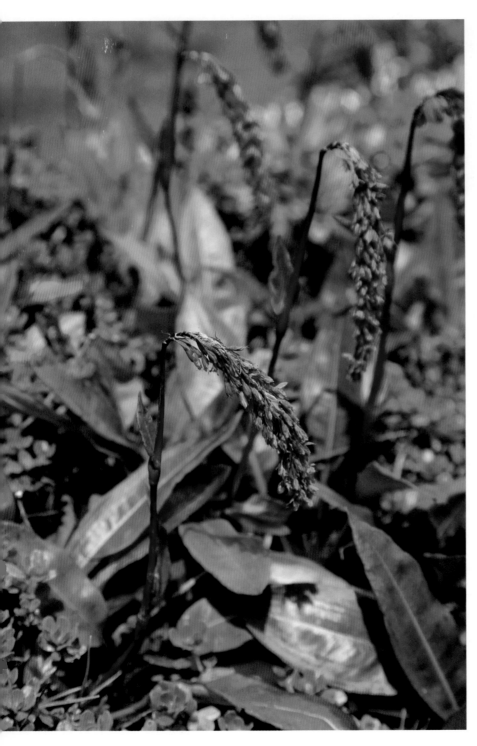

形态

多年生草本。根茎粗壮，横走，黑褐色，直径 1.5 ~ 3cm，长可达 20cm。茎直立，高 20 ~ 40cm，1 ~ 2 自根茎发出，粗壮，不分枝，无毛。基生叶椭圆形，长 10 ~ 15cm，宽 3 ~ 5cm，革质，先端渐尖或急尖，基部宽楔形或圆形，边缘叶脉增厚，外卷，上面无毛，有光泽，下面中脉凸出，侧脉明显，具黄褐色柔毛，稀无毛；叶柄粗壮，长 6 ~ 10cm。茎生叶较小，卵状椭圆形，具短柄，最上部的叶近无柄；托叶鞘筒状，膜质，长 3 ~ 6cm，无毛，先端偏斜，无缘毛。总状花序呈穗状，顶生或腋生，疏松，俯垂，长 3 ~ 5cm，直径 1.5 ~ 2cm；苞片宽披针形或长卵形，长 4 ~ 5mm，每苞内具花 1 ~ 2；花被 5 深裂，紫红色，花被片长椭圆形，长 5 ~ 6mm；花梗丝形，长 1 ~ 1.2cm，中部具关节；雄蕊 8，比花被短；花柱 3，柱头头状。瘦果长椭圆形，具 3 棱，黄褐色，有光泽，长

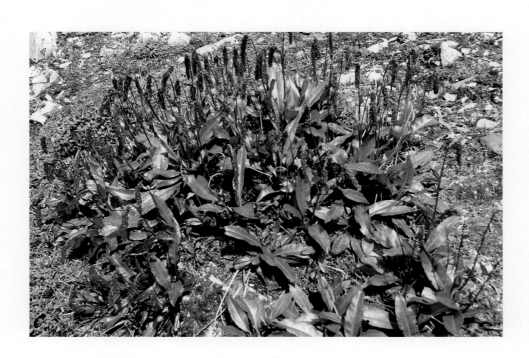

4 ~ 5mm，包于宿存花被内。花期 7 ~ 8 月，果期 9 ~ 10 月。

分布

分布于我国云南、西藏（错那）。不丹、缅甸北部也有分布。

生境

生长于海拔 3000 ~ 5000m 的山坡草地、山坡石缝。

药材名

邦然姆、榜然木（ སྦང་རམ། ），然姆玛（ རམ་དམར། ）。

药用部位

根茎、地上部分。

功能与主治

养血，止热痢，利肺，润肠，祛风。用于胃病，消化不良，腹泻，痢疾。

用量与用法

6 ~ 9g。内服煎汤，或入丸、散剂。

附 注

　　《晶珠本草》记载有 4 种 "རམ་བུ།"（然巴），即 "ཐ་རམ།"（塔然姆）、"ན་བ་རམ།"["ན་རམ།"（那惹木）]、"རམ་བུ།"（然布）和 "སྦང་རམ།"（邦然姆），言其为止热泻或寒泻之药物。现代文献记载的 4 种 "然巴" 的基原较为复杂，涉及蓼科蓼属（*Polygonum*）、车前科车前属（*Plantago*）等的多种植物。据文献记载，长梗蓼 *P. calostachyum* Diels 为 "邦然姆" 的基原之一，又被称为 "རམ་དམར།"（然姆玛）。（参见 "圆穗蓼" "珠芽蓼" "大车前" 条）

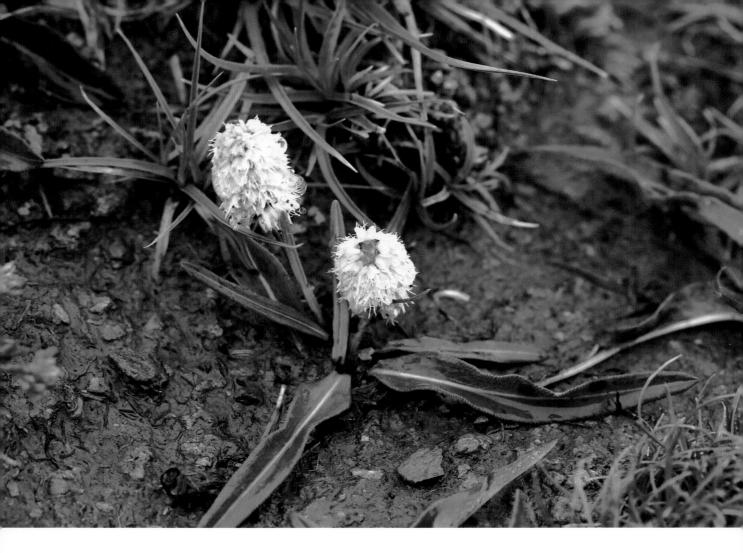

圆穗蓼

Polygonum macrophyllum D. Don

蓼科（Polygonaceae） 蓼属（*Polygonum*）

▎形态▎

多年生草本。根茎粗壮，弯曲，直径 1 ~ 2cm。茎直立，高 8 ~ 30cm，不分枝，2 ~ 3 自根茎发出。基生叶长圆形或披针形，长 3 ~ 11cm，宽 1 ~ 3cm，先端急尖，基部近心形，上面绿色，下面灰绿色，有时疏生柔毛，边缘叶脉增厚，外卷；叶柄长 3 ~ 8cm；茎生叶较小，狭披针形或线形，叶柄短或近无；托叶鞘筒状，膜质，下部绿色，上部褐色，先端偏斜，开裂，无缘毛。总状花序呈短穗状，顶生，长 1.5 ~ 2.5cm，直径 1 ~ 1.5cm；苞片膜质，卵形，先端渐尖，长 3 ~ 4mm，每苞内具 2 ~ 3 花；花梗细弱，比苞片长；花被 5 深裂，淡红色或白色，花被片椭圆形，长 2.5 ~ 3mm；雄蕊 8，雄蕊比花被长，花药黑紫色；花柱 3，基部合生，柱头头状。瘦果卵形，具 3 棱，长 2.5 ~ 3mm，黄褐色，有光泽，包于宿存花被内。花期 7 ~ 8 月，果期 9 ~ 10 月。

▎分布▎

分布于我国西藏、甘肃、青海、四川、云南、贵州、湖北、陕西。印度北部、尼泊尔、不丹也有分布。

▌生境▌

生长于海拔 2300 ～ 5000m 的
山坡草地、高山草甸、灌丛。

▌药材名▌

邦然姆、榜然木(སྤང་རམ།)、然波、
然布、然吾、然普（རམ་བུ།），
力嘎都（ལི་ག་དུར།）。

▌药用部位▌

根茎、地上部分。

▌功能与主治▌

养血，止热痢，利肺，润肠，
祛风。用于胃病，消化不良，腹泻，痢疾。

▌用量与用法▌

6 ～ 9g。内服煎汤，或入丸、散剂。

附注

　　圆穗蓼 P. macrophyllum D. Don 作藏药使用时存在"同物异名"现象，不同文献记载该种作为不同药物的基原。《晶珠本草》中记载有 4 种"རམ་བུ།"（然巴），即"ཐ་རམ།"（塔然姆）、"ན་རམ།"（那惹木）、"རམ་བུ།"（然布）和"སྤང་རམ།"（邦然姆），言"然巴"为止热泻或寒泻之药物。现代文献记载的 4 种"然巴"的基原较为复杂，各种的功能与主治也有所不同，且又与另一藏药"ལི་ག་དུར།"（力嘎都）的基原有交叉。"然巴"的基原涉及圆穗蓼 P. macrophyllum D. Don、狭叶圆穗蓼 P. macrophyllum D. Don var. stenophyllum (Meisn.) A. J. Li、珠芽蓼 P. viviparum L.、长梗蓼 P. griffithii Hook. f.（P. calostachyum Diels）、拳参 P. bistorta L.、翅柄蓼 P. sinomontanum Sam. 及车前科车前属（Plantago）数种植物和眼子菜科植物海韭菜 Triglochin maritimum Linn. 等。云南迪庆藏医则将圆穗蓼 P. macrophyllum D. Don 作"ལི་ག་དུར།"（力嘎都）使用；而青海藏医曾将圆穗蓼 P. macrophyllum D. Don 作"ལི་ག་དུར།"（拉刚，即香附子）使用，现已纠正。《部标藏药》和《青海藏标》以"珠芽蓼 / རམ་བུ།/ 然布（然吾）"之名收载了珠芽蓼 P. viviparum L.。（参见"珠芽蓼""长梗蓼""红蓼""翅柄蓼""狭叶红景天"条）

狭叶圆穗蓼

Polygonum macrophyllum D. Don var. *stenophyllum* (Meisn.) A. J. Li

蓼科（Polygonaceae） | 蓼属（*Polygonum*）

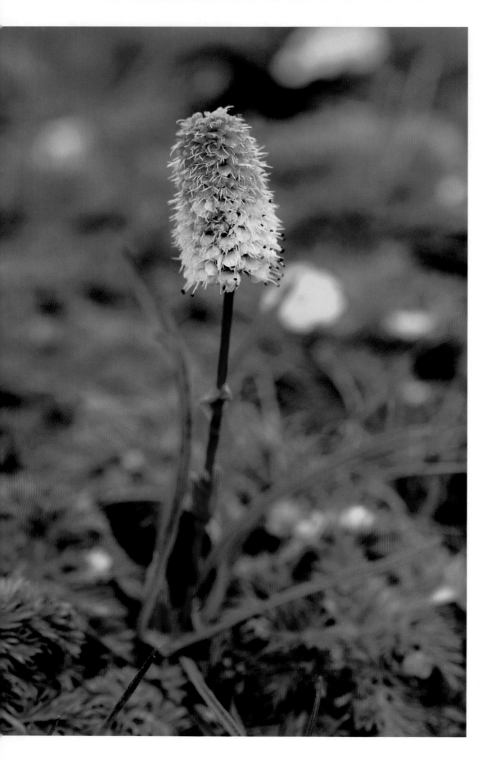

形态

多年生草本。根茎粗壮，弯曲，直径1～2cm。茎直立，高8～30cm，不分枝，2～3自根茎发出。叶线形或线状披针形，长3～11cm，宽0.2～0.5cm，先端急尖，基部近心形，上面绿色，下面灰绿色，有时疏生柔毛，边缘叶脉增厚，外卷；叶柄长3～8cm；茎生叶较小，狭披针形或线形，叶柄短或近无柄；托叶鞘筒状，膜质，下部绿色，上部褐色，先端偏斜，开裂，无缘毛。总状花序呈短穗状，顶生，长1.5～2.5cm，直径1～1.5cm；苞片膜质，卵形，先端渐尖，长3～4mm，每苞内具2～3花；花梗细弱，比苞片长；花被5深裂，淡红色或白色，花被片椭圆形，长2.5～3mm；雄蕊8，比花被长，花药黑紫色；花柱3，基部合生，柱头头状。瘦果卵形，具3棱，长2.5～3mm，黄褐色，有光泽，包于宿存花被内。花期7～8月，果期9～10月。

分布

分布于我国西藏、甘肃、四川、云南、陕西。印度北部、尼泊尔也有分布。

生境

生长于海拔 2000 ~ 4800m 的山坡草地、高山草甸。

药材名

邦然姆、榜然木（སྦྱང་རམ）。

药用部位

根茎、地上部分。

功能与主治

养血，止热痢，利肺，润肠，祛风。用于胃病，消化不良，腹泻，痢疾。

用量与用法

6 ~ 9g。内服煎汤，或入丸、散剂。

附 注

　　《晶珠本草》记载有4种"རམ་ཁྱི"（然巴），即"ཐ་རམ"（塔然姆）、"ན་རམ"（那薏木、纳然姆）、"རམ་ཁྱི"（然布）和"སྦྱང་རམ"（邦然姆），言其为止热泻或寒泻之药物。现代文献记载的4种"然巴"的基原较为复杂，涉及蓼科蓼属（*Polygonum*）、车前科车前属（*Plantago*）及眼子菜科海韭菜 *Triglochin maritimum* Linn. 等多科多属多种植物，且不同"然巴"的基原有交叉，其功能与主治也有所不同。据文献记载，狭叶圆穗蓼 *Polygonum macrophyllum* D. Don var. *stenophyllum* (Meisn.) A. J. Li 为"སྦྱང་རམ"（邦然姆）的基原之一。（参见"圆穗蓼""珠芽蓼""海韭菜"等条）

草血竭

Polygonum paleaceum Wall. ex Hook. f.

蓼科（Polygonaceae） | 蓼属（*Polygonum*）

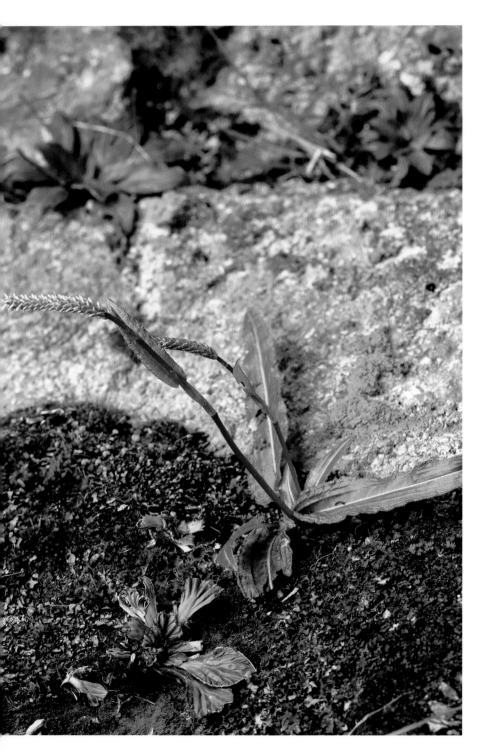

▌形态▐

多年生草本。根茎肥厚，弯曲，直径 2 ~ 3cm，黑褐色。茎直立，高 40 ~ 60cm，不分枝，无毛，具细条棱，单生或 2 ~ 3。基生叶革质，狭长圆形或披针形，长 6 ~ 18cm，宽 2 ~ 3cm，先端急尖或微渐尖，基部楔形，稀近圆形，全缘，脉端增厚，微外卷，上面绿色，下面灰绿色，两面无毛；叶柄长 5 ~ 15cm；茎生叶较小，披针形，具短柄，最上部的叶为线形；托叶鞘筒状，膜质，下部绿色，上部褐色，开裂，无缘毛。总状花序呈穗状，长 4 ~ 6cm，直径 0.8 ~ 1.2cm，紧密；苞片膜质，卵状披针形，先端长渐尖；花梗细弱，长 4 ~ 5mm，开展，比苞片长；花被 5 深裂，淡红色或白色，花被片椭圆形，长 2 ~ 2.5mm；雄蕊 8；花柱 3，柱头头状。瘦果卵形，具 3 锐棱，有光泽，长约 2.5mm，包于宿存花被内。花期 7 ~ 8 月，果期 9 ~ 10 月。

▌分布▐

分布于我国四川、云南、贵州、

西藏（林周）。印度东北部、泰国北部也有分布。

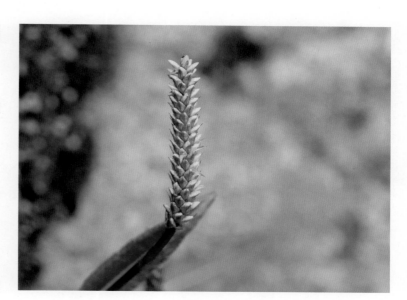

▌ 生境 ▌

生长于海拔 1500 ~ 3500m 的山坡草地、林缘。

▌ 药材名 ▌

拉岗拥哇、拉冈用哇（ ག་སྣ་གཡུང་བ། ）。

▌ 药用部位 ▌

根茎。

▌ 功能与主治 ▌

温胃，调经，止泻。用于胃寒消化不良，寒性腹泻，痢疾，月经不调。

▌ 用量与用法 ▌

9 ~ 15g。多入配方使用。

附 注

《蓝琉璃》在"药物补述"中记载"ག་སྣ།"（拉岗）为治"培根"病、咳嗽之喑哑、疫热、大小肠病之药物，言其"根在地下状如蕨麻（即蔷薇科植物蕨麻 *Potentilla anserina* L.）"。《四部医典系列挂图全集》第三十一图中有"拉岗"的附图（93 号图），其汉译本译注名为"草香附"。《晶珠本草》记载"拉岗"有"ག་སྣ་ཅན་པ།"（拉岗果巴）和"ག་སྣ་གཡུང་བ།"[拉岗拥哇，"གཡུང་བ་ག་སྣ།"（拥哇拉岗）]2 种，并引《图鉴》之记载，言"（拉岗果巴）叶厚，很小，根细有块，遍布地下"，并言"（拉岗拥哇）叶侧向，状如翠雀花叶；茎红色；花淡白，状如最大的鞭麻（蔷薇科植物金露梅 *Potentilla fruticosa* L.）花；根和头花蓼（拉岗果巴）相似，外黑里红"。现代文献记载的"拉岗"的基原涉及莎草科、牻牛儿苗科及蓼科的多种植物，各地习用的种类不同，西藏、云南藏医习用莎草科植物香附子 *Cyperus rotundus* Linn.，又称其为"སྨུག་ག་སྣ།"（曼拉岗），其形态与《蓝琉璃》记载的"拉岗"、《四部医典系列挂图全集》中的附图（第三十一图 93 号图），以及《晶珠本草》记载的"拉岗果巴"的形态较为相符。西藏、四川甘孜、云南迪庆藏医使用的"拉岗拥哇"包括牻牛儿苗科老鹳草属（ *Geranium* ）的多种植物，迪庆藏医也使用蓼科植物草血竭 *Polygonum paleaceum* Wall. ex Hook. f.。《蓝琉璃》汉译本及《晶珠本草》汉译重译本认为"拉岗"或"拉岗果巴"为蓼科植物头花蓼 *Polygonum sphaerostachyum* Meisn.（圆穗蓼 *Polygonum macrophyllum* D. Don）。（参见"香附子""草地老鹳草""甘青老鹳草""圆穗蓼"条）

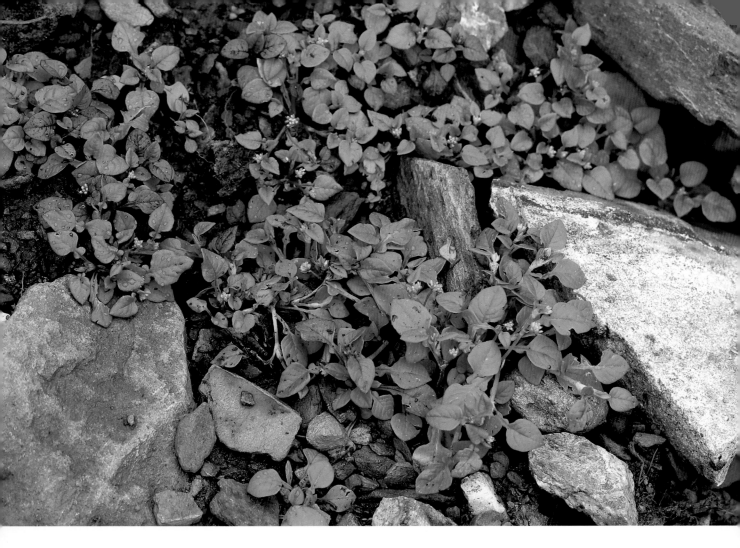

尼泊尔蓼

Polygonum nepalense Meisn.

蓼科（Polygonaceae） 蓼属（*Polygonum*）

▌ 形态 ▌

一年生草本。茎外倾或斜上，自基部多分枝，无毛或在节部疏生腺毛，高 20 ～ 40cm。茎下部叶卵形或三角状卵形，长 3 ～ 5cm，宽 2 ～ 4cm，先端急尖，基部宽楔形，沿叶柄下延成翅，两面无毛或疏被刺毛，疏生黄色透明腺点，茎上部较小；叶柄长 1 ～ 3cm，或近无柄，抱茎；托叶鞘筒状，长 5 ～ 10mm，膜质，淡褐色，先端斜截形，无缘毛，基部具刺毛。花序头状，顶生或腋生，基部常具 1 叶状总苞片，花序梗细长，上部具腺毛；苞片卵状椭圆形，通常无毛，边缘膜质，每苞内具 1 花；花梗比苞片短；花被通常 4 裂，淡紫红色或白色，花被片长圆形，长 2 ～ 3mm，先端圆钝；雄蕊 5 ～ 6，与花被近等长，花药暗紫色；花柱 2，下部合生，柱头头状。瘦果宽卵形，双凸透镜状，长 2 ～ 2.5mm，黑色，密生洼点，无光泽，包于宿存花被内。花期 5 ～ 8 月，果期 7 ～ 10 月。

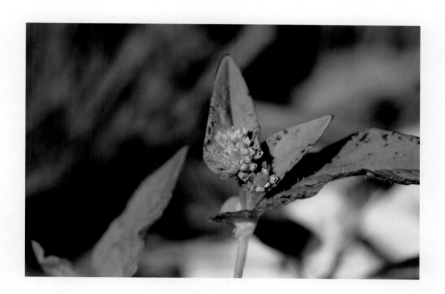

分布

我国除新疆外的各省区均有分布。印度、尼泊尔、巴基斯坦、阿富汗、菲律宾、朝鲜、日本、俄罗斯、印度尼西亚及非洲也有分布。

生境

生长于海拔 200 ~ 4000m 的山坡草地、山谷路旁。

药材名

尼洛、尼阿洛、尼罗（ཉི་ལོ།）。

药用部位

根、地上部分。

功能与主治

清肠热、腑热，止泻。用于胃炎，肠炎，呕吐，头痛，腑热，腹内痼疾。

用量与用法

2 ~ 3g。内服研末，或入丸、散剂。

附 注

　　《四部医典》《晶珠本草》《蓝琉璃》等记载有"ཉི་ལོ།"（尼洛）。《蓝琉璃》言"尼洛"分为黑、白 2 种，两者的功效相同，为清肠热、腑热之药物。现代文献记载藏医所用"尼洛"类的基原包括多种蓼属（*Polygonum*）植物，但使用时并未区分黑、白。《西藏藏标》、《部标藏药》（附录）和《青海藏标》（附录）中收载的"ཉི་ལོ།"的基原为叉分蓼 *P. divaricatum* L. 和叉枝蓼 *P. tortuosum* D. Don，规定以其根或地上部分入药。文献记载的"尼洛"的基原还有多种同属植物，尼泊尔蓼 *P. nepalense* Meisn. 为其基原之一。据文献记载，青海部分藏医也以萹蓄 *P. aviculare* L. 作"尼洛"药用，但其形态与古籍记载不符，应系代用品。（参见"叉枝蓼""萹蓄"条）

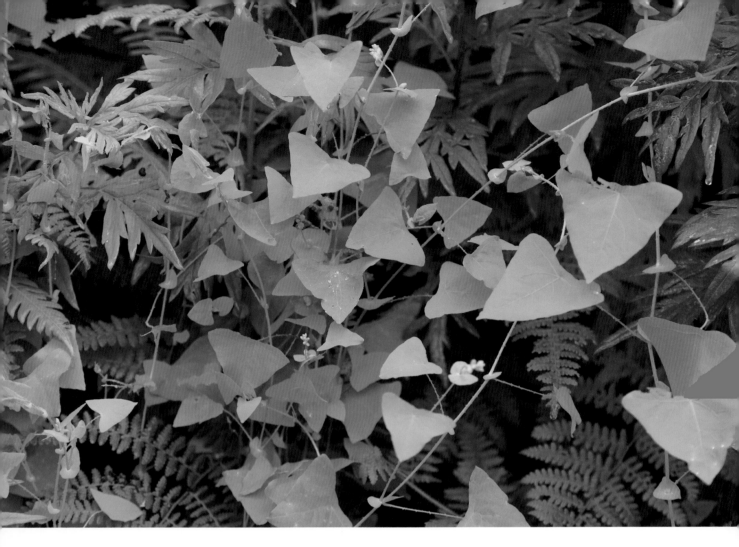

杠板归

Polygonum perfoliatum L.

蓼科（Polygonaceae） | 蓼属（*Polygonum*）

▌ 形态 ▌

一年生草本。茎攀缘，多分枝，长 1 ~ 2m，具纵棱，沿棱具稀疏的倒生皮刺。叶三角形，长 3 ~ 7cm，宽 2 ~ 5cm，先端钝或微尖，基部截形或微心形，薄纸质，上面无毛，下面沿叶脉疏生皮刺；叶柄与叶片近等长，具倒生皮刺，盾状着生于叶片近基部；托叶鞘叶状，草质，绿色，圆形或近圆形，穿叶，直径 1.5 ~ 3cm。总状花序呈短穗状，不分枝，顶生或腋生，长 1 ~ 3cm；苞片卵圆形，每苞片内具花 2 ~ 4；花被 5 深裂，白色或淡红色，花被片椭圆形，长约 3mm，果时增大，呈肉质，深蓝色；雄蕊 8，略短于花被；花柱 3，中上部合生；柱头头状。瘦果球形，直径 3 ~ 4mm，黑色，有光泽，包于宿存花被内。花期 6 ~ 8 月，果期 7 ~ 10 月。

▌ 分布 ▌

分布于我国东北、华东、华中、华南地区及陕西、甘肃、西藏等。朝鲜、日本、印度尼西亚、菲律宾、印度、不丹、尼泊尔、俄罗斯等也有分布。

▌生境▌

生长于海拔 80 ~ 2400m 的
田边、路旁、山谷湿地、
山坡灌丛。

▌药材名▌

玛达渣窝（ མ་བདབ་ཇ་ོ ）。

▌药用部位▌

地上部分。

▌功能与主治▌

清热除湿，消炎止痛，止
痒。用于感冒，肠炎，水肿，
痈肿，湿疮，脓疮，蛇咬伤。

▌用量与用法▌

9 ~ 15g。

附 注

杠 板 归 *P. perfoliatum*
L. 载于《西藏常用中草药》，
被 称 为"མ་བདབ་ཇ་ོ"（玛达
渣窝），该名未见藏医药古
籍记载。

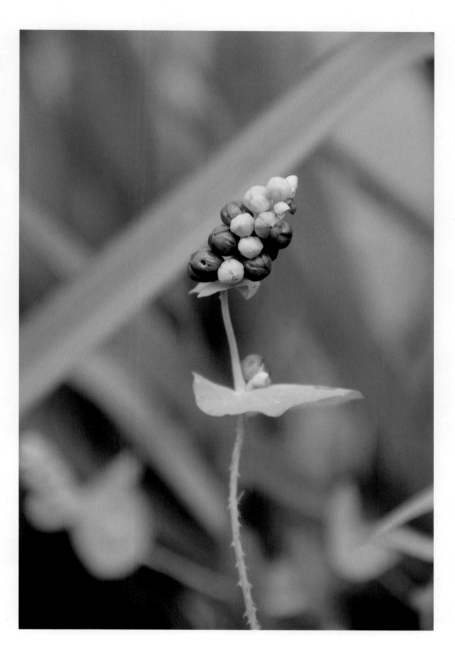

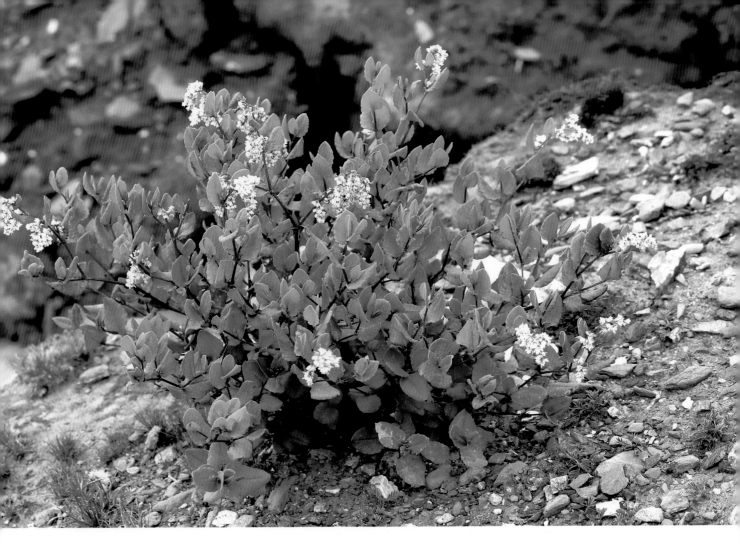

叉枝蓼

Polygonum tortuosum D. Don

蓼科（Polygonaceae）　　　　蓼属（*Polygonum*）

▎形态 ▎

半灌木。根粗壮。茎直立，高 30 ~ 50cm，红褐色，无毛或被短柔毛，具叉状分枝。叶卵状或长卵形，长 1.5 ~ 4cm，宽 1 ~ 2cm，近革质，先端急尖或钝，基部圆形或近心形，上面叶脉凹陷，下面叶脉突出，两面被短伏毛或近无毛，全缘，具缘毛，有时略反卷，呈微波状，近无柄；托叶鞘偏斜，长 1 ~ 2cm，膜质，褐色，具数脉，密被柔毛，开裂，脱落。花序圆锥状，顶生，花排列紧密；苞片膜质，被柔毛；花梗粗壮，无关节；花被 5 深裂，钟形，白色，花被片倒卵形，长 2.5 ~ 3mm，大小不相等；雄蕊 8，比花被短，花药紫色；花柱 3，极短，柱头头状。瘦果卵形，具 3 锐棱，长约 3mm，黄褐色，包于宿存花被内。花期 7 ~ 8 月，果期 9 ~ 10 月。

▎分布 ▎

分布于我国西藏（阿里、日喀则、拉萨、错那等）、四川（壤塘）。印度西北部、尼泊尔、伊朗、阿富汗、巴基斯坦也有分布。

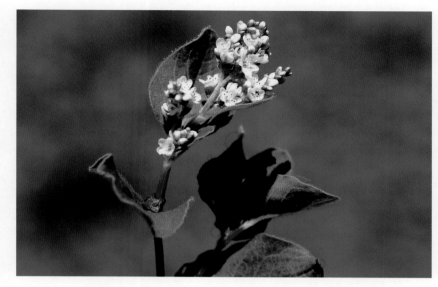

▎ 生境 ▎

生长于海拔 3600 ~ 4900m
的山坡草地、山谷灌丛、
砂质草地。

▎ 药材名 ▎

尼洛、尼阿洛、尼罗、逆落
（ 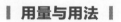 ）。

▎ 药用部位 ▎

根、地上部分。

▎ 功能与主治 ▎

清热止泻。用于胃炎，大
小肠积热，热泻腹痛，肺
热喑哑，产后腰痛，下腹痛。

▎ 用量与用法 ▎

2 ~ 3g。内服研末，或入丸、散剂。

附 注

　　《四部医典》《蓝琉璃》《晶珠本草》等中均记载有""（尼洛）。《蓝琉璃》记载"尼洛"分为黑、白2种，并言两者均为清大小肠热、腑热之药物。现代文献记载的藏医所用"尼洛"的基原包括蓼属（*Polygonum*）多种植物，但并未区分黑、白。《西藏藏标》以"/ 逆落 / 逆落"之名收载了叉分蓼 *P. divaricatum* L. 和叉枝蓼 *P. tortuosum* D. Don 的根，《部标藏药》和《青海藏标》均在附录中以"叉分蓼// 尼阿洛"之名收载了叉分蓼 *P. divaricatum* L. 的地上部分。据《中国植物志》记载，叉分蓼 *P. divaricatum* L. 在青藏高原无分布，叉枝蓼 *P. tortuosum* D. Don 仅分布于西藏，但查阅中国数字植物标本馆（CVH），叉分蓼 *P. divaricatum* L. 在青海玉树（称多、治多）、四川甘孜（石渠）有分布，而叉枝蓼 *P. tortuosum* D. Don 在四川、云南也有分布。从资源分布情况来看，西藏藏医所用"尼阿洛"的基原多为叉枝蓼 *P. tortuosum* D. Don，而四川、青海藏医多用叉分蓼 *P. divaricatum* L.。文献记载的"尼阿洛"的基原还包括多穗蓼 *P. polystachyum* Wall. ex Meisn.、尼泊尔蓼 *P. nepalense* Meisn.、华蓼 *P. cathayanum* A. J. Li。青海部分地区藏医也使用萹蓄 *P. aviculare* L. 作"尼阿洛"，其形态与古籍记载不符，应系地方习用的代用品。（参见"叉分蓼""多穗蓼""华蓼""萹蓄"条）

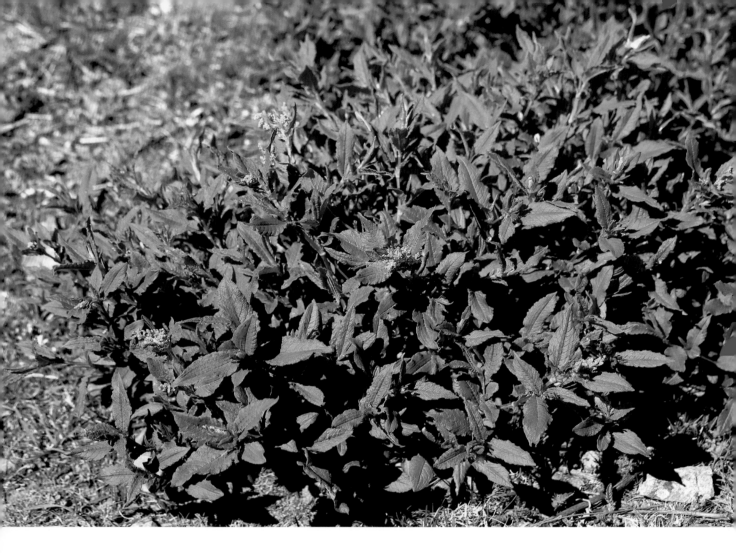

多穗蓼

Polygonum polystachyum Wall. ex Meisn.

蓼科（Polygonaceae） | 蓼属（*Polygonum*）

▍ 形态 ▍

半灌木。茎直立，高 80 ~ 100cm，具柔毛，有时无毛，多分枝，具纵棱。叶片宽披针形或长圆状披针形，长 6 ~ 16cm，宽 3 ~ 7cm，先端长渐尖，基部戟状心形或近截形，上面绿色，疏生短柔毛，下面灰绿色，密生白色短柔毛；叶柄粗壮，长约 1cm；托叶鞘偏斜，膜质，深褐色，长 3 ~ 4cm，开裂，无缘毛，密生柔毛。花序圆锥状，开展，花序轴及分枝具柔毛；花被 5 深裂，白色或淡红色，开展，直径约 4mm，花被片不相等，内部 3 较大，宽倒卵形，长约 3mm，外部 2 较小，苞片膜质，卵形，被柔毛，先端尖；花梗纤细，无毛或疏被柔毛，顶部具关节，比苞片长；雄蕊通常 8，比花被短，花药紫色；花柱 3，自基部离生，柱头头状。瘦果卵形，具 3 棱，黄褐色，平滑，长约 2.5mm。花期 8 ~ 9 月，果期 9 ~ 10 月。

▍ 分布 ▍

分布于我国西藏、四川、云南。印度、巴基斯坦、阿富汗也有分布。

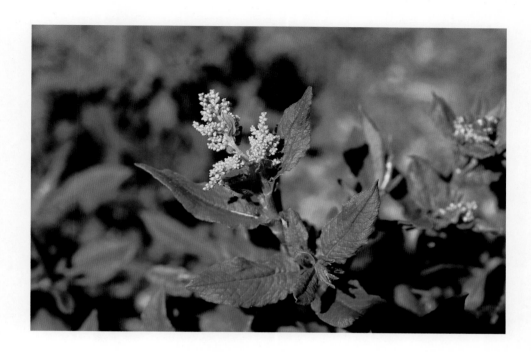

▎生境 ▎

生长于海拔 2700 ～ 4500m 的山坡灌丛、山谷湿地。

▎药材名 ▎

尼洛、尼阿洛、尼罗（ཉི་ལོ）。

▎药用部位 ▎

根。

▎功能与主治 ▎

清热止泻。用于胃炎，大肠、小肠积热，热泻腹痛，肺热喑哑，产后腰痛，下腹痛。

▎用量与用法 ▎

2 ～ 3g。

附 注

《蓝琉璃》记载"ཉི་ལོ"（尼洛）分为黑、白 2 种，言两者的功效相同。现代文献记载的藏医所用"尼洛"的基原包括多种蓼属（*Polygonum*）植物，各地使用的基原种类不同，多穗蓼 *P. polystachyum* Wall. ex Meisn. 为云南藏医习用的种类之一，西藏藏医多使用叉枝蓼 *P. tortuosum* D. Don，四川、青海藏医多使用叉分蓼 *P. divaricatum* L.。《西藏藏标》收载了叉分蓼 *P. divaricatum* L. 和叉枝蓼 *P. tortuosum* D. Don。据文献记载，西藏藏医也将多穗蓼 *P. polystachyum* Wall. ex Meisn. 作"འབྲི་ཏ་ས་འཛིན"（直打萨增）使用，但多穗蓼的形态与古籍记载的"直打萨曾"不符，现藏医使用的"直打萨增"主要为蔷薇科东方草莓 *Fragaria orientalis* Lozinsk. 等草莓属（*Fragaria*）多种植物或玄参科植物短穗兔耳草 *Lagotis brachystachya* Maxim.。（参见"叉分蓼""叉枝蓼""东方草莓""短穗兔耳草"条）

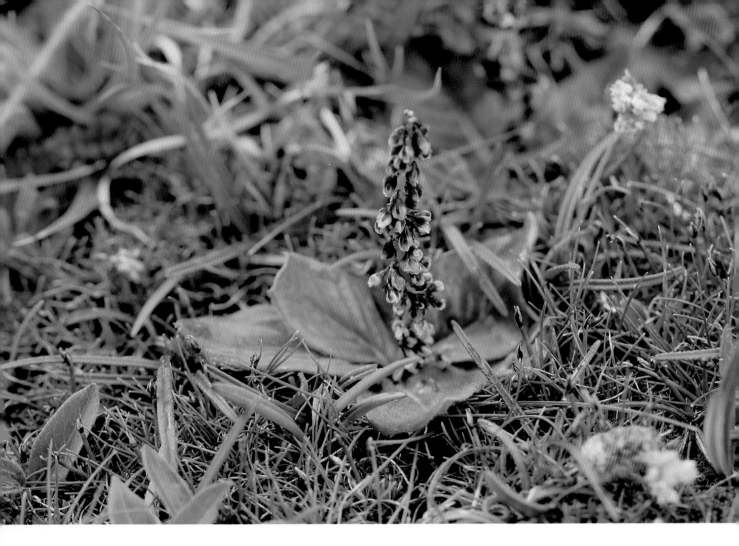

硬毛蓼

Polygonum hookeri Meisn.

蓼科（Polygonaceae） | 蓼属（*Polygonum*）

▌形态 ▌

多年生草本。根茎粗壮，木质。茎直立，高 10 ~ 20（~ 30）cm，不分枝，通常数条自根茎发出，疏生长硬毛。叶长椭圆形或匙形，长 5 ~ 10cm，宽 1.5 ~ 3cm，先端圆钝，基部狭楔形，两面疏生长硬毛，下面中脉上毛较密，全缘，密生缘毛；茎生叶较小；叶柄长 0.5 ~ 1cm；托叶鞘筒状，膜质，先端偏斜，松散，密生长硬毛。花序圆锥状，顶生，分枝稀疏，花序轴具长硬毛；苞片狭披针形，每苞内具 1 花，花梗稍粗壮，无关节；花单性，雌雄异株；雌花花被 5 深裂，深紫红色，边缘黄绿色，花被片长圆形，先端圆钝，具脉，长 2 ~ 3mm，大小不相等，花柱 3，柱头头状；雄花雄蕊 8，比花被短，花药紫红色。瘦果宽卵形，具 3 棱，长 2.5 ~ 3mm，先端尖，基部缢缩成柄状，黄褐色，有光泽，稍凸出花被之外。花期 6 ~ 8 月，果期 8 ~ 9 月。

▌分布 ▌

分布于我国云南、四川、西藏、青海、甘肃南部。喜马拉雅山东部也有分布。

▌ 生境 ▌

生长于海拔 3500 ～ 5000m
的山坡草地、山顶草甸、
山谷灌丛。

▌ 药材名 ▌

曲玛孜、曲玛子（ཆུམ་ཚི།），
曲扎永哇（ཆུ་ཚི་གཡུང་བ།）。

▌ 药用部位 ▌

全草。

▌ 功能与主治 ▌

排黄水，泻腹水，生津。
用于黄水病，水肿，烦渴。

▌ 用量与用法 ▌

3 ～ 5g。

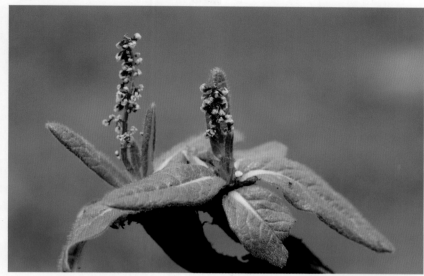

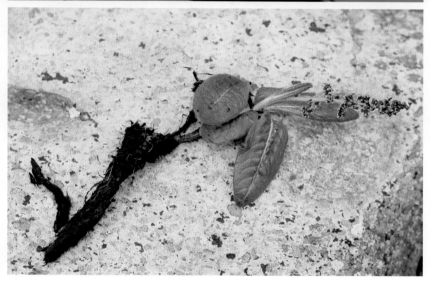

▌ 附 注 ▌

《晶珠本草》记载
"ཆུམ་ཚི།"（君木扎）分为大、中、
小 3 种（或上、中、下 3 品）。
据现代文献记载和实地调查
显示，现各地藏医使用的各
种大黄类药材的基原均为蓼
科植物，通常上品称"ཆུམ་ཚི།"（君木扎），中品称"ཆུ་ཚི།"（曲扎、曲什扎），又称"亚大黄"，下
品称"ཆུམ་ཚི།"（曲玛孜），又称"小大黄"，但不同标准和文献中记载的各品种的基原有交叉，其
功能与主治也不尽相同。文献记载的"曲玛孜"的基原即涉及蓼属（*Polygonum*）、大黄属（*Rheum*）
和酸模属（*Rumex*）的多种植物，各地藏医习用的种类也有差异。《部标藏药》以"亚大黄 /ཆུ་ཚི།/ 曲杂"
之名、《藏标》以"曲玛孜 /ཆུམ་ཚི།/ 曲玛孜"之名收载了小大黄 *Rheum pumilum* Maxim.。文献记载硬
毛蓼 *P. hookeri* Meisn. 为西藏昌都类乌齐藏医习用的"曲玛孜"的基原之一。《藏药晶镜本草》记载"曲
扎"的基原为穗序大黄 *Rheum spiciforme* Royle，"曲玛孜"的基原为塔黄 *Rheum nobile* Hook. f. et
Thoms.（高山大黄），"ཆུ་ཚི་དཀར་པོ།"（曲扎贵巴）的基原为小大黄 *Rheum pumilum* Maxim.，而硬毛蓼
P. hookeri Meisn. 为"ཆུ་ཚི་གཡུང་བ།"（曲扎永哇）的基原。（参见"药用大黄""塔黄""小大黄""西
伯利亚蓼"等条）

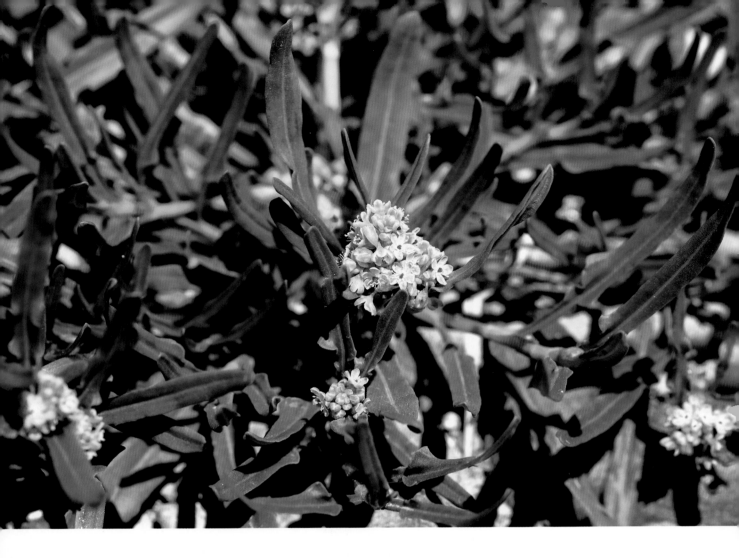

西伯利亚蓼

Polygonum sibiricum Laxm.

蓼科（Polygonaceae） | 蓼属（*Polygonum*）

▌ 形态 ▌

多年生草本，高 10 ~ 25cm。根茎细长。茎外倾或近直立，自基部分枝，无毛。叶片长椭圆形或披针形，无毛，长 5 ~ 13cm，宽 0.5 ~ 1.5cm，先端急尖或钝，基部戟形或楔形，全缘，叶柄长 8 ~ 15mm；托叶鞘筒状，膜质，上部偏斜，开裂，无毛，易破裂。花序圆锥状，顶生，花排列稀疏，通常间断；苞片漏斗状，无毛，通常每苞片内具 4 ~ 6 花；花梗短，中上部具关节；花被 5 深裂，黄绿色，花被片长圆形，长约 3mm；雄蕊 7 ~ 8，稍短于花被，花丝基部较宽，花柱 3，较短，柱头头状。瘦果卵形，具 3 棱，黑色，有光泽，包于宿存的花被内或凸出。花果期 6 ~ 9 月。

▌ 分布 ▌

分布于我国黑龙江、吉林、辽宁、内蒙古、河北、山西、山东、河南、陕西、甘肃、宁夏、青海、新疆、安徽、湖北、江苏、四川、贵州、云南和西藏。蒙古、俄罗斯、哈萨克斯坦及喜马拉雅山脉其他地区也有分布。

▌ 生境 ▌

生长于海拔 30 ～ 5100m 的路边、湖边、河滩、山谷湿地、砂质盐碱地。

▌ 药材名 ▌

曲玛孜、曲玛子（ཆུམ་ཙི།）。

▌ 药用部位 ▌

全草或根及根茎。

▌ 功能与主治 ▌

清胃肠积热，泻下。用于便秘，腹水，黄水病，腹痛，癥瘕，瘀血疼痛。

▌ 用量与用法 ▌

3 ～ 5g。

附 注

《晶珠本草》记载"ཆུམ་ཙི།"（君木扎）分大、中、小 3 种（或上、中、下 3 品），言其为泻毒热腑热、泻除"培根"病之药物。据现代文献记载和实地调查，目前各地藏医使用的"君木扎"类（又习称"大黄类"）

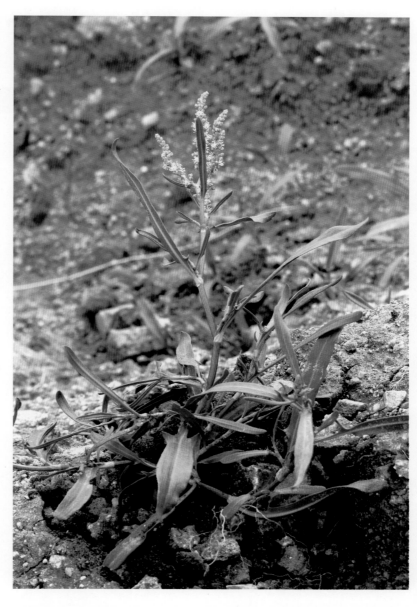

药材均来源于蓼科植物，通常上品称"ཆུམ་ཙི།"（君木扎），中品称"ཆུ།"（曲扎、曲什扎），又称"亚大黄"，下品称"ཆུམ་ཙི།"（曲玛孜），又称"小大黄"，但不同标准和文献中记载的大黄类药材各品种的基原不尽一致，也有交叉，功能与主治也不尽相同。西伯利亚蓼 *P. sibiricum* Laxm. 为下品（曲玛孜）的基原之一，《藏标》以"曲玛孜 /ཆུམ་ཙི།/ 曲玛孜"之名收载了该种和同科植物小大黄 *Rheum pumilum* Maxim.。也有文献记载高山大黄 *Rheum nobile* Hook. f. et Thoms.（塔黄）也作"曲玛孜"使用。（参见"药用大黄""塔黄""小大黄"等条）

叉分蓼
Polygonum divaricatum L.

蓼科（Polygonaceae） | 蓼属（*Polygonum*）

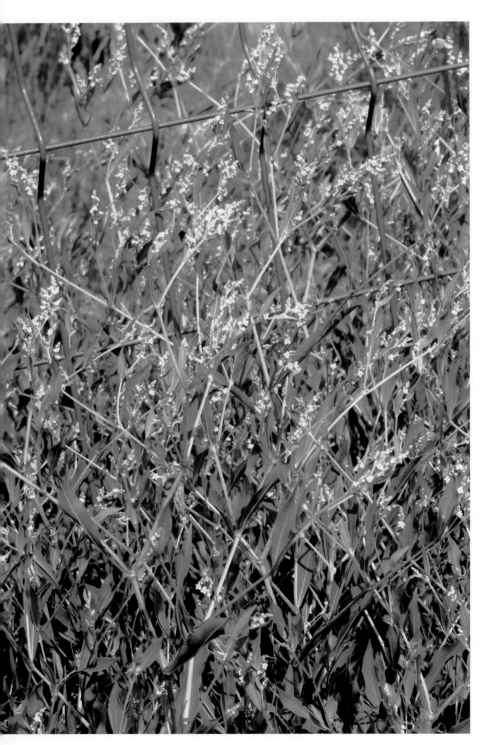

▌ 形态 ▌

多年生草本。茎直立，高70～120cm，无毛，自基部分枝，分枝呈叉状，开展，植株外形呈球形。叶披针形或长圆形，长5～12cm，宽0.5～2cm，先端急尖，基部楔形或狭楔形，边缘通常具短缘毛，两面无毛或被疏柔毛；叶柄长约0.5cm；托叶鞘膜质，偏斜，长1～2cm，疏生柔毛或无毛，开裂，脱落。花序圆锥状，分枝开展；苞片卵形，边缘膜质，背部具脉，每苞片内具2～3花；花梗长2～2.5mm，与苞片近等长，顶部具关节；花被5深裂，白色，花被片椭圆形，长2.5～3mm，大小不相等；雄蕊7～8，比花被短；花柱3，极短，柱头头状。瘦果宽椭圆形，具3锐棱，黄褐色，有光泽，长5～6mm，超出宿存花被约1倍。花期7～8月，果期8～9月。

▌ 分布 ▌

分布于我国山东、青海（称多、治多）、四川（石渠）以及东北、华北地区。朝鲜、蒙古、俄罗斯也有分布。

▌ 生境 ▌

生长于海拔 260 ~ 2100m
的山坡草地、山谷灌丛、
沙漠边缘砂质草地。

▌ 药材名 ▌

尼洛、尼阿洛、尼罗、逆落
（ཉི་ལོ།）。

▌ 药用部位 ▌

根、地上部分。

▌ 功能与主治 ▌

清热止泻。用于胃炎，大、
小肠积热，热泻腹痛，肺
热喑哑，产后腰痛，下腹痛。

▌ 用量与用法 ▌

2 ~ 3g。内服研末，或入丸、
散剂。

附 注

　　《四部医典》等中记载
有"ཉི་ལོ།"（尼洛）。《蓝琉璃》
记载"尼洛"分为黑、白2种，
并言两者均为清大小肠热、
腑热之药物。现代文献记载
的藏医所用"尼洛"的基原

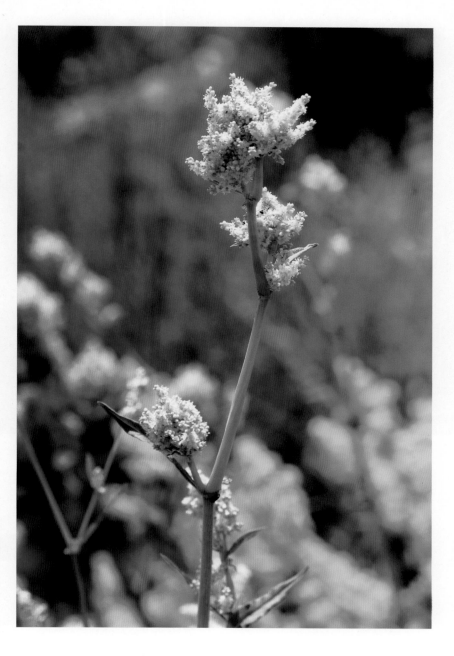

包括蓼属（*Polygonum*）多种植物，但并未区分黑、白。《西藏藏标》《部标藏药》（附录）和《青海藏标》（附录）收载的"尼阿洛"的基原包括叉分蓼 *P. divaricatum* L. 和叉枝蓼 *P. tortuosum* D. Don。据文献记载，西藏藏医所用"尼阿洛"的基原多为叉枝蓼 *P. tortuosum* D. Don，四川、青海藏医多用叉分蓼 *P. divaricatum* L.；此外，同作"尼阿洛"使用的还有多穗蓼 *P. polystachyum* Wall. ex Meisn.、尼泊尔蓼 *P. nepalense* Meisn.、华蓼 *P. cathayanum* A. J. Li。关于"尼阿洛"的药用部位，《西藏藏标》规定为根，而《部标藏药》（附录）规定为地上部分。（参见"叉枝蓼""多穗蓼""华蓼"条）

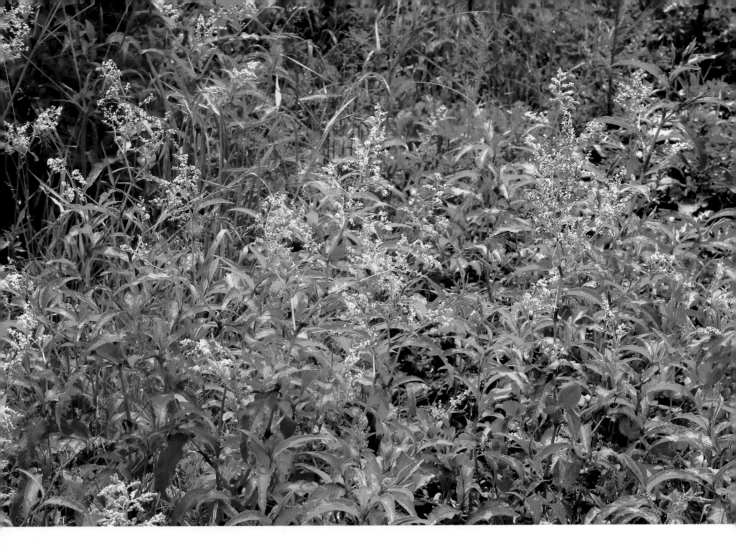

华蓼

Polygonum cathayanum A. J. Li

蓼科（Polygonaceae）　　蓼属（*Polygonum*）

▍ 形态 ▍

多年生草本。茎直立，高 50 ～ 80cm，上部分枝，具纵棱，无毛。叶椭圆状披针形，长 10 ～ 15cm，宽 2 ～ 3cm，先端渐尖，基部宽楔形，边缘具短缘毛，上面绿色，下面淡绿色，两面被疏柔毛；叶柄长 2 ～ 3mm，被疏柔毛；托叶鞘膜质，偏斜，开裂，长 2 ～ 3cm，具数条紫褐色脉，沿脉疏被柔毛。花序圆锥状，顶生，长 10 ～ 15cm，分枝开展，被疏柔毛；苞片膜质，卵形，长 2 ～ 2.5mm，被疏柔毛，每苞内具 2 ～ 3 花；花梗长 1.5 ～ 2mm，无关节，比苞片短；花被 5 深裂，白色，花被片倒卵形，不等大，长 3 ～ 3.5mm；雄蕊 8，比花被短，花药黄色；花柱 3，长约 0.5mm，柱头头状。瘦果卵形，具 3 棱，长约 3.5mm，与宿存花被近等长。花期 7 ～ 8 月，果期 8 ～ 9 月。

▍ 分布 ▍

分布于我国四川（金川）、青海（班玛）、云南、西藏东部。

▌生境▐

生长于海拔 3000 ～ 4600m
的山坡草地、山顶草甸、
山谷灌丛。

▌药材名▐

尼洛、尼阿洛、尼罗、逆落
（ཉི་ལོ）。

▌药用部位▐

根、地上部分。

▌功能与主治▐

清热止泻。用于胃炎，大、
小肠积热，热泻腹痛，肺
热喑哑，产后腰痛，下腹痛。

▌用量与用法▐

2 ～ 3g。内服研末，或入丸、
散剂。

附 注

　　《四部医典》记载有
"ཉི་ལོ"（尼洛）。《蓝琉璃》
记载"尼洛"分为黑、白2种，
言两者的功效相同。现代文
献记载的"尼洛"的基原均
为蓼属（*Polygonum*）植物，
但藏医在临床使用中并未区

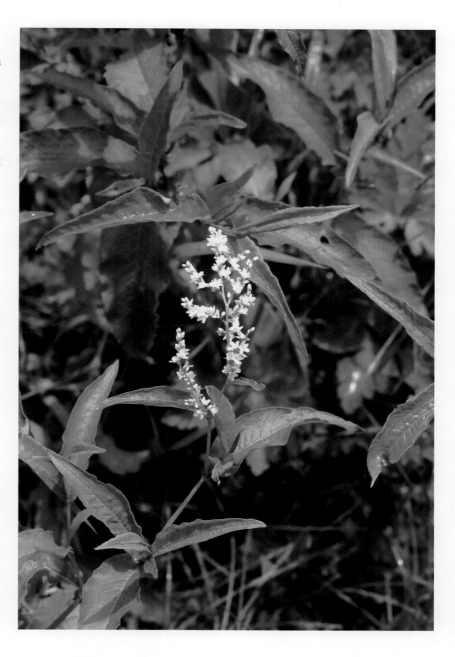

分黑、白品种。据文献记载，华蓼 *P. cathayanum* A. J. Li 为"尼洛"的基原之一。《部标藏药》《西
藏藏标》等标准中作为"尼洛"的基原收载了叉枝蓼 *P. tortuosum* D. Don、叉分蓼 *P. divaricatum* L.。
（参见"叉枝蓼""叉分蓼""多穗蓼"条）

木藤蓼

Fallopia aubertii (L. Henry) Holub（*Polygonum aubertii* L. Henry）

| 蓼科（Polygonaceae） | 何首乌属（*Fallopia*） |

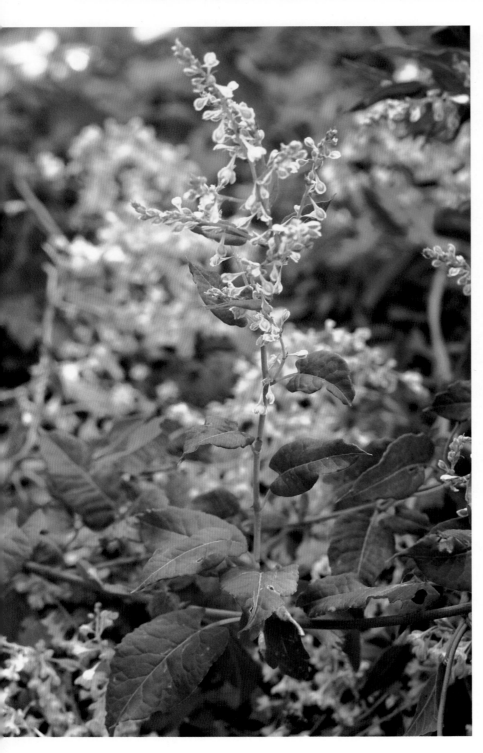

▍形态 ▍

半灌木。茎缠绕，长 1 ~ 4m，灰褐色，无毛。叶簇生，稀互生，叶片长卵形或卵形，长 2.5 ~ 5cm，宽 1.5 ~ 3cm，近革质，先端急尖，基部近心形，两面均无毛；叶柄长 1.5 ~ 2.5cm；托叶鞘膜质，偏斜，褐色，易破裂。花序圆锥状，少分枝，稀疏，腋生或顶生，花序梗具小突起；苞片膜质，先端急尖，每苞内具 3 ~ 6 花；花梗细，长 3 ~ 4mm，下部具关节；花被 5 深裂，淡绿色或白色，花被片外面 3 较大，背部具翅，果时增大，基部下延；花被果时外形呈倒卵形，长 6 ~ 7mm，宽 4 ~ 5mm；雄蕊 8，比花被短，花丝中下部较宽，基部具柔毛；花柱 3，极短，柱头头状。瘦果卵形，具 3 棱，长 3.5 ~ 4mm，黑褐色，密被小颗粒，微有光泽，包于宿存花被内。花期 7 ~ 8 月，果期 8 ~ 9 月。

▍分布 ▍

分布于我国西藏（察隅）、云南、四川、甘肃、青海、宁夏、陕西、山西、内蒙古、河南、湖北、贵州。

▌ 生境 ▌

生长于海拔 900 ～ 3200m 的山坡草地、山谷灌丛。

▌ 药材名 ▌

勒折、勒哲、雷摘、立之（ལེ་ཙེ།），勒折曼巴（ལེ་ཙེ་དམན་པ།）。

▌ 药用部位 ▌

藤茎。

▌ 功能与主治 ▌

勒折：清热润肺，调合病理所致紊乱。用于肝热，五脏热，肺病，风湿性关节炎，衰老病。

勒折曼巴：清热，除湿。用于风热合并症，风病时疫，风湿病，"培根"病，"隆""赤巴"合并症，肺病，贫血。

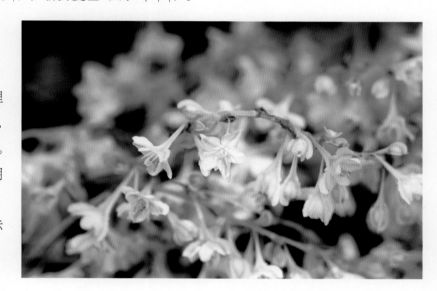

▌ 用量与用法 ▌

2 ～ 6g。内服研粗粉。

附 注

《四部医典》《晶珠本草》等记载有"ལེ་ཙེ།"（勒折），《四部医典》言其能调和风热症。现代文献记载的"勒折"的基原涉及防己科青牛胆属（*Tinospora*）和何首乌属（*Fallopia*）的多种植物，多以中华青牛胆 *T. sinensis* (Lour.) Merr.、心叶宽筋藤 *T. cordifolia* (Willd.) Miers 为正品，其药材被称为"宽筋藤"，西藏和云南藏医多习用之；木藤蓼 *Polygonum aubertii* L. Henry[木藤蓼 *Fallopia aubertii* (L. Henry) Holub] 为代用品，故又称之为"ལེ་ཙེ་དམན་པ།"（勒折曼巴），青海、甘肃甘南、四川西部藏医习用之。但也有观点认为上述数种的形态与《图鉴》记载的"茎匍匐生长，状如锦鸡儿，叶小，圆形，花白色"和《晶珠本草》记载的"茎断面如木通，皮如锦鸡儿，汁液有光泽，色黄"的"勒折"的形态均有相似之处和不同之处，何为正品尚有待研究。《部标藏药》《藏标》及《青海藏标》以"宽筋藤 /ལེ་ཙེ།/ 勒哲（雷摘）"之名收载的基原为心叶宽筋藤 *T. cordifolia* (Willd.) Miers、宽筋藤 *T. sinensis* (Lour.) Merr.（中华青牛胆）的茎。《迪庆藏药》记载，云南香格里拉藏医和德钦藏医分别用毛茛科铁线莲属（*Clematis*）植物和当地产的木通科植物五月瓜藤 *Holboellia fargesii* Reaub. 的茎作"勒折"使用。（参见"青牛胆"条）

《中国植物志》记载 *T. cordifolia* (Willd.) Hook. f. et Thoms. 为该属的模式种，该种分布于印度、尼泊尔、不丹等，但在我国无分布。

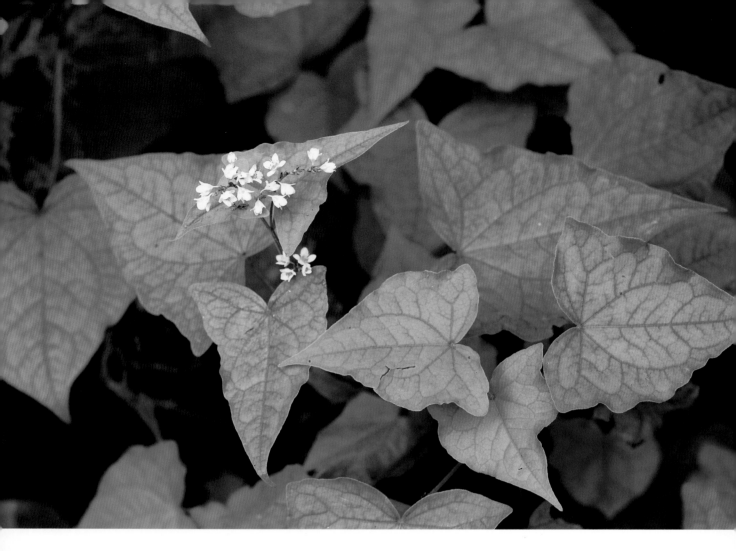

金荞麦

Fagopyrum dibotrys (D. Don) Hara

蓼科（Polygonaceae）　　荞麦属（*Fagopyrum*）

▌ 形态 ▌

多年生草本。根茎木质化，黑褐色。茎直立，高 50 ~ 100cm，分枝，具纵棱，无毛，有时一侧沿棱被柔毛。叶三角形，长 4 ~ 12cm，宽 3 ~ 11cm，先端渐尖，基部近戟形，全缘，两面具乳头状突起或被柔毛；叶柄长可达 10cm；托叶鞘筒状，膜质，褐色，长 5 ~ 10mm，偏斜，先端截形，无缘毛。花序伞房状，顶生或腋生；苞片卵状披针形，顶端尖，边缘膜质，长约 3mm，每苞内具 2 ~ 4 花；花梗中部具关节，与苞片近等长；花被 5 深裂，白色，花被片长椭圆形，长约 2.5mm；雄蕊 8，比花被短；花柱 3，柱头头状。瘦果宽卵形，具 3 锐棱，长 6 ~ 8mm，黑褐色，无光泽，超出宿存花被 2 ~ 3 倍。花期 7 ~ 9 月，果期 8 ~ 10 月。

▌ 分布 ▌

分布于我国陕西，以及华东、华中、华南、西南地区。印度、尼泊尔、越南、老挝等也有分布。

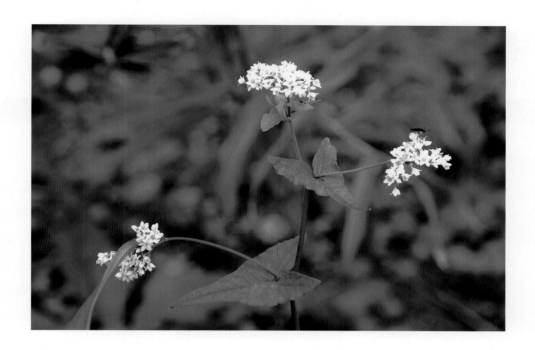

生境

生长于海拔 250 ～ 3200m 的山谷湿地、山坡灌丛。

药材名

查乌（ཉ་ཝོ），日介查乌、日介渣窝（རི་སྐྱེས་ཉ་ཝོ）。

药用部位

全草或根及根茎、果实（种子）、苗（嫩尖）。

功能与主治

全草：清热解毒，理气止痛；用于肺痈，胃痛，眩晕，瘰疬。根茎：清肺排脓，祛风除湿；用于肺脓疡，咽炎，扁桃体炎，跌打损伤，风湿性关节炎，无名肿毒。果实（种子）：敛疮，破血，止腹泻；用于无名肿毒，瘀血肿痛，腹绞痛，肠胃积滞，慢性腹泻。嫩尖：外用于疮疖肿毒。

用量与用法

15 ～ 45g。

附 注

　　《晶珠本草》在"作物类药物"中记载"ཉ་ཝོ"（查乌）分为黑、白 2 种，言其为敛疮、破血、治疖疮之药物。现代文献记载其基原包括荞麦属（*Fagopyrum*）的金荞麦 *F. dibotrys* (D. Don) Hara、荞麦 *F. esculentum* Moench、苦荞麦 *F. tataricum* (L.) Gaertn.，通常不分黑白；也或认为白者为广泛栽培的荞麦 *F. esculentum* Moench，黑者为另 2 种的野生品。《晶珠本草》汉译重译本记载的"荞麦"的名称为"ཉ་ཝོ་དཀར་ནག"（查乌嘎那），系白者"ཉ་ཝོ་དཀར་པོ"（查乌嘎保）和黑者"ཉ་ཝོ་ནག་པོ"（查乌那保）的合称名。（参见"苦荞麦"条）

苦荞麦

Fagopyrum tataricum (L.) Gaertn.

蓼科（Polygonaceae） | 荞麦属（*Fagopyrum*）

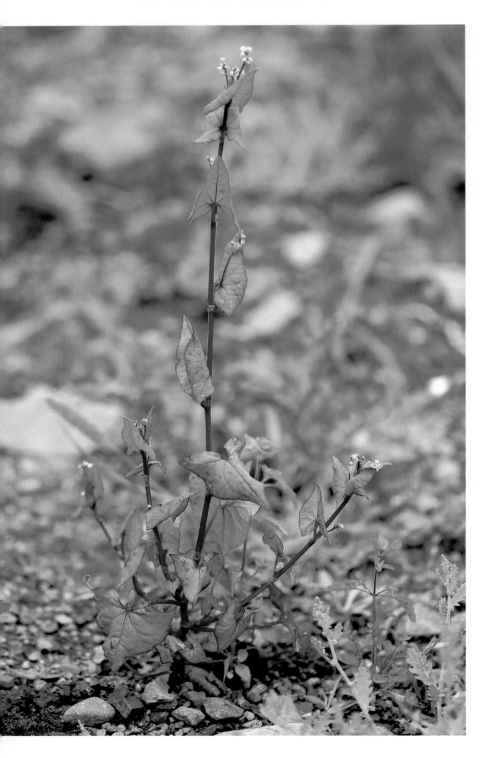

形态

一年生草本。茎直立，高
30 ～ 70cm，分枝，绿色或微
呈紫色，有细纵棱，一侧具乳
头状突起，叶宽三角形，长
2 ～ 7cm，两面沿叶脉具乳头
状突起，下部叶具长叶柄，上
部叶较小具短柄；托叶鞘偏斜，
膜质，黄褐色，长约 5mm。花
序总状，顶生或腋生，花排列
稀疏；苞片卵形，长 2 ～ 3mm，
每苞内具 2 ～ 4 花，花梗中部
具关节；花被 5 深裂，白色或
淡红色，花被片椭圆形，长约
2mm；雄蕊 8，比花被短；花
柱 3，短，柱头头状。瘦果长
卵形，长 5 ～ 6mm，具 3 棱
及 3 纵沟，上部棱角锐利，下
部圆钝，有时具波状齿，黑褐
色，无光泽，比宿存花被长。
花期 6 ～ 9 月，果期 8 ～ 10 月。

分布

我国东北、华北、西北、西南
山区均有栽培，也有野生。亚
洲其他地区及欧洲、美洲也有
分布。

生境

生长于海拔 500 ～ 3900m 的田

边、路旁、山坡、河谷。

药材名

查乌（ཉ་ལོ），日介渣窝、
日介查乌（རི་སྐྱེས་ཉ་ལོ）。

药用部位

根茎、果实、种子或全草。

功能与主治

根茎：清肺排脓，祛风除湿；
用于肺脓疡，咽炎，扁桃
体炎，跌打损伤，风湿性
关节炎，无名肿毒。种子：
敛疮，止腹泻；用于无名
肿毒，瘀血肿痛，腹绞痛，
肠胃积滞，慢性腹泻。全草：
清热解毒，理气止痛；用
于肺痈，胃痛，眩晕，瘰疬。

用量与用法

全草：9 ~ 15g。多入复方。

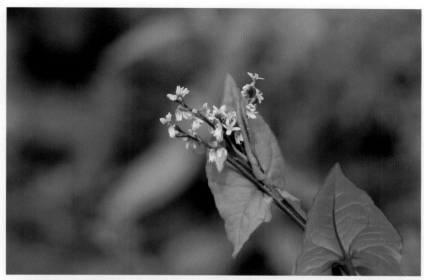

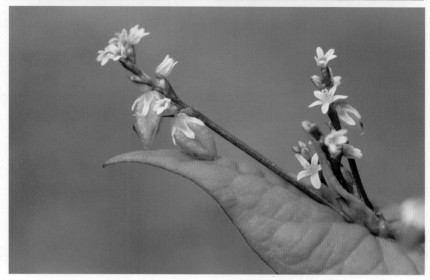

附 注

　　《晶珠本草》在"作物
类药物"中记载有敛疮、破
血、治疖疮之药物"ཉ་ལོ"（查乌），言其分为黑、白2种。现藏医使用的"查乌"的基原包括野
生的苦荞麦 *F. tataricum* (L.) Gaertn.、金荞麦 *F. dibotrys* (D. Don) Hara 以及栽培的荞麦 *F. esculentum*
Moench。（参见"金荞麦"条）

山蓼

Oxyria digyna (L.) Hill（肾叶山蓼）

| 蓼科（Polygonaceae） | 山蓼属（*Oxyria*） |

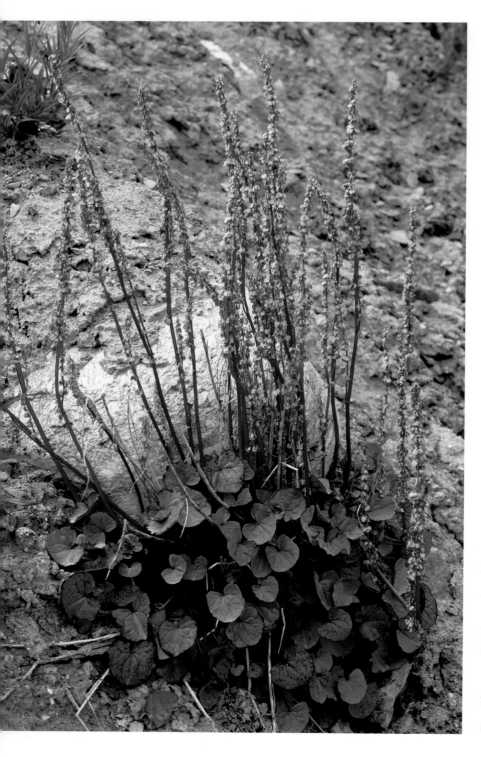

▌ 形态 ▌

多年生草本。根茎粗壮，直径 5 ~ 10mm。茎直立，高 15 ~ 20cm，单生或数条自根茎发出，无毛，具细纵沟。基生叶叶片肾形或圆肾形，长 1.5 ~ 3cm，宽 2 ~ 5cm，纸质，先端圆钝，基部宽心形，近全缘，上面无毛，下面沿叶脉具极稀疏短硬毛；叶柄无毛，长可达 12cm；无茎生叶，极少具 1 ~ 2 小叶；托叶鞘短筒状，膜质，先端偏斜。花序圆锥状，分枝极稀疏，无毛，花两性，苞片膜质，每苞内具 2 ~ 5 花；花梗细长，中下部具关节；花被片 4，成 2 轮，果时内轮 2 增大，倒卵形，长 2 ~ 2.5mm，紧贴果实，外轮 2，反折；雄蕊 6，花药长圆形，花丝钻状；子房扁平，花柱 2，柱头画笔状。瘦果卵形，双凸镜状，长 2.5 ~ 3mm，两侧边缘具膜质翅，连翅外形近圆形，先端凹陷，基部心形，直径 4 ~ 5（~ 6）mm；翅较宽，膜质，淡红色，边缘具小齿。花期 6 ~ 7 月，果期 8 ~ 9 月。

▌ 分布 ▌

分布于我国四川、云南、西藏（错那）、新疆、陕西、吉林。蒙古、哈萨克斯坦、巴基斯坦、印度、尼泊尔、不丹、日本、朝鲜、欧洲、北美洲、小亚细亚半岛等也有分布。

▌ 生境 ▌

生长于海拔 1700 ～ 4900m 的高山山坡、山谷砾石滩、河漫滩。

▌ 药材名 ▌

陆肖、露肖、洛肖、罗肖（ལུག་ཤ）。

▌ 药用部位 ▌

全草。

▌ 功能与主治 ▌

解毒，透疹，愈疮。用于麻疹，黑痘内陷，热毒疮疖。

▌ 用量与用法 ▌

9 ～ 15g。内服煎汤，或入丸、散剂。鲜品外用，捣敷患处。

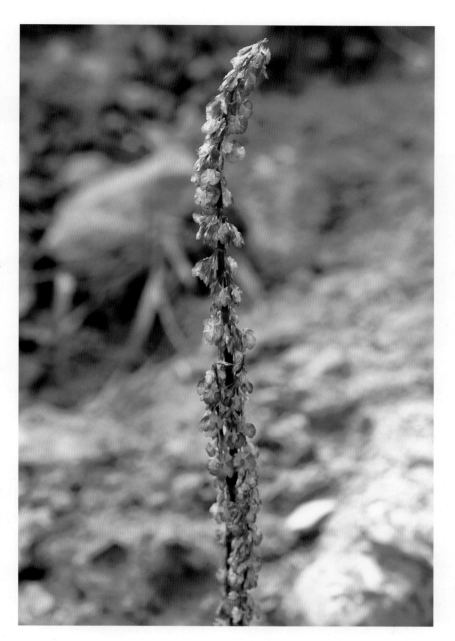

附　注

　　《晶珠本草》记载有"ཤ་བ"（肖芒），言其为一大类药材的总称，包括龙肖、甲肖、曲肖、日肖、嘎肖、陆肖（ལུག་ཤ）等共 9 种，具有清疮热之功效。现代文献记载的"肖芒"类的基原包括蓼科、菊科、大戟科等的 10 余种植物，不同文献关于"肖芒"下各品种的基原的观点不同。文献记载山蓼 *O. digyna* (L.) Hill 为"陆肖"正品，同样作"陆肖"使用的还有中华山蓼 *O. sinensis* Hemsl.，其代用品有菊科植物喜马拉雅垂头菊 *Cremanthodium decaisnei* C. B. Clarke（青海）、狭舌垂头菊 *C. stenoglossum* Ling et S. W. Liu。（参见"巴天酸模""苍山橐吾"条）

中华山蓼

Oxyria sinensis Hemsl.

| 蓼科 (Polygonaceae) | 山蓼属 (*Oxyria*) |

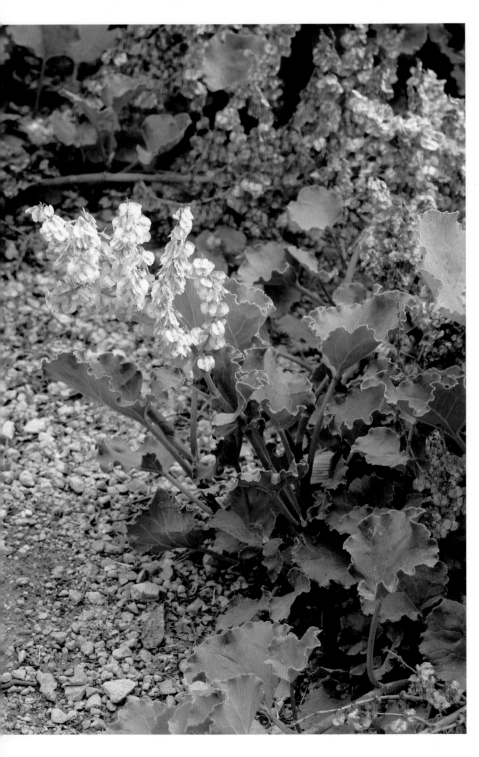

▌ 形态 ▌

多年生草本，高 30 ~ 50cm。根茎粗壮，木质，直径 0.7 ~ 2cm。茎直立，通常数条，自根茎发出，具深纵沟，密生短硬毛。无基生叶；茎生叶叶片圆心形或肾形，长 3 ~ 4cm，宽 4 ~ 5cm，近肉质，先端圆钝，基部宽心形，边缘呈波状，上面无毛，下面沿叶脉疏生短硬毛，具 5 基出脉；叶柄粗壮，长 4 ~ 9cm，密生短硬毛；托叶鞘膜质，筒状，松散，具数条纵脉。花序圆锥状，分枝密集，粗壮；苞片膜质，每苞内具 5 ~ 8 花；花梗细弱，长 4 ~ 6mm，中下部具关节；花单性，雌雄异株，花被片 4，果时内轮 2 增大，狭倒卵形，紧贴果实，外轮 2 反折；雄蕊 6，花药长圆形，花丝下部较宽；子房卵形，双凸镜状，花柱 2，柱头画笔状。瘦果宽卵形，双凸镜状，两侧边缘具翅，连翅外形呈圆形，直径 6 ~ 8mm；翅薄膜质，淡红色，边缘具不规则的小齿。花期 4 ~ 5 月，果期 5 ~ 6 月。

分布

分布于我国四川西南部、云南西北部、西藏东南部。

生境

生长于海拔 1600 ~ 3800m 的山坡、山谷路旁、崖壁。

药材名

查尖木、查奖木、扎加麻（བག་ལུམ），查尖木卡布（བག་ལུམ་ཆག）。

药用部位

全草。

功能与主治

用于外伤。

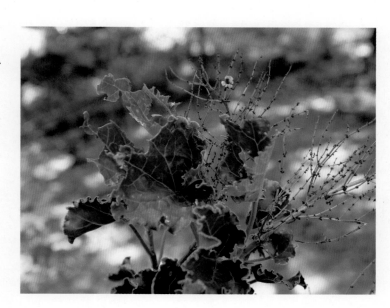

附注

　　《四部医典》《蓝琉璃》《晶珠本草》等记载有"བག་ལུམ"［查尖木，也称"བག་ལུམ་པ"（查尖木巴）］，言其为愈创伤之药物。《蓝琉璃》和《晶珠本草》均引《图鉴》之记载言其"生于石岩畔，叶厚油润，圆形，蓝色，叶面有露状分泌液，花有白色、红色两种"。《四部医典系列挂图全集》第二十九图中有"查尖木"附图（38 号图），图示其为生于岩石上的茎叶数枚、圆而互生的草本，汉译本译注名为"一种报春花"。现代文献对"查尖木"的基原有不同观点，多认为系报春花科植物圆叶报春 *Primula rotundifolia* Wall.（大圆叶报春 *P. cardiophylla* Balf. f. et W. W. Smith）、白粉圆叶报春 *P. littledalei* Balf. f. et Watt、藏南粉报春 *P. jaffreyana* King、雪山报春 *P. nivalis* Pall. 等；也有观点认为"བག་ལུམ"（查尖木）的基原为景天科植物华北景天 *Sedum tatarinowii* Maxim.［华北八宝 *Hylotelephium tatarinowii* (Maxim.) H. Ohba] 或异鳞红景天 *Rhodiola smithii* (Hamet) S. H. Fu，而将白粉圆叶报春 *P. littledalei* Balf. f. et Watt 作"བག་ལུམ་དེ་ཞིམ"使用。四川甘孜部分藏医将中华山蓼 *O. sinensis* Hemsl. 作"བག་ལུམ"（扎加麻）使用；《中国藏药植物资源考订》认为将中华山蓼 *O. sinensis* Hemsl. 作"查尖木"使用可能系因其叶形与古籍记载相似而导致的误用，应称其为"བག་ལུམ་ཆག"（查尖木卡布，查尖木类同品之意）。（参见"藏南粉报春"条）

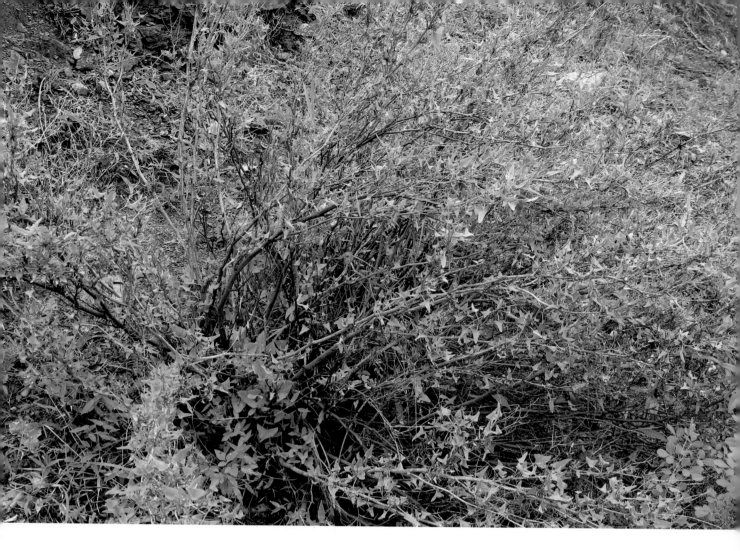

戟叶酸模

Rumex hastatus D. Don

蓼科（Polygonaceae） 酸模属（*Rumex*）

▌形态 ▌

灌木，高 50 ~ 90cm。老枝木质，暗紫褐色，具沟槽；一年生枝草质，绿色，具浅沟槽，无毛。叶互生或簇生，戟形，近革质，长 1.5 ~ 3cm，宽 1.5 ~ 2mm，中裂线形或狭三角形，先端尖，两侧裂片向上弯曲；叶柄与叶片等长或长于叶片。花序圆锥状，顶生，分枝稀疏；花梗细弱，中下部具关节；花杂性，花被片 6，成 2 轮；雄花雄蕊 6；雌花外花被片椭圆形，果时反折，内花被片果时增大，圆形或肾状圆形，膜质，半透明，淡红色，先端圆钝或微凹，基部深心形，近全缘，基部具极小的小瘤。瘦果卵形，具 3 棱，长约 2mm，褐色，有光泽。花期 4 ~ 5 月，果期 5 ~ 6 月。

▌分布 ▌

分布于我国西藏东南部、四川、云南。印度、尼泊尔、不丹、巴基斯坦、阿富汗也有分布。

▌生境 ▌

生长于海拔 600 ~ 3200m 的砂质荒坡、山坡阳处。

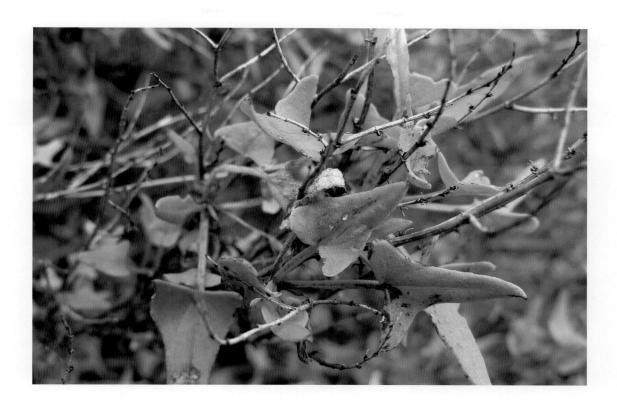

▌ 药材名 ▌

曲肖（ཆུ་ཉ།）。

▌ 药用部位 ▌

根及根茎。

▌ 功能与主治 ▌

清热，消炎，愈创。用于感冒咳嗽，痰喘，水肿；外用于创伤，疮疖。

▌ 用量与用法 ▌

1 ~ 2g。内服研末，或入丸、散剂。外用适量，研粉撒，或调敷患处。

附　注

　　《晶珠本草》记载"ཤོལ་ང་།"（肖芒）为一类药材的总称，言其能清疮热，记载其分为"ཀླུ་ཉ།"（龙肖）、"རྒྱ་ཉ།"（甲肖）、"ཆུ་ཉ།"（曲肖）、"ར་ཉ།"（日肖）、"སྒ་ཉ།"（嘎肖）、"ལུག་ཉ།"（陆肖）等9种。现代文献记载的"肖芒"类药材的基原包括蓼科酸模属（*Rumex*）和山蓼属（*Oxyria*）、菊科橐吾属（*Ligularia*）和垂头菊属（*Cremanthodium*）、大戟科铁苋菜属（*Acalypha*）等的 10 余种植物。不同文献关于"肖芒"之下各品种的基原的观点不同，且存在不同科属植物作同一药材使用的现象。据文献记载，戟叶酸模 *R. hastatus* D. Don 为"ཆུ་ཉ།"（曲肖）的基原之一，此外，同样药用的还有巴天酸模 *R. patientia* L.、紫茎酸模 *R. angulatus* Rech. f.、水生酸模 *R. aquaticus* L. 等。（参见"尼泊尔酸模""巴天酸模""褐毛垂头菊""山蓼"等条）

酸模

Rumex acetosa L.

蓼科（Polygonaceae） | 酸模属（*Rumex*）

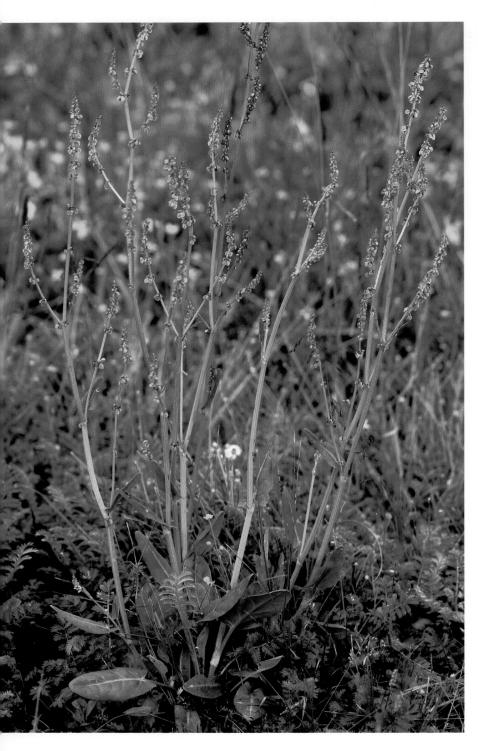

▌形态▐

多年生草本。根为须根。茎直立，高 40 ～ 100cm，具深沟槽，通常不分枝。基生叶和茎下部叶箭形，长 3 ～ 12cm，宽 2 ～ 4cm，先端急尖或圆钝，基部裂片急尖，全缘或微波状；叶柄长 2 ～ 10cm；茎上部叶较小，具短叶柄或无柄；托叶鞘膜质，易破裂。花序狭圆锥状，顶生，分枝稀疏；花单性，雌雄异株；花梗中部具关节；花被片 6，成 2 轮，雄花内花被片椭圆形，长约 3mm，外花被片较小，雄蕊 6；雌花内花被片果时增大，近圆形，直径 3.5 ～ 4mm，全缘，基部心形，网脉明显，基部具极小的小瘤，外花被片椭圆形，反折，瘦果椭圆形，具 3 锐棱，两端尖，长约 2mm，黑褐色，有光泽。花期 5 ～ 7 月，果期 6 ～ 8 月。

▌分布▐

分布于我国南北各省区。朝鲜、日本、高加索、哈萨克斯坦、俄罗斯以及欧洲、美洲也有分布。

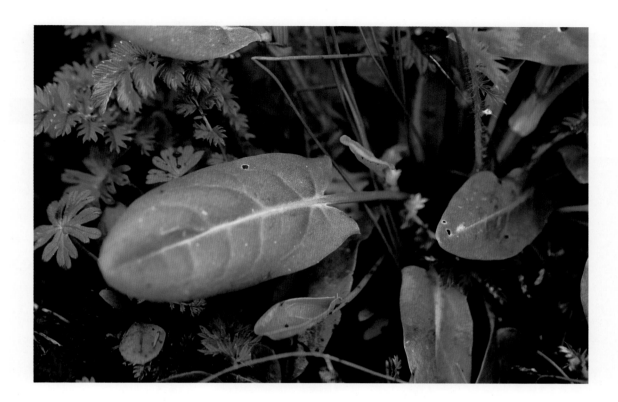

▍生境▍

生长于海拔 400 ~ 4100m 的山坡、林缘、沟边、路旁。

▍药材名▍

肖芒（ཤོ་མང་）。

▍药用部位▍

根及根茎。

▍功能与主治▍

清热，消肿，止痒，清疮热。用于喉蛾，肺热，肝热；外用于疖疮。

▍用量与用法▍

1 ~ 2g。内服研末，或入丸、散剂。外用适量，研粉撒或调敷。

附 注

《晶珠本草》记载有"ཤོ་མང་"（肖芒），言其为一大类药材的总称，包括有龙肖、甲肖、曲肖、日肖等共9种药材。现代文献记载的"肖芒"类的基原涉及蓼科、菊科、大戟科等的多属多种植物，不同文献关于"肖芒"之下各品种的基原的观点不同，且有不同科属植物作同一药材品种的基原。文献记载，酸模 *R. acetosa* L. 为"肖芒"的基原之一，此外，尼泊尔酸模 *R. nepalensis* Spreng. 也作"肖芒"基原使用，《部标藏药》以"酸模 /ཤོ་མང་/ 肖芒"之名收载了后种。（参见"巴天酸模""尼泊尔酸模"条）

巴天酸模
Rumex patientia L.

| 蓼科（Polygonaceae） | 酸模属（*Rumex*） |

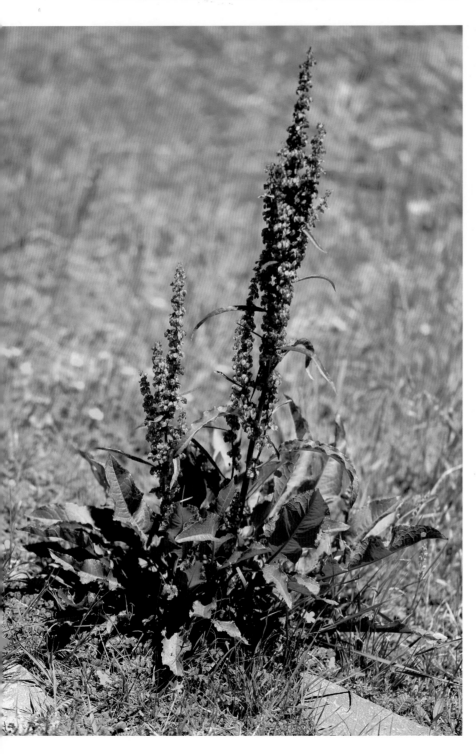

▌ 形态 ▌

多年生草本。根肥厚，直径可达 3cm。茎直立，粗壮，高 90 ~ 150cm，上部分枝，具深沟槽。基生叶长圆形或长圆状披针形，长 15 ~ 30cm，宽 5 ~ 10cm，先端急尖，基部圆形或近心形，边缘波状，叶柄粗壮，长 5 ~ 15cm；茎上部叶披针形，较小，具短叶柄或近无柄；托叶鞘筒状，膜质，长 2 ~ 4cm，易破裂。花序圆锥状，大型；花两性；花梗细弱，中下部具关节，关节果时稍膨大；外花被片长圆形，长约 1.5mm，内花被片果时增大，宽心形，长 6 ~ 7mm，先端圆钝，基部深心形，近全缘，具网脉，全部或一部分具小瘤；小瘤长卵形，通常不能全部发育。瘦果卵形，具 3 锐棱，先端渐尖，褐色，有光泽，长 2.5 ~ 3mm。花期 5 ~ 6 月，果期 6 ~ 7 月。

▌ 分布 ▌

分布于我国四川、西藏、湖北、湖南、河南、山东，以及华北、东北、西北地区。哈萨克斯坦、俄罗斯、蒙古，以及欧洲其他地区也有分布。

生境

生长于海拔 20 ～ 4000m 的沟边湿地、水边。

药材名

甲肖（ཅ་ཤིང་），嘎肖（ག་ཤིང་），曲肖（ཆུ་ཤིང་）。

药用部位

根及根茎。

功能与主治

清热，消炎，愈创。用于感冒，痰喘，水肿；外用于创伤，疮疖。

用量与用法

1 ～ 2g。内服研末，或入丸、散剂。外用适量，研粉撒或调敷。

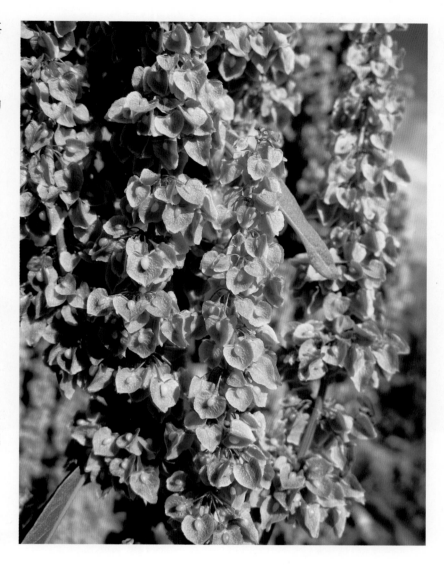

附 注

《四部医典》记载有"ཤོ་མང་"（肖芒），言其为治热疮之药物。《晶珠本草》言"肖芒"为一类药材的总称，将其分为"འབྲུག་ཤིང་"（龙肖）、"ཅ་ཤིང་"（甲肖）、"ཆུ་ཤིང་"（曲肖）、"ཉི་ཤིང་"（日肖）、"ག་ཤིང་"（嘎肖）、"ཀླུ་ཤིང་"（陆肖）等9种，各种药材的功效存在差异。现代文献记载的"肖芒"类药材的基原包括蓼科酸模属（*Rumex*）和山蓼属（*Oxyria*）、菊科橐吾属（*Ligularia*）和垂头菊属（*Cremanthodium*）、大戟科铁苋菜属（*Acalypha*）等10余种植物。不同文献关于"肖芒"之下各品种的基原的观点不同，且存在不同科属植物作同一药材品种基原的现象。巴天酸模 *R. patientia* L. 被认为是"甲肖""嘎肖"或"曲肖"的基原之一。（参见"褐毛橐吾""尼泊尔酸模""皱叶酸模""黄帚橐吾""褐毛垂头菊""山蓼"条）

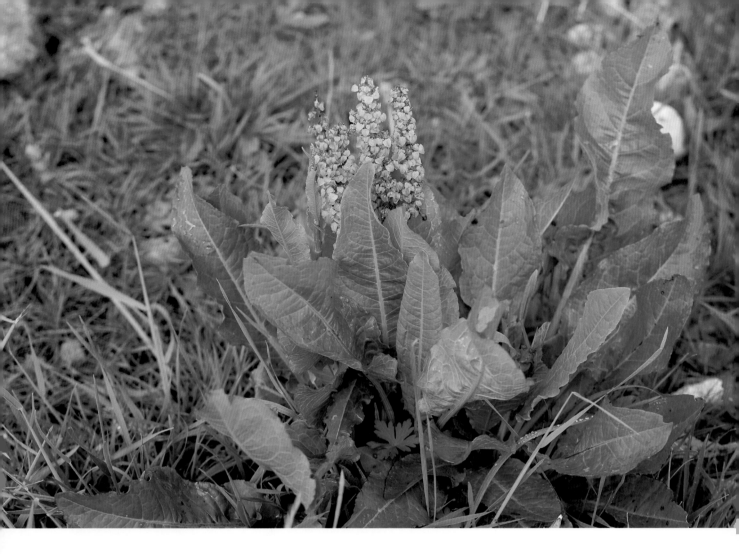

皱叶酸模

Rumex crispus L.

蓼科（Polygonaceae） | 酸模属（*Rumex*）

▌ 形态 ▌

多年生草本。根粗壮，黄褐色。茎直立，高 50 ～ 120cm，不分枝或上部分枝，具浅沟槽。基生叶披针形或狭披针形，长 10 ～ 25cm，宽 2 ～ 5cm，先端急尖，基部楔形，边缘皱波状；茎生叶较小，狭披针形，叶柄长 3 ～ 10cm；托叶鞘膜质，易破裂。花序狭圆锥状，花序分枝近直立或上升；花两性，淡绿色；花梗细，中下部具关节，关节果时稍膨大；花被片 6，外花被片椭圆形，长约 1mm，内花被片果时增大，宽卵形，长 4 ～ 5mm，网脉明显，先端稍钝，基部近截形，近全缘，全部具小瘤，稀 1 具小瘤，小瘤卵形，长 1.5 ～ 2mm。瘦果卵形，先端急尖，具 3 锐棱，暗褐色，有光泽。花期 5 ～ 6 月，果期 6 ～ 7 月。

▌ 分布 ▌

分布于我国东北、华北、西北地区，以及山东、河南、湖北、四川、贵州、云南、西藏（林周等）。哈萨克斯坦、俄罗斯、蒙古、朝鲜、日本及欧洲其他地区、北美洲和高加索地区也有分布。

▎ 生境 ▎

生长于海拔 30 ～ 3800m 的
河滩、沟边湿地。

▎ 药材名 ▎

甲肖（ཇག་ཤིག），曲扎、曲札、
曲什扎、曲匝（ཆུ་ཚ）。

▎ 药用部位 ▎

根及根茎。

▎ 功能与主治 ▎

甲肖：清热解毒，止血，
消肿。用于慢性肝炎，高热，
白喉，乳痈，崩漏，疮疖
痛肿，皮肤病，虫蛇咬伤。
曲扎：消炎，消食除胀。用于伤口发炎，"培根"病，消化不良，胃腹胀痛，大便秘结。

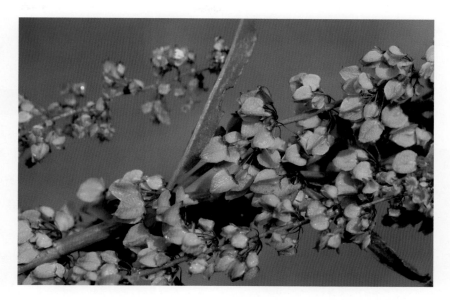

▎ 用量与用法 ▎

9 ～ 15g。内服煎汤，或入丸、散剂。外用适量。

附 注

　　《四部医典》记载有"ཤ་ལར།"（肖芒），言其为治热疮之药物。《晶珠本草》以"肖芒"为总称，记载其分为龙肖（ཀླུ་ཤིག）、甲肖（ཇག་ཤིག）、曲肖（ཆུ་ཤིག）、日肖（རི་ཤིག）、嘎肖（གྱ་ཤིག）、陆肖（ལྱག་ཤིག）等共 9 种，各种的功效也有差异。现代文献记载的"肖芒"类的基原包括蓼科酸模属（*Rumex*）和山蓼属（*Oxyria*）、菊科橐吾属（*Ligularia*）和垂头菊属（*Cremanthodium*）、大戟科铁苋菜属（*Acalypha*）等的多种植物，不同文献记载的"肖芒"及其下各品种的基原不尽一致，且有不同科属的多种植物作同一药材品种的基原的现象。有文献记载，皱叶酸模 *Rumex crispus* L.、巴天酸模 *Rumex patientia* L. 等为"甲肖"的基原之一。（参见"巴天酸模""黄帚橐吾""褐毛垂头菊"条）

　　《月王药诊》中记载有"ཆུ་ཚ"（君木扎）。《晶珠本草》记载"君木扎"分为大、中、小 3 种（或上、中、下 3 品），言其为泻毒热腑热、泻除"培根"病之药物。据现代文献记载和实地调查显示，现各地藏医使用的"君木扎"通常分为上品"ཆུ་ཚ"（君木扎）、中品"ཆུ་ཚ"（曲扎，又称"亚大黄"）和下品"ཆུ་མ་ཚ"（曲玛孜，又称"小大黄"）3 类，其基原涉及蓼科大黄属（*Rheum*）、酸模属（*Rumex*）、蓼属（*Polygonum*）的多种植物，但不同文献记载的和各地藏医习用的各品种的基原不尽一致，各品种的基原也有交叉。有文献记载，四川若尔盖也以皱叶酸模 *Rumex crispus* L. 作中品"曲扎"的基原。（参见"药用大黄""藏边大黄""小大黄"条）

尼泊尔酸模
Rumex nepalensis Spreng.

蓼科（Polygonaceae） 　　　　酸模属（*Rumex*）

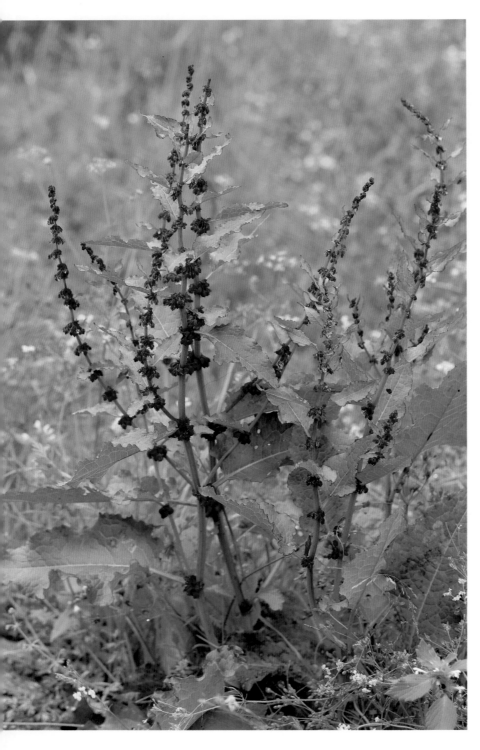

形态

多年生草本。根粗壮。茎直立，高 50 ~ 100cm，具沟槽，无毛，上部分枝。基生叶长圆状卵形，长 10 ~ 15cm，宽 4 ~ 8cm，先端急尖，基部心形，全缘，两面无毛或下表面沿叶脉具小突起；茎生叶卵状披针形，叶柄长 3 ~ 10cm，托叶鞘膜质，易破裂。花序圆锥状，两性花；花梗中下部具关节；花被片 6，2 轮排列，外轮花被片椭圆形，长约 1.5mm，内轮花被片果时增大，宽卵形，长 5 ~ 6cm，先端急尖，基部截形，边缘每侧具 7 ~ 8 刺状齿，齿长 2 ~ 3mm，先端呈钩状，一部分或全部具小瘤。瘦果卵形，具 3 锐棱，先端急尖，长约 3mm，褐色，有光泽。花期 4 ~ 5 月，果期 6 ~ 7 月。

分布

分布于我国西藏（芒康等）、青海西南部、甘肃南部、四川（道孚、壤塘等）、云南、贵州、陕西南部、湖北、湖南、江西、广西。印度、尼泊尔、巴基斯坦、缅甸、阿富汗、伊朗、越南、印度尼西亚等也有分布。

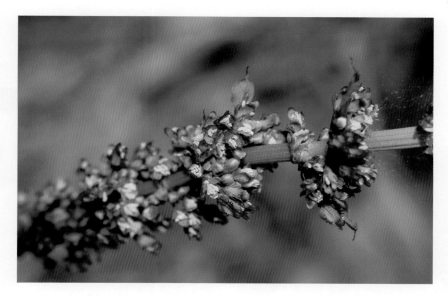

▎ 生境 ▎

生长于海拔 1000 ～ 4300m
的山坡、路旁、山谷草地。

▎ 药材名 ▎

肖芒、畜买恩（ཤ་མང་），隆
肖（གྲུང་ཤ），龙肖美朵色保
（གྲུང་ཤོ་མེ་ཏོག་སེར་པོ）。

▎ 药用部位 ▎

根及根茎。

▎ 功能与主治 ▎

清热，消肿，止痒。用于
喉蛾，肺热，肝热；外用于疖疮。

▎ 用量与用法 ▎

1 ～ 2g。内服研末，或入丸、散剂。外用适量，研粉撒或调敷。

附 注

　　《晶珠本草》记载有"肖芒"（ཤ་མང་），言其为一大类药材的总称，包括隆肖、甲肖、曲肖、日肖等共 9 种。现代文献记载的"肖芒"类的基原涉及蓼科酸模属（*Rumex*）和山蓼属（*Oxyria*）、菊科、大戟科等多科多属的多种植物，不同文献对于"肖芒"之下各品种的基原有不同观点，且有将不同科属植物作同一药材品种的基原的情况。据文献记载，尼泊尔酸模 R. nepalensis Spreng. 为"肖芒"或"隆肖"（གྲུང་ཤ）的基原之一，《部标藏药》以"酸模 /ཤ་མང/ 肖芒"之名收载了该种。据文献记载，作"隆肖"使用的还有齿果酸模 R. dentatus L.、酸模 R. acetosa L.、箭叶橐吾 Ligularia sagitta (Maxim.) Mattf.、褐毛橐吾 L. purdomii (Turrill) Chittenden、东俄洛橐吾 L. tongolensis (Franch.) Hand.-Mazz.、舟叶橐吾 L. cymbulifera (W. W. Smith) Hand.-Mazz. 等。《晶珠本草》另条记载有大、中、小（或上、中、下 3 品）3 种"ཆུམ་རྩ"（君木扎）类药物（又习称"大黄类"），现代文献记载的"君木扎"类药物的基原均为蓼科植物。有文献认为尼泊尔酸模 R. nepalensis Spreng. 也为中大黄["ཆུམ་རྩ"（曲扎）] 的基原之一。（参见"巴天酸模""车前状垂头菊""黄帚橐吾""药用大黄""舟叶橐吾"等条）

藏边大黄

Rheum australe D. Don（*R. emodi* Wall.）

| 蓼科（Polygonaceae） | 大黄属（*Rheum*） |

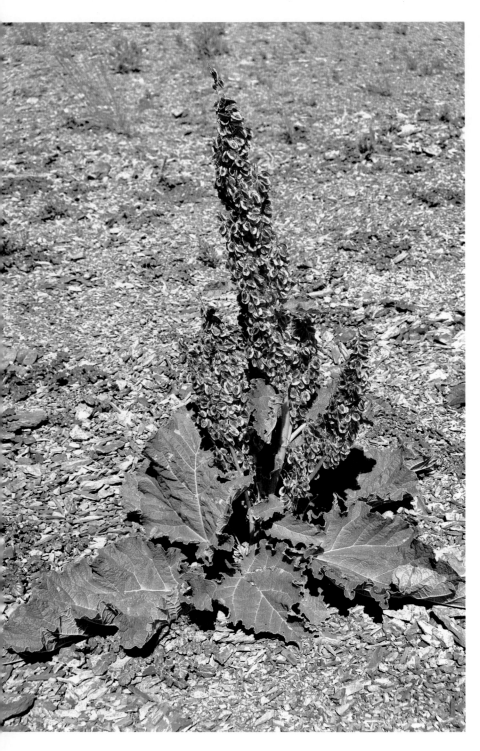

形态

高大草本，高 0.7 ~ 2m。根茎及主根粗壮。茎粗，具细沟棱，光滑，只在节部具短毛。基生叶大，卵状椭圆形或宽卵形，长 20 ~ 50cm，宽 18 ~ 40cm，先端钝或圆钝，基部心形，全缘，常具弱皱波，基出脉 5 ~ 7，叶上面光滑无毛，下面及叶缘被柔毛，叶柄与叶片近等长或稍长于叶，半圆柱状，被短毛或粗糙；茎生叶较窄，卵形；托叶鞘大，膜质，抱茎，具短柔毛。大型圆锥花序，具 2 ~ 3 回分枝，密被乳突毛；花紫红色，花被开展，直径 3 ~ 3.5mm，花被片 6，外轮 3 明显较小，矩圆状椭圆形，长约 1.5mm，宽约 1mm，内轮 3 极宽椭圆形或稀略近圆形，长约 2.5mm，宽 2mm；雄蕊 9，花丝锥状，基部扁；子房菱状倒卵形，花柱反曲，柱头扁盘状，表面粗糙；花梗具小突起，关节位于中下部。果实卵状椭圆形或宽椭圆形（幼果期常呈三角状卵形），长 9 ~ 10cm，宽 7 ~ 8.5cm，先端微凹或无明显凹入，基部近心形，翅红紫色，宽约 2.5mm，纵脉在翅中部偏外，约位于距边缘 1/3 处；种子卵形。花期 6～7 月，果期 8 月或以后。

▌分布▌

分布于我国西藏中部及东部（林周、加查等）。尼泊尔、印度也有分布。

▌生境▌

生长于海拔 3400～4300m 的高山草甸、荒山草地。

▌药材名▌

曲扎、曲札、曲什扎、曲匝（ཆུ་ཚ།），君木扎、君扎、君姆札（སྨུག་ཚ།）。

▌药用部位▌

根及根茎。

▌功能与主治▌

消炎，消食除胀。用于伤口发炎，"培根"病，消化不良，胃腹胀痛，大便秘结。

▌用量与用法▌

3～5g。

附注

《晶珠本草》记载"སྨུག་ཚ།"（君木扎）分为大、中、小 3 种（或上、中、下 3 品）。据现代文献记载和实地调查显示，现各地藏医使用的"君木扎"类（又习称"大黄类"）药材均来源于蓼科植物，包括大黄属（*Rheum*）、酸模属（*Rumex*）、蓼属（*Polygonum*）等的多种植物，通常上品称"སྨུག་ཚ།"（君木扎），中品称"ཆུ་ཚ།"（曲扎、曲什扎），又称"亚大黄"，下品称"ཆུ་མ་ཚ།"（曲玛孜），又称"小大黄"，但不同标准和文献记载的各品种的基原不尽一致，也有交叉。据文献记载，藏边大黄 *Rheum australe* D. Don 为上品或中品的基原之一，《西藏藏标》以"ཆུ་ཚ།/ 曲札 / 曲札"之名收载了该种。不同文献记载的中品的基原还包括穗序大黄 *Rheum spiciforme* Royle、小大黄 *Rheum pumilum* Maxim.、歧穗大黄 *Rheum przewalskyi* A. Los.（*Rheum scaberrimum* Lingelsh.）、拉萨大黄 *Rheum lhasaense* A. J. Li et P. K. Hsiao、丽江大黄 *Rheum likiangense* Sam.、西藏大黄 *Rheum tibeticum* Maxim. ex Hook. f.、菱叶大黄 *Rheum rhomboideum* A. Los.、心叶大黄 *Rheum acuminatum* Hook. f. et Thoms. ex Hook.、红脉大黄 *Rheum inopinatum* Prain、河套大黄 *Rheum hotaoense* C. Y. Cheng et Kao 等大黄属（*Rheum*）植物和齿果酸模 *Rumex dentatus* L.、尼泊尔酸模 *Rumex nepalensis* Spreng.。藏族人民还有食用大黄的茎解渴的传统，现已有以藏边大黄 *Rheum australe* D. Don 的茎开发而成的保健品。（参见"药用大黄""小大黄""塔黄""穗序大黄""心叶大黄"等条）

在《中国植物志》中，藏边大黄的拉丁学名为 *Rheum australe* D. Don，*Rheum emodi* Wall. 为其异名。

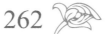

河套大黄

Rheum hotaoense C. Y. Cheng et Kao

蓼科（Polygonaceae） | 大黄属（*Rheum*）

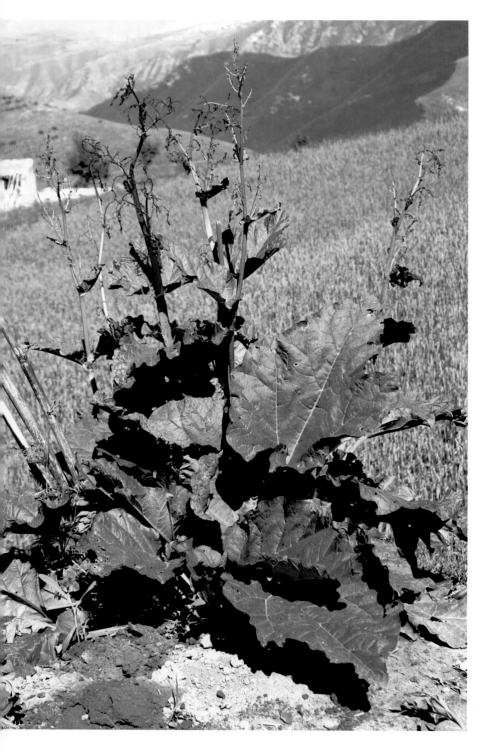

▌ 形态 ▌

高大草本，高 80 ~ 150cm。根茎及根粗大，棕黄色；茎挺直，节间长，下部直径 1 ~ 2cm，光滑无毛，近节处粗糙。基生叶大，叶片卵状心形或宽卵形，上半部两侧常内凹，长 25 ~ 40cm，宽 23 ~ 28cm，先端钝、急尖，基部心形，边缘具弱皱波，基出脉多为 5，两面光滑无毛，暗绿色或略蓝绿色，叶柄半圆柱状，长 17 ~ 25cm，无毛或粗糙；茎生叶较小，叶片卵形或卵状三角形，叶柄亦较短；托叶鞘抱茎，长 5 ~ 8cm，外侧稍粗糙。圆锥花序大型，具 2 次以上分枝，花序轴及枝均光滑，仅于近节处具乳突状毛；花较大，花梗细长，长 4 ~ 5mm，关节位于中部之下；花被片 6，近等大或外轮 3 略小，椭圆形，长 2 ~ 2.5mm，具细弱稀疏网脉，背面中部浅绿色，边缘白色；雄蕊 9，与花被近等长；子房宽椭圆形，花柱 3，短而平伸，柱头头状。果实圆形或近圆形，直径 7.5 ~ 8.5mm，先端略微凹,稀稍近截形,基部圆或略心形,翅宽 2 ~ 2.5mm,纵脉在翅的中间;种子宽卵形。花期 5 ~ 7 月,果期 7 ~ 9 月。

▌分布 ▌
分布于我国甘肃、青海东部、陕西、山西、内蒙古等。

▌生境 ▌
生长于海拔 1000 ~ 1800m 的山坡、沟地中。

▌药材名 ▌
君木扎、君扎、君木杂、君姆札(ཇུམ་ཚ།),曲扎博(ཆུ་ཚ་པོ།)。

▌药用部位 ▌
根及根茎。

▌功能与主治 ▌
消炎,愈疮。用于疫疠,疮肿,创伤。

▌用量与用法 ▌
3 ~ 5g。

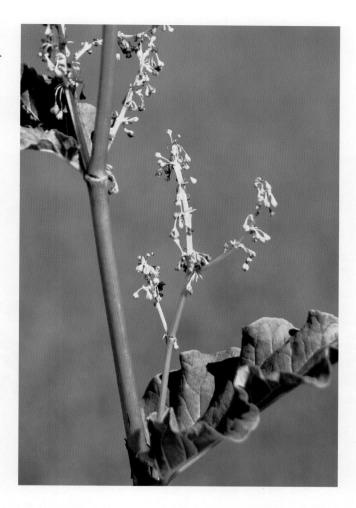

附 注

《晶珠本草》记载"ཇུམ་ཚ།"(君木扎)分大、中、小 3 种(或上、中、下 3 品)。据现代文献记载和实地调查,现各地藏医使用的"君木扎"类(又习称"大黄类")药材的基原均为蓼科植物,通常上品称"ཇུམ་ཚ།"(君木扎),中品称"ཆུ་ཚ།"(曲扎或曲什扎),又称"亚大黄",下品称"ཆུ་ཚ་ཚེ།"(曲玛孜),又称"小大黄",但不同标准和文献中记载的各品种的基原有交叉。关于上品"君木扎"的基原,不同标准和文献多以药用大黄 R. officinale Baill.、掌叶大黄 R. palmatum L.、鸡爪大黄 R. tanguticum Maxim. ex Regel(唐古特大黄)、藏边大黄 R. australe D. Don(R. emodi Wall.)等为正品。据文献记载,甘肃、青海东部藏医也使用河套大黄 R. hotaoense C. Y. Cheng et Kao。也有观点认为,《晶珠本草》将大黄类(ཇུམ་རིགས།)分为上述上、中、下 3 类为南派藏医的观点,《蓝琉璃》将"ཆུ་ཚ།"(曲扎)分为雄、雌、中性 3 类为北派藏医的观点,大黄属(Rheum)波叶组(Sect. Rheum)的河套大黄 R. hotaoense C. Y. Cheng et Kao、藏边大黄 R. australe D. Don、丽江大黄 R. likiangense Sam.、牛尾七 R. forrestii Diels 等应为《蓝琉璃》记载的"曲扎"的雄者"ཆུ་ཚ་པོ།"(曲扎博)的基原。(参见"药用大黄""藏边大黄""丽江大黄"等条)。

丽江大黄

Rheum likiangense Sam.

蓼科（Polygonaceae） | 大黄属（*Rheum*）

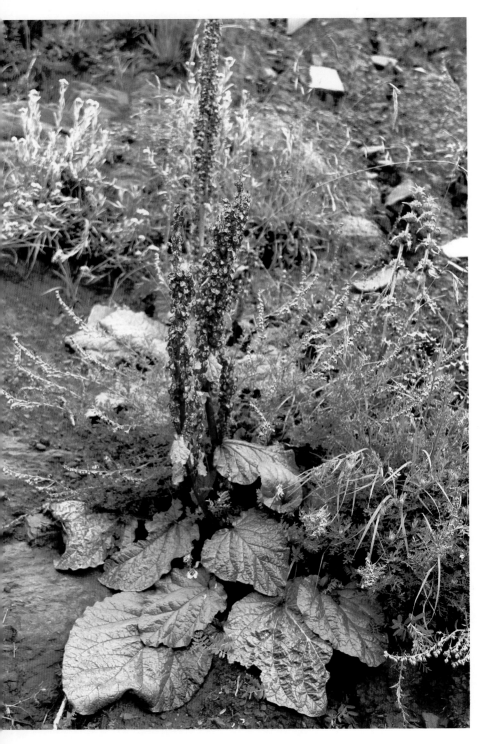

形态

中型草本，高40～70（～90）cm。茎基部直径7～12mm，密被白色硬毛，近节处尤密，果时常渐稀疏或近无毛。茎生叶2～4，近革质，叶片宽阔，宽卵形、卵圆形或几近圆形，较少为卵形，长8～16cm，宽8～14cm，先端钝圆或钝急尖，基部心形至浅心形，全缘，基出脉5～7，粗壮，于叶下面明显凸起，叶上面光滑无毛或仅在脉上具粗糙短毛，下面常呈暗紫色，密被白色粗毛；叶柄扁半圆柱状，粗壮，短于叶片，长2.5～8cm，被短粗毛；茎生叶少，通常1～3，一般只有最下部的1茎生叶的腋部不具花序枝，叶片较窄而小，卵形。圆锥花序，分枝1～2次，被白色粗毛，花数朵簇生，苞片窄长条形，长3～5mm，干后近膜质；花被片白绿色，外轮3片略窄小，宽椭圆形，内轮3片较宽大，近圆形或极宽椭圆形，直径2～2.2mm；雄蕊9，与花被近等长；子房菱状圆形，花柱

细，横展，柱头扁盘状，先端有
凸起；花梗细长，长 2.5 ~ 3mm，
关节位于中部之下。果实卵形
或卵圆形，长 8.5 ~ 9mm，宽
7 ~ 7.5mm，翅宽约 2mm，纵脉
在翅的中部，先端略圆形，基部
浅心形。种子卵形，宽约 3mm。
花期 7 月前后，果期 8 ~ 9 月。

分布

分布于我国西藏北部（江达）、
四川西部、云南西北部。

生境

生长于海拔 2500 ~ 4000m 的高
山林下、灌丛、草甸。

药材名

曲扎、曲什扎、曲什札、曲匝
（ཆུ་རྩ།）。

药用部位

根及根茎。

功能与主治

清腑热，泻疫疠，消肿，愈疮。
用于腑热，胆热，瘟病时疫，腹痛，
便秘，疮痈，伤口不愈。

用量与用法

2 ~ 5g。

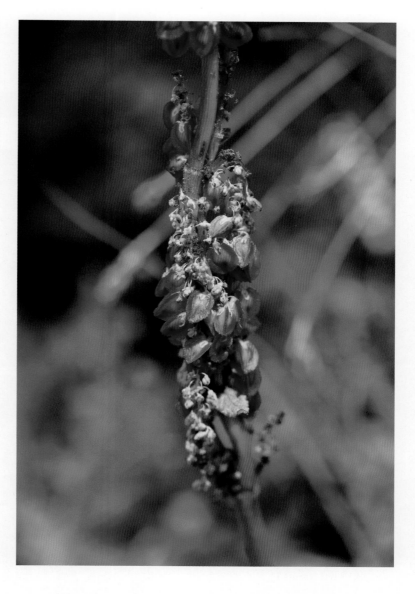

附 注

　　《晶珠本草》记载"ཆུ་རྩ།"（君木扎）分大、中、小 3 种（或上品、中品、下 3 品）。据现代
文献记载和实地调查，各地藏医使用的大黄类药材包括蓼科大黄属（*Rheum*）、蓼属（*Polygonum*）、
酸模属（*Rumex*）等的多种植物，通常上品称"ཆུ་རྩ།"（君木扎），中品称"ཆུ་རྩ།"（曲扎、曲什扎），
又称"亚大黄"，下品称"ཆུ་རྩ།"（曲玛孜），又称"小大黄"，但现有各标准和文献中记载的各
品种的基原有交叉。丽江大黄 *R. likiangense* Sam. 为中品（曲扎）的基原之一。（参见"药用大黄""小
大黄""塔黄"等条）

拉萨大黄

Rheum lhasaense A. J. Li et P. K. Hsiao

蓼科（Polygonaceae） | 大黄属（*Rheum*）

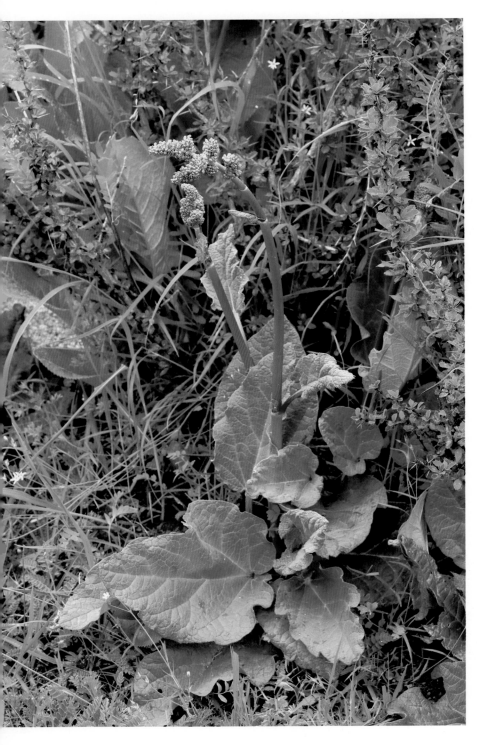

▌形态▌

中型草本，高 30 ～ 70cm。根部直径 2 ～ 3cm，折断面粉白色。茎除节部具短粗毛外通常光滑，下部直径 7 ～ 10mm。基生叶长三角形或三角状卵形，较少为窄卵形，长 8 ～ 20cm，宽 6 ～ 13cm，先端窄钝急尖，基部浅心形或稍平直，边缘具极弱皱波，基出脉多为 5，叶上面常无毛，下面被短硬毛，叶柄半圆柱状，长 3 ～ 7cm，被乳突；茎生叶 1 ～ 2，通常下部 1 片腋部不具花序分枝，叶片小柄极短；托叶鞘较短，膜质。窄圆锥花序，分枝稀疏，只下部具 2 次分枝，苞片极短小；花被片宽卵形，淡绿色，边缘紫色；雄蕊 9，花药紫色；花梗长 2.5 ～ 3mm，关节位于中下部。果实近圆形或方圆形，直径 8 ～ 9mm 或长稍大于宽，翅窄，宽 1.5 ～ 2mm，纵脉在翅的中部偏外；种子较大，近圆形或卵圆形，直径约 5mm。花期 7 ～ 8 月，果期 9 ～ 10 月。

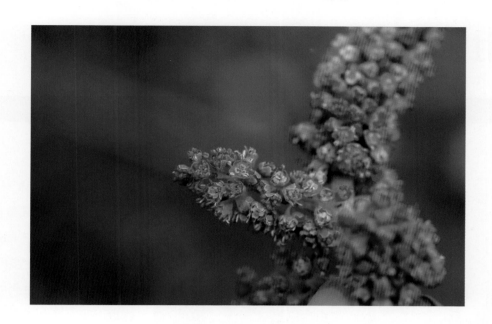

分布

分布于我国西藏（林周、墨竹工卡、曲松）。

生境

生长于海拔 4200 ～ 4600m 的山坡草地、灌丛。

药材名

曲扎、曲什扎（ཆུ་ཚ།）。

药用部位

根及根茎。

功能与主治

消炎，泻下，愈伤。用于大便秘结，多种炎症，伤口不愈。

用量与用法

2 ～ 5g。

附 注

《晶珠本草》记载"ཆུམ་ཚ།"（君木扎）分大、中、小 3 种（或上、中、下 3 品）。据现代文献记载和实地调查显示，现各地藏医使用的大黄类药材的基原均为蓼科植物，通常上品称"ཆུམ་ཚ།"（君木扎），中品称"ཆུ་ཚ།"（曲扎、曲什扎），又称"亚大黄"，下品称"ཆུ་མ་ཚ།"（曲玛孜），又称"小大黄"，但现有各标准和文献中记载的各品种基原有交叉。据文献记载，拉萨大黄 R. lhasaense A. J. Li et P. K. Hsiao 为中品（曲扎）的基原之一。《西藏藏标》以"ཆུ་ཚ།/ 曲札 / 曲札"之名收载了藏边大黄 R. emodi Wall.（藏边大黄 R. australe D. Don）。（参见"药用大黄""藏边大黄""小大黄""塔黄"等条）

药用大黄
Rheum officinale Baill.

蓼科（Polygonaceae） | 大黄属（*Rheum*）

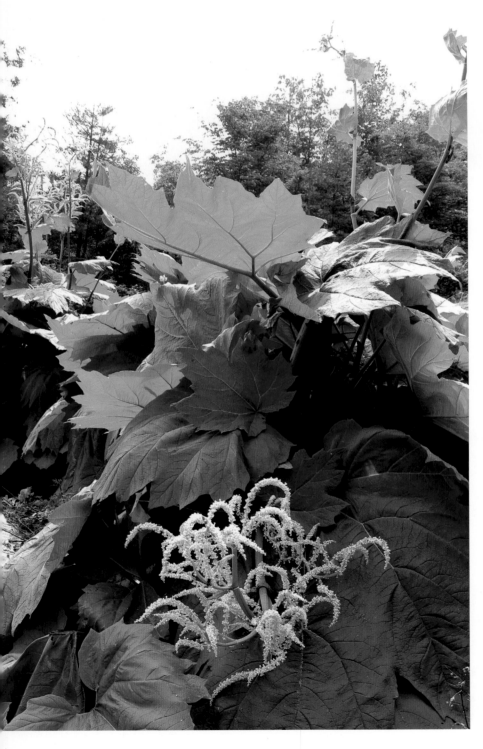

形态

高大草本，高 1.5 ~ 2m。根及根茎粗壮，内部黄色。茎粗壮，基部直径 2 ~ 4cm，中空，具细沟棱，被白色短毛，上部及节部较密。基生叶大型，叶片近圆形，稀极宽卵圆形，直径 30 ~ 50cm，或长稍大于宽，先端近急尖，基部近心形，掌状浅裂，裂片大齿状三角形，基出脉 5 ~ 7，叶上面光滑无毛，偶在脉上有疏短毛，下面具淡棕色短毛；叶柄粗圆柱状，与叶片等长或稍短，具棱线，被短毛；茎生叶向上逐渐变小，上部叶叶腋具花序分枝；托叶鞘宽大，长可达 15cm，初时抱茎，后开裂，内面光滑无毛，外面密被短毛。大型圆锥花序，分枝开展，花 4 ~ 10 成簇互生，绿色到黄白色；花梗细长，长 3 ~ 3.5mm，关节在中下部；花被片 6，内、外轮近等大，椭圆形或稍窄椭圆形，长 2 ~ 2.5mm，宽 1.2 ~ 1.5mm，边缘稍不整齐；雄蕊 9，不外露；花盘薄，瓣状；子房卵形或卵圆形，花柱反曲，柱头圆头状。果实长圆状椭圆形，长 8 ~ 10mm，宽 7 ~ 9mm，先端圆，中央微下凹，基部浅心形，翅宽约 3mm，纵脉靠近翅的边缘；种子宽卵形。花期 5 ~ 6 月，果期 8 ~ 9 月。

▋ 分布 ▋

分布于我国陕西（秦岭一带）、四川（康定、万源、石棉等）、重庆（酉阳、石柱等）、云南、湖北（恩施）等。

▋ 生境 ▋

生长于海拔 1200 ~ 4500m 的山坡草地、灌丛、林下、山沟。

▋ 药材名 ▋

君木扎、君扎、君木杂、君姆札（ཆུམ་རྩ）。

▋ 药用部位 ▋

根及根茎。

▋ 功能与主治 ▋

泻热攻下，行瘀化积，抗菌消炎。用于实热便秘，谵语发狂，食积痞满，里急后重，湿热黄疸，血瘀经闭，痈肿疔毒。

▋ 用量与用法 ▋

3 ~ 12g。内服研末，或入丸、散剂。

附 注

现存最早的藏医药古籍《月王药诊》中即记载有"ཆུམ་རྩ"（君木扎）。《晶珠本草》记载"君木扎"分为大、中、小 3 种（或上、中、下 3 品），言其为泻毒热、泻腑热、泻除"培根"病之药物。据现代文献记载和实地调查，现各地藏医使用的大黄类药材均来源于蓼科植物，但不同文献对其各品种的基原有不同观点，各品种的基原也有交叉，其功能与主治也不尽相同。通常上品称"ཆུམ་རྩ"（君木扎），各标准和文献中多记载其基原为药用大黄 *Rheum officinale* Baill.、掌叶大黄 *Rheum palmatum* L.、鸡爪大黄 *Rheum tanguticum* Maxim. ex Regel（唐古特大黄）、藏边大黄 *Rheum australe* D. Don（*Rheum emodi* Wall.）等，主要使用与中药大黄基原相同的前 3 种；中品称"ཆུ་རྩ"（曲扎、曲什扎），又称"亚大黄"，其基原包括穗序大黄 *Rheum spiciforme* Royle、小大黄 *Rheum pumilum* Maxim.、歧穗大黄 *Rheum przewalskyi* A. Los.（*Rheum scaberrimum* Lingelsh.）、藏边大黄 *Rheum australe* D. Don、心叶大黄 *Rheum acuminatum* Hook. f. et Thoms. ex Hook.、拉萨大黄 *Rheum lhasaense* A. J. Li et P. K. Hsiao、丽江大黄 *Rheum likiangense* Sam.、西藏大黄 *Rheum tibeticum* Maxim. ex Hook. f.、菱叶大黄 *Rheum rhomboideum* A. Los.、网脉大黄 *Rheum reticulatum* A. Los. 等多种大黄属植物和齿果酸模 *Rumex dentatus* L.、尼泊尔酸模 *Rumex nepalensis* Spreng.；下品称"ཆུ་རྩ"（曲玛孜），又称"小大黄"，其基原有小大黄 *Rheum pumilum* Maxim.、塔黄 *Rheum nobile* Hook. f. et Thoms.、苞叶大黄 *Rheum alexandrae* Hook. f. et Thoms.（水黄）、西伯利亚蓼 *Polygonum sibiricum* Laxm.、齿果酸模 *Rumex dentatus* L.、尼泊尔酸模 *Rumex nepalensis* Spreng. 等。（参见"藏边大黄""小大黄""塔黄""尼泊尔酸模"等条）

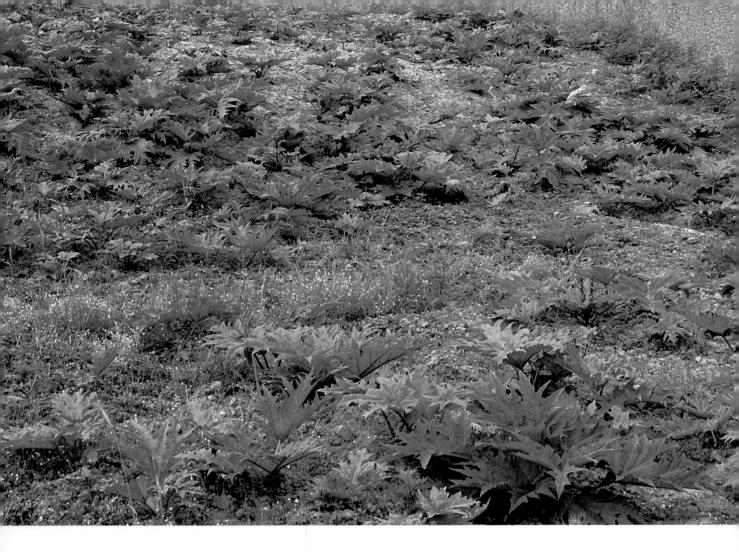

掌叶大黄

Rheum palmatum L.

蓼科（Polygonaceae）　　　　大黄属（*Rheum*）

▌形态 ▌

高大粗壮草本，高 1.5 ~ 2m。根及根茎粗壮、木质。茎直立、中空。叶片长与宽近相等，长达 40 ~ 60cm，有时长稍大于宽，先端窄渐尖或窄急尖，基部近心形，通常呈掌状半 5 裂，每大裂片又分为近羽状的窄三角形小裂片，基出脉多为 5，叶上面粗糙至具乳突状毛，下面及边缘密被短毛；叶柄粗壮，圆柱状，与叶片近等长，密被锈色乳突状毛；茎生叶向上渐小，叶柄亦渐短；托叶鞘大，长达 15cm，内面光滑，外表粗糙。圆锥花序大型，分枝较聚拢，密被粗糙短毛；花小，通常为紫红色，有时黄白色；花梗长 2 ~ 2.5mm，关节位于中部以下；花被片 6，外轮 3 较窄小，内轮 3 较大，宽椭圆形至近圆形，长 1 ~ 1.5mm；雄蕊 9，不外露；花盘薄，与花丝基部粘连；子房菱状宽卵形，花柱略反曲，柱头头状。果期果序的分枝直而聚拢；果实矩圆状椭圆形至矩圆形，长 8 ~ 9mm，宽 7 ~ 7.5mm，两端均下凹，翅宽约 2.5mm，纵脉靠近翅的边缘；种子宽卵形，棕黑色。花期 6 月，果期 8 月。

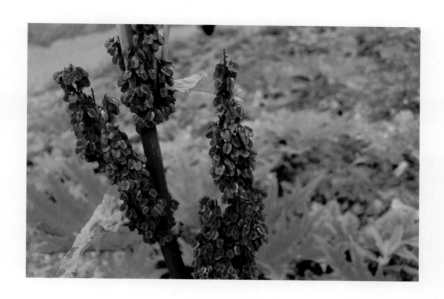

▌ 分布 ▌

分布于我国甘肃（合作）、四川（康定）、青海、云南西北部、西藏东部（类乌齐、芒康）等。甘肃、陕西、四川、青海等地有栽培。

▌ 生境 ▌

生长于海拔 1500 ~ 4400m 的山坡、山谷湿地。

▌ 药材名 ▌

君木扎、君扎、君木杂（ཆུམ་རྩ།）。

▌ 药用部位 ▌

根及根茎。

▌ 功能与主治 ▌

泻热攻下，行瘀化积，抗菌消炎。用于实热便秘，谵语发狂，食积痞满，里急后重，湿热黄疸，血瘀经闭，痈肿疔毒。

▌ 用量与用法 ▌

3 ~ 12g。内服研末，或入丸、散剂。

附 注

　　《晶珠本草》记载 "ཆུམ་རྩ།"（君木扎）分为大、中、小 3 种（或上、中、下 3 品）。据现代文献记载和实地调查，现各地藏医使用的大黄类药材均为蓼科植物，包括大黄属（*Rheum*）、蓼属（*Polygonum*）、酸模属（*Rumex*）的多种植物，通常分为上 ["ཆུམ་རྩ།"（君木扎）]、中 ["ཆུ་རྩ།"（曲扎），又称 "亚大黄"]、下 ["ཆུ་རྩ།"（曲玛孜），又称 "小大黄"]3 品，但各标准和文献中记载的各品种基原有交叉。掌叶大黄 *R. palmatum* L. 为上品 "君木扎" 的基原之一。（参见 "药用大黄" "鸡爪大黄" "藏边大黄" "小大黄" "塔黄" 等条）

鸡爪大黄

Rheum tanguticum Maxim. ex Regel（唐古特大黄）

蓼科（Polygonaceae）	大黄属（*Rheum*）

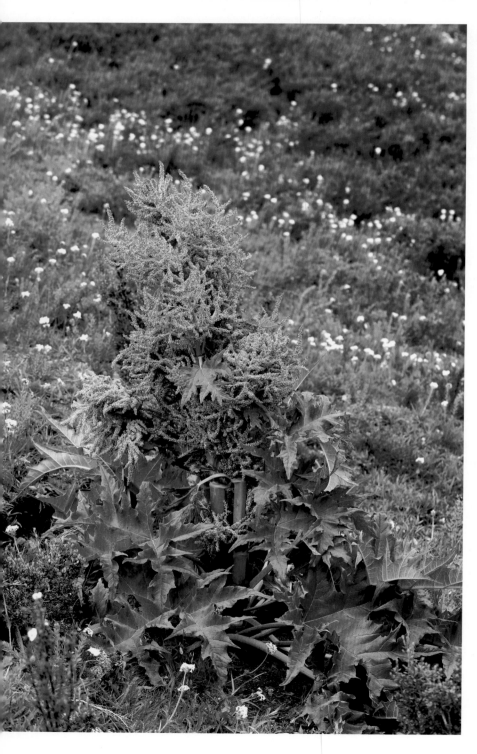

形态

多年生高大草本，高 1.5 ~ 2m。根及根茎粗壮，黄色。茎粗，中空，具细棱线，光滑无毛或在上部的节处具粗糙短毛。茎生叶大型，叶片近圆形或宽卵形，长 30 ~ 60cm，先端窄长急尖，基部略呈心形，通常掌状 5 深裂，最基部 1 对裂片简单，中间 3 裂片多为 3 回羽状深裂，小裂片窄长披针形，基出脉 5，叶上面具乳突或粗糙，下面具密短毛；叶柄近圆柱状，与叶片近等长，被粗糙短毛；茎生叶较小，叶柄亦较短，裂片多更狭窄；托叶鞘大型，后多破裂，外面具粗糙短毛。大型圆锥花序，分枝较紧聚，花小，紫红色，稀淡红色；花梗丝状，长 2 ~ 3mm，关节位于下部；花被片近椭圆形，内轮较大，长约 1.5mm；雄蕊多为 9，不外露；花盘薄，并与花丝基部联合成极浅的盘状；子房宽卵形，花柱较短，平伸，柱头头状。果实矩圆状卵形至矩圆形，先端圆或平截，基部略心形，长 8 ~ 9.5mm，宽

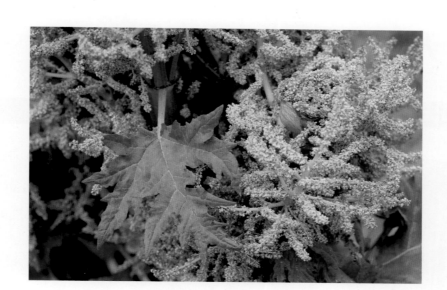

7 ~ 7.5mm，翅宽 2 ~ 2.5mm，纵脉近翅的边缘；种子卵形，黑褐色。花期 6 月，果期 7 ~ 8 月。

▌ 分布 ▌

分布于我国甘肃（合作）、青海（同仁、玛沁、达日）、四川（石渠）、西藏（左贡）等。

▌ 生境 ▌

生长于海拔 1600 ~ 4300m 的高山草坡、草甸、灌丛中。

▌ 药材名 ▌

君木扎、君扎、君木杂（ཆུམ་ཙ།）。

▌ 药用部位 ▌

根及根茎。

▌ 功能与主治 ▌

泻热攻下，行瘀化积，抗菌消炎。用于实热便秘，谵语发狂，食积痞满，里急后重，湿热黄疸，血瘀经闭，痈肿疔毒。

▌ 用量与用法 ▌

3 ~ 12g。内服研末，或入丸、散剂。

附 注

　　《晶珠本草》记载"ཆུམ་ཙ།"（君木扎）分为大、中、小 3 种（或上、中、下 3 品）。据现代文献记载和实地调查显示，现各地藏医使用的大黄类药材均为蓼科植物，包括大黄属（*Rheum*）等多属多种植物，通常上品称"ཆུམ་ཙ།"（君木扎），中品称"ཆུ་ཙ།"（曲扎、曲什扎），又称"亚大黄"，下品称"ཆུ་མ་ཙ།"（曲玛孜），又称"小大黄"，但不同标准和文献中记载的各品种基原不尽一致，各品种的基原也有交叉。鸡爪大黄 *R. tanguticum* Maxim. ex Regel（唐古特大黄）为《部标藏药》等收载的上品（君木扎）的基原之一。（参见"药用大黄""藏边大黄""小大黄""塔黄"等条）

心叶大黄

Rheum acuminatum Hook. f. et Thoms. ex Hook.

蓼科（Polygonaceae） 大黄属（*Rheum*）

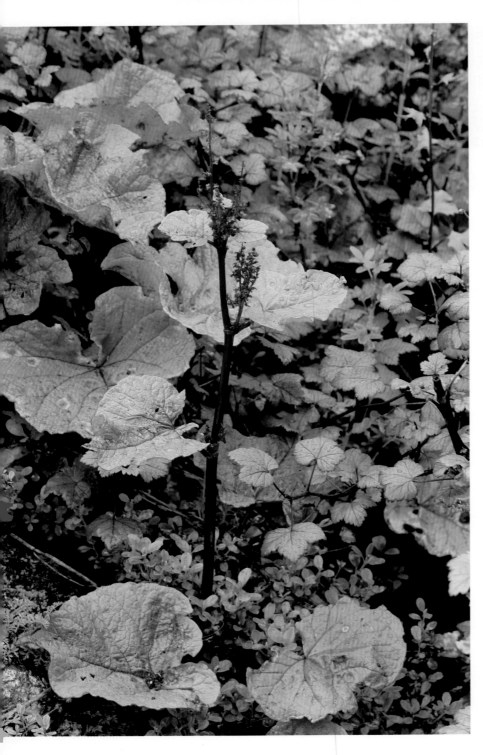

形态

中型草本，高 50 ~ 80cm。根较细长，内部橙黄色，杂有白色斑纹。茎直立，中空，基部有时在花期以前具疏短毛，通常为暗紫红色。基生叶 1 ~ 3，叶片宽心形或心形，长 13 ~ 20cm，宽 12 ~ 19cm，先端渐尖或长渐尖，稀短钝，基部深心形，全缘，基出脉多为 5，两侧最下一条脉基部的外缘常裸露，叶上面暗绿色，光滑无毛，下面紫红色，具短毛；叶柄约与叶片等长（幼株叶柄可比叶片长 1 倍），半圆柱状，光滑无毛或近叶片处具稀短毛，紫红色；茎生叶 1 ~ 3，通常上部的 1 ~ 2 叶腋有花序枝，叶片较小，呈宽卵状倒心形，向上渐小，柄亦渐短；托叶鞘抱茎，长约 2cm，表面无毛或略粗糙，干后膜质。圆锥花序自中部分枝，一般为二次分枝，排列稀疏，通常无毛，花近 10 簇生，簇间较疏，紫红色；花梗细，长约 3mm，关节在下部；花被开展，直径约 5mm，花被片 6，外轮 3 片稍小，宽椭圆形，长约 1.8mm，宽约 1.3mm，内轮 3 片较大，圆形或宽卵圆形，长 2 ~ 2.5mm，具较清晰疏网脉；雄蕊 9，不外露，花丝紫红色，长约 2mm，基部接连成环，花药黑紫色；花盘略呈瓣状；子房菱状椭圆形，花柱短，稍外倾，柱头大而扁，顶面不平滑。果实长圆状卵形或宽卵圆形，长 7 ~ 8mm，宽 6.5 ~ 7mm，先端圆钝或略呈倒心形，基部浅心形，翅较窄，纵脉在翅的中部以外，鲜时紫红色，干后紫褐色；种子卵形或窄卵形，下部宽 2.5 ~ 3mm，土棕色。花期 6 ~ 7 月，果期 8 ~ 9 月。

▌ 分布 ▌

分布于我国四川、云南、西藏（错那）、甘肃。

▌ 生境 ▌

生长于海拔 2800 ~ 4000m 的山坡、林缘、林中。

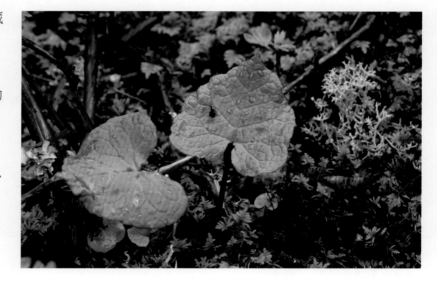

▌ 药材名 ▌

曲扎、曲什扎（ཆུ་རྩ），君木扎、君扎（ཆུམ་རྩ）。

▌ 药用部位 ▌

根及根茎。

▌ 功能与主治 ▌

消炎，泻下，愈创。用于多种炎症，大便秘结，伤口不愈。

▌ 用量与用法 ▌

2 ~ 5g。内服研末，或入丸、散剂。

附注

《晶珠本草》记载"ཆུམ་རྩ"（君木扎）分大、中、小 3 种（或上、中、下 3 品）。据现代文献记载和实地调查，现各地藏医使用的"君木扎"类（又习称"大黄类"）药材均来源于蓼科植物，通常上品称"ཆུམ་རྩ"（君木扎、君扎），中品称"ཆུ་རྩ"（曲扎、曲什扎），又称"亚大黄"，下品称"ཆུ་རྩ"（曲玛孜），又称"小大黄"，但各标准和文献中记载的各品种基原有交叉。据文献记载，心叶大黄 Rheum acuminatum Hook. f. et Thoms. ex Hook. 为上品（君扎）或中品（曲扎）的基原之一。作为中品大黄的还有穗序大黄 Rheum spiciforme Royle、小大黄 Rheum pumilum Maxim.、歧穗大黄 Rheum przewalskyi A. Los.（Rheum scaberrimum auct. non Lingelsh.）、拉萨大黄 Rheum lhasaense A. J. Li et P. K. Hsiao、丽江大黄 Rheum likiangense Sam.、西藏大黄 Rheum tibeticum Maxim. ex Hook. f. 等多种大黄属（Rheum）植物和齿果酸模 Rumex dentatus L.、尼泊尔酸模 Rumex nepalensis Spreng. 等。（参见"药用大黄""藏边大黄""穗序大黄"等条）

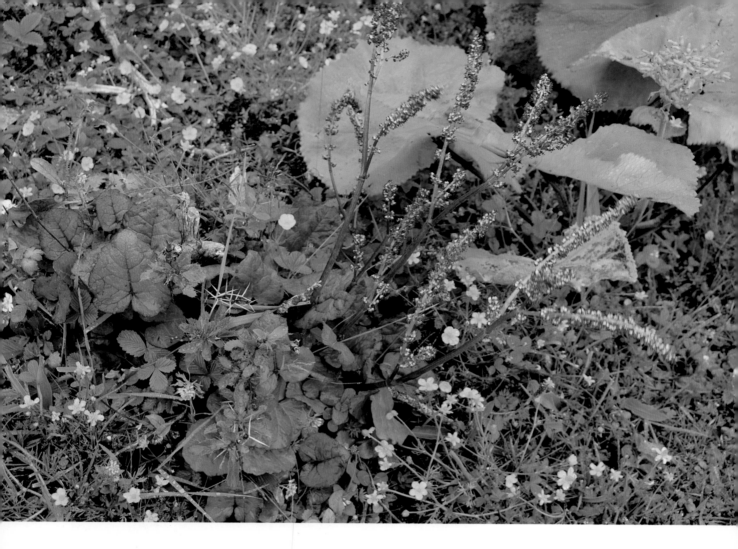

疏枝大黄

Rheum kialense Franch.

蓼科（Polygonaceae） 大黄属（*Rheum*）

▌ 形态 ▌

细弱草本，高 25 ~ 55cm。根细长，直径约 1cm，少分枝，黑褐色。茎细而中空，直径 3.5 ~ 5mm，节间极长，不分枝，略粗糙，稀具有稀疏短硬毛。基生叶 1 ~ 3，叶片纸质，卵状心形、三角状卵形或三角状心形，长 6 ~ 11cm，基部宽 4 ~ 8.5cm，先端略渐尖，基部心形到深心形，全缘，基出脉 5，中脉粗壮明显，叶上面绿色，叶脉处具疏短硬毛，下面浅绿色，密被黄锈色毛，并多生于边缘；叶柄与叶片等长或为其 2 倍，纤细，直径约 3mm，具黄色短硬毛，多生于上端近叶片部分；茎生叶 1 ~ 2，疏离，近顶部的 1（~ 2）片的叶腋有花序枝，叶片较小，叶柄亦较短；托叶鞘近卵形，长 1.5 ~ 2cm，开裂，外面被白色短毛，干后膜质。圆锥花序，少分枝，一般仅具 3 ~ 5 条一次分枝，被黄锈色短毛；花小，2 ~ 5 成簇互生，花梗丝状，长 2 ~ 3mm，关节位于中部或偏下；花被白绿色，有时淡紫色，小而不开展，花被片 6，外轮 3 较小，近椭圆形，内轮 3 较大，宽椭圆形，有时近圆形，长约 1.5mm；雄蕊 9 或较少，稍外露，花丝长短不一，花药紫红色；子房近菱状椭圆形或倒卵状椭圆形，花柱较短，不反曲，柱头头状；花盘薄，近薄环状。果实宽卵形或近卵圆形，长 6.5 ~ 8mm，基部宽 5.5 ~ 6.5mm，顶部下凹，基部近心形，翅较窄，宽约 1.5mm，红色，纵脉在翅的中部。种子长卵形，基部宽约 3mm，黄棕色，中央具有披针形黑褐色条纹，宽不及 1mm。花期 6 ~ 7 月，果期 7 ~ 8 月。

▌分布▌

分布于我国四川以及四川与云南、甘肃交界一带。

▌生境▌

生长于海拔 2800 ~ 3900m 的高山山坡、林下。

▌药材名▌

曲扎、曲札、曲什扎、曲匝（ཆུའཛི），君木扎、君扎（ལྕུམ་ཙི），玛林曲琼（མ་ནིང་ཆུ་ཆུང་），玛林曲扎（མ་ནིང་ཆུ་ཙི）。

▌药用部位▌

根及根茎。

▌功能与主治▌

消炎，愈疮。用于疫疠，疮肿，创伤。

▌用量与用法▌

3 ~ 5g。

附 注

　　《晶珠本草》记载 "ལྕུམ་ཙི"（君木扎）分大、中、小 3 种（或上、中、下 3 品）。现代文献中记载的 "君扎" 类 ["ལྕུམ་རིགས"（君木薏）] 的基原均为蓼科植物，通常上品称 "ལྕུམ་ཙི"（君木扎），中品称 "ཆུ་ཙི"（曲扎、曲什扎），又称 "亚大黄"；下品称 "ཆུ་ཙི"（曲玛孜），又称 "小大黄"。各标准和文献中记载的各品种基原有交叉，其中中品 "曲扎" 的基原涉及大黄属（*Rheum*）、酸模属（*Rumex*）的多种植物，《部标藏药》《藏标》《西藏藏标》《四川藏标》等收载的 "亚大黄 / ཆུ་ཙི/ 曲扎" 的基原为穗序大黄 R. *spiciforme* Royle、小大黄 R. *pumilum* Maxim.、大黄 R. *emodi* Wall.（藏边大黄 R. *australe* D. Don）、疏枝大黄 R. *kialense* Franch.。文献记载作 "曲扎" 的还有歧穗大黄 R. *przewalskyi* A. Los.（R. *scaberrimum* Lingelsh.）、拉萨大黄 R. *lhasaense* A. J. Li et P. K. Hsiao、齿果酸模 Rumex *dentatus* L.、尼泊尔酸模 R. *nepalensis* Spreng. 等。也有文献认为，《晶珠本草》将大黄类 ["ལྕུམ་རིགས"（君木薏）] 分为上述上品、中品、下品 3 类，为南派藏医的观点；《蓝琉璃》将 "ཆུ་ཙི"（曲扎）分为雄性、雌性、中性 3 类，为北派藏医的观点。疏枝大黄 R. *kialense* Franch.、拉萨大黄 R. *lhasaense* A. J. Li et P. K. Hsiao、红脉大黄 R. *inopinatum* Prain 等应为《蓝琉璃》记载的 "曲扎" 的中性者 "མ་ནིང་ཆུ་ཆུང་"（玛林曲琼），又称 "མ་ནིང་ཆུ་ཙི"（玛林曲扎）。（参见 "药用大黄" "藏边大黄" "拉萨大黄" "尼泊尔酸模" 等条）

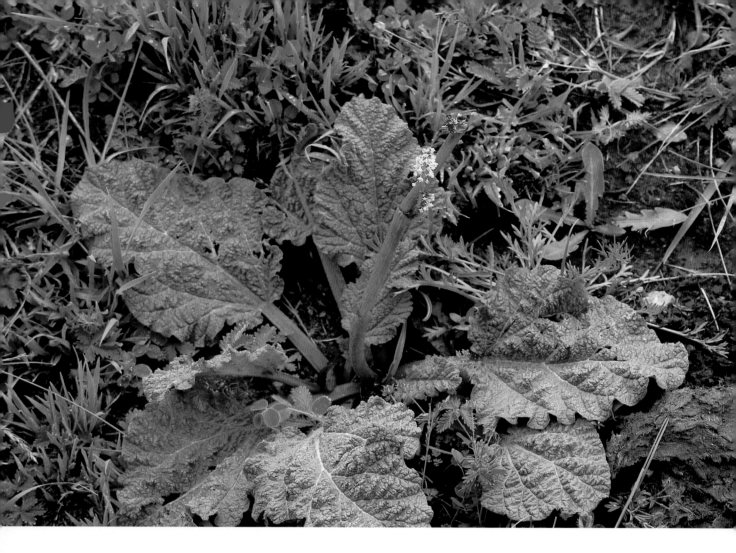

红脉大黄

Rheum inopinatum Prain

| 蓼科（Polygonaceae） | 大黄属（*Rheum*） |

▌ 形态 ▌

矮小草本，高 20 ～ 35cm。根粗壮，直径 2 ～ 3cm。茎短，直径 3 ～ 5mm，具细棱线，粗糙或被白色粗毛。茎生叶 1（～ 2）或无；基生叶 3 ～ 5，呈莲座状，叶片革质，长三角状卵形或卵形，长 7 ～ 13.5cm，宽 5 ～ 9.5cm，先端圆钝或窄钝，基部浅心形或近截形，叶缘微波状，掌状脉，基出脉多为 5，凸出，常浅红色，叶上面绿色，无毛或有时在脉上具白色短硬毛，叶下面绿色，被白色粗毛；叶柄短粗，长 2 ～ 3cm，直径约 4mm，红色，密被白色硬毛。圆锥花序顶生，约占株高的 2/3，只具 1 分枝，有细纵棱，被毛；花较大，花梗长 2.5 ～ 3.5mm，关节在下部；花被黄白色，花被片 6，外轮 3 稍小，窄椭圆形，长约 2mm，内轮 3 较大，椭圆形至宽椭圆形，长约3mm；雄蕊 9，与花被近等长；子房卵形，花柱短，略反曲，柱头略呈如意状。果实方圆形或近圆形，长 9 ～ 10mm，宽 8 ～ 9.5mm，翅紫红色，宽 2.5mm 或稍宽，纵脉约在翅的中部，宿存的内轮花被片明显增大，长约 5mm，宽达 4mm，几全部覆盖种子；种子卵形。花期 7 月，果期 8 ～ 9

月。

分布

分布于我国西藏中南部和东部（江达）。

生境

生长于海拔 4000 ～ 4200m 的高山草坡。

药材名

曲扎、曲札、曲什扎、曲匝（ཆུ་རྩ།），玛林曲琼（མ་ནེང་ཆུང་།）。

药用部位

根及根茎。

功能与主治

消炎，消食除胀。用于伤口发炎，"培根"病，消化不良，胃腹胀痛，大便秘结。

用量与用法

3 ～ 5g。

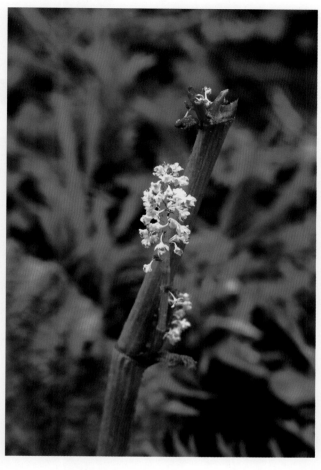

附 注

　　《晶珠本草》记载"ཆུམ་རྩ།"（君木扎）分大、中、小 3 种（或上、中、下 3 品）。现代文献记载和实地调查显示，现各地藏医使用的"君木扎"类（又习称"大黄类"）药材均为蓼科植物，包括大黄属（Rheum）、酸模属（Rumex）和蓼属（Polygonum）的多种植物。通常上品称"ཆུམ་རྩ།"（君木扎），中品称"ཆུ་རྩ།"（曲扎、曲什扎），又称"亚大黄"，下品称"ཆུ་མ་རྩི།"（曲玛孜），又称"小大黄"，不同标准和文献中记载的各品种的基原也有交叉。据文献记载，红脉大黄 Rheum inopinatum Prain 为中品（曲扎）的基原之一。《迪庆藏药》认为，"君木扎"的基原应为大黄属掌叶组（Sect. Palmata）植物，"曲扎"应为波叶组（Sect. Rheum）、心叶组（Sect. Acuminata）、穗序组（Sect. Spiciformia）等的植物，"曲玛孜"的基原为砂生组（Sect. Deserticola）植物，因此，红脉大黄 Rheum inopinatum Prain 应作"曲玛孜"的基原。也有观点认为，《晶珠本草》将大黄类（ཆུམ་རིགས།）分为上述上、中、下 3 类，为南派藏医的观点，而《蓝琉璃》将"ཆུ་རྩ།"（曲扎）分为雄性、雌性、中性 3 类，为北派藏医的观点，红脉大黄 Rheum inopinatum Prain 等大黄属砂生组植物应作为《蓝琉璃》记载的"曲扎"的中性者"མ་ནེང་ཆུང་།"（玛林曲琼）的基原，又称"མ་ནེང་ཆུ་རྩ།"（玛林曲扎）。《西藏藏标》以"ཆུ་རྩ།/ 曲札 / 曲札"之名收载了藏边大黄 Rheum emodi Wall.（《中国植物志》记载，藏边大黄的学名为 Rheum australe D. Don，将 Rheum emodi Wall. 作为其异名）。（参见"药用大黄""藏边大黄""小大黄""西伯利亚蓼"条）

小大黄

Rheum pumilum Maxim.

蓼科（Polygonaceae） | 大黄属（*Rheum*）

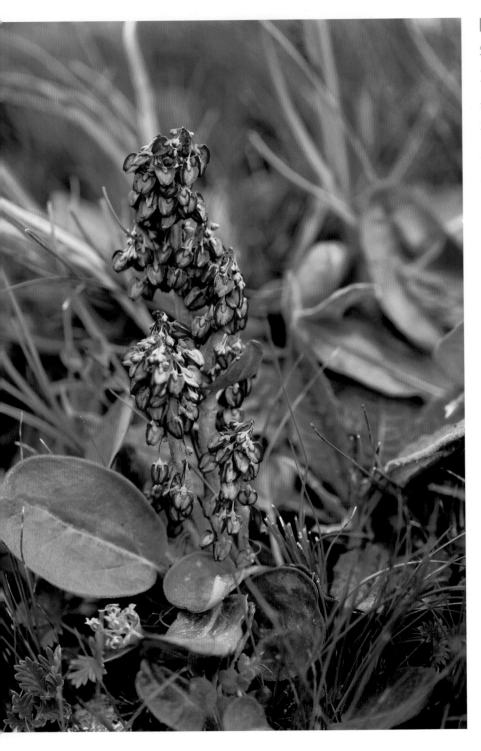

▌ 形态 ▌

矮小草本，高 10 ~ 25cm。茎细，直立，下部直径 2 ~ 3.5mm，具细纵沟纹，被稀疏灰白色短毛，靠近上部毛较密。基生叶 2 ~ 3，叶片卵状椭圆形或卵状长椭圆形，长 1.5 ~ 5cm，宽 1 ~ 3cm，近革质，先端圆，基部浅心形，全缘，基出脉 3 ~ 5，中脉发达粗壮，叶上面光滑无毛或偶在主脉基部具稀疏短柔毛，下面具稀疏白色短毛，毛多生于叶脉及叶缘上，叶柄半圆柱状，与叶片等长或稍长，被短毛；茎生叶 1 ~ 2，通常叶部均具花序分枝，稀最下部 1 叶腋无花序分枝，叶片较窄小，近披针形；托叶鞘短，长约 5mm，干后膜质，常破裂，光滑无毛。窄圆锥状花序，分枝稀而不具复枝，具稀短毛，花 2 ~ 3 簇生，花梗极细，长 2 ~ 3mm，关节位于基部；花被不开展，花被片椭圆形或宽椭圆形，长 1.5 ~ 2mm，边缘为紫红色；雄蕊 9，稀较少，不外露；子房宽椭圆形，花柱短，柱头近头状。果实三角

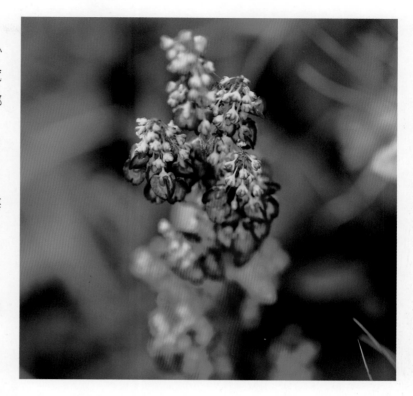

形或三角状卵形，长 5 ~ 6mm，最下部宽约 4mm，先端具小凹，基部平直或稍内，翅窄，宽 1 ~ 1.5mm，纵脉在翅的中间部分；种子卵形，宽 2 ~ 2.5mm。花期 6 ~ 7 月，果期 8 ~ 9 月。

▋ 分布 ▋

分布于我国甘肃（合作）、青海（大通、兴海）、四川（康定）、西藏等地。

▋ 生境 ▋

生长于海拔 2800 ~ 4500m 的山坡、灌丛下。

▋ 药材名 ▋

曲玛孜、曲玛子（ཆུམ་རྩི）、曲扎、曲什扎、曲什札、曲杂（ཆུ་རྩ），曲扎贵巴（ཆུ་རྩ་གུད་པ）。

▋ 药用部位 ▋

全草。

▋ 功能与主治 ▋

清胃肠积热，泻下。用于便秘，腹水，黄水病，腹痛，癥瘕，瘀血疼痛。

▋ 用量与用法 ▋

3 ~ 5g。

附 注

《晶珠本草》记载"ཆུམ་རྩ"（君木扎）分为大、中、小 3 种（或上、中、下 3 品）。据现代文献记载和实地调查显示，现各地藏医使用的大黄类药材均来源于蓼科植物，通常上品称"ཆུམ་རྩ"（君木扎），中品称"ཆུ་རྩ"（曲扎、曲什扎），又称"亚大黄"，下品称"ཆུམ་རྩ"（曲玛孜），又称"小大黄"，但不同标准和文献中记载的各品种的基原有交叉，功能与主治也不尽相同。有文献记载小大黄 *R. pumilum* Maxim. 为中品（曲扎、曲什扎）或下品（曲玛孜）的基原之一，《部标藏药》将其作"亚大黄 /ཆུ་རྩ/ 曲杂"的基原，而《藏标》将其作"曲玛孜 /ཆུམ་རྩ/ 曲玛孜"的基原收载，《藏药晶镜本草》又称其为"ཆུ་རྩ་གུད་པ"（曲扎贵巴）。四川甘孜藏医则将小大黄 *R. pumilum* Maxim.、滇边大黄 *R. delavayi* Franch. 和钟花蓼 *Polygonum campanulatum* Hook. f. 作为"曲玛孜"使用。（参见"药用大黄""塔黄""西伯利亚蓼""硬毛蓼""滇边大黄"等条）

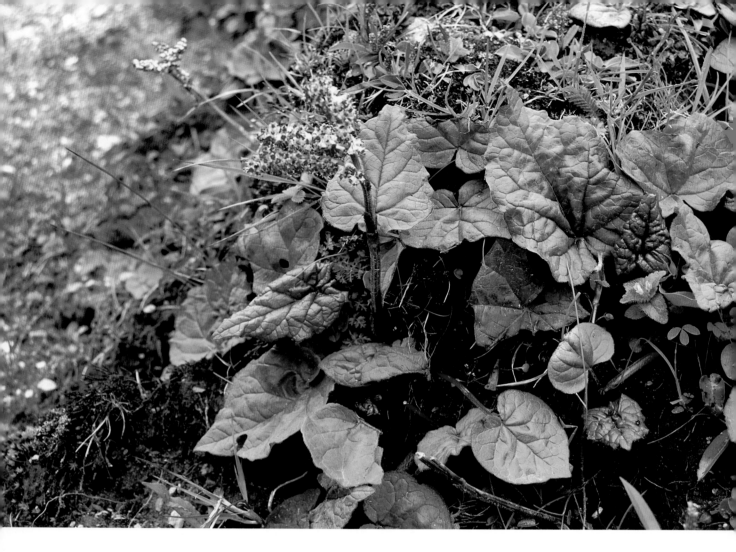

滇边大黄

Rheum delavayi Franch.

蓼科（Polygonaceae） 大黄属（*Rheum*）

形态

矮小草本，高 15 ~ 28cm。根常具横环纹，黑褐色，内部淡黄色。茎直立，通常实心无空腔，基部直径 3 ~ 5mm，常暗紫色，被稀疏短毛。基生叶 2 ~ 4，叶片近革质，矩圆状椭圆形或卵状椭圆形，稀近圆形或长椭圆形，长 3 ~ 6cm，宽 2.5 ~ 5cm，先端钝圆，基部近心形或近圆形，全缘至呈不明显浅波状，基出脉 3 ~ 5，主脉发达粗壮，侧脉 2 ~ 4 对，叶上面暗绿色，一般光滑无毛或在主脉上被短硬毛，下面浅绿色，脉常紫色，被短硬毛，毛多生于叶脉及边缘；叶柄细，半圆柱状，与叶片等长或稍长，此外紫色，被淡棕色短毛；茎生叶 1 ~ 2，上部叶腋常具花序枝，叶片较小，最上面者呈条形；托叶鞘短，不抱茎，干后膜质，常被损，无毛。圆锥花序窄长，只 1 次分枝，常紫色，被短硬毛；花 3 ~ 4 簇生，花较大而花被开展，直径约 5mm；花梗细长，长 3 ~ 4.5mm，关节位于下部，花被片长椭圆形，外轮 3 较小，长 1.5 ~ 2mm，宽约 1mm，内轮 3 较大，长约 2.5mm，宽 1.5mm 或稍宽，边缘深红紫色，仅外面中央部分绿色；雄蕊 9，稀较少，花丝短，长 1 ~ 1.5mm，基部扁阔，与花盘粘连，紫色，花药宽椭圆形至近球状，亦紫色；花盘薄，略呈瓣状；子房倒卵形，绿色，花柱反曲，柱头扁头状，紫色。果实心状圆形或稍扁圆形，直径 8 ~ 9mm，先端圆阔，中间具"V"字形小凹，基部心形，翅宽约 2.5mm，纵脉在翅的中部以内，靠近种子；种子卵形。花期 6 ~ 7 月，果期 8 ~ 9 月。

分布

分布于我国云南西北部、四川西部。尼泊尔、不丹也有分布。

生境

生长于海拔 3000 ~ 4800m 的高山石砾地、草丛。

药材名

曲玛孜、曲玛子（ཆུམ་རྩི）。

药用部位

全草。

功能与主治

泻黄水，解烦渴。用于黄水病，恶性腹水，烦渴。

用量与用法

3 ~ 5g。

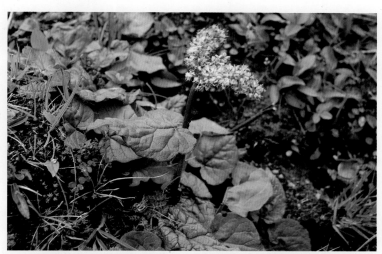

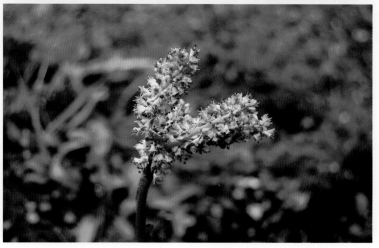

附 注

《晶珠本草》记载"ཆུམ་རྩ"（君木扎）分为大、中、小 3 种（或上、中、下 3 品）。据现代文献记载和实地调查显示，现各地藏医使用的大黄类药材的基原均为蓼科植物，通常上品称"ཆུམ་རྩ"（君木扎），中品称"ཆུ་རྩ"（曲扎、曲什扎），又称"亚大黄"，下品称"ཆུམ་རྩ"（曲玛孜），又称"小大黄"，但不同标准和文献记载的各品种的基原有交叉，功能与主治也不尽相同。文献记载滇边大黄 *Rheum delavayi* Franch. 为云南迪庆藏医习用的"曲玛孜"的基原之一。云南德钦藏医也以蓼科植物酸模 *Rumex acetosa* L. 作"曲玛孜"使用；云南迪庆也有部分藏医以唇形科植物深紫糙苏 *Phlomis atropurpurea* Dunn 作"曲玛孜"使用，但该种与古籍记载的"曲玛孜"的形态完全不符。《藏标》以"曲玛孜 /ཆུམ་རྩ/ 曲玛孜"之名收载了小大黄 *Rheum pumilum* Maxim.。（参见"药用大黄""小大黄""西伯利亚蓼"等条）

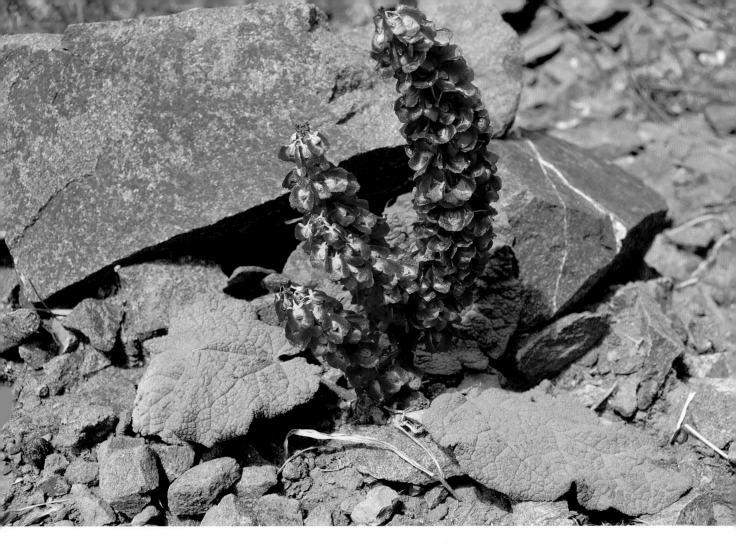

西藏大黄

Rheum tibeticum Maxim. ex Hook. f.

蓼科（Polygonaceae） | 大黄属（*Rheum*）

▌ 形态 ▌

矮小粗壮草本，高 15～25cm。根茎粗壮。叶均基生，叶片革质，近心形或心状圆形，长 12～20cm，宽 13～21cm，先端钝，基部心形，全缘，叶脉掌状，基出脉 5，叶上面无毛，下面沿叶脉生短柔毛；叶柄短粗，长 3～5cm，粗糙至具短毛。圆锥花序自根茎先端生出，分枝开展，近塔形，被稀疏细柔毛或近光滑无毛，苞片极小；花梗短；花被直径约 2.5mm，花被片椭圆形，淡紫红色，果时不增大；花药黄色。果实卵圆形，长 8～10mm，宽与长近相等或稍长，两端微下凹，翅宽，红褐色，脉靠近翅的边缘；种子窄卵形，黑褐色。

▌ 分布 ▌

分布于我国西藏（江孜满拉水库）。巴基斯坦、阿富汗等也有分布。

▌ 生境 ▌

生长于海拔 3600～4600m 的山坡石砾。

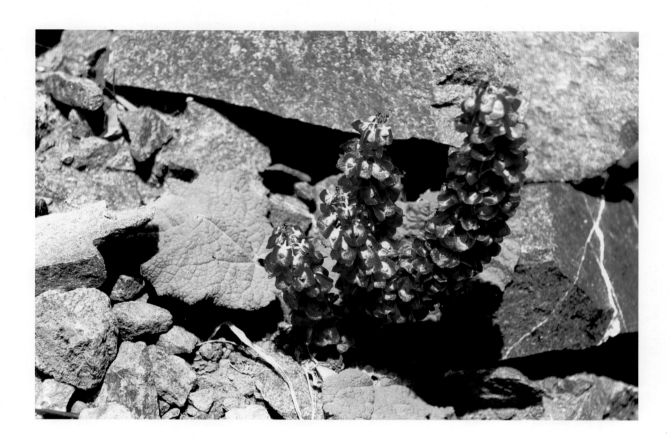

▌ 药材名 ▐

曲扎、曲什扎（ཆུ་རྩ།），君木扎、君扎（རྒྱམ་རྩ།）。

▌ 药用部位 ▐

根及根茎。

▌ 功能与主治 ▐

消炎，泻下，愈创。用于大便秘结，多种炎症，伤口不愈。

▌ 用量与用法 ▐

2 ~ 5g。

附 注

《晶珠本草》记载"རྒྱམ་རྩ།"（君木扎）分大、中、小3种（或上、中、下3品）。现代文献记载和实地调查显示，现各地藏医使用的"君木扎"类（又习称"大黄类"）药材均来源于蓼科植物，通常上品称"རྒྱམ་རྩ།"（君木扎）；中品称"ཆུ་རྩ།"（曲扎、曲什扎），又称"亚大黄"或"中大黄"；下品称"ཆུ་མ་རྩ།"（曲玛孜），又称"小大黄"，但各标准和不同文献中记载的各品种的基原存在交叉。据不同文献记载，西藏大黄 *R. tibeticum* Maxim. ex Hook. f. 为上品（君木扎）或中品（曲扎、曲什扎）的基原之一。（参见"药用大黄""藏边大黄""小大黄""塔黄"等条）

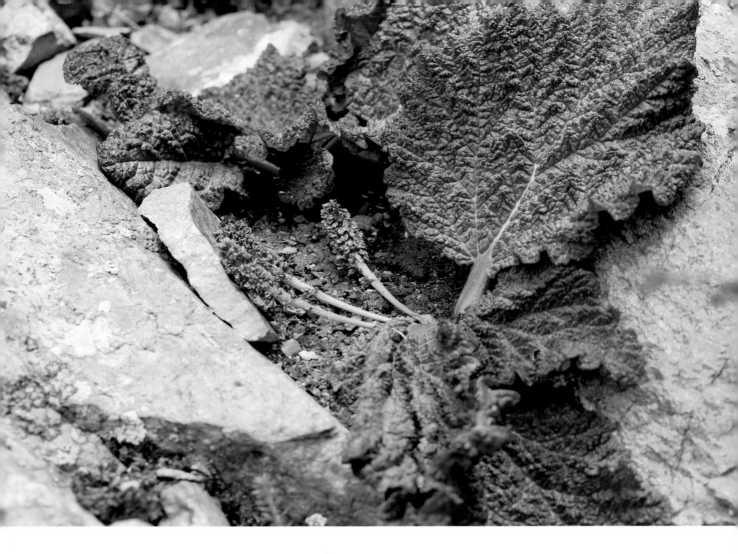

穗序大黄

Rheum spiciforme Royle

| 蓼科（Polygonaceae） | 大黄属（*Rheum*） |

▌ 形态 ▌

矮壮草本，无茎。叶基生，叶片近革质，卵圆形或宽卵状椭圆形，长 10 ~ 20cm，宽 8 ~ 15cm，先端圆钝，稀较窄，基部圆或浅心形，全缘，边缘略呈波状，基出脉多为 5，叶上面暗绿色或黄绿色，下面紫红色，两面被乳突状毛或上面无毛；叶柄粗壮，长 3 ~ 10cm，半圆柱状，紫红色，无毛或具小乳突。花葶 2 ~ 4，有时可达 7 ~ 8，自根茎先端抽出，高于叶或比叶稍矮，长 10 ~ 30cm，具细棱线，被乳突，基部直径 4 ~ 7mm；穗状的总状花序，花淡绿色，花梗细，长约 3mm，关节近基部；花被片椭圆形或长椭圆形，外轮较窄小，长 1.8 ~ 2mm，宽约 1mm，内轮较大，长 2.2 ~ 2.5mm，宽约 1.2mm；雄蕊 9，与花被近等长，花药黄色；子房略倒卵球形，花柱短，横展，柱头大，表面有凸起。果实矩圆状宽椭圆形，长 8 ~ 10mm，宽 7 ~ 9mm，稀稍大，先端阔圆或微凹，翅宽 2.5 ~ 3.5mm，纵脉在翅的中间。花期 6 月，果期 8 月。

分布

分布于我国西藏（阿里、曲松）、青海（玛多）。喜马拉雅山麓一带及阿富汗也有分布。

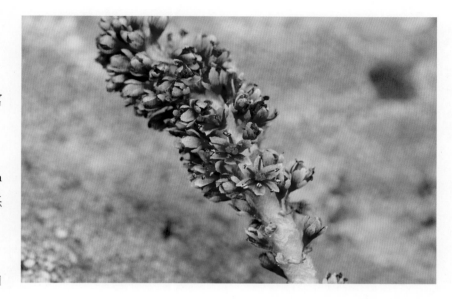

生境

生长于海拔 4000～5000m 的高山碎石坡或河滩沙砾地。

药材名

曲扎、曲札、曲什扎、曲什札、曲匝（ཆུ་ཚ།）。

药用部位

根及根茎。

功能与主治

清腑热，泻疫疠，消肿，愈疮。用于腑热，胆热，瘟病时疫，腹痛，便秘，疮痈，伤口不愈。

用量与用法

2～5g。

附注

《月王药诊》中记载有"ཆུམ་ཚ།"（君木扎、君木杂）。《晶珠本草》记载"君木扎"分大、中、小3种（或上、中、下3品）。据现代文献记载和实地调查发现，各地藏医使用的"君木扎"类药材均为蓼科植物，通常上品被称为"ཆུམ་ཚ།"（君木扎），中品被称为"ཆུ་ཚ།"（曲扎、曲什扎），又称"亚大黄"，下品称"ཆུ་མ་ཚ།"（曲玛孜），又称"小大黄"，但各标准和文献中记载的各品种基原有交叉。穗序大黄 *Rheum spiciforme* Royle 为中品（曲扎）的基原之一，作"曲扎"基原的还有小大黄 *Rheum pumilum* Maxim.、歧穗大黄 *Rheum przewalskyi* A. Los.（*R. scaberrimum* Lingelsh.）、藏边大黄 *Rheum australe* D. Don、拉萨大黄 *Rheum lhasaense* A. J. Li et P. K. Hsiao 等大黄属（*Rheum*）植物和齿果酸模 *Rumex dentatus* L.、尼泊尔酸模 *Rumex nepalensis* Spreng.。《部标藏药》和《青海藏标》（附录）、《藏标》、《四川藏标》收载的"亚大黄/ཆུ་ཚ།"的基原植物有穗序大黄 *Rheum Spiciforme* Royle、小大黄 *Rheum pumilum* Maxim.、疏枝大黄 *Rheum kialense* Franch.。（参见"药用大黄""小大黄""塔黄""尼泊尔酸模"等条）

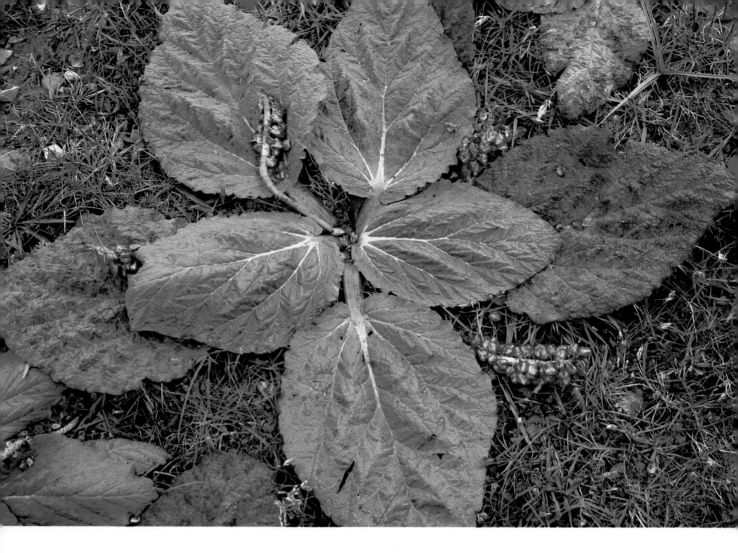

菱叶大黄
Rheum rhomboideum A. Los.

| 蓼科（Polygonaceae） | 大黄属（*Rheum*） |

▌ 形态 ▌

铺地矮小草本，无茎，根直径达 5cm。叶基生，叶片近革质，菱形、菱状卵形或菱状椭圆形，长 10 ~ 16cm，最宽部分在中部或偏下，宽 8.5 ~ 14cm，稀稍大，先端钝或钝急尖，基部楔形、宽楔形，有时略呈耳状，全缘，基出脉多为 5，叶上面光滑无毛，下面被乳突毛；叶柄短于叶片，近半圆柱状，长 2 ~ 7cm，具乳突或无毛。花葶常较多，自根茎先端生出，通常短于叶，高 10 ~ 15cm，下部光滑或被短毛，总状花序穗状；花红紫色，花被片窄矩圆状椭圆形，长 1.5 ~ 2mm；雄蕊与花被片近等长。果实宽梯形，长 8.5 ~ 12.5mm，下部最宽部分宽 8.5 ~ 15mm，先端微凹或近平直，基部浅心形，翅宽 3 ~ 5mm，纵脉在翅的中部；种子卵形，宽 3 ~ 5mm。花期 6 ~ 7 月，果期 8 ~ 9月。

▌ 分布 ▌

分布于我国西藏中部到东部、青海（曲麻莱）。

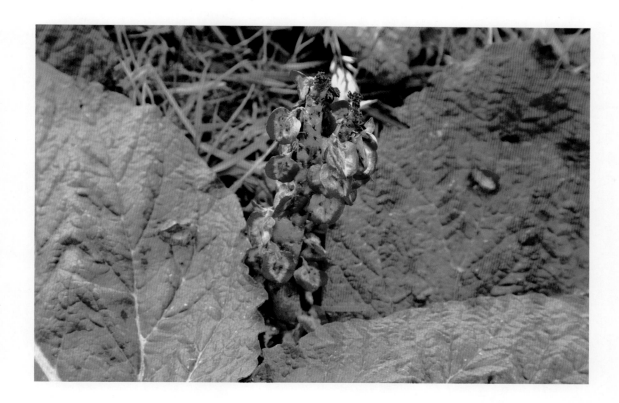

生境

生长于海拔 4700 ~ 5400m 的山坡草地、河滩草地。

药材名

曲扎、曲什扎（ཆུ་རྩ།）。

药用部位

根及根茎。

功能与主治

消炎，泻下，愈伤。用于大便秘结，多种炎症，伤口不愈。

用量与用法

2 ~ 5g。

附 注

《晶珠本草》记载"ཇུམ་ཙ།"（君木扎）分为大、中、小 3 种（或上、中、下 3 品）。据现代文献记载和实地调查显示，现各地藏医使用的大黄类药材均来源于蓼科植物，包括大黄属（*Rheum*）、蓼属（*Polygonum*）和酸模属（*Rumex*）的多种植物，通常上品称"ཇུམ་ཙ།"（君木扎），中品称"ཆུ་རྩ།"（曲扎、曲什扎），又称"亚大黄"，下品称"ཆུ་མ་ཙ།"（曲玛孜），又称"小大黄"，但各标准和文献中记载的各品种基原有交叉。文献记载菱叶大黄 *R. rhomboideum* A. Los. 为中品"曲扎"的基原之一。（参见"药用大黄""小大黄""塔黄"等条）

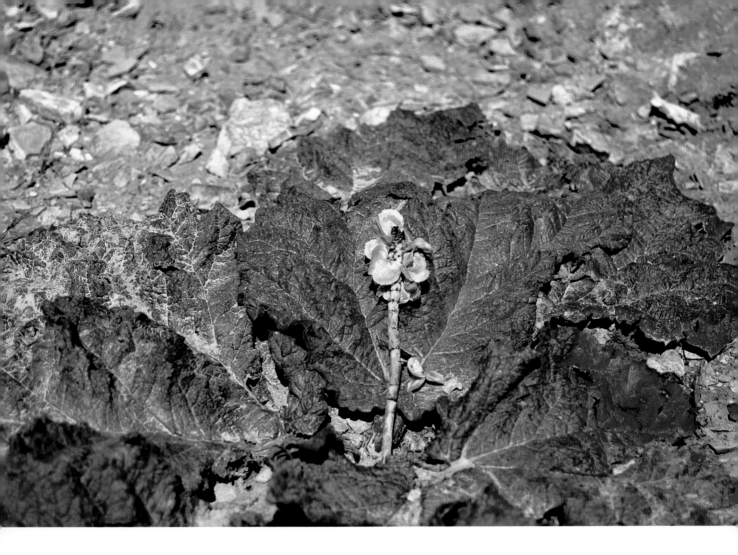

歧穗大黄

Rheum przewalskyi A. Los.（*R. scaberrimum* Lingelsh.）

| 蓼科（Polygonaceae） | 大黄属（*Rheum*） |

▌ 形态 ▌

矮壮草本。无茎，根茎先端具多层托叶鞘，棕褐色，干后膜质或纸质，光滑无毛。叶基生，2～4，叶片革质，宽卵形或菱状宽卵形，长 10～20cm，宽 9～17cm，先端圆钝，基部近心形，全缘，有时呈极弱波状，基出脉 5～7，叶上面黄绿色，下面紫红色，两面光滑无毛或下面具小乳突；叶柄粗壮，半圆柱状，长 4～10cm，常紫红色，光滑无毛或粗糙。花葶 2～3，自根茎先端抽出，与叶近等长或短于叶，每枝成 2～4 歧状分枝，下部直径 5～7mm，光滑无毛或有时具稀疏乳突，为穗状总状花序；花黄白色，花梗长约 2mm，关节在下部；花被不开展，花被片宽卵形或卵形，外轮较小，长约 1.2mm，内轮较大，长约 1.5mm，宽约 1.3mm；雄蕊 9，与花被近等长或稍外露，花丝基部与花盘合生；子房宽椭圆形，花柱长，向下反曲，柱头膨大成盘状，表面不平。果实宽卵形或梯状卵形，长 8.5～10mm，宽 7～8.5mm，先端圆，有时微凹或微凸，基部略呈心形，翅宽约 3mm，纵脉在翅的中部偏外缘；种子卵形，宽约 3mm，深褐色。花期 7 月，果期 8 月。

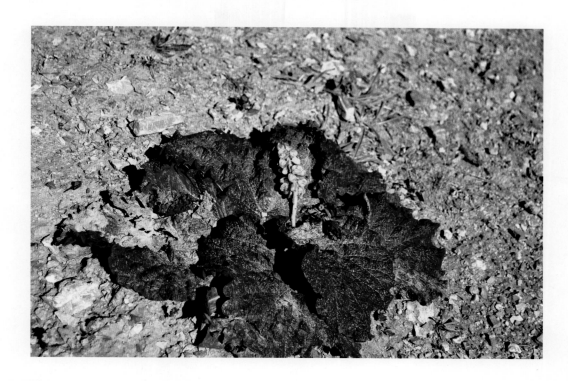

分布

分布于我国甘肃、青海（囊谦）、四川西北部（色达）、西藏（曲松、类乌齐）。

生境

生长于海拔 1550 ～ 5000m 的山坡、山沟、林下石缝、山间洪积平原砂地。

药材名

曲扎、曲什扎、曲什札、曲匝（ཆུ་རྩ）。

药用部位

根及根茎。

功能与主治

清热解毒。用于消化不良，"培根"病，腹胀，伤口不愈。

用量与用法

1.5g。

附 注

　　《晶珠本草》记载"ཆུམ་རྩ"（君木扎）分为大、中、小 3 种（或上、中、下 3 品）。据现代文献记载和实地调查，现各地藏医使用的大黄类药材均为蓼科植物，通常上品称"ཆུམ་རྩ"（君木扎），中品称"ཆུ་རྩ"（曲扎、曲什扎），又称"亚大黄"，下品称"ཆུར་རྩ"（曲玛孜），又称"小大黄"，各标准和文献中记载的各品种的基原有交叉。歧穗大黄 *R. przewalskyi* A. Los. 为中品（曲扎）的基原之一。（参见"药用大黄""小大黄""塔黄"条）

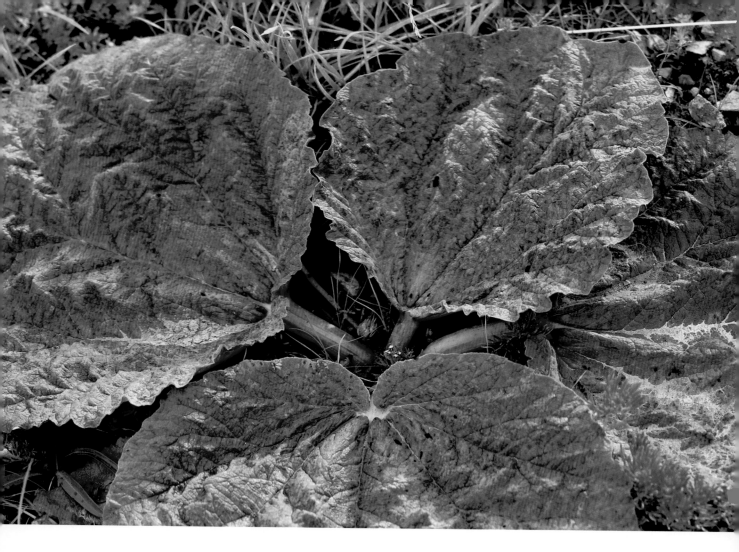

网脉大黄

Rheum reticulatum A. Los.

蓼科（Polygonaceae） | 大黄属（*Rheum*）

▍形态 ▍

矮壮草本。根粗，直径 3 ～ 5cm，断面黄白色。根茎先端留有多层深棕色或棕褐色托叶鞘残片。叶基生，幼叶极皱缩，叶片革质，卵形至三角状卵形，长 5 ～ 18cm，下部宽 5 ～ 9cm，稀稍大，上部较窄，先端急尖而稍钝，基部圆形或近心形，边缘略呈弱波状，基出脉 5，各级脉在叶下面凸起，脉网极显著，叶上面无毛，下面被长乳突毛，红紫色；叶柄短，长 2 ～ 5cm，扁柱状，无毛或粗糙，紫色。花葶多条，可达 10，自根茎先端抽出，高不超过叶，总状花序穗状，花密集，花葶下部粗糙或光滑；花黄白色，花梗短，长 1.5 ～ 2mm，关节位于下部；花被片椭圆形，外轮 3 片稍窄小，长约 1mm，内轮 3 片较宽大，长约 1.5mm；雄蕊 7 ～ 9，与花被片近等长；子房倒卵状椭圆形，花柱短，稍叉开，柱头近头状。果实宽卵形，长 7.5 ～ 8.5mm，宽 7 ～ 8mm，先端钝或微凹，基部近心形，翅宽约 2.5mm，纵脉在翅的中部偏内；种子卵形。花期 6 月，果期 7 ～ 8 月。

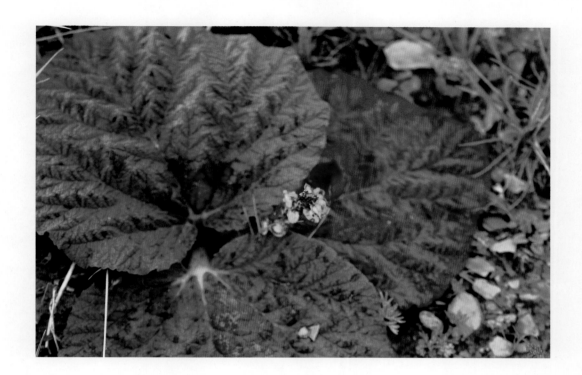

▌分布▐

分布于我国青海（玛多）、新疆。哈萨克斯坦也有分布。

▌生境▐

生长于海拔 2900 ～ 4200m 的高山岩缝及砂砾中。

▌药材名▐

曲扎、曲什扎（ཆུ་རྩ།）。

▌药用部位▐

根及根茎。

▌功能与主治▐

消炎，泻下，愈创。用于多种炎症，大便秘结，伤口不愈。

▌用量与用法▐

2 ～ 5g。

附 注

　　《晶珠本草》记载"ཆུམ་རྩ།"（君木扎）分大、中、小 3 种（或上、中、下 3 品）。据现代文献记载和实地调查，现各地藏医使用的大黄类药材均为蓼科多属多种植物，通常上品称"ཆུམ་རྩ།"（君木扎），中品称"ཆུ་རྩ།"（曲扎、曲什扎），又称"亚大黄"，下品称"ཆུ་མ་རྩ།"（曲玛孜），又称"小大黄"，但各标准和文献记载的各品种的基原有交叉。据文献记载，网脉大黄 R. reticulatum A. Los. 为中品（曲扎）的基原之一。（参见"药用大黄""小大黄""塔黄"等条）

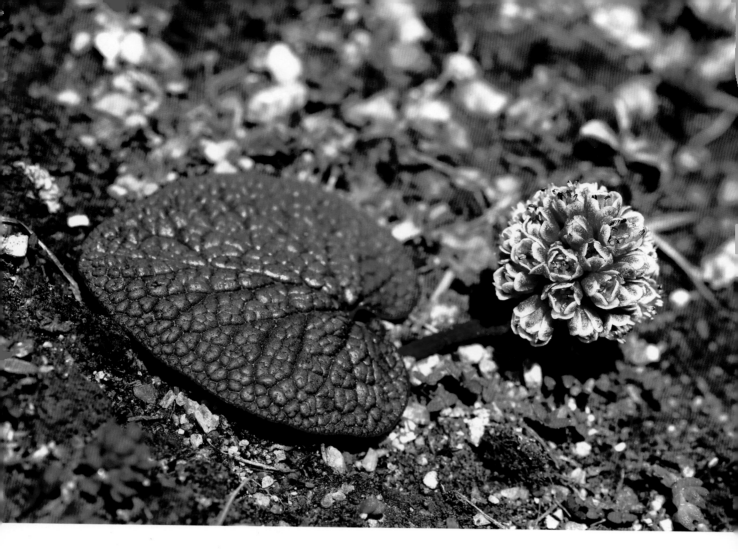

头序大黄
Rheum globulosum Gage

蓼科（Polygonaceae）　　　　大黄属（*Rheum*）

▌ 形态 ▌

极矮小草本，高仅 2 ~ 8cm。根粗壮，直径 1 ~ 3cm。无茎。叶基生，通常只 1 叶，稀 2，叶片略肥厚，革质，圆状肾形或近圆形，长 2 ~ 3cm，宽 3 ~ 4cm，或长、宽近相等，先端圆，有时微凹，基部心形，全缘，有时不整齐，基出脉 5 ~ 7，粗壮，于叶下面强烈凸起，叶上面暗绿色，下面暗紫红色，两面无毛或近无毛或粗糙。花葶单生，高约 5cm，直径 1.5 ~ 2mm，无毛或粗糙，花序呈圆头状，直径 1 ~ 2cm，花密集；花梗短；花被片 6，肉质不开展，内、外轮近等大，倒卵形或上部为稍宽的矩圆形，长 3 ~ 3.5mm，宽约 2mm，中部淡绿色，边缘粉白色；雄蕊 8 ~ 9，与花被近等长，花丝基部与花盘贴连成环，花药矩圆状椭圆形，长约 1mm；子房近菱形，花柱斜向展开，不反曲，柱头近头状。果实宽卵形，中上部两侧向内缢缩，翅窄。花期 6 ~ 7 月，果期 8 月以后。

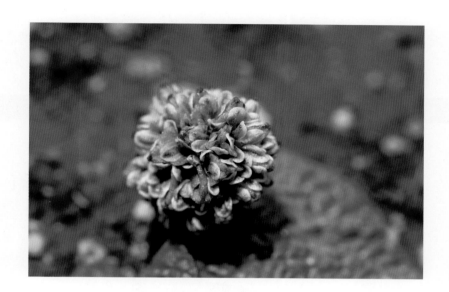

▌ 分布 ▌

分布于我国西藏中南部（萨迦等）。

▌ 生境 ▌

生长于海拔 4500 ~ 5000m 的山坡砂砾地、河滩草地。

▌ 药材名 ▌

曲玛孜、曲玛子（ཆུམ་རྩི）。

▌ 药用部位 ▌

根及根茎。

▌ 功能与主治 ▌

清胃肠积热，泻下。用于便秘，腹水，黄水病，腹痛，癥瘕，瘀血疼痛。

▌ 用量与用法 ▌

3 ~ 5g。内服研末，或入丸、散剂。

附 注

《月王药诊》中记载有"ཆུམ་རྩི"（君木扎）。《晶珠本草》记载"君木扎"分为大、中、小 3 种（或上、中、下 3 品），言其为泻毒热腑热、泻除"培根"病之药物。据现代文献记载和实地调查显示，现各地藏医使用的大黄类药材均来源于蓼科植物，通常分为上品 ["ཆུམ་རྩི"（君木扎）]、中品 ["ཆུ་རྩི"（曲扎、曲什扎）] 和下品 ["ཆུམ་རྩི"（曲玛孜）]3 类，但不同文献中记载的及各地习用的 3 类的基原不尽一致，也存在交叉。有文献记载，头序大黄 *Rheum globulosum* Gage 为 "ཆུམ་རྩི"（曲玛孜）的基原之一；此外，"小大黄"（曲玛孜）的基原的还有小大黄 *Rheum pumilum* Maxim.、塔黄 *Rheum nobile* Hook. f. et Thoms.、苞叶大黄 *Rheum alexandrae* Batal.（水黄）、西伯利亚蓼 *Polygonum sibiricum* Laxm.、齿果酸模 *Rumex dentatus* L. 等。（参见"药用大黄""小大黄""西伯利亚蓼"等条）

塔黄

Rheum nobile Hook. f. et Thoms.（高山大黄）

蓼科（Polygonaceae） | 大黄属（*Rheum*）

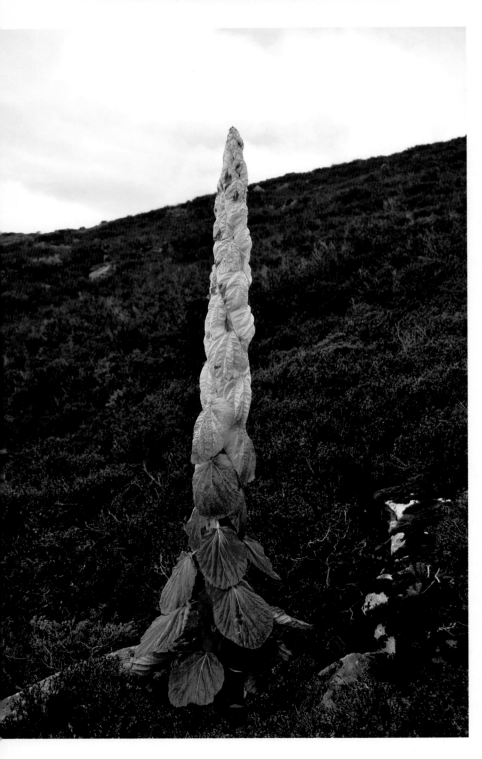

▌形态▐

高大草本，高 1 ~ 2m。根茎及根长而粗壮，直径达 8cm。茎单生不分枝，粗壮挺直，直径 2 ~ 3cm，光滑无毛，具细纵棱。基生叶数片，呈莲座状，具多数茎生叶及大型叶状圆形，直径 20 ~ 30cm，近革质，先端圆或极阔钝尖形，基部圆形或近心形，全缘或稍不规则，基出脉 5 ~ 7，和侧脉一起直伸向叶缘，于叶下面显著凸起，叶上面光滑无毛，下面无毛或有时在脉上具稀疏短毛；托叶鞘宽大，阔披针形，长 10 ~ 15cm，玫瑰红色，两面均光滑无毛；上部叶及叶状苞片向上渐小近圆形，直径 5 ~ 13cm，叶柄亦渐短，苞片淡黄色，干后膜质。花序分枝腋生，常 5 ~ 8 枝成丛，总状，长 5 ~ 9cm，稀再具小分枝，光滑无毛；花 5 ~ 9 簇生，花梗细，长 2 ~ 3mm，关节位于中部或稍近下部，无毛；花被片 6 或较少，基部联合，上部直而不外展，椭圆形或长椭圆形，内轮 3 片稍大，长 2mm，宽 1mm 或稍宽，外轮 3 片略小，黄绿色；雄蕊（8 ～ ）9，花药扁，矩圆状椭圆形，花丝扁，基部稍宽，长 3 ～ 3.5mm，露出花被外；花盘薄；子房卵形，花柱短，初时平展，以后翘起，柱头头状，有凸起。果实宽卵形或卵形，长 6 ～ 7mm，宽 5 ～ 6mm，先端钝或稍尖，基部近圆形到微截形，翅窄，一般宽不及 1m，稍厚，纵脉靠近翅的边缘，深褐色。种子心状卵形，黑褐色。花期 6 ～ 7月，果期 9 月。

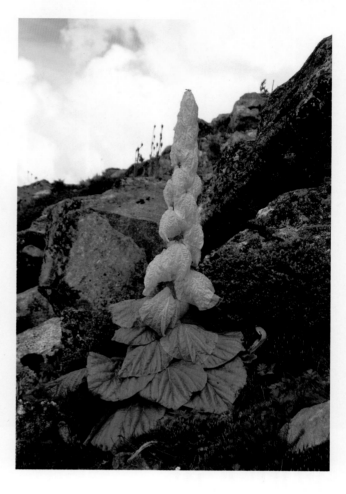

▌ 分布 ▌

分布于我国西藏（林芝）、云南西北部（香格里拉）等。喜马拉雅山南麓各国也有分布。

▌ 生境 ▌

生长于海拔 4000 ～ 4800m 的高山石滩、湿草地。

▌ 药材名 ▌

曲玛孜、曲玛子（ཆུམ་ཙི）。

▌ 药用部位 ▌

根及根茎。

▌ 功能与主治 ▌

消肾水肿，引黄水。用于"培根"病。

▌ 用量与用法 ▌

10 ～ 20g。

附 注

　　藏医药用的大黄类药材多被统称为"ཆུམ་ཙི"（君木扎），《晶珠本草》记载"君木扎"分大、中、小 3 种（或上、中、下 3 品）。据现代文献记载和实地调查显示，现各地藏医使用的大黄类药材均为蓼科植物，通常上品称"ཆུམ་ཙི"（君木扎），中品称"ཆུ་ཙ"（曲扎、曲什扎），也称"亚大黄"，下品称"ཆུམ་ཙི"（曲玛孜），也称"小大黄"，均为大黄属（*Rheum*）植物，但各标准和文献中记载的各品种的基原有交叉。塔黄 *R. nobile* Hook. f. et Thoms. 为下品（曲玛孜）的基原之一，作为下品基原的还有小大黄 *R. pumilum* Maxim.、苞叶大黄 *Rheum alexandrae* Batal.、西伯利亚蓼 *Polygonum sibiricum* Laxm. 等。（参见"药用大黄""苞叶大黄""小大黄"等条）

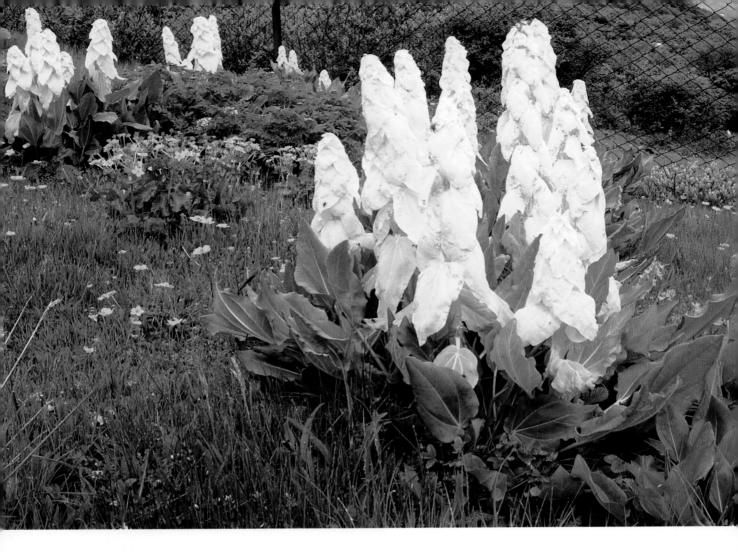

苞叶大黄

Rheum alexandrae Batal.（水黄）

蓼科（Polygonaceae）　　　　　大黄属（*Rheum*）

形态

中型草本，高 40 ～ 80cm。根茎及根直而粗壮，内部黄褐色。茎单生，不分枝，粗壮挺直，中空，无毛，具细纵棱，常为黄绿色。基生叶 4 ～ 6，茎生叶及叶状苞片多数；下部叶卵形、倒卵状椭圆形，长 9 ～ 14cm，宽 6.5 ～ 9cm，稀稍大，先端圆钝，基部近心形或圆形，全缘，基出脉 5 ～ 7，一般中间 3 特别粗壮，两面均无毛，稀于主脉或叶缘上具短乳突状毛；叶柄与叶片近等长或稍长，半圆柱状，无毛；托叶鞘大，长约 7cm，内外两面均无毛，棕色，干后膜质；上部叶及叶状苞片较窄小，叶片长卵形，一般为浅绿色，干后近膜质；叶柄亦较短或无柄。花序分枝腋出，常 2 ～ 3 枝成丛或稍多，直立总状，很少再具小分枝，长 3 ～ 6cm，无毛；花小，绿色，数朵簇生；花梗细长丝状，长 2.5 ～ 4mm，关节近基部，光滑无毛；花被 4 ～ 6，基部合生成杯状，全长 1.5mm，裂片半椭圆形，长 0.7mm；雄蕊 7 ～ 9，花丝细长丝状，长 2.5 ～ 3mm，外露，着生于花被上，花药矩圆状椭圆形；花盘薄；子房略呈菱状倒卵形，常退化为 2 心皮，花柱 2 或 3，短而反曲，柱

头圆头状。果实菱状椭圆
形，先端微凹，基部楔形
或宽楔形，长 7 ~ 8mm，
中部最宽部分宽 5 ~ 6mm，
翅极窄，宽约 0.5mm，光滑，
具光泽，深棕褐色。花期
6 ~ 7 月，果期 9 月。

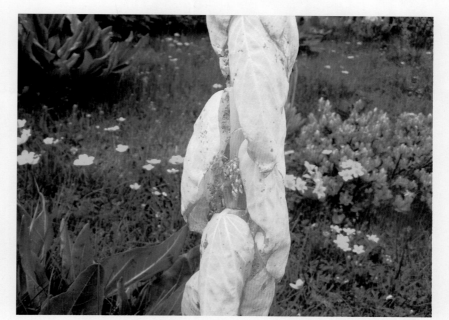

▌ 分布 ▌

分布于我国西藏东部、四
川西部（白玉）、云南西
北部（香格里拉）。

▌ 生境 ▌

生长于海拔 3000 ~ 4500m
的山坡多石草地、沼泽、湿草地。

▌ 药材名 ▌

曲玛孜、曲玛子（ཆུམ་རྩི）。

▌ 药用部位 ▌

根及根茎。

▌ 功能与主治 ▌

消肾水肿，引黄水。用于"培根"病。

▌ 用量与用法 ▌

10 ~ 20g。

附 注

《晶珠本草》记载"ཆུམ་རྩ"（君木扎）分为大、中、小 3 种（或上、中、下 3 品）。据现代文献记载和实地调查显示，现各地藏医使用的大黄类药材的基原均为蓼科植物，通常上品称"ཆུམ་རྩ"（君木扎、君扎），中品称"ཆུ་རྩ"（曲扎、曲什扎），又称"亚大黄"，下品称"ཆུམ་རྩ"（曲玛孜），又称"小大黄"，但不同标准和文献中记载的各品种的基原存在交叉。苞叶大黄 *R. alexandrae* Batal. 为下品（曲玛孜）的基原之一；此外，小大黄 *R. pumilum* Maxim.、塔黄 *R. nobile* Hook. f. et Thoms.、西伯利亚蓼 *Polygonum sibiricum* Laxm. 等也作"曲玛孜"使用。（参见"药用大黄""塔黄""小大黄""西伯利亚蓼"条）

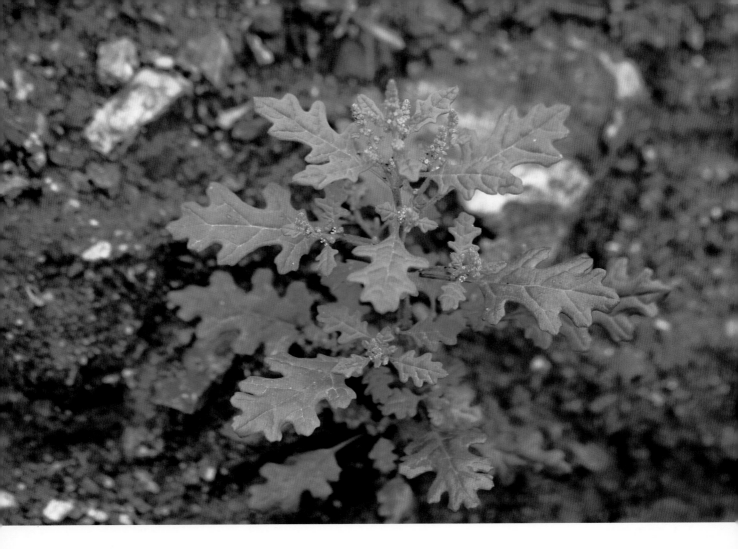

菊叶香藜

Chenopodium foetidum Schrad.

藜科（Chenopodiaceae）   藜属（*Chenopodium*）

▌形态 ▌

一年生草本，高 20 ～ 60cm，有强烈气味，全体被具节的疏短柔毛。茎直立，具绿色色条，通常有分枝。叶片矩圆形，长 2 ～ 6cm，宽 1.5 ～ 3.5cm，边缘羽状浅裂至羽状深裂，先端钝或渐尖，有时具短尖头，基部渐狭，上面无毛或幼嫩时稍被毛，下面被具节的短柔毛并兼有黄色无柄的颗粒状腺体，很少近无毛；叶柄长 2 ～ 10mm。复二歧聚伞花序腋生；花两性；花被直径 1 ～ 1.5mm，5 深裂，裂片卵形至狭卵形，有狭膜质边缘，背面通常有具刺状凸起的纵隆脊并有短柔毛和颗粒状腺体，果时开展；雄蕊 5，花丝扁平，花药近球形。胞果扁球形，果皮膜质；种子横生，周边钝，直径 0.5 ～ 0.8mm，红褐色或黑色，有光泽，具细网纹；胚半环形，围绕胚乳。花期 7 ～ 9 月，果期 9 ～ 10 月。

▌分布 ▌

分布于我国西藏、云南、四川、青海、甘肃、陕西、山西、内蒙古、辽宁。亚洲其他地区及欧洲、非洲也有分布。

生境

生长于海拔 4500m 以下的林缘、草地、沟岸、河沿、住宅旁。

药材名

奈吾（ས།），喔奈、保奈（ནད།），博尼（ འ །）。

药用部位

地上部分。

功能与主治

祛风，清热。用于外感风热，创伤，结石。

用量与用法

1 ～ 2g。内服研末，或入丸、散剂。外用适量。

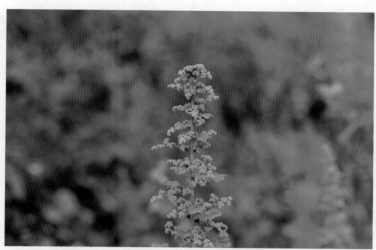

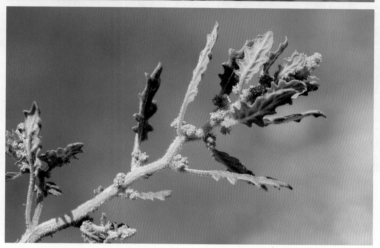

附 注

《四部医典》《晶珠本草》中记载有祛风、治创伤之药物" །"（奈吾）。《晶珠本草》言"奈吾"分为生长于园中或沼泽滩的" །"[加奈，" །"（加奈吾）]和生长于田间的" །"（保奈）2 种（一说分为生长于汉地的根、茎、叶红色的种类和生长于藏地的根、茎、叶绿色的种类）。现代文献记载"奈吾"或"保奈"的基原包括藜科和苋科的多种植物，但不同文献对"加奈"和"保奈"的基原有不同观点，菊叶香藜 *C. foetidum* Schrad. 为"加奈"或"保奈"的基原之一。此外，文献记载的"奈吾"类的基原还有藜 *C. album* L.（白藜）、杂配藜 *C. hybridum* L.（大叶藜）、灰绿藜 *C. glaucum* L.、平卧藜 *C. prostratum* Bunge、小藜 *C. serotinum* L.、小果滨藜 *Microgynoecium tibeticum* Hook. f.。有文献认为，根、茎、叶红色者为苋科植物尾穗苋 *Amaranthus caudatus* L.、皱果苋 *A. viridis* L.。《晶珠本草》记载"加奈吾"的汁液可将纸染成红色，藜属（*Chenopodium*）一些植物的茎、叶也常带红色，但其汁液并非红色；而苋属（*Amaranthus*）一些植物的汁液确为红色。上述各种均与《晶珠本草》的记载有部分相符之处。（参见"平卧藜""藜""灰绿藜""小藜"条）

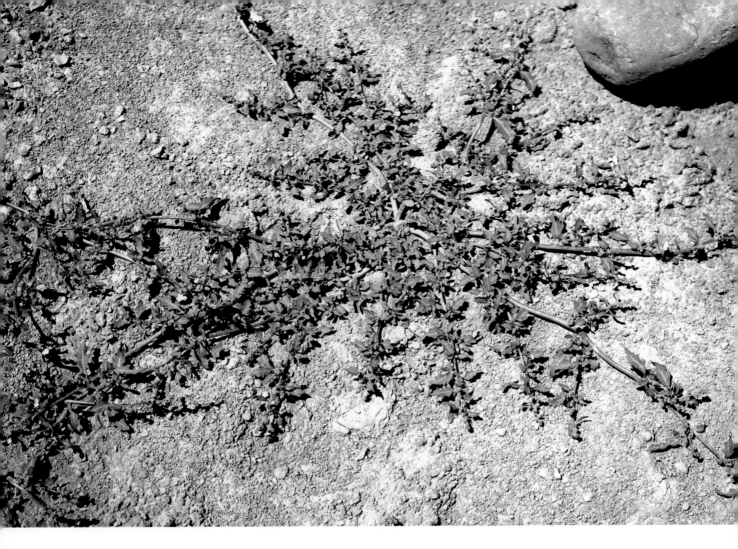

灰绿藜

Chenopodium glaucum L.

藜科（Chenopodiaceae）   藜属（*Chenopodium*）

▌ 形态 ▌

一年生草本，高 20 ～ 40cm。茎平卧或外倾，具条棱及绿色或紫红色色条。叶片矩圆状卵形至披针形，长 2 ～ 4cm，宽 6 ～ 20mm，肥厚，先端急尖或钝，基部渐狭，边缘具缺刻状牙齿，上面无粉，平滑，下面有粉而呈灰白色，有稍带紫红色者；中脉明显，黄绿色；叶柄长 5 ～ 10mm。花两性兼有雌性，通常数花聚成团伞花序，再于分枝上排列成有间断而通常短于叶的穗状或圆锥状花序；花被裂片 3 ～ 4，浅绿色，稍肥厚，通常无粉，狭矩圆形或倒卵状披针形，长不及 1mm，先端通常钝；雄蕊 1 ～ 2，花丝不伸出花被，花药球形；柱头 2，极短。胞果先端露出花被外，果皮膜质，黄白色；种子扁球形，直径 0.75mm，横生、斜生及直立，暗褐色或红褐色，边缘钝，表面有细点纹。花果期 5 ～ 10 月。

▌ 分布 ▌

我国除台湾、福建、江西、广东、广西、贵州、云南等，其他各地均有分布。世界其他温带地区也有分布。

┃ 生境 ┃

生长于路旁、农田、菜园、舍旁、水边等有轻度盐碱的土壤中。

┃ 药材名 ┃

奈吾（ཐྭ），博尼、保奈（བོད་ནེ）。

┃ 药用部位 ┃

地上部分。

┃ 功能与主治 ┃

祛风，清热。用于风热外感，疮伤，结石。

┃ 用量与用法 ┃

1～2g。内服研末，或入丸、散剂。外用适量。

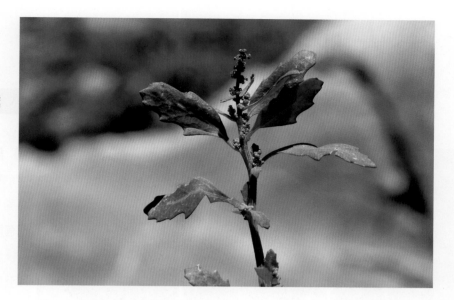

┃ 附 注 ┃

　　《蓝琉璃》记载有发汗之药物"ཐྭ"（奈），言其分为"ཐྭ་འབྲས"（奈果，"山藜"之意）和"ཐྭ་དམར"（奈玛，"红藜"之意）2种。《晶珠本草》记载"ཐྭ"（奈吾）分为"ཅ་ཐྭ"[加奈，又分为"ཅ་ཐྭ"（加奈）和"ཐྭ་འབྲས"（奈果）2种]和"བོད་ནེ"（博尼）2种；并言"加奈红色，涂在纸上，将纸染成红色。用博尼来擦，即擦去红色"。现代文献多记载的"奈"（奈吾）类的基原包括藜科藜属（*Chenopodium*）、滨藜属（*Atriplex*）及苋科苋属（*Amaranthus*）的多种植物，但不同文献对"加奈"和"博尼"的基原有不同观点。或认为"加奈"为尾穗苋 *Amaranthus caudatus* L.（红苋菜）、皱果苋 *Amaranthus viridis* L.，其根、茎、叶红色，汁液也为红色可染纸，与《晶珠本草》之记载相符，而藜属的一些种类虽植物带红色但其汁液非红色，认为其应为"保奈"的基原；也有文献认为，《晶珠本草》所言"将纸染成红色"，系指藜属植株上粘附的红色毛囊状颗粒，在用纸擦拭时可转而粘附于纸上从而"染红"纸，而并非是植物的汁液将纸染红，故"奈"的基原均应为藜属或滨藜属植物，其中"加奈"的基原为杖藜 *C. giganteum* D. Don、藜 *C. album* L.（白藜）等植株上粘附有红色毛囊状颗粒的种类，"保奈"或"奈果"的基原为灰绿藜 *C. glaucum* L.、平卧藜 *C. prostratum* Bunge、杂配藜 *C. hybridum* L.等植株上无红色毛囊状颗粒的种类。（参见"平卧藜""藜""杂配藜""菊叶香藜"条）

尖头叶藜
Chenopodium acuminatum Willd.

藜科（Chenopodiaceae）　　　藜属（*Chenopodium*）

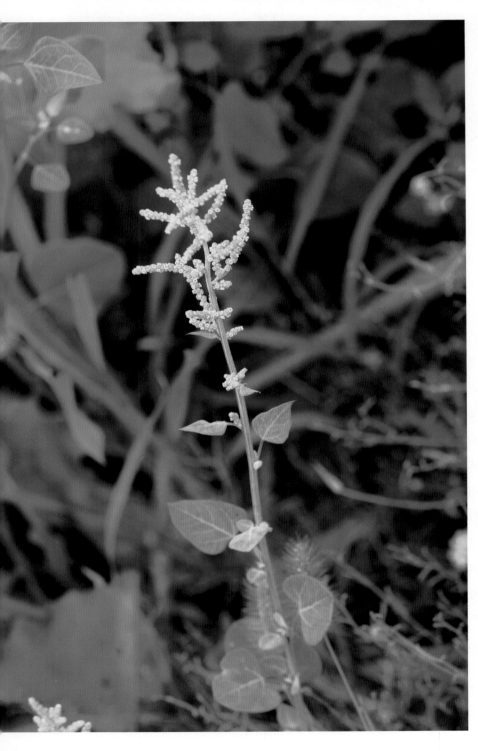

形态

一年生草本，高 20 ~ 80cm。茎直立，具条棱及绿色色条，有时色条带紫红色，多分枝；枝斜升，较细瘦。叶片宽卵形至卵形，茎上部的叶片有时呈卵状披针形，长 2 ~ 4cm，宽 1 ~ 3cm，先端急尖或短渐尖，有短尖头，基部宽楔形、圆形或近截形，上面无粉，浅绿色，下面多少被粉，灰白色，全缘并具半透明的环边；叶柄长 1.5 ~ 2.5cm。花两性，团伞花序于枝上排列成紧密的或有间断的穗状或穗状圆锥状花序，花序轴（或仅在花间）具圆柱状毛束；花被扁球形，5 深裂，裂片宽卵形，边缘膜质，并有红色或黄色粉粒，果时背面大多增厚并彼此连成五角星形；雄蕊 5，花药长约 0.5mm。胞果顶基扁，圆形或卵形；种子横生，直径约 1mm，黑色，有光泽，表面略具点纹。花期 6 ~ 7 月，果期 8 ~ 9 月。

分布

分布于我国黑龙江、吉林、辽宁、内蒙古、河北、山东、浙江、河南、山西、陕西、宁夏、甘肃、青海、新疆。日本、朝鲜、蒙古等也有分布。

▌ 生境 ▌

生长于荒地、河岸、田边等。

▌ 药材名 ▌

喔奈、保奈（ངད་ནད），博尼（བོ་ནད）。

▌ 药用部位 ▌

地上部分。

▌ 功能与主治 ▌

祛风，清热。用于风热外感，疮伤，结石。

▌ 用量与用法 ▌

1 ~ 2g。内服研末，或入丸、散剂。外用适量。

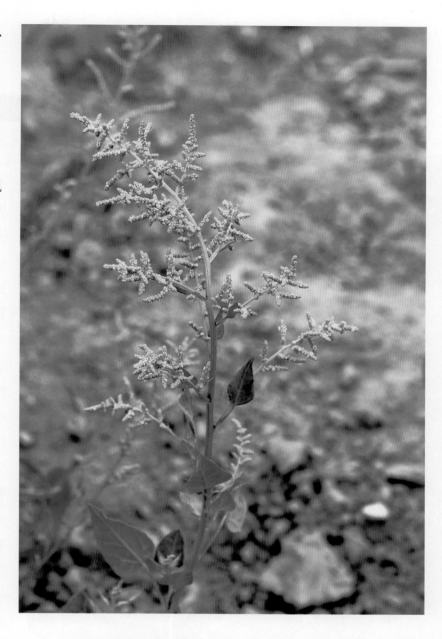

附 注

《晶珠本草》中记载"ནད་ནོ"（奈吾）为发汗之药物，言其分为"རྒྱ་ནོ"[加奈，又称"རྒྱ་ནད་ནོ"（加奈吾）]和"ངད་ནོ"（喔奈、保奈）2种。现代文献中记载的"奈吾"的基原涉及藜科和苋科的多种植物，其中"加奈吾"的基原包括藜属（Chenopodium）植物藜 C. album L. 及同属多种植物和苋科植物红苋菜 Amaranthus caudatus L.（尾穗苋）等；"保奈"的基原包括小果滨藜 Microgynoecium tibeticum Hook. f.、灰绿藜 C. glaucum L.、尖头叶藜 C. acuminatum Willd.、刺果粉藜 Atriplex sibirica L.（西伯利亚滨藜）。（参见"藜"条）

平卧藜

Chenopodium prostratum Bunge

藜科（Chenopodiaceae） | 藜属（*Chenopodium*）

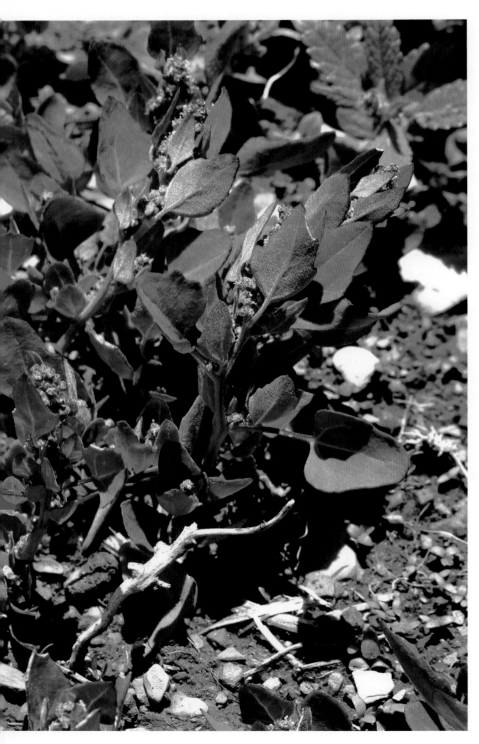

形态

一年生草本，高 20 ~ 40cm。茎平卧或斜升，多分枝，圆柱状或有钝棱，具绿色色条。叶片卵形至宽卵形，通常 3 浅裂，长 1.5 ~ 3cm，宽 1 ~ 2.5cm，上面灰绿色，无粉或稍有粉，下面苍白色，有密粉，具互生浮凸的离基三出脉，基部宽楔形；中裂片全缘，很少有圆齿，先端钝或急尖并有短尖头；侧裂片位于叶片中部或稍下，钝而全缘；叶柄长 1 ~ 3cm，细瘦。花数个簇生，再于小分枝上排列成短于叶的腋生圆锥状花序；花被裂片 5，较少为 4，卵形，先端钝，背面微具纵隆脊，边缘膜质并带黄色，果时通常闭合；雄蕊与花被同数，开花时花药伸出花被；柱头 2，很少为 3，丝形。果皮膜质，黄褐色，与种子贴生；种子横生，双凸镜状，直径 1 ~ 1.2mm，黑色，稍有光泽，表面具蜂窝状细洼。花果期 8 ~ 9 月。

分布

分布于我国西藏、四川西北部、青海西部和西南部、甘肃西部和西南部、新疆、河北北部。蒙古等也有分布。

生境

生长于海拔 1500 ~ 4000m 的山地，多见于畜圈、荒地、村旁、菜园等处。

药材名

喔奈、保奈（ འོ་ནེ ），博尼（ བོ་ནེ ），奈果（ སྣེ་འཁྲུ ）。

药用部位

地上部分。

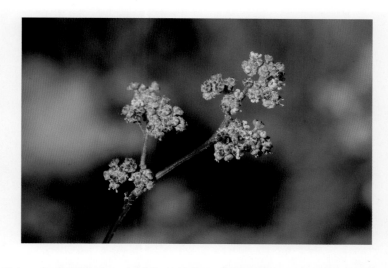

功能与主治

祛风，清热。用于风热外感，创伤，结石。

用量与用法

1 ~ 2g。内服研末，或入丸、散剂。外用适量。

附注

《四部医典》中记载有"སྣེ"（奈吾），言其为祛风、治创伤之药物。《蓝琉璃》记载"སྣེ"（奈）分"སྣེ་འཁྲུ"（奈果，"山藜"之意）和"སྣེ་དམར"（奈玛，"红藜"之意）2 种，言其为发汗之药物。《晶珠本草》记载有"奈吾"，言其分为生长于园中或沼泽滩的"རྒྱ་སྣེ"（加奈）和生长于田间的"འོ་སྣེ"（保奈）2 种（一说分为生长于汉地的根、茎、叶为红色的种类和生长于藏地的根、茎、叶为绿色的种类），并言"加奈红色，涂在纸上，将纸染成红色。用保奈来擦，即擦去红色。"现代文献记载的"奈吾"或"保奈"的基原包括藜科藜属（Chenopodium）、滨藜属（Atriplex）及苋科苋属（Amaranthus）的多种植物，但不同文献对各种的基原有不同观点。有文献认为，《晶珠本草》记载"加奈吾"的汁液可染色，藜属的一些种类的茎叶虽也常带红色，但其汁液并非红色；而苋属的一些种类其汁液确为红色，故根、茎、叶为红色者为苋科植物尾穗苋 Amaranthus caudatus L.、皱果苋 A. viridis L.；《晶珠本草》汉译重译本即以红苋菜 Amaranthus caudatus L.（尾穗苋）作"加奈"使用，以灰灰菜 C. album L.（藜）作"保奈"使用。也有观点认为，《晶珠本草》所言"将纸染成红色"，系指藜属植株上粘附的红色毛囊状颗粒，在用纸擦拭时可转而粘附于纸上从而"染红"纸，而并非植物的汁液将纸染红，故《晶珠本草》记载的"将纸染成红色"的"加奈" [又称"རྒྱ་སྣེ"（加奈吾）] 的基原应为植株上粘附有红色毛囊状颗粒的种类，如杖藜 C. giganteum D. Don、藜 C. album L.，即《蓝琉璃》记载的"奈玛"，而能"擦去红色"的"保奈"的基原应为植株上无红色毛囊状颗粒的种类，如灰绿藜 C. glaucum L.、平卧藜 C. prostratum Bunge、杂配藜 C. hybridum L.、小藜 C. serotinum L.、小果滨藜 Microgynoecium tibeticum Hook. f. 等，即《蓝琉璃》记载的"奈果"和《晶珠本草》记载的"保奈" [又称"འོ་སྣེ"（保奈吾）]。（参见"菊叶香藜""藜""灰绿藜""杂配藜"条）

杂配藜

Chenopodium hybridum L.

| 藜科（Chenopodiaceae） | 藜属（*Chenopodium*） |

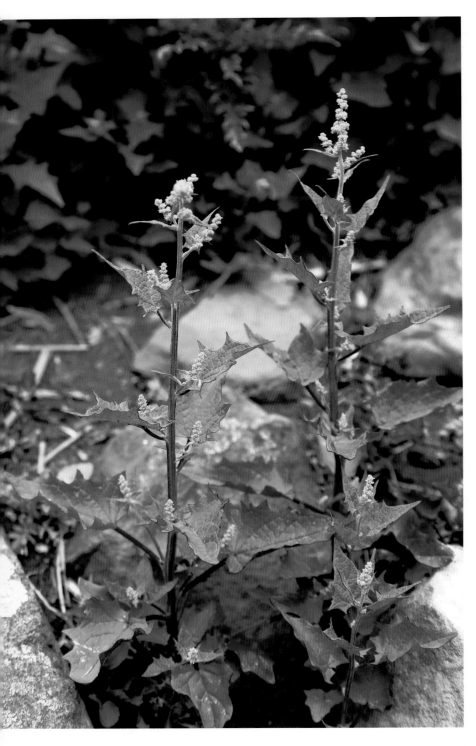

形态

一年生草本，高40～120cm。茎直立，粗壮，具淡黄色或紫色条棱，上部有疏分枝，无粉或枝上稍有粉。叶片宽卵形至卵状三角形，长6～15cm，宽5～13cm，两面均呈亮绿色，无粉或稍有粉，先端急尖或渐尖，基部圆形、截形或略呈心形，边缘掌状浅裂，裂片2～3对，不等大，略呈五角形，先端通常锐；上部叶较小，叶片多呈三角状戟形，边缘具较少数的裂片状锯齿，有时几全缘；叶柄长2～7cm。花两性兼有雌性，通常数个团集，在分枝上排列成开散的圆锥状花序；花被裂片5，狭卵形，先端钝，背面具纵脊并少有粉，边缘膜质；雄蕊5。胞果双凸镜状；果皮膜质，有白色斑点，与种子贴生。种子横生，与胞果同形，直径通常2～3mm，黑色，无光泽，表面具明显的圆形深洼或呈凹凸不平状；胚环形。花果期7～9月。

分布

分布于我国黑龙江、吉林、辽

宁、内蒙古、河北、浙江、山西、陕西、宁夏、甘肃、四川、云南、青海、西藏（类乌齐、洛隆等）、新疆。北美洲、欧洲、夏威夷群岛、蒙古、朝鲜、日本、印度东部均有分布。

▌ 生境 ▌
生长于林缘、山坡、灌丛、沟沿等。

▌ 药材名 ▌
喔奈、保奈、博尼（ བོད་ནས།），奈果（ སྲ་ནག）。

▌ 药用部位 ▌
全草或地上部分。

▌ 功能与主治 ▌
发散风热，发汗，祛风。用于风热感冒，龋齿，风痒，疮伤，结石症。

▌ 用量与用法 ▌
1～2g。内服研末，或入丸、散剂。外用适量。

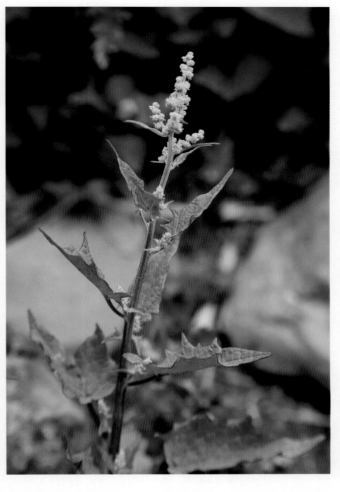

附 注

《蓝琉璃》记载"སྲ།"有"སྲ་ནག"（奈果）和"སྲ་དཀར།"（奈玛）2种，言其为发汗之药物。《晶珠本草》言"སྲ་སྲོ།"（奈吾）分"ཅ་སྲ།"（加奈）和"བོད་སྲ།"（喔奈、保奈）2种，其中"加奈"又分为生长在园中的"ཅ་སྲ།"（加奈，汉译本译作"红苋菜"）和"སྲ་ནག"（奈果，汉译本译作"野苋菜"）2种，并言"加奈红色，涂在纸上，将纸染成红色。用保奈来擦，即擦去红色"。现代文献记载的"奈"（奈吾）的基原主要包括藜科藜属（*Chenopodium*）、滨藜属（*Atriplex*）及苋科苋属（*Amaranthus*）植物，不同文献因对《晶珠本草》记载的"将纸染成红色"的理解不同，故而对"加奈"和"保奈"的基原有不同观点，或认为苋属植物红苋菜 *Amaranthus caudatus* L.（尾穗苋）和野苋菜 *A. viridis* L.（皱果苋）的汁液红色，可染纸，应为"加奈"的基原，而藜属植物的汁液非红色，应为"保奈"的基原；或认为《晶珠本草》所言"将纸染成红色"系指藜属一些植物植株上因粘附有红色毛囊状颗粒，用纸擦时可粘附于纸上而"染红"，故"加奈"和"保奈"的基原均应为藜科植物，而以其植株是否粘附有红色毛囊状颗粒区分二者的基原，"加奈"[又称"ཅ་སྲོ།"（加奈吾）]的基原为藜属的杖藜 *Chenopodium giganteum* D. Don、藜 *C. album* L.（白藜）等，"保奈"及"奈果"的基原则为植株无红色毛囊状颗粒的种类，包括杂配藜 *C. hybridum* L.、灰绿藜 *C. glaucum* L.、平卧藜 *C. prostratum* Bunge 等。（参见"藜""平卧藜""灰绿藜""尖头叶藜""菊叶香藜"条）

小藜

Chenopodium serotinum L.

藜科（Chenopodiaceae）　　藜属（*Chenopodium*）

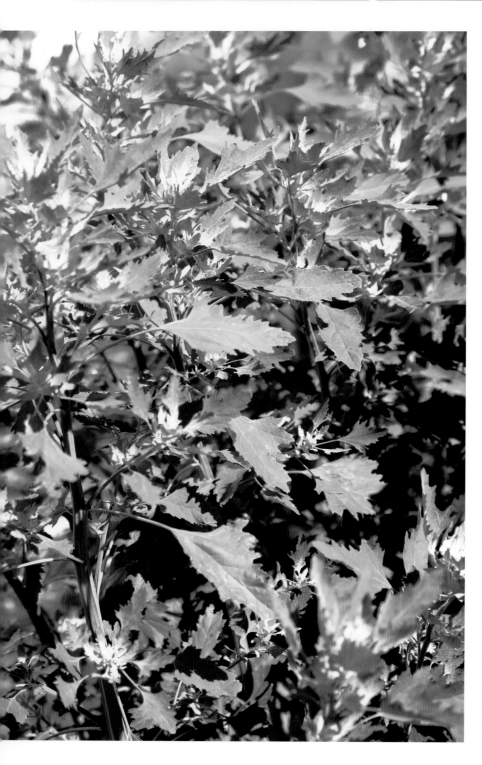

形态

一年生草本，高 20 ～ 50cm。茎直立，具条棱及绿色色条。叶片卵状矩圆形，长 2.5 ～ 5cm，宽 1 ～ 3.5cm，通常 3 浅裂；中裂片两边近平行，先端钝或急尖并具短尖头，边缘具深波状锯齿；侧裂片位于中部以下，通常各具 2 浅裂齿。花两性，数朵团集，排列于上部的枝上形成较开展的顶生圆锥状花序；花被近球形，5 深裂，裂片宽卵形，不开展，背面具微纵隆脊并有密粉；雄蕊 5，开花时外伸；柱头 2，丝形。胞果包在花被内，果皮与种子贴生；种子双凸镜状，黑色，有光泽，直径约 1mm，边缘微钝，表面具六角形细洼；胚环形。4 ～ 5 月开始开花。

分布

广泛分布于我国除西藏外的各地区。

生境

生长于荒坡、田边、路旁、村舍旁的空地、草丛中。

药材名

喔奈、保奈、博尼（གད་ན།），

奈果（ 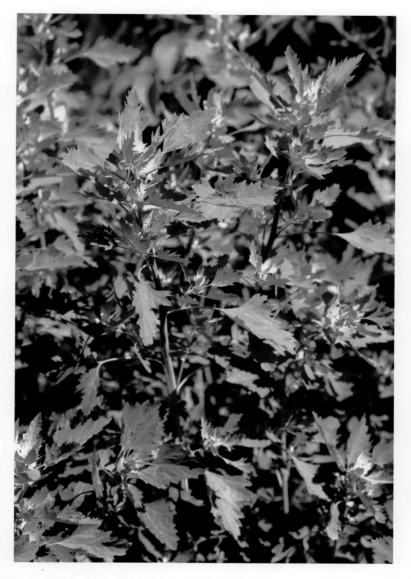 图字）。

▌ 药用部位 ▌

地上部分。

▌ 功能与主治 ▌

祛风，清热。用于风热外感，创伤，结石。

▌ 用量与用法 ▌

1～2g。内服研末，或入丸、散剂。外用适量。

附　注

　　《蓝琉璃》记载"图"（奈）分为"图字"（奈果）和"图字字字"（奈玛）2种，为发汗之药物。《晶珠本草》记载"图图"（奈吾）分为"图图"[加奈，或称"图图图"（加奈吾），又分为"图图"（加奈）和"图字字"（奈果）2种]和"字图"（保奈）2种，并言"加奈红色，涂在纸上，将纸染成红色。用保奈来擦，即擦去红色。"现代文献记载的"奈"（奈吾）的基原包括藜科藜属（*Chenopodium*）、滨藜属（*Atriplex*）和苋科苋属（*Amaranthus*）的多种植物，但不同文献基于对《晶珠本草》记载的"加奈红色，涂在纸上，将纸染成红色。用保奈来擦，即擦去红色。"有不同理解，从而对"加奈"和"保奈"的基原有不同观点。一种理解为"植株的汁液红色可染纸"，认为"加奈"的基原应为苋属植物尾穗苋 *Amaranthus caudatus* L.、皱果苋 *Amaranthus viridis* L.（2种的汁液红色），"保奈"的基原为藜属植物；另一种观点则认为，《晶珠本草》所言"将纸染成红色"系指藜属植株上粘附的红色毛囊状颗粒，在用纸擦拭时可转而粘附于纸上从而"染红"纸，并非植物的汁液将纸染红，"加奈"和"保奈"的基原均为藜属植物，应以植株是否附有红色毛囊状颗粒区分其基原种类，小藜 *C. serotinum* L. 的植株上无红色毛囊状颗粒，应为"奈果"或"保奈"的基原之一。（参见"菊叶香藜""平卧藜""藜""灰绿藜""杂配藜"条）

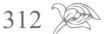

藜

Chenopodium album L.

藜科（Chenopodiaceae） 藜属（*Chenopodium*）

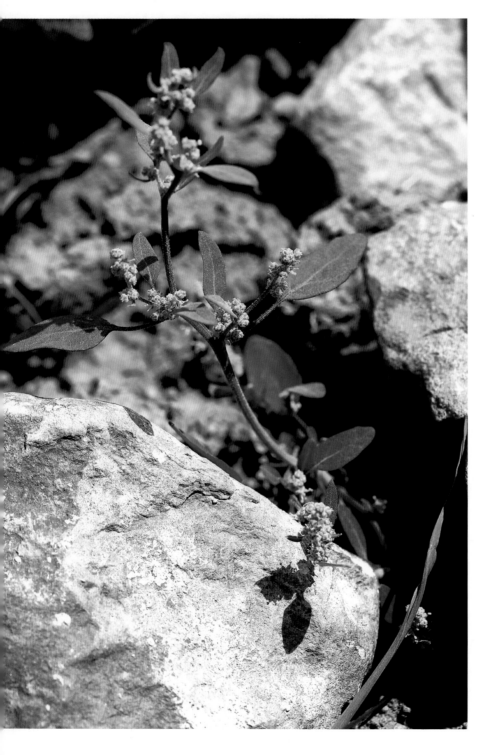

形态

一年生草本，高 30 ～ 150cm。茎直立，粗壮，具条棱及绿色或紫红色色条，多分枝；枝条斜升或开展。叶片菱状卵形至宽披针形，长 3 ～ 6cm，宽 2.5 ～ 5cm，先端急尖或微钝，基部楔形至宽楔形，上面通常无粉，有时嫩叶的上面有紫红色粉，下面多少有粉，边缘具不整齐锯齿；叶柄与叶片近等长，或为叶片长度的 1/2。花两性，花簇生于枝上部排列成或大或小的穗状圆锥状或圆锥状花序；花被裂片 5，宽卵形至椭圆形，背面具纵隆脊，有粉，先端钝或微凹，边缘膜质；雄蕊 5，花药伸出花被，柱头 2。果皮与种子贴生；种子横生，双凸镜状，直径 1.2 ～ 1.5mm，边缘钝，黑色，有光泽，表面具浅沟纹；胚环形。花果期 5 ～ 10 月。

分布

全国各地广泛分布。世界温带及热带其他地区均有分布。

生境

生长于路旁、荒地、田间。

▌ 药材名 ▌

奈吾（ནེའུ།），加奈（ཅ་ནེ།），加奈吾（ཅ་ནེའུ།），
喔奈、保奈（བོད་ནེ།）。

▌ 药用部位 ▌

地上部分。

▌ 功能与主治 ▌

祛风，清热。用于风热外感，疮伤，结石。

▌ 用量与用法 ▌

1 ~ 2g。内服研末，或入丸、散剂。外用适量。

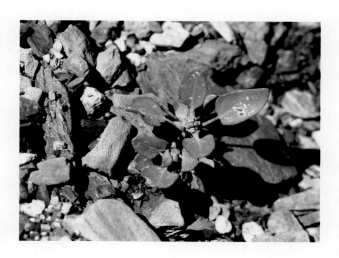

附 注

　　《四部医典》记载有"ནེའུ།"（奈吾），言其为发汗之药物。《蓝琉璃》记载"ནེ།"（奈）分为"ནེ་རགས།"（奈果，"山藜"之意）和"ནེ་དམར།"（奈玛，"红藜"之意）2种；《四部医典系列挂图全集》第三十一图中有"ནེ་རགས།"（奈果）的附图（104号图），汉译本译注为"老灰菜"，第三十二图中有"ནེ་དམར།"（奈玛）的附图（1号图），汉译本译注为"红叶灰菜"。《晶珠本草》言"奈吾"分为"ཅ་ནེ།"（加奈）和"བོད་ནེ།"（喔奈、保奈）2种，其中"加奈"又分生长在园中的"ཅ་ནེ།"（加奈，其汉译本译注为"红苋菜"）和"ནེ་རགས།"（奈果，其汉译本译注为"野苋菜"）2种，并言"加奈红色，涂在纸上，将纸染成红色。用保奈来擦，即擦去红色。"现代文献多记载"奈吾"的基原为藜科植物，其中"加奈"[又称"ཅ་ནེའུ།"（加奈吾）]的基原为藜属（*Chenopodium*）的藜 *C. album* L.（白藜）等多种同属植物；"保奈"[又称"བོད་ནེའུ།"（保奈吾）]的基原包括小果滨藜 *Microgynoecium tibeticum* Hook. f.、灰绿藜 *C. glaucum* L.、尖头叶藜 *C. acuminatum* Willd. 及刺果粉藜 *Atriplex sibirica* L.（西伯利亚滨藜）。有文献认为《晶珠本草》记载"加奈"的汁液可将纸染成红色，但藜属的一些植物的茎叶虽常带红色，但其汁液并非红色，而苋科苋属（*Amaranthus*）的一些种类其汁液确为红色，因而"加奈"的基原应为苋科植物红苋菜 *Amaranthus caudatus* L.（尾穗苋）或野苋菜 *A. viridis* L.（皱果苋），而藜 *C. album* L. 应为"保奈"的基原。但《中国藏药植物资源考订》认为《晶珠本草》所言"将纸染成红色"系指藜属植株上粘附的红色毛囊状颗粒，在用纸擦拭时可转而粘附于纸上从而"染红"纸，并非植物的汁液将纸染红，故《蓝琉璃》记载的"奈玛"及《晶珠本草》记载的生于园中的"加奈"的正品基原应为杖藜 *C. giganteum* D. Don，也包括藜 *C. album* L.，其形态与《四部医典系列挂图全集》的"奈玛"附图也基本相符；而《蓝琉璃》记载的"ནེ་རགས།"（奈果）与《晶珠本草》记载的"加奈"的第二种（奈果）均应为"བོད་ནེ།"（保奈），其基原为灰绿藜 *C. glaucum* L.、平卧藜 *C. prostratum* Bunge 等，其形态与《四部医典系列挂图全集》的"奈果"附图相似。（参见"平卧藜""尖头叶藜""菊叶香藜"条）

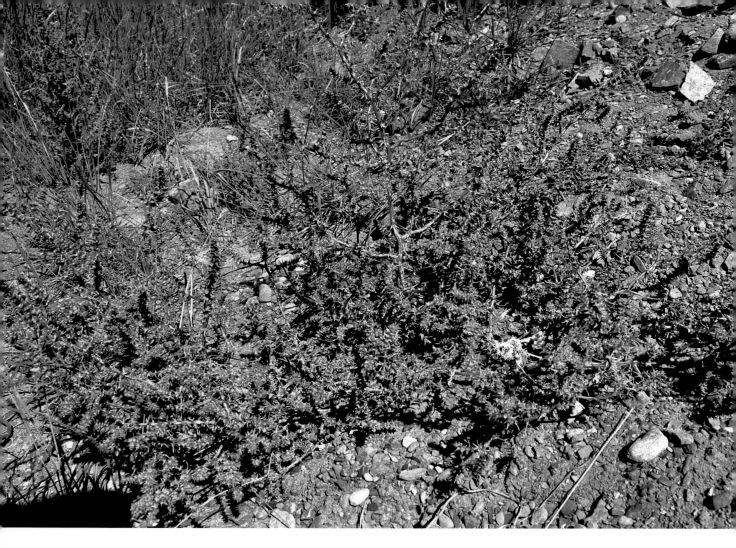

刺沙蓬

Salsola ruthenica Iljin

藜科（Chenopodiaceae）   猪毛菜属（*Salsola*）

┃ 形态 ┃

一年生草本，高30～100cm。茎直立，自基部分枝，茎、枝生短硬毛或近无毛，有白色或紫红色条纹。叶片半圆柱形或圆柱形，无毛或有短硬毛，长15～40mm，宽1～1.5mm，先端有刺状尖，基部扩展，扩展处边缘为膜质。花序穗状，生于枝条上部；苞片长卵形，先端有刺状尖，基部边缘膜质，比小苞片长；小苞片卵形，先端有刺状尖；花被片长卵形，膜质，无毛，背面有1脉；花被片果时变硬，自背面中部生翅，3翅较大，肾形或倒卵形，膜质，无色或淡紫红色，有数条粗壮而稀疏的脉，2翅较狭窄，花被果时（包括翅）直径7～10mm，花被片在翅以上部分近革质，先端薄膜质，向中央聚集，包覆果实；柱头丝状，长为花柱的3～4倍。种子横生，直径约2mm。花期8～9月，果期9～10月。

┃ 分布 ┃

分布于我国西藏、山东、江苏，以及东北、华北、西北地区。蒙古等也有分布。

生境

生长于河谷沙地、砂质戈壁、海边。

药材名

达才尔、达策儿（སྡུག་ཚེར།），嘎扎、卡查（ཀ་ཟི།）。

药用部位

地上部分。

功能与主治

达才尔：清疫热、肾热，平肝，降血压，解毒。用于肝热，肾热，高血压，瘟病时疫热症，发热，头痛。

用量与用法

1～2g。内服研末，或入丸、散剂。外用适量。

附注

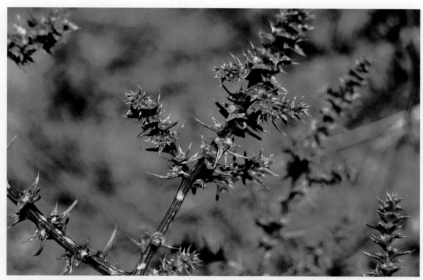

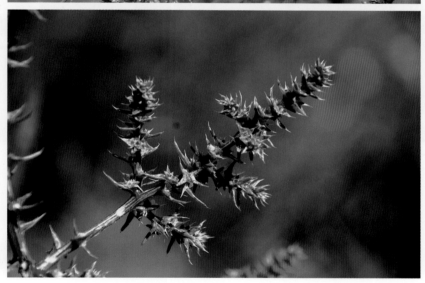

《四部医典》中记载有"ཀ་ཟི།"（卡查）和"གཟའ་ཀ་རི།"（甘扎嘎日）；《晶珠本草》将两者归于"树木类药物"的"树枝类药物"中，言两者为一类，"甘扎嘎日"为白者，"卡查"为黑者，黑者又称"达才尔"，为治"隆"热二合症、"培根"病、时疫热之药物。现代的不同文献对两者的基原有不同观点，所载基原涉及蔷薇科悬钩子属（Rubus）和藜科猪毛菜属（Salsola）的多种植物，多以悬钩子属植物为正品。文献记载，西藏部分藏医使用猪毛菜 S. collina Pall.（嘎扎、达策儿），四川部分藏医使用刺沙蓬 S. ruthenica Iljin（达策儿、达才尔）。从《晶珠本草》引《图鉴》记载的"树如蔷薇幼苗，花白黄色，有光泽，果实红色，聚生在一个膨大的花托上，叶茎被刺毛，茎中空"的形态来看，猪毛菜属植物显然与之不符，而悬钩子属植物则与其更相符。《藏标》以"悬钩木 /གཟའ་ཀ་རི།/ 堪扎嘎日"之名收载了粉枝莓 R. biflorus Buch.-Ham. ex Smith、青海悬钩子 R. kokoricus Hao（该种未见《中国植物志》记载）、石生悬钩子 R. saxatilis L. 的去皮及髓的茎部，《青海藏标》以"多腺悬钩子 /གཟའ་ཀ་རི།/ 甘扎嘎日"之名收载了多腺悬钩子 R. phoenicolasius Maxim. 的茎枝。（参见"粉枝莓""秀丽莓"条）

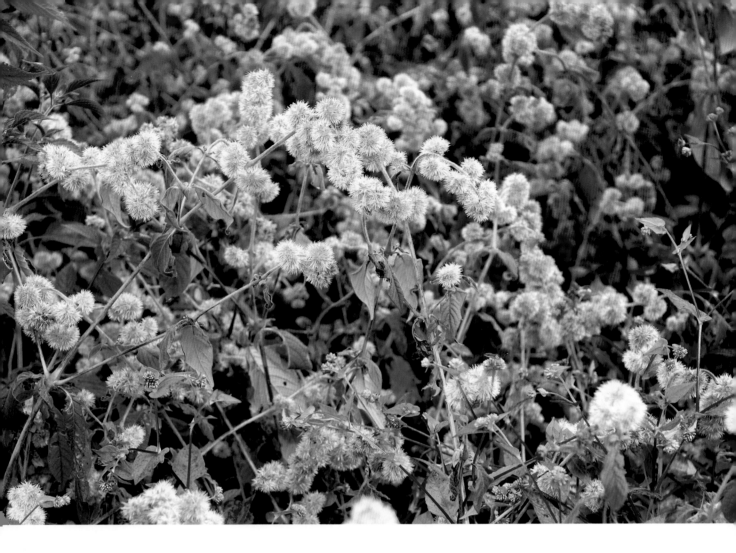

川牛膝

Cyathula officinalis Kuan

苋科（Amaranthaceae）　　　杯苋属（*Cyathula*）

▌ 形态 ▌

多年生草本，高 50 ～ 100cm。根圆柱形，鲜时表面近白色，干后灰褐色或棕黄色，根条圆柱状，扭曲，味甘而黏，后味略苦。茎直立，稍呈四棱形，多分枝，疏生长糙毛。叶片椭圆形或窄椭圆形，少数倒卵形，长 3 ～ 12cm，宽 1.5 ～ 5.5cm，先端渐尖或尾尖，基部楔形或宽楔形，全缘，上面贴生长糙毛，下面毛较密；叶柄长 5 ～ 15mm，密生长糙毛。花丛为三至六次二歧聚伞花序，密集成花球团；花球团直径 1 ～ 1.5cm，淡绿色，干时近白色，多数在花序轴上交互对生，在枝先端呈穗状排列，密集或相距 2 ～ 3cm；在花球团内，两性花在中央，不育花在两侧；苞片长 4 ～ 5mm，光亮，先端刺芒状或钩状；不育花的花被片常为 4，变成具钩的坚硬芒刺；两性花长 3 ～ 5mm，花被片披针形，先端具刺尖头，内侧 3 较窄；雄蕊花丝基部密生节状束毛；退化雄蕊长方形，长 0.3 ～ 0.4mm，先端齿状浅裂；子房圆筒形或倒卵形，长 1.3 ～ 1.8mm，花柱长约 1.5mm。胞果椭圆形或倒卵形，长 2 ～ 3mm，宽 1 ～ 2mm，淡黄色；种子椭圆形，透镜状，长 1.5 ～ 2mm，

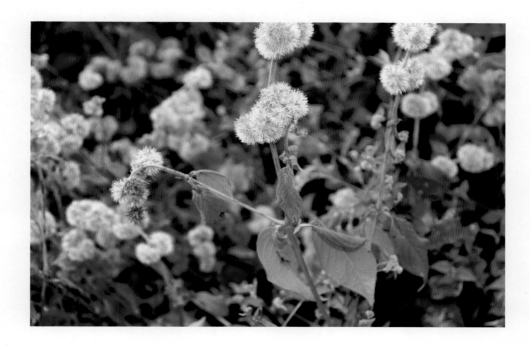

带红色，光亮。花期 6 ~ 7 月，果期 8 ~ 9 月。

▌ 分布 ▌

分布于我国四川、云南、贵州。

▌ 生境 ▌

生长于海拔 1500m 以上的灌丛、山坡。

▌ 药材名 ▌

索路曲孜（ཟུར་ལྷགས་ཀྱུ་ཞེ།）。

▌ 药用部位 ▌

根。

▌ 功能与主治 ▌

祛风湿，散血，通经，止痛，强壮筋骨。用于风湿性筋骨痛，跌打损伤，吐血衄血，热淋，痛经。

▌ 用量与用法 ▌

5 ~ 12g。孕妇慎用。

附　注

川牛膝 *C. officinalis* Kuan 的藏医药用记载见于现代文献，此外，同科植物牛膝 *Achyranthes bidentata* Blume 也同样药用。（参见"牛膝"条）

牛膝 *A.bidentata* Blume 和川牛膝 *C. officinalis* Kuan 在中医临床也有使用，但两者的功能与主治有所不同，两者均能逐瘀通经、利尿通淋，但牛膝兼能补肝肾、强筋骨、引血下行，而川牛膝兼能通利关节。

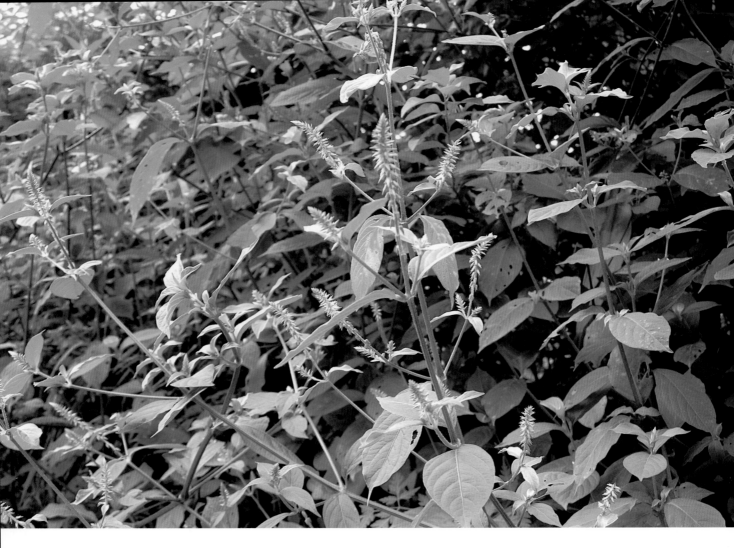

牛膝

Achyranthes bidentata Blume

| 苋科（Amaranthaceae） | 牛膝属（*Achyranthes*） |

▌ 形态 ▌

多年生草本，高 70 ～ 120cm。根圆柱形，直径 5 ～ 10mm，土黄色。茎有棱角或四方形，绿色或带紫色，有白色贴生或开展的柔毛；分枝对生。叶椭圆形或椭圆状披针形，也有倒披针形，长 4.5 ～ 12cm，宽 2 ～ 7.5cm，先端尾尖，基部楔形或宽楔形，叶柄长 5 ～ 30mm，叶两面及叶柄有贴生或开展柔毛。穗状花序顶生、腋生，长 3 ～ 5cm，花期后反折；总花梗长 1 ～ 2cm，有白色柔毛；花多数，密生，长约 5mm；苞片宽卵形，长 2 ～ 3mm，先端长渐尖；小苞片刺状，长 2.5 ～ 3mm，先端弯曲，基部两侧各有 1 卵形膜质小裂片，长约 1mm。花被片披针形，长 3 ～ 5mm，先端急尖；雄蕊长 2 ～ 2.5mm；退化雄蕊先端平圆，稍有缺刻状细锯齿。胞果矩圆形，长 2 ～ 2.5mm，黄褐色，光滑；种子矩圆形，长约 1mm，黄褐色。花期 7 ～ 9 月，果期 9 ～ 10 月。

▌ 分布 ▌

我国除东北地区外均有分布。朝鲜、印度、越南、菲律宾、马来西亚及非洲等均有分布。

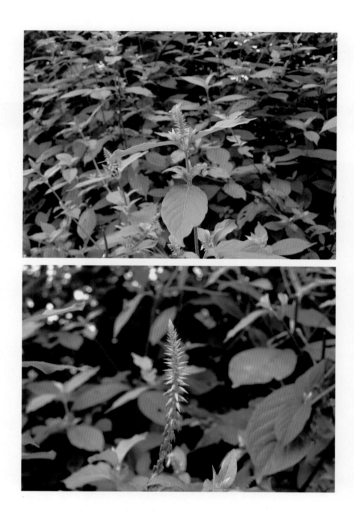

生境

生长于海拔 200 ～ 2900m 的山坡林下、草丛、路边。

药材名

索路曲孜（ཟུར་ལྗགས་ཆུ་རྩི།）。

药用部位

根。

功能与主治

祛风湿，散血，通经，止痛，强壮筋骨。用于风湿筋骨痛，跌打损伤，吐血衄血，热淋，痛经。

用量与用法

5 ～ 12g。孕妇慎用。

附 注

藏医药用牛膝 *Achyranthes bidentata* Blume 见于现代文献记载，称其为"ཟུར་ལྗགས་ཆུ་རྩི།"（索路曲孜），同科植物川牛膝 *Cyathula officinalis* Kuan 也作"索路曲孜"使用。（参见"川牛膝"条）

山紫茉莉

Oxybaphus himalaicus Edgew. [喜马拉雅紫茉莉 *Mirabilis himalaica* (Edgew.) Heim.]

紫茉莉科（Nyctaginaceae）　　　山紫茉莉属（*Oxybaphus*）

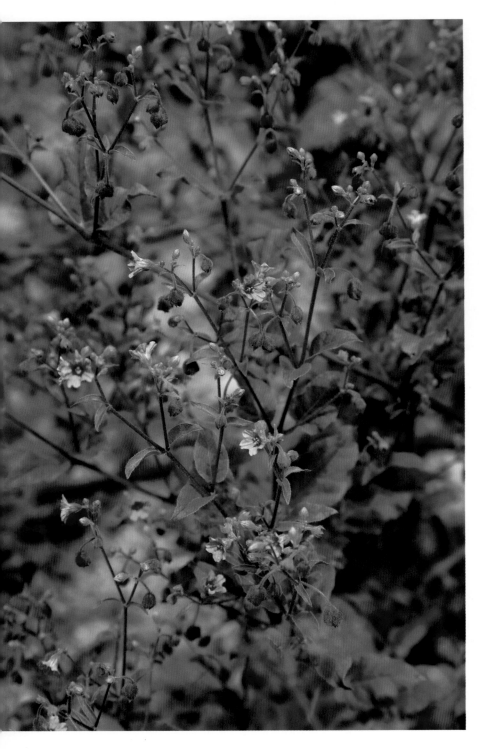

形态

茎斜升，长 60 ~ 120cm，圆柱形，密生粘腺毛。叶片卵形或卵状心形，长 5 ~ 7.5cm，宽 3.8 ~ 6.3cm，先端急尖，基部圆形或心形，具短缘毛；叶柄长 1.3 ~ 2.5cm。疏松圆锥花序，具长花序梗，花单生于总苞内；总苞钟状，长 6mm，5 齿裂，密被粘腺毛；花被玫瑰色，裂片开展，具褶；雄蕊 4，内藏。果实椭圆形或卵球形，长 8mm，粗糙，黑色。

分布

分布于我国西藏（加查、芒康）及喜马拉雅山脉其他地区。

生境

生长于海拔可达 3000m 的干热河谷、河边大石缝。

药材名

巴朱、帕朱、帕竹、哇志（ལྭ་ཙི）。

药用部位

根。

功能与主治

温肾，生肌，利尿，排石，干黄水。用于胃寒，肾寒，下身寒，阳痿浮肿，膀胱结石，腰痛，关节痛，黄水病。

用量与用法

3 ~ 5g。内服煎汤，或入丸、散剂。

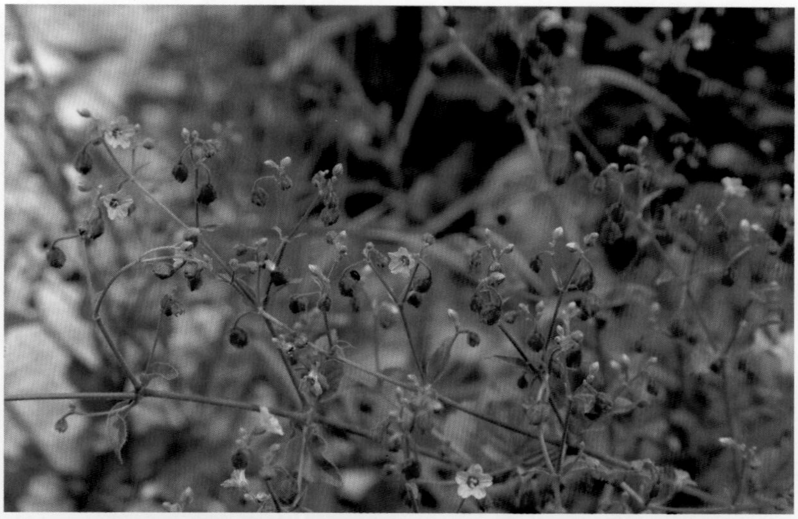

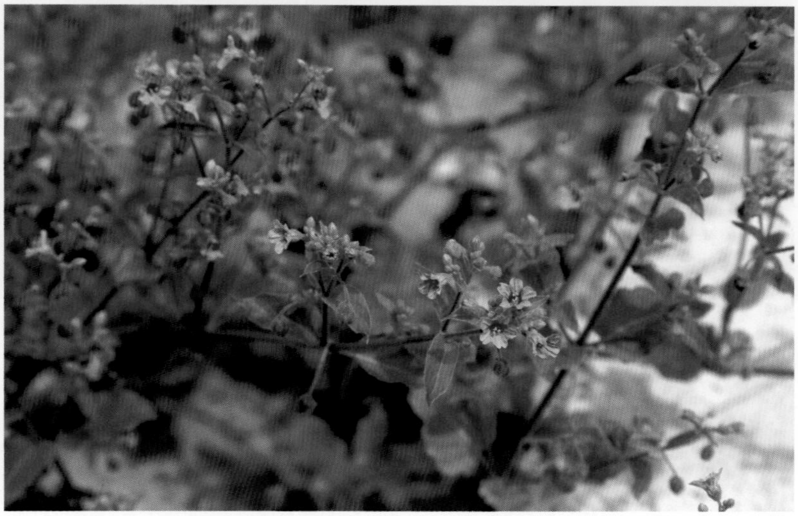

附　注

藏医药古籍《八支》《蓝琉璃》等记载有“བ་སྙི།”（巴朱），言其因花色不同有白、黑 2 种，以白者入药。《晶珠本草》记载“巴朱”的根形状如“ཐང་ཕྲོམ།”（唐冲，莨菪类），分为上（花白色）、中（花红色）、下（花黑色）3 品。现代文献均以喜马拉雅紫茉莉 *Mirabilis himalaica* (Edgew.) Heim.（山紫茉莉 *Oxybaphus himalaicus* Edgew.）为“巴朱”的正品，其变种中华紫茉莉 *Mirabilis himalaica* Edgew. var. *chinensis* Heim.[中华山紫茉莉 *Oxybaphus himalaicus* Edgew. var. *chinensis* (Heim.) D. Q. Lu] 为代用品。《部标藏药》以“喜马拉雅紫茉莉 /བ་སྙི།/ 巴朱”之名收载了喜马拉雅紫茉莉 *Mirabilis himalaica* (Edgew.) Heim.。据文献记载，青海（玉树、果洛、黄南）、甘肃南部和四川西部等地藏医也以玄参科植物狭裂马先蒿 *Pedicularis angustiloba* Tsoong 等同属多种植物作“巴朱”使用。（参见“中华山紫茉莉”“狭裂马先蒿”条）

在植物分类上，喜马拉雅紫茉莉 *Mirabilis himalaica* (Edgew.) Heim. 原属紫茉莉属（*Mirabilis*）植物。《中国植物志》将其从紫茉莉属中归入山紫茉莉属（*Oxybaphus*）中，并记载山紫茉莉 *Oxybaphus himalaicus* Edgew. 具有 4 雄蕊，总苞密被粘腺毛，产于喜马拉雅西部地区（印度西北部、不丹），西藏是否有该种分布尚存疑，我国仅分布有该种的变种中华山紫茉莉 *Oxybaphus Himalaicus* Edgew. var. *chinensis* (Heim.) D. Q. Lu（雄蕊 5，茎疏被腺毛至近无毛）。但据调查，西藏加查县雅鲁藏布江河谷地带分布有山紫茉莉 *O. himalaicus* Edgew.。且有学者调查表明，在同一植株上也存在雄蕊 4 和雄蕊 5 的花，以雄蕊数区分该 2 种是否合适尚值得商榷。（参见“中华山紫茉莉”“狭裂马先蒿”条）

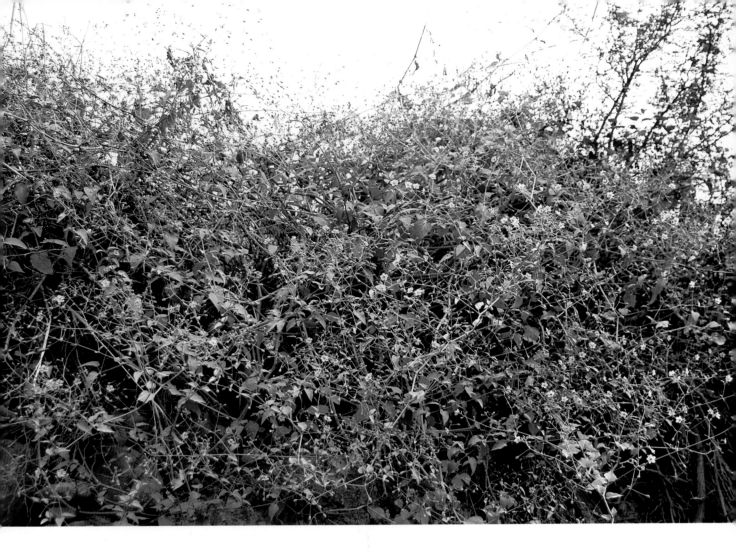

中华山紫茉莉

Oxybaphus himalaicus Edgew. var. *chinensis* (Heim.) D. Q. Lu.[中华紫茉莉 *Mirabilis himalaica* (Edgew.) Heim. var. *chinensis* Heim.]

紫茉莉科（Nyctaginaceae） 山紫茉莉属（*Oxybaphus*）

▌ 形态 ▌

一年生草本。茎斜升或平卧，圆柱形，多分枝，长 50 ～ 180cm，疏生腺毛至近无毛。叶片卵形，长 2 ～ 6cm，宽 1 ～ 5cm，先端渐尖或急尖，基部心形或圆形，上面粗糙，下面被毛，边缘具毛或不明显小齿；叶柄长 1 ～ 2cm。花生于枝顶或叶腋，花梗细长，长 2 ～ 2.5cm，密被粘腺毛；总苞钟形，长 2.5 ～ 5mm，具 5 三角形齿，外面密被粘腺毛；花被紫红色或粉红色，长 6 ～ 8mm，先端 5 裂；雄蕊 5，与花被近等长，花丝线形，拳卷，内弯，花药卵形，2 室，纵裂；子房倒圆锥形，无毛，花柱线形，与花被等长或稍长，柱头膨大，多裂。果实椭圆形或卵球形，长约 5mm，黑色。花果期 8 ～ 10 月。

▌ 分布 ▌

分布于我国甘肃东南部、四川北部、云南、西藏（加查）、陕西南部。

▌生境▐

生长于海拔 700 ～ 3400m
干暖河谷的灌丛、草地、河
边大石缝中、石墙上。

▌药材名▐

巴朱、帕朱、帕竹（ བ་རུ ）。

▌药用部位▐

根。

▌功能与主治▐

温肾，生肌，利尿，排石，
干黄水。用于胃寒，肾寒，
下身寒，阳痿浮肿，膀胱结
石，腰痛，关节痛，黄水病。

▌用量与用法▐

3 ～ 5g。内服煎汤，或入丸、散剂。

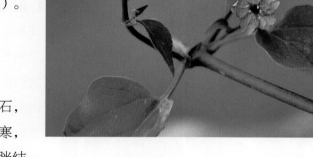

附 注

　　藏医药古籍《八支》《蓝琉璃》等记载 "བ་རུ"（巴朱）因花色不同有白、黑 2 种，言以白者入药。《晶珠本草》引《图鉴》之记载言其 "根形状如 'ཏང་ཁྲོམ'（唐冲，菪茗类），茎多分枝，花红色"，记载其分上（花白色）、中（花红色）、下（花黑色）3 品。现代文献均以喜马拉雅紫茉莉 *Mirabilis himalaica* (Edgew.) Heim. 为 "巴朱" 的正品，以其变种中华紫茉莉 *M. himalaica* (Edgew.) Heim. var. *chinensis* Heim. 为代用品。《中国植物志》将喜马拉雅紫茉莉 *M. himalaica* (Edgew.) Heim. 从紫茉莉属（*Mirabilis*）中分出，归入山紫茉莉属（*Oxybaphus*），记载其为山紫茉莉 *O. himalaicus* Edgew.，而将 *M. himalaica* (Edgew.) Heim. 作为其异名处理，并记载该种具有 4 雄蕊，产于喜马拉雅山西部地区（印度西北部、不丹），并指出《西藏植物志》记载西藏个别地方有分布，但未见有 4 雄蕊的标本，西藏是否有该种分布尚存疑，我国仅分布有该种的变种中华山紫茉莉 *O. himalaicus* Edgew. var. *chinensis* (Heim.) D. Q. Lu.（雄蕊 5，茎疏被腺毛至近无毛）。但据调查，西藏加查雅鲁藏布江河谷地带分布有山紫茉莉 *O. himalaicus* Edgew.。据文献记载，在青海（玉树、果洛、黄南）、甘肃南部和四川西部等地尚用玄参科植物狭裂马先蒿 *Pedicularis angustiloba* Tsoong、邓氏马先蒿 *P. dunniana* Bonati（褐毛马先蒿）、硕大马先蒿 *P. ingens* Maxim. 等数种马先蒿属（*Pedicularis*）植物的根作 "巴朱" 使用，此多种均为地方习用品。（参见 "山紫茉莉" "狭裂马先蒿" "硕大马先蒿" 条）

商陆

Phytolacca acinosa Roxb.

商陆科（Phytolaccaceae） 商陆属（*Phytolacca*）

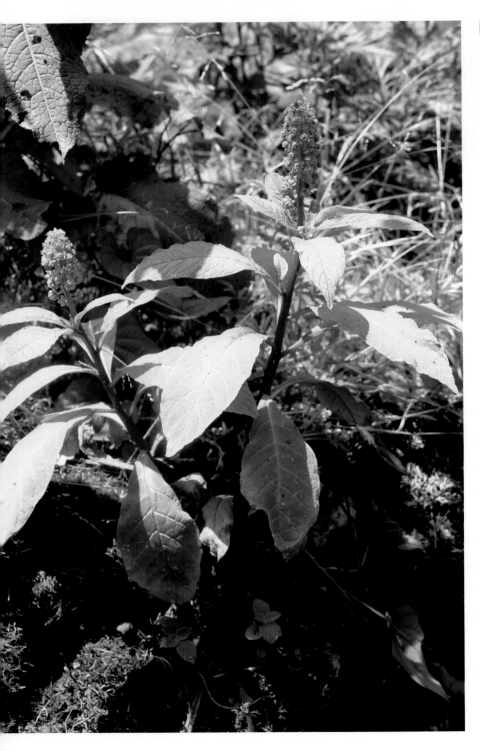

形态

多年生草本，高 0.5 ~ 1.5m，全株无毛。根肥大，肉质，倒圆锥形，外皮淡黄色或灰褐色，内面黄白色。茎直立，圆柱形，有纵沟，肉质，绿色或红紫色，多分枝。叶片薄纸质，椭圆形、长椭圆形或披针状椭圆形，长 10 ~ 30cm，宽 4.5 ~ 15cm，先端急尖或渐尖，基部楔形，渐狭，两面散生细小白色斑点（针晶体），背面中脉凸起；叶柄长 1.5 ~ 3cm，粗壮，上面有槽，下面半圆形，基部稍扁宽。总状花序顶生或与叶对生，圆柱状，直立，通常比叶短，密生多花；花序梗长 1 ~ 4cm；花梗基部的苞片线形，长约 1.5mm，上部 2 小苞片线状披针形，均膜质；花梗细，长 6 ~ 10（~ 13）mm，基部变粗；花两性，直径约 8mm；花被片 5，白色、黄绿色，椭圆形、卵形或长圆形，先端圆钝，长 3 ~ 4mm，宽约 2mm，大小相等，花后常反折；雄蕊 8 ~ 10，与花被片近等长，花丝白色，钻形，基部呈片状，宿存，花药椭圆形，粉红色；心皮通常为8，有时少至5或多至10，分离；花柱短，直立，先端下弯，柱头不明显。果序直立；浆果扁球形，直径约7mm，熟时黑色；种子肾形，黑色，长约3mm，具3棱。花期5～8月，果期6～10月。

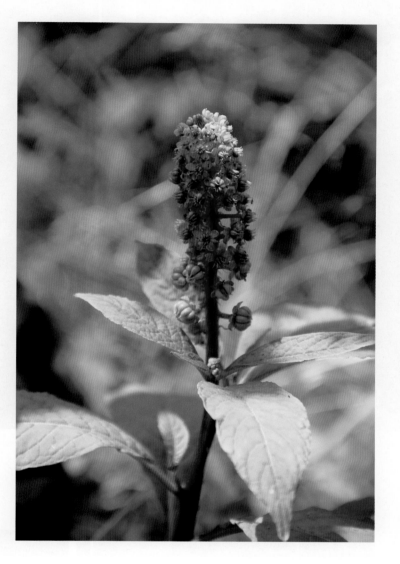

分布

分布于我国除黑龙江、吉林、辽宁、内蒙古、新疆、青海外的其他各省区。朝鲜、日本也有分布。

生境

生长于海拔500～3400m的沟谷、山坡林下、林缘、路旁。

药材名

巴规、巴沃（དབའ་ནག）），巴窝嘎布、华吾嘎保、华乌嘎保（དབའ་བོ་དཀར་པོ）。

药用部位

根。

功能与主治

清热解毒。用于食物中毒，热性疾病，梅毒引起的疼痛症。

用量与用法

2～6g。内服煎汤，或入丸、散剂；有毒，孕妇忌服。

附注

《四部医典》中记载有"དབའ་ནག"（巴规）。《晶珠本草》记载其名为"དབའ་པོ"（巴保），言其分为白["དབའ་བོ་དཀར་པོ"（华吾嘎保）]、黄["དབའ་བོ་སེར་པོ"（华吾赛保）]、山生["དབའ་ནག"（巴规）]3种，为疗毒热症之药物。现代文献记载现各地藏医多以商陆 P. acinosa Roxb. 作白者（华吾嘎保）或山生者（巴规）使用，而黄者的基原不明；有观点认为，从《晶珠本草》记载的"巴保"的形态、产地来看，商陆 P. acinosa Roxb. 并非古时所用"巴保"的正品。据文献记载，云南迪庆、四川德荣、西藏芒康盐井、四川乡城等地藏医习以龙胆科植物黄秦艽 Veratrilla baillonii Franch. 作黄者（华吾赛保）使用，迪庆藏医还使用垂序商陆 P. americana L.。（参见"黄秦艽""垂序商陆"条）

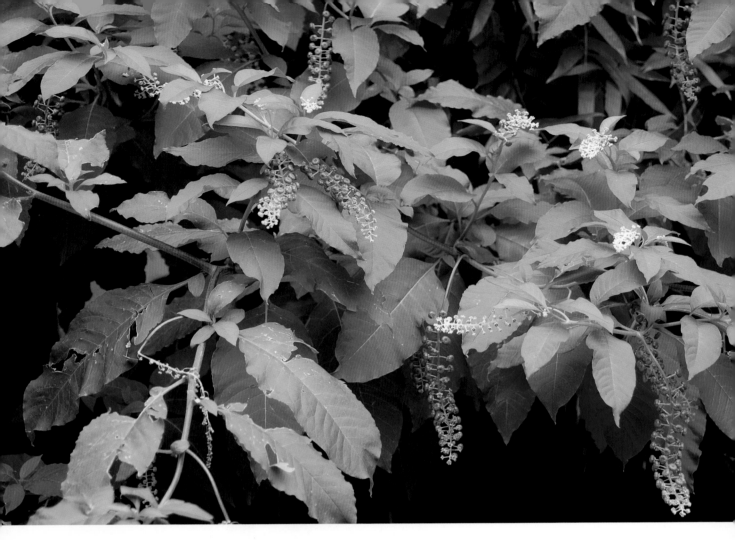

垂序商陆
Phytolacca americana L.

商陆科（Phytolaccaceae） | 商陆属（*Phytolacca*）

▌ 形态 ▌

多年生草本，高 1 ～ 2m。根粗壮，肥大，倒圆锥形。茎直立，圆柱形，有时带紫红色。叶片椭圆状卵形或卵状披针形，长 9 ～ 18cm，宽 5 ～ 10cm，先端急尖，基部楔形；叶柄长 1 ～ 4cm。总状花序顶生或侧生，长 5 ～ 20cm；花梗长 6 ～ 8mm；花白色，微带红晕，直径约 6mm；花被片 5；雄蕊、心皮及花柱通常均为 10，心皮合生。果序下垂；浆果扁球形，成熟时紫黑色；种子肾圆形，直径约 3mm。花期 6 ～ 8 月，果期 8 ～ 10 月。

▌ 分布 ▌

原产于北美洲。我国引种后逸为野生，分布于河北、陕西、山东、江苏、浙江、江西、福建、河南、湖北、广东、四川、云南等。

▌ 生境 ▌

生长于山坡、村旁、路边、荒地。

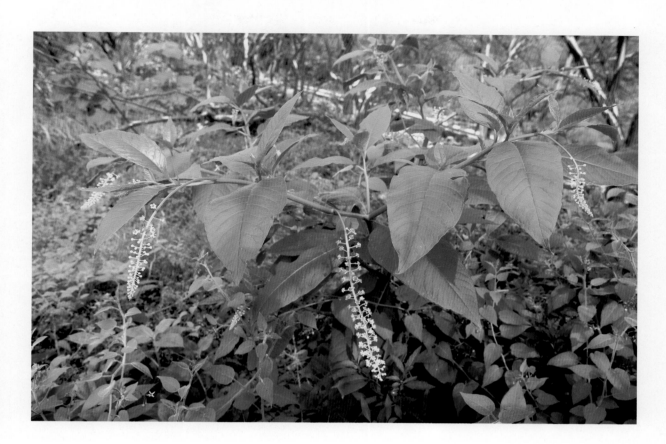

▌ 药材名 ▐

巴规、巴沃（དབའ་ནད་），巴规卡布（དབའ་ནད་རིགས་）。

▌ 药用部位 ▐

根。

▌ 功能与主治 ▐

清热解毒，利水。用于中毒症，口臭，呃逆，水肿。

▌ 用量与用法 ▐

2 ~ 6g。内服煎汤，或入丸、散剂；有毒，孕妇忌服。

附 注

　　《四部医典》中记载有"དབའ་ནད་"（巴规）；《晶珠本草》中记载有"དབའ་བོ་"（巴保），言其分为白 ["དབའ་བོ་དཀར་བོ་"（华吾嘎保）]、黄 ["དབའ་བོ་སེར་བོ་"（华吾赛保）]、山生 ["དབའ་ནད་"（巴规）] 3 种，记载其为治疗毒热症之药物。现代文献记载各地藏医多以商陆 P. acinosa Roxb. 作白者（华吾嘎保）或山生者（巴规）使用。但也有观点认为，商陆 P. acinosa Roxb. 并非古时所用"巴保"的正品。据《中国藏药植物资源考订》记载，云南迪庆藏医习以垂序商陆 P. americana L. 作"巴规"使用，称其为"དབའ་ནད་རིགས་"（巴规卡布，"巴规"类之意）。（参见"商陆"条）

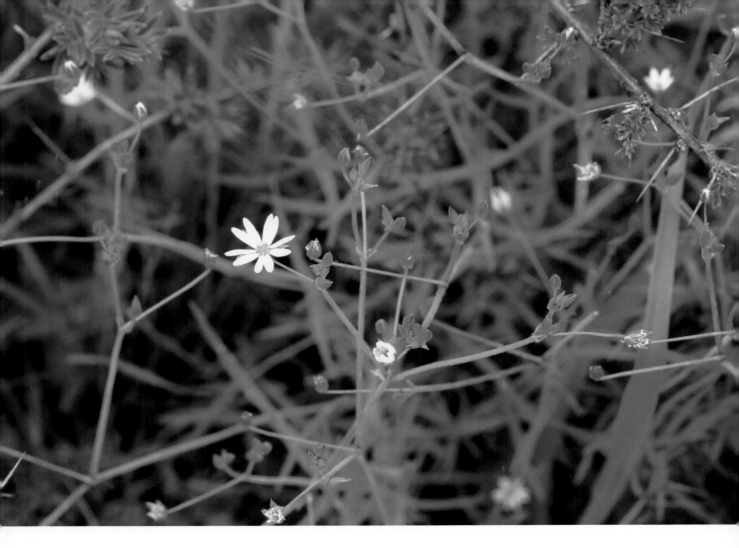

禾叶繁缕

Stellaria graminea L.

石竹科（Caryophyllaceae）　　　　繁缕属（*Stellaria*）

▌ 形态 ▌

多年生草本，高 10 ~ 30cm，全株无毛。茎细弱，密丛生，近直立，具 4 棱。叶无柄，叶片线形，长 0.5 ~ 4（~ 5）cm，宽 1.5 ~ 3（~ 4）mm，先端尖，基部稍狭，微粉绿色，边缘基部有疏缘毛，中脉不明显，下部叶叶腋生出不育枝。聚伞花序顶生或腋生，有时具少数花；苞片披针形，长 2（~ 5）mm，边缘膜质，中脉明显；花梗纤细，长 0.5 ~ 2.5cm；花直径约 8mm；萼片 5，披针形或狭披针形，长 4 ~ 4.5mm，具 3 脉，绿色，有光泽，先端渐尖，边缘膜质；花瓣 5，稍短于萼片，白色，2 深裂；雄蕊 10，花丝丝状，无毛，长 4 ~ 4.5mm，花药带褐色，小，宽椭圆形，长 0.3mm；子房卵状长圆形，花柱 3，稀 4，长约 2mm。蒴果卵状长圆形，长 3.5mm，显著长于宿存萼；种子近扁圆形，深栗褐色，具粒状钝突起，长约 1mm。花期 5 ~ 7 月，果期 8 ~ 9 月。

▌ 分布 ▌

分布于我国西藏（江达）、青海、甘肃、四川、云南、湖北、陕西、河北、北京、山东、新疆。

印度、阿富汗、俄罗斯及欧洲
其他地区和喜马拉雅山脉一
带也有分布。

┃ 生境 ┃

生长于海拔 1400 ～ 4150m 的
山坡草地、林下、石缝中。

┃ 药材名 ┃

齐相嘎毛、齐相嘎卡、息象孕
尔毛（ཤྱེ་གང་དཀར་མོ།）。

┃ 药用部位 ┃

全草。

┃ 功能与主治 ┃

清肺热。用于肺炎；熬膏外用
于疮疖。

┃ 附 注 ┃

《蓝琉璃》在"药物补述"
中增加记载有"ཤྱེ་གང་དཀར་མོ།"（齐
相嘎毛），言其"茎细丛生，
叶不大，花白色，功效清肺热，
作外治肿瘤的药锭"。《晶珠
本草》在"齐相嘎毛"条中引

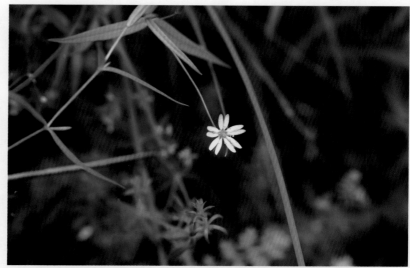

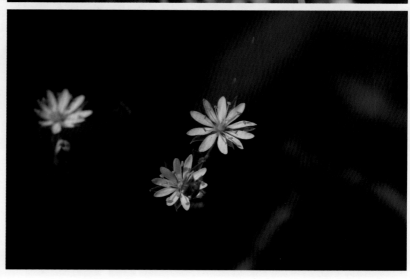

《图鉴》言"生长在草甸，叶状如野兽须"；又言"植株丛生，无叶片、叶柄，状如野兽须，花白
色"。《蓝琉璃》及《晶珠本草》均记载关于"齐相嘎毛"的来源古人有动物、植物、矿物类之说。
现代文献记载的"齐相嘎毛"的基原均为植物类，包括石竹科植物禾叶繁缕 *S. graminea* L.、云南繁
缕 *S. yunnanensis* Franch.（千针万线草）、伞花繁缕 *S. umbellata* Turcz.、雀舌草 *S. uliginosa* Murr.、
狭叶具毛无心菜 *Arenaria trichophora* Franch. var. *angustifolia* Franch.（狭叶无心菜 *A. yulongshanensis*
L. H. Zhou）、澜沧雪灵芝 *A. lancangensis* L. H. Zhou，以及眼子菜科植物龙须眼子菜 *Potamogeton
pectinatus* Linn.（篦齿眼子菜）、小眼子菜 *P. pusillus* Linn.、尖叶眼子菜 *P. oxyphyllus* Miq.。上述植
物中，似以澜沧雪灵芝 *A. lancangensis* L. H. Zhou 与古籍记载的生境和形态较为一致，但现藏医多
将雪灵芝（蚤缀）类植物作为"ཨ་ཀྲོང་།"（阿仲）类的基原，而习用繁缕类植物作"齐相嘎毛"。上
述眼子菜类植物虽叶形状似"野兽须"，但为水生植物，显然与古籍记载不符。（参见"甘肃雪灵
芝""眼子菜"条）

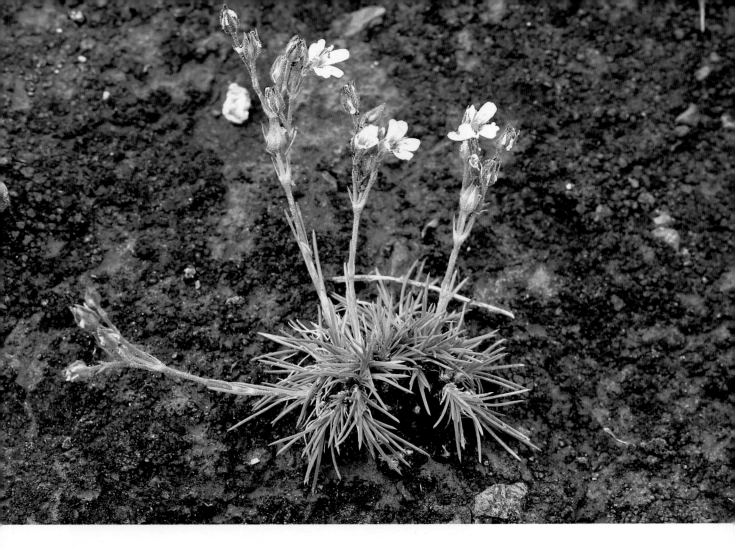

针叶老牛筋

Arenaria acicularis Williams ex Keissler

石竹科（Caryophyllaceae） | 无心菜属（*Arenaria*）

▌形态 ▌

多年生紧密簇生草本，高 6 ~ 20cm。根长而粗壮，木质化。茎被粗糙毛。叶片线状针形，具 3 脉，侧脉紧靠叶缘；近花序处的叶披针状线形，基部较宽，膜质，联合成短鞘，边缘干膜质，先端急尖。二歧聚伞花序具 6 ~ 9 花，紧密簇生；花序轴较长；花梗疏被腺柔毛；萼片披针形，先端渐尖，劲直，膜质，常呈紫红色，边缘宽膜质，外面具紧密的 3 细脉；花瓣倒卵形，长 5 ~ 6mm；雄蕊 10，花药黄色；子房倒卵形，花柱 3。蒴果倒卵状长圆形，3 瓣裂，裂片先端 2 裂。花果期 7 ~ 8 月。

▌分布 ▌

分布于我国西藏（东起林芝，西至普兰，南自亚东，北至林周一带）。

▌生境 ▌

生长于海拔 3020 ~ 4600（~ 5200）m 的河谷草地。

▌ 药材名 ▌

阿仲（ཨ་འཆི་ད།），阿仲嘎保、阿仲嘎布、阿中嘎保、阿仲嘎博（ཨ་འཆི་དཀར་པོ།）。

▌ 药用部位 ▌

全草。

▌ 功能与主治 ▌

退热，止咳，降血压，利肺，滋补。用于肺病，肺热咳嗽，支气管炎，淋巴结结核，高血压，淋病，子宫病。

▌ 用量与用法 ▌

3 ～ 6g。内服煎汤，或入丸、散剂。

附 注

《晶珠本草》记载"ཨ་འཆི།"（阿仲）分为白阿仲、蒿阿仲、木阿仲3种。现代不同文献对"阿仲"类的品种划分并不一致，记载其基原涉及石竹科、毛茛科、菊

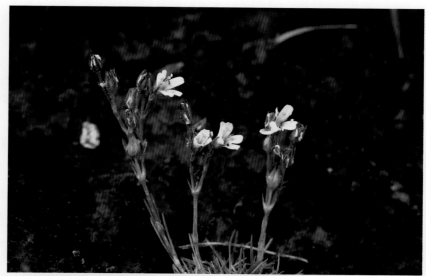

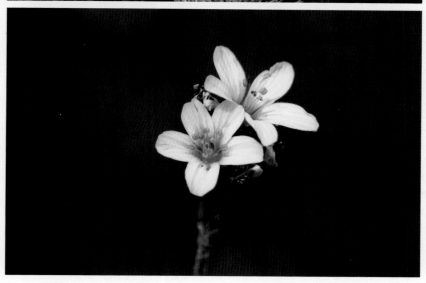

科、虎耳草科及报春花科的多科多属多种植物。现藏医使用较多的为白阿仲 ["ཨ་འཆི་དཀར་པོ།"（阿仲嘎保），《蓝琉璃》记载为"ཛཿ་ཨ་འཆི་དཀར་པོ།"（杂阿仲嘎保）]，其基原主要为无心菜属（*Arenaria*）植物中呈团垫状的种类；不呈团垫状而呈密集簇生状的种类则作代用品，文献记载的代用品有针叶老牛筋 *A. acicularis* Williams ex Keissler、海子山老牛筋 *A. haitzeshanensis* Y. W. Tsui ex C. Y. Wu。《部标藏药》以"蚤缀 /ཛཿ་ཨ་འཆི།/ 杂阿仲"之名、《青海藏标》以"甘肃蚤缀 /ཨ་འཆི་དཀར་པོ།/ 阿中嘎保"之名收载了甘肃蚤缀 *A. kansuensis* Maxim.（甘肃雪灵芝）及卵瓣蚤缀 *A. kansuensis* Maxim. var. *ovatipetata* Y. W. Tsui et L. H. Zhou（《中国植物志》将该变种并入了甘肃雪灵芝中）。（参见"甘肃雪灵芝""藓状雪灵芝""海子山老牛筋"条）

海子山老牛筋

Arenaria haitzeshanensis Y. W. Tsui ex C. Y. Wu

石竹科（Caryophyllaceae） | 无心菜属（*Arenaria*）

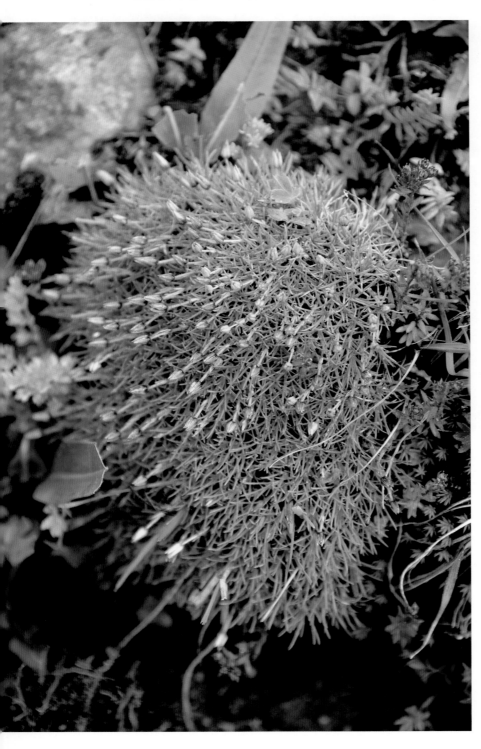

形态

多年生垫状草本，高6～10cm。根圆锥形，木质化，黑褐色。茎紧密丛生。基生叶叶片线形，长2～5cm，宽约1mm，基部较宽，先端急尖；茎生叶2～3对，叶片钻形或线状钻形，长1～2cm，宽1～2mm，基部较宽，先端具刺状尖，边缘狭膜质，具凸起的中脉。花序聚伞形，具1～3花，花序轴密被长毛；苞片披针形，长6～7mm，基部较宽，先端具刺状尖，边缘膜质；萼片披针形，长6～7（～8）mm，基部加厚，先端急尖，边缘狭膜质，具1～3脉；花瓣白色，卵形，长约为萼片的3/5；子房倒卵形，约2mm，花柱3，长2～3mm。花期7～8月。

分布

分布于我国四川（康定、巴塘、德格）、西藏东部（江达）。

生境

生长于海拔3700～4400m的高山草甸。

药材名

阿仲嘎保、阿仲嘎布、阿中嘎

保、阿仲嘎博（ཨ་འབྲོང་དཀར་པོ།），杂阿仲嘎保（རྩ་ཨ་འབྲོང་དཀར་པོ།）。

▋ 药用部位 ▋

带根全草。

▋ 功能与主治 ▋

退热，止咳，降压，滋补。用于肺炎，淋病，淋巴结核，高血压，子宫病。

附 注

《晶珠本草》记载"ཨ་འབྲོང་།"（阿仲）分为白阿仲、蒿阿仲、木阿仲 3 种。现代文献对"阿仲"类的品种划分并不一致，不同文献记载的各种"阿仲"的基原涉及石竹科、毛茛科、菊科、虎耳草科及报春花科的多属多种植物。现藏医多使用白阿仲 ["ཨ་འབྲོང་དཀར་པོ།"（阿仲嘎保），《蓝琉璃》记载其为"རྩ་ཨ་འབྲོང་དཀར་པོ།"（杂阿仲嘎保）]，多以无心菜属（*Arenaria*）植物中呈团垫状的种类为正品。《部标藏药》和《青海藏标》分别以"蚤缀 /རྩ་ཨ་འབྲོང་།/ 杂阿仲"和"甘肃蚤缀 /ཨ་འབྲོང་དཀར་པོ།/ 阿仲嘎保"之名收载了甘肃蚤缀 *A. kansuensis* Maxim.（甘肃雪灵芝）及卵瓣蚤缀 *A. kansuensis* Maxim. var. *ovatipetala* Tsui。海子山老牛筋 *A. haitzeshanensis* Y. W. Tsui ex C. Y. Wu（海子山蚤缀）为四川甘孜藏医习用的"阿仲嘎保"的基原之一，又被称为"杂阿仲嘎保"。（参见"甘肃雪灵芝""藓状雪灵芝""针叶老牛筋"条）

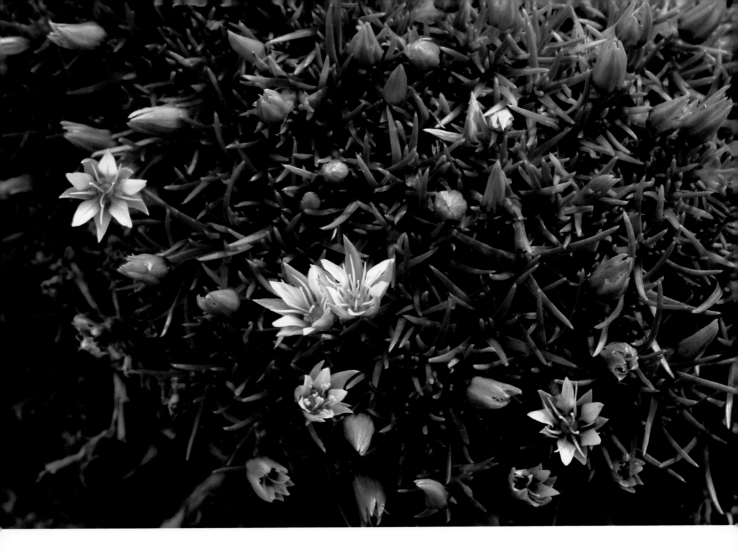

雪灵芝

Arenaria brevipetala Y. W. Tsui et L. H. Zhou（短瓣雪灵芝）

石竹科（Caryophyllaceae）　　　　无心菜属（*Arenaria*）

▌形态▐

多年生垫状草本，高5～8cm。主根粗壮，木质化。茎下部密集枯叶，叶片针状线形，长1.5～2cm，宽约1mm，先端渐尖，呈锋芒状，边缘狭膜质，内卷，基部较宽，膜质，抱茎，上面凹入，下面凸起；茎基部的叶较密集，上部2～3对。花1～2，生于枝端，花枝明显超出不育枝；苞片披针形，长约5mm，宽1～1.5mm，草质；花梗长0.5～1.5mm，被腺柔毛，先端弯垂；萼片5，卵状披针形，长6～7mm，宽约2mm，先端尖，基部较宽，边缘白色，膜质，具3脉，中脉凸起，侧脉不甚明显；花瓣5，卵形，长3～4mm，宽约2mm，白色；花盘杯状，具5腺体；雄蕊10，花丝线状，花药黄色；子房球形，直径约2mm，花柱3，长约3mm。花期6～8月。

▌分布▐

分布于我国四川西部和北部（南自木里、乡城，经道孚、丹巴，北至阿坝、德格，东至康定）、青海东南部（玉树一带）、西藏东北部（昌都至安多）。

▎生境▎

生长于海拔 3400 ~ 4600m 的高山草甸、碎石带。

▎药材名▎

阿仲（ཨ་གྲོང་།），杂阿仲嘎保（རྩ་ཨ་གྲོང་དཀར་པོ།）。

▎药用部位▎

全草。

▎功能与主治▎

退热，止咳。用于肺炎及其他肺病。

▎用量与用法▎

3 ~ 6g。内服煎汤，或入丸、散剂。

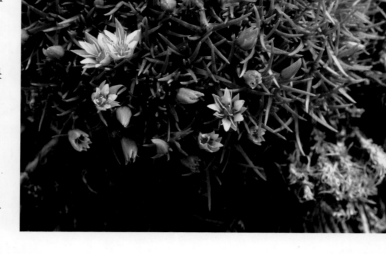

附 注

《四部医典》记载 "མཁན་པ་ཨ་གྲོང་།" [即 "འབན་པ་ཨ་གྲོང་།"（坎巴阿仲）] 为清肺热之药物。《蓝琉璃》言 "ཨ་གྲོང་།"（阿仲）分为 "འབན་པ་ཨ་གྲོང་།"（坎巴阿仲）、"ཕུར་གྲོང་ཨ་གྲོང་།"（普尔芒阿仲）、"རྩ་ཨ་གྲོང་།"（杂阿仲）和 "ཤིང་ཨ་གྲོང་།"（兴阿仲）4 类；《晶珠本草》则将 "阿仲" 分为白（或草）阿仲 "ཨ་གྲོང་དཀར་པོ།"（阿仲嘎保，或称 "杂阿仲"）、蒿阿仲 "མཁན་པ་ཨ་གྲོང་།" [即 "མཁན་པ་ཨ་གྲོང་།（坎巴阿仲）、"འབན་ཨ་གྲོང་།"（坎阿仲）]、木阿仲 "ཕུར་དཀར།"（普嘎尔）3 种。现代文献记载的 "阿仲" 类的基原涉及无心菜属（*Arenaria*）以及菊科、毛茛科、虎耳草科及报春花科的多种植物，但不同文献对 "阿仲" 的品种划分及其基原记载并不一致，多以无心菜属植物作 "阿仲嘎保" 使用，或统称其为 "阿仲"。《部标藏药》以 "蚤缀 /རྩ་ཨ་གྲོང་།/ 杂阿仲" 之名、《青海藏标》以 "甘肃蚤缀 /ཨ་གྲོང་དཀར་པོ།/ 阿仲嘎保" 之名收载了甘肃蚤缀 *A. kansuensis* Maxim.（甘肃雪灵芝）及卵瓣蚤缀 *A. kansuensis* Maxim. var. *ovatipetala* Tsui。据文献记载，雪灵芝 *A. brevipetala* Y. W. Tsui et L. H. Zhou（短瓣雪灵芝）为 "阿仲" 或 "ཨ་གྲོང་དཀར་པོ།" 的基原之一。（参见 "甘肃雪灵芝" "山生福禄草" "铺散亚菊" "黑虎耳草" "垫状点地梅" "石砾唐松草" 条）

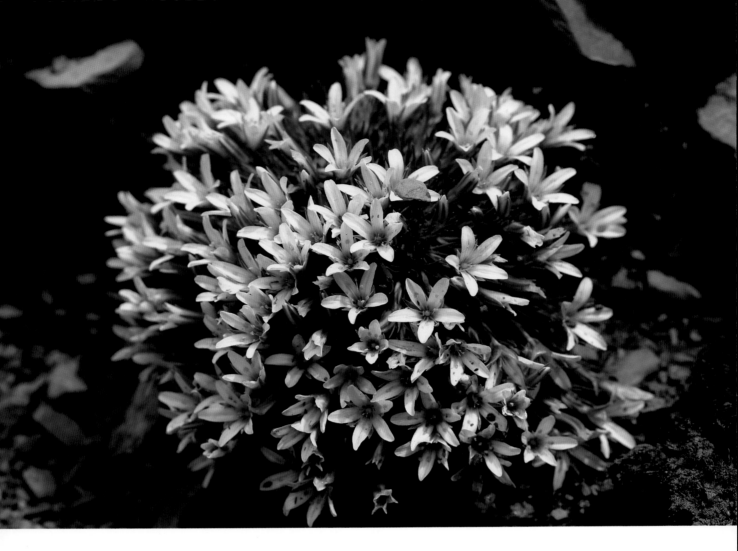

甘肃雪灵芝

Arenaria kansuensis Maxim.

石竹科（Caryophyllaceae） 无心菜属（*Arenaria*）

▌形态 ▌

多年生垫状草本，高 4 ~ 5cm。主根粗壮，木质化，下部密集枯叶。叶片针状线形，长 1 ~ 2cm，宽约 1mm，基部稍宽，抱茎，边缘狭膜质，下部具细锯齿，稍内卷，先端急尖，呈短芒状，上面微凹入，下面凸出，呈三棱形，质稍硬，紧密排列于茎上。花单生于枝端；苞片披针形，长 3 ~ 5mm，宽 1 ~ 1.5mm，基部联合成短鞘，边缘宽膜质，先端锐尖，具 1 脉；花梗长 2.5 ~ 4mm，被柔毛；萼片 5，披针形，长 5 ~ 6mm，基部较宽，边缘宽膜质，先端尖，具 1 脉；花瓣 5，白色，倒卵形，长 4 ~ 5mm，基部狭，呈楔形，先端钝圆；花盘杯状，具 5 腺体；雄蕊 10，花丝扁线形，长约 4mm，花药褐色；子房球形，1 室，具多数胚珠，花柱 3，线形，长约 3mm。花期 7 月。

▌分布 ▌

分布于我国青海、西藏东部、甘肃南部、四川西部、云南西北部。

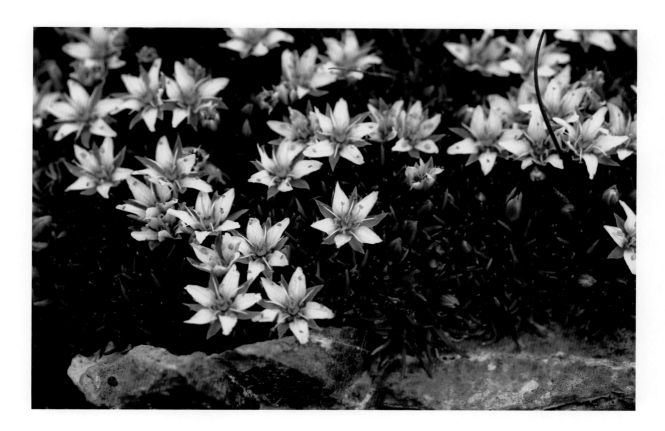

▌ 生境 ▌

生长于海拔 3500 ~ 5300m 的高山草甸、山坡草地、砾石地带。

▌ 药材名 ▌

阿仲（ཨ་འཁྲིད་།），杂阿仲、匝阿仲（ཙ་ལ་འཁྲིད་།），阿仲嘎保、阿仲嘎布（ཨ་འཁྲིད་དཀར་པོ།）。

▌ 药用部位 ▌

全草。

▌ 功能与主治 ▌

退热，止咳。用于肺炎及其他肺病。

▌ 用量与用法 ▌

3 ~ 6g。内服煎汤，或入丸、散剂。

附　注

　　《四部医典》记载"བགབ་པ་ཨ་འཁྲིད་།"["འབགབ་པ་ཨ་འཁྲིད་།"（坎巴阿仲）]为清肺热之药物。《蓝琉璃》言"ཨ་འཁྲིད་།"（阿仲）分为"འབགབ་པ་ཨ་འཁྲིད་།"（坎巴阿仲）、"ཕུར་མོང་ཨ་འཁྲིད་།"（普尔芒阿仲）、"ཙ་ལ་འཁྲིད་།"（杂阿仲）和"ཤིང་ཨ་འཁྲིད་།"（兴阿仲）4 类；《四部医典系列挂图全集》在第二十八图中有"兴阿仲"附图（57 号图，并注"阿里常用木本艾蒿"），在第二十九图中有"坎巴阿仲"附图（15 号图，汉译本译为"高山苦艾"）。《晶珠本草》则将"阿仲"分为白（或草）阿仲"ཨ་འཁྲིད་དཀར་པོ།"（阿仲嘎保，或称"杂阿仲"）、

蒿阿仲 "མཁན་ལ་འཆོང་" ["མཁན་པ་འཆོང་" （坎巴阿仲）、"འཁན་ལ་འཆོང་" （坎阿仲）]、木阿仲 ["ཤུར་དཀར་" （普嘎尔）]3 种。《新修晶珠本草》记载 "阿仲" 是石竹科无心菜属（Arenaria）多种植物的总称，但不同文献对 "阿仲" 的品种划分及其基原记载并不一致，各品种的基原也涉及无心菜属以及菊科、毛茛科、虎耳草科、报春花科的多种植物。《部标藏药》以 "蚤缀 / རྫ་འཆོང / 杂阿仲" 之名、《青海藏标》以 "甘肃蚤缀 /ལ་འཆོང་དཀར་པོ/ 阿中嘎保" 之名收载了甘肃蚤缀 Arenaria kansuensis Maxim.（甘肃雪灵芝）及卵瓣蚤缀 Arenaria kansuensis Maxim. var. ovatipetala Y. W. Tsui et L. H. Zhou。文献记载的 "阿仲" 类的基原还有狐茅状雪灵芝 Arenaria festucoides Benth.（杂阿仲）、黑蕊无心菜 Arenaria melanandra (Maxim.) Mattf. ex Hand.-Mazz.（杂阿仲）、短瓣雪灵芝 Arenaria brevipetala Y. W. Tsui et L. H. Zhou（雪灵芝）、腺毛叶老牛筋 Arenaria capillaris auct. non Poir var. glandulosa L. H. Zhou（针叶老牛筋 Arenaria acicularis Williams ex Keissler）、团状雪灵芝 Arenaria polytrichoides Edgew. ex Edgew. et Hook. f.（团状福禄草）、西藏雪灵芝 Arenaria oreophila Hook. f. ex Edgew. et. Hook. f.（山生福禄草）、澜沧雪灵芝 Arenaria lancangensis L. H. Zhou、青藏雪灵芝 Arenaria roborowskii Maxim.（阿仲嘎保）、藓状雪灵芝 Arenaria bryophylla Fernald 等 10 余种，同时还存在以虎耳草科植物黑虎耳草 Saxifraga atrata Engl. 代用的情况，称其为 "阿仲茶保"。也有观点认为蒿阿仲（坎阿仲）为菊科植物铺散亚菊 Ajania khartensis (Dunn) Shih 和紫花亚菊 Ajania purpurea Shih，木阿仲（兴阿仲）可能系分布于阿里地区的灌木亚菊 Ajania fruticulosa (Ledeb.) Poljak.，该种也与《四部医典系列挂图全集》的 "兴阿仲" 附图相近。《藏药晶镜本草》中记载了 4 种 "阿仲" 类药物，其名称及基原为："ལ་འཆོང་"（阿仲），基原为毛茛科植物石砾唐松草 Thalictrum squamiferum Lecoy.；"ལ་འཆོང་དཀར་པོ"（阿仲嘎保），基原为甘肃雪灵芝 Arenaria kansuensis Maxim.（甘肃蚤缀）；"འཁན་ལ་འཆོང་"（坎阿仲），基原为紫花亚菊 Ajania purpurea Shih；"ཤུང་ལ་འཆོང་"（榜阿仲），基原为报春花科植物垫状点地梅 Androsace tapete Maxim.。（参见 "藓状雪灵芝" "山生福禄草" "铺散亚菊" "细叶亚菊" "黑虎耳草" "垫状点地梅" "紫花亚菊" "石砾唐松草" 条）

《中国植物志》将卵瓣蚤缀 Arenaria kansuensis Maxim. var. ovatipetala Y. W. Tsui et L. H. Zhou 并入了甘肃蚤缀 Arenaria kansuensis Maxim. 中。

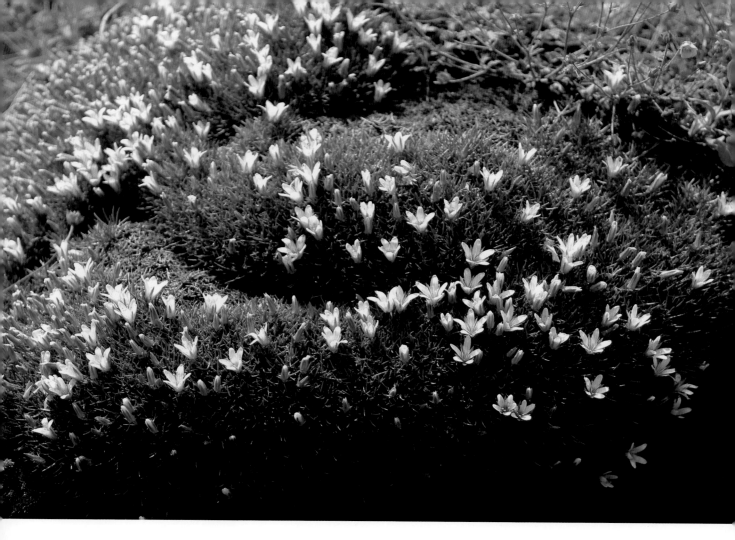

藓状雪灵芝

Arenaria bryophylla Fernald

石竹科（Caryophyllaceae）　　　　无心菜属（*Arenaria*）

▌ 形态 ▌

多年生垫状草本，高 3 ~ 5cm。根粗壮，木质化。茎密丛生，基部木质化，下部密集枯叶。叶片针状线形，长 4 ~ 9mm，宽约 1mm，基部较宽，膜质，抱茎，边缘狭膜质，疏生缘毛，稍内卷，先端急尖，上面凹下，下面凸起，呈三棱状，质稍硬，伸展或反卷，紧密排列于茎上。花单生，无梗；苞片披针形，长约 3mm，宽不足 1mm，基部较宽，边缘膜质，先端尖，具 1 脉；萼片 5，椭圆状披针形，长约 4mm，宽约 1.5mm，基部较宽，边缘膜质，先端尖，具 3 脉；花瓣 5，白色，狭倒卵形，稍长于萼片；花盘碟状，具 5 圆形腺体；雄蕊 10，花丝线形，长 3mm，花药椭圆形，黄色；子房卵球形，长约 1.5mm，1 室，具多数胚珠，花柱 3，线形，长 1.5mm。花期 6 ~ 7 月。

▌ 分布 ▌

分布于我国西藏（丁青）、青海南部。尼泊尔等也有分布。

▌ 生境 ▌

生长于海拔 4200～5200m 的河滩石砾沙地、高山草甸、高山碎石地带。

▌ 药材名 ▌

阿仲（ཨ་ཙོང་），杂阿仲（ཙ་ཨ་ཙོང་），阿仲嘎保、阿仲嘎布、阿中嘎保、阿仲嘎博（ཨ་ཙོང་དཀར་པོ）。

▌ 药用部位 ▌

全草。

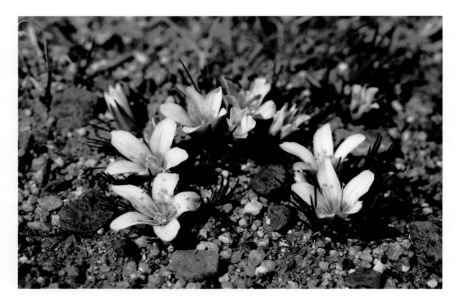

▌ 功能与主治 ▌

清热，止咳，利肺，降血压，滋补。用于肺热咳嗽等肺病，支气管炎，淋巴结结核，高血压，淋病，子宫病。

▌ 用量与用法 ▌

3～6g。内服煎汤，或入丸、散剂。

附 注

　　《鲜明注释》记载"杂阿仲"分大、小 2 种。《晶珠本草》记载"阿仲"分为白阿仲 ["ཨ་ཙོང་དཀར་པོ"（阿仲嘎保）]、蒿阿仲、木阿仲 3 种。《新修晶珠本草》记载"阿仲"是石竹科无心菜属（*Arenaria*）多种植物的总称，但不同文献对"阿仲"品种的划分及记载的各品种的基原不尽一致，除无心菜属多种植物外，其基原还包括虎耳草科、菊科等的多种植物。现藏医使用较多的为白阿仲["阿仲嘎保"，《蓝琉璃》记载为"ཙ་ཨ་ཙོང་དཀར་པོ"（杂阿仲嘎保）]，各文献记载的其基原主要为无心菜属植物中呈团垫状的种类，藓状雪灵芝 *A. bryophylla* Fernald 即为其中之一，其代用品为不呈团垫状而呈密集簇生状的种类，如针叶老牛筋 *A. acicularis* Williams ex Keissler 等。《部标藏药》和《青海藏标》分别以"蚤缀 /ཙ་ཨ་ཙོང་/ 杂阿仲""甘肃蚤缀 /ཨ་ཙོང་དཀར་པོ/ 阿中嘎保"之名收载了甘肃蚤缀 *A. kansuensis* Maxim. 及卵瓣蚤缀 *A. kansuensis* Maxim. var. *ovatipetala* Y. W. Tsui et L. H. Zhou（《中国植物志》将 *A. kansuensis* Maxim. var. *ovatipetala* Y. W. Tsui et L. H. Zhou 并入了甘肃蚤缀 *A. kansuensis* Maxim. 中）。（参见"甘肃雪灵芝""针叶老牛筋"条）

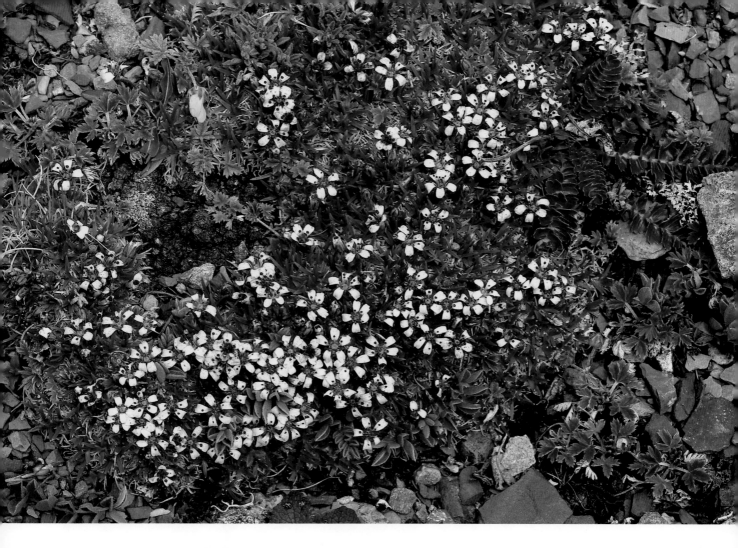

山生福禄草

Arenaria oreophila Hook. f. ex Edgew. et Hook. f.

石竹科（Caryophyllaceae）　　　　无心菜属（*Arenaria*）

▌ 形态 ▌

多年生垫状草本。茎高 4 ~ 9cm，密被腺毛。基生叶叶片线形，长 1 ~ 2cm，宽约 1.5cm，基部较宽，膜质，边缘具白色硬边，先端尖，中脉凸起；茎生叶 2 ~ 3 对，叶片长卵形或卵状披针形，长约 5mm，宽约 1.5mm，先端钝，边缘具缘毛。花单生于小枝先端；花梗长 5 ~ 8mm，密被腺毛；萼片 5，椭圆形，长约 5mm，宽约 2mm，先端钝圆，边缘狭膜质，被腺柔毛，具 3 脉；花瓣 5，白色，狭倒卵形，长 7 ~ 8mm；雄蕊 10，花丝长 5 ~ 8mm，与萼片对生者具腺体，花药黄色，长约 1mm；子房黄色，倒卵形，长约 3mm，花柱 3，线形，长约 2mm，柱头棒状。蒴果卵圆形，与宿存萼等长，3 瓣裂，裂瓣先端 2 裂；种子马蹄状肾形，直径约 1mm，褐色，平滑。花期 6 ~ 7 月，果期 7 ~ 8 月。

▌ 分布 ▌

分布于我国云南北部（丽江、香格里拉、德钦）、西藏东部（昌都）、四川西南部（盐源、稻城、

雅江、巴塘、甘孜地区）、
青海东南部（囊谦）。

▍ 生境 ▍

生长于海拔 3500 ~ 5000m
的高山草甸、砾石流地带。

▍ 药材名 ▍

阿仲嘎保、阿仲嘎布、阿
中嘎保（ཨ་ཙོང་དཀར་པོ）。

▍ 药用部位 ▍

全草。

▍ 功能与主治 ▍

退热，止咳。用于肺炎及
各种肺病。

▍ 用量与用法 ▍

3 ~ 6g。内服煎汤，或入丸、
散剂。

▍ 附 注 ▍

《鲜明注释》记载
"ཙ་ཨ་ཙོང"（杂阿仲）分为大、
小 2 种；《晶珠本草》记载
"ཨ་ཙོང"（阿仲）分为白阿

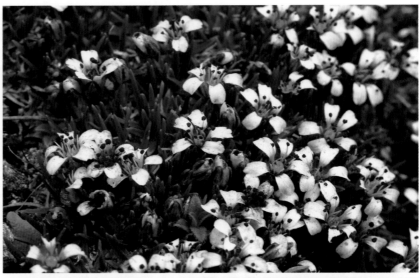
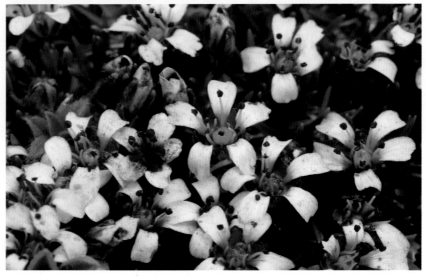

仲（杂阿仲）、蒿阿仲、木阿仲 3 种。现代文献记载"阿仲"类的基原主要包括石竹科无心菜属（*Arenaria*）
及虎耳草科、菊科的多种植物，或统称为"阿仲"，不同文献对 3 种"阿仲"的基原有不同观点，
多以无心菜属植物作"白阿仲"["ཨ་ཙོང་དཀར་པོ"（阿仲嘎保）]，虎耳草科或菊科植物作"蒿阿仲"或"木
阿仲"。《部标藏药》以"蚤缀 /ཙ་ཨ་ཙོང/ 杂阿仲"之名、《青海藏标》以"甘肃蚤缀 /ཨ་ཙོང་དཀར་པོ/ 阿
仲嘎保"之名收载了甘肃蚤缀 *A. kansuensis* Maxim. 及卵瓣蚤缀 *A. kansuensis* Maxim. var. *ovatipetata*
Tsui。据文献记载，西藏雪灵芝 *A. oreophila* Hook. f. ex Edgew. et Hook. f.（山生福禄草）也为"阿
仲嘎保"的基原之一。（参见"甘肃雪灵芝""铺散亚菊""黑虎耳草"条）

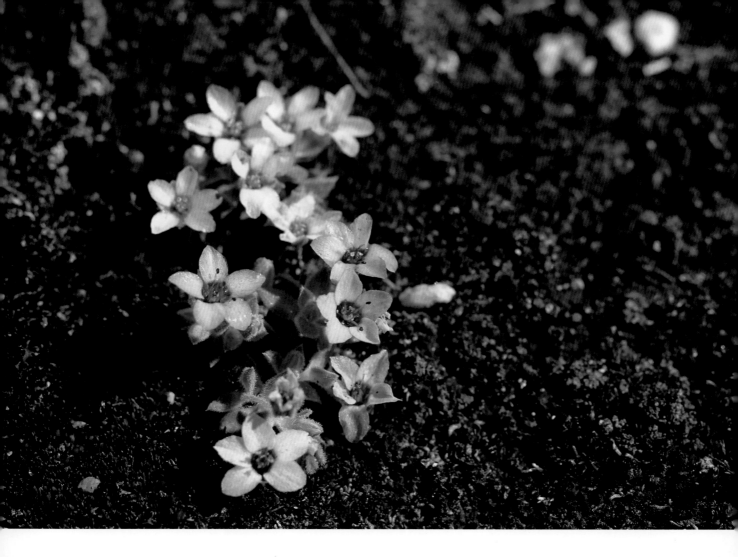

小腺无心菜

Arenaria glanduligera Edgew. ex Edgew. et Hook. f.（腺毛蚤缀）

| 石竹科（Caryophyllaceae） | 无心菜属（*Arenaria*） |

▌ 形态 ▌

多年生草本。根圆锥形，下部分枝。茎高 2 ~ 6cm，丛生，细弱，黄色，具光泽，上部被白色腺柔毛，下部无毛。叶片卵形、椭圆状圆形或卵状披针形，淡绿色，长 5 ~ 6mm，宽 2 ~ 3mm，先端急尖或渐尖，扁平，基部渐狭呈柄状，边缘具缘毛，两面被白色腺柔毛，脉不明显。花 1 ~ 2，生于茎先端；苞片与叶同形而小；花梗长 0.5 ~ 2cm，细软，黄色，疏被白色柔毛；萼片 5，披针形或卵状披针形，长 4 ~ 5mm，宽约 1.5mm，先端急尖或钝，平展或外弯，边缘狭膜质，外面被腺柔毛，脉不显；花瓣 5，紫红色，倒卵形或卵状椭圆形，长 5 ~ 7mm，宽 2 ~ 3mm，先端钝；雄蕊 10，花丝长约 3mm，花药淡绿色或黄色；子房卵圆形，花柱 3，线形，柱头棒状，淡褐色。花期 6 ~ 7 月。

▌ 分布 ▌

分布于我国西藏（仲巴、萨嘎、聂拉木）。尼泊尔、印度东南部也有分布。

┃ 生境 ┃

生长于海拔 4500 ~ 5500m
的高山草甸、高山倒石堆
地带。

┃ 药材名 ┃

阿仲（ཨ་ཀྲོང་），杂阿仲、
匝阿仲（ཙ་ཨ་ཀྲོང་），阿仲嘎保、
阿仲嘎布（ཨ་ཀྲོང་དཀར་པོ་）。

┃ 药用部位 ┃

全草。

┃ 功能与主治 ┃

退热，止咳。用于肺炎及
各种肺病。

┃ 用量与用法 ┃

3 ~ 6g。内服煎汤，或入丸、散剂。

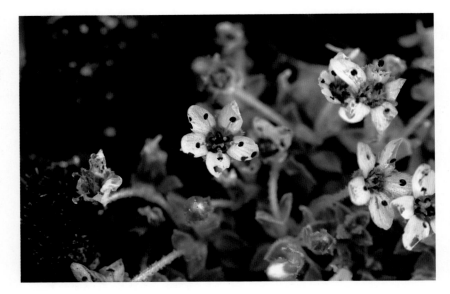

附 注

"ཨ་ཀྲོང་"（阿仲）为《蓝琉璃》《晶珠本草》等记载的治肺热症之药物。《蓝琉璃》记载"阿仲"分为"བན་པ་ཨ་ཀྲོང་"（坎巴阿仲）、"ཕུར་མོང་ཨ་ཀྲོང་"（普尔芒阿仲）、"ཙ་ཨ་ཀྲོང་"（杂阿仲）和"ཤེར་ཨ་ཀྲོང་"（兴阿仲）4 类；《晶珠本草》将其分为草阿仲（或杂阿仲）["ཙ་ཨ་ཀྲོང་"（杂阿仲）]、蒿阿仲["ཨབལ་ཨ་ཀྲོང་、བན་ཨ་ཀྲོང་"（坎阿仲）、"བན་པ་ཨ་ཀྲོང་"（坎巴阿仲）]、木阿仲["ཕུར་དཀར"（普嘎尔）]3 类。现代文献记载的"阿仲"类的各品种的基原涉及石竹科无心菜属（*Arenaria*）、菊科、毛茛科、虎耳草科及报春花科的多属多种植物。《四部医典系列挂图全集》第二十八图中有"ཙ་ཨ་ཀྲོང་ནག་པོ་མཆོག"（杂阿仲那保窍：正品）的附图（55 号图），汉译本译注为"黑艾蒿"，该图所示形态略似菊科蒿属（*Artemisia*）植物。有外文文献认为"杂阿仲那保窍"的基原为小腺无心菜 *Arenaria glanduligera* Edgew. ex Edgew. et Hook. f.，但其形态显然与该图不符；《中国藏药植物资源考订》认为该种仅为类同品，称之为"ཙ་ཨ་ཀྲོང་ནག་པོའི་རིགས"（杂阿仲那保惹）。（参见"甘肃雪灵芝"条）

藏蝇子草

Silene waltoni Williams

石竹科（Caryophyllaceae） | 蝇子草属（*Silene*）

▌ 形态 ▌

亚灌木状草本，高（15～）20～45cm。根粗壮。茎密丛生，直立，二歧分枝，密被短柔毛。叶片线形，长10～20（～25）mm，宽1～2mm，先端急尖，基部渐狭，微抱茎，两面密被短柔毛，边缘具缘毛，中脉明显。疏总状花序，常具数花；花互生，直径约12mm，花梗不等长，被密柔毛，上部具2苞片；苞片线状披针形，长5～10mm，草质，被柔毛；花萼筒状棒形，长10～15mm，直径约3.5mm，密被柔毛，纵脉暗紫色，脉端近联合，萼齿长圆状卵形，长2～3mm，先端圆钝，边缘膜质，白色，具缘毛，雌、雄蕊柄被微柔毛，长3～4mm；花瓣白色，先端带红色，2裂深达裂片的1/2或更深，裂片长圆形，有时先端具不明显的缺刻，爪狭楔形，长约8mm，无毛，上部扩大成三角形耳；副花冠片近折扇状，长约2mm，具缺刻；雄蕊不外露，花丝无毛；花柱外露。蒴果卵形，长

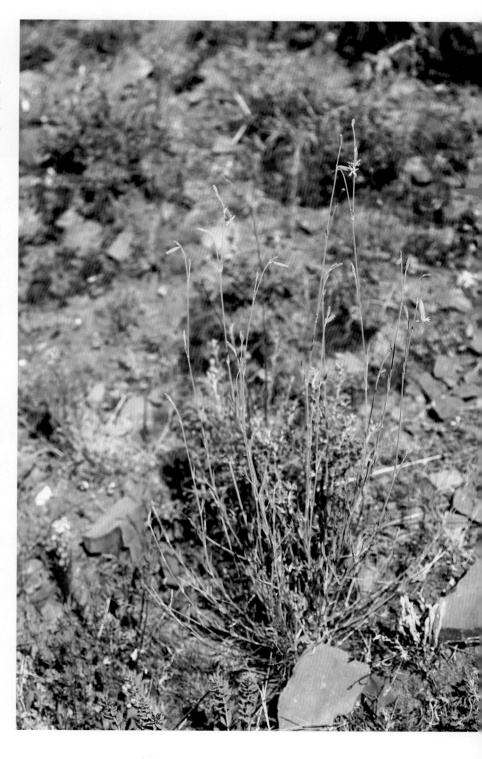

约 8mm；种子三角状肾形，长约 1.2mm。花期 7~8 月，果期 8~9 月。

分布

分布于我国西藏（林芝，以及加查—南木林一带），为西藏中南部特有种。

生境

生长于海拔（3000~）3800~4700m 的高山草地、多砾石的草坡。

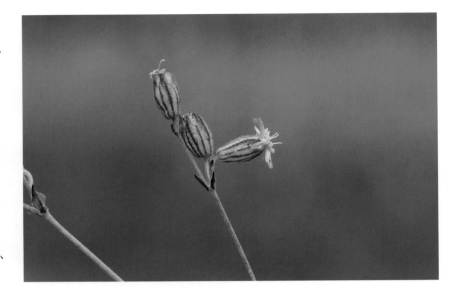

药材名

热苏、热素（ ར་སུག ）。

药用部位

根。

功能与主治

启聋，消炎化痰。用于中耳炎，耳鸣，耳聋，鼻塞，喉痛，咳嗽。

用量与用法

2~4g。内服煎汤。外用适量，捣敷患处。

附 注

《蓝琉璃》等中记载 " སུག་པ" （苏巴）为治鼻塞、利耳聋之药物，言其分为 "ལུག་སུག" （露苏）和 "ར་སུག" （热苏）2 种。现代文献记载的 "苏巴" 类药物的基原较为复杂，涉及石竹科、豆科、毛茛科等多科多属多种植物，其中 "露苏" 使用较多，为上品。《藏药晶镜本草》记载藏蝇子草 *S. waltoni* Williams 为 "热苏" 的基原之一，而《中国藏药植物资源考订》认为该种应系 "露苏"，日喀则地区藏医亦习用该种作 "露苏"。（参见 "腺毛蝇子草" "腺萼蝇子草" "细蝇子草" 等条）

蔓茎蝇子草

Silene repens Patr.

| 石竹科（Caryophyllaceae） | 蝇子草属（*Silene*） |

形态

多年生草本，高 15 ~ 50cm。全株被短柔毛。根茎细长，分叉。茎疏丛生或单生，不分枝或有时分枝。叶片线状披针形、披针形、倒披针形或长圆状披针形，长 2 ~ 7cm，宽 3 ~ 10（~ 12）mm，基部楔形，先端渐尖，两面被柔毛，边缘基部具缘毛，中脉明显。总状圆锥花序，小聚伞花序常具 1 ~ 3 花；花梗长 3 ~ 8mm；苞片披针形，草质；花萼筒状棒形，长 11 ~ 15mm，直径 3 ~ 4.5mm，常带紫色，被柔毛，萼齿宽卵形，先端钝，边缘膜质，具缘毛；雌雄蕊柄被短柔毛，长 4 ~ 8mm；花瓣白色，稀黄白色，爪倒披针形，不露出花萼，无耳，瓣片平展，倒卵形，浅 2 裂或深达其中部；副花冠片长圆状，先端钝，有时具裂片；雄蕊微外露，花丝无毛；花柱微外露。蒴果卵形，长 6 ~ 8mm，比宿存萼短；种子肾形，长约 1mm，黑褐色。花期 6 ~ 8 月，果期 7 ~ 9 月。

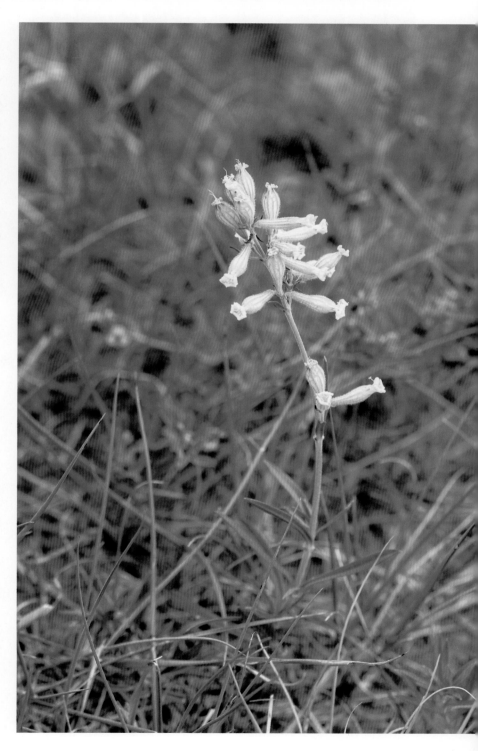

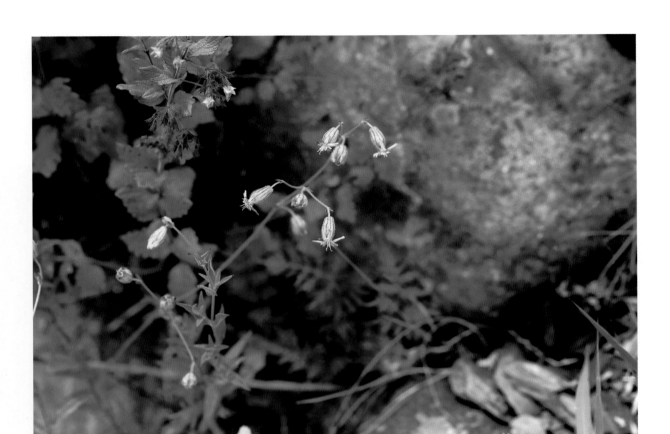

分布

分布于我国东北、华北、西北地区及四川、西藏。朝鲜、蒙古、俄罗斯也有分布。

生境

生长于海拔 500 ～ 3500m 的林下、湿润草地、溪岸、石质草坡。

药材名

恰泡子、普坡孜、下泡子（ བྱ་པོ་ཙེ ），恰泡子-子（ བྱ་པོ་ཙེ་ཙེ 、 བྱ་པོ་ཙེ ），恰泡子-子嘎卜（ བྱ་པོ་ཙེ་ཙེ་ཁ་ཆེན ），

恰泡子曼巴（ བྱ་པོ་ཙེ་དམན་པ ）。

药用部位

全草。

功能与主治

调经活血，通淋，止痛。用于肺结核，疟疾发热，肠炎，痢疾，月经过多，淋病。

用量与用法

2 ～ 3g。

附 注

《蓝琉璃》记载有 " བྱ་པོ་ཙེ་ཙེ "（恰泡子子），又名 " ཤིང་ཕྱི་ཟུ་མ "（兴居如玛）；《晶珠本草》记

载有“བྱ་སོ་ཐི།”（恰泡子），言其为调经、治淋病之药物。据《蓝琉璃》记载，古人关于“恰泡子子”的基原和药用部位即有争议。现代文献记载的“恰泡子”或“恰泡子子”的基原较为复杂，涉及蓝雪科、石竹科、罂粟科、豆科、玄参科、百合科等的多属多种植物，关于其基原，不同文献有不同观点，多认为以白花丹科蓝雪花属（*Ceratostigma*）植物为正品，其他为代用品，《西藏藏标》以“小角柱花 /ཤིང་ཙྲུ་ཏ་མ།/ 兴居如玛”之名收载了小蓝雪花 *Ceratostigma minus* Stapf ex Prain；也有文献认为以石竹科植物麦瓶草 *Silene conoidea* L.、蔓麦瓶草 *S. repens* Patr.（蔓茎蝇子草）、银柴胡 *S. jenisseensis* Willd.（山蚂蚱草）为正品。此外，文献记载的“恰泡子”类的基原尚有女娄菜 *Melandrium apricum* (Turcz. ex Fisch. et Mey.) Rohrb.（内蒙古女娄菜 *Silene orientalimongolica* J. Kozhevn.）、罂粟科植物弯花紫堇 *Corydalis curviflora* Maxim. ex Hemsl.[曲花紫堇，“བྱ་སོ་ཐི་ཐི་མཆོག”（恰泡子子巧）]、豆科植物豌豆 *Pisum sativum* L.[“བྱ་སོ་ཐི་དམན་པ།”（恰泡子曼巴）]、玄参科植物腋花马先蒿 *Pedicularis axillaris* Franch. ex Maxim.、轮叶马先蒿 *Pedicularis verticillata* Linn.（四川甘孜）、多花马先蒿 *Pedicularis floribunda* Franch.（四川理塘）等。据《晶珠本草》记载，“恰泡子”应有两类，一类是“生长在低地和浅山灌木林间，状如贝母”的草本植物，另一类为“根盘结向树根少的地方生长，高低如小鞭麻（金露梅）。叶小，粗糙，略老变红，被糙毛；花小，淡蓝色，状如龙胆草”的灌木类；再参考《四部医典系列挂图全集》的“བྱ་སོ་ཐི་ཐི།”（恰泡子子）和“ཙྲུ་ཏ་མ་བྱ་སོ་ཐི་ཐི།”（居如玛恰泡子子）的2幅附图（第二十八图：89、90号图），《晶珠本草》记载的灌木类与“居如玛恰泡子子”的附图一致，为蓝雪花属植物，而草本类与“恰泡子子”（花具距，叶条形分裂）的附图相当，与紫堇属的曲花紫堇 *Corydalis curviflora* Maxim. ex Hemsl. 等更为相符；上述石竹科及其他科属植物显然不符，可能系对《晶珠本草》“状如贝母”的记载的理解不同而产生的误用或作其代用品。蔓茎蝇子草 *Silene repens* Patr. 在甘肃甘南又称“བྱ་སོ་ཐི་དམན་པ།”（下泡子，汉译名应为“下泡子曼巴”），也有文献将其记载为“བྱ་སོ་ཐི་འི་ཚབ།”（恰泡子子卡布），该2种名称有“代用品”或“同类品”之意。（参见“小蓝雪花”“曲花紫堇”条）

山蚂蚱草

Silene jenisseensis Willd.（旱麦瓶草）

| 石竹科（Caryophyllaceae） | 蝇子草属（*Silene*） |

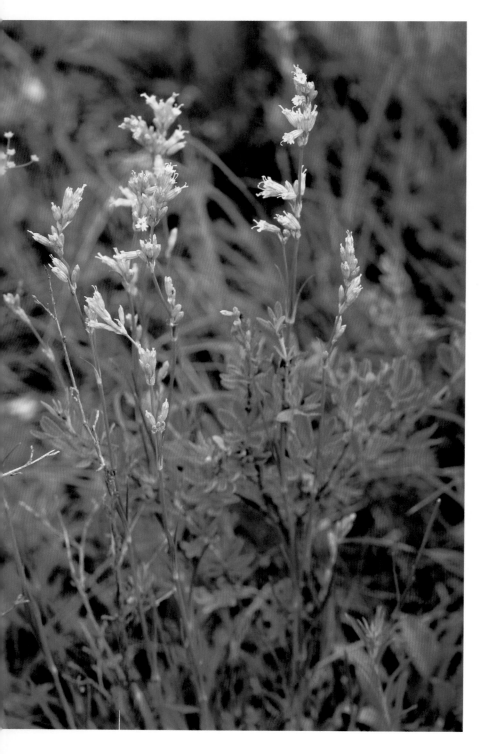

形态

多年生草本，高 20 ~ 50cm。根粗壮，木质。茎丛生，直立或近直立，不分枝，无毛，基部常具不育茎。基生叶叶片狭倒披针形或披针状线形，长 5 ~ 13cm，宽 2 ~ 7mm，基部渐狭成长柄状，先端急尖或渐尖，边缘近基部具缘毛，余均无毛，中脉明显；茎生叶少数，较小，基部微抱茎。假轮伞状圆锥花序或总状花序，花梗长 4 ~ 18mm，无毛；苞片卵形或披针形，基部微合生，先端渐尖，边缘膜质，具缘毛；花萼狭钟形，后期微膨大，长 8 ~ 10（~ 12）mm，无毛，纵脉绿色，脉端联结，萼齿卵形或卵状三角形，无毛，先端急尖或渐尖，边缘膜质，具缘毛；雌、雄蕊柄被短毛，长约 2mm；花瓣白色或淡绿色，长 12 ~ 18mm，爪狭倒披针形，无毛，无明显耳，瓣片叉状 2 裂达瓣片的中部，裂片狭长圆形；副花冠长椭圆状，细小；雄蕊外露，花丝无毛；花柱外露。蒴果卵形，长 6 ~ 7mm，

比宿存萼短；种子肾形，长约 1mm，
灰褐色。花期 7 ~ 8 月，果期 8 ~ 9 月。

▌ 分布 ▌

分布于我国黑龙江、吉林、辽宁、河北、
内蒙古、山西、蒙古、俄罗斯也有分布。

▌ 生境 ▌

生长于海拔 250 ~ 1000m 的草原、草坡、
林缘、固定沙丘。

▌ 药材名 ▌

普坡孜、下泡子（ ŋ·ǎ·ǎ ），露苏、路苏
（ ལུག་སུག ）。

▌ 药用部位 ▌

全草。

▌ 功能与主治 ▌

调经活血，通淋，止痛。用于肺结核，
疟疾发热，肠炎，痢疾，月经过多，淋病。

▌ 用量与用法 ▌

2 ~ 3g。

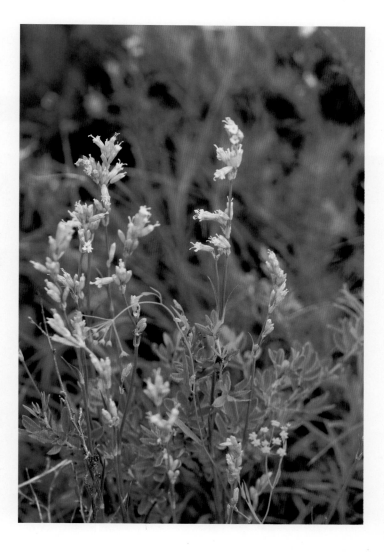

附 注

　　《蓝琉璃》中记载有"ŋ·ǎ·ǎ"（恰
泡子子），又名" གར་ཅི་ཁུ་མ"（兴居如玛）；《晶珠本草》中名"ŋ·ǎ·ǎ"（普坡孜），言其为止月经
淋漓之药物。现代文献记载的"普坡孜"或"恰泡子子"的基原较为复杂，涉及蓝雪科、石竹科、
罂粟科及豆科等多科多属的多种植物，不同文献对其基原有不同观点。据文献记载，山蚂蚱草 *S.
jenisseensis* Willd. 为"普坡孜"的基原之一。（参见"蔓茎蝇子草""小蓝雪花""曲花紫堇"条）

　　《蓝琉璃》《晶珠本草》等中记载有治鼻塞、利耳聋之药物"སུག་པ"（苏巴），言其分为
"ལུག་སུག"（露苏）和"ར་སུག"（热苏）2 种。现代文献记载的"苏巴"类的基原较为复杂，涉及石竹
科蝇子草属（*Silene*）等多属植物及豆科、毛茛科等多科多属植物，主要使用的为蝇子草属植物，
包括有多种。据《高原中草药治疗手册（人畜共用）》（内部资料）记载，四川若尔盖又称山蚂蚱
草 *S. jenisseensis* Willd.，作"ལུག་སུག"（露苏）药用。（参见"腺毛蝇子草""隐瓣蝇子草""腺萼
蝇子草"条）

细蝇子草

Silene gracilicaulis C. L. Tang

石竹科（Caryophyllaceae） | 蝇子草属（*Silene*）

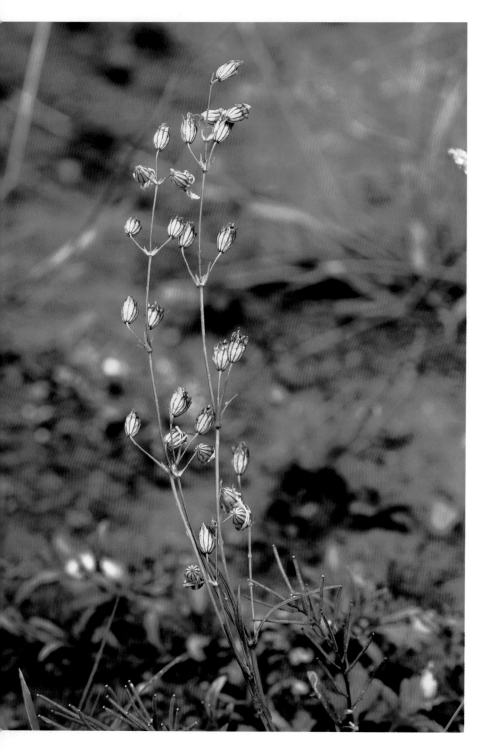

▌ 形态 ▌

多年生草本，高（15 ~）20 ~ 50cm。根粗壮，稍木质。茎疏丛生，稀较密，直立或上升，不分枝，稀下部具1 ~ 2分枝，无毛。基生叶线状倒披针形，长6 ~ 18cm，宽2 ~ 5mm，基部渐狭成柄状，先端渐尖，两面均无毛，边缘近基部具缘毛；茎生叶线状披针形，比基生叶小，基部半抱茎，具缘毛。花序总状，花多数，对生，稀呈假轮生，花梗与花萼几等长，无毛；苞片卵状披针形，长4 ~ 12mm，基部合生，具缘毛，先端渐尖；花萼狭钟形，长8 ~ 12mm，直径约4mm，无毛，纵脉紫色，脉端在萼齿处联合，萼齿三角状卵形，先端圆钝，边缘膜质，白色，具短缘毛；雌蕊和雄蕊柄长约2mm，被短毛；花瓣白色或灰白色，下面带紫色，爪倒披针形，无毛，耳呈三角形，瓣片露出花萼，2裂达瓣片中部或更深，裂片狭长圆形；副花冠片小，长圆形；雄蕊外露，花丝无毛；花柱外露。蒴果长圆

状卵形，长6～8mm；种
子圆肾形，长约1mm。花
期7～8月，果期8～9月。

▌ 分布 ▌

分布于我国青海、四川（康
定）、云南、西藏（江达等）、
内蒙古。

▌ 生境 ▌

生长于海拔3000～4000m
的多砾石的草地、山坡。

▌ 药材名 ▌

露苏、路苏（ལུག་སུག），热苏、
热素（ར་སུག）。

▌ 药用部位 ▌

根。

▌ 功能与主治 ▌

启聋，消炎化痰。用于中
耳炎，耳鸣，耳聋，鼻塞，
喉痛，咳嗽。

▌ 用量与用法 ▌

2～4g。内服煎汤。外用适
量，捣敷患处。

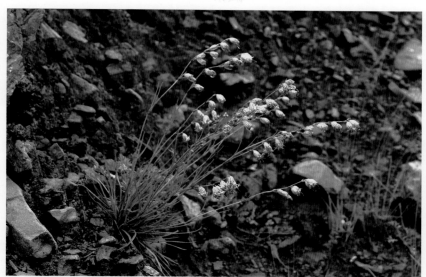

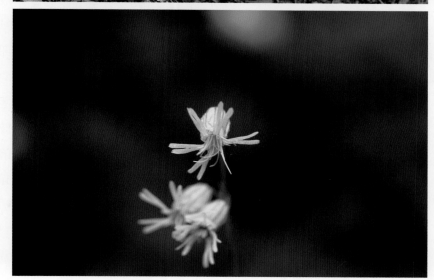

附 注

　　《蓝琉璃》《晶珠本草》等古籍记载"སུག་པ"（苏巴）为治鼻塞、利耳聋之药物，言其分为
"ལུག་སུག"（露苏）和"ར་སུག"（热苏）2种。现代文献记载的"苏巴"类的基原较为复杂，涉及石竹
科蝇子草属（*Silene*）、石头花属（*Gypsophila*）、麦蓝菜属（*Vaccaria*），豆科黄耆属（*Astragalus*）
及毛茛科等的多科多属多种植物，不同文献记载的"苏巴"及"露苏""热苏"的基原也有差异，
主要为蝇子草属植物，多以"露苏"为上品，临床使用较多。据文献记载，细蝇子草 *S. gracilicaulis* C. L.
Tang（*S. tenuis* Willd.）为"露苏"或"热苏"的基原之一。（参见"腺毛蝇子草""隐瓣蝇子草""腺
萼蝇子草"条）

隐瓣蝇子草

Silene gonosperma (Rupr.) Bocquet

石竹科（Caryophyllaceae） 蝇子草属（*Silene*）

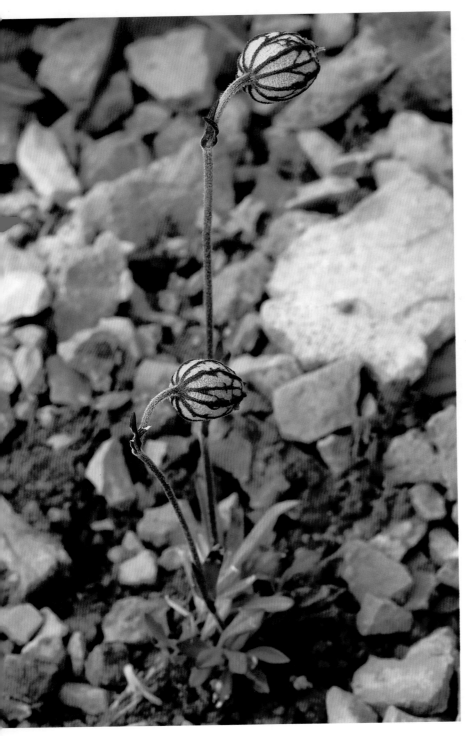

形态

多年生草本，高 6 ~ 20cm。
根粗壮，常具多头根颈。茎疏
丛生或单生，直立，不分枝，
密被短柔毛，上部被腺毛和黏
液。基生叶线状倒披针形，长
3 ~ 6cm，宽 0.4 ~ 0.8cm，基
部渐狭成柄状，先端钝或急尖，
两面被短柔毛，边缘具缘毛；
茎生叶 1 ~ 3 对，无柄，叶片
披针形。花单生，稀 2 ~ 3，
俯垂，花梗长 2 ~ 5cm，密被
腺柔毛；苞片线状披针形，具
稀疏缘毛；花萼狭钟形，长
13 ~ 15mm，直径 7 ~ 10mm，
基部圆形，被柔毛和腺毛，纵
脉暗紫色，脉端不联合，萼齿
三角形，先端钝，边缘膜质；
雌、雄蕊柄极短；花瓣暗紫色，
内藏，稀微露出花萼，爪楔
形，无缘毛，具圆耳，瓣片凹
缺或浅 2 裂，副花冠片缺或不
明显；雄蕊内藏，花丝无毛；
花柱内藏。蒴果椭圆状卵形，
长 10 ~ 12mm，10 齿裂；种
子圆形，压扁，褐色，连翅直
径 1.5 ~ 2mm。花期 6 ~ 7 月，
果期 8 月。

▌ 分布 ▐

分布于我国西藏（察雅）、甘肃、青海、新疆（天山一带）、山西、河北等。

▌ 生境 ▐

生长于海拔（1600～）3000～4400m 的高山草甸。

▌ 药材名 ▐

苏巴（ᦤᦅᦵᦶᦵᦶᦵ），露苏、路苏（ᦤᦅᦵᦶᦵᦶᦵ）。

▌ 药用部位 ▐

根。

▌ 功能与主治 ▐

聪耳，干黄水，利尿。用于黄水及白脉病引起的耳聋，尿闭。

▌ 用量与用法 ▐

2～4g。内服煎汤，或入丸、散剂。外用适量，捣敷。

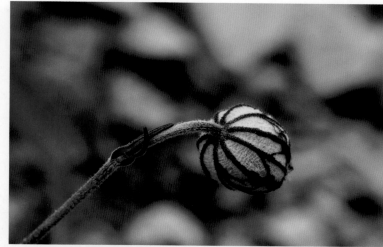

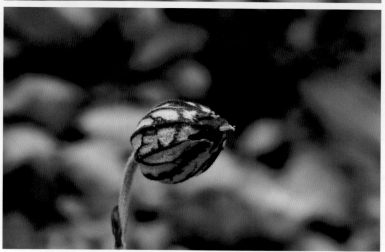

附 注

　　《蓝琉璃》等记载有"ᦤᦅᦵ"（苏巴），言其为治尿闭、利耳聋、外用干黄水之药物。《晶珠本草》言其分为2种，植株大而色白（淡）者为"ᦤᦅᦵᦶᦵ"（露苏），植株小而色黑者为"ᦶᦵᦶ"（热苏、然素）。现代文献记载的"苏巴"的基原极为复杂，涉及石竹科、豆科、毛茛科的多属多种植物，多以蝇子草属（*Silene*）植物为正品，文献记载"露苏"为"苏巴"的上品，而下品"热素"少用。也有观点认为"苏巴"的正品应为石竹科植物光梗丝石竹 *Gypsophila acutifolia* Fisch. ex Spreng. var. *gmelinii* Regel（紫萼石头花 *G. patrinii* Ser.），其他为代用品。文献记载，隐瓣女娄菜 *S. gonosperma* (Rupr.) Bocquet 为"苏巴"或"露苏"的基原之一。

　　《藏药志》等文献中记载的"无瓣女娄菜"的拉丁学名为 *Melandrium apetalum* (L.) Fenzl.，《中国植物志》将该拉丁学名作为喜马拉雅蝇子草 *S. himalayensis* (Rohrb.) Majumdar 的异名。《中国藏药植物资源考订》《中国民族药词典》认为，《藏药志》及《新修晶珠本草》记载的无瓣女娄菜 *M. apetalum* (L.) Fenzl. 应为隐瓣蝇子草 *S. gonosperma* (Rupr.) Bocquet [《中国植物志》中，S. gonosperma (Rupr.) Bocquet 的中文名使用"隐瓣蝇子草"]，言其为"然素"的基原。从《藏药志》记载的无瓣女娄菜的形态和分布区域来看，该种与隐瓣蝇子草更为相近，与喜马拉雅蝇子草相差较大。

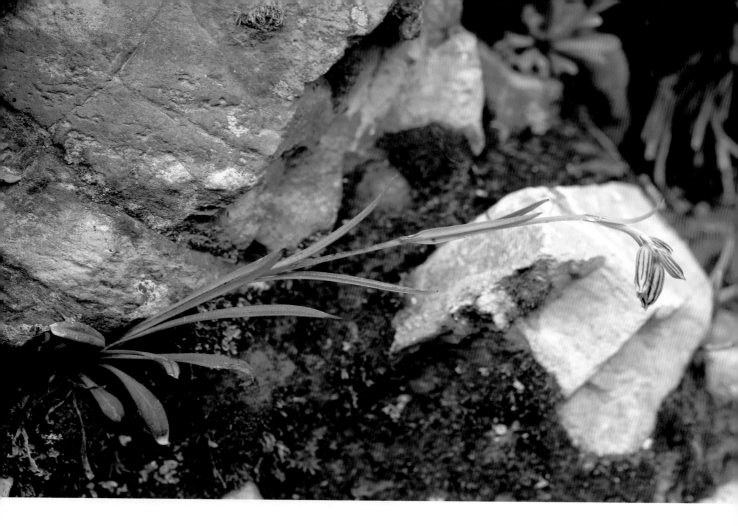

喜马拉雅蝇子草

Silene himalayensis (Rohrb.) Majumdar

石竹科（Caryophyllaceae）　　　　蝇子草属（*Silene*）

▍ 形态 ▍

多年生草本，高 20 ~ 80cm。根粗壮。茎纤细，疏丛生或单生，直立，不分枝，被短柔毛，上部被稀疏腺毛。基生叶叶片狭倒披针形，长 4 ~ 10cm，宽 4 ~ 10mm，基部渐狭成柄状，先端渐尖，稀急尖，两面被短柔毛或近无毛，边缘具缘毛；茎生叶 3 ~ 6 对，叶片披针形或线状披针形，基部楔形或渐狭。总状花序，常具 3 ~ 7 花；花微俯垂，花梗细，长 1 ~ 5cm，密被短柔毛和稀疏腺毛；苞片线状披针形，草质，被毛；花萼卵状钟形，长约 10mm，紧贴果实，密被短柔毛和腺毛，纵脉紫色，多少分叉，脉端连合，萼齿三角形，先端钝，边缘膜质，具缘毛；雌、雄蕊柄长约 1mm；花瓣暗红色，长约 10mm，不露或微露出花萼，爪楔形，无毛，耳不明显，瓣片浅 2 裂，副花冠片小，鳞片状；雄蕊内藏，花丝无毛；花柱内藏。蒴果卵形，长 8 ~ 10mm，短于宿存萼，10 齿裂；种子圆形，压扁，褐色，连翅直径约 1.5mm。花期 6 ~ 7 月，果期 7 ~ 8 月。

▍ 分布 ▍

分布于我国河北、湖北、陕西、四川（茂县）、西藏等。印度东南部也有分布。

生境

生长于海拔 2000 ～ 5000m 的灌丛间、高山草甸。

药材名

苏巴（ཤུག་པ），露苏、路苏（ལུག་ཤུག），索罗那保（སྲོ་ལོ་ནག་པོ）。

药用部位

根。

功能与主治

清热，利胆，止血，降血压。用于高血压，黄疸，咽喉炎，月经过多，中耳炎。

用量与用法

2 ～ 4g。

附 注

《蓝琉璃》《度母本草》等书中记载有"ཤུག་པ"（苏巴），言其为治尿闭、利耳聋、外用干黄水之药物。《晶珠本草》记载"苏巴"分为 2 种，植株大而色白（淡）者为"ལུག་ཤུག"（露苏），植株小而色黑者为"རསུག"（热苏、然素）。现代文献记载各地藏医所用"苏巴"类的基原较复杂，涉及石竹科蝇子草属（*Silene*）、石头花属（*Gypsophila*）、麦蓝菜属（*Vaccaria*）、豆科黄耆属（*Astragalus*）以及毛茛科等的多科多属多种植物，多以蝇子草属植物为正品，但不同文献对"露苏"和"热苏"的基原也有不同观点，以"露苏"较为常用。有观点认为"露苏"的基原以女娄菜 *S. aprica* Turcz. ex Fisch. et Mey.（原文献记载为"无瓣女娄菜 *S. aprica* Turcz."）、腺女娄菜 *Melandrium glandulosum* (Maxim.) F. N. Williams（腺毛蝇子草 *S. yetil* Bocquet）为上品；"热苏"的基原为细蝇子草 *S. tenuis* Willd.（*S. gracilicaulis* C. L. Tang），为下品。也有观点认为"苏巴"的正品应为光梗丝石竹 *Gypsophila acutifolia* Fisch. ex Sperng. var. *gmelinii* Regek（紫萼石头花 *G. patrinii* Ser.），其他为代用品。据文献记载，喜马拉雅蝇子草 *S. himalayensis* (Rohrb.) Majumdar [无瓣女娄菜 *Melandrium apetalum* (L.) Fenzl.] 为卫藏地区广泛使用的"露苏"的基原之一，云南香格里拉藏医以其作泻药，德钦部分藏医又称其为"སྲོ་ལོ་ནག་པོ"（索罗那保），用于咳嗽。"སྲོ་ལོ"（索罗）为多种藏药材的总称，其基原主要为景天科红景天属（*Rhodiola*）和十字花科丛菔属（*Solms-Laubachia*）、单花芥属（*Pegaeophyton*）的多种植物。（参见"麦蓝菜""细蝇子草""腺萼蝇子草""尼泊尔蝇子草""腺毛蝇子草""条叶银莲花""大花红景天""单花荠"条）

《迪庆藏药》《中华藏本草》等记载"无瓣女娄菜"的拉丁学名为 *Melandrium apetalum* (L.) Fenzl.，《中国植物志》将该学名作为喜马拉雅蝇子草 *Silene himalayensis* (Rohrb.) Majumdar 的异名。《中国藏药植物资源考订》《中国民族药词典》认为，《藏药志》及《新修晶珠本草》记载的无瓣女娄菜 *Melandrium apetalum* (L.) Fenzl. 应为隐瓣蝇子草 *Silene gonosperma* (Rupr.) Bocquet，为"热素"的基原。从《藏药志》记载的无瓣女娄菜的形态和分布区域来看，其与隐瓣蝇子草更为相近，而与喜马拉雅蝇子草相差较大。（参见"隐瓣蝇子草"条）

尼泊尔蝇子草

Silene nepalensis Majumdar

| 石竹科（Caryophyllaceae） | 蝇子草属（*Silene*） |

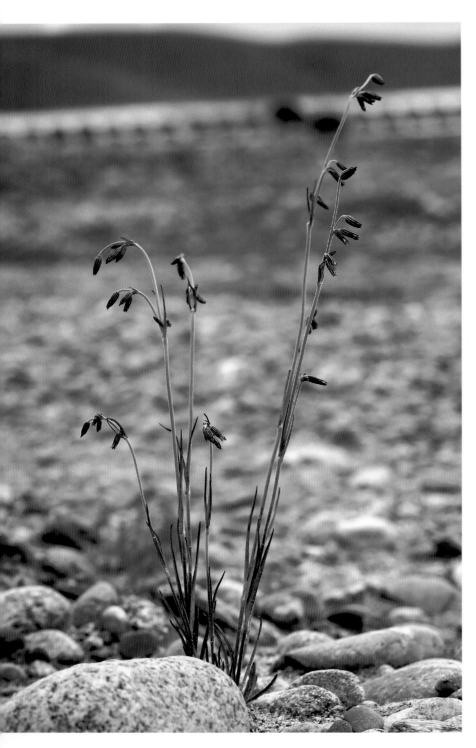

▌ 形态 ▌

多年生草本，高 10 ~ 50cm。根粗壮，具多头根颈。茎丛生，直立，不分枝，密被短柔毛。基生叶叶片线状披针形，长 3 ~ 14cm，宽 3 ~ 7mm，基部渐狭成柄状，多少合生，先端渐尖，两面和边缘无毛或近无毛，中脉明显；上部茎生叶几无柄，与基生叶同形，基部多少合生，两面和边缘被短柔毛。圆锥花序具数至多数花；花俯垂，后期直立，花梗短，长 5 ~ 10mm，密被短柔毛；苞片线形，被短柔毛；花萼钟形，有时球状钟形，微膨大，近草质，长 8 ~ 10mm，直径 3 ~ 4mm，密被短柔毛，口张开，基部圆形，纵脉暗紫色或暗绿褐色，明显，脉端通常在萼齿连合，萼齿三角形，长约 3mm，先端钝，边缘膜质，具缘毛；雌雄蕊柄长 1 ~ 1.5mm，被短柔毛；花瓣露出花萼 2 ~ 3mm，爪宽楔形，长 6 ~ 8mm，基部近无毛，具耳，瓣片紫色，轮廓近卵形，长 1.5 ~ 3mm，凹缺或 2 裂，裂片全缘，有时具不明显的齿，副花冠片小，近圆形，先端钝或微缺；雄蕊内藏，花丝无毛；花柱5，有时4，内藏。蒴果卵状椭圆形，长8～10mm，比宿存萼短或微长，5瓣裂或10齿裂；种子肾形，肥厚，微压扁，长约0.6mm，灰褐色，两侧具线条纹，脊具小瘤。花期7～8月，果期8月。

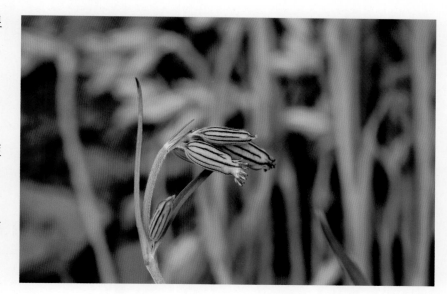

分布

分布于我国青海、四川、云南、西藏。不丹、尼泊尔、巴基斯坦也有分布。

生境

生长于海拔2700～5100m的山坡草地。

药材名

露苏、路苏（ལུག་ཤུག）。

药用部位

根。

功能与主治

启聋，消炎化痰。用于中耳炎，耳鸣，耳聋，鼻塞，喉痛，咳嗽。

用量与用法

2～4g。内服煎汤。外用适量，捣敷患处。

附 注

《蓝琉璃》《晶珠本草》等记载有"ཤུག་པ"（苏巴），言其为治鼻塞、利耳聋之药物，分为"ལུག་ཤུག"（露苏）和"ར་ཤུག"（热苏）2种。现代文献记载的"苏巴"类的基原较为复杂，涉及石竹科、豆科、毛茛科等的多属多种植物，不同文献记载的"苏巴"及其品种的基原也有差异，其中"露苏"使用较多，为上品，主要为蝇子草属（*Silene*）植物。四川阿坝州若尔盖县《高原中草药治疗手册》中记载有"兴安女娄菜 *Melandrium brachypetalum* auct. non (Horn) Fenzl"，《中国藏药植物资源考订》认为其学名有误，应为尼泊尔蝇子草 *Silene nepalensis* Majumdar，其为"露苏"的基原之一。四川甘孜藏医则使用腺萼蝇子草 *S. adenocalyx* F. N. Williams、细蝇子草 *S. tenuis* Willd.，称其为"འབྲུག་ཅིང་ཤུག་པ"（达泻苏巴）。（参见"腺毛蝇子草""腺萼蝇子草""细蝇子草"等条）

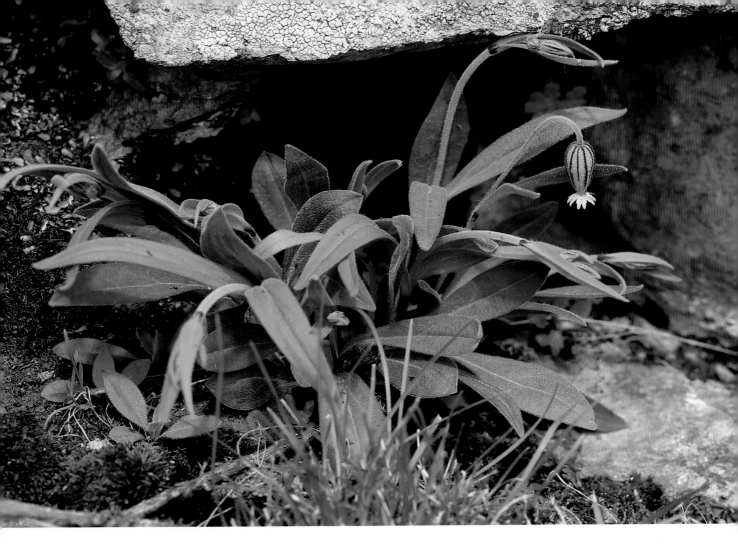

腺毛蝇子草

Silene yetii Bocquet

石竹科（Caryophyllaceae） | 蝇子草属（*Silene*）

▌ 形态 ▌

多年生草本，高 30 ~ 50cm，全株密被腺毛和黏液。主根垂直，粗壮，稍木质，多侧根。茎疏丛生，稀单生，粗壮，直立，不分枝或下部分枝，常带紫色。基生叶倒披针形或椭圆状披针形，长 5 ~ 10（~ 13）cm，宽 1 ~ 2（~ 2.5）cm，基部渐狭成长柄状，先端急尖或钝，两面被腺毛，边缘和叶脉具硬毛，中脉明显；上部茎生叶倒披针形至披针形，长 3 ~ 5cm，宽 5 ~ 15mm，基部半抱茎。总状花序常具 3 ~ 5 花，稀更多；花微俯垂，后期直立，花梗长 5 ~ 50mm；苞片线状披针形，草质，长 5 ~ 7mm；花萼钟形，长 12 ~ 15mm，宽 5 ~ 6mm，口部张开，基部圆形，密被腺毛，果期微膨大，纵脉黑紫色或褐色，脉端在萼齿多少联合，被腺毛，萼齿卵状三角形，先端钝，边缘膜质，白色，具缘毛；雌、雄蕊柄长 1 ~ 1.5mm；花瓣露出花萼 5 ~ 6mm，爪近楔形，具圆耳，基部无毛或被疏毛，瓣片紫色或淡红色，近椭圆形，长约 3mm，浅 2 裂，裂片狭椭圆形，副花冠片圆形，细小；雄蕊内藏，花丝具毛；花柱内藏。蒴果卵形，长 12 ~ 14mm，宽约 9mm，比宿存萼短，5

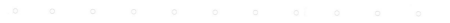

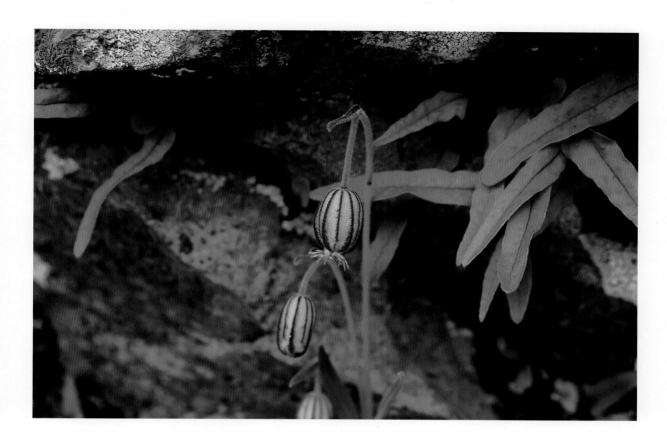

瓣裂或 10 齿裂；种子肾形，长约 1mm，灰褐色，两侧耳状凹，具线条纹，脊厚，具小瘤。花期 7 月，果期 8 月。

▌ 分布 ▌

分布于我国青海（玉树、同仁、河南、共和、久治）、甘肃（肃南）、西藏（昌都、那曲、拉萨、南木林）、四川（德格、木里、巴塘、乡城）。

▌ 生境 ▌

生长于海拔（2700 ～）3300 ～ 4800（～ 5000）m 的多砾石草坡。

▌ 药材名 ▌

苏巴（ སུག་པ། ），露苏、路苏（ ལུག་སུག ）。

▌ 药用部位 ▌

根。

▌ 功能与主治 ▌

利尿，聪耳，干黄水。用于黄水病及"白脉"病引起的耳聋，尿闭。

▌ 用量与用法 ▌

2 ～ 4g。内服煎汤，或入丸、散剂。外用适量，捣敷患处。

附 注

《蓝琉璃》《度母本草》等古籍记载有"ཤུག་པ།"（苏巴），言其为治尿闭、利耳聋、外用干黄水之药物。《晶珠本草》言其分为2种，植株大而色白（淡）者为"ལུག་ཤུག"（露苏、路苏），植株小而色黑者为"ར་ཤུག"（热苏、然素）。现代文献记载"苏巴"的基原包括石竹科蝇子草属（*Silene*）、石头花属（*Gypsophila*）、麦蓝菜属（*Vaccaria*），豆科黄耆属（*Astragalus*）以及毛茛科等的多科多属多种植物，多以蝇子草属植物为正品。有观点认为"露苏"的基原为无瓣女娄菜 *S. aprica* Turcz.（女娄菜 *S. aprica* Turcz. ex Fisch. et Mey.）或腺女娄菜 *Melandrium glandulosum* (Maxim.) F. N. Williams（腺毛蝇子草 *S. yetii* Bocquet），二者均为上品，较为常用；"热苏"的基原为细蝇子草 *S. tenuis* Willd.（*S. gracilicaulis* C. L. Tang），为下品，较少用。文献记载的"苏巴"的基原还有无瓣女娄菜 *M. apetalum* (L.) Fenzl.[喜马拉雅蝇子草 *S. himalayensis* (Rohrb.) Majumdar]、兴安女娄菜 *M. brachypetalum* (Horn.) Fenzl [准噶尔蝇子草 *S. songarica* (Fisch., Mey. et Avé-Lall.) Bocquet]、尼泊尔蝇子草 *S. nepalensis* Majumdar、弗氏女娄菜 *M. firmum* (Sieb. et Zucc.) Rohrb.（坚硬女娄菜 *S. firma* Sieb. et Zucc.）、瓦草 *M. viscidulum* (Franch.) F. N. Williams var. *szechuanense* (Williams) Hand.-Mazz. [掌脉蝇子草 *S. asclepiadea* Franch.（露苏）]、喜马拉雅蝇子草 *S. himalayensis* (Rohrb.) Majumdar、光梗丝石竹 *G. acutifolia* Fisch. ex Spreng. var. *gmelinii* Regel（紫萼石头花 *G. patrinii* Ser.）、麦蓝菜 *V. segetalis* (Neck.) Garcke["ཤུག་པ་དཀར་ཐིག"（苏巴达切、苏巴达息）]、草木樨状黄耆 *Astragalus melilotoides* Pall.（苏巴达切）等。也有观点认为"苏巴"的正品应为光梗丝石竹 *G. acutifolia* Fisch. ex Spreng. var. *gmelinii* Regel（紫萼石头花 *G. patrinii* Ser.），其他为代用品。也有文献记载，四川甘孜藏医还使用毛茛科植物条叶银莲花 *Anemone trullifolia* Hook. f. et Thoms. var. *linearis* (Brühl) Hand.-Mazz. 作"苏巴"。（参见"麦蓝菜""细蝇子草""腺萼蝇子草""尼泊尔蝇子草""喜马拉雅蝇子草""条叶银莲花"条）

《藏药志》等文献记载"无瓣女娄菜"的拉丁学名为"*Melandrium apetalum* (L.) Fenzl."。《中国植物志》将该学名作为"喜马拉雅蝇子草 *Silene himalayensis* (Rohrb.) Majumdar"的异名。《中国藏药植物资源考订》《中国民族药词典》认为，《藏药志》及《新修晶珠本草》记载的无瓣女娄菜 *M. apetalum* (L.) Fenzl. 应为隐瓣蝇子草 *S. gonosperma* (Rupr.) Bocquet，为"然素"的基原。从《藏药志》记载的无瓣女娄菜的形态和分布区域看，其与隐瓣蝇子草更为相近，而与喜马拉雅女娄菜相差较大。（参见"隐瓣蝇子草"条）

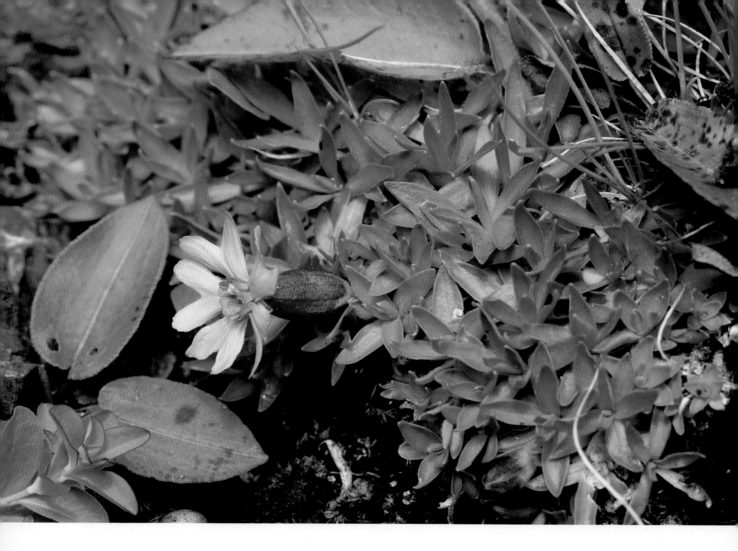

垫状蝇子草

Silene kantzeensis C. L. Tang

石竹科（Caryophyllaceae） | 蝇子草属（*Silene*）

▌形态 ▌

多年生垫状草本，高 4 ~ 8cm。根圆柱形，稍粗壮，多分枝，褐色，具多头根颈。茎密集丛生，极短，不分枝。基生叶倒披针状线形，长 10 ~ 25mm，宽 2 ~ 3mm，基部渐狭，先端渐尖或急尖，两面无毛，边缘具粗短缘毛；茎生叶 1 ~ 2 对或无，与基生叶同形。花单生，直立，直径 15 ~ 20mm；花梗比叶短，密被短柔毛；花萼狭钟形或筒状钟形，长 13 ~ 18mm，直径 3 ~ 5mm，基部截形，暗紫色，被紫色腺毛，纵脉紫色，萼齿三角状卵形，先端钝，边缘膜质，具缘毛；雌、雄蕊柄无毛，长约 1mm；花瓣淡紫色或淡红色，长约 20mm，爪狭楔形，无毛，耳卵形，瓣片露出花萼，倒卵形，叉状深 2 裂达瓣片中部，裂片狭长圆形，全缘，有时瓣片两侧下部各具 1 不明显的齿；副花冠片倒卵形，全缘或具缺刻；雄蕊内藏，花丝无毛；花柱不外露。蒴果圆柱形或圆锥形，长约 15mm，直径约 3.5mm，微长于宿存萼；种子圆肾形，长约 1mm，微扁，近平滑，脊锐，暗褐色。花期 7 ~ 8 月，果期 9 ~ 10 月。

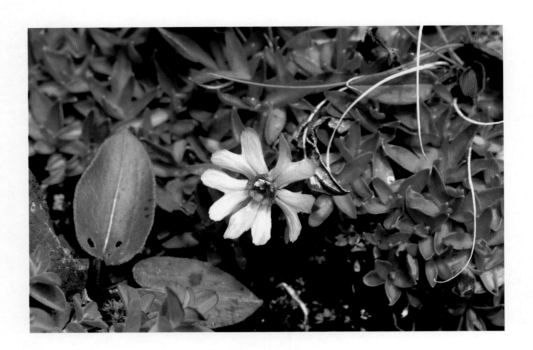

分布

我国青藏高原地区特有种。分布于青海东南部、四川西部、云南西北部、西藏。

生境

生长于海拔（3500 ～）4100 ～ 4700m 的高山草甸。

药材名

露苏、路苏（ལུག་ཟས།）。

药用部位

根。

功能与主治

启聋，消炎化痰。用于中耳炎，耳鸣，耳聋，鼻塞，喉痛，咳嗽。

用量与用法

2 ～ 4g。内服煎汤。外用适量，捣敷患处。

附 注

　　《蓝琉璃》《晶珠本草》等记载"སུག་པ།"（苏巴）为治鼻塞、利耳聋之药物，言其分为"ལུག་ཟས།"（露苏）和"ར་ཟས།"（热苏）2 种。现代文献记载的"苏巴"类的基原较为复杂，涉及石竹科、豆科、毛茛科等的多属多种植物，不同文献记载的"苏巴"及其品种的基原也有差异，多以"露苏"为上品，临床使用较多，其基原主要为蝇子草属（Silene）植物，但各地习用的种类不同。据文献记载，垫状蝇子草 S. kantzeensis C. L. Tang（Melandrium caespitosum Williams）为四川甘孜藏医习用的"露苏"的基原之一。（参见"腺毛蝇子草""腺萼蝇子草""细蝇子草"等条）

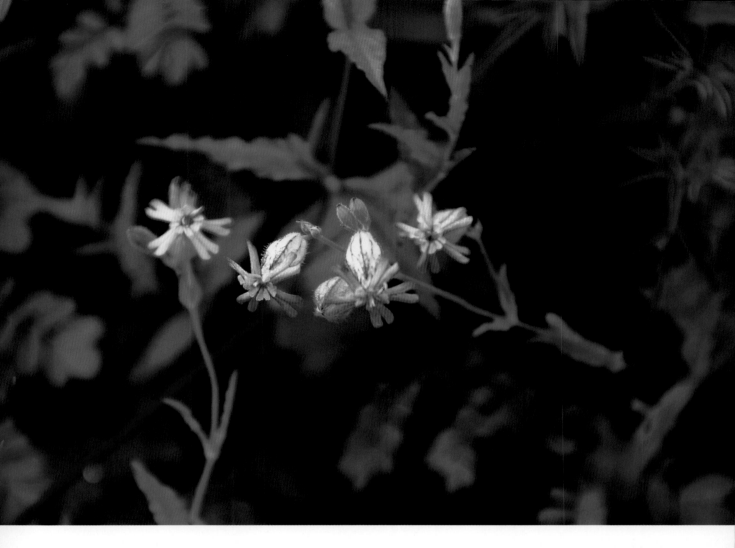

腺萼蝇子草

Silene adenocalyx Williams

石竹科（Caryophyllaceae）　　　　蝇子草属（*Silene*）

▍形态 ▍

多年生草本。茎俯仰，长 25 ～ 40cm，多分枝，密被短腺毛，有时仅上部被腺毛。叶卵状披针形至披针形，长 15 ～ 25mm，宽 5 ～ 10（～ 12）mm，基部圆形，先端渐尖，两面密被短柔毛，边缘具腺毛，具 1 或 3 基出脉。二歧聚伞花序稀疏，常具数花；花梗细，长 1 ～ 2.5cm，被腺柔毛；苞片披针形，长 8 ～ 10mm，被短柔毛；花直立，直径约 11mm；花萼筒状棒形，长（10 ～）15mm，直径约 3mm，基部截形，外面密被短腺毛，纵脉深绿色，萼齿狭披针形，长约 5mm，先端渐尖，被短腺毛，边缘具短缘毛；雌、雄蕊柄长约 3mm，无毛；花瓣白色或淡红色，爪楔状倒披针形，长约 10mm，无毛，耳三角状，全缘或微啮蚀状，瓣片长圆形，长约 5mm，浅 2 裂达瓣片的 1/3，裂片先端斜形，全缘或具缺刻；副花冠片近方形，长约 1.5mm，具缺刻或钝齿；雄蕊和花柱微外露。蒴果卵形，长约 8mm。花期 7 ～ 8 月。

▌分布▐

青藏高原特有种。分布于我国西藏（林芝、拉萨、江孜、乃东）。

▌生境▐

生长于海拔 1140 ~ 4300m 的高山灌丛草地、山麓砾石滩。

▌药材名▐

苏巴（ཤུག་པ）。

▌药用部位▐

根。

▌功能与主治▐

通窍启聋，消炎化痰。用于中耳炎，耳鸣，耳聋，鼻塞，喉痛，咳嗽。

▌用量与用法▐

2 ~ 4g。内服煎汤。外用适量，捣敷患处。

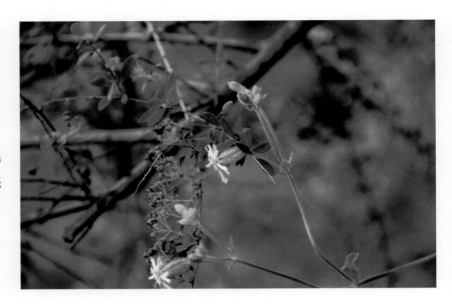

附注

　　《蓝琉璃》等古籍记载"ཤུག་པ"（苏巴）为治鼻塞、利耳聋之药物，言其分为"ཤུག་སྐྱ"（露苏）和"རུ་ཤུག"（热苏）2 种。《晶珠本草》言其根、叶、茎白色，植株大者为"露苏"；根、叶、茎黑色，植株小者为"热苏"。现代文献记载的"苏巴"类的基原较为复杂，涉及石竹科、豆科、毛茛科等多科多属多种植物，其中"露苏"使用较多，为上品。不同文献记载的"苏巴"类的基原包括女娄菜 S. aprica Turcz. ex Fisch. et Mey.（苏巴、露苏）、隐瓣蝇子草 S. gonosperma (Rupr.) Bocquet（露苏）、细蝇子草 S. gracilicaulis C. L. Tang [S. tenuis Willd.（露苏、热苏）]、腺女娄菜 Melandrium glandulosum (Maxim.) F. N. Williams[腺毛蝇子草 S. yetii Bocquet（苏巴）]、无瓣女娄菜 M. apetalum (L.) Fenzl [喜马拉雅蝇子草 S. himalayensis (Rohrb.) Majumdar]、藏蝇子草 S. waltoni Williams（热苏）、拉萨女娄菜 M. lhassanum F. N. Williams[拉萨蝇子草 S. lhassana (Williams) Majumdar] 等 10 余种蝇子草属（Silene）植物，以及石竹科植物光梗丝石竹 Gypsophila acutifolia Fisch. var. gmelinii Regel[紫萼石头花 G. patrinii Ser.（苏巴）]、麦蓝菜 Vaccaria segetalis (Neck.) Garcke（苏巴）和豆科植物草木樨状黄耆 Astragalus melilotoides Pall. 等。腺萼蝇子草 S. adenocalyx Williams 为四川甘孜藏医习用的"苏巴"的基原之一。（参见"腺毛蝇子草""细蝇子草"条）

麦蓝菜

Vaccaria segetalis (Neck.) Garcke

石竹科（Caryophyllaceae） | 麦蓝菜属（*Vaccaria*）

▍形态 ▍

一年生或二年生草本，高
30～70cm。全株无毛，微被
白粉，呈灰绿色。根为主根
系。茎单生，直立，上部分枝。
叶片卵状披针形或披针形，长
3～9cm，宽1.5～4cm，基
部圆形或近心形，微抱茎，先
端急尖，具3基出脉。伞房花
序稀疏；花梗细，长1～4cm；
苞片披针形，着生于花梗中
上部；花萼卵状圆锥形，长
10～15mm，宽5～9mm，
后期微膨大成球形，棱绿色，
棱间绿白色，近膜质，萼齿
小，三角形，先端急尖，边缘
膜质；雌雄蕊柄极短；花瓣
淡红色，长14～17mm，宽
2～3mm，爪狭楔形，淡绿
色，瓣片狭倒卵形，斜展或平
展，微凹缺，有时具不明显的
缺刻；雄蕊内藏；花柱线形，
微外露。蒴果宽卵形或近球形，
长8～10mm；种子近球形，
直径约2mm，红褐色至黑色。
花期5～7月，果期6～8月。

▍分布 ▍

分布于我国除华南地区外的各

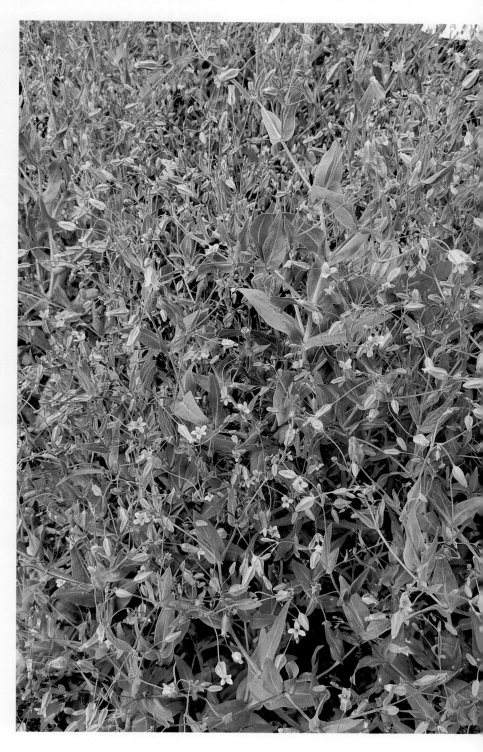

省区。欧洲、亚洲广泛分布。

生境

生长于草坡、撂荒地、麦田。

药材名

苏巴（ སུག་པ ），露苏、路苏、露素（ ལུག་རུས ），苏巴达切、苏巴达息（ སུག་པ་དཀར་ཆེད ）。

药用部位

根。

功能与主治

活血散瘀，化痰，消肿。用于痛经，扭伤，痈疮。

用量与用法

2 ～ 4g。内服煎汤，或入丸、散剂。外用适量，捣敷患处。

附 注

《蓝琉璃》《晶珠本草》等中记载有"སུག་པ"（苏巴），言其为治尿闭、利耳聋、外用干黄水之药物。《晶珠本草》言其分为2种，植株大而色白（淡）者为"ལུག་རུས"（露苏），植株小而色黑者为"ར་རུག"（热苏、然素）。现代文献记载的"苏巴"的基原包括石竹科蝇子草属（*Silene*）、石头花属（*Gypsophila*）、麦蓝菜属（*Vaccaria*），豆科黄耆属（*Astragalus*）及毛茛科等的多科多属多种植物，多以蝇子草属植物为正品（涉及10余种），以"露苏"较为常用，为上品。据文献记载，部分藏医称麦蓝菜 *V. segetalis* (Neck.) Garcke 为"露苏"，又称"སུག་པ་དཀར་ཆེད"（苏巴达切），应为地方藏医习用的代用品。（参见"腺毛蝇子草""腺萼蝇子草""隐瓣蝇子草"等条）

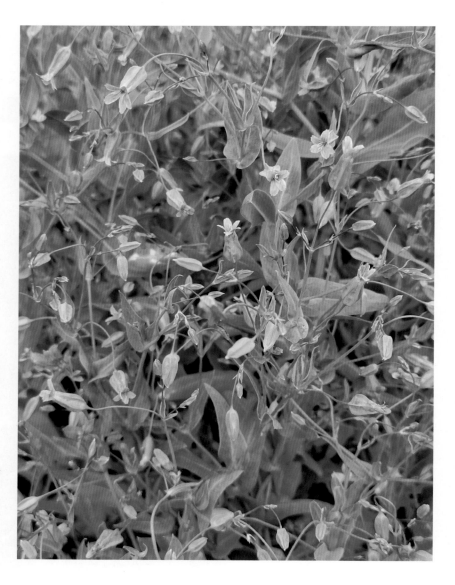

石竹

Dianthus chinensis L.

石竹科（Caryophyllaceae）　　石竹属（*Dianthus*）

▌ 形态 ▌

多年生草本，高 30～50cm，全株无毛，带粉绿色。茎由根颈生出，疏丛生，直立，上部分枝。叶片线状披针形，长 3～5cm，宽 2～4mm，先端渐尖，基部稍狭，全缘或有细小齿，中脉较显。花单生枝端或数花集成聚伞花序；花梗长 1～3cm；苞片 4，卵形，先端长渐尖，长达花萼 1/2 以上，边缘膜质，有缘毛；花萼圆筒形，长 15～25mm，直径 4～5mm，有纵条纹，萼齿披针形，长约 5mm，直伸，先端尖，有缘毛；花瓣长 16～18mm，瓣片倒卵状三角形，长 13～15mm，紫红色、粉红色、鲜红色或白色，顶缘不整齐齿裂，喉部有斑纹，疏生髯毛；雄蕊露出喉部外，花药蓝色；子房长圆形，花柱线形。蒴果圆筒形，包于宿存萼内，先端 4 裂；种子黑色，扁圆形。花期 5～6 月，果期 7～9 月。

▌ 分布 ▌

原产于我国北方，现南北方普

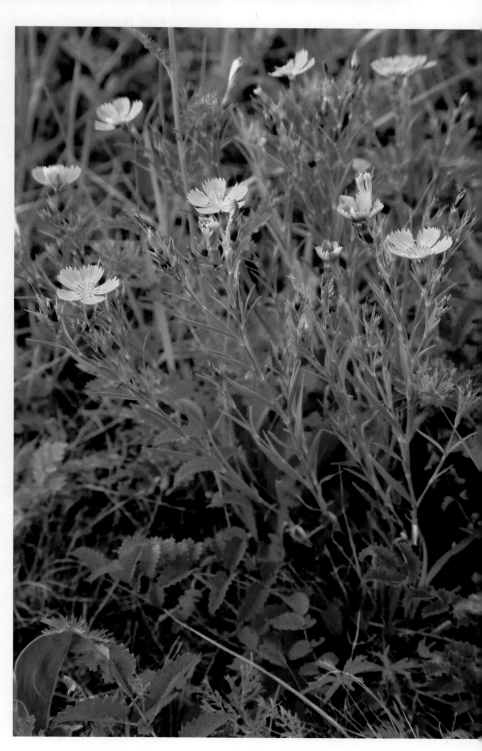

遍有分布。俄罗斯、朝鲜
也有分布。

▌ 生境 ▌

生长于草原、山坡草地。

▌ 药材名 ▌

亚格莫（གཡའ་ཀྱི་མེ）。

▌ 药用部位 ▌

全草。

▌ 功能与主治 ▌

利尿，通淋，去翳明目。
用于尿路感染，淋病，眼翳。

▌ 用量与用法 ▌

3 ～ 6g。内服煎汤，或入丸、
散剂。

附 注

同属植物瞿麦 *D.
superbus* L.也作"གཡའ་ཀྱི་མེ"（亚
格莫）使用。（参见"瞿麦"
条）

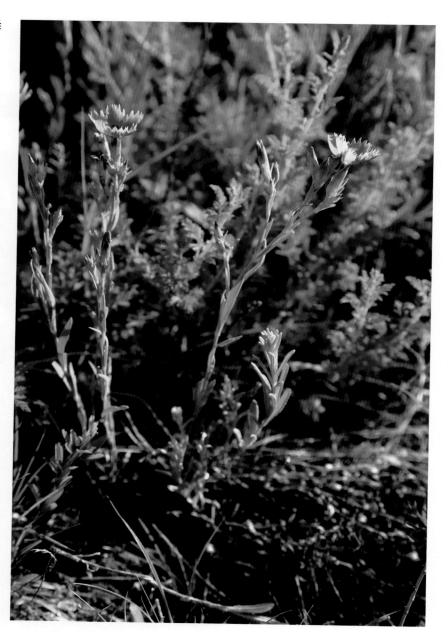

瞿麦

Dianthus superbus L.

石竹科（Caryophyllaceae） | 石竹属（*Dianthus*）

▌形态▐

多年生草本，高 50 ~ 60cm，有时更高。茎丛生，直立，绿色，无毛，上部分枝。叶片线状披针形，长 5 ~ 10cm，宽 3 ~ 5mm，先端锐尖，中脉凸出，基部合生成鞘状，绿色，有时带粉绿色。花 1 或 2 生于枝端，有时腋生；苞片 2 ~ 3 对，倒卵形，长 6 ~ 10mm，约为花萼的 1/4，宽 4 ~ 5mm，先端长尖；花萼圆筒形，长 2.5 ~ 3cm，直径 3 ~ 6mm，常染紫红色晕，萼齿披针形，长 4 ~ 5mm；花瓣长 4 ~ 5cm，爪长 1.5 ~ 3cm，包于萼筒内，瓣片宽倒卵形，边缘繸裂至中部或中部以上，通常淡红色或带紫色，稀白色，喉部具丝毛状鳞片；雄蕊和花柱微外露。蒴果圆筒形，与宿存萼等长或微长，先端 4 裂；种子扁卵圆形，长约 2mm，黑色，有光泽。花期 6 ~ 9 月，果期 8 ~ 10 月。

▌分布▐

分布于我国山东、江苏、浙江、江西、河南、湖北、四川（红原、马尔康）、贵州及东北、华北、

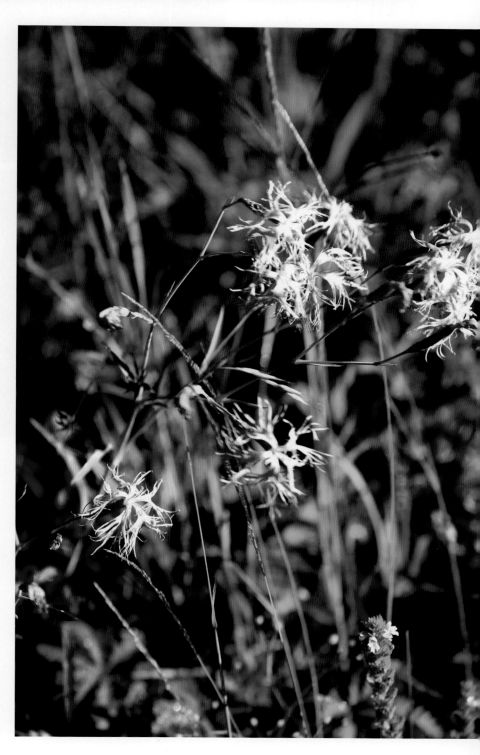

西北地区。哈萨克斯坦、蒙古、朝鲜、日本及北欧、中欧、西伯利亚地区也有分布。

▎生境▎

生长于海拔 400 ~ 3700m 的丘陵山地疏林下、林缘、草甸、草地、沟谷溪边。

▎药材名▎

亚格莫、亚格马、亚格玛（ གཡའ་ཀྱི་མེ ），杂马夏（ ཚ་མ་ཤ ）。

▎药用部位▎

全草。

▎功能与主治▎

利尿，通淋，去翳明目。用于尿路感染，淋病，眼翳。

▎用量与用法▎

3 ~ 6g。内服煎汤，或入丸、散剂。

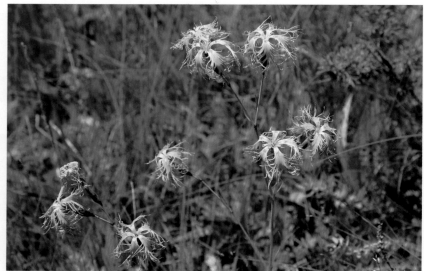

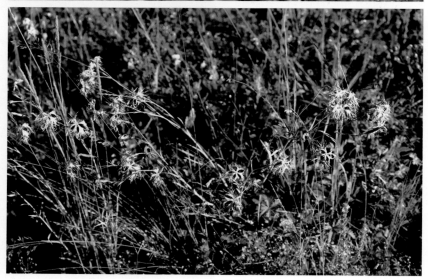

附 注

四川甘孜藏医称瞿麦 *D. superbus* L. 为"ཚ་མ་ཤ"（杂马夏）药用，别称"གཡའ་ཀྱི་མེ"（亚格玛）。同属植物石竹 *D. chinensis* L. 也作"亚格莫"使用。（参见"石竹"条）

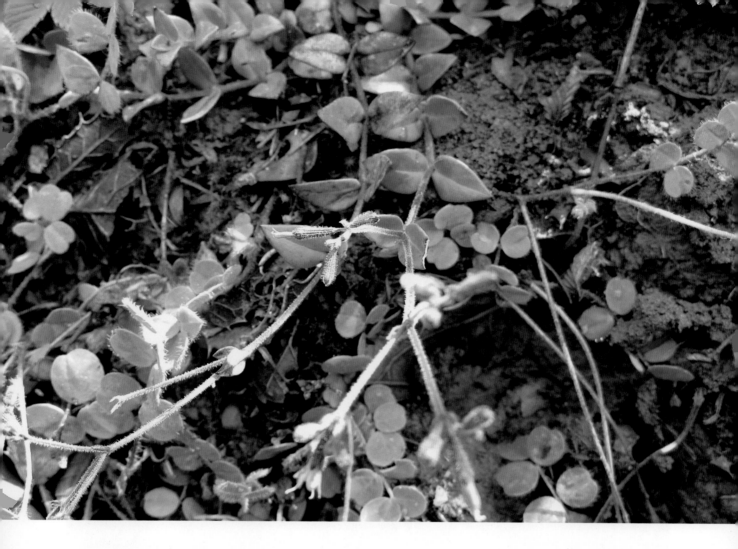

金铁锁

Psammosilene tunicoides W. C. Wu et C. Y. Wu

| 石竹科（Caryophyllaceae） | 金铁锁属（*Psammosilene*） |

▍形态 ▍

多年生草本。根长倒圆锥形，棕黄色，肉质。茎铺散，平卧，长达 35cm，二叉状分枝，常带紫绿色，被柔毛。叶片卵形，长 1.5 ～ 2.5cm，宽 1 ～ 1.5cm，基部宽楔形或圆形，先端急尖，上面被疏柔毛，下面沿中脉被柔毛。三歧聚伞花序密被腺毛；花直径 3 ～ 5mm；花梗短或近无；花萼筒状钟形，长 4 ～ 6mm，密被腺毛，纵脉凸起，绿色，直达齿端，萼齿三角状卵形，先端钝或急尖，边缘膜质；花瓣紫红色，狭匙形，长 7 ～ 8mm，全缘；雄蕊明显外露，长 7 ～ 9mm，花丝无毛，花药黄色；子房狭倒卵形，长约 7mm；花柱长约 3mm。蒴果棒状，长约 7mm；种子狭倒卵形，长约 3mm，褐色。花期 6 ～ 9 月，果期 7 ～ 10 月。

▍分布 ▍

分布于我国四川、云南（丽江、德钦、香格里拉）、贵州、西藏。

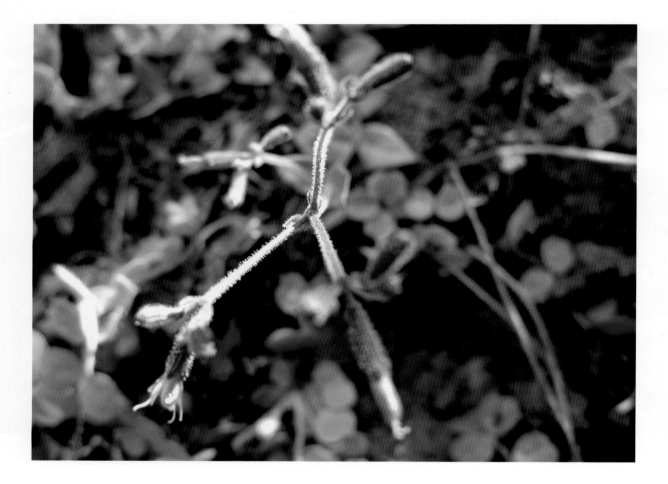

▌ 生境 ▐

生长于海拔 2000 ～ 3800m 的砾石山坡、灌丛、石灰质岩石缝隙。

▌ 药材名 ▐

都丁孜（ཏུ་དིང་ཙེ）。

▌ 药用部位 ▐

根。

▌ 功能与主治 ▐

活血散瘀，止痛，止血。用于跌打损伤，瘀血作痛，骨折疼痛，外伤出血。

附 注

　　金铁锁 *P. tunicoides* W. C. Wu et C. Y. Wu 为云南藏族、彝族等民族的习用药材，是制备云南白药的药材之一。

牡丹

Paeonia suffruticosa Andr.

毛茛科（Ranunculaceae） | 芍药属（*Paeonia*）

形态

落叶灌木。茎高达 2m，分枝短而粗。叶通常为二回三出复叶，偶尔近枝顶的叶为 3 小叶；顶生小叶宽卵形，长 7 ~ 8cm，宽 5.5 ~ 7cm，3 裂至中部，裂片不裂或 2 ~ 3 浅裂，表面绿色，无毛，背面淡绿色，有时具白粉，沿叶脉疏生短柔毛或近无毛，小叶柄长 1.2 ~ 3cm；侧生小叶狭卵形或长圆状卵形，长 4.5 ~ 6.5cm，宽 2.5 ~ 4cm，不等 2 裂至 3 浅裂或不裂，近无柄；叶柄长 5 ~ 11cm，叶柄和叶轴均无毛。花单生枝顶，直径 10 ~ 17cm；花梗长 4 ~ 6cm；苞片 5，长椭圆形，大小不等；萼片 5，绿色，宽卵形，大小不等；花瓣 5，或为重瓣，玫瑰色、红紫色、粉红色至白色，通常变异很大，倒卵形，长 5 ~ 8cm，宽 4.2 ~ 6cm，先端呈不规则的波状；雄蕊长 1 ~ 1.7cm，花丝紫红色、粉红色，上部白色，长约 1.3cm，花药长圆形，长 4mm；花盘革质，杯状，紫红色，先端有

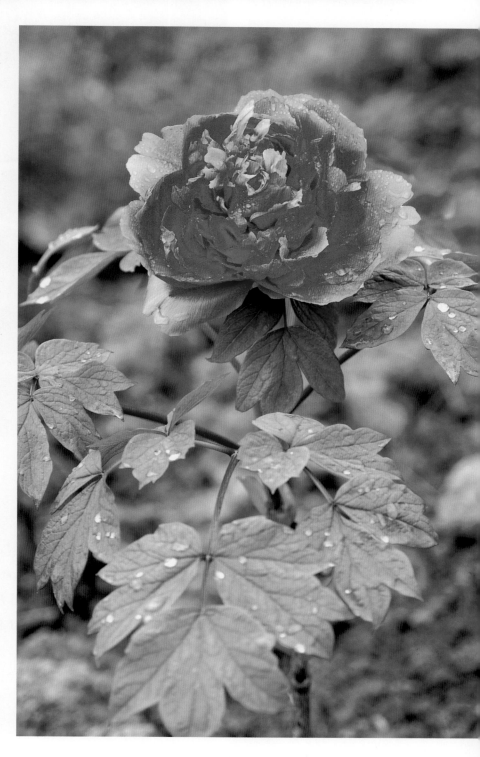

数个锐齿或裂片，完全包住心皮，在心皮成熟时开裂；心皮 5，稀更多，密生柔毛。蓇葖果长圆形，密生黄褐色硬毛。花期 5 月，果期 6 月。

▌ 分布 ▌

为栽培品种，全国多地将其作为园艺植物进行栽培。

▌ 生境 ▌

多栽培于低山坡地。

▌ 药材名 ▌

班玛（པད་མ།），拉豆玛保、拉豆玛尔保（ར་དུག་དམར་པོ།）。

▌ 药用部位 ▌

根、根皮、叶、花、种子。

▌ 功能与主治 ▌

根、根皮：清热解毒；用于炎症，急性高热，梅毒性鼻炎，炭疽病，乌头中毒。叶：用于皮肤病。花：润肤色，消皮炎；用于皮炎，顽癣。种子：退热，解毒；用于炭疽病，高热。

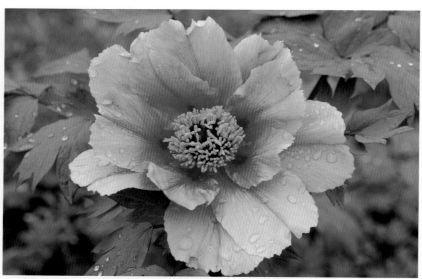

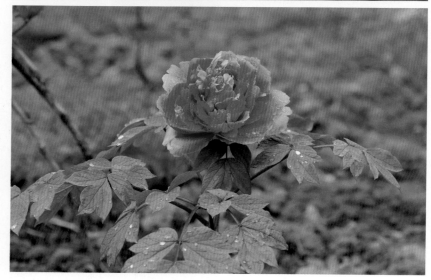

附 注

《迪庆藏药》记载牡丹 P. suffruticosa Andr. 为迪庆藏医习用药材，称其为"པད་མ།"（班玛），此外，野牡丹 P. delavayi Franch.（滇牡丹）、黄牡丹 P. delavayi Franch. var. lutea (Delavay ex Franch.) Finet et Gagnep. 也作"班玛"使用。《藏汉大辞典》将"班玛"释作川赤芍 P. veitchii Lynch。也有文献记载，牡丹 P. suffruticosa Andr.、川赤芍 P. veitchii Lynch 为"ར་དུག་དམར་པོ།"（拉豆玛保）的基原。（参见"川赤芍""芍药""黄牡丹"条）

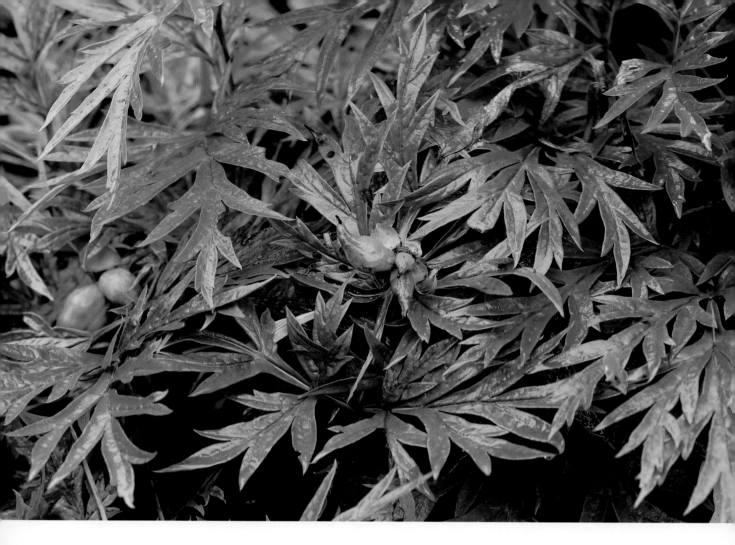

狭叶牡丹

Paeonia delavayi Franch. var. *angustiloba* Rehd. et Wils.

| 毛茛科（Ranunculaceae） | 芍药属（*Paeonia*） |

▌ 形态 ▌

亚灌木，全体无毛。茎高 1.5m；当年生小枝草质，小枝基部具数枚鳞片。叶为二回三出复叶；叶片宽卵形或卵形，长 15 ~ 20cm，羽状分裂，裂片狭线形或狭披针形，宽 4 ~ 7mm；叶柄长 4 ~ 8.5cm。花 2 ~ 5，生于枝顶和叶腋，直径 6 ~ 8cm；苞片 3 ~ 4（~ 6），披针形，大小不等；萼片 3 ~ 4，宽卵形，大小不等；花瓣 9（~ 12），黄色，有时边缘红色或基部有紫色斑块，倒卵形，长 3 ~ 4cm，宽 1.5 ~ 2.5cm；雄蕊长 0.8 ~ 1.2cm，花丝长 5 ~ 7mm，干时紫色；花盘肉质，包住心皮基部，先端裂片三角形或钝圆；心皮 2 ~ 5，无毛。菁葖果长 3 ~ 3.5cm，直径 1.2 ~ 2cm。花期 5 月，果期 7 ~ 8 月。

▌ 分布 ▌

分布于我国四川西部（康定、巴塘、理塘、雅江、道孚）。

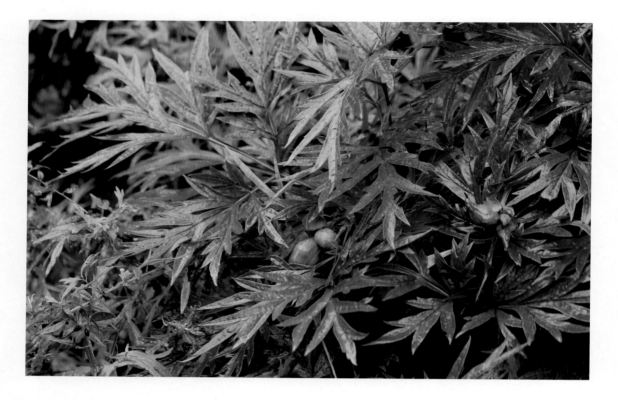

▌ 生境 ▌

生长于海拔 2800 ～ 3700m 的山坡灌丛。

▌ 药材名 ▌

拉豆、日堵（ར་དུག），拉豆色博（ར་དུག་སེར་པོ）。

▌ 药用部位 ▌

根（根皮）、叶、花、种子。

▌ 功能与主治 ▌

根（根皮）：清热解毒；用于炎症，急性高热，梅毒性鼻炎，炭疽病，乌头中毒。叶：用于皮肤病。花：润肤色，消皮炎；用于皮炎，顽癣等。种子：清热，解毒；用于炭疽病，高热。

附 注

　　《晶珠本草》（汉译重译本）记载有"ར་དུག"（拉豆），言其为治疠虫病之药物。现代不同文献记载的"拉豆"类的药名有"ར་དུག"（拉豆）、"ར་དུག་དམར་པོ"（拉豆玛保）、"ཙ་ར་དུག"（匝日登）、"ར་དུག་སེར་པོ"（拉豆色博）等多种，各名称的基原不同或有交叉，涉及毛茛科芍药属（*Paeonia*）和乌头属（*Aconitum*）、豆科野决明属（*Thermopsis*）多种植物。据文献记载，四川甘孜藏医称狭叶牡丹 *P. delavayi* Franch. var. *angustiloba* Rehd. et Wils. 为"ར་དུག"（拉豆），而《中国藏药植物资源考订》则记载该种及黄牡丹 *P. delavayi* Franch. var. *lutea* (Delavay ex Franch.) Finet et Gagnep. 为"ར་དུག་སེར་པོ"（拉豆色博）的基原。（参见"黄牡丹""牡丹""川赤芍"条）

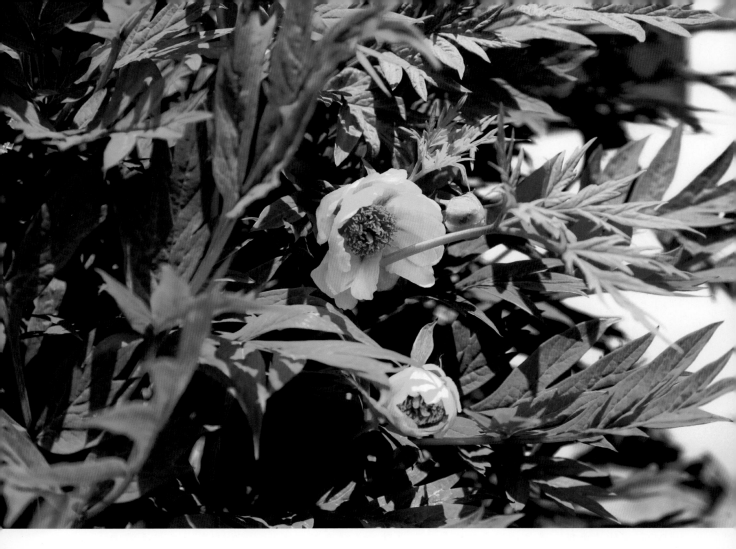

黄牡丹

Paeonia delavayi Franch. var. *lutea* (Delavay ex Franch.) Finet et Gagnep.

| 毛茛科（Ranunculaceae） | 芍药属（*Paeonia*） |

▍形态 ▍

亚灌木，全体无毛。茎高 1.5m；当年生小枝草质，小枝基部具数枚鳞片。叶为二回三出复叶；叶片宽卵形或卵形，长 15 ~ 20cm，羽状分裂，裂片披针形至长圆状披针形，宽 0.7 ~ 2cm；叶柄长 4 ~ 8.5cm。花 2 ~ 5，生于枝顶和叶腋，直径 6 ~ 8cm；苞片 3 ~ 4（~ 6），披针形，大小不等；萼片 3 ~ 4，宽卵形，大小不等；花瓣 9（~ 12），黄色，有时边缘红色或基部有紫色斑块，倒卵形，长 3 ~ 4cm，宽 1.5 ~ 2.5cm；雄蕊长 0.8 ~ 1.2cm，花丝长 5 ~ 7mm，干时紫色；花盘肉质，包住心皮基部，先端裂片三角形或钝圆；心皮 2 ~ 5，无毛。蓇葖果长 3 ~ 3.5cm，直径1.2 ~ 2cm。花期 5 月，果期 7 ~ 8 月。

▍分布 ▍

分布于我国云南（洱源）、四川西南部、西藏东部（米林）。

▌ 生境 ▐

生长于海拔 2500 ～ 3500m 的山地林缘。

▌ 药材名 ▐

班玛、斑玛（པད་མ།），斑玛色博（པད་མ་སེར་པོ།），拉豆色博、拉豆色保（ར་དུག་སེར་པོ།）。

▌ 药用部位 ▐

根或根皮、叶、花、种子。

▌ 功能与主治 ▐

根或根皮：清热解毒；用于炎症，急性高热，梅毒性鼻炎，炭疽病，乌头中毒。叶：用于皮肤病。
花：润肤色，消皮炎；用于皮肤病（皮炎、顽癣等）。种子：退热，解毒；用于炭疽病，高热。

▌ 用量与用法 ▐

适量。

附 注

　　《迪庆藏药》记载黄牡丹 *P. delavayi* Franch. var. *lutea* (Delavay ex Franch.) Finet et Gagnep. 为迪庆藏医习用的药材，其药材名为 "པད་མ།"（班玛）或 "པད་མ་སེར་པོ།"（斑玛色博），牡丹 *P. suffruticosa* Andr.、野牡丹 *P. delavayi* Franch.（滇牡丹）、狭叶牡丹 *P. delavayi* Franch. var. *angustiloba* Rehd. et Wils. 也作 "班玛" 或 "斑玛色博" 使用；《藏汉大辞典》则认为，"斑玛" 当为川赤芍 *P. veitchii* Lynch。也有文献记载，川赤芍 *P. veitchii* Lynch 为 "ར་དུག་སེར་པོ།"（拉豆色保）的基原之一。（参见 "牡丹" "狭叶牡丹" "川赤芍" 条）

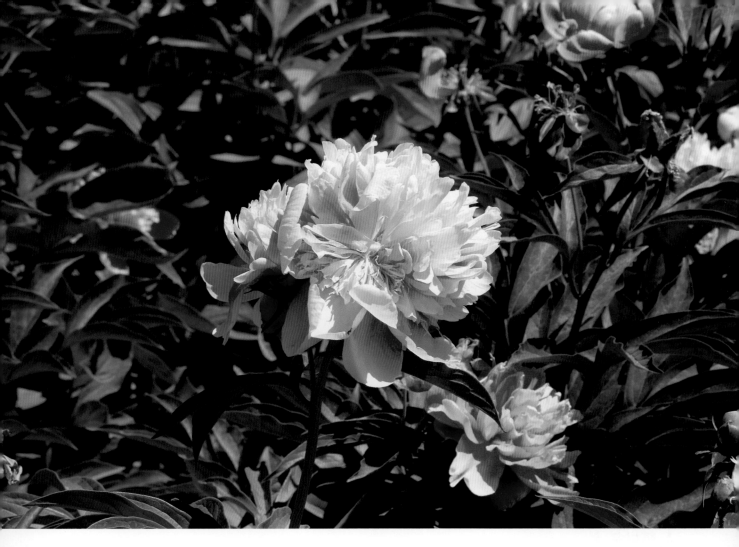

芍药

Paeonia lactiflora Pall.

毛茛科（Ranunculaceae） 芍药属（*Paeonia*）

形态

多年生草本。根粗壮，分枝黑褐色。茎高 40 ~ 70cm，无毛。下部茎生叶为二回三出复叶，上部茎生叶为三出复叶；小叶狭卵形、椭圆形或披针形，先端渐尖，基部楔形或偏斜，边缘具白色骨质细齿，两面无毛，背面沿叶脉疏生短柔毛。花数朵，生茎顶和叶腋，有时仅先端 1 朵开放，而近先端叶腋处有发育不好的花芽，直径 8 ~ 11.5cm；苞片 4 ~ 5，披针形，大小不等；萼片 4，宽卵形或近圆形，长 1 ~ 1.5cm，宽 1 ~ 1.7cm；花瓣 9 ~ 13，倒卵形，长 3.5 ~ 6cm，宽 1.5 ~ 4.5cm，白色，有时基部具深紫色斑块；花丝长 0.7 ~ 1.2cm，黄色；花盘浅杯状，包裹心皮基部，先端裂片钝圆；心皮（2 ~）4 ~ 5，无毛。蓇葖果长 2.5 ~ 3cm，直径 1.2 ~ 1.5cm，先端具喙。花期 5 ~ 6月，果期 8 月。

分布

分布于我国东北、华北地区及陕西、甘肃南部。朝鲜、日本、蒙古等也有分布。各地常作为园艺

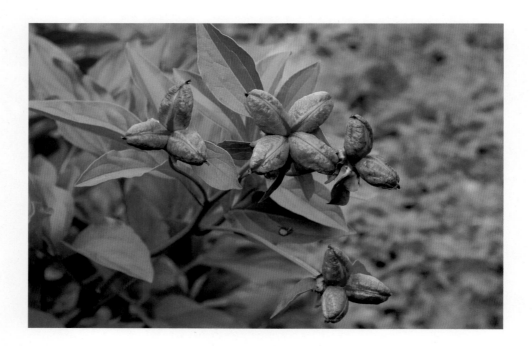

植物栽培。

生境

生长于海拔 480 ~ 2300m 的山坡草地、林下。

药材名

匝日登、匝日堵（ᚣᚣᚣᚣ），拉豆玛保、然都玛保、拉堆玛保（ᚣᚣᚣᚣᚣᚣ），匝斑玛（ᚣᚣᚣᚣ）。

药用部位

根、花。

功能与主治

根：消炎，杀虫，解毒；用于炭疽，消症发热，乌头中毒。花：消炎，解毒；用于皮肤病，炎症。

用量与用法

3 ~ 6g。

附　注

　　《晶珠本草》（汉译重译本）中记载有"ᚣᚣᚣ"（拉豆），言其为治疠虫病之药物。关于"拉豆"的名称，现代文献中可见有"ᚣᚣᚣ"（拉豆）、"ᚣᚣᚣᚣᚣᚣ"（拉豆玛保，其引用的《晶珠本草》的记载与"拉豆"相同，从藏药材名称的特点看，似应为"拉豆"的红色种类）、"ᚣᚣᚣᚣ"（匝日登）等名称，不同文献记载的各名称的基原有不同或交叉，涉及毛茛科芍药属（*Paeonia*）和乌头属（*Aconitum*）、豆科野决明属（*Thermopsis*）等的植物。据文献记载，芍药 *P. lactiflora* Pall. 为"匝日登"或"ᚣᚣᚣᚣ"（匝斑玛）的基原之一，同样作该药使用的还有川赤芍 *P. veitchii* Lynch、牡丹 *P. suffruticosa* Andr.。（参见"川赤芍""牡丹""披针叶野决明"条）

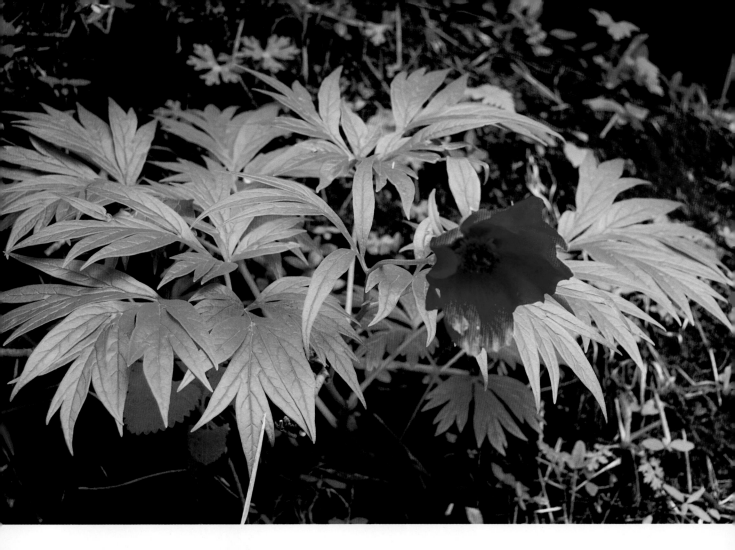

川赤芍

Paeonia veitchii Lynch

| 毛茛科（Ranunculaceae） | 芍药属（*Paeonia*） |

▌形态▐

多年生草本。根圆柱形，直径 1.5 ～ 2cm。茎高 30 ～ 80cm，稀超过 1m，无毛。叶为二回三出复叶，叶片宽卵形，长 7.5 ～ 20cm；小叶呈羽状分裂，裂片窄披针形至披针形，宽 4 ～ 16mm，先端渐尖，全缘，表面深绿色，沿叶脉疏生短柔毛，背面淡绿色，无毛；叶柄长 3 ～ 9cm。花 2 ～ 4，生于茎先端及叶腋，有时仅先端 1 朵开放，而叶腋有发育不好的花芽，直径 4.2 ～ 10cm；苞片 2 ～ 3，分裂或不裂，披针形，大小不等；萼片 4，宽卵形，长 1.7cm，宽 1 ～ 1.4cm；花瓣 6 ～ 9，倒卵形，长 3 ～ 4cm，宽 1.5 ～ 3cm，紫红色或粉红色；花丝长 5 ～ 10mm；花盘肉质，仅包裹心皮基部；心皮 2 ～ 3（～ 5），密生黄色绒毛。蓇葖果长 1 ～ 2cm，密生黄色绒毛。花期 5 ～ 6 月，果期 7 月。

▌分布▐

分布于我国西藏东部（波密、八宿等）、四川西部（康定、雅江、道孚、炉霍）、青海东部、甘肃（夏河等）、陕西南部。

▍生境 ▍

生长于海拔 1800 ~ 3700m
的山坡林下、疏林、草丛、
路旁。

▍药材名 ▍

匝日登、匝日堵（ཙ་ར་ལྡུག），
拉豆玛保、拉豆玛尔保、
热阿玛保（ར་ལྡུག་དམར་པོ）。

▍药用部位 ▍

根、花。

▍功能与主治 ▍

根：消炎，杀虫，解毒；
用于炭疽，消症发热，乌
头中毒。花：消炎，解毒；
用于皮肤病，炎症。

▍用量与用法 ▍

3 ~ 6g。

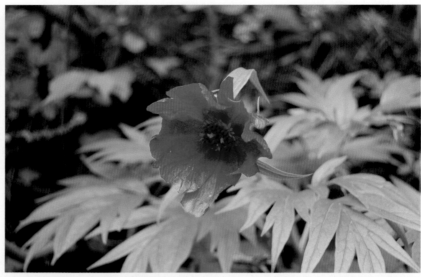

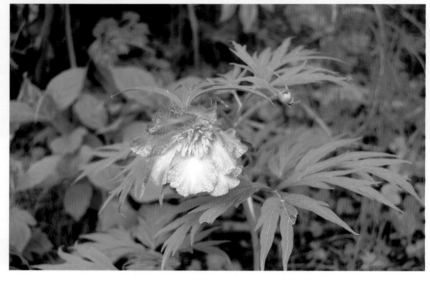

附 注

《晶珠本草》中记载有
"ར་ལྡུག"（拉豆），言其为
治疠虫病之药物。关于"拉
豆"的名称，现代文献中记载为"ར་ལྡུག"（拉豆）、"ར་ལྡུག་དམར་པོ"（拉豆玛保，从藏药材名称的特
点来看，似应为"拉豆"的红色种类）、"ཙ་ར་ལྡུག"（匝日登），不同名称的基原也有不同或存在交叉，
涉及毛茛科芍药属（Paeonia）植物川赤芍 P. veitchii Lynch（拉豆玛保、匝日登）、芍药 P. lactiflora
Pall.（拉豆玛保、匝日登）、牡丹 P. suffruticosa Andr.（拉豆玛保）和乌头属（Aconitum）植物（拉
豆玛保）以及豆科野决明属（Thermopsis）植物披针叶野决明 T. lanceolata R. Br.（拉豆）。据《晶
珠本草》所载"拉豆"的形态"根红色如蓼；叶蓝色，深裂；花大，红色，状如野罂粟；果荚状如
山羊乳头，三个或四个簇生，着生于枝顶；种子像麝粪"来看，其基原似应为芍药属植物。（参见"芍
药""牡丹""披针叶野决明"条）

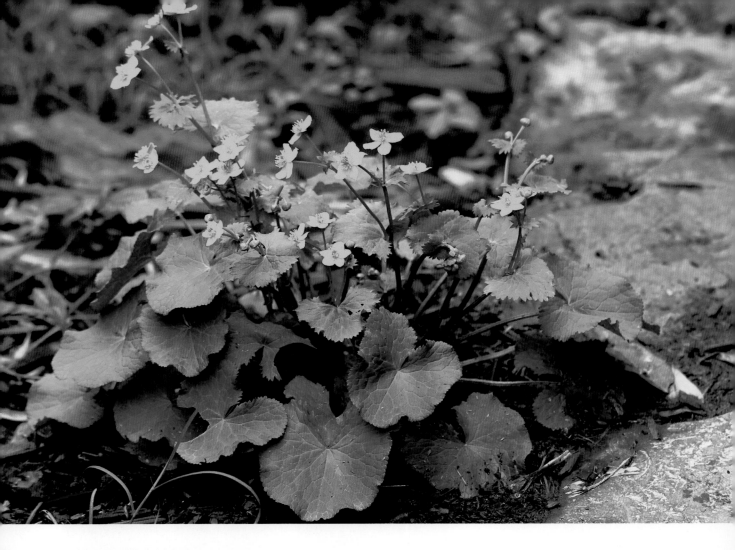

驴蹄草

Caltha palustris L.

| 毛茛科（Ranunculaceae） | 驴蹄草属（*Caltha*） |

形态

多年生草本，全部无毛，有多数肉质须根。茎高（10～）20～48cm，直径（1.5～）3～6mm，实心，具细纵沟，在中部或中部以上分枝，稀不分枝。基生叶3～7，有长柄；叶片圆形、圆肾形或心形，长（1.2～）2.5～5cm，宽（2～）3～9cm，先端圆形，基部深心形或基部2裂片互相覆压，边缘全部密生正三角形小牙齿；叶柄长（4～）7～24cm。茎生叶通常向上逐渐变小，稀与基生叶近等大，圆肾形或三角状心形，具较短的叶柄或最上部叶完全不具柄。茎或分枝顶部有由2花组成的简单的单歧聚伞花序；苞片三角状心形，边缘生牙齿；花梗长（1.5～）2～10cm；萼片5，黄色，倒卵形或狭倒卵形，长1～1.8（～2.5）cm，宽0.6～1.2（～1.5）cm，先端圆形；雄蕊长4.5～7（～9）mm，花药长圆形，长1～1.6mm，花丝狭线形；心皮（5～）7～12，与雄蕊近等长，无柄，有短花柱。蓇葖果长约1cm，宽约3mm，具横脉，喙长约1mm；种子狭卵球形，长1.5～2mm，黑色，有光泽，有少数纵皱纹。5～9月开花，6月开始结果。

分布

分布于我国西藏东部、云南西北部、四川（康定、雅江）、甘肃南部、新疆、陕西、山西、河南、河北、浙江、内蒙古。广布于北半球温带地区。

生境

生长于海拔 600 ~ 4000m 的山地、山谷溪边、湿草甸、草坡、林下阴湿处。

药材名

达弥切哇（ॸ་ཉིག་ཆེ་བ），达弥卡布（ॸ་ཉིག་ཆེ་བ），旦布嘎拉、旦布嘎热、当布嘎热（འདམ་བུ་ག་ར），美朵赛尔庆（མེ་ཏོག་སེར་ཆེན）。

药用部位

全草或花。

功能与主治

全草：祛风散寒，舒筋止痛；用于筋骨疼痛，头晕目眩。花：用于化脓性创伤。

用量与用法

3 ~ 9g。有小毒。入复方使用。

附注

《四部医典》记载有 "འདམ་བུ་ག་ར"（旦布嘎拉）；《蓝琉璃》言 "旦布嘎啦" 分上、下 2 品；《晶珠本草》言其又名为 "江洛切合吉"，为治疗肺热症、肝热症、脉热症之药物。现代文献对 "旦布嘎拉" 的上、下品的基原有争议，或记载以杉叶藻科植物杉叶藻 Hippuris vulgaris L. 为上品 ["འདམ་བུ་ག་ར་མཆོག"（旦布嘎拉窍）]，禾本科植物沿沟草 C. aquatica (L.) Beauv. 为下品 ["འདམ་བུ་ག་ར་དམན་པ"（旦布嘎拉曼巴）]；但亦有相反观点，指出争议原因可能系藏医南北两派用药不同。据文献记载，四川若尔盖藏医以驴蹄草 C. palustris L. 和花葶驴蹄草 C. scaposa Hook. f. et Thoms. 作 "旦布嘎拉" 使用，而将杉叶藻 H. vulgaris L. 作 "ཆུམ་རྩི"（秦扯）使用。《西藏植物志》记载花葶驴蹄草 C. scaposa Hook. f. et Thoms. 的藏文名为 "ॸ་ཉིག"（达弥），而云南迪庆藏医使用的 "达弥" 为马兜铃科植物单叶细辛 Asarum himalaicum Hook. f. et Thoms. ex Klotzsch.。《西藏藏标》以 "འདམ་བུ་ག་ར/ 旦布嘎热 / 杉叶藻" 之名收载了杉叶藻 H. vulgaris L.，以 "ॸ་ཉིག/ 达米 / 达米" 之名收载了花葶驴蹄草 C. scaposa Hook. f. et Thoms.，两者的功能与主治不同。（参见 "杉叶藻" "单叶细辛" "花葶驴蹄草" "圆叶小堇菜" 条）

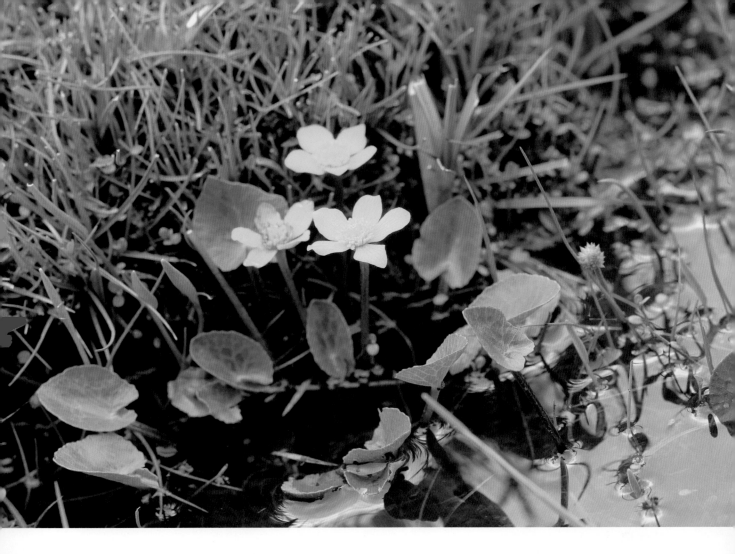

花葶驴蹄草

Caltha scaposa Hook. f. et Thoms.

| 毛茛科（Ranunculaceae） | 驴蹄草属（*Caltha*） |

▌形态▐

多年生低矮草本，全体无毛，具多数肉质须根。茎单一或数条，有时多达 10，直立或有时渐升，高 3.5 ~ 18（~ 24）cm，直径 1 ~ 2mm，通常只在先端生 1 花，无叶或有时在中部或上部生 1 叶，稀生 2 叶，在叶腋不生花或有时生 1 花。基生叶 3 ~ 10，有长柄；叶片心状卵形或三角状卵形，有时肾形，长 1 ~ 3（~ 3.7）cm，宽 1.2 ~ 2.8（~ 4）cm，先端圆形，基部深心形，全缘或带波形，有时疏生小牙齿，叶柄长 2.5 ~ 10（~ 15）cm，基部具膜质长鞘。茎生叶如存在时极小，具短柄或有时无柄，叶片长不及 1.2cm。花单独生于茎顶部，或 2 朵形成简单的单歧聚伞花序；萼片 5（~ 7），黄色，倒卵形、椭圆形或卵形，长 0.9 ~ 1.5（~ 1.9）cm，宽 0.7 ~ 1.4cm，先端圆形；雄蕊长 3.5 ~ 7（~ 10）mm，花药长圆形，花丝狭线形；心皮（5 ~）6 ~ 8（~ 11），与雄蕊近等长，具短柄和短花柱。蓇葖果长 1 ~ 1.6cm，宽 2.5 ~ 3mm，具明显的横脉，心皮柄长 1.8 ~ 3mm，喙长约 1mm；种子黑色，肾状椭圆球形，稍扁，长 1.2 ~ 1.5mm，光滑，有少数

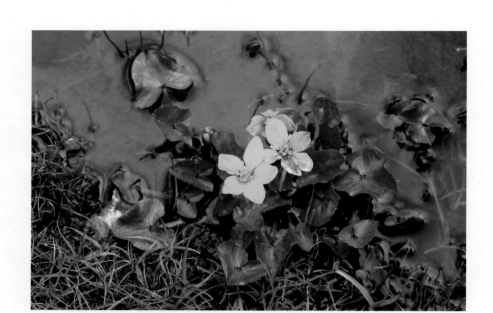

纵肋。6 ～ 9 月开花，7 月开始结果。

分布

分布于我国西藏东南部、四川西部、甘肃南部、云南西北部、青海南部。尼泊尔、不丹、印度北部也有分布。

生境

生长于海拔 2800 ～ 4100m 的高山湿草甸、山谷沟边湿草地。

药材名

达弥、达米、达木、打姆（དུ་སྨྱི），达弥切哇（དུ་སྨྱི་ཆེ་བ），丹布嘎拉、且布嘎拉、当布嘎热、且布嘎热（འདམ་བུ་དཀར），美朵赛尔庆、麦朵色钦、麦朵色清（མེ་ཏོག་སེར་ཆེན）。

药用部位

全草或花。

功能与主治

止血，接骨，疏通脉道。用于创伤，骨伤，亦可用于开启脉道。

用量与用法

1 ～ 3g。入复方使用；有小毒。

附 注

《四部医典》《晶珠本草》等记载有"དུ་སྨྱི"（达弥）；《度母本草》记载其为接骨、愈合脉管之药物，言其分为白、黑 2 种。现代文献记载的"达弥"的基原较为复杂，涉及堇菜科植物圆叶小堇菜 *Viola rockiana* W. Beck.、双花堇菜 *V. biflora* L.（茎细弱，直立或斜生，花梗细，花黄色，蒴葖果），马兜铃科植物单叶细辛 *Asarum himalaicum* Hook. f. et Thoms. ex Klotzsch.（花深紫红

果 长 9 ~ 11mm，宽 约 3mm，光滑，喙长约 1mm；种子狭卵球形，长约 1.5mm，具不明显 4 纵棱，光滑。6 ~ 9 月开花，9 ~ 10 月结果。

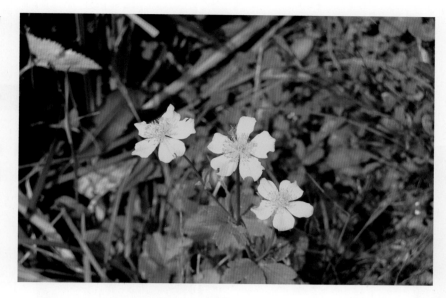

▌分布 ▌
分布于我国云南西部与西北部、四川西部。

▌生境 ▌
生长于海拔 2700 ~ 3600m 的山地草坡、溪边草地、林下。

▌药材名 ▌
榜色（བོང་སེར།），苏尔露榜色（ཟུར་ལུགས་བོང་སེར།），赛尔庆美朵（སེར་ཆེན་མེ་ཏོག）。

▌药用部位 ▌
花、果实。

▌功能与主治 ▌
清热，解毒。用于肉食中毒，胆痛症。

▌用量与用法 ▌
2 ~ 5g。内服研末。

附 注

　　《晶珠本草》记载有白、红、黄、黑 4 种 "བོང་དཀར།"（榜阿）类药物（一般也称为 "乌头" 类），其中黄乌头 "བོང་སེར།"（榜色）为解毒清热、治胆病之药物。现代文献记载的各种 "榜阿" 类药物的基原涉及毛茛科乌头属（*Aconitum*）、金莲花属（*Trollius*）及玄参科等的多种植物，其中 "榜色" 的基原主要为金莲花属植物，云南金莲花 *T. yunnanensis* (Franch.) Ulbr. 为云南迪庆藏医习用的 "榜色" 的基原之一，此外，毛茛状金莲花 *T. ranunculoides* Hemsl.、大叶矮金莲花 *T. farreri* Stapf var. *major* W. T. Wang 也作 "榜色" 使用。（参见 "船盔乌头" "毛茛状金莲花" 条）

　　《妙音本草》《四部医典》《晶珠本草》等书中均记载有 "མེ་ཏོག་སེར་ཆེན།"（美朵赛尔庆），言其为愈疮、清脉热之药物。现代文献记载的 "美朵赛尔庆" 的正品应为罂粟科罂粟属（*Papaver*）植物，但一些地区也常以金莲花属植物作 "美朵赛尔庆" 的基原，《西藏植物志》记载云南金莲花 *T. yunnanensis* (Franch.) Ulbr. 的藏文名为 "སེར་ཆེན་མེ་ཏོག"（赛尔庆美朵）。（参见 "矮金莲花" 条）

青藏金莲花

Trollius pumilus D. Don var. *tanguticus* Brühl

| 毛茛科（Ranunculaceae） | 金莲花属（*Trollius*） |

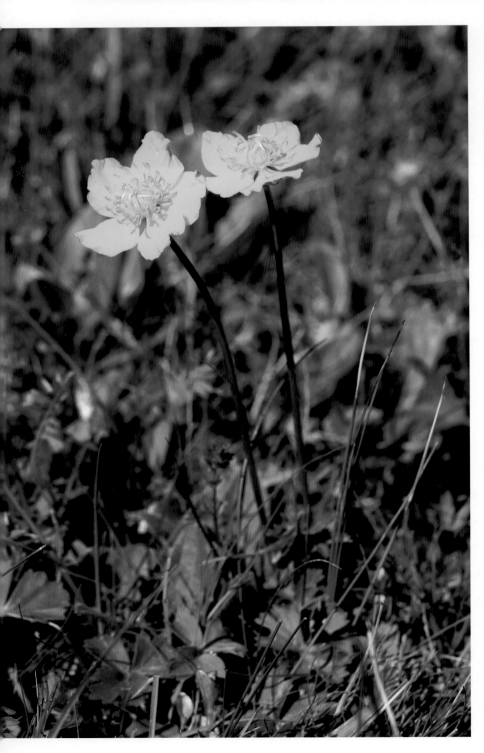

▋ 形态 ▋

植株全部无毛。茎 1，高可达 25（～ 30）cm，结果时稍伸长，光滑，不分枝。叶 3 ～ 6 生于茎基部或近基部处，长 3.2 ～ 5.5cm，干时多少变绿色；叶片五角形或五角状卵形，长可达 1.7cm，宽可达 3cm，基部深心形，3 深裂至距基部 1 ～ 1.5mm 处，深裂片近邻接，中央深裂片倒卵形或扇状倒卵形，先端圆形，3 浅裂达或不达中部，浅裂片互相邻接，具 2 ～ 3 小裂片，牙齿卵形或近圆形，先端具不明显的小尖头，稀有锐尖头，脉上面下陷，下面平或不明显隆起，侧深裂片斜扇形，不等 2 深裂稍超过中部；叶柄长 1.5 ～ 5cm，基部具鞘。花单独顶生，直径 1.5 ～ 2cm；萼片 5，黄色，干时多少变绿色，倒卵形或卵形，长可达 1.7cm，宽达 1.5cm，先端圆形，通常脱落；花瓣比雄蕊短，匙状线形，长 2 ～ 3mm，宽在 0.5mm 以下，先端圆形；雄蕊长至 5mm，花药椭圆形，长约 2.5mm；

心皮 6 ～ 16。蓇葖果长约
1cm，喙直，长 1.3 ～ 2mm，
稍向外弯曲；种子椭圆球
形，稍扁，长约1mm，光滑，
黑色，有光泽。5 ～ 7 月开
花，8 月结果。

▍ 分布 ▍

分布于我国西藏东北部、
四川西北部、青海南部及
东部、甘肃西南部。

▍ 生境 ▍

生长于海拔 2300 ～ 3700m
的山地草坡、河滩或沼泽。

▍ 药材名 ▍

榜色（ བོང་མེར།），苏尔露榜
色（ ཟུར་ལྱགས་བོང་མེར།）。

▍ 药用部位 ▍

花、果实。

▍ 功能与主治 ▍

清热解毒，止血，敛黄水。
用于热性疾病，胆痛，黄
水病，疮痛，外伤，草乌
或食物中毒。

▍ 用量与用法 ▍

2 ～ 5g。内服研末。

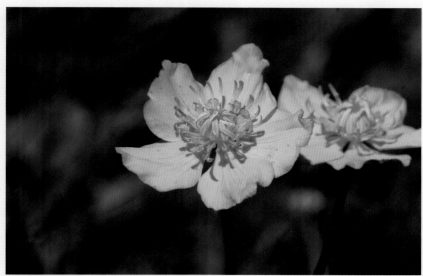

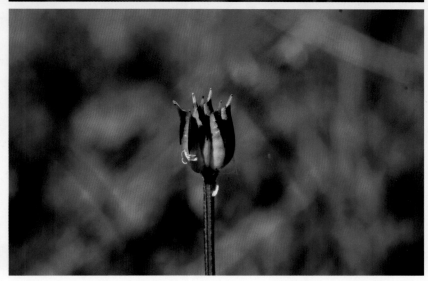

附 注

　　《晶珠本草》记载有白、红、黄、黑 4 种"བོང་དཀར།"（榜阿）类药物，其中黄乌头"བོང་མེར།"（榜
色）为解毒清热、治胆病之药物，为"三无毒乌头之一"。《甘孜州藏药植物名录》《晶珠本草》
汉译重译本及《新修晶珠本草》记载"榜色"的基原为毛茛状金莲花 *T. ranunculoides* Hemsl.。云
南迪庆藏医使用的"榜色"还有云南金莲花 *T. yunnanensis* (Franch.) Ulbr.、大叶矮金莲花 *T. farreri*
Stapf var. *major* W. T. Wang；甘肃天祝藏医则称青藏金莲花 *T. pumilus* D. Don var. *tanguticus* Brühl 为
"ཟུར་ལྱགས་བོང་མེར།"（苏尔露榜色）。（参见"毛茛状金莲花"条）

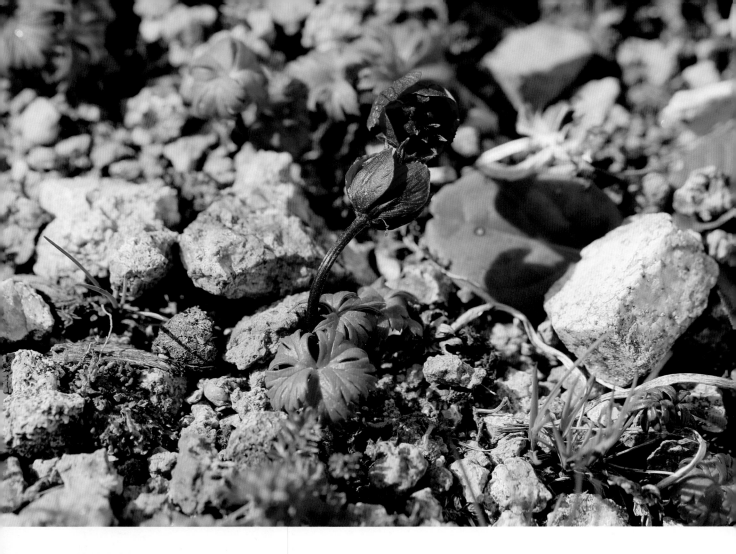

矮金莲花

Trollius farreri Stapf

| 毛茛科（Ranunculaceae） | 金莲花属（*Trollius*） |

形态

植株全部无毛。根茎短。茎高 5 ~ 17cm，不分枝。叶 3 ~ 4，全部基生或近基生，长 3.5 ~ 6.5cm，有长柄；叶片五角形，长 0.8 ~ 1.1cm，宽 1.4 ~ 2.6cm，基部心形，3 全裂达或几达基部，中央全裂片菱状倒卵形或楔形，与侧生全裂片通常分开，3 浅裂，小裂片互相分开，生 2 ~ 3 不规则三角形牙齿，侧全裂片不等 2 裂稍超过中部，二回裂片生稀疏小裂片及三角形牙齿；叶柄长 1 ~ 4cm，基部具宽鞘。花单独顶生，直径 1.8 ~ 3.4cm；萼片黄色，外面常带暗紫色，干时通常不变绿色，5（~ 6），宽倒卵形，长 1 ~ 1.5cm，宽 0.9 ~ 1.5cm，先端圆形或近截形，宿存，偶脱落；花瓣匙状线形，比雄蕊稍短，长约 5mm，宽 0.5 ~ 0.8mm，圆形；雄蕊长约 7mm；心皮 6 ~ 9（~ 25）。聚合果直径约 8mm；蓇葖果长 0.9 ~ 1.2cm，喙长约 2mm，直；种子椭圆球形，长约 1mm，具 4 不明显纵棱，黑褐色，有光泽。6 ~ 7 月开花，8 月结果。

分布

分布于我国云南西北部（维西、德钦）、四川西部（壤塘）、西藏东北部、青海南部和东部、甘肃南部、陕西南部（秦岭一带）。

生境

生长于海拔 2000 ～ 4700m 的山地草坡、岩壁草丛。

药材名

美朵赛尔庆、麦朵色钦、麦朵色清（མེ་ཏོག་སེར་ཆེན།），榜色、崩色（བོང་སེར།），苏尔露榜色（ཟུར་ལྗགས་བོང་སེར།）。

药用部位

地上部分或花。

功能与主治

清热，解毒，消炎，止血。用于食物中毒，疮疖痈肿，外伤溃烂。

用量与用法

2 ～ 5g。内服研末。

附注

"མེ་ཏོག་སེར་ཆེན།"（美朵赛尔庆）始载于《妙音本草》，在《四部医典》《度母本草》《晶珠本草》等古籍中均有记载，为愈疮、清脉热之药物。现代文献记载的"美朵赛尔庆"的基原以罂粟科植物野罂粟 *Papaver nudicaule* L.、裂叶野罂粟 *P. nudicaule* L. var. *chinense* (Regel) Fedde（《中国植物志》将该变种并入其原变种中）等为正品，但《青藏高原药物图鉴》记载"美朵赛尔庆"的基原为小金莲花 *T. pumilus* D. Don，青海、甘肃甘南藏医多使用该种。《晶珠本草》汉译本也曾将"美朵赛尔庆"译为金莲花，但在重译本中则修订为菊科苦荬菜属（*Ixeris*）植物。据《中国藏药植物资源考订》及古籍记载的形态和《四部医典系列挂图全集》中"美朵赛尔庆"的附图（第二十九图的 4 号图）考订，"美朵赛尔庆"的基原应为罂粟科植物苣叶秃疮花 *Dicranostigma lactucoides* Hook. f. et Thoms. 等秃疮花属（*Dicranostigma*）植物。文献记载，矮金莲花 *T. farreri* Stapf 为四川德格、康定及甘肃甘南、天祝等地藏医使用的"美朵赛尔庆"的基原之一；四川阿坝若尔盖藏医以毛茛状金莲花 *T. ranunculoides* Hemsl.、四川甘孜藏医以毛茛科植物金莲花 *Caltha scaposa* Hook. f. et Thoms.（花葶驴蹄草）作"美朵赛尔庆"使用。据《晶珠本草》记载的"美朵赛尔庆""具乳状白液；花黄色，状如'ཁམན།'（加曼，罂粟或虞美人之类）"的形态来看，其基原应为罂粟属（*Papaver*）植物。苦荬菜属植物虽具乳汁，但其花的形态显然与古籍记载不符。（参见"毛茛状金莲花""野罂粟"条）

《晶珠本草》另记载"བོང་དཀར།"（榜阿），言其分为白、红、黄、黑 4 种，其中，黄乌头"བོང་སེར།"（榜色）为解毒清热、治胆病之药物。现代文献记载的各种"榜阿"类的基原涉及毛茛科乌头属（*Aconitum*）、金莲花属（*Trollius*）及玄参科等的多种植物，其中"榜色"的基原主要为金莲花属植物。文献记载，矮金莲花 *T. farreri* Stapf 为"ཟུར་ལྗགས་བོང་སེར།"（苏尔露榜色）的基原之一，四川康定藏医又称该种及毛茛状金莲花 *T. ranunculoides* Hemsl. 为"བོང་སེར།"（榜色）。（参见"甘青乌头"条）

毛茛状金莲花

Trollius ranunculoides Hemsl.

| 毛茛科（Ranunculaceae） | 金莲花属（*Trollius*） |

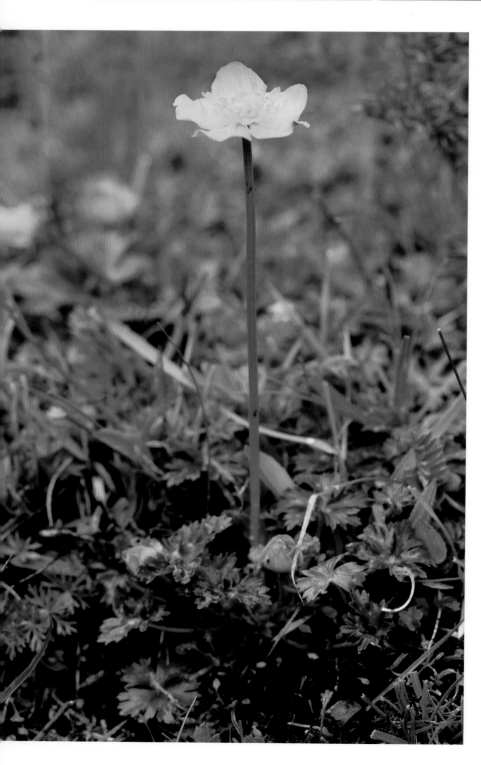

形态

植株全部无毛。茎 1 ～ 3，高 6 ～ 18（～ 30）cm，不分枝。基生叶数枚，茎生叶 1 ～ 3，较小，通常生于茎下部或近基部处，有时达中部以上；叶片圆五角形或五角形，长 1 ～ 1.5（～ 2.5）cm，宽 1.4 ～ 2.8（～ 4.2）cm，基部深心形，3 全裂，全裂片近邻接或上部多少互相覆压，中央全裂片宽菱形或菱状宽倒卵形，3 深裂至中部或稍超过中部，深裂片倒梯形或斜倒梯形，2 或 3 裂，小裂片近邻接，生 1 ～ 2 三角形或卵状三角形锐牙齿，侧全裂片斜扇形，比中全裂片宽约 2 倍，不等 2 深裂近基部；叶柄长 3 ～ 13cm，基部具鞘。花单独顶生，直径 2.2 ～ 3.2（～ 4）cm；萼片 5（～ 8），黄色，干时多少变绿色，倒卵形，长 1 ～ 1.5cm，宽 1 ～ 1.8cm，先端圆形或近截形，脱落；花瓣比雄蕊稍短，匙状线形，长 4.5 ～ 6mm，宽约 1mm，上部稍变宽，先端钝或圆形；雄蕊长 5 ～ 7mm，花丝长 4 ～ 4.5mm，花药狭椭圆形，长 2.5 ～ 3mm；心皮 7 ～ 9。聚合果直径约 1cm；蓇葖果长约 1cm，喙长约 1mm，直；种子椭圆形，长约 1mm，有光泽。5 ～ 7 月开花，8 月结果。

▌ 分布 ▌

分布于我国云南西北部、西藏东部（察雅）、四川西部（康定）、青海南部和东部、甘肃南部。

▌ 生境 ▌

生长于海拔 2900 ～ 4100m 的山地草坡、水边草地、林中。

▌ 药材名 ▌

榜色（ བོང་སེར ），苏尔露榜色（ ཟུར་ལྷུགས་བོང་སེར ），美朵赛尔庆、麦朵色钦（ མེ་ཏོག་སེར་ཆེན ）。

▌ 药用部位 ▌

花、果实。

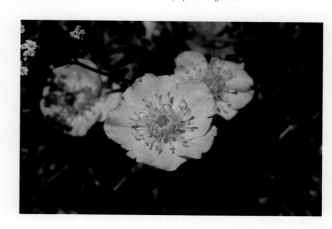

▌ 功能与主治 ▌

清热，解毒，利胆。用于肉食中毒，热性病，胆热病，胆囊炎。

▌ 用量与用法 ▌

2 ～ 5g。内服研末。

附 注

　　《晶珠本草》记载有白、红、黄、黑 4 种“ བོང་ང ”（榜阿）类药物，言 4 种的功效各有不同，其中黄乌头“ བོང་སེར ”（榜色）为解毒清热、治胆病之药物。《妙音本草》《四部医典》《晶珠本草》等均记载有“ མེ་ཏོག་སེར་ཆེན ”（美朵赛尔庆），言其为愈疮、清脉热之药物。《甘孜州藏药植物名录》《晶珠本草》汉译重译本及《新修晶珠本草》记载“榜色”的基原为毛茛状金莲花 *T. ranunculoides* Hemsl.。云南迪庆藏医使用的“榜色”的基原还有云南金莲花 *T. yunnanensis* (Franch.) Ulbr.、大叶矮金莲花 *T. farreri* Stapf var. *major* W. T. Wang，甘肃天祝藏医则使用青藏金莲花 *T. pumilus* D. Don var. *tanguticus* Brühl，称其为“ ཟུར་ལྷུགས་བོང་སེར ”（苏尔露榜色）。据文献记载和调查显示，“榜阿”的白、黑者的基原主要为毛茛科乌头属（*Aconitum*）植物，而红者的基原包括乌头属及牻牛儿苗科老鹳草属（*Geranium*）、玄参科马先蒿属（*Pedicularis*）植物。也有文献记载毛茛状金莲花 *T. ranunculoides* Hemsl.（四川阿坝州若尔盖）、矮金莲花 *T. farreri* Stapf（甘肃南部）、小金莲花 *T. pumilus* D. Don（青海、甘肃甘南）等分别在不同地区作“美朵赛尔庆”使用。《西藏植物志》记载毛茛科植物毛茛 *Ranunculus japonicus* Thunb. 的藏文名为“ མེ་ཏོག་སེར་ཆུང ”（美朵赛尔琼）。现代文献记载的“美朵赛尔庆”的基原多以罂粟科植物野罂粟 *Papaver nudicaule* L.、裂叶野罂粟 *P. nudicaule* L. var. *chinense* (Regel) Fedde 等为正品。据《晶珠本草》记载的“美朵赛尔庆”的形态“具乳状白液；花黄色，状如加曼（罂粟，或虞美人之类）”来看，应为罂粟属（*Papaver*）植物，上述其他科属植物为代用品。（参见“甘青乌头”“伏毛铁棒锤”“矮金莲花”“小金莲花”“罂粟”条）

黄三七

Souliea vaginata (Maxim.) Franch.

毛茛科（Ranunculaceae） | 黄三七属（*Souliea*）

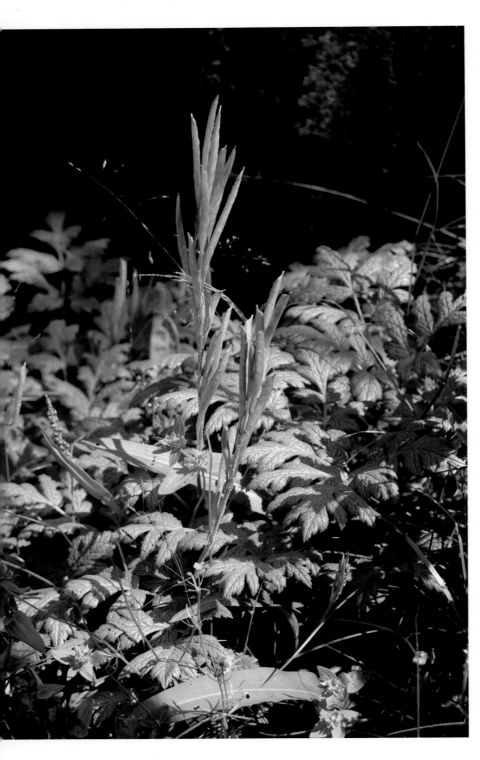

▌形态▐

根茎粗壮，横走，直径 0.4 ～ 0.9cm，分枝，下面疏生纤维状的根。茎高 25 ～ 75cm，无毛或近无毛，在基部生 2 ～ 4 膜质的宽鞘，在鞘之上约生 2 叶。叶 2 ～ 3 回三出全裂，无毛；叶片三角形，长达 24cm；1 回裂片具长柄，卵形至卵圆形，中央 2 回裂片具较长的柄，比侧生的 2 回裂片稍大，卵状三角形，长 4 ～ 7.5cm，宽 3.5 ～ 6.5cm，中央 3 回裂片菱形，再 1 ～ 2 回羽状分裂，边缘具不等的锯齿，侧生 3 回裂片似中央 3 回裂片，但略狭小，并稍斜；叶柄长 5 ～ 34cm。总状花序有 4 ～ 6 花；苞片卵形，膜质；花梗约与花等长；花先叶开放，直径 1.2 ～ 1.4cm；萼片长 8 ～ 11mm，宽 4 ～ 7mm，具 3 脉，先端圆，呈不规则浅波状；花瓣长为萼片的 1/3 ～ 1/2，具多脉，顶部稍平或略圆；雄蕊长 4 ～ 7mm；心皮长 7 ～ 9mm，柱头面中央微凹陷。蓇葖果 1 ～ 2（～ 3），长 3.5 ～ 7cm；

种子 12 ~ 16，长 3 ~ 4mm，成熟时黑色，表面密生网状的凹陷。5 ~ 6 月开花，7 ~ 9 月结果。

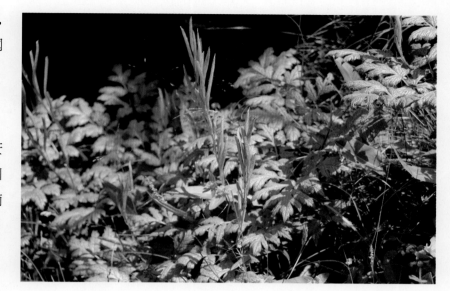

▌ 分布 ▌

分布于我国西藏东南部（芒康）、云南西北部、四川西部、青海东部、甘肃南部、陕西南部。缅甸北部、不丹等也有分布。

▌ 生境 ▌

生长于海拔 2800 ~ 4000m 的山地林中、林缘、草坡。

▌ 药材名 ▌

珠纳曼巴（སྒྲི་ནག་དམན་པ།）。

▌ 药用部位 ▌

根茎、叶、种子。

▌ 功能与主治 ▌

根茎：祛寒，杀虫，止痛，止血；用于虫病，溃疡，疮疖痈肿，鼻窦炎，头痛，风湿痛；烧烟熏鼻用于预防流行性传染病。叶、种子：研细末外用于止血。

▌ 用量与用法 ▌

4g。内服煎汤，或入丸、散剂。

附 注

《晶珠本草》记载有"སྒྲི་མ།"（珠玛），言其分白 ["སྒྲི་དཀར།"（珠嘎）]、黑 ["སྒྲི་ནག"（珠纳、珠那）]、黄 ["སྒྲི་སེར།"（珠色）]3 种。现代文献记载，"珠玛"的基原涉及伞形科、败酱科的多种植物，不同文献对其白、黑、黄 3 种的基原有不同观点，其中，黑者（珠那）的基原有羌活 *Notopterygium incisum* Ting ex H. T. Chang、宽叶羌活 *N. forbesii* de Boiss.。云南迪庆的部分藏医也以黄三七 *S. vaginata* (Maxim.) Franch. 作"珠那"的代用品，又称之为"སྒྲི་ནག་དམན་པ།"（珠纳曼巴，"曼巴"即"代用品"之意）。（参见"白亮独活""羌活"条）

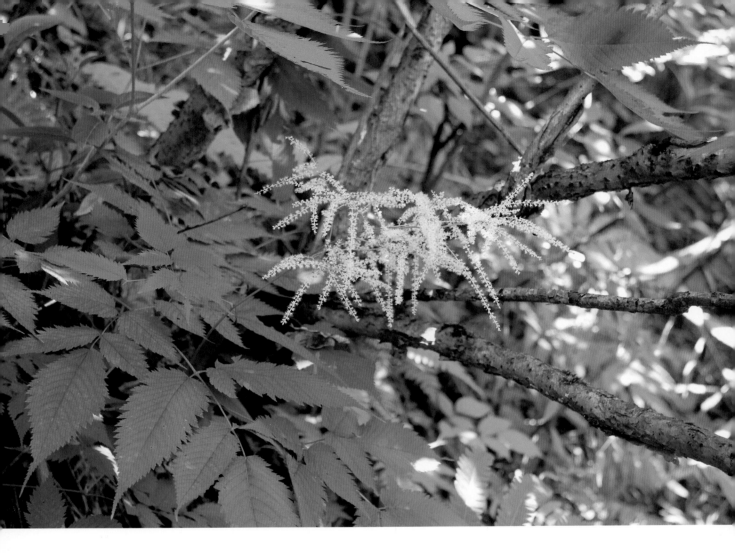

升麻

Cimicifuga foetida L.

| 毛茛科（Ranunculaceae） | 升麻属（*Cimicifuga*） |

▌ 形态 ▌

根茎粗壮，坚实，表面黑色，有许多内陷的圆洞状老茎残迹。茎高 1 ~ 2m，基部直径达 1.4cm，微具槽，分枝，被短柔毛。叶为二至三回三出羽状复叶；茎下部叶的叶片三角形，宽达 30cm；顶生小叶具长柄，菱形，长 7 ~ 10cm，宽 4 ~ 7cm，常浅裂，边缘有锯齿，侧生小叶具短柄或无柄，斜卵形，比顶生小叶略小，表面无毛，背面沿脉疏被白色柔毛，叶柄长达 15cm；上部的茎生叶较小，具短柄或无柄。花序具分枝 3 ~ 20，长达 45cm，下部的分枝长达 15cm；花序轴密被灰色或锈色的腺毛及短毛；苞片钻形，比花梗短；花两性；萼片倒卵状圆形，白色或绿白色，长 3 ~ 4mm；退化雄蕊宽椭圆形，长约 3mm，先端微凹或 2 浅裂，几膜质；雄蕊长 4 ~ 7mm，花药黄色或黄白色；心皮 2 ~ 5，密被灰色毛，无柄或有极短的柄。蓇葖果长圆形，长 8 ~ 14mm，宽 2.5 ~ 5mm，有伏毛，基部渐狭成长 2 ~ 3mm 的柄，先端有短喙；种子椭圆形，褐色，长 2.5 ~ 3mm，有横向的膜质鳞翅，四周有鳞翅。7 ~ 9 月开花，8 ~ 10 月结果。

分布

分布于我国西藏（类乌齐等）、云南、四川、青海、甘肃、陕西、山西、河南。蒙古也有分布。

生境

生长于海拔 1700 ~ 2300m 的山地林缘、林中、路旁草丛。

药材名

甲子瓦（ཀྱི་ཙེ་བ），甲子（ཀྱི་ཙེ），甲子豆罗、贾子豆洛、加孜豆罗、甲子斗路（ཀྱི་ཙེ་དུག་ལོ），当更那保（དང་གུན་ནག་པོ）。

药用部位

全草。

功能与主治

升阳散风，解毒透斑。用于疮疡，疖痈，疱疹，疥癣，牛皮癣等。

用量与用法

3 ~ 6g。外用适量，研粉涂撒或鲜叶捣敷患处。

附注

《度母本草》收载有"ཀྱི་ཙེ་བ"（甲子瓦），《晶珠本草》汉译重译本记载为"ཀྱི་ཙེ"（加孜），《甘露本草明镜》记载为"ཀྱི་ཙེ་དུག་ལོ"（甲子豆罗）。现代文献记载，现藏医所用"甲子瓦"的基原涉及毛茛科 3 种植物，各地藏医习用的基原不同，名称也有差异。西藏、迪庆藏医用升麻 C. foetida L.，青海（黄南）、四川（甘孜）藏医使用蓝侧金盏花 Adonis coerulea Maxim.（蓝花侧金盏），四川（甘孜、阿坝）藏医还使用单穗升麻 C. simplex Wormsk. 作"甲子瓦"药用。从《晶珠本草》记载的"叶黑色，簇生，状如臭当归（一说蕨叶藁本、羌活、棱子芹）叶；茎紫色，中空，粗短；花状如升麻花（一说青莲花）；种子（一说果穗）状如车前子；形态状如羌活"来看，蓝侧金盏花 A. coerulea Maxim. 的形态相对更为相似。文献记载，"加孜"的基原还包括短柱侧金盏花 A. brevistyla Franch.、毛蓝侧金盏花 A. coerulea Maxim. f. puberula W. T. Wang。（参见"蓝侧金盏花"条）

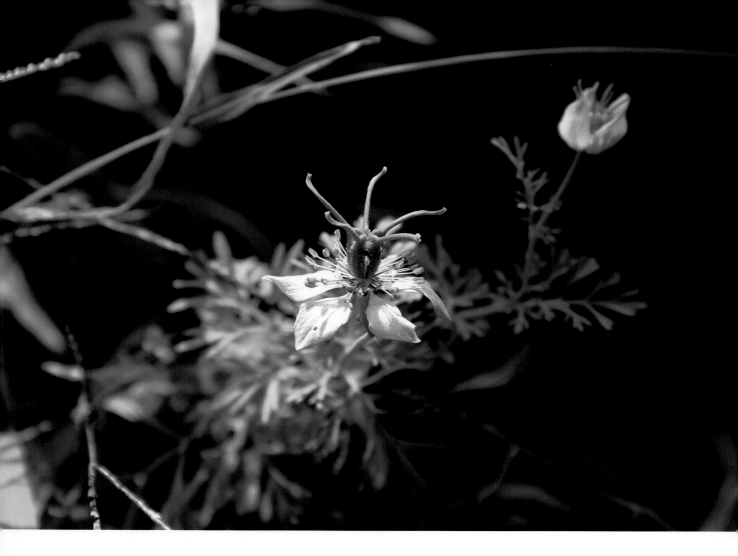

腺毛黑种草

Nigella glandulifera Freyn et Sint.（瘤果黑种草）

毛茛科（Ranunculaceae）   黑种草属（*Nigella*）

▌形态 ▌

茎高 35 ～ 50cm，有少数纵棱，被短腺毛和短柔毛，上部分枝。叶为二回羽状复叶；茎中部叶有短柄，叶片卵形，长约 5cm，宽约 3cm，羽片约 4 对，近对生，末回裂片线形或线状披针形，宽 0.6 ～ 1mm，表面无毛，背面疏被短腺毛。花直径约 2cm；萼片白色或带蓝色，卵形，长约 1.2cm，宽约 6mm，基部有短爪，无毛；花瓣约 8，长约 5mm，有短爪，上唇小，比下唇稍短，披针形，下唇 2 裂超过中部，裂片宽菱形，先端近球状变粗，基部有蜜槽，边缘有少数柔毛；雄蕊长约 8mm，无毛，花药椭圆形，长约 1.6mm；心皮 5，子房合生到花柱基部，散生圆形小鳞状突起，花柱与子房等长。蒴果长约 1cm，有圆鳞状突起，宿存花柱与果实近等长；种子三棱形，长约 2.5mm，有横皱。

▌分布 ▌

我国新疆有栽培。

▌ 生境 ▌

栽培（新疆）。

▌ 药材名 ▌

司拉那保、丝拉那保、司热那保、斯拉那保（ཟི་ར་ནག་པོ）。

▌ 药用部位 ▌

成熟种子。

▌ 功能与主治 ▌

祛肝寒、胃湿。用于肝寒症，肝大，胃病，"隆"病。

▌ 用量与用法 ▌

3 ~ 6g。内服煎汤，或入丸、散剂。

附 注

　　《四部医典》等古籍记载有"ཟི་ར་ནག་པོ"（司拉那保），言其为祛肝寒之药物。《晶珠本草》记载"ཟི་ར"（司拉、孜拉）为多种药物的统称，言其分为白 ["ཟི་ར་དཀར་པོ"（司拉嘎保）]、黑 ["ཟི་ར་ནག་པོ"（司拉那保）]2 种，白者为清肺热之药物，黑者为祛肝寒之药物，并记载另有黄花者，其基原不确定，故未用。关于黑者（司拉那保）的形态，《晶珠本草》引《图鉴》之记载言其"叶油绿；茎细长；花小，蓝色；种子黑色，状如铁砂"。并言："司拉那保藏地也生长，形态与印度、尼泊尔产的相似，但叶略大，有果苞。"现代文献记载的藏医所用"司拉那保"的基原涉及 5 种毛茛科植物，其中腺毛黑种草 N. glandulifera Freyn et Sint. 的形态与《晶珠本草》等的记载相符，为正品，黑种草 N. sativa L.（《中国植物志》记载黑种草的拉丁学名为 N. damascene L.）也同样药用；其代用品有短梗箭头唐松草 Thalictrum simplex L. var. brevipes Hara、长柄唐松草 T. przewalskii Maxim.、高原唐松草 T. cultratum Wall. 等，甘肃、青海、四川藏医习用。也有观点认为《青藏高原药物图鉴》（第一册）记载的唐松草属（Thalictrum）植物作"司拉那保"的基原，此应系误用。《部标藏药》附录中以"黑种草子 ཟི་ར་ནག་པོ/ 斯拉那保"之名收载了瘤果黑种草 N. glandulifera Freyn et Sint.（腺毛黑种草）。《晶珠本草》言"司拉那保"在藏民聚居区也有分布，但据《中国植物志》记载，黑种草属（Nigella）植物在我国仅引种栽培了 2 种，且黑种草和腺毛黑种草的花直径约 2cm，《晶珠本草》所言"花小"的特征与伞形科植物或某些唐松草类的花较为相符，据此推测《晶珠本草》记载的藏民聚居区产的"司拉那保"可能是指上述唐松草类的代用品。（参见"长柄唐松草""高原唐松草""孜然芹""竹叶柴胡"条）

展喙乌头

Aconitum novoluridum Munz

| 毛茛科（Ranunculaceae） | 乌头属（*Aconitum*） |

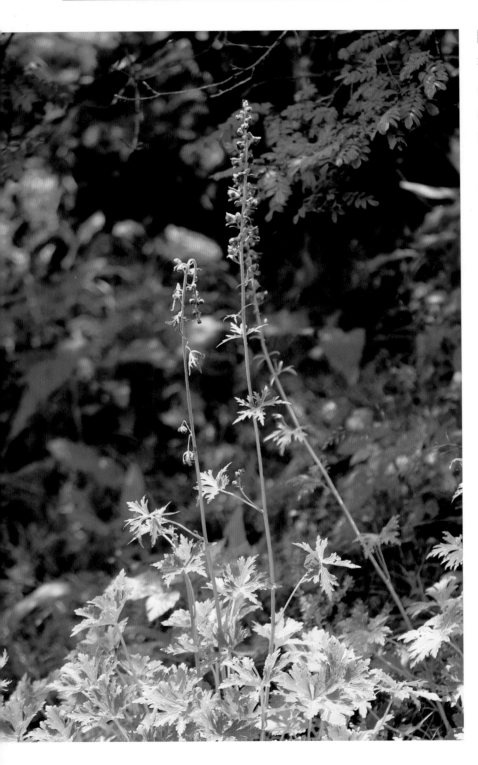

▎形态 ▎

根长约 15cm。茎高达 80cm，生数叶，不分枝，被反曲的短柔毛。基生叶约 2，与茎下部叶均具长柄；叶片肾形，长约 6cm，宽约 10cm，3 深裂约至叶长的 4/5 处，中央深裂片楔状菱形，3 裂，2 回裂片具 2 ~ 3 小裂片及少数卵形牙齿，侧深裂片斜扇形，不等 2 深裂，两面疏被紧贴的短柔毛；叶柄长 19 ~ 23cm。总状花序长约 30cm，生多数密集的花；花序轴及花梗密被伸展的淡黄色柔毛；下部苞片 3 裂，其他苞片狭披针形至线形，长 5 ~ 7mm；下部花梗长 1 ~ 4cm，其他花梗长 1 ~ 7mm；小苞片生于花梗基部，卵形至线形，长 0.6 ~ 4mm；萼片淡紫红色，密被伸展的短柔毛，上萼片高盔形，高 7 ~ 9mm，外缘下部约成直角向外下方斜展，并与下缘形成长喙，下缘长 1.1 ~ 1.5cm；花瓣比上萼片稍短，无毛，距直，比唇短；雄蕊无毛，花丝全缘；心皮 3（~ 5），仅在基部及背缝线处疏被短毛。蓇葖果长1～1.2cm；种子长达3mm，椭圆球形，沿3棱具狭翅，背面具横皱，腹面光滑。7～8月开花，9月结果。

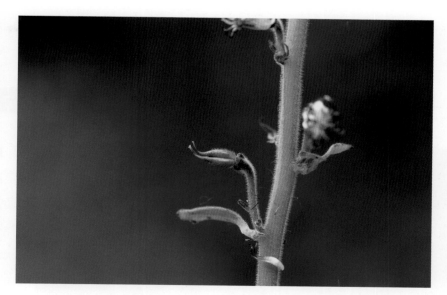

分布

分布于我国西藏东南部。尼泊尔、印度、不丹也有分布。

生境

生长于海拔3800～4500m的山地林边。

药材名

逮木萨、底木萨、德木萨（ཏི་ཤུ་མ།）。

药用部位

花枝。

功能与主治

清热解毒，止泻。用于时疫，热泻。

用量与用法

2g。

附注

　　《四部医典》中记载有"ཐྲ་ཁར།"（恰刚），《鲜明注释》称其为"ཏི་ཤུ་མ།"（逮木萨）。《晶珠本草》记载"逮木萨"为止热泻之药物，言其因生境不同而分为"山顶生"[称"ལོ་བཟང་ཆེན་པོ།"（洛赞青保）]、"生山中部"[称"ལོ་བཟང་པ།"（玉龙哇）]和"生低处或湖畔"[称"ཐྲ་ཁར།"（下冈哇、夏刚巴）]的3类。现代文献记载的"恰刚"（逮木萨）类的基原包括翠雀属（*Delphinium*）和乌头属（*Aconitum*）的多种植物，但不同文献对3类不同生境的"逮木萨"的基原有不同观点，三者的基原有交叉，各地习用的种类也有所不同。《部标藏药》《青海藏标》以"展毛翠雀 /ཐྲ་ཁར།/ 夏刚巴"之名收载了"展毛翠雀花 *D. kamaonense* Huth var. *glabrescens* (W. T. Wang) W. T. Wang 及其同属多种植物的地上部分"。文献记载，展喙乌头 *A. novoluridum* Munz 及其同属植物短距乌头 *A. brevicalcaratum* (Finet et Gagnep.) Diels、高乌头 *A. sinomontanum* Nakai 等也作"逮木萨"使用。（参见"蓝翠雀花""高乌头"条）

滇川乌头

Aconitum wardii Fletcher et Lauener（滇川牛扁）

| 毛茛科（Ranunculaceae） | 乌头属（*Aconitum*） |

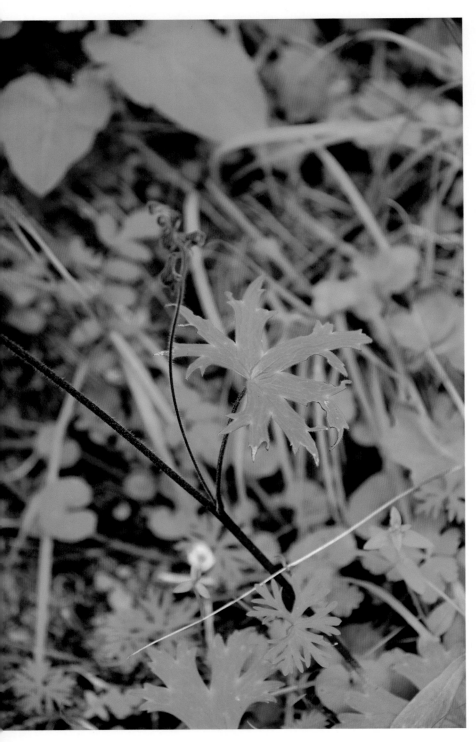

▌ 形态 ▌

茎高 60 ~ 75cm，被疏柔毛，通常不分枝。基生叶和茎下部叶有长柄；叶片似高乌头，肾状五角形，长 7 ~ 15cm，宽 10 ~ 20cm，掌状 5 ~ 7 深裂，深裂片菱形，3 裂，有锐齿，表面有短伏毛，背面沿脉疏被短柔毛；叶柄长达 24cm。总状花序狭，长达 25cm，有多数花；下面苞片叶状，其他苞片线形；花梗长 1 ~ 4cm；小苞片生于花梗中部以下，狭线形，有伸展的短柔毛；萼片堇色，有时黄白色，外面有稀疏短柔毛，上萼片圆筒形，高 2 ~ 2.5cm，中部直径约 3.5mm，喙近水平伸展，下缘长约 1.2cm，侧萼片斜宽倒卵形，长 1 ~ 1.2cm，下萼片长 8 ~ 10mm；花瓣无毛，瓣片长约 5mm，距比瓣片长，拳卷；雄蕊无毛，花丝全缘；心皮 3，无毛或子房有疏柔毛。

▌ 分布 ▌

分布于我国云南西北部（香格里拉、德钦）、四川西部（木里、雅江）。

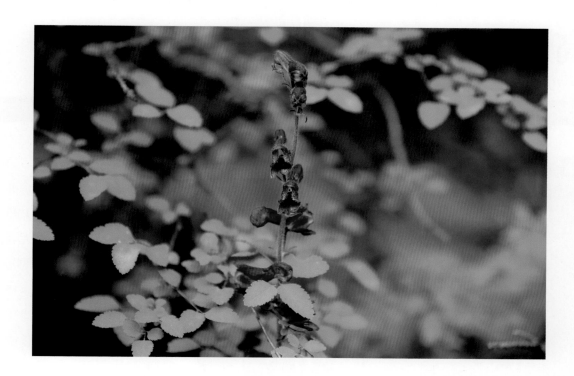

▎ 生境 ▎

生长于海拔 4500m 的山地。

▎ 药材名 ▎

嘎布得罗、卡普得洛、卡普的洛（ གའབར་ཏིས་ལོ། ），卡普得洛曼巴（ གའབར་ཏིས་ལོ་དམན་པ། ）。

▎ 药用部位 ▎

地上部分。

▎ 功能与主治 ▎

清肺热，止咳。用于肺疫热症，肺热咳嗽，感冒咳嗽。

▎ 用量与用法 ▎

2g。内服研末，或入丸、散剂。

附 注

《晶珠本草》记载有"གའབར་ཏིས་ལོ།"（卡普得洛），言其为治肺疫疬、热症之药物。现代文献记载的"卡普得洛"的基原包括毛茛科翠雀属（*Delphinium*）和乌头属（*Aconitum*）植物，但多以翠雀属植物为正品，常用的种类有毛翠雀花 *D. trichophorum* Franch.、宽萼翠雀花 *D. pseudopulcherrimum* W. T. Wang 等。滇川牛扁 *A. wardii* Fletcher et Lauener（滇川乌头）为云南迪庆藏医习用的"卡普得洛"的基原之一。有文献认为乌头属植物为"卡普得洛"的代用品，又称其为"གའབར་ཏིས་ལོ་དམན་པ།"（卡普得洛曼巴）。（参见"毛翠雀花"条）

在《中国植物志》中，*A. wardii* Fletcher et Lauener 的中文名为"滇川乌头"。

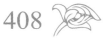

高乌头

Aconitum sinomontanum Nakai

| 毛茛科（Ranunculaceae） | 乌头属（*Aconitum*） |

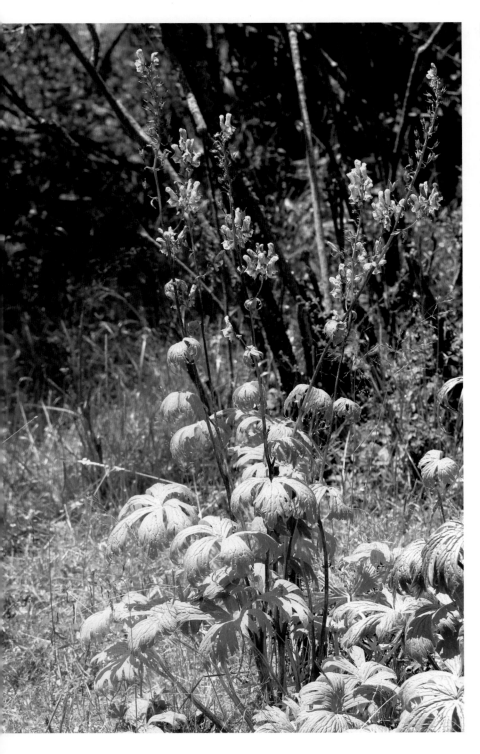

▌ 形态 ▌

根长达 20cm，圆柱形，直径达 2cm。茎高（60 ~ ）95 ~ 150cm，中部以下几无毛，上部近花序处被反曲的短柔毛，生 4 ~ 6 叶，不分枝或分枝。基生叶 1，与茎下部叶具长柄；叶片肾形或圆肾形，长 12 ~ 14.5cm，宽 20 ~ 28cm，基部宽心形，3 深裂约至本身长度的 6/7 处，中深裂片较小，楔状狭菱形，渐尖，3 裂片边缘有不整齐的三角形锐齿，侧深裂片斜扇形，不等 3 裂稍超过中部，两面疏被短柔毛或变无毛；叶柄长 30 ~ 50cm，具浅纵沟，几无毛。总状花序长（20 ~ ）30 ~ 50cm，具密集的花；花序轴及花梗多少密被紧贴的短柔毛；苞片比花梗长，下部苞片叶状，其他苞片不分裂，线形，长 0.7 ~ 1.8cm；下部花梗长 2 ~ 5（ ~ 5.5）cm，中部以上的花梗长 0.5 ~ 1.4cm；小苞片通常生于花梗中部，狭线形，长 3 ~ 9mm；萼片蓝紫色或淡紫色，外面密被短曲

柔毛，上萼片圆筒形，高
1.6 ~ 2（~ 3）cm，直径
4 ~ 7（~ 9）mm，外缘在
中部之下稍缢缩，下缘长
1.1 ~ 1.5cm；花瓣无毛，
长达 2cm，唇舌形，长约
3.5mm，距长约 6.5mm，
向后拳卷；雄蕊无毛，
花丝大多具 1 ~ 2 小齿；
心皮 3，无毛。蓇葖果长
1.1 ~ 1.7cm；种子倒卵形，
具 3 棱，长约 3mm，褐色，
密生横狭翅。6 ~ 9 月开花。

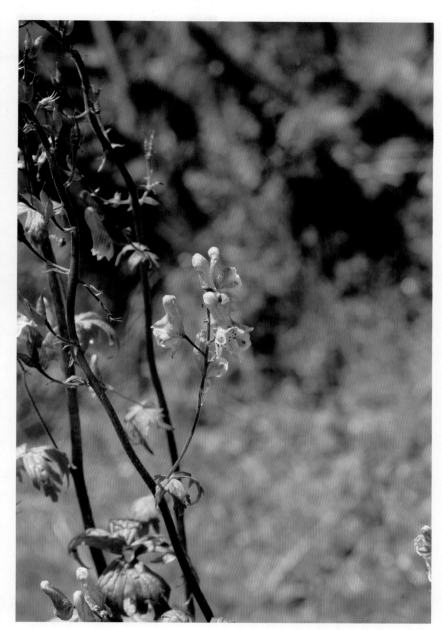

▌ 分布 ▌
分布于我国四川、贵州、
湖北西部、青海东部（贵
德）、甘肃南部（岷山一带）、
陕西（太白山一带）、山西、
河北。

▌ 生境 ▌
生长于海拔 1000 ~ 3700m
的山坡草地、灌丛、林中。

▌ 药材名 ▌
逮木萨、底木萨（ཏི་ལུ་ག），
榜玛（བོང་དཀར）。

▌ 药用部位 ▌
地上部分（带花、枝、叶）、根。

▌ 功能与主治 ▌
逮木萨：清热，止泻痢，愈疮。用于热痢，腹泻，寒泻（酒送服）；外用于愈疮，敛黄水。

榜玛：清热解毒，止痛。用于热性传染病，劳损发热，肉食中毒，药石、附子中毒。

▌ 用量与用法 ▌
2g。内服煎汤，或入丸、散剂。外用适量，撒敷患处。

附 注

《四部医典》中记载有" རྒྱ་སྐར།"（恰刚），《鲜明注释》记载名为"ཏེ་སྨ།"（逮木萨），言其为止腹泻之药物。《晶珠本草》记载"逮木萨"根据生境不同分为"山顶生"[称"ལོ་བཟང་ཆེན་ག"（洛赞青保）：植株矮，花甚白，治红黑时疫]、"生山中部"[称"ཡོ་བཟང་ག"（玉龙哇）：花小，淡

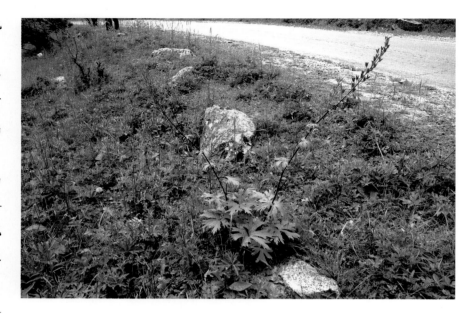

蓝色，止热泻]和"生低处或湖畔"[称"རྒྱ་སྐར་ག"（夏刚巴）：植株中等，花蓝黑色]3类，并言3种的功效相同，依次前者性凉。现代文献记载的"恰刚"的基原多为翠雀属（*Delphinium*）植物（故以"逮木萨"作各种翠雀属植物的总称），但不同文献对不同生境的3类的基原有不同的观点。《部标藏药》《青海藏标》以"展毛翠雀 /རྒྱ་སྐར་ག/ 夏刚巴"之名收载的基原即为"展毛翠雀花 *Delphinium kamaonense* Huth var. *glabrescens* (W. T. Wang) W. T. Wang 及同属多种植物的地上部分"。据文献记载，高乌头 *A. sinomontanum* Nakai 也为"逮木萨"的基原之一，甘肃藏医习用，但该种植株高大、花蓝紫色或淡紫色且甚大，似与《晶珠本草》等古籍记载的3种"逮木萨"的形态均有差异。（参见"展毛翠雀花""蓝翠雀花""单花翠雀花"条）

《晶珠本草》另记载有白["བོང་དཀར།"（榜嘎）]、红["བོང་དམར།"（榜玛、榜阿玛保）]、黄["བོང་སེར།"（榜色）]、黑["བོང་ནག"（榜那）]4种 "བོང་ང།"（榜阿）类药物，其中"红者"（榜玛）为解肉毒及黑乌头（榜那）毒之药物，分为上、下2品。现代文献记载的红乌头（榜玛）的基原涉及毛茛科乌头属（*Aconitum*）、牻牛儿苗科老鹳草属（*Geranium*）和玄参科马先蒿属（*Pedicularis*）的多科多属多种植物，文献多认为正品系乌头属植物。《西藏藏标》以"བོང་དམར།/ 榜玛 / 美丽乌头"之名收载了美丽乌头 *A. pulchellum* Hand.-Mazz.。有文献报道，据对西藏收集的"榜那"（黑乌头）样品的鉴定，其基原为美丽乌头 *A. pulchellum* Hand.-Mazz.。文献记载的作"榜玛"使用的乌头属植物还包括乌头 *A. carmichaeli* Debx.、褐紫乌头 *A. brunneum* Hand.-Mazz. 等多种植物。据杨竞生先生调查，高乌头 *A. sinomontanum* Nakai 为甘肃天祝藏医习用的"榜玛"。（参见"美丽乌头""毛盔马先蒿""紫萼老鹳草"条）

甘青乌头

Aconitum tanguticum (Maxim.) Stapf（唐古特乌头）

| 毛茛科（Ranunculaceae） | 乌头属（*Aconitum*） |

▌形态 ▌

多年生草本。块根小，纺锤形或倒圆锥形，长约2cm。茎高8～50cm，疏被反曲而紧贴的短柔毛或几无毛，不分枝或分枝。基生叶7～9，有长柄；叶片圆形或圆肾形，长1.1～3cm，宽2～6.8cm，3深裂至中部或中部之下，深裂片互相稍覆压，深裂片浅裂边缘有圆牙齿，两面无毛；叶柄长3.5～14cm，无毛，基部具鞘；茎生叶1～2（～4），稀疏排列，较小，通常具短柄。顶生总状花序有3～5花；花序轴和花梗多少密被反曲的短柔毛；苞片线形，或有时最下部苞片3裂；下部花梗长（1～）2.5～4.5（～6.5）cm，上部的变短；小苞片生于花梗上部或与花近邻接，卵形至宽线形，长2～2.5mm；萼片蓝紫色，偶尔淡绿色，外面被短柔毛，上萼片船形，宽6～8mm，下缘稍凹或近直，长1.4～2.2cm，侧萼片长1.1～2.1cm，下萼片宽椭圆形或椭圆状卵形；花瓣无毛，稍弯，瓣片极小，长

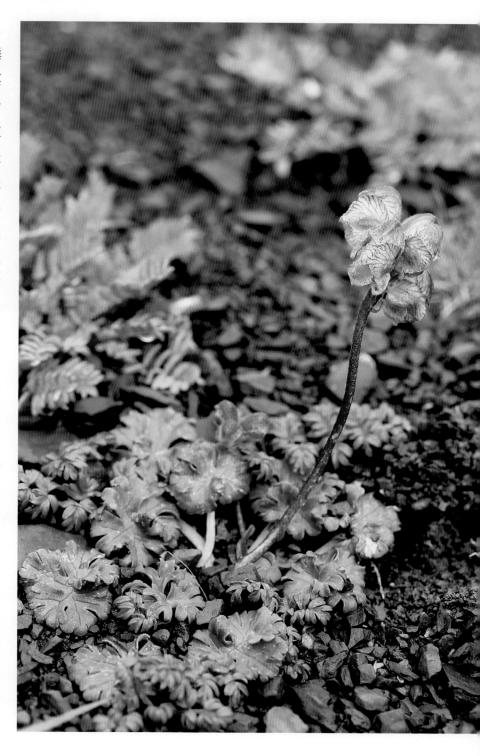

0.6 ～ 1.5mm，唇不明显，微凹，距短，直；花丝疏被毛，全缘或有 2 小齿；心皮 5，无毛。蓇葖果长约 1cm；种子倒卵形，长 2 ～ 2.5mm，具 3 纵棱，只沿棱生狭翅。花期 7 ～ 8 月。

分布

分布于我国西藏东南部、云南西北部、四川西部、青海东部、甘肃东南部、陕西（秦岭一带）等。

生境

生长于海拔 3200 ～ 4800m 的山地草坡、灌丛、沼泽草地。

药材名

榜嘎（ བོང་དཀར ），榜阿嘎保（ བོང་ང་དཀར་པོ ）。

药用部位

全草。

功能与主治

清热解毒，生肌收口，燥湿。用于传染病引起的发热，肝胆热病，血症，胃热，疮疡，蛇蝎咬伤，黄水病。

用量与用法

0.6 ～ 1.2g。

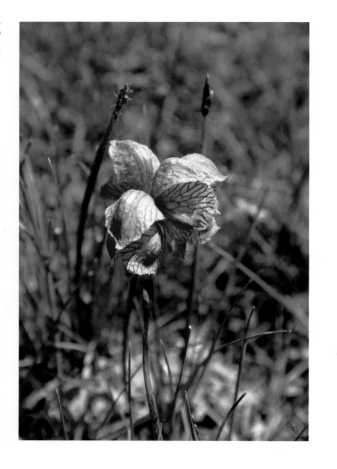

附 注

《晶珠本草》记载有 4 种 "བོང་ང" （榜阿）类药物，即白（榜嘎、榜阿嘎保）、红（榜玛、榜阿玛保）、黄（榜阿赛保）、黑（榜那、榜阿那保）。现代文献记载的现藏医使用的 "榜阿" 类药材中，白者 ["བོང་ང་དཀར་པོ" （榜阿嘎保），略称为 "བོང་དཀར" （榜嘎）] 和黑者 ["བོང་ང་ནག་པོ" （榜阿那保），略称为 "བོང་ནག" （榜那）] 使用较多，二者均为乌头属（Aconitum）植物，其中 "榜嘎" 的基原主要为甘青乌头 A. tanguticum (Maxim.) Stapf（唐古特乌头）、船盔乌头 A. naviculare (Brühl.) Stapf，"榜那" 的基原主要为伏毛铁棒锤 A. flavum Hand.-Mazz.、铁棒锤 A. pendulum Busch、工布乌头 A. kongboense Lauener 等；而红者和黄者使用较少，其基原包括毛茛科、玄参科、牻牛儿苗科的多种植物。《部标藏药》等标准中收载的 "榜嘎" 的基原为唐古特乌头 A. tanguticum (Maxim.) Stapf（甘青乌头）、船盔乌头 A. naviculare (Brühl.) Stapf。据文献记载，"榜嘎" 的基原还有毛果甘青乌头 A. tanguticum (Maxim.) Stapf var. trichocarpum Hand.-Mazz.、叉苞乌头 A. creagromorphum Lauener。（参见 "船盔乌头" "伏毛铁棒锤" "美丽乌头" "毛盏马先蒿" "紫萼老鹳草" 条）

船盔乌头

Aconitum naviculare (Brühl.) Stapf

毛茛科（Ranunculaceae） | 乌头属（*Aconitum*）

▌形态▐

块根小，胡萝卜形或纺锤形，长 0.8 ~ 1.5cm。茎高 5 ~ 30（~ 45）cm，下部无毛，上部疏被反曲而紧贴的短柔毛，不分枝或下部分枝。基生叶有长柄，叶片似甘青乌头，肾状五角形或肾形，长 1 ~ 2cm，宽 1.4 ~ 3cm，3 裂至近中部，中央裂片菱状倒梯形，侧裂片斜扇形，不等 2 裂至近中部，表面疏被短柔毛，背面无毛，叶柄长 2.5 ~ 14cm，无毛，基部具不明显的鞘；茎生叶 1 ~ 3，稀疏排列，具较短柄。总状花序有 1 ~ 5 花；花序轴和花梗被反曲的短柔毛；下部苞片叶状，其他苞片线形；下部花梗长 2.5 ~ 6cm，上部花梗长约 2cm；小苞片生花梗近顶部或与花邻接，线形，长 6 ~ 7mm，宽 0.5 ~ 1mm；萼片堇色或紫色，外面疏被短柔毛，上萼片船形，自基部至喙长约 1.6cm，宽约 0.5cm，下缘稍凹或近直，侧萼片长约 1.6cm；花瓣无毛，爪细长，瓣片小，长约 2.5mm，

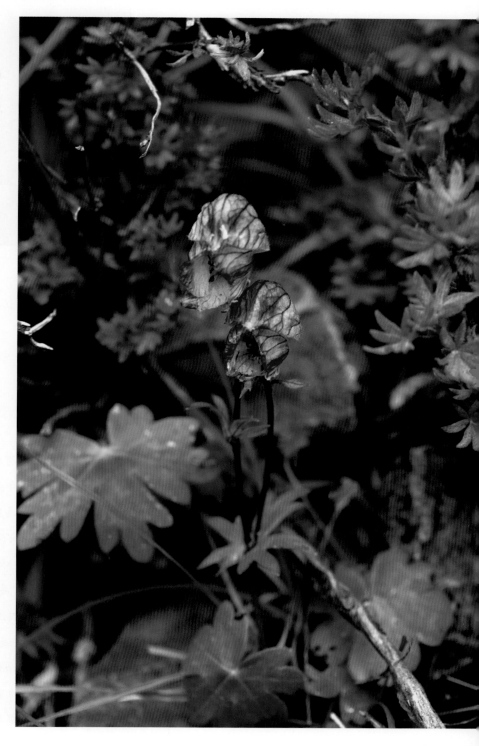

唇长约 1.5mm，微凹；距近头形，长约 1mm，稍向前弯；花丝疏被短毛，全缘或有 2 小齿；心皮 5，子房疏被短柔毛。蓇葖果长 1 ～ 1.2cm；种子倒金字塔形，长约 2mm，生横膜翅。9 月开花。

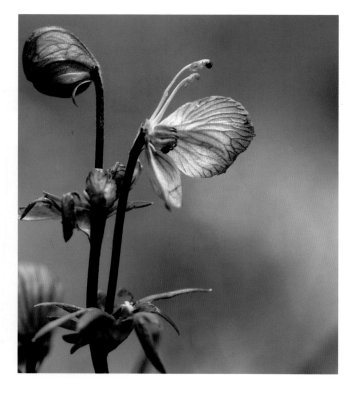

分布

分布于我国西藏南部（错那、措美）。印度、不丹也有分布。

生境

生长于海拔 3200 ～ 5000m 的高山草甸、灌丛中。

药材名

榜嘎（ བོང་དཀར ），榜阿嘎保（ བོང་ང་དཀར་པོ ）。

药用部位

全草。

功能与主治

清热解毒，生肌收口，燥湿。用于传染病引起的发热，肝胆热病，血症，胃热，疮疡，蛇蝎咬伤，黄水病。

用量与用法

0.6 ～ 1.2g。

附 注

《晶珠本草》中记载有白（榜嘎、榜阿嘎保）、红（榜玛、榜阿玛保）、黄（榜赛、榜阿赛保）、黑（榜那、榜阿那保）4 类 "བོང་ང་" （榜阿）类药物，各类药物的功效也各有不同，其中，白乌头["བོང་ང་དཀར་པོ" （榜阿嘎保），略称 "བོང་དཀར" （榜嘎）]为治疗疫毒及胆热证之药物。现代文献记载藏医所用 "榜嘎" （白乌头）的基原主要为甘青乌头 A. tanguticum (Maxim.) Stapf（唐古特乌头）、船盔乌头 A. naviculare (Brühl.) Stapf，《部标藏药》等收载的 "榜嘎" 的基原也为该 2 种。据实地调查，各地藏医所用 "榜嘎" 的基原与该 2 种植物的分布及资源量有关，船盔乌头 A. naviculare (Brühl.) Stapf 主要分布于西藏，西藏多数藏医习用该种，而西藏东部至四川、青海、甘肃等地藏医则使用在当地分布较广的唐古特乌头 A. tanguticum (Maxim.) Stapf，该种也是目前使用的 "榜嘎" 的主流品种。其他 3 类 "榜阿" 的基原则较为复杂，包括毛茛科乌头属（Aconitum）和金莲花属（Trollius）、玄参科马先蒿属（Pedicularis）、牻牛儿苗科老鹳草属（Geranium）等的多种植物。（参见 "甘青乌头" "美丽乌头" "伏毛铁棒锤" "矮金莲花" "毛盔马先蒿" "紫萼老鹳草" 条）

美丽乌头

Aconitum pulchellum Hand.-Mazz.

| 毛茛科（Ranunculaceae） | 乌头属（*Aconitum*） |

▍形态 ▍

块根小，倒圆锥形，长约
7mm。茎下部埋在土或石砾中
的部分白色，长2.3～3.7cm，
露出地面部分绿色，高6.5～30
（～50）cm，无毛，生1～2
叶，不分枝。基生叶2～3，
有长柄；叶片圆五角形，长
1～2cm，宽2～3.5cm，3全
裂或3深裂至近基部，末回裂
片狭卵形或长圆状线形，宽
1～3mm，两面无毛；叶柄长
2.5～14.5cm，无毛，基部具
短鞘；茎生叶1～2，生于茎
下部或中部，具较短柄，较小。
总状花序伞房状，有1～4花；
基部苞片叶状，上部的线形；
花梗长2～6cm，被反曲的短
柔毛，上部混生伸展的柔毛；
小苞片生于花梗中部附近，线
形，长3～5mm；萼片蓝色，
外面疏被短柔毛或几无毛，上
萼片盔状船形或盔形，自基部
至喙长1.7～2cm，中部附近
最宽（7～8.5mm），侧萼片
长1.3～1.6cm；花瓣无毛，
唇细长，长约3mm，距长约
1.5mm，反曲；雄蕊无毛，花

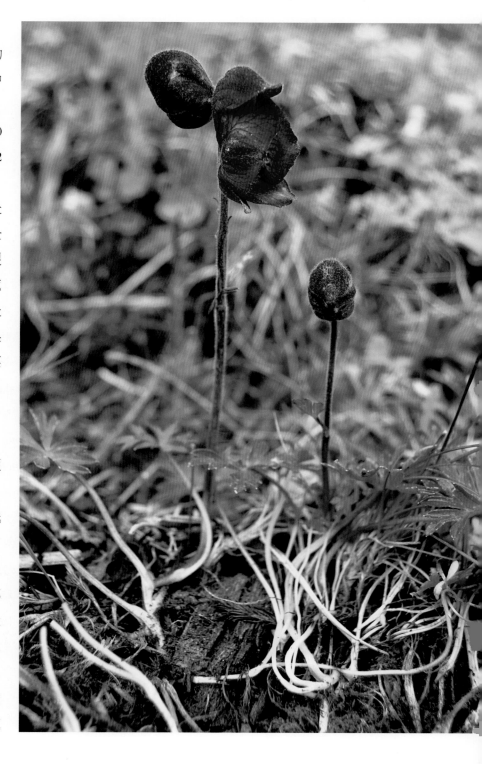

丝全缘；心皮 5，子房被伸展的黄色柔毛。8 ~ 9 月开花。

分布

分布于我国西藏东南部、云南西北部、四川西南部。印度、不丹、缅甸北部也有分布。

生境

生长于海拔 3500 ~ 4500m 的山坡草地，常生长在多石砾处。

药材名

榜玛、庞玛、邦玛（བོང་དམར།），榜阿玛保（བོང་ང་དམར་པོ།），榜嘎惹（བོང་དཀར་རིགས།），榜那（བོང་ནག）。

药用部位

块根。

功能与主治

清热解毒。用于肉食中毒、药物中毒等各种中毒症，虚热劳损引起的热症，胆热，喉病。

用量与用法

2g。内服煎汤，或入丸、散剂。

附 注

《晶珠本草》中记载有白（榜嘎、榜阿嘎保）、红（榜玛、榜阿玛保）、黄（榜赛、榜阿赛保）、黑（榜那、榜阿那保）4 种"བོང་ང།"（榜阿）类药物，各种的功效不同；其中，红乌头为解肉毒及黑乌头毒之药物，有上、下 2 品，上品的花淡紫色，根红紫色；下品的花红色，被白毛，根红色而长。现代文献关于"红乌头"["བོང་དམར།"（榜玛），"བོང་ང་དམར་པོ།"（榜阿玛保）的略称] 的基原有不同观点，多认为系乌头属（Aconitum）植物，美丽乌头 A. pulchellum Hand.-Mazz. 为其基原之一；但也有观点认为，本种的根呈白色，应属于"白乌头类"["བོང་དཀར་རིགས།"（榜嘎惹）]。此外，文献记载作"榜玛"基原的还有长序美丽乌头 A. pulchellum Hand.-Mazz. var. racemosum W. T. Wang、毛瓣美丽乌头 A. pulchellum Hand.-Mazz. var. hispidum Lauener、长梗乌头 A. longipedicellatum Lauener、褐紫乌头 A. brunneum Hand.-Mazz.、高乌头 A. sinomontanum Nakai、乌头 A. carmichaeli Debx.。《迪庆藏药》认为美丽乌头 A. pulchellum Hand.-Mazz. 的根断面不呈红色，与古籍记载不符，应属地方习用品；并记载以紫萼老鹳草 Geranium refractoides Pax et Hoffm. 作"བོང་དམར་དམན་པ།"（榜玛曼巴，榜玛副品）使用。《晶珠本草》汉译重译本认为"红乌头"系玄参科植物毛盔马先蒿 Pedicularis trichoglossa Hook. f.（注：其形态与《晶珠本草》记载的红乌头的下品较为相符）。《西藏藏标》以"བོང་དམར།/ 榜玛 / 美丽乌头"之名收载了美丽乌头 A. pulchellum Hand.-Mazz.；也有文献记载，西藏藏医将该种视作"黑乌头"["བོང་ནག"（榜那），"བོང་ང་ནག་པོ།"（榜阿那保）的略称] 的基原。（参见"船盔乌头""褐紫乌头""乌头""紫萼老鹳草""毛盔马先蒿""高乌头"条）

褐紫乌头

Aconitum brunneum Hand.-Mazz.

| 毛茛科（Ranunculaceae） | 乌头属（*Aconitum*） |

形态

块根椭圆球形或近圆柱形，长 1.5 ~ 3.5cm。茎高 85 ~ 110cm，无毛或几无毛，在近花序处被反曲的短柔毛，近等距地生叶，不分枝或在花序之下有 1 短分枝。叶片肾形或五角形，长 3.8 ~ 6cm，宽 6.5 ~ 11cm，3 深裂至本身长度的 4/5 ~ 6/7 处，中央深裂片倒卵形、倒梯形或菱形，3 浅裂，侧深裂片扇形，不等 2 裂近中部，两面无毛；下部叶叶柄长 20 ~ 25cm，具鞘，中部叶以上的叶柄渐变短，几无鞘。总状花序长 20 ~ 50cm，具 15 ~ 30 花；花序轴和花梗多少密被反曲的短柔毛；最下部的苞片 3 裂，其他的苞片线形；花梗长 0.5 ~ 2.5（~ 5.8）cm；小苞片生于花梗下部至上部，狭线形，长 1.6 ~ 4mm；萼片褐紫色或灰紫色，外面疏被短柔毛，上萼片船形，向上斜展，自基部至喙长约 1cm，下缘稍凹，与斜的外缘形成喙；花瓣长约 1cm，疏被短柔毛或几无毛，

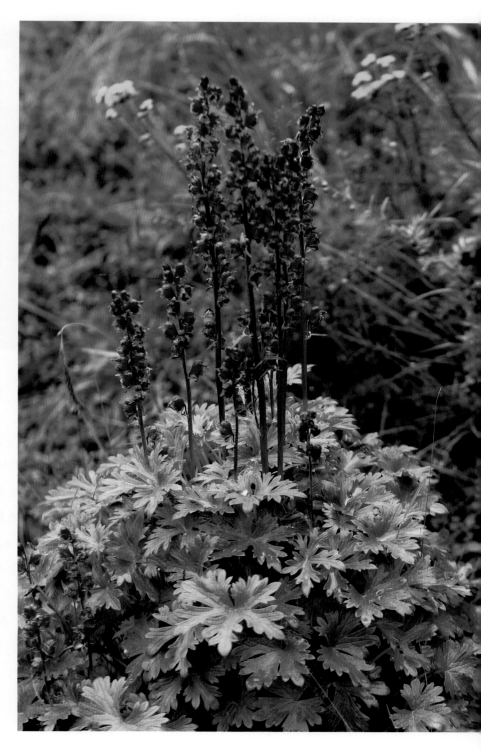

瓣片先端圆，无距，唇长约 2.5mm；雄蕊无毛，花丝全缘；心皮 3，疏被短柔毛或无毛。蓇葖果长 1.2 ~ 2cm，无毛；种子长约 2.6mm，倒卵形，具 3 纵棱，沿棱生狭翅，表面生有横皱。花期 8 ~ 9 月。

分布

分布于我国四川西北部（甘孜）、甘肃西南部（岷县等）、青海东南部（久治）。

生境

生长于海拔 3000 ~ 4250m 的山坡阳处、冷杉林中。

药材名

榜玛（ བོང་དམར། ），榜阿玛保（ བོང་ང་དམར་པོ། ）。

药用部位

块根。

功能与主治

清喉热，解毒。用于咽喉痛，咽喉炎，劳损发热，肉食中毒，乌头中毒。

用量与用法

2g。内服煎汤，或入丸、散剂。

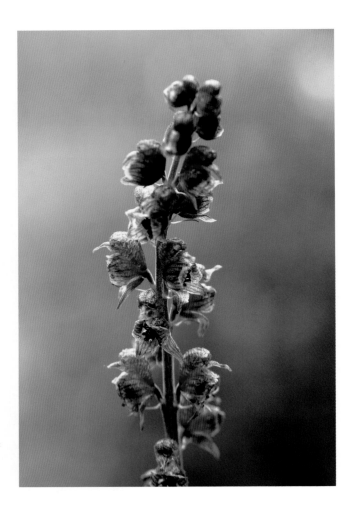

附 注

《晶珠本草》中记载有白（榜嘎、榜阿嘎保）、红（榜玛、榜阿玛保）、黄（榜阿赛保）、黑（榜那、榜阿那保）4 种 "བོང་ང་"（榜阿）类药物。据现代文献记载，褐紫乌头 A. brunneum Hand.-Mazz. 为 "红乌头" ["བོང་དམར།"（榜玛）， "བོང་ང་དམར་པོ།"（榜阿玛保）的略称] 的基原之一，此外，作 "红乌头" 基原的还有长梗乌头 A. longipedicellatum Lauener、美丽乌头 A. pulchellum Hand.-Mazz.、长柄乌头 A. longipetiolatum Lauener 等。但也有文献认为 "红乌头" 的基原系玄参科植物毛盔马先蒿 Pedicularis trichoglossa Hk. f.。据调查，现藏医使用 "白乌头"（榜嘎）和 "黑乌头"（榜那）较多，较少用 "红乌头"（榜玛）。（参见 "船盔乌头" "铁棒锤" "毛盔马先蒿" 条）

聂拉木乌头

Aconitum nielamuense W. T. Wang

毛茛科（Ranunculaceae） | 乌头属（*Aconitum*）

▌ 形态 ▌

块根狭倒圆锥形或胡萝卜形，长 3.5 ~ 6.5cm，直径约 1.2cm。茎高 60 ~ 150cm，直径 4 ~ 10mm，下部无毛，上部被反曲的短柔毛，有少数短分枝或不分枝。茎下部叶在开花时枯萎；中部叶有稍长的叶柄；叶片宽五角形，长约 7cm，宽约 9.5cm，3 深裂至距基部 5 ~ 8mm 处，中央深裂片菱形，急尖，3 裂，2 回裂片有缺刻状三角形小裂片，侧深裂片斜扇形，不等 2 深裂，两面有稀疏短伏毛。总状花序长 6.5 ~ 30cm，具花 6 ~ 28；花序轴和花梗均密被开展的淡黄色柔毛和短腺毛；下部花梗长 2.5 ~ 6.5cm，上部花梗长约 2cm；小苞片生于花梗下部或上部，叶状；萼片灰蓝紫色，外面稍密被短柔毛，上萼片船形，对称，自基部至喙长 1.8 ~ 2.4cm，中部宽 1 ~ 1.2cm，侧萼片长 1.5 ~ 1.7cm，下萼片长约 1cm；花瓣有疏柔毛，唇长约 4mm，微凹，距长约 1.5mm，

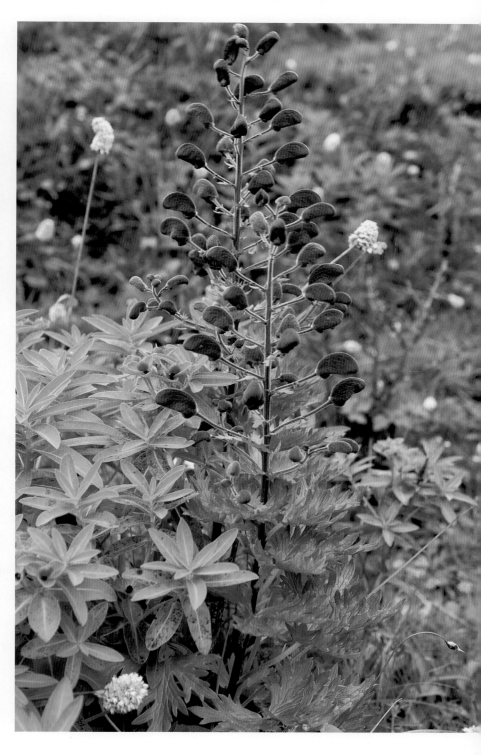

稍向后弯曲；雄蕊无毛；心皮5，子房有密柔毛。8～9月开花。

分布

分布于我国西藏南部（聂拉木）。

生境

生长于海拔3400～3900m的山坡林边、灌丛中。

药材名

榜阿那保、榜阿那布（ བོང་ང་ནག་པོ ）。

药用部位

块根、幼苗、叶、花。

功能与主治

块根：清瘟，敛黄水；用于时疫，风湿，喉蛾，炭疽病。幼苗、叶：止痛；用于头痛，牙痛，风湿痛。花：消炎，止痛。种子：解热，止痛。

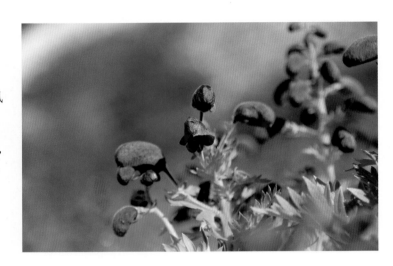

用量与用法

块根：0.02～1.2g；有大毒。

附 注

《月王药诊》《四部医典》等均记载有" བོང་ང "（榜阿）类药物。《晶珠本草》将"榜阿"分为白[" བོང་ང་དཀར་པོ "（榜阿嘎保）]、红[" བོང་དམར "（榜玛）]、黄[" བོང་སེར "（榜色）]、黑[" བོང་ང་ནག་པོ "（榜阿那保）]4类，言前3类为解毒、消炎之药物，而黑者（榜阿那保）有大毒，为镇痛之药物，并将黑者又分别按药用部位、根和花的颜色分为数类。现代文献记载的"榜阿"类的基原以乌头属植物（Aconitum）为主，故又习称"乌头类"，其中白（榜阿嘎保）、黑（榜阿那保）两类的基原均为乌头属植物，使用较多，红（榜玛）、黄（榜色）两类的基原也包括毛茛科金莲花属（Trollius）和玄参科马先蒿属（Pedicularis）的部分种类，使用较少。关于黑者（榜阿那保）的基原，各地习用的种类有较大差异，这与各地分布的资源种类有关，《部标藏药》《西藏藏标》等收载了伏毛铁棒锤A. flavum Hand.-Mazz.、铁棒锤A. pendulum Busch、工布乌头A. kongboense Lauener作为"榜那"（黑乌头）的基原，规定以其块根入药。《部标藏药》《青海藏标》还另条收载了"铁棒锤幼苗 /འབྲས་པ/ 增巴"，为伏毛铁棒锤A. flavum Hand.-Mazz.、铁棒锤A. pendulum Busch的幼苗，其功能、主治与块根不同。据文献记载，聂拉木乌头A. nielamuense W. T. Wang也为"榜阿那保"的基原之一。（参见"船盔乌头""铁棒锤""工布乌头"等条）

亚东乌头

Aconitum spicatum Stapf

毛茛科（Ranunculaceae） | 乌头属（*Aconitum*）

▌ 形态 ▌

块根狭倒圆锥形，长达 6.5cm，直径达 2cm。茎高 1 ～ 1.5m，疏被短柔毛，通常不分枝。茎下部叶在开花时枯萎；中部叶有稍长柄，叶片心状五角形，长约 7cm，宽约 9.5cm，3 深裂至距基部约 8mm 处，中央深裂片菱形，3 裂，2 回裂片有缺刻状小裂片，侧深裂片斜扇形，不等 2 裂，两面有短伏毛，叶柄长约 3cm。花序长 6 ～ 15cm；花序轴和花梗密被开展的淡黄色柔毛和短腺毛；花梗长 2 ～ 8cm，向上斜展；小苞片生于花梗下部，狭线形，长约 4mm；萼片紫色，外面密被短柔毛，上萼片盔形或低盔形，高 1.5 ～ 2cm，自基部至喙长约 1.7cm，下缘稍凹，侧萼片长 1.5 ～ 1.7cm；花瓣的爪有疏柔毛，唇长约 5mm，微凹，距长约 1.5mm，稍向后弯曲；花丝有疏柔毛；心皮 5，子房密被淡黄色柔毛。9 月开花。

▌ 分布 ▌

分布于我国西藏南部（亚东）。

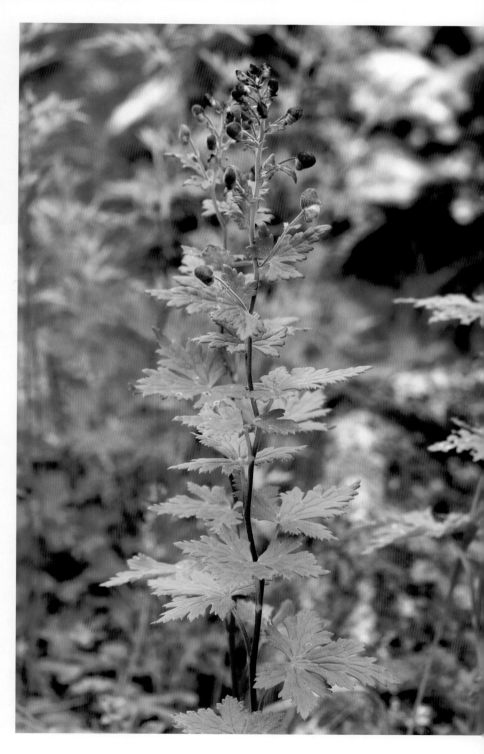

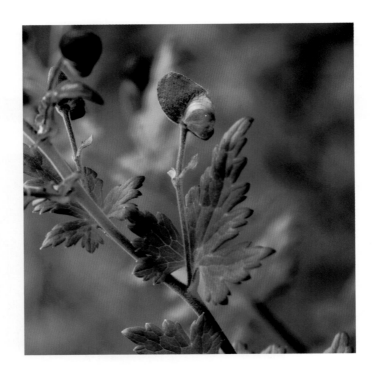

生境

生长于海拔约 4000m 的山坡灌丛。

药材名

榜阿那保、榜阿那布（ བོང་ང་ནག་པོ།），杜志陆马、都孜洛玛（ བདུད་རྩི་ལོ་མ།）。

药用部位

块根。

功能与主治

驱寒止痛，祛风定惊。用于"隆"病，寒病，黄水病，麻风病，癫狂等。

用量与用法

0.02 ~ 1.2g。有大毒。

附 注

《晶珠本草》中记载有白（榜嘎、榜阿嘎保）、红（榜玛、榜阿玛保）、黄（榜阿赛保）、黑
["བོང་ནག"（榜那）， "བོང་ང་ནག་པོ།"（榜阿那保）的略称]4 种 "བོང་ང"（榜阿）类（习称"乌头类"）
药物。现代文献记载的藏医所用"黑乌头"（榜那）的基原较为复杂，涉及乌头属（*Aconitum*）10
余种植物，亚东乌头 *A. spicatum* Stapf 也为其基原之一。《部标藏药》《西藏藏标》等收载的"榜
那"（黑乌头）的基原为伏毛铁棒锤 *A. flavum* Hand.-Mazz.、铁棒锤 *A. pendulum* Busch、工布乌头 *A.
kongboense* Lauener。有部分文献记载其名称为 "བདུད་རྩི་ལོ་མ།"（都孜洛玛），意为"叶"，其根部以
外部分也同样药用。（参见"伏毛铁棒锤""工布乌头""船盔乌头"条）

长裂乌头

Aconitum longilobum W. T. Wang

毛茛科（Ranunculaceae） 乌头属（*Aconitum*）

▌形态▌

块根胡萝卜形，长 4.2 ~ 5.5cm，直径 7 ~ 9mm。茎缠绕，被反曲或伸展的短柔毛或上部无毛，分枝。茎中部叶大，叶片近圆形，长约 11cm，宽约 14cm，基部心形，近 5 深裂至距基部 0.8 ~ 1.5cm 处，中央深裂片菱形，渐尖，基部狭楔形并全缘，羽状分裂，2 回裂片约 3 对，稀疏排列，表面只沿脉疏被短伏毛，背面无毛，叶柄长约 4.6cm，疏被伸展的短柔毛；茎上部叶较小，叶片五角形，3 深裂。总状花序有 3 ~ 8 花，稀疏；花序轴和花梗无毛；苞片叶状；花梗长 3 ~ 4.5cm，弧状弯曲；小苞片生于花梗下部，狭长圆形至线状钻形，长 4 ~ 7mm，宽 0.5 ~ 1.2mm，无毛；萼片紫色，外面无毛，上萼片盔形，高 1.8 ~ 2cm，下缘长约 1.6cm，稍凹，与垂直的外缘形成不明显的喙，侧萼片长约 1.6cm；花瓣无毛，长约 1.8cm，爪上部膝状弯曲，唇长约 4mm，微凹，距长约 2mm，近球形，

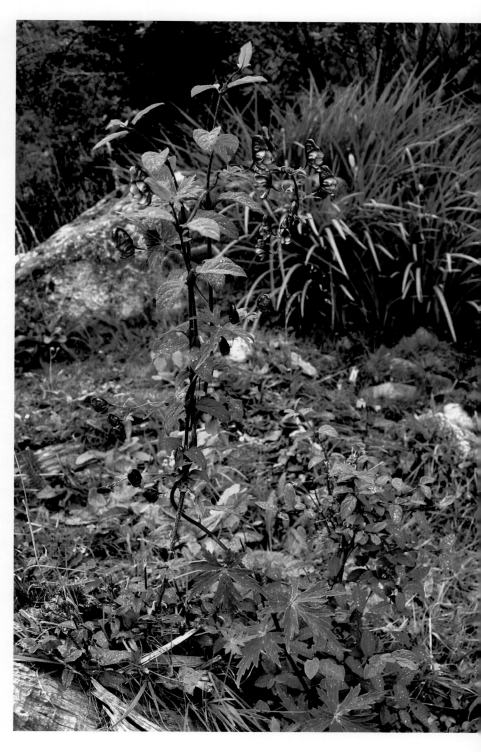

向后弯曲；雄蕊无毛，花丝全缘；心皮 5，无毛。8 月开花。

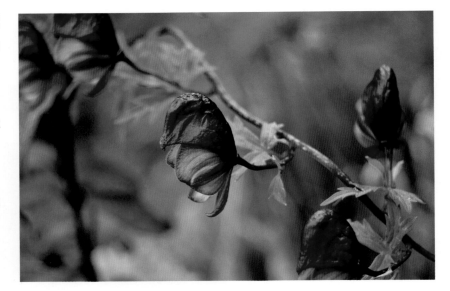

▌ 分布 ▌

分布于我国西藏东部（林芝）。

▌ 生境 ▌

生长于海拔约 3000m 的山坡灌丛、林下。

▌ 药材名 ▌

杜志陆马（བདུད་རྩི་ལོ་མ།）。

▌ 药用部位 ▌

块根、叶、幼苗。

▌ 功能与主治 ▌

块根：清热解毒，消肿止痛，祛风定惊；用于各类风湿病引起的关节炎及黄水病，瘟毒等新旧热病，虫病，心腹冷痛，跌打损伤。叶、幼苗：止痛；用于头痛，牙痛，风湿痛。

▌ 用量与用法 ▌

0.02 ～ 0.03g。有毒。

附 注

　　《晶珠本草》中记载有白（榜嘎、榜阿嘎保）、红（榜玛、榜阿玛保）、黄（榜阿赛保）、黑（榜那、榜阿那保）4 种 "བོང་དཀར།"（榜阿）类药物。现代文献记载的藏医所用 "黑乌头" ["བོང་ནག"（榜那），"བོང་ང་ནག་པོ།"（榜阿那保）的略称] 的基原较为复杂，涉及乌头属（*Aconitum*）的 10 余种植物。乌头属植物在青藏高原地区分布广泛，种类较多，各地习用的种类也常有不同。《部标藏药》《西藏藏标》等收载了伏毛铁棒锤 *A. flavum* Hand.-Mazz.、铁棒锤 *A. pendulum* Busch、工布乌头 *A. kongboense* Lauener 作为 "榜那"（黑乌头）的基原。据文献记载，长裂乌头 *A. longilobum* W. T. Wang 的藏文名为 "བདུད་རྩི་ལོ་མ།"（杜志陆马，系指 "叶" 之意），但其块根可与工布乌头 *A. kongboense* Lauener 作为 "榜那"（黑乌头）的基原的块根作同一药材使用。（参见 "工布乌头" "伏毛铁棒锤" "船盔乌头" 条）

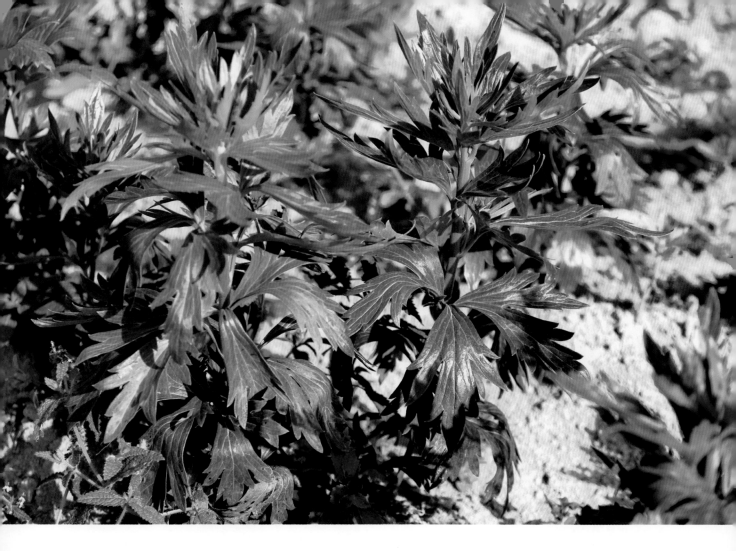

乌头

Aconitum carmichaeli Debx.

| 毛茛科（Ranunculaceae） | 乌头属（*Aconitum*） |

形态

块根倒圆锥形，长 2 ~ 4cm，直径 1 ~ 1.6cm。茎高 60 ~ 150（~ 200）cm，中部之上疏被反曲的短柔毛，等距离生叶，分枝。茎下部叶在开花时枯萎；茎中部叶有长柄，叶片薄革质或纸质，五角形，长 6 ~ 11cm，宽 9 ~ 15cm，基部浅心形 3 裂达或近基部，中央全裂片宽菱形，有时呈倒卵状菱形或菱形，急尖，有时短渐尖近羽状分裂，2 回裂片约 2 对，斜三角形，生 1 ~ 3 牙齿，间或全缘，侧全裂片不等 2 深裂，表面疏被短伏毛，背面通常只沿脉疏被短柔毛，叶柄长 1 ~ 2.5cm，疏被短毛。顶生总状花序长 6 ~ 10（~ 25）cm；花序轴及花梗多少密被反曲而紧贴的短柔毛；下部苞片 3 裂，其他苞片狭卵形至披针形；花梗长 1.5 ~ 3（~ 5.5）cm；小苞片生于花梗中部或下部，长 3 ~ 5（~ 10）mm，宽 0.5 ~ 0.8（~ 2）mm；萼片蓝紫色，外面被短柔毛，上萼片高盔形，高 2 ~ 2.6cm，自基部至喙长 1.7 ~ 2.2cm，下缘稍凹，喙不明显，侧萼片长 1.5 ~ 2cm；花瓣无毛，瓣片长约 1.1cm，唇长约 6mm，微凹，距长（1 ~）2 ~ 2.5mm，通常拳卷；雄蕊无

毛或疏被短毛，花丝有 2 小齿或全缘；心皮
3 ~ 5，子房疏或密被短柔毛，稀无毛。蓇葖
果长 1.5 ~ 1.8cm；种子长 3 ~ 3.2mm，三棱
形，只在两面密生膜翅。花期 9 ~ 10 月。

▌ 分布 ▌

分布于我国云南东部、四川、湖北、贵州、湖南、
广西北部、广东北部、江西、浙江、江苏、安徽、
陕西南部、河南南部、山东东部、辽宁南部。
越南北部也有分布。

▌ 生境 ▌

生长于海拔 100 ~ 2150m 的山地草坡、灌丛中。
不同地区分布的海拔变化较大。

▌ 药材名 ▌

榜玛、庞玛、邦玛（བོང་དམར།）。

▌ 药用部位 ▌

根（块根）。

▌ 功能与主治 ▌

用于咽喉炎，劳损发热，肉食中毒，乌头中毒。

▌ 用量与用法 ▌

先煎、久煎；有大毒，炮制后使用。

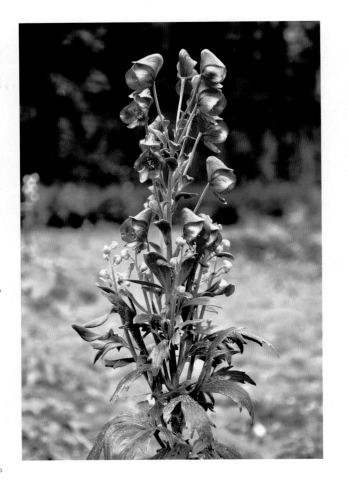

附 注

　　《晶珠本草》中记载有白、红、黄、黑等 4 种"བོང་ང་"（榜阿），各种的功效也各不相同。其
中，红者["བོང་དམར།"（榜玛），"བོང་ང་དམར་པོ།"（榜阿玛保）的略称]为解肉毒及黑乌头毒之药物，
又有上、下 2 品。现代文献对红乌头的基原有不同观点，多认为系乌头属（Aconitum）植物，也有
观点认为系玄参科马先蒿属（Pedicularis）或牻牛儿苗科老鹳草属（Geranium）植物。据文献记载，
乌头 A. carmichaeli Debx.（以根入药）为"བོང་དམར།"（榜玛）的基原之一；不同文献记载的红乌头（榜
玛）的基原还有美丽乌头 A. pulchellum Hand.-Mazz.、褐紫乌头 A. brunneum Hand.-Mazz. 等。根据《晶
珠本草》记载的红乌头的上、下 2 品的形态看，上述植物均有相似或不同之处。《西藏藏标》以
"བོང་དམར།/ 榜玛 / 美丽乌头"之名收载了美丽乌头 A. pulchellum Hand.-Mazz.。（参见"美丽乌头"条）
　　《晶珠本草》《青藏高原药物图鉴》及《藏本草》均记载乌头 A. carmichaeli Debx. 可解肉食毒
或乌头毒，即"榜玛"应系无毒。但中医使用的该种的母根（川乌）和子根（附子），均有"大毒"，
需炮制后使用，作藏药临床使用还须慎重。

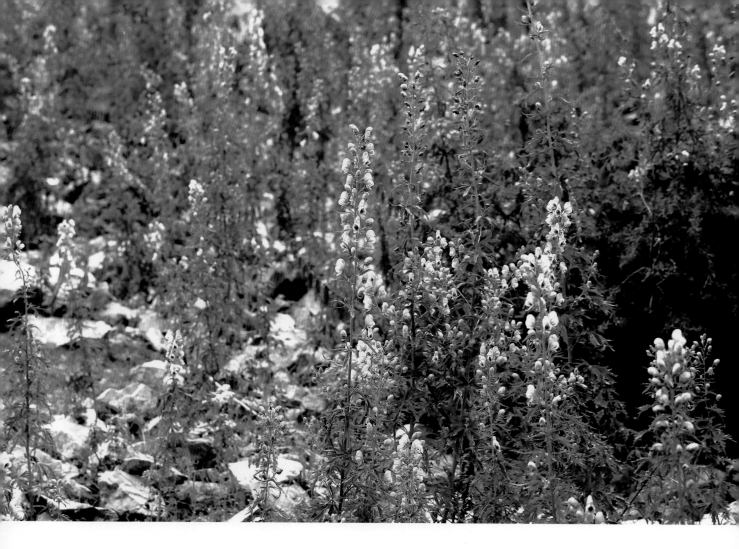

工布乌头

Aconitum kongboense Lauener

毛茛科（Ranunculaceae）   乌头属（*Aconitum*）

▌ 形态 ▌

块根近圆柱形，长 8cm，直径 1.5cm。茎直立，高达 180cm，上部与花序均密被反曲的短柔毛，不分枝或分枝。叶心状卵形，多少带五角形，长及宽均达 15cm，3 全裂，中央全裂片菱形，自中部向上近羽状深裂，深裂片线状披针形或披针形，侧全裂片斜扇形，不等 2 深裂近基部，两面无毛或沿脉疏被短柔毛；最下部叶柄与叶片等长，向上渐短。总状花序长达 60cm；下部苞片叶状，其他苞片披针形或钻形；花梗长 1 ~ 10cm；小苞片生于花梗中部之上或中部附近，下部花梗的小苞片大，似叶，上部花梗的小苞片小，线形；萼片白色带紫色或淡紫色，外面被短柔毛，上萼片盔形或船状盔形，高 1.5 ~ 2cm，喙三角形，长约 5mm，侧萼片长 1.5cm，下萼片长 1.3 ~ 1.5cm；花瓣疏被短毛，瓣片长约 8mm；心皮 3 ~ 4，无毛或疏被白色短柔毛。花期 7 ~ 8 月。

▌ 分布 ▌

分布于我国西藏（工布江达、林周、加查）、云南西北部、四川西部、青海、甘肃南部、陕西南部、河南西部。

▌ 生境 ▌

生长于海拔 3050 ~ 3650m 的山坡草地、灌丛、河谷。

▌ 药材名 ▌

榜那（བོང་ནག），榜阿那保、榜阿那布（བོང་ང་ནག་པོ），榜阿那保洛玛查哇（བོང་ང་ནག་པོ་ལོ་མ་ཕྲ་བ），曼钦、满迁、门青（སྨན་ཆེན），都孜洛玛（བདུད་རྩི་ལོ་མ），江图（སྦྱང་དུག）。

▌ 药用部位 ▌

块根。

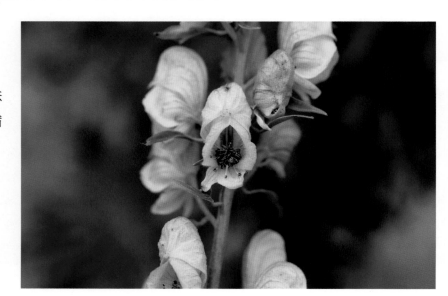

▌ 功能与主治 ▌

清热解毒，消肿止痛，祛风定惊。用于各类风湿病引起的关节炎及黄水病，瘟毒等新旧热病，虫病，心腹冷痛，跌打损伤。

▌ 用量与用法 ▌

0.02 ~ 0.03g。有毒。

附 注

　　《晶珠本草》中记载有白（榜嘎、榜阿嘎保）、红（榜玛、榜阿玛保）、黄（榜赛、榜阿赛保）、黑（榜那、榜阿那保）4 种 "བོང་ང"（榜阿）类药物。现代文献记载的藏医所用黑者 ["བོང་ང་ནག་པོ"（榜阿那保），略称为 "བོང་ནག"（榜那）] 的基原较为复杂，涉及多种乌头属（*Aconitum*）植物，故习称 "乌头类"。《部标藏药》《西藏藏标》等收载了伏毛铁棒锤 *A. flavum* Hand.-Mazz.、铁棒锤 *A. pendulum* Busch、工布乌头 *A. kongboense* Lauener 作为 "榜那" 或 "榜阿那保"（黑乌头）的基原。工布乌头 *A. kongboense* Lauener 主要为西藏藏医所习用。（参见 "船盔乌头" "铁棒锤" "伏毛铁棒锤" 条）

　　藏医药用乌头类植物，除根（块根）外，幼苗、叶、花、种子等也可药用，各部位的功效有一定的差异。块根称 "སྨན་ཆེན"（曼钦），功效如上述；幼苗称 "འཛིན་པ"（孜巴），叶称 "བདུད་རྩི་ལོ་མ"（毒孜里玛），可止痛，用于头痛、牙痛、风湿痛；花称 "བོང་ནག་མེ་ཏོག"（榜那美朵），可消炎、止痛；种子称 "གསང་འཛིན"（桑孜），可解热、止痛。

狭裂乌头

Aconitum refractum (Finet et Gagnep.) Hand.-Mazz.

| 毛茛科（Ranunculaceae） | 乌头属（*Aconitum*） |

▌形态▌

茎高约 1.5m，无毛或上部疏被反曲的短柔毛，等距离生叶，在花序之下常有较多短分枝。茎中部叶有稍长柄；叶片五角形，长约 10cm，宽约 14cm，基部浅心形，3 全裂至距基部 2.5mm 处，中央全裂片卵状狭菱形或狭菱形，两端渐狭，在中部或中部之下 3 裂，二回中央裂片大，线状披针形，具 2 ～ 4 小裂片状牙齿，侧面全裂片不等 2 深裂至近基部，表面疏被短伏毛，背面无毛；叶柄长约 3cm，疏被反曲的短柔毛，无鞘。顶生总状花序长达 55cm，有多数花；花序轴和花梗密被反曲而紧贴的短柔毛；下部苞片叶状，上部苞片线形或狭线形；花梗长 1.2 ～ 5cm，斜展，先端稍弯曲；小苞片生于花梗中部之下或近基部处，线状钻形，长 2.5 ～ 3mm；萼片蓝色，外面疏被短柔毛，上萼片船形，高 1.2 ～ 1.6cm，自基部至喙长 1.3 ～ 1.6cm，下缘向斜上方伸展，弯曲，侧萼片长 1.2 ～ 1.5cm，下萼片

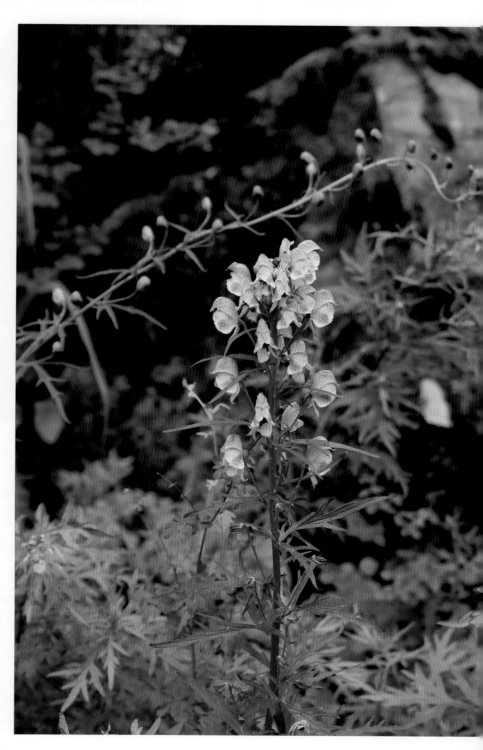

长约 1cm；花瓣上部被短柔毛，唇长约 4mm，微凹，距长约 1mm，向后弯曲；雄蕊无毛，花丝全缘；心皮 3，无毛或有短毛。9 月开花。

分布

分布于我国西藏东部（昌都、类乌齐）、四川西部（雅江）。

生境

生长于海拔约 3200m 的山坡草地。

药材名

榜那（ རོང་ན་ ）。

药用部位

块根、幼苗、叶、花、种子。

功能与主治

块根：有大毒；清瘟，敛黄水；用于时疫，风湿，蛾喉，炭疽病。幼苗、叶：有毒；止痛；用于头痛，牙痛，风湿痛。花：有小毒；消炎，止痛。种子：解热，止痛。

用量与用法

块根：0.02 ~ 1.2g。

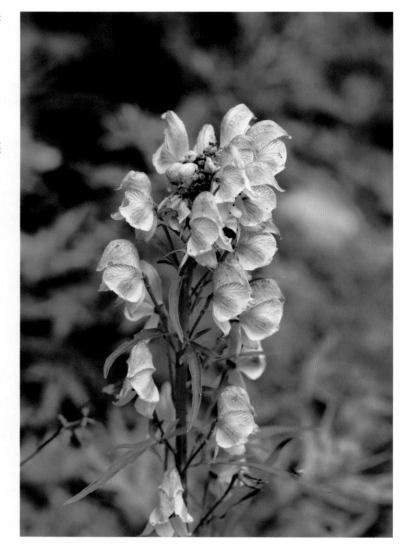

 附 注

《晶珠本草》中记载有白（榜嘎、榜阿嘎保）、红（榜玛、榜阿玛保）、黄（榜赛、榜阿赛保）、黑（榜那、榜阿那保）4 种 " རོང་" （榜阿）类药物。现代文献记载的藏医所用 "黑乌头" ["རོང་ན་ནག་པོ་" （榜阿那保），略称 "རོང་ན་" （榜那）] 的基原较为复杂，主要涉及乌头属（*Aconitum*）的 10 余种植物，故习称为 "黑乌头类"。《部标藏药》《西藏藏标》等以 "榜那"（黑乌头）之名收载了伏毛铁棒锤 *A. flavum* Hand.-Mazz.、铁棒锤 *A. pendulum* Busch、工布乌头 *A. kongboense* Lauener。青藏高原地区分布的乌头属植物种类极为丰富，各地习用的 "榜那" 的种类还有多种，狭裂乌头 *A. refractum* (Finet et Gagnep.) Hand.-Mazz. 为西藏昌都、类乌齐藏医习用的种类之一。（参见 "船盔乌头" "铁棒锤" "工布乌头" 条）

直序乌头

Aconitum richardsonianum Lauener

毛茛科（Ranunculaceae） | 乌头属（*Aconitum*）

▌ 形态 ▌

块根圆柱形，长达 10cm，直径约 1cm。茎高 70 ~ 120cm，下部无毛，上部有反曲的短柔毛。茎中部叶具稍长柄，无毛；叶片圆五角形，长和宽均为 5 ~ 10cm，3 全裂，中央全裂片菱状倒卵形，3 裂近中部，小裂片狭卵形至线状狭披针形，先端具短尖，侧全裂片斜扇形，比中央全裂片宽约 2 倍，不等 2 深裂近基部；叶柄与叶片近等长。花序长达 60cm，稀疏，最下面分枝长达 15cm，有少数花；花序轴和花梗均密被伸展的黄色短腺毛和少数白色柔毛；下部苞片叶状，上部苞片线形；花梗长 0.3 ~ 3cm；小苞片生于花梗中部附近，线形，长 3 ~ 5mm；萼片蓝紫色，外面被黄色短腺毛，上萼片船形或船状盔形，具短喙，高 1.6 ~ 1.8cm，自基部至喙长 1.5 ~ 2cm，内面无毛，下缘稍凹，侧萼片长约 1.4cm，下萼片长 8mm；花瓣无毛，爪细，距近球形，长约 1.5mm，唇长约 4mm，末端

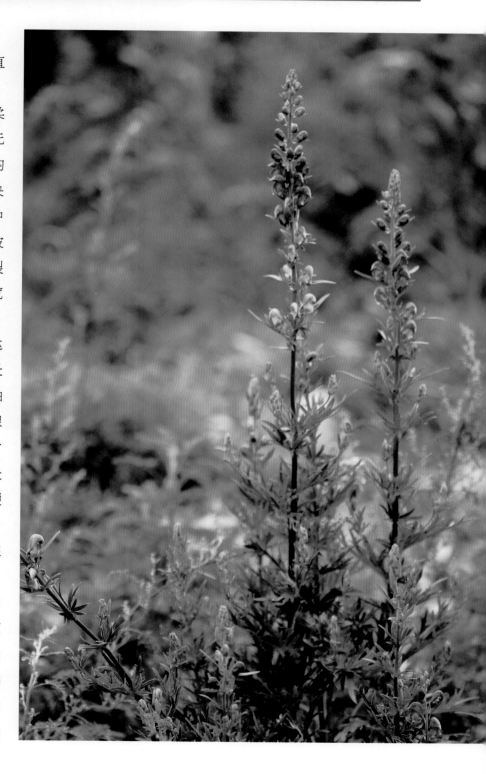

微凹；雄蕊无毛，花丝有牙齿或全
缘；心皮 5，子房密被柔毛。8 ～ 9
月开花。

▌ 分布 ▌

分布于我国西藏拉萨至林芝一带
（工布江达）。

▌ 生境 ▌

生长于海拔 3100 ～ 4600m 的山地
草坡、灌丛、林中。

▌ 药材名 ▌

榜阿那保、庞阿那保（ བོང་ང་ནག་པོ་ ），
榜阿赛保（ བོང་ང་སེར་པོ་ ）。

▌ 药用部位 ▌

块根。

▌ 功能与主治 ▌

驱寒止痛，祛风定惊。用于"隆"病，
寒病，黄水病，麻风，癫狂等。

▌ 用量与用法 ▌

0.02 ～ 1.2g。有大毒。

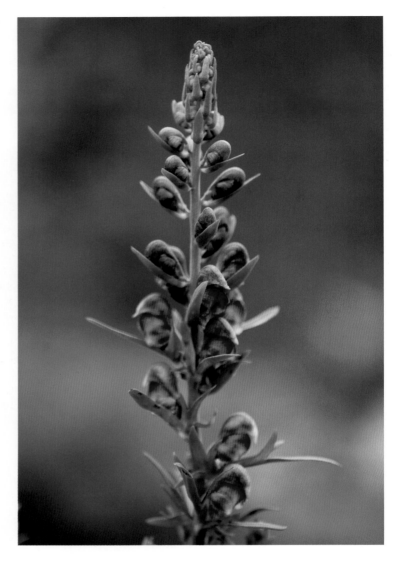

附 注

　　藏医药用乌头属（*Aconitum*）
植物的种类较多。《晶珠本草》中记载的" བོང་ང་ "（榜阿）类（多习称"乌头类"）药物按根的颜
色分为白 [" བོང་ང་དཀར་པོ་ "（榜阿嘎保），略称" བོང་དཀར་ "（榜嘎）]、红 [" བོང་ང་དམར་པོ་ "（榜阿玛保），
略称" བོང་དམར་ "（榜玛）]、黄 [" བོང་ང་སེར་པོ་ "（榜阿赛保），略称" བོང་སེར་ "（榜色、榜赛）]、黑
[" བོང་ང་ནག་པོ་ "（榜阿那保），略称" བོང་ནག་ "（榜那）]4 类。现代文献对各种"榜阿"的基原的记载
不尽一致。《藏药志》《晶珠本草》（汉译本）记载伏毛直序乌头 *A. richardsonianum* Lauener var.
crispulum W. T. Wang（细叶草乌）为"黑乌头"类（榜阿那保）的基原之一；《新修晶珠本草》认
为直序乌头 *A. richardsonianum* Lauener、伏毛直序乌头 *A. richardsonianum* Lauener var. *crispulum* W.
T. Wang 为"黄乌头"类（榜阿赛保）的基原，而《晶珠本草》（汉译本）记载"黄乌头"（榜色）
的基原为毛茛科植物毛茛状金莲花 *Trollius ranunculoides* Hemsl.。（参见"船盔乌头""伏毛铁棒锤"
条）

伏毛铁棒锤

Aconitum flavum Hand.-Mazz.

毛茛科（Ranunculaceae） 乌头属（*Aconitum*）

▌形态▐

块根胡萝卜形，长约 4.5cm，直径约 8mm。茎高 35 ~ 100cm，中部或上部被反曲而紧贴的短柔毛，密生多数叶，通常不分枝。茎下部叶在开花时枯萎；叶片宽卵形，长 3.8 ~ 5.5cm，宽 3.6 ~ 4.5cm，基部浅心形，3 全裂，全裂片细裂，末回裂片线形，两面无毛，疏被短缘毛；叶柄长 3 ~ 4mm。顶生总状花序狭长，长为茎的 1/5 ~ 1/4，有 12 ~ 25 花；花序轴及花梗密被紧贴的短柔毛；下部苞片似叶，中部以上的苞片线形；花梗长 4 ~ 8mm；线形小苞片生于花梗顶部，长 3 ~ 6mm；萼片黄色带绿色或暗紫色，外面被短柔毛，上萼片盔状船形，高 1.5 ~ 1.6cm，侧萼片长约 1.5cm，下萼片斜长圆状卵形；花瓣疏被短毛，瓣片长约 7mm，唇长约 3mm，距长约 1mm，向后弯曲；心皮 5，无毛或疏被短毛。蓇葖果无毛，长 1.1 ~ 1.7cm；种子倒卵状三棱形，长约 2.5mm，光滑，

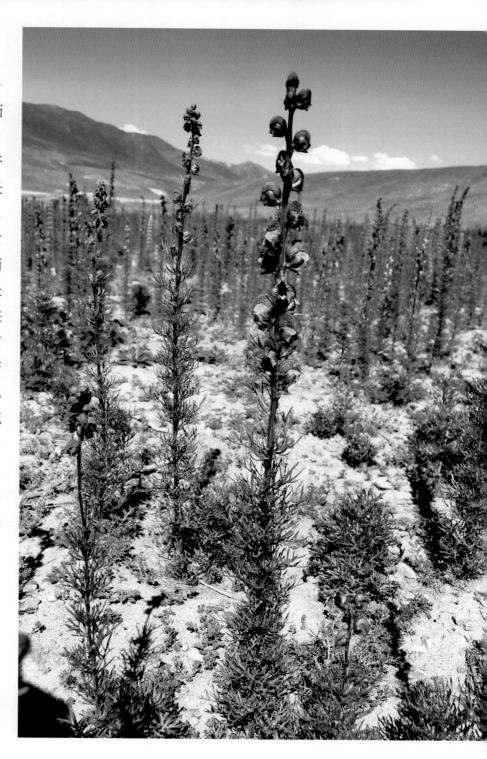

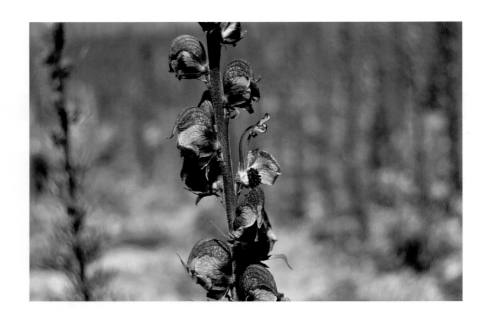

沿棱具狭翅。花期 7 ～ 8 月。

分布

分布于我国四川西北部、西藏北部、青海、甘肃、宁夏南部、内蒙古南部。

生境

生长于海拔 2000 ～ 3700m 的山坡草地、林边、高山灌丛、疏林下。

药材名

榜那（བོང་དཀར།），榜阿那保、榜阿那布（བོང་ང་དགང་བོ།），曼钦、门青、满迁（སྨན་ཆེན།），曾巴（འཛིན་པ།），都孜洛玛（བདུད་རྩི་ལོ་མ།）。

药用部位

块根、幼苗、叶、花。

功能与主治

块根：祛寒止痛，祛风定惊；用于"隆"病，寒症，黄水病，麻风，癫狂等。幼苗：清热，止痛；用于流行性感冒，疫伤，风湿，疮疖。有毒。叶、花：消炎，止痛；用于炎症，疼痛（头痛、牙痛等）。有小毒。

用量与用法

块根：0.02 ～ 1.2g。有大毒。

附注

《月王药诊》《四部医典》等均记载有"བོང་ང་།"（榜阿）类药物。《四部医典系列挂图全集》中有多种"榜阿"类的附图：第二十七图中有"白乌头"["བོང་ང་དཀར་བོ།"（榜阿嘎保），51 号图]、"黑乌头"["བོང་ང་དམར་བོ།"（榜阿玛保），52 号图。注：该藏文名应指"红乌头"]和"黄乌头"

["ོང་ང་སེར་པོ" （榜阿赛保），53 号图] 附图，该 3 幅附图图示植物的形态相似而花色有差异，三者均为直立草本，叶圆有裂缺或 3 ~ 4 深裂，花大，2 ~ 4 生于茎上部或茎顶，与毛茛科乌头属（*Aconitum*）或玄参科马先蒿属（*Pedicularis*）植物均有相似之处；第三十二图中有 "黑乌头" ["ནག་པོ" （那保），103 号图] 附图，该图所示略似马先蒿属植物；第三十三图中有 "两种黑乌头" ["ོང་ནག" （榜那），3 号图，包括 2 幅小图] 附图，该图所示为直立草本，叶基生和茎上对生，茎生叶有长柄，圆形有裂缺或 3 ~ 4 深裂，总状花序顶生，略似马先蒿属植物。《晶珠本草》将 "榜阿" 分为白 ["ོང་ང་དཀར་པོ" （榜阿嘎保）]、红 ["ོང་དམར" （榜玛）]、黄 ["ོང་སེར" （榜色）]、黑 ["ོང་ང་ནག་པོ" （榜阿那保）] 4 类，言前 3 类为解毒、消炎之药物，而黑者（榜阿那保）有大毒，为镇痛之药物，并将黑者又分别按药用部位、根和花的颜色分为数类。现代文献记载的 "榜阿" 类的基原以乌头属植物为主，故又习称 "乌头类"，其中白 ["ོང་དཀར" （榜嘎），"ོང་ང་དཀར་པོ" （榜阿嘎保）的略称]、黑 ["ོང་ནག" （榜那），"ོང་ང་ནག་པོ" （榜阿那保）的略称]2 类的基原均为乌头属植物，使用较多，红（榜玛）、黄（榜色）2 类的基原也包括毛茛科金莲花属（*Trollius*）和玄参科马先蒿属的部分种类，使用较少。黑者（榜那）的基原有 10 余种，各地习用的种类有较大差异，与各地分布的资源种类有关，各地习用的名称也较多。《部标藏药》《西藏藏标》等作收载了伏毛铁棒锤 *A. flavum* Hand.-Mazz.、铁棒锤 *A. pendulum* Busch、工布乌头 *A. kongboense* Lauener 为 "榜那"（黑乌头）的基原；《部标藏药》和《青海藏标》还以 "铁棒锤幼苗 /འཛིན་པ/ 增巴" 之名，收载了伏毛铁棒锤 *A. flavum* Hand.-Mazz.、铁棒锤 *A. pendulum* Busch 的幼苗，其功能、主治与块根不同。青藏高原地区分布的乌头属植物种类极为丰富，文献记载的各地所用的 "榜那" 的种类还有展毛工布乌头 *A. kongboense* Lauener var. *villosum* W. T. Wang、伏毛直序乌头 *A. richardsonianum* Lauener var. *pseudosessiliflorum* (Lauener) W. T. Wang、德钦乌头 *A. ouvrardianum* Hand.-Mazz.、草黄乌头 *A. straminiflorum* Chang ex W. T. Wang、短柄乌头 *A. brachypodum* Diels、长梗乌头 *A. longipedicellatum* Lauener、狭裂乌头 *A. refractum* (Finet et Gagnep.) Hand.-Mazz.（西藏昌都、类乌齐藏医习用）、聂拉木乌头 *A. nielamuense* W. T. Wang 等。（参见 "船盔乌头" "铁棒锤" "工布乌头" "狭裂乌头" "聂拉木乌头" 条）

铁棒锤

Aconitum pendulum Busch

| 毛茛科（Ranunculaceae） | 乌头属（*Aconitum*） |

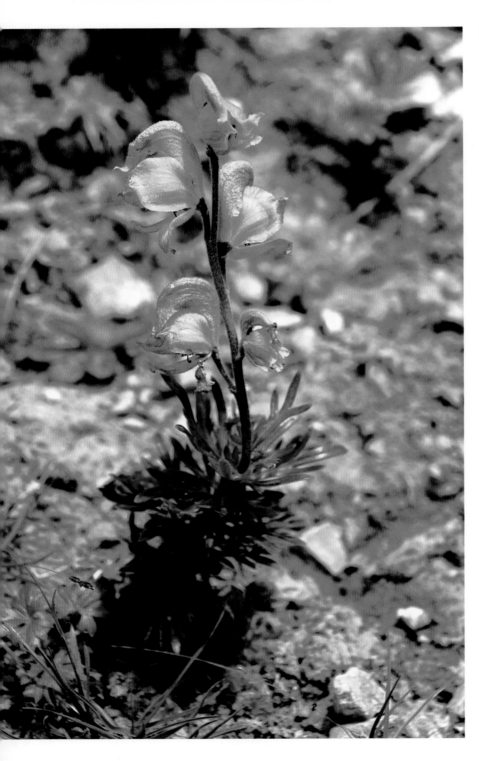

▌形态 ▌

块根倒圆锥形。茎高 26 ~ 100cm，仅在上部疏被短柔毛，中部以上密生叶，不分枝或分枝。茎下部叶在开花时枯萎；叶片宽卵形，长 3.4 ~ 5.5cm，宽 4.5 ~ 5.5cm，小裂片线形，宽 1 ~ 2.2mm，两面无毛；叶柄长 4 ~ 5mm。顶生总状花序长为茎长度的 1/5 ~ 1/4，有 8 ~ 35 花；轴和花梗密被伸展的黄色短柔毛；下部苞片叶状，或三裂，上部苞片线形；花梗短而粗，长 2 ~ 6mm；小苞片生花梗上部，披针状线形，长 4 ~ 5mm，疏被短柔毛；萼片黄色，常带绿色，有时蓝色，外面被近伸展的短柔毛，上萼片船状镰形或镰形，下缘长 1.6 ~ 2cm，侧萼片圆倒卵形，长 1.2 ~ 1.6cm，下萼片斜长圆形；花瓣无毛或有疏毛，瓣片长约 8mm；心皮 5，无毛或子房被伸展的短柔毛。蓇葖果长 1.1 ~ 1.4cm；种子倒卵状三棱形，长约 3mm，沿棱具不明显的狭翅。7 ~ 9 月开花。

分布

分布于我国西藏（丁青）、云南西北部、四川西部、青海（曲玛莱）、甘肃南部、陕西南部、河南西部。

生境

生长于海拔 2800 ～ 4500m 的山坡草地、林边、高山灌丛和草甸。

药材名

榜那（ བོང་དཀར ），榜阿那保、榜阿那布（ བོང་ང་ནག་པོ ），曼钦（ སྨན་ཆེན ）。

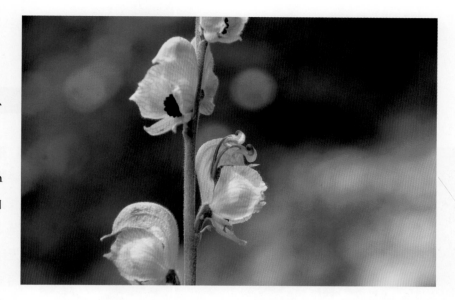

药用部位

块根、幼苗。

功能与主治

祛寒止痛，祛风定惊。用于"隆"病，寒病，黄水病，麻风，癫狂等。

用量与用法

0.02 ～ 1.2g。有大毒。

附注

《晶珠本草》中记载有白 ["བོང་དཀར" （榜嘎），"བོང་ང་དཀར་པོ" （榜阿嘎保）]、红 ["བོང་དམར" （榜玛、榜阿玛保）]、黄 ["བོང་སེར" （榜色）、"བོང་ང་སེར་པོ" （榜阿赛保）]、黑 ["བོང་ནག" （那保）、"བོང་ང་ནག་པོ" （榜阿那保）]4 种 "བོང་ང" （榜阿）类药物，其中黑者 "榜那" 为 "不流动毒之首"，按颜色分又有白、黄、红、蓝、黑多种。现代文献记载的藏医所用 "榜阿" 类的基原较为复杂，涉及毛茛科乌头属（*Aconitum*）及玄参科等的多种植物，其中黑者（榜那）的基原均为乌头属植物，故又习称其为 "乌头类"。市场调查显示，现作 "榜那" 基原的主要有伏毛铁棒锤 *A. flavum* Hand.-Mazz.、铁棒锤 *A. pendulum* Busch、工布乌头 *A. kongboense* Lauener、伏毛直序乌头 *A. richardsonianum* Lauener var. *pseudosessiliflorum* (Lauener) W. T. Wang、短柄乌头 *A. brachypodum* Diels 等。《部标藏药》《西藏藏标》等作为 "榜那"（黑乌头）的基原收载了伏毛铁棒锤 *A. flavum* Hand.-Mazz.、铁棒锤 *A. pendulum* Busch 和工布乌头 *A. kongboense* Lauener。该 3 种植物均为我国特有种，其中西藏藏医主要使用工布乌头 *A. kongboense* Lauener。（参见 "船盔乌头" "伏毛铁棒锤" "伏毛直序乌头" 等条）

江孜乌头

Aconitum ludlowii Exell

毛茛科（Ranunculaceae） 乌头属（*Aconitum*）

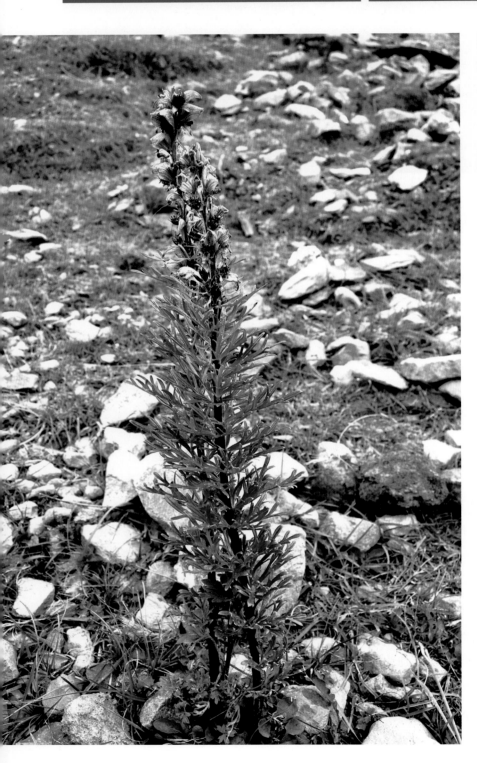

形态

块根近圆柱形或狭倒圆锥形，长 6～8cm，直径 0.7～1.5cm。茎高（60～）100～150cm，无毛，只在近花序处被反曲的短柔毛，不分枝或分枝，自中部以上密生叶。茎下部叶在开花时多枯萎，有长或稍长的柄，茎中部以上叶具短柄；叶片近圆形，长达 7cm，宽达 8cm，基部宽心形，3 全裂，全裂片细裂，末回裂片线形，边缘干时多少反卷，两面无毛或近无毛；下部叶叶柄比叶片长，长达 8cm，中部叶叶柄比叶片稍短，上部叶叶柄比叶片短 4 倍以上。总状花序长 10～15cm，有花 15～20；花序轴和花梗密被反曲而紧贴的短柔毛；下部苞片叶状，其他苞片线形；下部花梗长 4～8mm，中部以上花梗长不超过 2mm；小苞片生于花梗上部，线形，长 3.5～4.5mm，宽约 0.7mm；萼片蓝色，外面被短柔毛，上萼片镰形，自基部至喙长约 1.5cm，中部宽 0.4～0.5cm，侧萼片长约

1.5cm，下萼片狭长圆形；花瓣无毛，弧状弯曲，瓣片长约 6.5mm，唇长约 3mm，距长约 1mm，向后弯曲；花丝近全缘，上部被短柔毛；心皮 5，无毛。蓇葖果长 1.4 ～ 1.7cm；种子三棱形，长约 3.5mm，只沿棱生狭翅。花果期 7 月。

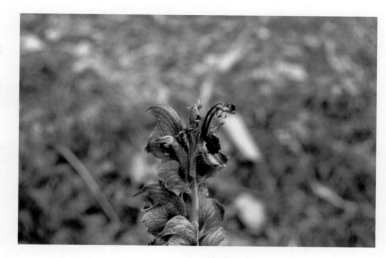

分布

分布于我国西藏（江孜一带）。

生境

生长于海拔 4000m 左右的山坡地边、沟边。

药材名

杜志陆马、毒孜里玛（བདུད་རྩི་ལོ་མ）。

药用部位

块根。

功能与主治

清热解毒，消肿止痛，祛风定惊。用于各类风湿病引起的关节红、肿、热、痛及黄水病，瘟毒等新、旧热病，虫病，心腹冷痛，跌打损伤。

用量与用法

0.02 ～ 0.03g。有毒。

附　注

　　《晶珠本草》中记载有白（榜嘎、榜阿嘎保）、红（榜玛、榜阿玛保）、黄（榜阿赛保）、黑（榜那、榜阿那保）4 种"ཨོང་ང་"（榜阿）类药物。其中，前三种为解毒、消炎之药物；而黑者（榜那）有大毒，为镇痛之药物，按药用部位、根和花的颜色可分为数类。现代文献记载的藏医所用"榜阿"类药物的基原较为复杂，主要涉及乌头属（Aconitum）10 余种植物，故"榜阿"药物又称为乌头类药物。乌头属植物在青藏高原分布广泛、种类较多，各地习用的种类也常有不同。《部标藏药》《西藏藏标》等作黑乌头［"ཨོང་ནག"（榜那）］的基原收载了伏毛铁棒锤 A. flavum Hand.-Mazz.、铁棒锤 A. pendulum Busch、工布乌头 A. kongboense Lauener。据《中国藏药植物资源考订》记载，日喀则地区藏医将江孜乌头 A. ludlowii Exell 作"བདུད་རྩི་ལོ་མ"（杜志陆马）使用；江孜藏医也认为该种系花色红、黑类的乌头；"བདུད་རྩི་ལོ་མ"为"叶"之意，但其他部位与工布乌头 A. kongboense Lauener 同样使用。（参见"工布乌头""伏毛铁棒锤""船盔乌头"条）

露蕊乌头

Aconitum gymnandrum Maxim.

毛茛科（Ranunculaceae） | 乌头属（*Aconitum*）

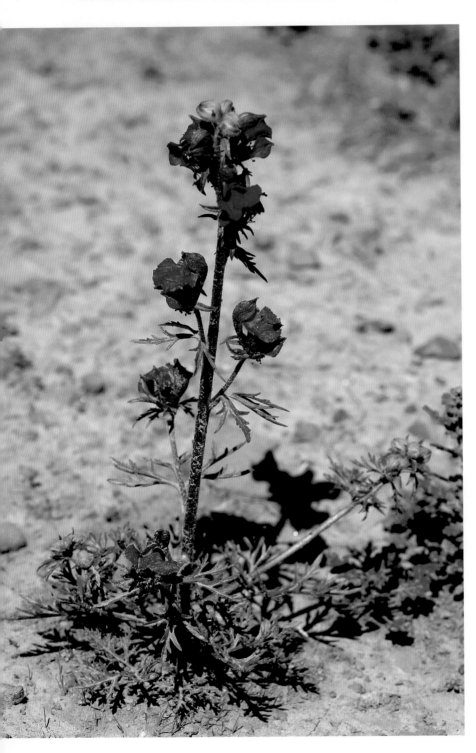

形态

根一年生，近圆柱形，长 5 ～
14cm，直径 1.5 ～ 4.5mm。茎高
（6 ～）25 ～ 55（～ 100）cm，
被疏或密的短柔毛，下部有时
变无毛，等距地生叶，常分
枝。基生叶 1 ～ 3（～ 6），
与最下部茎生叶通常在开花
时枯萎；叶片宽卵形或三角
状卵形，长 3.5 ～ 6.4cm，宽
4 ～ 5cm，3 全裂，全裂片 2 ～ 3
回深裂，小裂片狭卵形至狭披
针形，表面疏被短伏毛，背面
沿脉疏被长柔毛或变无毛；下
部叶柄长 4 ～ 7cm，上部叶柄
渐变短，具狭鞘。总状花序有
6 ～ 16 花；基部苞片似叶，其
他下部苞片 3 裂，中部以上苞
片披针形至线形；花梗长 1 ～ 5
（～ 9）cm；小苞片生于花梗
上部或顶部，叶状至线形，长
0.5 ～ 1.5cm；萼片蓝紫色，
少有白色，外面疏被柔毛，有
较长爪，上萼片船形，高约
1.8cm，爪长约 1.4cm，侧萼片
长 1.5 ～ 1.8cm，瓣片与爪近
等长；花瓣的瓣片宽 6 ～ 8mm，
疏被缘毛，距短，头状，疏被

短毛；花丝疏被短毛；心皮 6 ~ 13，子房有柔毛。蓇葖果长 0.8 ~ 1.2cm；种子倒卵球形，长约 1.5mm，密生横狭翅。6 ~ 8 月开花。

分布

分布于我国西藏、四川西部、青海、甘肃南部。

生境

生长于海拔 1550 ~ 3800m 的山地草坡、田边草地、农田、河边砂地。

药材名

争巴达车（འཛིན་པ་ཟླ་ཕྱག），嘎吾得洛（ག་ཕུར་ཏིག་ལོ），洛赞巴、罗砧巴（ལོ་བཙན་པ），榜吉司日那保（བོད་སྐྱེས་ཟི་ར་ནག་པོ），司日那保曼巴、司拉那保曼巴、色拉那波曼巴（ཟི་ར་ནག་པོ་དམན་པ）。

药用部位

全草。

功能与主治

清热解毒，利肝，通淋。用于赤巴病，肝病，淋病，胃病，感冒，流感发热，风湿麻木；外用于疥癣。

用量与用法

0.6 ~ 1.2g。

附 注

《晶珠本草》中记载有白（榜嘎、榜阿嘎保）、红（榜玛、榜阿玛保）、黄（榜赛、榜阿赛保）、黑（榜那、榜阿那保）4 种 "བོང་དཀར"（榜阿）类药物，其中黑者以 "根的颜色" 又分为白、黄、黑 3 种。现代文献专著和有关标准记载的黑者（榜那）的基原均为乌头属（Aconitum）植物，包括有多种，又习称为 "黑乌头"。据《藏药晶镜本草》等文献记载，露蕊乌头 A. gymnandrum Maxim. 为黑乌头 "榜那" 的白者品种 ["འཛིན་པ་ཟླ་ཕྱག"（争巴达车），又名 "བདུད་རྩི་ལོ་མག"（都孜洛玛）] 的基原之一，但不同文献记载的以及各地使用的该种的名称极为复杂。《青海藏标》以 "露蕊乌头 /ག་ཕུར་ཏིག་ལོ/ 嘎吾迪洛" 之名收载了露蕊乌头 A. gymnandrum Maxim.，规定其以全草入药。（参见 "甘青乌头" "伏毛铁棒锤" 等条）。

《四部医典》《度母本草》等中记载有 "ཟི་ར་དཀར་པོ"（斯拉嘎保）；《晶珠本草》在旱生草类的 "果实类药物" 中记载有 "ཟི་ར"（司拉、孜拉），言其为数种药物的总称，分为白、黑两种，白者 ["ཟི་ར་དཀར་པོ"（斯拉嘎保）] 为清肺热之药物，黑者 ["ཟི་ར་ནག་པོ"（斯拉那保）] 为去肝寒之药物。现藏医多以伞形科植物孜然芹 Cuminum cyminum L. 为白者（斯拉嘎保）的正品，以毛茛科植物腺毛黑种草 Nigella glandulifera Freyn et Sint. 为黑者（斯拉那保）的正品。但文献记载各地所用 "司拉" 类的基原还涉及毛茛科唐松草属（Thalictrum）、乌头属及伞形科柴胡属（Bupleurum）的多种植物。据文献记载，西藏、青海、四川甘孜部分地区也以露蕊乌头 A. gymnandrum Maxim. 作 "司拉" 的黑者 "司拉那保" 的副品或代用品 ["ཟི་ར་ནག་པོ་དམན་པ"（司拉那保曼巴）] 使用。（参见 "孜然芹" "腺毛黑种草" "竹叶柴胡" "瓣蕊唐松草" 条）

毛翠雀花

Delphinium trichophorum Franch.

毛茛科（Ranunculaceae） | 翠雀属（*Delphinium*）

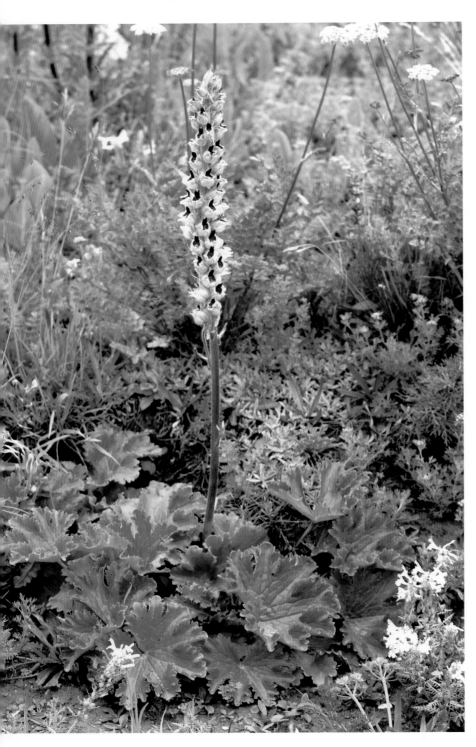

▌形态 ▌

茎高（25～）30～65cm，被糙毛，有时变无毛。叶3～5生于茎的基部或近基部处，有长柄；叶片肾形或圆肾形，长2.8～7（～10）cm，宽4.8～13（～15）cm，深裂片互相覆压或稍分开，两面疏被糙伏毛，有时变无毛；叶柄长5～10（～20）cm；茎中部叶1～2，很小，有时不存在。总状花序狭长；下部苞片似叶，具短柄，上部苞片变小，披针形，全缘；花序轴及花梗有开展的糙毛，花梗近直展；小苞片位于花梗上部或近先端，贴于萼上，卵形至宽披针形，长8～13mm，密被长糙毛；萼片淡蓝色或紫色，长1.2～1.9cm，内外两面均被长糙毛(长1.2～2mm），上萼片船状卵形，距下垂，钻状圆筒形，长1.8～2.4cm，基部直径3～5mm，末端钝；花瓣先端微凹或2浅裂，无毛，偶尔疏被硬毛；退化雄蕊瓣片卵形，2浅裂，无毛或被疏糙毛；雄蕊无毛；心皮3，子房密被紧贴的短毛。蓇葖果长

1.8 ～ 2.8cm；种子四面体形，长约 2mm，沿棱有狭翅。8 ～ 10 月开花。

▌ 分布 ▌

分布于我国西藏东部（丁青）、四川西部（康定）、青海东南部及东部（达日）、甘肃中部和南部。

▌ 生境 ▌

生长于海拔 2100 ～ 4600m 的高山草坡。

▌ 药材名 ▌

嘎布得罗、嘎布尔迪罗、卡普得洛、卡普的洛（ གཡའ་ཏིག་ལོ ）。

▌ 药用部位 ▌

地上部分。

▌ 功能与主治 ▌

清热解毒，消炎。用于肺热，急性淋巴腺炎，过敏性皮炎，瘟疫。

▌ 用量与用法 ▌

2g。内服研末，或入丸、散剂。外用患处。

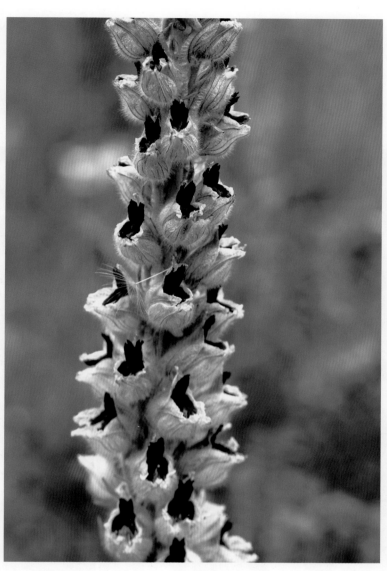

附 注

《晶珠本草》记载有 "གཡའ་ཏིག་ལོ"（嘎布得罗），言其为治肺疫疬热症之药物。现代文献记载其基原包括毛茛科翠雀属（*Delphinium*）和乌头属（*Aconitum*）植物，多以翠雀属为正品，其形态与《晶珠本草》之记载也相符，毛翠雀花 *D. trichophorum* Franch. 为其基原之一；此外，粗距毛翠雀花 *D. trichophorum* Franch. var. *platycentrum* W. T. Wang、宽萼翠雀花 *D. pseudopulcherrimum* W. T. Wang、短距翠雀花 *D. forrestii* Diels、宝兴翠雀花 *D. smithianum* Hand.-Mazz. 也作 "嘎布得罗" 使用。《迪庆藏药》记载云南迪庆所用 "卡普的洛" 为短距翠雀花 *D. forrestii* Diels、短距乌头 *Aconitum brevicalcaratum* (Finet et Gagnep.) Diels、滇川牛扁 *Aconitum wardii* Fletcher et Lauener（滇川乌头）。有文献认为乌头属植物为代用品，又称 "གཡའ་ཏིག་ལོ་དམན་པ"（卡普得洛曼巴）。（参见 "滇川乌头" 条）

囊距翠雀花

Delphinium brunonianum Royle

毛茛科（Ranunculaceae） 翠雀属（*Delphinium*）

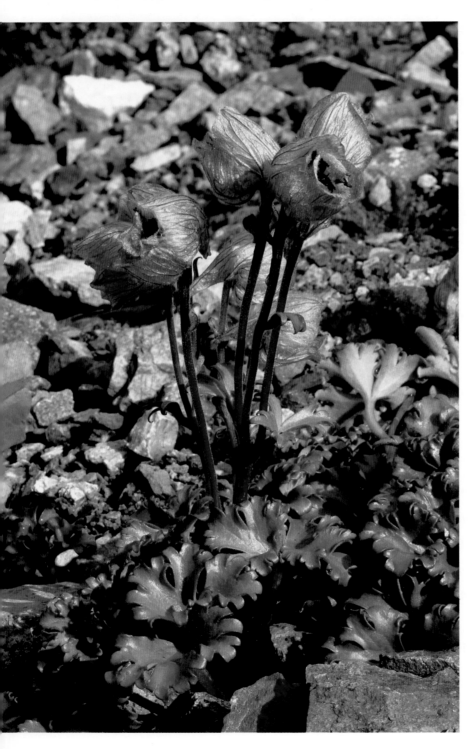

▌形态▌

茎高 10 ～ 22（ ～ 34）cm，被开展的白色短柔毛常混有黄色腺毛，有时变无毛。基生叶和茎下部叶有长柄；叶肾形，长 2.2 ～ 4.2cm，宽 5.2 ～ 8.5cm，基部凸起呈楔形，掌状深裂或达基部，1 回裂片彼此稍覆压或邻接，有缺刻状小裂片和粗牙齿，两面疏被短柔毛；叶柄长 3 ～ 9.5cm。花序有 2 ～ 4 花；花梗直展，长 5.5 ～ 7cm，密被白色短柔毛和黄色短腺毛；小苞片生花梗中部或上部，椭圆形或长圆形，长 1.7 ～ 2cm，通常全缘；萼片宿存，蓝紫色，上萼片船状圆卵形，长 1.8 ～ 3cm，宽 1.7 ～ 2.2cm，两面均被绢状柔毛，距短，囊状或圆锥状，长 6 ～ 10mm，偶尔圆锥形，长达 2cm，基部直径 6 ～ 9mm，末端钝；花瓣先端 2 浅裂，疏被糙毛；退化雄蕊有长爪，瓣片长约 7mm，宽约 3.5mm，2 深裂，腹面有黄色髯毛；雄蕊无毛；心皮 4 ～ 5，子房疏被短柔毛。蓇葖果长约 1.6cm；种子扁四面体形，长约 2mm，沿棱有翅。
8 月开花。

分布

分布于我国西藏南部（南木林、
当雄）。

生境

生长于海拔 4500 ～ 6000m 的草
地、山坡多石处。

药材名

掐国贝、恰羔贝、恰贵毕、玄果
贝、雀果贝（ﾗﾞﾈﾄﾞﾐ쪽ﾊ）。

药用部位

地上部分。

功能与主治

凉血解毒，祛风止痒。用于时疫
诸病，胆病；外用于疥癣，皮疹，
皮肤瘙痒，蛇虫咬伤。

用量与用法

2 ～ 5g。内服煎汤，或入丸、散剂。
外用适量，研粉撒或调敷。

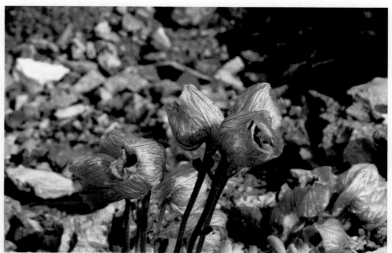

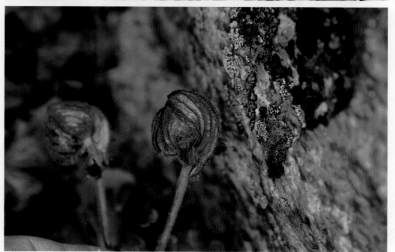

附 注

　　《四部医典》《宇妥本草》《晶珠本草》等均记载有"ﾗﾞﾈﾄﾞﾐ쪽ﾊ"（掐国贝），言其为治疗毒疫
热症之药物。现代文献记载的藏医所用"掐国贝"的基原主要为翠雀花属（Delphinium）植物，包
括多种，囊距翠雀花 D. brunonianum Royle 为常用的种类之一，《藏标》（囊距翠雀 /ﾗﾞﾈﾄﾞﾐ쪽ﾊ/ 玄果贝）、
《西藏藏标》（ﾗﾞﾈﾄﾞﾐ쪽ﾊ/ 掐国贝 / 翠雀花）中也仅收载了该种。据文献记载，云南迪庆藏医还使用螺
距翠雀花 D. spirocentrum Hand.-Mazz.、拟螺距翠雀花 D. bulleyanum Forrest ex Diels、滇川翠雀花 D.
delavayi Franch.、大理翠雀花 D. taliense Franch.、澜沧翠雀花 D. thibeticum Finet et Gagnep. 等。《藏
药晶镜本草》还记载有黄毛翠雀花 D. chrysotrichum Finet et Gagnep.["ﾗﾞﾈﾄﾞﾐ쪽ﾊ쭗ﾄ" （掐国贝琼）] 和
唇形科植物皱叶毛建草 Dracocephalum bullatum Forrest ex Diels["ﾈﾄﾞﾐ쪽ﾊ" （国贝）] 作为 "ﾗﾞﾈﾄﾞﾐ쪽ﾊ"
类的基原。据文献记载，十字花科植物细裂高河菜 Megacarpaea delavayi Franch. var. angustisecta O. E.
Schulz（短羽裂高河菜 M. delavayi Franch. var. pinnatifida P. Danguy）也作"掐国贝"使用。（参见"澜
沧翠雀花""皱叶毛建草"条）

宽萼翠雀花

Delphinium pseudopulcherrimum W. T. Wang

毛茛科（Ranunculaceae） 翠雀属（*Delphinium*）

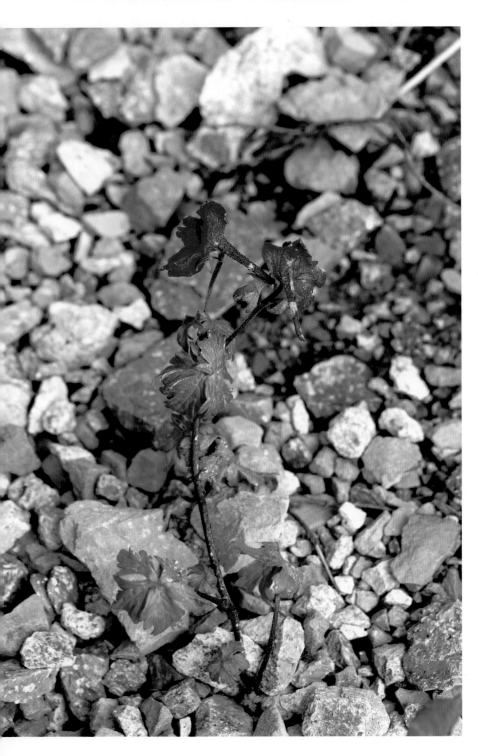

形态

茎高 20～50cm，疏被反曲的短柔毛，中部以上分枝。茎中部叶具稍长柄；叶片五角形，长 2.5～4.2cm，宽 4～6cm，3 裂至距基部 1～4mm 处，中央裂片菱形，近羽状深裂，小裂片稀疏，线状披针形，宽 2～4mm，侧裂片斜扇形，两面疏被短柔毛；叶柄长 4～7cm。伞房花序有（1～）2～6 花；苞片叶状；花序轴和花梗密被反曲的短柔毛；花梗长 1.4～5.5cm，近直展；小苞片生于花梗中部之上或上部，有时不存在，狭线形，偶尔狭长圆形，长 4～12（～18）mm，宽 0.5～1.2（～2.2）mm；萼片宿存，蓝紫色，外面疏被短柔毛，上萼片近圆形，长 1.8～2cm，侧萼片长约 2cm，下萼片最大，长 2～2.4cm，距钻形，长 1.8～2.2cm，基部直径约 3mm，末端稍向下弯曲或呈镰刀状弯曲；花瓣无毛，先端微凹；退化雄蕊的瓣片黑色，宽椭圆形，长约 8mm，2 浅裂，

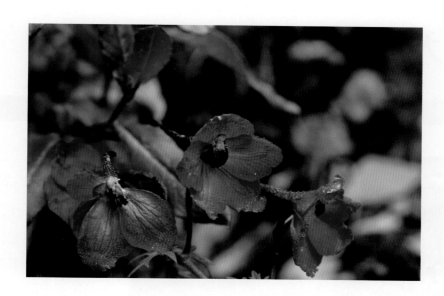

腹面有淡黄色髯毛，爪与瓣片近等长，基部有附属物；花丝无毛或有疏柔毛；心皮 3，子房密被短柔毛。蓇葖果长约 1.7cm；种子三棱形，长约 1.5mm，沿棱有狭翅。8 ～ 9 月开花。

▎分布 ▎

分布于我国西藏（拉萨）。

▎生境 ▎

生长于海拔 4000 ～ 5000m 的山地草坡。

▎药材名 ▎

嘎布得罗、嘎布尔迪罗、卡普得洛、卡普的洛（ག་བུར་ཅི་ལོ་）。

▎药用部位 ▎

地上部分。

▎功能与主治 ▎

清热解毒，消炎。用于肺热，急性淋巴结炎，过敏性皮炎，瘟疫。

▎用量与用法 ▎

2g。内服研末，或入丸、散剂。

附 注

《晶珠本草》记载有"ག་བུར་ཅི་ལོ་"（嘎布得罗），言其为治肺疫疠热症之药物。现代文献记载其基原包括毛茛科翠雀属（*Delphinium*）和乌头属（*Aconitum*）植物，多以翠雀属植物为正品，宽萼翠雀花 *D. pseudopulcherrimum* W. T. Wang 为其基原之一，同样作药用的还有毛翠雀花 *D. trichophorum* Franch.、粗距毛翠雀花 *D. trichophorum* Franch. var. *platycentrum* W. T. Wang 等同属多种植物。据《迪庆藏药》记载，云南地方藏医还使用滇川牛扁 *Aconitum wardii* Fletcher et Lauener（滇川乌头）等乌头属植物作"嘎布得罗"药用。（参见"毛翠雀花"条）

三果大通翠雀花

Delphinium pylzowii Maxim. var. *trigynum* W. T. Wang

毛茛科（Ranunculaceae） | 翠雀属（*Delphinium*）

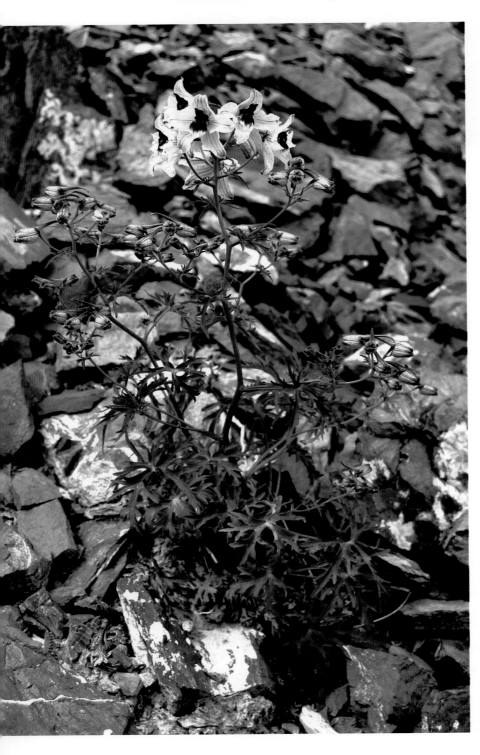

形态

茎高（10 ~）20 ~ 55cm，自下部或中部分枝，稀不分枝，被反曲的短柔毛。基部叶在开花时多枯萎；下部叶具长柄；叶片圆五角形，长 1 ~ 2.8cm，宽 2.5 ~ 5cm，3 全裂，中全裂片 2 ~ 3 回细裂，小裂片稀疏，狭披针形至线形，两面疏被短柔毛；叶柄长 3.5 ~ 7.5cm，基部近无鞘。伞房花序有 2 ~ 6 花；基部苞片叶状，上部的 3 裂或不分裂而呈钻形；花梗长 4.5 ~ 9cm，密被反曲或开展的短柔毛，并混有黄色腺毛；小苞片生于花梗中部上下，线形或钻形，长 3 ~ 7mm；萼片宿存，淡灰蓝色，卵形，长 1.6 ~ 1.8（~ 2.4）cm，外面有白色柔毛，内面无毛，距钻形，长 2.1 ~ 2.4cm，上部直径约 3mm，末端向下弯曲；花瓣无毛，先端微凹；退化雄蕊的瓣片黑褐色，长 6 ~ 9mm，2 裂达中部，腹面被黄色髯毛，爪与瓣片近等长；雄蕊无毛；心皮 3，子房密被柔毛。蓇葖果长约 1.8cm；种子倒圆锥状四面体形，长约 1mm，沿棱近无翅。7～8月开花。

分布

分布于我国西藏东部、四川西北部、青海南部和东南部、甘肃西南部（合作、夏河）。

生境

生长于海拔 3500～4500m 的高山草甸、灌丛。

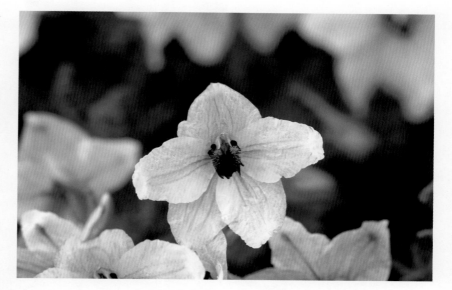

药材名

恰刚、恰冈（ဌགང་），夏冈哇、夏刚巴、下冈哇（ဌགང་ག），逮木萨、底木萨、德木萨（ཏེ་ལུ་མ）。

药用部位

全草。

功能与主治

清热，止泻痢，愈疮。用于肝胆热病，肠热腹泻，痢疾，黄水，疖肿。

用量与用法

2～4g。内服煎汤，或入丸、散剂。外用适量，研粉撒或调敷患处。

附 注

《四部医典》记载为 "ဌགང" （恰刚），《鲜明注释》名为 "ཏེ་ལུ་མ" （逮木萨）。《晶珠本草》记载 "逮木萨" 根据生境不同分为 "山顶生" （称 "洛赞青保"）、"生山中部" （称 "玉龙哇"）和 "生低处或湖畔" （称 "下冈哇"）3 类。现代文献记载 "恰刚" 类的基原包括毛茛科翠雀属（*Delphinium*）和乌头属（*Aconitum*）植物，但不同文献对不同生境的 3 类品种的基原不同的观点，3 类的基原互有交叉，各地习用的种类也有所不同。据文献记载，三果大通翠雀花 *D. pylzowii* Maxim. var. *trigynum* W. T. Wang 为 "恰刚" 类的基原之一，其他常用的还有蓝翠雀花 *D. caeruleum* Jacg. ex Camb.（下冈哇）等 10 余种。《部标藏药》《青海藏标》以 "展毛翠雀 /ဌགང་ག/ 夏刚巴" 之名收载的基原为 "展毛翠雀花 *D. kamaonense* Huth var. *glabrescens* (W. T. Wang) W. T. Wang 及同属多种植物的地上部分"。（参见 "蓝翠雀花" "拉萨翠雀花" "高乌头" 条）

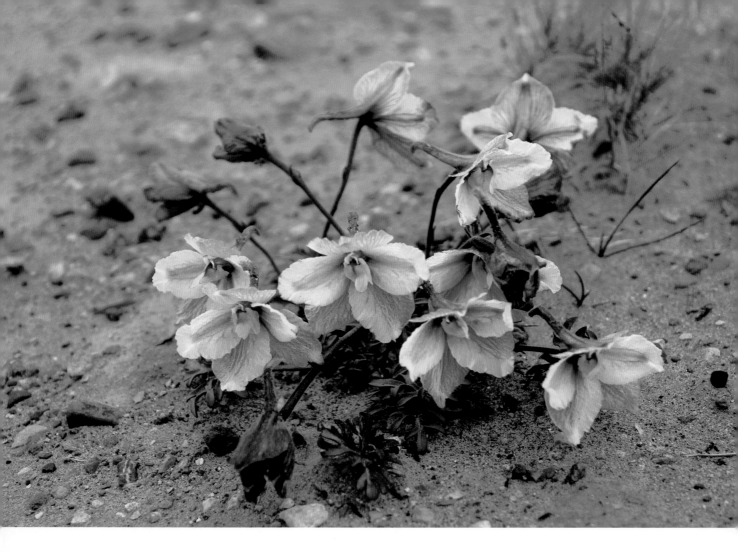

单花翠雀花

Delphinium candelabrum Ostf. var. *monanthum* (Hand.-Mazz.) W. T. Wang

毛茛科（Ranunculaceae） 翠雀属（*Delphinium*）

▌ 形态 ▌

茎埋于石砾中，长约 6cm，下部无毛，上部有短柔毛。叶在茎露出地面处丛生，有长柄；叶片肾状五角形，宽 1 ~ 2cm，近 3 全裂（相对于原变种奇林翠雀花 *D. candelabrum* Ostf. 的叶 3 全裂，本种叶分裂程度较小），中全裂片宽菱形，侧全裂片近扇形，1 ~ 2 回细裂，小裂片宽卵形，彼此多邻接；叶柄长 2 ~ 3.5cm。花梗 3 ~ 6 自茎端与叶丛同时生出，长 5 ~ 7cm，渐升，上部密被黄色柔毛；小苞片生于花梗近中部处，3 裂，裂片披针形；花大；萼片蓝紫色，卵形，长 1.8 ~ 3cm，外面有黄色短柔毛，距长 2 ~ 3cm，钻形，直或稍向下弧状弯曲；花瓣暗褐色，疏被短毛或无毛，先端全缘；退化雄蕊常紫色，有时下部呈黑褐色，近圆形，2 浅裂，腹面有黄色髯毛，爪与瓣片近等长，基部有短附属物；雄蕊无毛；心皮 3，子房被毛。8 月开花。

▌ 分布 ▌

分布于我国西藏东北部、四川西北部（松潘）、青海东南部及东部（循化）、甘肃西南部。

生境

生长于海拔 4100 ～ 5000m
的山地多石砾山坡。

药材名

恰刚、恰冈、雀冈（ ྒྱ་གར ），
逮木萨、底木萨（ ཏི་གུ་ས ），
洛赞青保（ ལོ་བཙན་ཆེན་པོ ）。

药用部位

全草。

功能与主治

清热，止泻痢，愈疮。用
于肝胆热病，肠热腹泻，
痢疾，黄水，疖肿。

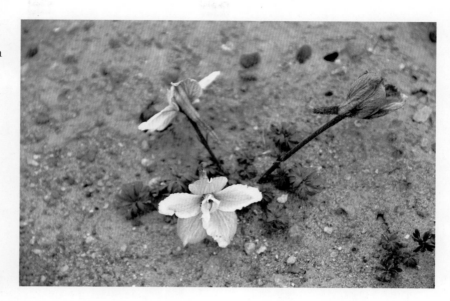

用量与用法

2 ～ 4g。内服煎汤，或入丸、散剂。外用适量，研粉撒或调敷患处。

附 注

　　《四部医典》中记载有"ྒྱ་གར"（恰刚），《鲜明注释》称其为"ཏི་གུ་ས"（逮木萨），言其为止腹泻之药物。《晶珠本草》记载"逮木萨"根据生境不同分为"山顶生"["ལོ་བཙན་ཆེན"（洛赞青保）]、"生山中部"["ལོ་བཙན་ས"（玉龙哇）]和"生低处或湖畔"["ྒྱ་གར་ས"（下冈哇）]3类，并言三者的功效相同，但依次前者性凉。现代文献记载的"恰刚"类的基原主要为翠雀属（*Delphinium*）植物（故以"逮木萨"作来源于翠雀属植物的药材的总称），但不同文献对其下的3类药材的基原有不同的观点。单花翠雀花 *D. candelabrum* Ostf. var. *monanthum* (Hand.-Mazz.) W. T. Wang 为"洛赞青保"的基原之一，青海玉树州藏医使用的"洛赞青保"来源于展毛翠雀花 *D. kamaonense* Huth var. *glabrescens* (W. T. Wang) W. T. Wang；此外，奇林翠雀花 *D. candelabrum* Ostf.、宽距翠雀花 *D. beesianum* W. W. Smith、宝兴翠雀花 *D. smithianum* Hand.-Mazz.、白缘翠雀花 *D. chenii* W. T. Wang、白蓝翠雀花 *D. albocoeruleum* Maxim.、蓝翠雀花 *D. caeruleum* Jacq. ex Camb. 等同样作"洛赞青保"使用。据文献记载，甘肃藏医还以毛茛科植物高乌头 *Aconitum sinomontanum* Nakai 作"逮木萨"使用。（参见"蓝翠雀花""拉萨翠雀花""高乌头"条）

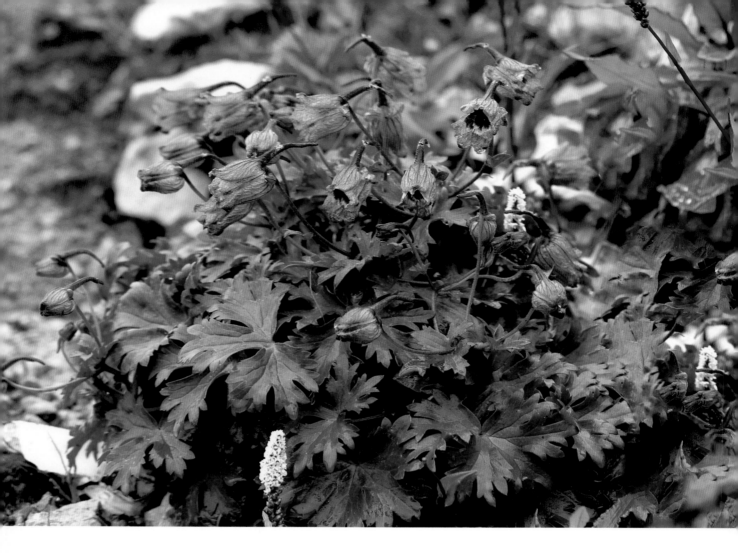

白蓝翠雀花

Delphinium albocoeruleum Maxim.

毛茛科（Ranunculaceae） 翠雀属（*Delphinium*）

形态

茎高（10 ~）40 ~ 60（~ 100）cm，被反曲的短柔毛。基生叶在开花时存在或枯萎，茎生叶在茎上等距排列，下部叶有长柄；叶片五角形，长（1.4 ~）3.5 ~ 5.8cm，宽（2 ~）5.5 ~ 10cm，3 裂至距基部 1.5 ~ 4mm 处，一回裂片偶浅裂，通常 1 ~ 2 回多少深裂，小裂片狭卵形至披针形或线形，宽 2.5 ~ 5mm，常有 1 ~ 2 小齿，两面疏被短柔毛；叶柄长 3.5 ~ 13cm。伞房花序有 3 ~ 7花；下部苞片叶状；花梗长 3 ~ 12cm，被反曲、偶开展的短柔毛，有时近无毛；小苞片生于花梗近顶部处或与花邻接，匙状线形，长 6 ~ 14mm，宽 1.5 ~ 3mm；萼片宿存，蓝紫色或蓝白色，长 2 ~ 2.5（~ 3）cm，外面被短柔毛，上萼片圆卵形，其他萼片椭圆形，距圆筒状钻形或钻形，长 1.7 ~ 2.5（~ 3.3）cm，基部直径 2.5 ~ 3.5（~ 4）mm，末端稍向下弯曲；花瓣无毛；退化雄蕊黑褐色，瓣片卵形，2 浅裂或裂至中部，腹面有黄色髯毛；花丝疏被短毛；心皮 3，子房密被紧贴的短柔毛。蓇葖果长约 1.4cm；种子四面体形，长约 1.5mm，有鳞状横翅。7 ~ 9 月开花。

▌ 分布 ▐

分布于我国西藏东北部（比如）、四川西北部、青海东部（玛沁）、甘肃（玛曲、合作）。

▌ 生境 ▐

生长于海拔 3600 ~ 4700m 的山地草坡、圆柏林下。

▌ 药材名 ▐

罗赞、洛赞（ལོ་བཙན།），玉龙哇、洛赞巴（ལོ་བཙན་པ།），洛赞青保（ལོ་བཙན་ཆེན་པོ།），逮木萨、德木萨（དེ་ལུ་མ།），恰刚（བྱ་རྐང་།）。

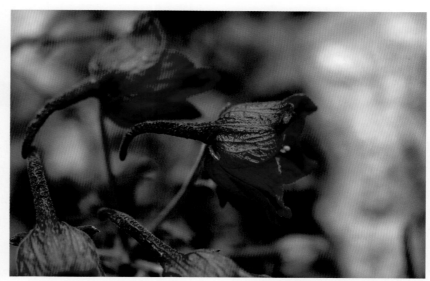

▌ 药用部位 ▐

地上部分。

▌ 功能与主治 ▐

清热解毒，止血，止泻，愈疮。用于寒、热腹泻，肠痧疫疠，血崩，虮症。

▌ 用量与用法 ▐

2.5g。内服煎汤，或入丸、散剂。

附 注

　　藏医药古籍文献中记载的来源于翠雀属（*Delphinium*）植物的药物名称有"བྱ་རྐང་།"（恰刚巴、夏刚巴）、"ལོ་བཙན།"（罗赞）、"དེ་ལུ་མ།"（逮木萨）等。《四部医典》记载"བྱ་རྐང་།"（恰刚）为止泻、愈疮之药物；《度母本草》记载其为"罗赞"，言其分为大、小（或上、下）2 种；《鲜明注释》记载其名为"逮木萨"。《晶珠本草》记载"逮木萨"根据生境不同分为"山顶生"（洛赞青保）、"生山中部"（玉龙哇、洛赞巴）和"低处或湖畔"（下冈哇）3 类。现代文献记载的"恰刚"的基原均为翠雀属植物，但对 3 类生境不同的品种的划分及其基原存在不同的观点。《中华本草·藏药卷》记载"罗赞"因生境不同分为川生（罗赞）和山生（恰刚）2 种，认为 2 种的作用相同，其中"罗赞"的基原为白蓝翠雀花 *D. albocoeruleum* Maxim.，"夏刚巴"的基原为蓝翠雀花 *D. caeruleum* Jacq. ex Camb. 等多种翠雀属植物，同书记载的"恰刚 /བྱ་རྐང་།"（招刚巴，蓝翠雀花 *D. caeruleum* Jacq. ex Camb.）的功能与主治为"清热，止泻痢，愈疮；主治肝胆热病，肠热腹泻，痢疾，黄水，疖肿"，与"罗赞"略有不同。也有文献记载白蓝翠雀花 *D. albocoeruleum* Maxim. 为"ལོ་བཙན་པ།"（玉龙哇）或"恰刚"的基原之一，甘肃甘南藏医则将其作"逮木萨"使用。（参见"蓝翠雀花"条）

拉萨翠雀花

Delphinium gyalanum Marq. et Shaw

毛茛科（Ranunculaceae） 翠雀属（*Delphinium*）

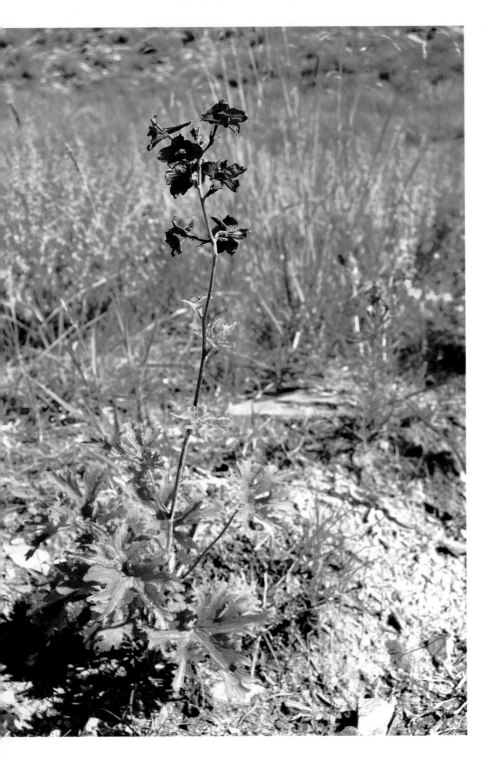

▌形态 ▌

茎高55～110cm，疏被反曲的白色短柔毛，等距地生5～7叶。基生叶和茎下部叶有长柄；叶片肾状五角形或五角形，长6～9cm，宽 9 ～ 16（～22）cm，3深裂，中央深裂片菱形，3裂，二回裂片有不整齐的小裂片和牙齿，侧深裂片斜扇形，不等2裂，两面沿脉疏被短伏毛；叶柄长12～23cm。茎中部以上叶渐变小。总状花序长20～35cm，有多数花；花序轴和花梗被开展的黄色腺毛和反曲的白色短柔毛；下部苞片叶状或3裂，其他苞片线形；花梗与花序轴成钝角斜展，长2.5～8.5cm；小苞片生于花梗中部或上部，狭披针形，长7～11mm，宽1.2～1.7mm；萼片蓝紫色，卵形或椭圆形，长1.4～1.7cm，外面有短柔毛和腺毛，内面无毛，距钻形、圆锥状钻形或近圆筒形，长1.2～1.8cm，基部直径3～4.5mm，直或末端向下弯曲；花瓣无毛；退化雄蕊紫色，瓣片卵形，2浅裂，有长缘毛，腹面有黄色髯毛；花丝有少数短毛或无毛；心皮 3，子房密被柔毛。蓇葖果长约 1cm；种子四面体形，长约 2mm，沿棱生翅，表面有鳞状横狭翅，或横翅不明显，近光滑。7 ～ 9月开花。

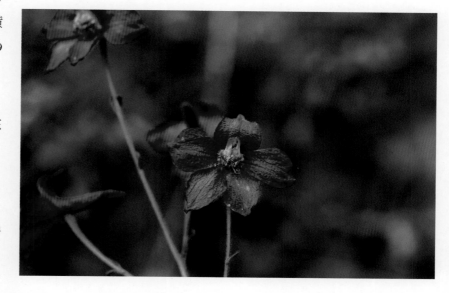

▌ 分布 ▌

分布于我国西藏南部、东南部（朗县、工布江达、羊八井等）。

▌ 生境 ▌

生长于海拔 3000 ～ 4500m的山地草坡、灌丛。

▌ 药材名 ▌

洛赞巴（ལོ་བཙན་པ།），玉龙巴（གཡའ་ལུང་པ།），洛赞青保（ལོ་བཙན་ཆེན་པོ།）。

▌ 药用部位 ▌

全草。

▌ 功能与主治 ▌

清热，止泻，止痛。用于腹胀，腹痛，热泻。

▌ 用量与用法 ▌

2 ～ 4g。

附 注

《四部医典》记载有"ཐྱ་ཁྲམ།"（恰刚），《鲜明注释》记载其为"ད་ལམ་ས།"（逮木萨），言其为止腹泻之药物。《晶珠本草》记载"逮木萨"根据生境不同分为"山顶生"["ལོ་བཙན་ཆེན་གོ།"（洛赞青保）]、"生山中部"["གཡའ་ལུང་པ།"（玉龙巴）、"ལོ་བཙན་པ།"（洛赞巴）]和"低处或湖畔"["ཐྱ་ཁྲ་པ།"（下冈哇、夏冈巴）]3 类。现代文献记载的"恰刚"类的基原均为翠雀属（*Delphinium*）植物，但不同文献对不同生境的 3 类的基原有不同的观点。《新修晶珠本草》记载拉萨翠雀花 *D. gyalanum* Marq. et Shaw 为"洛赞巴"或"玉龙巴"的基原之一，此外，黄毛翠雀花 *D. chrysotrichum* Finet et Gagn.、贡嘎翠雀花 *D. hui* Chen、竞生翠雀花 *D. yangii* W. T. Wang、长距翠雀花 *D. tenii* Lévl.、米林翠雀花 *D. sherriffii* Munz 等也同样作药用。《晶珠本草》汉译重译本认为"洛赞巴"的基原为白蓝翠雀花 *D. albocoeruleum* Maxim. var. *pumilum* Huth（白蓝翠雀花 *D. albocoeruleum* Maxim.），"洛赞青保"的基原为单花翠雀花 *D. candelabrum* Ostf. var. *monanthum* (Hand.-Mazz.) W. T. Wang。（参见"蓝翠雀花""米林翠雀花""黄毛翠雀花"条）

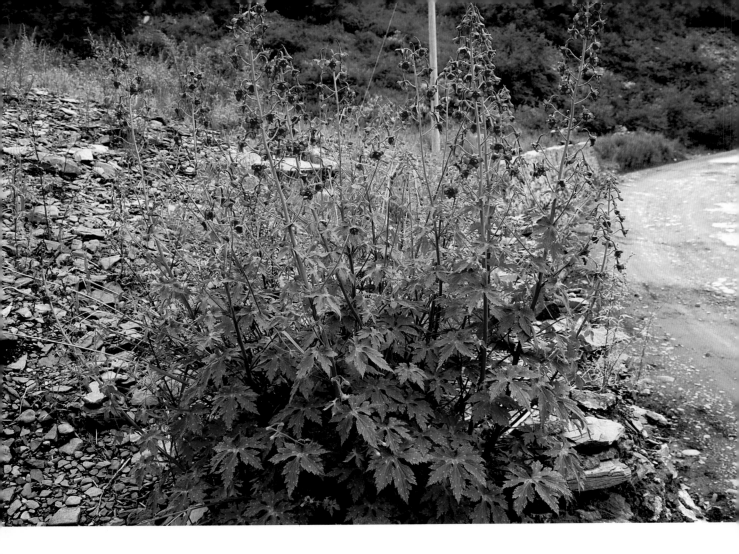

川西翠雀花

Delphinium tongolense Franch.

毛茛科（Ranunculaceae）　　　　翠雀属（*Delphinium*）

▍形态 ▍

茎高 50 ～ 160cm，无毛，上部分枝，等距地生叶。茎下部叶在开花时枯萎；茎中部叶有稍长柄，
叶片五角形，长 7 ～ 9cm，宽 8 ～ 12cm，3 深裂至距基部约 8mm 处，中央深裂片菱形，渐尖，
中部以上 3 浅裂，边缘有小裂片和牙齿，侧深裂片斜扇形或斜菱形，不等 2 深裂，两面疏被短糙
毛或近无毛，叶柄约与叶片等长，无毛或近无毛；茎上部叶渐变小。总状花序生于茎或分枝先端；
下部苞片叶状，其他苞片线形或丝形；花梗长 1.8 ～ 7cm，与轴多少密被开展的黄色腺毛；小苞
片生于花梗上部，小，近丝形，长 4 ～ 7mm；萼片蓝紫色，外面疏被短毛，上萼片宽椭圆形，长
1.3 ～ 1.7cm，距钻形，长 1.5 ～ 2.4cm，上部直径 3mm，直或向下呈镰状弯曲；花瓣紫色，无毛；
退化雄蕊紫色，瓣片 2 裂至中部，腹面有黄色髯毛；雄蕊无毛；心皮 3，子房疏被短毛。蓇葖果
长 1.4 ～ 2.1cm；种子黑褐色，倒卵球形，长约 1.5mm，密生横狭翅。7 ～ 8 月开花。

┃ 分布 ┃

分布于我国四川西部（巴塘）、云南西北部。

┃ 生境 ┃

生长于海拔 2100 ~ 3900m 的疏林草坡。

┃ 药材名 ┃

恰刚、雀冈（ཀྱ་གྲང་）。

┃ 药用部位 ┃

全草。

┃ 功能与主治 ┃

清热，止泻痢，愈疮。用于肝胆热病，肠热腹泻，痢疾，黄水，疔肿。

┃ 用量与用法 ┃

2 ~ 4g。内服煎汤，或入丸、散剂。外用研粉撒，或调敷患处。

┃ 附 注 ┃

《四部医典》记载有"ཀྱ་གྲང་"（恰刚），《鲜明注释》称其为"དུ་རུ་ས་"（逮木萨）。《晶珠本草》记载"逮木萨"根据生境不同可分为

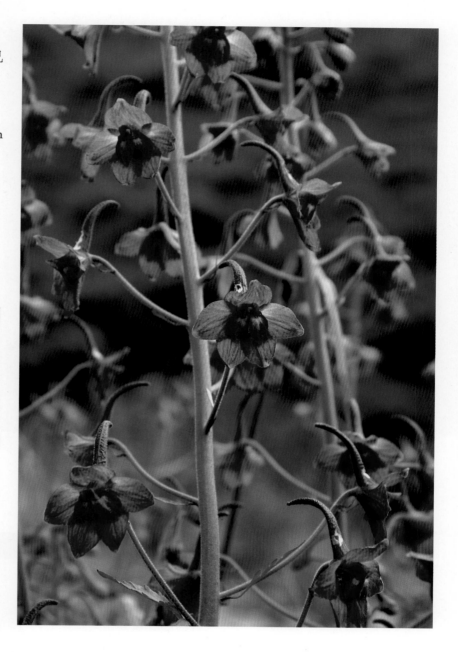

"山顶生"[" རི་བ་ཏན་རྩིན་གི་"（洛赞青保）]、"生山中部"["འབན་བ་ཏན་པ་"（玉龙哇）]和"生低处或湖畔"["ཀྱ་གྲང་བ་"（下冈哇）]3类。现代文献记载的"恰刚"的基原涉及翠雀属（*Delphinium*）多种植物，但对三者的划分及其基原有不同的观点。川西翠雀花 *D. tongolense* Franch. 为"恰刚"的基原之一，此外，粗距翠雀花 *D. pachycentrum* Hemsl.、光序翠雀花 *D. kamaonense* Huth、蓝翠雀花 *D. caeruleum* Jacq. ex Camb.、短角萼翠雀花 *D. ceratophorum* Franch. var. *brevicorniculatum* W. T. Wang 等也作"恰刚"使用。（参见"蓝翠雀花""三果大通翠雀花""拉萨翠雀花"条）

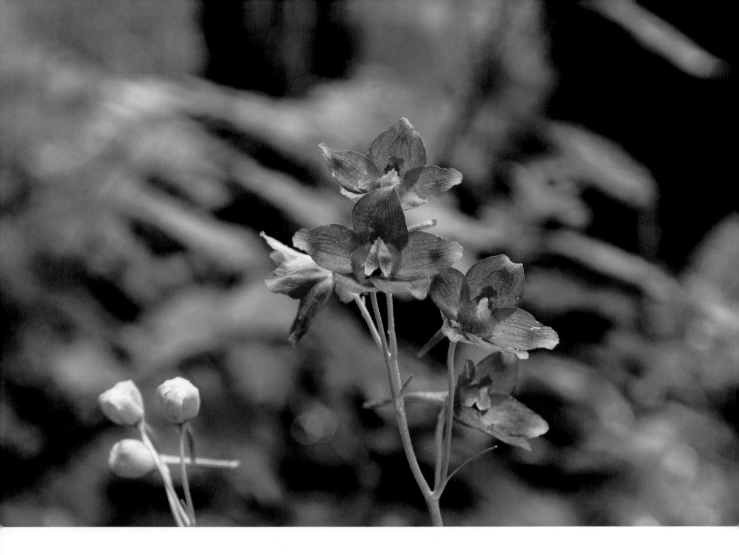

米林翠雀花

Delphinium sherriffii Munz

| 毛茛科（Ranunculaceae） | 翠雀属（*Delphinium*） |

▍形态 ▍

茎高（50 ~ ）100 ~ 160cm，被开展的白色短柔毛和黄色腺毛，等距地生叶，上部分枝，偶尔不分枝。茎最下部叶在开花时枯萎，中部叶有稍长的柄；叶片五角形，宽约达 10cm，3 深裂至距基部 1cm 或 1cm 以下处，中深裂片菱形，下部全缘，在中部 3 裂，2 回裂片有少数三角形小裂片或粗牙齿，侧深裂片斜扇形，不等 2 深裂，两面疏被短柔毛；叶柄长 6 ~ 10cm，被开展的短柔毛。总状花序顶生或侧生，组成长达 40cm 的塔状复总状花序，有多数稍稀疏的花；花轴和花梗被开展的黄色短腺毛；基部苞片叶状，其他苞片小，近丝形；花梗向上斜展，长 1.5 ~ 4cm；小苞片生于花梗中部之上，细钻形或丝形，长 2 ~ 5mm，宽 0.2 ~ 0.4mm，无毛；萼片蓝紫色，椭圆状宽卵形，长 1 ~ 1.2cm，外面疏被贴伏的短柔毛，距钻形，长（1.6 ~ ）2 ~ 2.2cm，稍向下弯曲或呈马蹄状弯曲；花瓣淡紫色，无毛，先端 2 浅裂；退化雄蕊紫色，瓣片 2 裂，稍超过中部，裂片狭披针形，腹面有淡黄色短髯毛；雄蕊无毛；心皮 3，无毛或子房有伏毛。6 ~ 7 月开花。

分布

分布于我国西藏（米林、朗县一带）。

生境

生长于海拔 3000 ~ 3500m 的山地沟边、林下。

药材名

玉龙巴（ གཡུ་ལུང་པ ），江斗、江都（ རྒྱད་དུག ），江斗巴、江都巴、江巴（ རྒྱང་དུག་པ ）。

药用部位

全草。

功能与主治

清热，止泻，止痛。用于腹胀，腹痛，热泻。

用量与用法

2 ~ 4g。

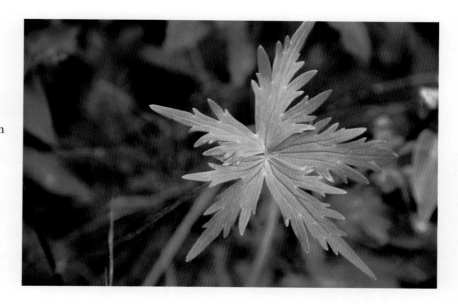

附注

　　《四部医典》中记载有"རྒྱ་ཀར"（恰刚），《鲜明注释》名其为"ཏི་ལ་སལ"（逮木萨），言其为止腹泻之药物。《晶珠本草》记载"逮木萨"根据生境的不同分为"山顶生"（洛赞青保）、"生山中部"（玉龙巴、洛赞巴）和"低处或湖畔"（下冈哇、夏冈巴）3 类。现代文献记载的"恰刚"的基原均为翠雀属（Delphinium）植物，但不同文献对不同生境的 3 类"恰刚"的基原有不同的观点。青藏高原分布的翠雀属植物种类较多，各地药用的种类也较多。《中国藏药植物资源考订》记载，《晶珠本草》记载的"གཡུ་ལུང་པ"（玉龙巴）的基原应为米林翠雀花 D. sherriffii Munz、拉萨翠雀花 D. gyalanum Marq. et Shaw、澜沧翠雀花 D. thibeticum Finet et Gagnep. 等。《晶珠本草》中另条记载有"རྒྱང་དུག"（江斗），言其为杀灭各种毒类之药物。现代文献对"江斗（江斗巴）"的基原有争议，文献记载的基原有菊科植物蒲公英叶风毛菊 Saussurea taraxacifolia Wall. ex DC.、毛茛科植物异叶乌头 Aconitum heterophyllum Wall.（该种未见《中国植物志》记载）、米林翠雀花 D. sherriffii Munz。（参见"蓝翠雀花""拉萨翠雀花"条）

澜沧翠雀花

Delphinium thibeticum Finet et Gagnep.

毛茛科（Ranunculaceae） 翠雀属（*Delphinium*）

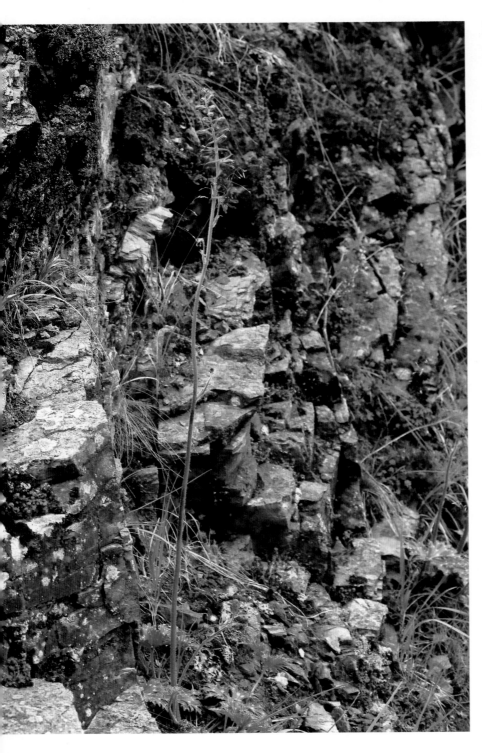

形态

茎高 28 ~ 70（ ~ 85）cm，被反曲的短柔毛，有时下部变无毛，通常不分枝。基生叶约3，有长柄；叶片近圆形或圆肾形，宽 8 ~ 12（ ~ 20）cm，3全裂，中央全裂片近菱形，3深裂，二回裂片1 ~ 2回细裂，稀浅裂，末回裂片狭卵形、狭披针形至披针状线形，宽 1.4 ~ 6mm，侧全裂片斜扇形，不等2深裂，表面疏被短伏毛，背面近无毛；叶柄长8 ~ 18（ ~ 24）cm，无毛。茎生叶1，似基生叶，但较小。总状花序狭长，有5至多花；花序轴与花梗密被反曲的白色短柔毛，常混生少数开展的黄色腺毛；苞片披针形，长1 ~ 2.4cm；花梗长2 ~ 6cm；小苞片与花邻接，披针形，长5 ~ 11mm，宽 1.2 ~ 2mm；萼片蓝紫色，椭圆状卵形或倒卵形，长 1.2 ~ 1.4cm，外面有短柔毛，距钻形，长1.9 ~ 2.2（ ~ 2.5）cm，直或向下弯曲；花瓣蓝色，无毛；退化雄蕊蓝色，瓣片2裂至中部附近，腹

面有黄色髯毛；花丝疏被短
毛或无毛；心皮3，子房只
在上部疏被柔毛。蓇葖果长
1.2 ~ 1.4cm；种子倒卵状
四面体形，长1.5 ~ 2.5mm，
沿棱有宽翅。花期8 ~ 9月。

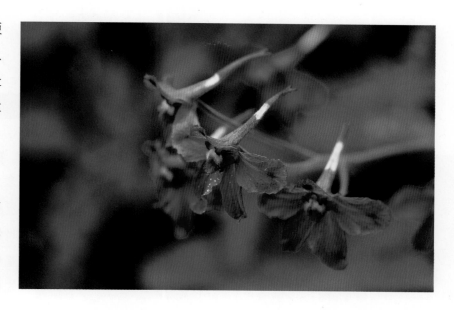

分布

分布于我国云南西北部（丽
江以北）、西藏东南部（察
隅）和东部（贡觉）、四
川西南部（巴塘、雅江）。

生境

生长于海拔2800 ~ 3800m的山地草坡、疏林中。

药材名

掐国贝、恰羔贝、恰贵毕、玄果贝、雀果贝（ཁྱི་ནད་སྒོས།）。

药用部位

地上部分。

功能与主治

清热，解毒。用于温病时疫，毒热，赤巴病，皮肤病。

用量与用法

2 ~ 5g。内服煎汤，或入丸、散剂。外用适量，研粉撒或调敷。

附 注

　　《四部医典》《宇妥本草》《晶珠本草》等记载有"ཁྱི་ནད་སྒོས།"（掐国贝），言其为治疗魔毒疫
热症之药物。现代文献记载的藏医所用"掐国贝"的基原包括多种翠雀花属（Delphinium）植物，
囊距翠雀花 D. brunonianum Royle 为其中常用的种类，其形态也与古籍记载较相符，《藏标》（囊
距翠雀 /ཁྱི་ནད་སྒོས།/ 玄果贝）、《西藏藏标》（翠雀花 /ཁྱི་ནད་སྒོས།/ 掐国贝）中也仅收载了该种。《迪庆藏药》
记载澜沧翠雀花 D. thibeticum Finet et Gagnep. 为云南迪庆州藏医习用的"雀果贝"的基原之一，其
临床应用与囊距翠雀花 D.brunonianum Royle 略有不同。（参见"囊距翠雀花"条）

翠雀

Delphinium grandiflorum L.

| 毛茛科（Ranunculaceae） | 翠雀属（*Delphinium*） |

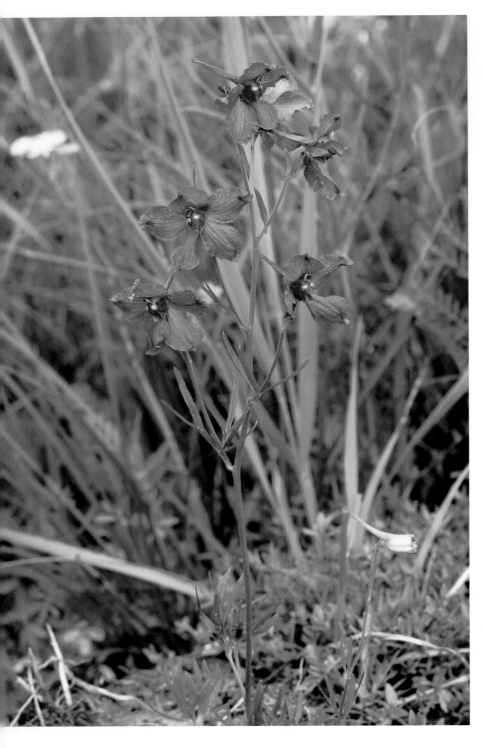

▌ 形态 ▌

茎高 35 ~ 65cm，与叶柄均被反曲而贴伏的短柔毛，上部有时变无毛，等距地生叶，分枝。基生叶和茎下部叶有长柄；叶片圆五角形，长 2.2 ~ 6cm，宽 4 ~ 8.5cm，3 全裂，中央全裂片近菱形，1 ~ 2 回 3 裂近中脉，小裂片线状披针形至线形，宽 0.6 ~ 2.5（~ 3.5）mm，边缘干时稍反卷，侧全裂片扇形，不等 2 深裂至近基部，两面疏被短柔毛或近无毛；叶柄长为叶片的 3 ~ 4 倍，基部具短鞘。总状花序有 3 ~ 15 花；下部苞片叶状，其他苞片线形；花梗长 1.5 ~ 3.8cm，与轴密被贴伏白色短柔毛；小苞片生于花梗中部或上部，线形或丝形，长 3.5 ~ 7mm；萼片紫蓝色，椭圆形或宽椭圆形，长 1.2 ~ 1.8cm，外面被短柔毛，距钻形，长 1.7 ~ 2（~ 2.3）cm，直或末端稍向下弯曲；花瓣蓝色，无毛，先端圆形；退化雄蕊蓝色，瓣片近圆形或宽倒卵形，先端全缘或微凹，腹面中央被黄色髯毛；雄蕊无毛；心皮 3，子房密被贴伏短柔毛。蓇葖果直，长 1.4 ~ 1.9cm；种子倒卵状四面体形，长约 2mm，沿棱有翅。5 ~ 10 月开花。

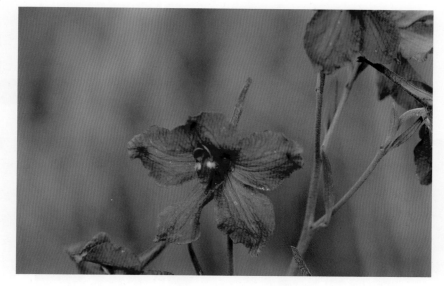

分布

分布于我国云南（昆明以北）、四川西北部、山西、河北、内蒙古、辽宁、吉林西部、黑龙江。蒙古等也有分布。

生境

生长于海拔 500 ~ 2800m 的山地草坡、丘陵沙地。

药材名

夏刚巴、下冈哇（ཤ་གང་པ།），玉隆巴、玉龙巴（གཡུ་ལུང་པ།），逮木萨、德木萨（ཏེ་མུ་ས།）。

药用部位

地上部分。

功能与主治

清热，止泻痢，愈疮。用于肝胆热病，肠热腹泻，痢疾，黄水，疖肿。

用量与用法

2 ~ 4g。内服煎汤，或入丸、散剂。外用研粉撒，或调敷患处。

附 注

《四部医典》记载有"ཤ་གང།"（恰刚），《鲜明注释》记载其名为"ཏེ་མུ་ས།"（逮木萨）。《晶珠本草》记载"逮木萨"根据生境不同分为"山顶生"["ལོ་བཙན་ཆེན་པོ།"（洛赞青保）]、"生山中部"["ཡུ་ལུང་ཝ།"（玉龙哇）]和"生低处或湖畔"["ཤ་གང་ཝ།"（下冈哇）]3 类。现代文献记载的"恰刚"（逮木萨）的基原涉及翠雀属（*Delphinium*）的 10 余种植物，但不同文献对其下各类的基原有不同观点。文献记载翠雀 *D. grandiflorum* L. 为青海、四川阿坝藏医使用的"德木萨"的第 3 类（夏刚巴）的基原之一。《青海藏标》收载的"展毛翠雀 /ཤ་གང་ཝ།/ 夏刚巴"的基原为"展毛翠雀花 *D. kamaonense* Huth var. *glabrescens* (W. T. Wang) W. T. Wang 及同属多种植物的地上部分"，并在该条下注明翠雀 *D. grandiflorum* L. 也作本品使用。（参见"展毛翠雀花"条）

光序翠雀花

Delphinium kamaonense Huth

| 毛茛科（Ranunculaceae） | 翠雀属（*Delphinium*） |

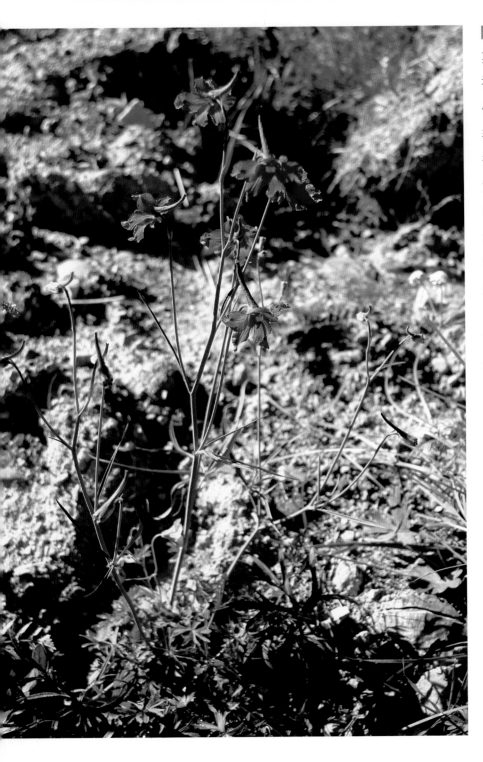

▌ 形态 ▌

茎高约35cm，基部之上稍密被反曲和开展的白色柔毛，其他部分只有极稀疏的开展柔毛，通常分枝。基生叶和近基部叶有稍长柄；叶片圆五角形，宽5～6.5cm，3全裂近基部，中全裂片楔状菱形，3深裂，2回裂片有1～2狭卵形或条状披针形小裂片，侧全裂片扇形，不等2深裂，深裂片又2回细裂，表面疏被短伏毛，背面沿脉有少数较长的柔毛；叶柄长8～12cm，疏被开展的柔毛；其他叶细裂，小裂片线形或狭线形，宽2～3mm。花序通常复总状，有多数花；花序轴有极少开展的柔毛或近无毛；基部苞片叶状，其他苞片狭线形或钻形；花梗长1.5～5cm，顶部有较密的短柔毛或近无毛，其他部分近无毛；小苞片生于花梗上部，钻形，长4～6.5mm；萼片深蓝色，椭圆形或倒卵状椭圆形，长1.1～1.8cm，外面有短伏毛，距钻形，比萼片稍短，长1.2～1.6cm，稍向上弯曲；花瓣无毛，先端圆形；退化雄蕊蓝色，瓣片宽倒卵形，先端微凹，腹面基部之上有黄色髯毛；花丝有少数柔毛；心皮 3，子房密被长柔毛。蓇葖果长约 1cm；种子四面体形，长约 2mm，沿棱有狭翅。花期 6 ~ 8 月。

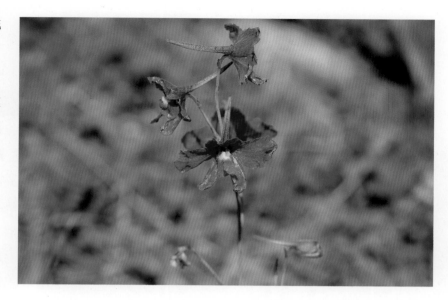

分布

分布于我国西藏南部及西南部（普兰）。尼泊尔及印度西北部也有分布。

生境

生长于海拔 2800 ~ 4100m 的山坡草地。

药材名

恰刚、恰冈、雀冈（ྱ་ཀང་།）。

药用部位

全草。

功能与主治

清热，止泻痢，愈疮。用于肝胆热病，肠热腹泻，痢疾，黄水，疮肿。

用量与用法

2 ~ 4g。内服煎汤，或入丸、散剂。外用适量，研粉撒或调敷患处。

附注

　　《四部医典》记载有"ྱ་ཀང་།"（恰刚），《鲜明注释》记载其名为"ད་དྲས།"（逮木萨）。《晶珠本草》记载"逮木萨"根据生境不同分为"山顶生"（称"洛赞青保"）、"生山中部"（称"玉龙哇"）和"生低处或湖畔"（称"下冈哇"）3 类。现代文献记载的"恰刚"的基原均为翠雀属（*Delphinium*）植物，包括多种，但不同文献对不同生境的 3 类的基原有不同的观点。据文献记载，光序翠雀花 *D. kamaonense* Huth 为西藏藏医习用的"恰刚"的基原之一；同样作"恰刚"基原的还有三果大通翠雀花 *D. pylzowii* Maxim. var. *trigynum* W. T. Wang、川西翠雀花 *D. tongolense* Franch.、粗距翠雀花 *D. pachycentrum* Hemsl.、蓝翠雀花 *D. caeruleum* Jacq. ex Camb.、短角萼翠雀花 *D. ceratophorum* Franch. var. *brevicorniculatum* W. T. Wang 等。（参见"川西翠雀花""蓝翠雀花"条）

展毛翠雀花

Delphinium kamaonense Huth var. *glabrescens* (W. T. Wang) W. T. Wang

毛茛科（Ranunculaceae）　　　翠雀属（*Delphinium*）

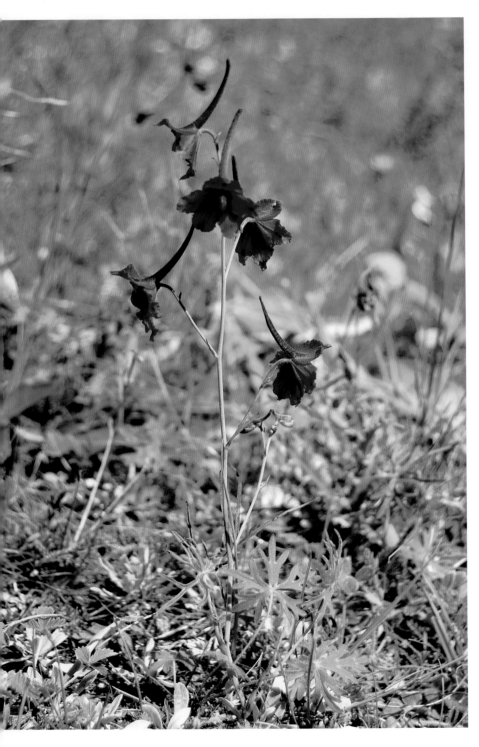

▌形态▌

茎高约35cm，基部之上稍密被反曲和开展的白色柔毛，其他部分只有极稀疏的开展柔毛，通常分枝。基生叶和近基部叶有稍长柄；叶片圆五角形，宽5～6.5cm，3全裂至近基部，中央全裂片楔状菱形，3深裂，2回裂片有1～2狭卵形或条状披针形小裂片，侧全裂片扇形，不等2深裂，深裂片又2回细裂，表面疏被短伏毛，背面沿脉有少数较长的柔毛；叶柄长8～12cm，疏被开展的柔毛；其他叶细裂，小裂片线形或狭线形，宽2～3mm。花序通常复总状，有多数花；花序轴有极少开展的柔毛或近无毛；基部苞片叶状，其他苞片狭线形或钻形；花梗长1.5～5cm，顶部有较密的短柔毛或近无毛，其他部分近无毛；小苞片生于花梗上部，钻形，长4～6.5mm；萼距比萼片长，长1.8～2.5cm，末端稍向下弯；花瓣无毛，先端圆形；退化雄蕊无毛，花丝有少数柔毛；心皮3，子房密被长柔毛。蓇葖果长约 1cm；种子四面体形，长约 2mm，沿棱有狭翅。6 ~ 8 月开花。

分布

分布于我国西藏东部（波密）、四川西部（理塘）、青海南部、甘肃西南部。

生境

生长于海拔 2500 ~ 4200m 的高山草地。

药材名

恰刚、恰冈、雀冈（ ཐ་ཀང་། ），夏冈哇、夏刚巴、下冈哇（ ཐ་ཀང་བ། ），逮木萨、底木萨、德木萨（ ཏི་ཤུ་ས། ）。

药用部位

全草。

功能与主治

清热，止泻痢，愈疮。用于肝胆热病，肠热腹泻，痢疾，黄水，疖肿。

用量与用法

2 ~ 4g。内服煎汤，或入丸、散剂。外用适量，研粉撒，或调敷患处。

附 注

《四部医典》记载有"ཐ་ཀང་།"（恰刚），《鲜明注释》称其为"ཏི་ཤུ་ས།"（逮木萨）。《晶珠本草》记载"逮木萨"根据生境不同分为"山顶生"["ལོ་བཙན་ཆེན་པོ།"（洛赞青保）]、"生山中部"["ལོ་བཙན་བ།"（玉龙哇）]和"生低处或湖畔"["ཐ་ཀང་བ།"（下冈哇）]3 类，言其为止热泻之药物。现代文献记载的"恰刚"（逮木萨）的基原主要为翠雀属（*Delphinium*）植物，涉及该属的 10 余种植物，但不同文献对其不同生境的 3 类的基原有不同的观点，三者的基原有交叉，各地习用的种类也有所不同。文献记载展毛翠雀花 *D. kamaonense* Huth var. *glabrescens* (W. T. Wang) W. T. Wang 为常用的基原之一。《部标藏药》《青海藏标》以"展毛翠雀 /ཐ་ཀང་བ།/ 夏刚巴"之名收载了"展毛翠雀花 *D. kamaonense* Huth var. *glabrescens* (W. T. Wang) W. T. Wang 及其同属多种植物"。也有文献记载展喙乌头 *Aconitum novoluridum* Munz 等乌头属（*Aconitum*）植物也作"逮木萨"使用。（参见"蓝翠雀花""三果大通翠雀花""拉萨翠雀花""展喙乌头"条）

蓝翠雀花

Delphinium caeruleum Jacq. ex Camb.

毛茛科（Ranunculaceae） 翠雀属（*Delphinium*）

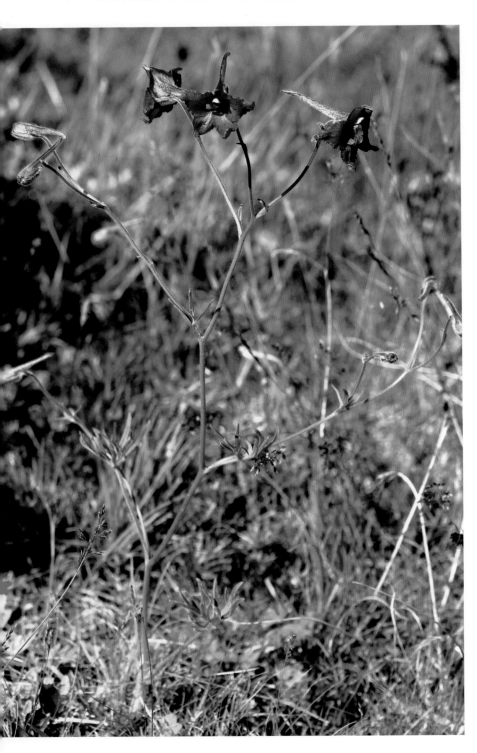

▎形态 ▎

茎高 8 ～ 60cm，与叶柄均被反曲的短柔毛，通常自下部分枝。基生叶有长柄；叶片近圆形，宽 1.8 ～ 5cm，3 全裂，中央全裂片菱状倒卵形，细裂，末回裂片线形，宽 1.5 ～ 2.5（～ 4）mm，先端有短尖，侧全裂片扇形，2 ～ 3 回细裂，表面密被短伏毛，背面的毛较稀疏且较长；叶柄长 3.5 ～ 14cm，基部有狭鞘。茎生叶似基生叶，渐变小。伞房花序常呈伞状，有 1 ～ 7 花；下部苞片叶状或 3 裂，其他苞片线形；花梗细，长 5 ～ 8cm，与花序轴密被反曲的白色短柔毛，有时混生开展的白色柔毛和黄色短腺毛；小苞片生于花梗中部上下，披针形，长 4 ～ 10mm；萼片紫蓝色，偶尔白色，椭圆状倒卵形或椭圆形，长 1.5 ～ 1.8（～ 2.5）cm，外面有短柔毛，有时基部密被长柔毛，距钻形，长 1.8 ～ 2.8cm，基部直径 2 ～ 3mm；花瓣蓝色，无毛；退化雄蕊蓝色，瓣片宽倒卵形或近圆形，先端不裂或微凹，腹面被黄色髯毛；花丝疏被短毛或无毛；心皮 5，子房密被短柔毛。蓇葖果长 1.1 ～ 1.3cm；种子倒卵状四面体形，长约 1.5mm，沿棱有狭翅。7 ～ 9 月开花。

▌ 分布 ▌

分布于我国西藏、四川西部、青海、甘肃。

▌ 生境 ▌

生长于海拔 2100 ～ 4000m 的山地草坡、多石砾山坡、灌丛。

▌ 药材名 ▌

恰刚、恰冈、雀冈（ཧྱ་ཀང་），夏冈哇、夏刚巴、下冈哇、恰冈哇（ཧྱ་ཀང་པ），逮木萨、底木萨、德木萨（དེ་མུ་ས）。

▌ 药用部位 ▌

全草。

▌ 功能与主治 ▌

清热，止泻痢，愈疮。用于肝胆热病，肠热腹泻，痢疾，黄水病，疖肿。

▌ 用量与用法 ▌

2 ～ 4g。内服煎汤，或入丸、散剂。外用适量，研粉撒或调敷。

附 注

《四部医典》记载有"ཧྱ་ཀང་"（恰刚），言其为止泻、愈疮之药物；《鲜明注释》记载其名为"དེ་མུ་ས"（逮木萨）。《四部医典系列挂图全集》第二十九图中有"རྒྱ་གར་ཧྱ་ཀང་"（恰刚：77 号图，印度翠雀）、"ཧྱ་ཀང་"（恰刚：78 号图，山地产翠雀）、"ཧྱ་ཀང་རིགས་ལོ་ཅན"（恰刚惹洛青：79 号图，平地产翠雀）3 附图，其图示形态均似翠雀属（*Delphinium*）植物。《晶珠本草》记载"逮木萨"为止热泻之药物，根据生境分为"山顶生"["ལོ་བཞན་ཆེན་པོ"（洛赞青保）]、"生山中部"["ལོ་བཞན་པ"（玉龙哇、洛赞巴）] 和"生低处或湖畔"["ཧྱ་ཀང་པ"（下冈哇）]3 类。现代文献记载的"恰刚"的基原主要为翠雀属植物，但不同文献对不同生境的 3 类"恰刚"的基原有不同的观点，且 3 类的基原种类相互交叉，各地藏医习用的种类也有所不同，这与《晶珠本草》记载的各类"恰刚"的形态较为简略有关。常用的"恰刚"类的基原有蓝翠雀花 *D. caeruleum* Jacq. ex Camb.（下冈哇）、单花翠雀花 *D. candelabrum* Ostf. var. *monanthum* (Hand.-Mazz.) W. T. Wang（洛赞青保）、白蓝翠雀花 *D. albocoeruleum* Maxim.（洛赞青保、玉龙哇）、三果大通翠雀花 *D. pylzowii* Maxim. var. *trigynum* W. T. Wang、川甘翠雀花 *D. souliei* Franch.、展毛翠雀花 *D. kamaonense* Huth var. *glabrescens* (W. T. Wang) W. T. Wang、川西翠雀花 *D. tongolense* Franch.、囊距翠雀花 *D. brunonianum* Royle 等 10 余种。《部标藏药》《青海藏标》以"展毛翠雀 /ཧྱ་ཀང་པ/ 夏刚巴"之名收载了"展毛翠雀花 *D. kamaonense* Huth var. *glabrescens* (W. T. Wang) W. T. Wang 及同属多种植物的地上部分"；《青海藏标》在该条下附注蓝翠雀花 *D. caeruleum* Jacq. ex Camb. 也可作本条药用。也有文献记载，"逮木萨"的基原还包括乌头属（*Aconitum*）牛扁亚属（Subgen. Paraconitum）植物展喙乌头 *Aconitum novoluridum* Munz、短距乌头 *A. brevicalcaratum* (Finet et Gagnep.) Diels、高乌头 *A. sinomontanum* Nakai、川滇乌头 *A. wardii* Fletcher et Lauener 等。（参见"三果大通翠雀花""拉萨翠雀花""展喙乌头""高乌头"条）

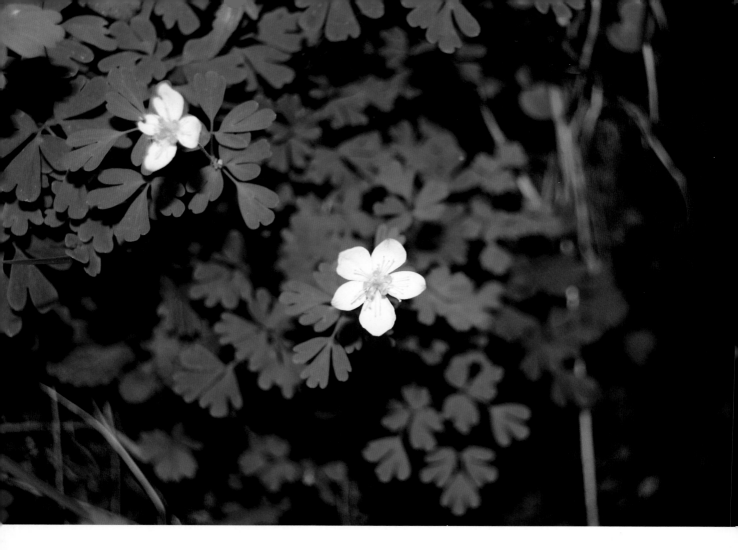

扁果草

Isopyrum anemonoides Kar. et Kir.

毛茛科（Ranunculaceae）　　　扁果草属（*Isopyrum*）

▎ 形态 ▎

根茎细长，直径 1 ~ 1.5mm，外皮黑褐色。茎直立，柔弱，高 10 ~ 23cm，无毛。基生叶多数，有长柄，二回三出复叶，无毛；叶片三角形，宽达 6.5cm，中央小叶具细柄，等边菱形至倒卵状圆形，长及宽均为 1 ~ 1.5cm，3 全裂或 3 深裂，裂片有 3 粗圆齿或全缘，不等的 2 ~ 3 深裂或浅裂，表面绿色，背面淡绿色；叶柄长 3.2 ~ 9cm；茎生叶 1 ~ 2，似基生叶，但较小。花序为简单或复杂的单歧聚伞花序，有 2 ~ 3 花；苞片卵形，3 全裂或 3 深裂；花梗纤细，长达 6cm，无毛；花直径 1.5 ~ 1.8cm；萼片白色，宽椭圆形至倒卵形，长 7 ~ 8.5mm，宽 4 ~ 5mm，先端圆形或钝；花瓣长圆状船形，长 2.5 ~ 3mm，基部筒状；雄蕊约 20，花药长约 0.5mm，花丝长 4.5 ~ 5mm；心皮 2 ~ 5。蓇葖果扁平，长约 6.5mm，宽约 3mm，宿存花柱微外弯，无毛；种子椭圆状球形，长约 1.5mm，近黑色。6 ~ 7 月开花，7 ~ 9 月结果。

▋ 分布 ▋

分布于我国西藏、四川西北部、青海、甘肃、新疆。阿富汗等也有分布。

▋ 生境 ▋

生长于海拔 2300 ~ 3500m 的山地草原、林下石缝中。

▋ 药材名 ▋

益母得金、益矛对斤、右矛对斤、玉毛代金（ཡུ་མོ་མདེའུ་འབྲིན།），益母得金卡布（ཡུ་མོ་མདེའུ་འབྲིན་ཆབ།）。

▋ 药用部位 ▋

地上部分。

▋ 功能与主治 ▋

去瘀，止血，镇痛，催产。用于难产，胎死不出，胎衣不下。

▋ 用量与用法 ▋

1 ~ 3g。内服研末，或入丸、散剂。

附 注

《四部医典》《晶珠本草》等古籍均记载有"མདེའུ་འབྲིན།"（益母得金），言其有下死胎、治子宫病之功效。现代文献均以拟耧斗菜 *Paraquilegia microphylla* (Royle) Drumm. et Hutch. 为"益母得金"的正品，《藏标》（假耧斗菜 /མདེའུ་འབྲིན།/ 益母得金）等收载了假耧斗菜 *P. microphylla* (Royle) Drumm. et Hutch.（拟耧斗菜）、宿萼假耧斗菜 *P. anemonoides* (Willd.) Engl. ex Ulbr.（乳突拟耧斗菜、疣种拟耧斗菜）。也有文献记载，同科植物扁果草 *I. anemonoides* Kar. et Kir. 也可作"益母得金"类使用，又被称为"ཡུ་མོ་མདེའུ་འབྲིན་ཆབ།"（益母得金卡布）。（参见"拟耧斗菜"条）

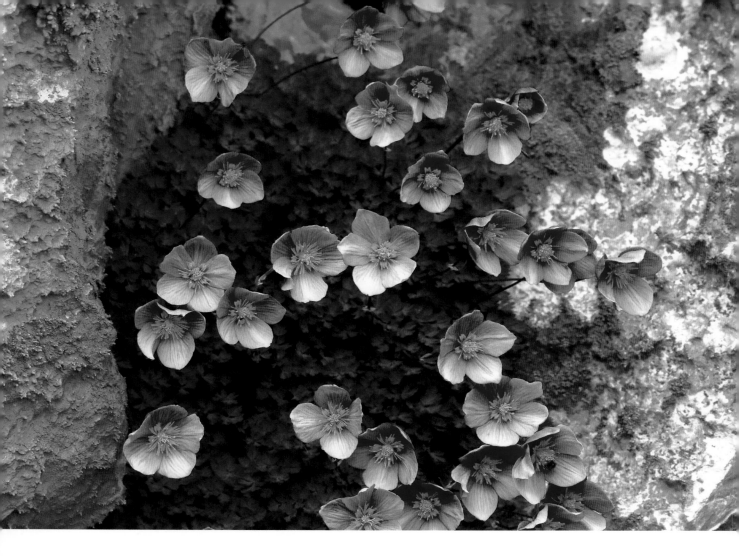

拟耧斗菜

Paraquilegia microphylla (Royle) Drumm. et Hutch.

| 毛茛科（Ranunculaceae） | 拟耧斗菜属（*Paraquilegia*） |

形态

根茎细圆柱形至近纺锤形，直径 2～6mm。叶多数，通常为二回三出复叶，无毛；叶片三角状卵形，宽 2～6cm，中央小叶宽菱形至肾状宽菱形，长 5～8mm，宽 5～10mm，3 深裂，每深裂片再 2～3 细裂，小裂片倒披针形至椭圆状倒披针形，通常宽 1.5～2mm，表面绿色，背面淡绿色；叶柄细长，长 2.5～11cm。花葶直立，比叶长，长 3～18cm；苞片 2，生于花下 3～33mm 处，对生或互生，倒披针形，长 4～12mm，基部有膜质的鞘；花直径 2.8～5cm；萼片淡堇色或淡紫红色，偶为白色，倒卵形至椭圆状倒卵形，长 1.4～2.5cm，宽 0.9～1.5cm，先端近圆形；花瓣倒卵形至倒卵状长椭圆形，长约 5mm，先端微凹，下部浅囊状；花药长 0.8～1mm，花丝长 5～8.5mm；心皮 5（～8），无毛。蓇葖果直立，连同长 2mm 的短喙共长 11～14mm，宽约 4mm；种子狭卵球形，长 1.3～1.8mm，褐色，一侧生狭翅，光滑。花期 6～8 月，果期 8～9 月。

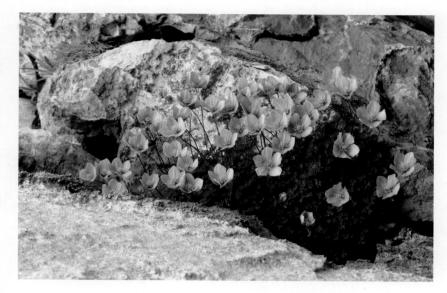

▌ 分布 ▌

分布于我国西藏（墨竹工卡）、云南西北部、四川西部、甘肃西南部、青海、新疆。不丹、尼泊尔等也有分布。

▌ 生境 ▌

生长于海拔 2700 ~ 4300m 的高山山地石壁或岩石上。

▌ 药材名 ▌

益母得金、益矛对斤、右矛对斤、玉毛代金、育莫得伍近（ཡུ་མོ་མངེན་འབྲིན）。

▌ 药用部位 ▌

地上部分。

▌ 功能与主治 ▌

祛瘀，止血，镇痛，催产。用于难产，胎死不出，胎衣不下，子宫出血，跌打损伤，箭头入肉，刺痛。

▌ 用量与用法 ▌

1 ~ 3g。内服研末，或入丸、散剂。

附 注

《四部医典》《度母本草》《晶珠本草》等均记载有 "ཡུ་མོ་མངེན་འབྲིན"（益母得金），言其下死胎、治子宫病有特效。现代文献均以拟耧斗菜 P. microphylla (Royle) Drumm. et Hutch. 为 "益母得金" 的正品，《藏标》（假耧斗菜 /ཡུ་མོ་མངེན་འབྲིན/ 益母得金）和《青海藏标》（耧斗菜 /ཡུ་མོ་མངེན་འབྲིན/ 玉毛代金）均收载了假耧斗菜 P. microphylla (Royle) Drumm. et Hutch.（拟耧斗菜）、宿萼假耧斗菜 P. anemonoides (Willd.) Engl. ex Ulbr.（乳突拟耧斗菜，疣种拟耧斗菜）。据文献记载，同科植物扁果草 Isopyrum anemonoides Kar. et Kir. 也作 "益母得金" 使用。青海玉树藏医还以菊科植物糖芥绢毛菊 Soroseris hookeriana (C. B. Clarke) Stebb. subsp. erysimoides (Hand.-Mazz.) Stebb. [空桶参 Soroseris erysimoides (Hand.-Mazz.) Shih] 作 "益母得金" 使用；该种叶全缘，与古籍中记载的 "花白蓝色，叶圆而裂" 的形态不符，应为 "སྐལ་གོང་པ"（索公巴）的基原之一。（参见 "空桶参" "扁果草" 条）

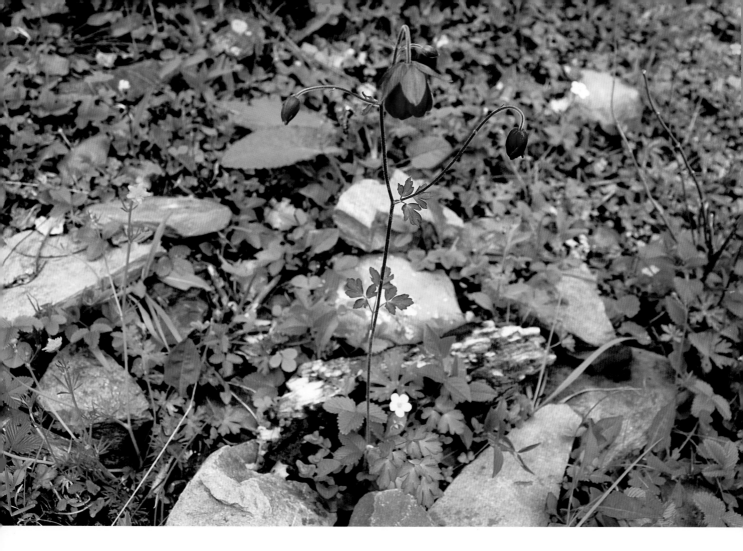

无距耧斗菜

Aquilegia ecalcarata Maxim.

毛茛科（Ranunculaceae）　　　　耧斗菜属（*Aquilegi*）

▌ 形态 ▌

根粗，圆柱形，外皮深暗褐色。茎 1 ~ 4，高 20 ~ 60（~ 80）cm，直径 2 ~ 2.5mm，上部常分枝，被稀疏伸展的白色柔毛。基生叶数枚，有长柄，为二回三出复叶；叶片宽 5 ~ 12cm，中央小叶楔状倒卵形至扇形，长 1.5 ~ 3cm，宽几相等或稍宽，3 深裂或 3 浅裂，裂片有 2 ~ 3 圆齿，侧面小叶斜卵形，不等 2 裂，表面绿色，无毛，背面粉绿色，疏被柔毛或无毛，叶柄长 7 ~ 15cm；茎生叶 1 ~ 3，形状似基生叶，但较小。花 2 ~ 6，直立或有时下垂，直径 1.5 ~ 2.8cm；苞片线形，长 4 ~ 6mm；花梗纤细，长达 6cm，被伸展的白色柔毛；萼片紫色，近平展，椭圆形，长 1 ~ 1.4cm，宽 4 ~ 6mm，先端急尖或钝；花瓣直立，瓣片长方状椭圆形，与萼片近等长，宽 4 ~ 5mm，先端近截形，无距；雄蕊长约为萼片之半，花药近黑色；心皮 4 ~ 5，直立，被稀疏的柔毛或近无毛。蓇葖果长 8 ~ 11mm，宿存花柱长 3 ~ 5mm，疏被长柔毛；种子黑色，倒卵形，长约 1.5mm，表面有凸起的纵棱，光滑。5 ~ 6 月开花，6 ~ 8 月结果。

分布

分布于我国西藏东部、四川西北部和西南部（雅江、丹巴等）、贵州、湖北西部、河南西部、陕西南部、甘肃、青海。

生境

生长于海拔 1800 ~ 3500m 的山地林下、路旁。

药材名

苏嘎叉（སྒྲ་བགའི་ཆག），苏嘎惹（སྒྲ་ག་རིགས）。

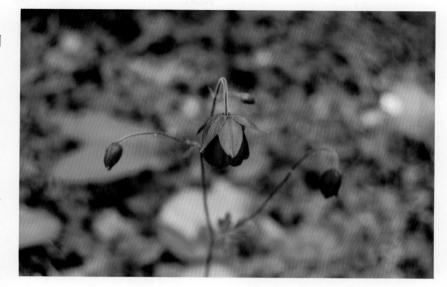

药用部位

果实。

功能与主治

去腐，暖胃，敛黄水，镇痛，解蛇毒，清痞结。用于胃寒及其他寒症，痞结，黄水病。

用量与用法

1 ~ 3g。内服研末，或入丸、散剂。

附 注

　　《四部医典》《晶珠本草》等中记载有止腐生阳、引出黄水之药物"སྒྲ་ག"（苏嘎）；《晶珠本草》引《图鉴》之记载，言其"叶像狮子爪，从中心向四面分茎，花梗如铁丝，花白色，五瓣，种子状如蓝青稞，嘴如铁钩"。现代文献记载的藏医所用"苏嘎"的基原涉及毛茛科银莲花属（*Anemone*）的多种植物，多以草玉梅 *Anemone rivularis* Buch.-Ham. ex DC. 为正品，其形态也与《晶珠本草》的记载相符。《部标藏药》等收载了草玉梅 *Anemone rivularis* Buch.-Ham. ex DC.、钝裂银莲花 *Anemone obtusiloba* D. Don 作为"སྒྲ་ག"（苏嘎）的基原。《中国藏药植物资源考订》记载，楼斗菜属（*Aquilegia*）植物藏医较少药用，甘肃甘南藏医称无距楼斗菜 *Aquilegia ecalcarata* Maxim. 和细距楼斗菜 *Aquilegia ecalcarata* Maxim. f. *semicalcarata* (Schipcz.) Hand.-Mazz. 为"སྒྲ་བགའི་ཆག"（苏嘎叉）或"སྒྲ་ག་རིགས"（苏嘎惹，即苏嘎类），二者的功效也与草玉梅 *Anemone rivularis* Buch.-Ham. ex DC. 相同。（参见"草玉梅""细距楼斗菜"条）

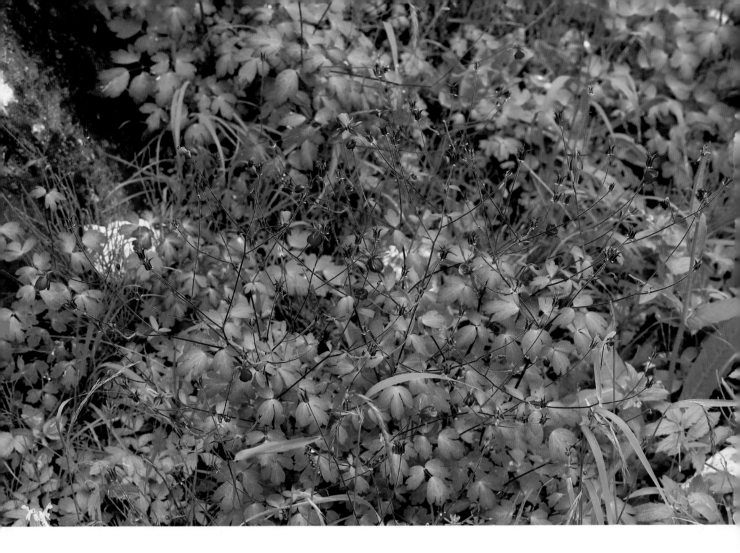

细距耧斗菜

Aquilegia ecalcarata Maxim. f. *semicalcarata* (Schipcz.) Hand.-Mazz.

| 毛茛科（Ranunculaceae） | 耧斗菜属（*Aquilegia*） |

▌ 形态 ▌

根粗，圆柱形，外皮深暗褐色。茎 1 ~ 4，高 20 ~ 60（~ 80）cm，直径 2 ~ 2.5mm，上部常分枝，被稀疏伸展的白色柔毛。基生叶数枚，有长柄，为二回三出复叶；叶片宽 5 ~ 12cm，中央小叶楔状倒卵形至扇形，长 1.5 ~ 3cm，宽几相等或稍宽，3 深裂或 3 浅裂，裂片有 2 ~ 3 圆齿，侧面小叶斜卵形，不等 2 裂，表面绿色，无毛，背面粉绿色，疏被柔毛或无毛；叶柄长 7 ~ 15cm；茎生叶 1 ~ 3，形状似基生叶，但较小。花 2 ~ 6，直立或有时下垂，直径 1.5 ~ 2.8cm；苞片线形，长 4 ~ 6mm；花梗纤细，长达 6cm，被伸展的白色柔毛；萼片紫色，近平展，椭圆形，长 1 ~ 1.4cm，宽 4 ~ 6mm，先端急尖或钝；花瓣直立，瓣片长方状椭圆形，与萼片近等长，宽 4 ~ 5mm，先端近截形，有短距，距长 2 ~ 6mm，直径 1.5 ~ 2mm；雄蕊长约为萼片之半，花药近黑色；心皮 4 ~ 5，直立，被稀疏的柔毛或近无毛。蓇葖果长 8 ~ 11mm，宿存花柱长 3 ~ 5mm，疏被长柔毛；种子黑色，倒卵形，长约 1.5mm，表面有凸起的纵棱，光滑。5 ~ 6 月开花，6 ~ 8 月结果。

分布

分布于我国西藏东部、四川西部（康定等）、甘肃西南部。

生境

生长于海拔 2500～3500m 的山地草坡、灌丛、疏林中。

药材名

苏嘎叉（སུག་ཀའི་ཚབ）。

药用部位

果实。

功能与主治

去腐，暖胃，敛黄水，镇痛，解蛇毒，清痞结。用于胃寒及其他寒症，痞结，黄水病。

用量与用法

1～3g。内服研末，或入丸、散剂。

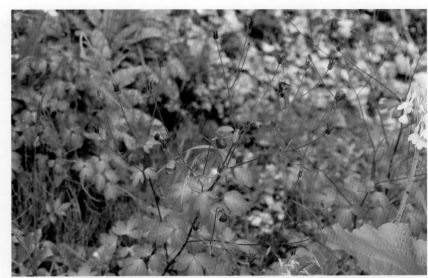

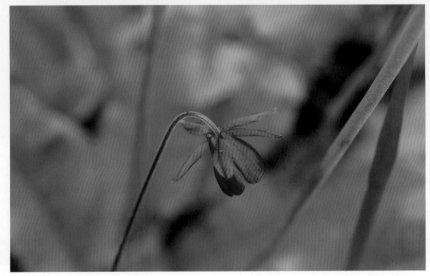

附注

《四部医典》《晶珠本草》等记载有"སུག་ཀ"（苏嘎、速嘎），言其为止腐生阳、引出黄水病之药物。现代文献记载的藏医所用"苏嘎"的基原涉及毛茛科银莲花属（*Anemone*）多种植物，多以草玉梅 *Anemone rivularis* Buch.-Ham. ex DC. 为正品。《部标藏药》等收载了草玉梅 *Anemone rivularis* Buch.-Ham. ex DC.、钝裂银莲花 *Anemone obtusiloba* D. Don。据《中国藏药植物资源考订》记载，甘肃甘南藏医称无距楼斗菜 *Aquilegia ecalcarata* Maxim. 和细距楼斗菜 *Aquilegia ecalcarata* Maxim. f. *semicalcarata* (Schipcz.) Hand.-Mazz. 为"苏嘎叉"，以果实入药，其二者的功效也与草玉梅 *Anemone rivularis* Buch.-Ham. ex DC. 相同。（参见"草玉梅""无距楼斗菜"条）

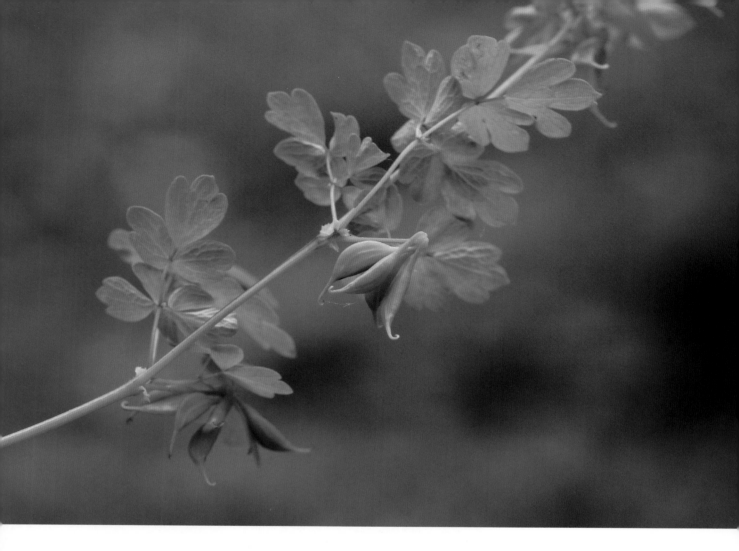

钩柱唐松草

Thalictrum uncatum Maxim.

| 毛茛科（Ranunculaceae） | 唐松草属（*Thalictrum*） |

▌ 形态 ▌

植株全部无毛。茎高 45 ～ 90cm，上部分枝，有细纵槽。茎下部叶有长柄，为四至五回三出复叶；叶片长达 15cm；小叶薄，草质，顶生小叶楔状倒卵形或宽菱形，长 0.9 ～ 1.3cm，宽 5 ～ 7（～ 10）mm，先端钝，基部宽楔形或圆形，3 浅裂，两面脉平，脉网不明显；叶柄长约 7cm，基部有鞘。花序狭长，似总状花序，生于茎和分枝先端；花梗细，长 2 ～ 4mm，结果时稍增长；萼片 4，淡紫色，椭圆形，长约 3mm，宽约 1.2mm，钝；雄蕊约 10，长约 7mm，花药长圆形，长 1.8 ～ 2.2mm，有短尖，花丝上部狭线形，下部丝形；心皮 6 ～ 12，花柱与子房近等长，先端稍弯曲，腹面生柱头组织。瘦果扁平，半月形，长 4 ～ 5mm，中部宽 1.5 ～ 2mm，有 8 纵肋，心皮柄长 1 ～ 2mm，宿存花柱长约 2mm，先端拳卷。花期 5 ～ 7 月。

▌ 分布 ▌

分布于我国西藏东部（米林以东）、云南西北部（香格里拉以北）、四川西部、青海东部、甘肃南部。

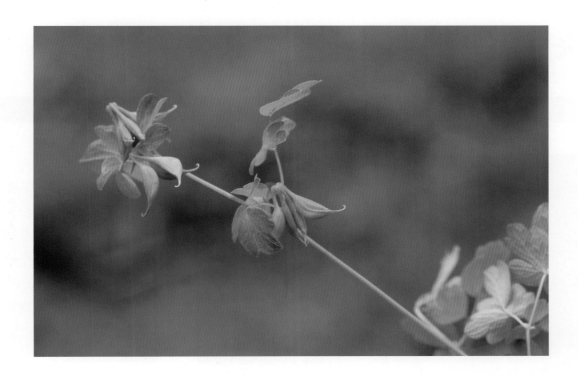

▌ 生境 ▌

生长于海拔 2700 ~ 3200m 的山地草坡、灌丛边。

▌ 药材名 ▌

结居巴、加久巴（ཤུག་གུ་པ），曼达都（སྨན་མདའ་དུག）。

▌ 药用部位 ▌

全草。

▌ 功能与主治 ▌

结居巴：清热解毒。用于疮，食物中毒症，溃疡，肠炎等。

曼达都（弩箭药）：解弩箭毒。用于弩箭射伤。

▌ 用量与用法 ▌

3g。内服入丸、散剂。

附 注

　　《四部医典》中记载有"ཏྲེ་ཟིག"（莪真），《晶珠本草》载有"ཤུག་གུ་པ"（结居巴）；《蓝琉璃》言"莪真又名结居巴"。现代文献记载的各地藏医所用"莪真"的基原包括唐松草属（*Thalictrum*）的多种植物，多认为狭序唐松草 *T. atriplex* Finet et Gagnep.、芸香叶唐松草 *T. rutifolium* Hook. f. et Thoms. 的形态与《晶珠本草》等记载的"果之先端弯似铁钩"等特征相符，二者为正品，其他为代用品，钩柱唐松草 *T. uncatum* Maxim. 即为"结居巴"的代用品之一。也有文献记载钩柱唐松草 *T. uncatum* Maxim. 被用作弩箭药 ["སྨན་མདའ་དུག"（曼达都）]。（参见"狭序唐松草""高原唐松草"等条）

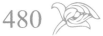

狭序唐松草

Thalictrum atriplex Finet et Gagnep.

毛茛科（Ranunculaceae） | 唐松草属（*Thalictrum*）

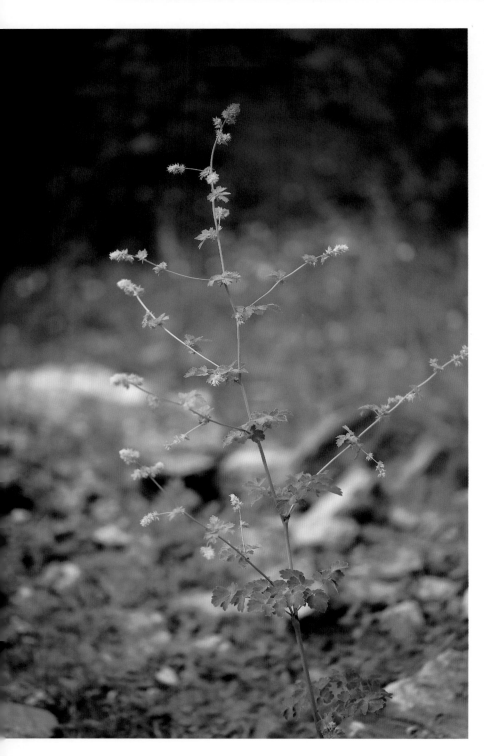

▌形态 ▌

植株全体无毛。茎高 40 ~ 80cm，有细纵槽，上部分枝。茎下部叶长约 25cm，有长柄，为四回三出复叶；叶片长约 15cm；小叶草质，顶生小叶楔状倒卵形、宽菱形或近圆形，长 0.8 ~ 2.2cm，宽 0.8 ~ 3cm，先端圆或钝，基部宽楔形、圆形或浅心形，3 浅裂或深裂，边缘有粗齿，两面脉近平，脉网不明显；叶柄长约 12cm，基部有狭鞘，鞘边缘有薄膜质托叶；茎中部以上叶渐变小。花序生于茎和分枝先端，狭长，似总状花序，有稍密的花；花梗长 1 ~ 5mm；萼片 4，白色或带黄绿色，椭圆形，长 2.5 ~ 3.5mm，宽 1 ~ 1.5mm，钝，早落；雄蕊 7 ~ 10，长约 4mm，花药椭圆形，长约 0.7mm，先端有短尖，花丝比花药窄，上部棒状，下部丝形；心皮 4 ~ 5（~ 8），花柱长，拳卷，腹面有不明显的柱头组织。瘦果扁卵状球形，长约 2.5mm，直径 1.2 ~ 2mm，有（6 ~）8（~ 10）低而钝的纵肋，基部无柄或突缩成极短的柄（长 0.1 ~ 0.3mm），宿存花柱长 1 ~ 2mm，拳卷。6 ~ 7 月开花，8 ~ 9 月结果。

▮ 分布 ▮

分布于我国西藏南部和东南部（错那、米林、芒康）。不丹、尼泊尔等也有分布。

▮ 生境 ▮

生长于海拔 3100 ~ 3700m 的山地草坡、灌丛、冷杉林下。

▮ 药材名 ▮

莪真、鹅正（ཨེ་རྒྱུག），结居巴、加久巴（ལྕགས་ཀྱུ་པ），吉合觉（ལྕགས་ཀྱུ），莪加居、莪加久（ཨེ་ལྕགས་ཀྱུ），莪真惹（ཨེ་རྒྱུན་རིགས）。

▮ 药用部位 ▮

全草。

▮ 功能与主治 ▮

清热解毒。用于疮，食物中毒症，溃疡，肠炎等。

▮ 用量与用法 ▮

3g。内服入丸、散剂。

附 注

　　《月王药诊》《四部医典》《蓝琉璃》等均记载有"ཨེ་རྒྱུག"（莪真），言其为清热、消炎之药物。《蓝琉璃》言"莪真又名'ལྕགས་ཀྱུ་པ'（结居巴）"，其全草又称"ལྕགས་ཀྱུ་ཅན"（结居见）；《四部医典系列挂图全集》第二十九图中有"ཨེ་རྒྱུག"（莪真）的附图（10 号图），其汉译本译注名为"哲蚌寺旁唐松草"，其图所示植物叶为大型羽状复叶，小羽片又有分裂或缺刻，也似唐松草类。《四部医典》记载有"ཉེ་ཙོ་ཤེ"（娘孜折），《蓝琉璃》言"娘孜折"分上（雄）和下（雌）2 品。《晶珠本草》在"旱生草类药物"的"根叶花果全草类药物"中记载有"娘孜折"和"ལྕགས་ཀྱུ"（吉合觉），言前者为雄，系"吸水清疫热"之药物，后者为雌，可降瘟、疗毒热症。也即"娘孜折"和"吉合觉"为 1 种药物之雄、雌 2 类。现代文献记载的现各地藏医所用"娘孜折"的基原均为毛茛科黄连属（Cpotis）植物，"莪真"或"吉合觉"的基原为唐松草属（Thalictrum）植物，均包括多种。不同文献多认为狭序唐松草 T. atriplex Finet et Gagnep.、芸香叶唐松草 T. rutifolium Hook. f. et Thoms. 的形态与《晶珠本草》等记载的"果之先端弯似铁钩"等特征相符，二者为"莪真"的正品，"莪真"的代用品有美丽唐松草 T. reniforme Wall.（该种的中文名也称"鹅整"，源于藏药名"ཨེ་རྒྱུག"）、腺毛唐松草 T. foetidum L.、钩柱唐松草 T. uncatum Maxim.、高原唐松草 T. cultratum Wall.、株芽唐松草 T. chelidonii DC.、爪哇唐松草 T. javanicum Bl.、丽江唐松草 T. wangii Boivin、滇川唐松草 T. finetii Boivin、多叶唐松草 T. foliolosum DC.、贝加尔唐松草 T. baicalense Turcz.、高山唐松草 T. alpinum L. 等。《甘露本草明镜》将狭序唐松草 T. atriplex Finet et Gagnep. 作"ཨེ་རྒྱུན་རིགས"（莪真惹，"莪真类"之意）使用。《藏药晶镜本草》（2018 年版）则将多叶唐松草 T. foliolosum DC. 作"ལྕགས་ཀྱུ"（吉合觉）的正品，将钩柱唐松草 T. uncatum Maxim. 作"ཟེར་བོ་ལྕག་ཀཾ"（赛保叉岗）的正品。（参见"黄连""美丽唐松草""高原唐松草""贝加尔唐松草"等条）

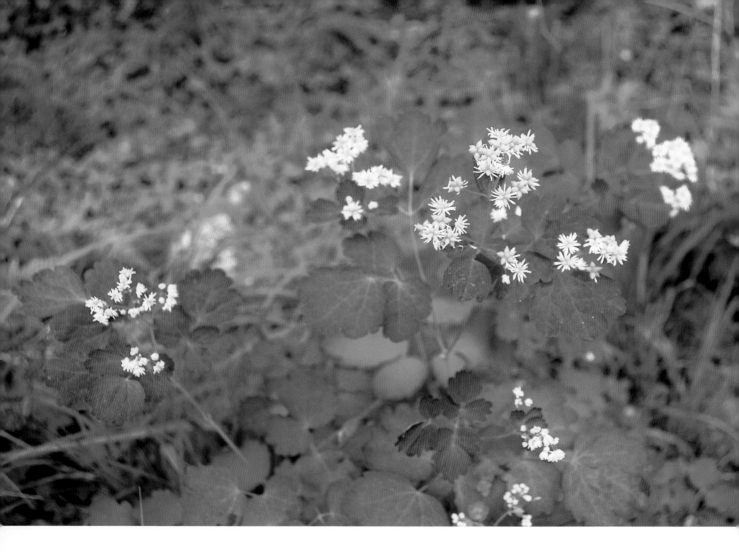

贝加尔唐松草

Thalictrum baicalense Turcz.

毛茛科（Ranunculaceae） 　　唐松草属（*Thalictrum*）

▌ 形态 ▌

植株全部无毛。茎高 45 ～ 80cm，不分枝或分枝。茎中部叶有短柄，为三回三出复叶；叶片长
9 ～ 16cm；小叶草质，顶生小叶宽菱形、扁菱形或菱状宽倒卵形，长 1.8 ～ 4.5cm，宽 2 ～ 5cm，
基部宽楔形或近圆形，3 浅裂，裂片有圆齿，脉在背面隆起，脉网稍明显，小叶柄长 0.2 ～ 3cm；
叶柄长 1 ～ 2.5cm，基部有狭鞘；托叶狭，膜质。花序圆锥状，长 2.5 ～ 4.5cm；花梗细，长 4 ～ 9mm；
萼片 4，绿白色，早落，椭圆形，长约 2mm；雄蕊（10 ～）15 ～ 20，长 3.5 ～ 4mm，花药长圆
形，长约 0.8mm，花丝上部狭倒披针形，与花药近等宽，下部丝形；心皮 3 ～ 7，花柱直，长约
0.5mm，柱头生于花柱先端腹面，椭圆形，长 0.2 ～ 0.3mm。瘦果卵球形或宽椭圆状球形，稍扁，
长约 3mm，有 8 纵肋，心皮柄长约 0.2mm。5 ～ 6 月开花。

▌ 分布 ▌

分布于我国西藏东南部（察隅）、青海东部、甘肃南部、陕西南部、山西、河南西部、河北、吉林、

黑龙江东部。朝鲜等也有分布。

▌ 生境 ▌

生长于海拔（900 ~）1600 ~ 2800m 的山地林下、湿润草坡。

▌ 药材名 ▌

叉岗（ཁྱག་གང་།），吉合觉（ཤུགས་སྐྱ།），洪连（ཧོང་ལེན།）。

▌ 药用部位 ▌

根及根茎。

▌ 功能与主治 ▌

清热燥湿，泻火解毒。用
于瘟病时疫，血热，肠热，
黄疸，肠炎，痢疾。

▌ 用量与用法 ▌

6 ~ 17g。多入丸、散剂。

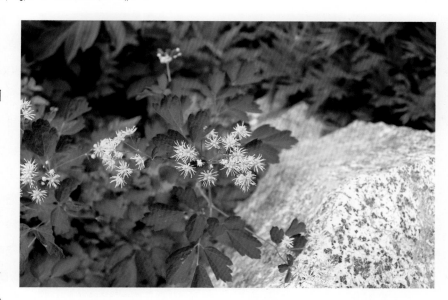

附　注

　　《四部医典》中记载有
"ཙན་ཞིན།"（莪真），《晶珠本草》
中记载有"ཤུགས་སྐྱ་པ།"[结居巴，也有文献记载为"ཤུགས་སྐྱ།"（吉合觉）]；《蓝琉璃》言"莪真又名结
居巴"，言其为降瘟、疗毒热症之药物。据现代文献记载，贝加尔唐松草 T. baicalense Turcz. 为"吉
合觉"或"ཁྱག་གང་།"（叉岗）的基原之一，与该种同样药用的还有金丝马尾连 T. glandulosissimum (Finet
et Gagnep.) W. T. Wang et S. H. Wang 等，而"结居巴"的基原还有高原唐松草 T. cultratum Wall.、狭
序唐松草 T. atriplex Finet et Gagnep. 等多种唐松草属（Thalictrum）植物。我国有 67 种唐松草属植物，
多数种类在西南地区有分布，藏医药用的该属植物的种类也较多，涉及多个药材品种，不同文献中
记载的各品种的名称、基原也不尽一致。也有文献认为各地藏医所用各种唐松草属药材的功效大体
一致，均以清热解毒为主，以"吉合觉"为其正名。《高原中草药治疗手册（人畜共用）》（内部
资料）记载，四川若尔盖也将贝加尔唐松草 T. baicalense Turcz. 作"ཧོང་ལེན།"（洪连）使用，"洪连"
应为玄参科兔耳草属（Lagotis）植物，唐松草类作"洪连"的代用品可能系因二者清热解毒的功效
类似。（参见"狭序唐松草""高原唐松草""圆穗兔耳草"等条）

瓣蕊唐松草

Thalictrum petaloideum L.

毛茛科（Ranunculaceae） 唐松草属（*Thalictrum*）

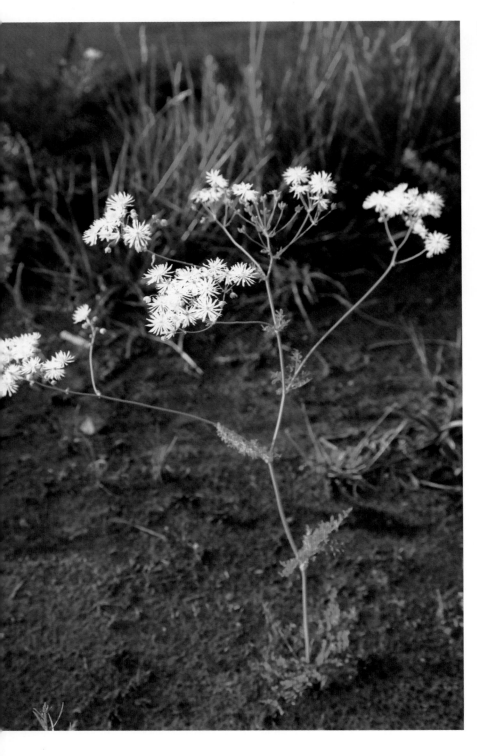

形态

植株全部无毛。茎高20～80cm，上部分枝。基生叶数个，有短或稍长柄，为三至四回三出或羽状复叶；叶片长5～15cm；小叶草质，形状变异很大，顶生小叶倒卵形、宽倒卵形、菱形或近圆形，长3～12mm，宽2～15mm，先端钝，基部圆楔形或楔形，3浅裂至3深裂，裂片全缘，叶脉平，脉网不明显，小叶柄长5～7mm；叶柄长达10cm，基部有鞘。花序伞房状，有少数或多数花；花梗长0.5～2.5cm；萼片4，白色，早落，卵形，长3～5mm；雄蕊多数，长5～12mm，花药狭长圆形，长0.7～1.5mm，先端钝，花丝上部倒披针形，比花药宽；心皮4～13，无柄，花柱短，腹面密生柱头组织。瘦果卵形，长4～6mm，有8纵肋，宿存花柱长约1mm。6～7月开花。

分布

分布于我国四川西北部、青海东部、甘肃、宁夏、陕西、山西、河南西部、安徽、河北、内蒙古、辽宁、吉林、黑龙江。朝鲜等也有分布。

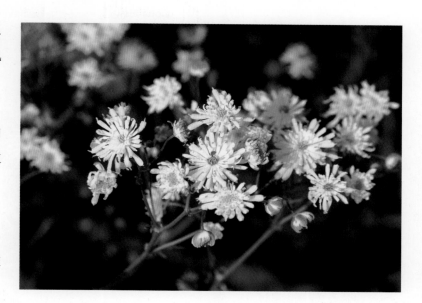

▍ 生境 ▍

生长于海拔 700 ～ 3000m 的山坡草地，东北地区分布于海拔 700m 以下。

▍ 药材名 ▍

莪真、鹅正（ཨོ་སྒྲིག），珠嘎曼巴、知尕儿曼巴（སྒྲ་དཀར་དམན་པ），司拉嘎保、斯拉嘎保（ཟི་ར་དཀར་པོ）。

▍ 药用部位 ▍

根及根茎、果实。

▍ 功能与主治 ▍

消炎，止痢。用于肺炎，肝炎，痈疽，痢疾，麻风病；外用于止血。

附 注

　　我国有 67 种唐松草属（*Thalictrum*）植物，在西南地区分布的种类较多，藏医药用的该属植物种类较多，现代文献记载的即有约 20 种，涉及多个药材品种，文献所载藏医使用的来源于该属植物的药材的名称、基原也较为复杂。《月王药诊》《四部医典》《蓝琉璃》等中均记载有"ཨོ་སྒྲིག"（莪真），言其为清热、消炎之药物；《晶珠本草》记载有"སྒྲ་མ"（珠玛），言其为止血并治瘟热症、虫症、麻风、肿核疮之药物，记载其分为白 ["སྒྲ་དཀར"（珠嘎）]、黑 ["སྒྲ་ནག"（珠纳、珠那）]、黄 ["སྒྲ་སེར"（珠色）]3 种；《晶珠本草》在"旱生草类药物"的"果实类药物"中言"ཟི་ར"（司拉、孜拉）为数种药物的统称，将其分为白 ["ཟི་ར་དཀར་པོ"（司拉嘎保）]、黑 ["ཟི་ར་ནག་པོ"（司拉那保）]、黄 ["ཟི་ར་སེར་པོ"（司拉色波）]3 种。现代不同文献记载，瓣蕊唐松草 *T. petaloideum* L.（肾叶唐松草）为"莪真"（《中国民族药志》第二卷）、"སྒྲ་དཀར་དམན་པ"[知尕儿曼巴，"སྒྲ་དཀར"（珠嘎）的代用品或副品；《青藏高原药物图鉴》第一册] 或"司拉嘎保"（《中国藏药》第二册）的基原之一。（参见"狭序唐松草""高原唐松草""白亮独活""孜然芹"条）

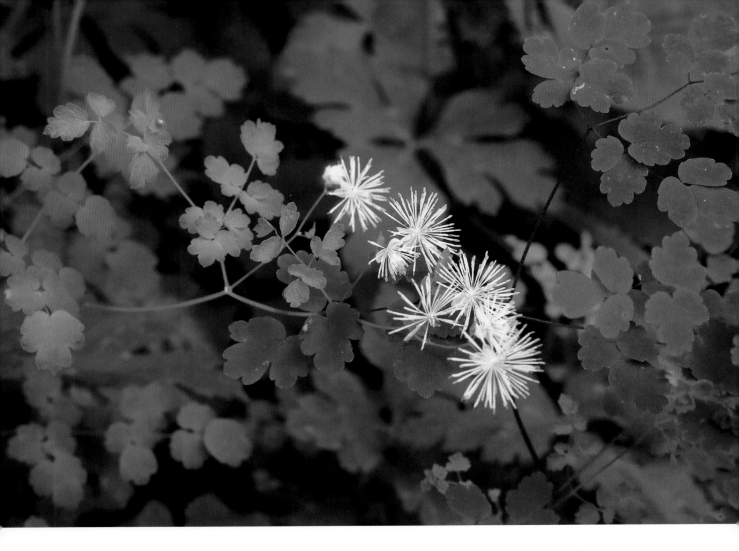

长柄唐松草

Thalictrum przewalskii Maxim.

毛茛科（Ranunculaceae）　　　　唐松草属（*Thalictrum*）

▌形态 ▌

茎高 50 ~ 120cm，无毛，通常分枝，约有 9 叶。基生叶和近基部的茎生叶在开花时枯萎；茎下部叶长达 25cm，为四回三出复叶；叶片长达 28cm；小叶薄草质，顶生小叶卵形、菱状椭圆形、倒卵形或近圆形，长 1 ~ 3cm，宽 0.9 ~ 2.5cm，先端钝或圆，基部圆形、浅心形或宽楔形，3 裂常达中部，有粗齿，背面脉稍隆起，有短毛；叶柄长约 6cm，基部具鞘；托叶膜质，半圆形，边缘不规则开裂。圆锥花序多分枝，无毛；花梗长 3 ~ 5mm；萼片白色或稍带黄绿色，狭卵形，长 2.5 ~ 5mm，宽约 1.5mm，有 3 脉，早落；雄蕊多数，长 4.5 ~ 10mm，花药长圆形，长约 0.8mm，比花丝宽，花丝白色，上部线状倒披针形，下部丝形；心皮 4 ~ 9，有子房柄，花柱与子房等长。瘦果扁，斜倒卵形，连柄长 0.6 ~ 1.2cm，有 4 纵肋，子房柄长 0.8 ~ 3mm，宿存花柱长约 1mm。6 ~ 8 月开花。

▌ 分布 ▌

分布于我国西藏东部（昌都）、四川西部、青海东部（同仁）、甘肃、陕西、湖北西北部、河南西部、山西、河北、内蒙古南部。

▌ 生境 ▌

生长于海拔 750 ～ 3500m 的山地灌丛边、林下、草坡。

▌ 药材名 ▌

斯拉纳布曼巴（ཟི་ར་ནག་པོ་དམན་པ།），司拉那保、丝拉那保、斯拉那保（ཟི་ར་ནག་པོ།）。

▌ 药用部位 ▌

花序、果实、根。

▌ 功能与主治 ▌

舒肝，祛寒。用于肝炎，肝大，肝包虫，急、慢性肝炎，胆囊炎疼痛。

▌ 用量与用法 ▌

果实：3 ～ 6g。内服煎汤，或入丸、散剂。

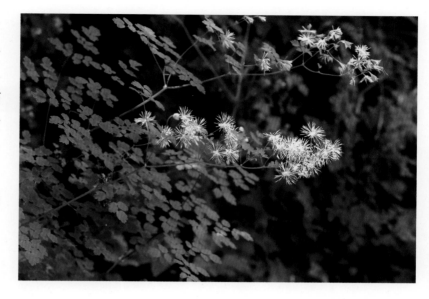

附 注

《晶珠本草》记载"ཟི་ར།"（司拉、孜拉）为数种药物的统称，言其分为白 ["ཟི་ར་དཀར་པོ།"（司拉嘎保）]、黑 ["ཟི་ར་ནག་པོ།"（司拉那保）]2 种，白者为清肺热之药物，黑者为祛肝寒之药物；并言另有黄花者，但其基原不确定，故未予收录。现代文献记载的"ཟི་ར།"（司拉）的基原主要涉及伞形科和毛茛科的多属多种植物，其中白者（司拉嘎保）多为伞形科植物，黑者（司拉那保）多为毛茛科植物，各地习用的种类不一。《部标藏药》《藏标》等在"香旱芹 /ཟི་ར་དཀར་པོ།/ 斯热嘎布（斯拉嘎保）"条下均收载了伞形科植物孜然芹 Cuminum cyminum L.（香旱芹）；《部标藏药》附录中以"黑种草子 /ཟི་ར་ནག་པོ།/ 斯拉那保"之名收载了毛茛科植物瘤果黑种草 Nigella glandulifera Freyn et Sint.（腺毛黑种草）。文献记载的黑者（斯拉那保）的基原还有毛茛科唐松草属（Thalictrum）的多种植物，长柄唐松草 T. przewalskii Maxim.、箭头唐松草 T. angustifolium L.（短梗箭头唐松草 T. simplex L. var. brevipes Hara）的果实为青海、甘肃南部、四川西部习用的黑者（司拉那保）的代用品，又被称为"ཟི་ར་ནག་པོ་དམན་པ།"（斯拉纳布曼巴。"曼巴"即"代用品"之意）。（参见"孜然芹""腺毛黑种草""竹叶柴胡"条）

芸香叶唐松草

Thalictrum rutifolium Hook. f. et Thoms.

| 毛茛科（Ranunculaceae） | 唐松草属（*Thalictrum*） |

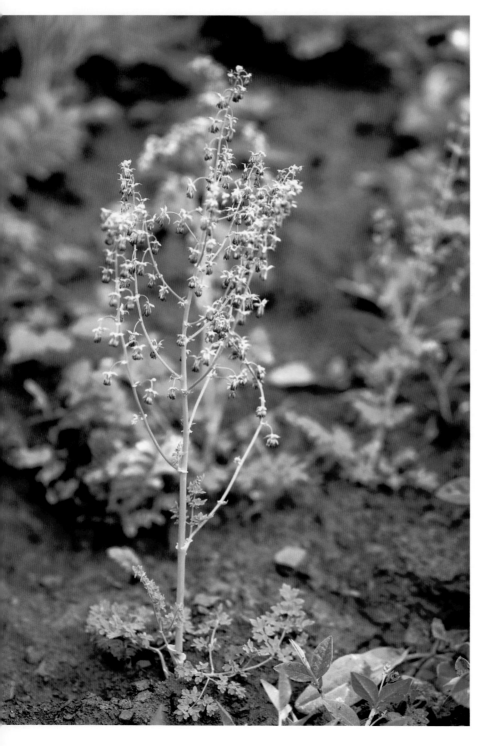

▌形态 ▌

植株全部无毛。茎高 11 ～ 50cm，上部分枝。基生叶和茎下部叶有长柄，为三至四回近羽状复叶；叶片长 3.2 ～ 11cm；小叶草质，顶生小叶楔状倒卵形，有时菱形、椭圆形或近圆形，长 3 ～ 8mm，宽 2 ～ 7mm，先端圆形，基部楔形至圆形，3 裂或不分裂，通常全缘，两面脉平，脉网不明显；叶柄长达 6cm，基部有短鞘；托叶膜质，分裂。花序似总状花序，狭长；花梗长 2 ～ 7mm，结果时增长至 8 ～ 14mm；萼片 4，淡紫色，卵形，长约 1.5mm，宽约 1mm，早落；雄蕊 4 ～ 18（～ 30），长 2 ～ 3mm，花药椭圆形，长 0.5 ～ 1.5mm，先端有短尖，花丝丝形；心皮 3 ～ 5，基部渐狭成短柄，花柱短，腹面密生柱头组织。瘦果倒垂，稍扁，镰状半月形，长 4 ～ 6mm，有 8 纵肋，子房柱长约 1mm，宿存花柱长约 0.3mm，反曲。6 月开花。

▌分布 ▌

分布于我国西藏、云南西北部、

四川西部、青海（久治）、甘肃中部和西南部。印度也有分布。

生境

生长于海拔 2280 ~ 4300m 的草坡、河滩、山谷中。

药材名

莪真、鹅正（ཨེ་སྲེག），结居巴、加久巴（ལྱགས་རྒྱུ་པ），莪加居、莪加久（རྒྱ་ལྱགས་རྒྱུ）。

药用部位

全草。

功能与主治

清热解毒。用于疮，食物中毒症，溃疡，肠炎等。

用量与用法

3g。内服入丸、散剂。

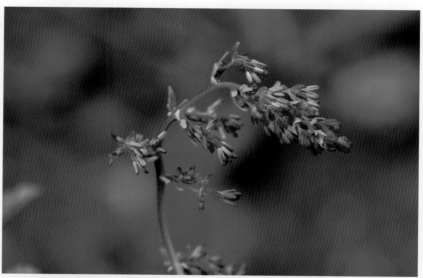

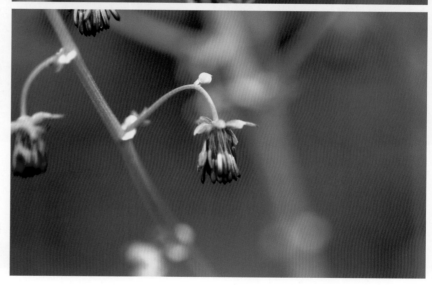

附注

《四部医典》中记载有 "ཨེ་སྲེག"（莪真），《晶珠本草》记载其名为 "ལྱགས་རྒྱུ"（吉合觉），《蓝琉璃》言 "莪真又名 'ལྱགས་རྒྱུ་པ'（结居巴）"。现代文献记载各地藏医所用 "莪真" 的基原包括唐松草属（*Thalictrum*）的多种植物，多认为狭序唐松草 *T. atriplex* Finet et Gagnep.、芸香叶唐松草 *T. rutifolium* Hook. f. et Thoms. 为正品，美丽唐松草 *T. reniforme* Wall.、多叶唐松草 *T. foliolosum* DC.、钩柱唐松草 *T. uncatum* Maxim. 等多种同属植物为其代用品。《晶珠本草》另记载有 "རྒྱང་རྩི་སྲེག"（娘孜折），言其为 "ལྱགས་རྒྱུ"（吉合觉）的类同品，两者互为雌、雄，以雄者（娘孜折）为上品，其基原为毛茛科植物黄连 *Coptis chinensis* Franch.、云南黄连 *C. teeta* Wall.（西藏黄连、印度黄连）。（参见 "狭序唐松草" "美丽唐松草" "黄连" "云南黄连" 条）

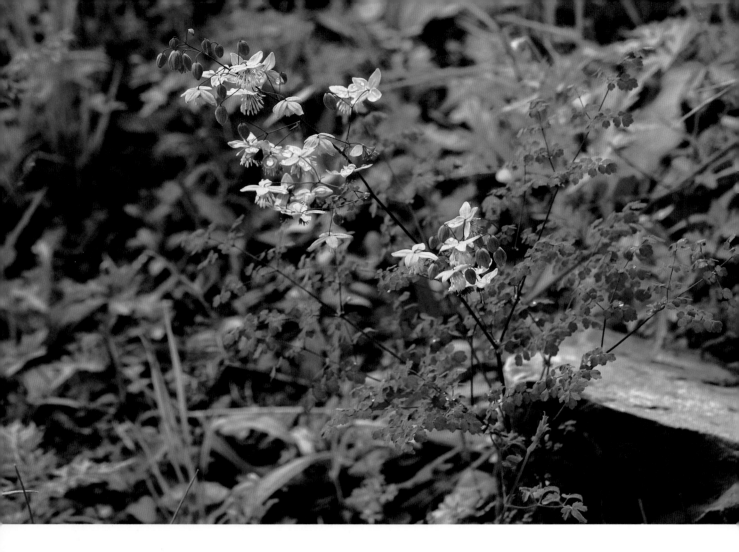

偏翅唐松草

Thalictrum delavayi Franch.

毛茛科（Ranunculaceae）　　唐松草属（*Thalictrum*）

形态

植株全部无毛。茎高 60 ～ 200cm，分枝。基生叶在开花时枯萎。茎下部和中部叶为三至四回羽状复叶；叶片长达 40cm；小叶草质，大小变异很大，顶生小叶圆卵形、倒卵形或椭圆形，长 0.5 ～ 3cm，宽 0.3 ～ 2（～ 2.5）cm，基部圆形或楔形，3 浅裂或不分裂，裂片全缘或有 1 ～ 3 齿，脉平或在背面稍隆起，脉网不明显；叶柄长 1.4 ～ 8cm，基部有鞘；托叶半圆形，边缘分裂或不裂。圆锥花序长 15 ～ 40cm；花梗细，长 0.8 ～ 2.5cm；萼片 4（～ 5），淡紫色，卵形或狭卵形，长 5.5 ～ 9（～ 12）mm，宽 2.2 ～ 4.5（～ 5）mm，先端急尖或微钝；雄蕊多数，长 5 ～ 7mm，花药长圆形，长约 1.5mm，先端短尖头长 0.1 ～ 0.2（～ 0.4）mm，花丝近丝形，上部稍宽；心皮 15 ～ 22，子房基部变狭成短柄，花柱短，柱头生花柱腹面。瘦果扁，斜倒卵形，有时稍镰形弯曲，长 5 ～ 8mm，宽 2.5 ～ 3.2mm，约有 8 纵肋，沿腹棱和背棱有狭翅，柄长 1 ～ 3mm，宿存花柱长约 1mm。6 ～ 9 月开花。

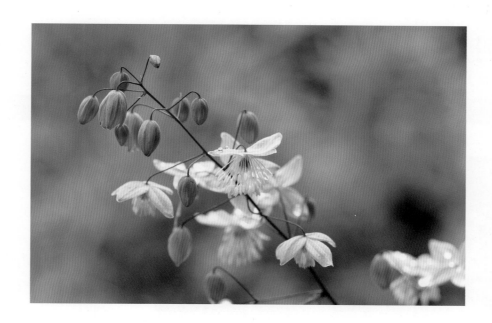

分布

分布于我国云南（大理）、西藏东部（林芝以东）、四川西部（雅江）。

生境

生长于海拔 1900 ～ 3600m 的山地林边、沟边、灌丛、疏林中。

药材名

莪真、鹅正（ཨེ་ཙེན།），洛堵、洛斗、路登（ལུག་ཏུག）。

药用部位

根及根茎。

功能与主治

清热毒。用于疗疬，毒痈。

用量与用法

3g。内服入丸、散剂。

附 注

"ཨེ་ཙེན།"（莪真）为《月王药诊》《四部医典》等记载的清热、消炎之药物；《晶珠本草》记载名为"སྐྱབས་སྐྱི་པ།"（结居巴），又名"ལུག་ཏུག་ནག་པོ།"（洛堵那保），言其能降瘟、治毒热症。现代文献记载的"莪真"或"结居巴"的基原多为唐松草属（*Thalictrum*）植物，包括多种。我国有唐松草属植物 67 种，青藏高原分布的种类较多，藏医药用该属植物的种类也较多，据初步统计，现代文献中记载藏医药用的有近 20 种，涉及多种药材，各地药用习惯也不同。偏翅唐松草 *T. delavayi* Franch. 为"莪真"的基原之一，在云南迪庆又被称为"ལུག་ཏུག"（洛斗）。（参见"高原唐松草""美丽唐松草""长柄唐松草"等条）

美丽唐松草

Thalictrum reniforme Wall.

| 毛茛科（Ranunculaceae） | 唐松草属（*Thalictrum*） |

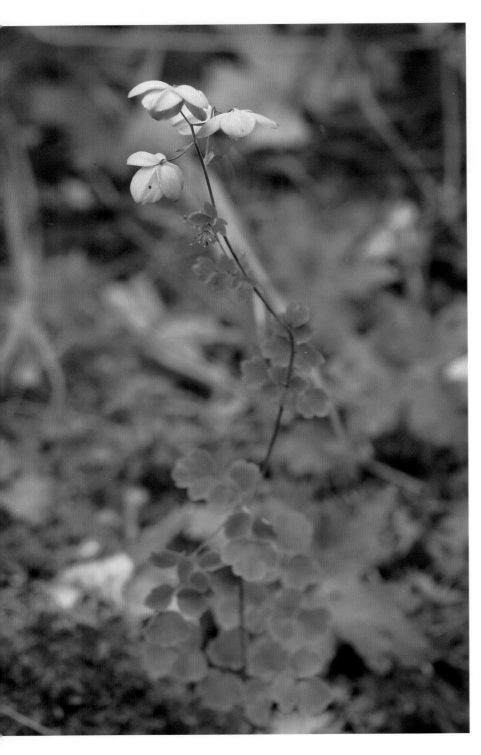

▌形态 ▌

茎高 80 ～ 150cm，有极短腺毛，中部以上分枝。茎下部叶在开花时枯萎；中部叶有短柄，为三回羽状复叶；叶片长约 20cm；小叶草质，顶生小叶宽卵形、圆卵形或菱状宽倒卵形，长 1.2 ～ 2.5cm，宽 1.5 ～ 3.2cm，基部圆形或浅心形，3 浅裂，裂片全缘或有少数圆齿，表面无毛，背面密被短腺毛，脉在背面稍隆起；叶柄长 2 ～ 6cm，有狭鞘。圆锥花序长 20 ～ 30cm；花序轴和花梗密被短腺毛（毛长约 0.1mm）；花梗长 0.8 ～ 2.5cm；萼片 4，粉红色，卵形，长 9 ～ 13mm，宽 6 ～ 10mm，先端钝；雄蕊多数，长约 8mm，花药黄色，线形，长 3 ～ 4mm，先端具短尖，花丝丝形；心皮 15 ～ 20，有柄，被短腺毛，花柱比子房稍长，柱头长圆形。瘦果斜狭倒卵形，扁，长约 6mm，宽约 2.6mm，每侧约有 3 细纵肋，互相网结，心皮柄和宿存花柱均长约 1.5mm。7 ～ 10 月开花。

分布

分布于我国西藏南部和东南部（错那、米林、芒康）。不丹、印度、尼泊尔也有分布。

生境

生长于海拔 3100 ～ 3700m 的山地草坡、灌丛、冷杉林下。

药材名

莪真、鹅正（ཨོ་བྱི་ག），结居巴、加久巴（ལྱགས་རྒྱ་པ）。

药用部位

全草。

功能与主治

清热解毒。用于疮，食物中毒症，溃疡，肠炎等。

用量与用法

3g。内服入丸、散剂。

附 注

《四部医典》中记载有"ཨོ་བྱི་ག"（莪真），《蓝琉璃》言"莪真又名结居巴"，《晶珠本草》以"ལྱགས་རྒྱ་པ"（结居巴）为正名，言其又名"莪真"。现代文献记载各地藏医所用"莪真"的基原包括唐松草属（*Thalictrum*）的多种植物。一般认为狭序唐松草 T. atriplex Finet et Gagnep.、芸香叶唐松草 *T. rutifolium* Hook. f. et Thoms. 为正品，其他种则作为代用品。美丽唐松草 *T. reniforme* Wall. 为其代用品之一，其中文别名也称"鹅整"，即源于藏药名。（参见"狭序唐松草""芸香叶唐松草"条）

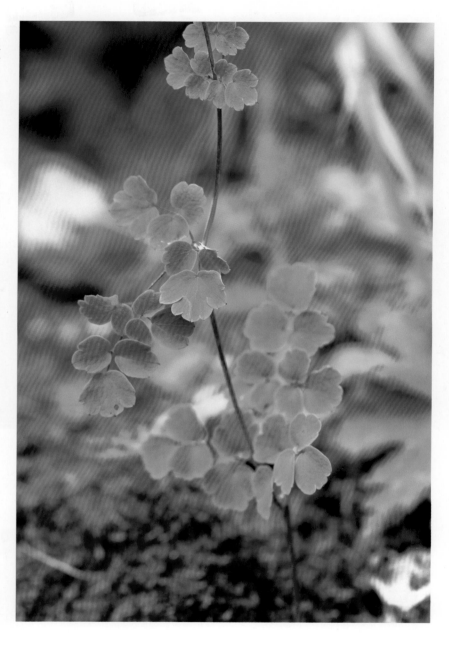

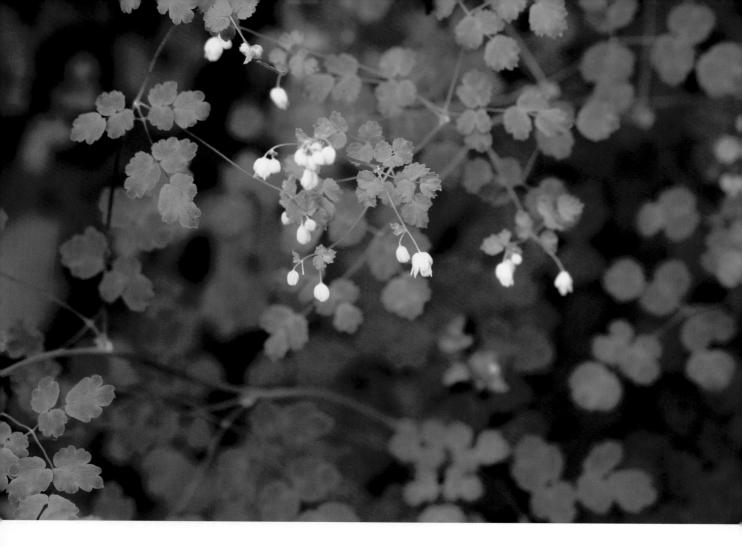

滇川唐松草

Thalictrum finetii Boivin

毛茛科（Ranunculaceae）	唐松草属（*Thalictrum*）

▌ 形态 ▌

茎高 50 ~ 200cm，有浅纵槽，变无毛，分枝。基生叶和茎最下部叶在开花时枯萎；茎中部叶具较短柄，为三至四回三出或近羽状复叶，叶片长约 18cm，小叶草质，顶生小叶有短柄，菱状倒卵形、宽卵形或近圆形，长 0.9 ~ 2cm，宽 0.7 ~ 2cm，先端圆形，有短尖，基部宽楔形、圆形或圆截形，3 浅裂，边缘有疏钝齿，有时全缘，表面无毛，脉稍凹陷，背面脉稍隆起或平，沿脉有密或疏的短毛，叶柄长约 2cm，有鞘；托叶狭，边缘常不规则浅裂。花序圆锥状，长达 30cm，有稀疏的花；花梗细，长 0.4 ~ 1.8cm；萼片 4 ~ 5，白色或淡绿黄色，椭圆状卵形，脱落；雄蕊长约 6mm，花药狭长圆形，长 1.5 ~ 2mm，有短尖头，花丝丝状；心皮 7 ~ 14，有短子房柄，花柱长约 1.2mm，柱头侧生。瘦果扁平，半圆形或半倒卵形，长约 4mm，宽约 1.5mm，有短毛，两侧各有一弧状弯曲的纵肋，周围有狭翅，子房柄长约 0.4mm。7 ~ 8 月开花。

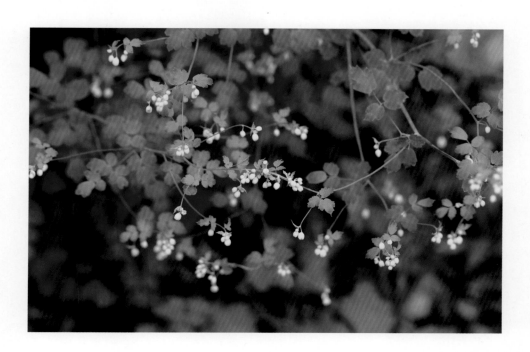

┃ 分布 ┃

分布于我国西藏东南部（墨脱）、云南西北部、四川西部（巴塘、峨眉山地区）。

┃ 生境 ┃

生长于海拔 2200 ～ 4000m 的山地草坡、林边或林中。

┃ 药材名 ┃

结居巴、加久巴（ཤུག་རྒྱ་པ）。

┃ 药用部位 ┃

全草。

┃ 功能与主治 ┃

清热解毒。用于疮，食物中毒症，溃疡，肠炎等。

┃ 用量与用法 ┃

3g。内服入丸、散剂。

附 注

　　《四部医典》记载有"ཤུག་རྒྱ"（莪真），《晶珠本草》名其为"ཤུག་རྒྱ་པ"（结居巴）；《蓝琉璃》言"莪真又名结居巴"，记载其为降瘟、疗毒热症之药物。现代文献记载各地藏医所用"莪真"的基原均为唐松草属（*Thalictrum*）植物，多以狭序唐松草 *T. atriplex* Finet et Gagnep.、芸香叶唐松草 *T. rutifolium* Hook. f. et Thoms. 为"莪真"正品，其他种类为代用品。据文献记载，滇川唐松草 *T. finetii* Boivin 为"结居巴"的基原之一，同样作"莪真"使用的还有多种同属植物。（参见"狭序唐松草""美丽唐松草"条）

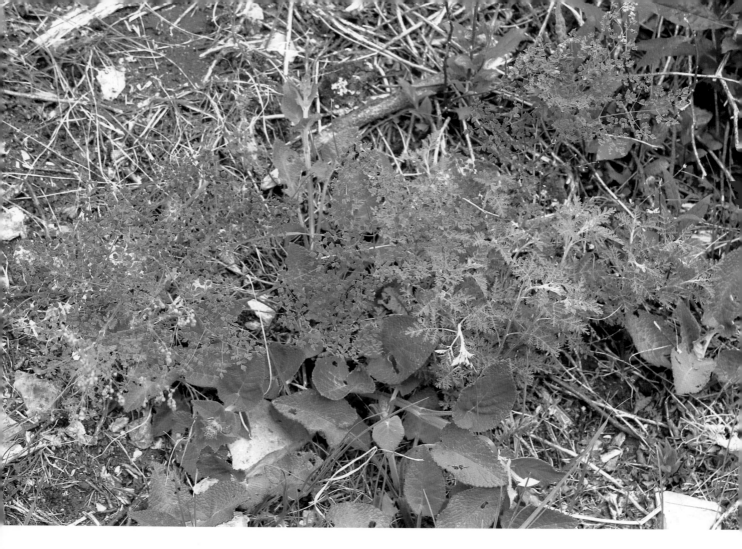

高原唐松草

Thalictrum cultratum Wall.

| 毛茛科（Ranunculaceae） | 唐松草属（*Thalictrum*） |

形态

植株全部无毛，或茎上部和叶片背面有稀疏短毛。茎高 50 ～ 120cm，上部分枝。基生叶和茎下部叶在开花时枯萎；茎中部叶有短柄，为三至四回羽状复叶；叶片长 9 ～ 20cm，1 回羽片 4 ～ 6对；小叶薄革质，稍肉质，菱状倒卵形、宽菱形或近圆形，长 5 ～ 10（～ 14）mm，宽 3 ～ 10（～ 14）mm，先端常急尖，基部钝、圆形或浅心形，3 浅裂，裂片全缘或有 2 小齿，表面脉下陷，背面有白粉，脉隆起，脉网明显；叶柄长 1 ～ 4cm。圆锥花序长 10 ～ 24cm；花梗细，长 4 ～ 14mm；萼片 4，绿白色，狭椭圆形，长 3 ～ 4mm，脱落；雄蕊多数，长 6 ～ 8mm，花药狭长圆形，长 2 ～ 2.6mm，先端有短尖头，花丝丝形；心皮 4 ～ 9，近无柄或子房基部缩成短柄，柱头狭三角形。瘦果扁，半倒卵形，长约3.5mm，有 8 纵肋，近无柄或有长约1mm的心皮柄，宿存花柱长约1.2mm。花期 6 ～ 7 月。

分布

分布于我国西藏南部、四川西部、甘肃南部、云南西北部（大理以北）。尼泊尔、印度东部也有分布。

▍ 生境 ▍

生长于海拔 1700 ～ 3800m 的山地草坡、灌丛、沟边草地、林中。

▍ 药材名 ▍

莪真、鹅正（ཨ་ཧྲིག），结居巴、加久巴（ལྐུགས་ཀྱུ་པ），俄甲久（ལྐུགས་ཀྱུ），司拉那保（ཟི་ར་ནག་པོ）。

▍ 药用部位 ▍

全草或花序、根及根茎、果实。

▍ 功能与主治 ▍

全草（莪真）：清热解毒；用于疮，食物中毒症，溃疡，肠炎等。

果实（司拉那保）：祛肝寒、胃湿；用于肝寒症，肝大，胃病，"隆"病。

▍ 用量与用法 ▍

3 ～ 6g。内服入丸、散剂。

附 注

《四部医典》中记载有"ཨ་ཧྲིག"（莪真）；《蓝琉璃》言"莪真又名结居巴"。《晶珠本草》以"ལྐུགས་ཀྱུ་པ"（结居巴）为正名，言其为降瘟、治毒热症之药物。现代文献记载的各地藏医所用"莪真"的基原包括唐松草属（*Thalictrum*）的多种植物，文献多认为狭序唐松草 *T. atriplex* Finet et Gagnep.、芸香叶唐松草 *T. rutifolium* Hook. f. et Thoms. 的形态与《晶珠本草》等记载的"果之先端弯似铁钩"等特征相符，二者为正品，其他多种为代用品。高原唐松草 *T. cultratum* Wall. 为"莪真"的基原之一，《四川藏标》以"高原唐松草 /ལྐུགས་ཀྱུ/ 俄甲久"之名收载了该种，言以其根及根茎入药。（参见"狭序唐松草""芸香叶唐松草""美丽唐松草"条）

《四部医典》等记载有"ཟི་ར་ནག་པོ"（司拉那保），言其以种子（果实）入药。《晶珠本草》记载"ཟི་ར"（司拉、孜拉）为数种药物的统称，言其分为白 ["ཟི་ར་དཀར་པོ"（司拉嘎保）]、黑 ["ཟི་ར་ནག་པོ"（司拉那保）]2 种，白者为清肺热之药物，黑者为祛肝寒之药物；并言另有黄花者，其基原不确定，故未用（注：也即该书中未记述）。现代文献记载的藏医所用"司拉那保"的基原包括多种毛茛科植物，以腺毛黑种草 *Nigella glandulifera* Freyn et Sint. 为正品。据文献记载，甘肃、青海、四川藏医也以高原唐松草 *T. cultratum* Wall.、短梗箭头唐松草 *T. simplex* L. var. *brevipes* Hara、长柄唐松草 *T. przewalskii* Maxim. 等的种子（果实）作"司拉那保"使用，此多种为代用品；也有观点认为唐松草属植物作"司拉那保"系误用。对于"司拉嘎保"的基原，现代文献记载的种类包括伞形科、茜草科的多种植物，多以伞形科植物孜然芹 *Cuminum cyminum* L. 为正品。《晶珠本草》将"结居巴"归于"旱生草类药物"的"根叶花果全草类药物"中，由此推测"结居巴"似应使用全草。（参见"腺毛黑种草""孜然芹"条）

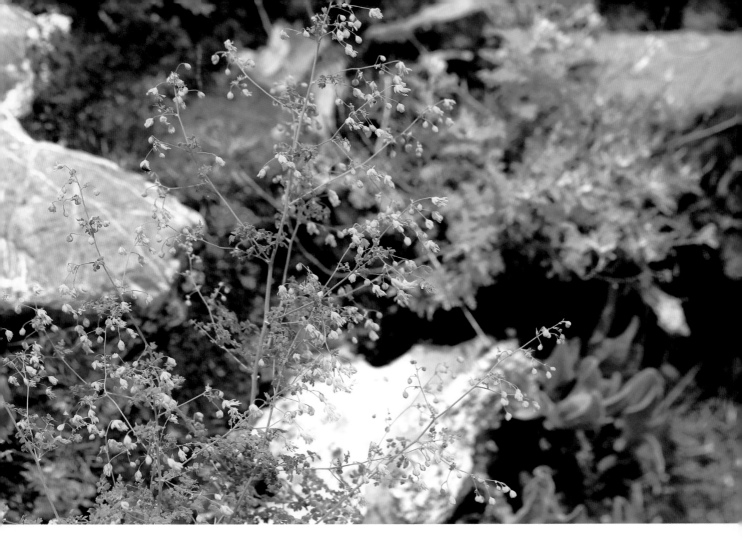

腺毛唐松草

Thalictrum foetidum L.

毛茛科（Ranunculaceae） 唐松草属（*Thalictrum*）

▎形态 ▎

根茎短，须根密集。茎高 15 ～ 100cm，无毛或幼时有短柔毛，后变无毛，上部分枝或不分枝。基生叶和茎下部叶在开花时枯萎或不发育，茎中部叶有短柄，为三回近羽状复叶；叶片长 5.5 ～ 12cm；小叶草质，顶生小叶菱状宽卵形或卵形，长 4 ～ 15mm，宽 3.5 ～ 15mm，先端急尖或钝，基部圆楔形或圆形，有时浅心形，3 浅裂，裂片全缘或有疏齿，表面脉稍凹陷，背面脉稍隆起，沿脉网有短柔毛和腺毛，偶无毛；叶柄短，有鞘，托叶膜质，褐色。圆锥花序有少数或多数花；花梗细，长 5 ～ 12mm，通常有白色短柔毛和极短的腺毛；萼片 5，淡黄绿色，卵形，长 2.5 ～ 4mm，宽约 1.5mm，外面常有疏柔毛；花药狭长圆形，长 2.5 ～ 3.5mm，先端有短尖，花丝上部狭线形，下部丝形；心皮 4 ～ 8，子房常有疏柔毛，无柄，柱头三角状箭头形。瘦果半倒卵形，扁平，长 3 ～ 5mm，有短柔毛，有 8 纵肋，宿存柱头长约 1mm。5 ～ 7 月开花。

▌ 分布 ▐

分布于我国西藏、四川西部、青海、甘肃、新疆、陕西、山西、河北、内蒙古。蒙古及亚洲西部、欧洲也有分布。

▌ 生境 ▐

生长于海拔 350 ～ 4500m 的山地草坡、高山多石砾处。

▌ 药材名 ▐

莪真、鹅正（ᩤ᭰ᩯᩢ），结居巴、加久巴（ᩛᩢᩣᩢᩢ᭰ᩢᩢ），贡布莪整（ᩴᩢᩢᩛᩢᩢᩯᩢᩣᩢᩯᩢ）。

▌ 药用部位 ▐

根及根茎。

▌ 功能与主治 ▐

清热解毒，祛风凉血，消炎，止痢。用于病毒性肝炎，结膜炎，痢疾，痈疽，疮疖。

▌ 用量与用法 ▐

3g。内服入丸、散剂。

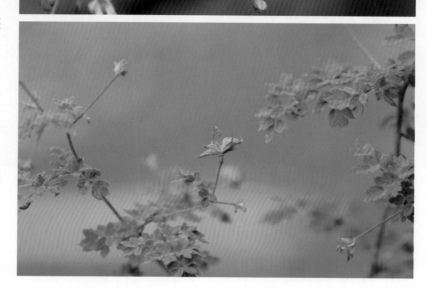

附 注

　　《四部医典》中记载有"ᩤᩯᩢ"（莪真）；《晶珠本草》记载其为"ᩛᩢᩣᩢᩢ᭰ᩢᩢ"（结居巴）；《蓝琉璃》言"莪真又名结居巴"。现代文献记载的各地藏医所用"莪真"的基原包括唐松草属（*Thalictrum*）的多种植物，文献多认为狭序唐松草 *T. atriplex* Finet et Gagnep.、芸香叶唐松草 *T. rutifolium* Hook. f. et Thoms. 的形态与《晶珠本草》等记载的"果之先端弯似铁钩"等特征相符，二者为正品，其他为代用品。也有文献记载腺毛唐松草 *T. foetidum* L. 为代用品之一。（参见"狭序唐松草""高原唐松草""贝加尔唐松草"等条）

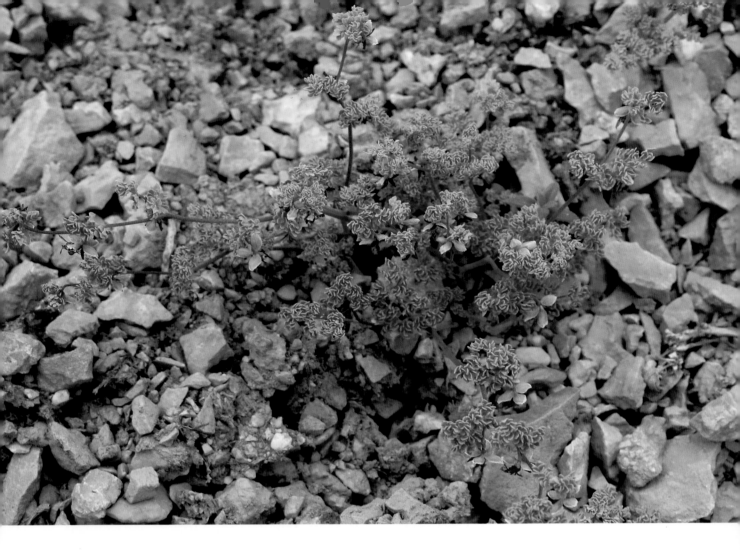

石砾唐松草

Thalictrum squamiferum Lecoy.

毛茛科（Ranunculaceae） | 唐松草属（*Thalictrum*）

▌形态 ▌

植株全体无毛，有白粉，有时有少数小腺毛。须根多，长达 15cm；根茎短。茎渐升或直立，长 6 ～ 20cm，下部常埋在石砾中，在节处有鳞片，自露出地面处分枝。茎中部叶长 3 ～ 9cm，有短柄，为三至四回羽状复叶，上部叶渐变小；叶片长 2 ～ 4.5cm；小叶近无柄，互相多少覆压，薄革质，顶生小叶卵形、三角状宽卵形或心形，长 1 ～ 2mm，宽约 0.6mm，侧生小叶较小，卵形、椭圆形或狭卵形，全缘，干时反卷，脉不明显；叶柄长 3 ～ 15mm，有狭鞘。花单生于叶腋；花梗长 1.5 ～ 6.5（～ 20）mm；萼片 4，淡黄绿色，常带紫色，椭圆状卵形，长 2.1 ～ 3mm，脱落；雄蕊 10 ～ 20，长约 6mm，花药狭长圆形，长 1.8 ～ 2mm，有短尖头，花丝丝状；心皮 4 ～ 6，柱头箭头状，与子房近等长。瘦果宽椭圆形，稍扁，长约 3mm，有 8 粗纵肋，宿存柱头长约 0.8mm。7 月开花。

分布

分布于我国云南西北部（丽江以北）、四川西部、西藏东南部至西南部（类乌齐等）、青海南部。

生境

生长于海拔 3600 ~ 5000m 的山地多石砾山坡、河岸石砾沙地、林边。

药材名

阿仲（ཨ་འབྲོང་），杂阿仲、匝阿仲（ཙ་ཨ་འབྲོང་）。

药用部位

全草。

功能与主治

清热，止咳。用于咽喉热毒，发热，感冒咳嗽。

用量与用法

3g。内服入丸、散剂。

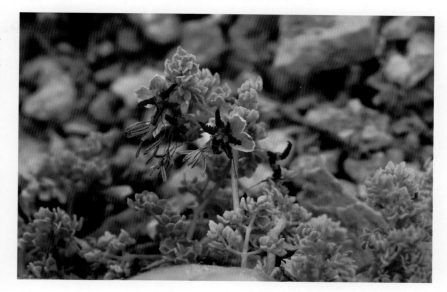

附 注

《四部医典》记载有"མཁན་པ་ཨ་འབྲོང་"（坎巴阿仲），言其为清肺热之药物。《蓝琉璃》言"ཨ་འབྲོང་"（阿仲）分为"མཁན་པ་ཨ་འབྲོང་"（坎巴阿仲）、"ཕུར་མོང་ཨ་འབྲོང་"（普尔芒阿仲）、"ཙ་ཨ་འབྲོང་"（杂阿仲）和"ཤིང་ཨ་འབྲོང་"（兴阿仲）4 类；《晶珠本草》则将"阿仲"分为白（或草）阿仲["ཨ་འབྲོང་དཀར་པོ"（阿仲嘎保），或称"杂阿仲"]、蒿阿仲["མཁན་ཨ་འབྲོང་"（坎阿仲）]、木阿仲["ཕུར་དཀར"（普嘎尔）]3 种。现代文献记载的"阿仲"类的基原极为复杂，涉及石竹科无心菜属（*Arenaria*）、菊科、毛茛科、虎耳草科及报春花科等多科多属多种植物，各地习用的种类差异较大。《部标藏药》以"蚤缀 /ཨ་འབྲོང་/ 杂阿仲"之名、《青海藏标》以"甘肃蚤缀 /ཨ་འབྲོང་དཀར་པོ/ 阿中嘎保"之名收载了甘肃蚤缀 A. kansuensis Maxim.（甘肃雪灵芝）及卵瓣蚤缀 A. kansuensis Maxim. var. ovatipetata Tsui。《藏药晶镜本草》中记载了 4 种"阿仲"类药物，其中"ཨ་འབྲོང་"（阿仲）的基原为石砾唐松草 *Thalictrum squamiferum* Lecoy.，而据《迪庆藏药》记载，四川甘孜德格藏医习将该种作"杂阿仲"使用。（参见"甘肃雪灵芝""铺散亚菊""垫状点地梅""黑虎耳草"条）

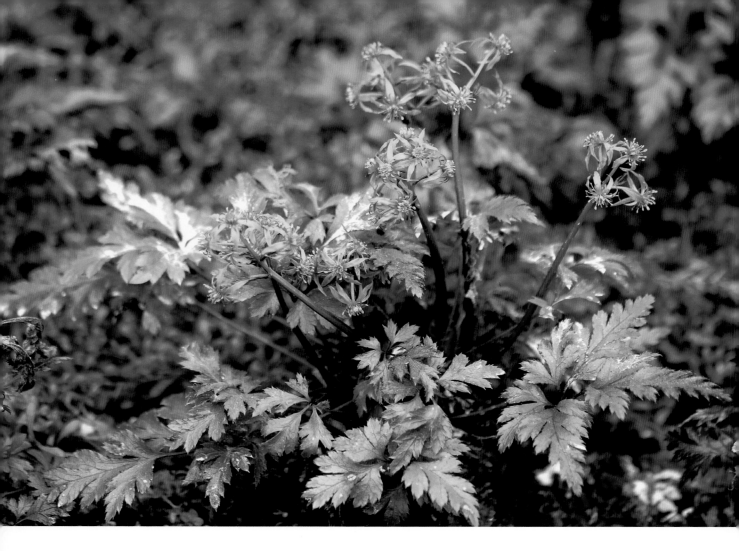

黄连

Coptis chinensis Franch.

| 毛茛科（Ranunculaceae） | 黄连属（*Coptis*） |

▍形态 ▍

根茎黄色，常分枝，密生多数须根。叶有长柄；叶片稍带革质，卵状三角形，宽达 10cm，3 全裂，中央全裂片卵状菱形，长 3 ~ 8cm，宽 2 ~ 4cm，先端急尖，具长 0.8 ~ 1.8cm 的细柄，3 或 5 对羽状深裂，在下面分裂最深，深裂片彼此相距 2 ~ 6mm，边缘生具细刺尖的锐锯齿，侧全裂片具长 1.5 ~ 5mm 的柄，斜卵形，比中央全裂片短，不等 2 深裂，两面的叶脉隆起，除表面沿脉被短柔毛外，其余无毛；叶柄长 5 ~ 12cm，无毛。花葶 1 ~ 2，高 12 ~ 25cm；二歧或多歧聚伞花序有 3 ~ 8 花；苞片披针形，3 或 5 羽状深裂；萼片黄绿色，长椭圆状卵形，长 9 ~ 12.5mm，宽 2 ~ 3mm；花瓣线形或线状披针形，长 5 ~ 6.5mm，先端渐尖，中央有蜜槽；雄蕊约 20，花药长约 1mm，花丝长 2 ~ 5mm；心皮 8 ~ 12，花柱微外弯。蓇葖果长 6 ~ 8mm，柄约与之等长；种子 7 ~ 8，长椭圆形，长约 2mm，宽约 0.8mm，褐色。2 ~ 3 月开花，4 ~ 6 月结果。

▌分布▐

分布于我国四川、重庆（城
口）、贵州、湖南、湖北、
陕西南部。现重庆、四川、
陕西、湖北等大量栽培。

▌生境▐

生长于海拔 500 ～ 2000m
的山地林中、山谷阴处。

▌药材名▐

娘孜折、娘孜泽（ཉུང་ཙེ་ཞོ།）。

▌药用部位▐

根茎。

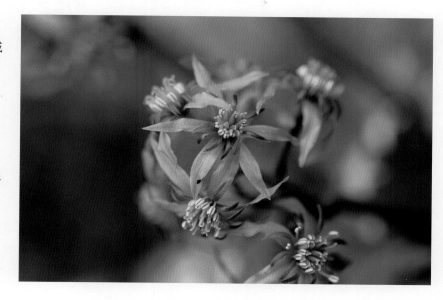

▌功能与主治▐

清热燥湿，排脓愈疮。用于一切热症，眼病，喉病，痢疾，肠炎，肠风便血，黄水疮，脓疮。

▌用量与用法▐

2g。内服研末，或入丸、散剂。

附注

　　《四部医典》《度母本草》《晶珠本草》等记载有"ཉུང་ཙེ་ཞོ།"（娘孜折），言其为吸水、清疫
热之药物；《蓝琉璃》言其分上品（雄娘孜折）和下品（雌娘孜折）2 种。现藏医所用"娘孜折"
均为黄连属（Coptis）植物，包括黄连 C. chinensis Franch.、云南黄连 C. teeta Wall.（C. teetoides
C. Y. Cheng）、三角叶黄连 C. deltoidea C. Y. Cheng et Hsiao、峨眉黄连 C. omeiensis (Chen) C. Y.
Cheng、五裂黄连 C. quinquesecta W. T. Wang。据《晶珠本草》记载，"娘孜折"产自西藏门隅、
珞隅等热带地区者为"雄娘孜折"（上品）。《晶珠本草》汉译重译本认为上品（雄娘孜折）为黄
连 C. teetoides C. Y. Cheng（云南黄连 C. teeta Wall.），下品（雌娘孜折）为多枝唐松草 Thalictrum
ramosum Boivin。黄连作为常用中药，现已被大量栽培，其基原包括黄连 C. chinensis Franch.、云南
黄连 C. teeta Wall.、三角叶黄连 C. deltoidea C. Y. Cheng et Hsiao 3 种，此 3 种的野生资源较少，仅
云南黄连 C. teeta Wall. 在西藏东南部有分布，藏医历史上使用的也应为此种，部分文献也将此种的
中文名称称为"西藏黄连"或"印度黄连"。（参见"云南黄连""峨眉黄连""三角叶黄连"条）

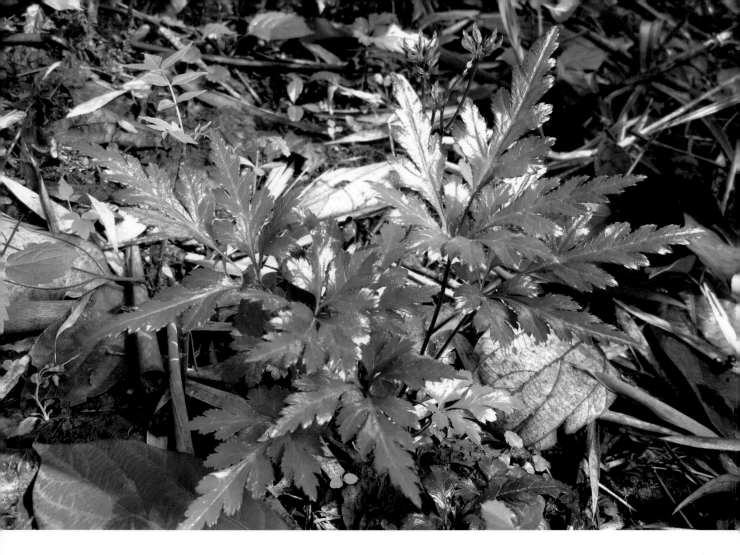

三角叶黄连

Coptis deltoidea C. Y. Cheng et Hsiao

| 毛茛科（Ranunculaceae） | 黄连属（*Coptis*） |

形态

根茎黄色，不分枝或少分枝，节间明显，密生多数细根，具横走的匍匐茎。叶 3 ~ 11；叶片卵形，稍带革质，长达 16cm，宽达 15cm，3 全裂，裂片均具明显的柄；中央全裂片三角状卵形，长 3 ~ 12cm，宽 3 ~ 10cm，先端急尖或渐尖，4 ~ 6 对羽状深裂，深裂片彼此多少邻接，边缘具极尖的锯齿；侧全裂片斜卵状三角形，长 3 ~ 8cm，不等 2 裂，表面沿脉被短柔毛或近无毛，背面无毛，两面的叶脉均隆起；叶柄长 6 ~ 18cm，无毛。花葶 1 ~ 2，比叶稍长；多歧聚伞花序，有花 4 ~ 8；苞片线状披针形，3 深裂或栉状羽状深裂；萼片黄绿色，狭卵形，长 8 ~ 12.5mm，宽 2 ~ 2.5mm，先端渐尖；花瓣约 10，近披针形，长 3 ~ 6mm，宽 0.7 ~ 1mm，先端渐尖，中部微变宽，具蜜槽；雄蕊约 20，长仅为花瓣长的 1/2 左右；花药黄色，花丝狭线形；心皮 9 ~ 12，花柱微弯。蓇葖果长圆状卵形，长 6 ~ 7mm，心皮柄长 7 ~ 8mm，被微柔毛。3 ~ 4 月开花，4 ~ 6 月结果。

▍分布 ▍

分布于我国四川峨眉山及洪雅一带。野生少见，历史上曾大量栽培，商品习称"雅连"，现栽培量较少。

▍生境 ▍

生长于海拔 1600 ~ 2200m 的山地林中。

▍药材名 ▍

娘孜折、娘孜泽（ꢀꢁꢂꢃꢄ）。

▍药用部位 ▍

根茎。

▍功能与主治 ▍

清热燥湿，排脓愈疮。用于一切热症，眼病，喉病，痢疾，肠炎，肠风便血，黄水疮，脓疮。

▍用量与用法 ▍

2g。内服研末，或入丸、散剂。

附 注

《四部医典》等中均记载有"ꢀꢁꢂꢃꢄ"（娘孜折），言其为吸水、清疫热之药物。《蓝琉璃》言其分为上品（雄娘孜折）和下品（雌娘孜折）2 种。现代文献记载的"娘孜折"的基原包括黄连属（Coptis）的多种植物，三角叶黄连 C. deltoidea C. Y. Cheng et Hsiao 为其中之一。据《晶珠本草》记载，"娘孜折"产自西藏门隅、珞隅等热带地区者为"雄娘孜折"

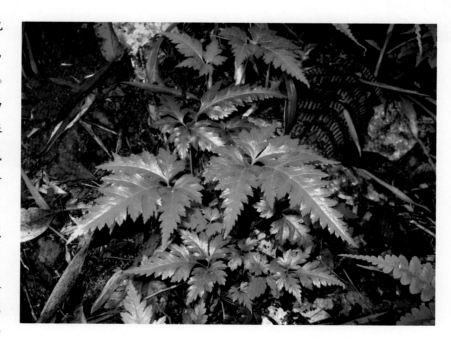

（上品）。现黄连属植物中仅云南黄连 C. teeta Wall. 在西藏东南部有分布，藏医历史上使用的也应为该种，部分文献也称该种中文名为"西藏黄连"或"印度黄连"。黄连作为常用中药，在重庆、湖北、四川等地大量栽培，以黄连 C. chinensis Franch. 产量最大。现藏医临床所用药材均从市场购买，其主要的基原也为该种。（参见"黄连""云南黄连""峨眉黄连"条）

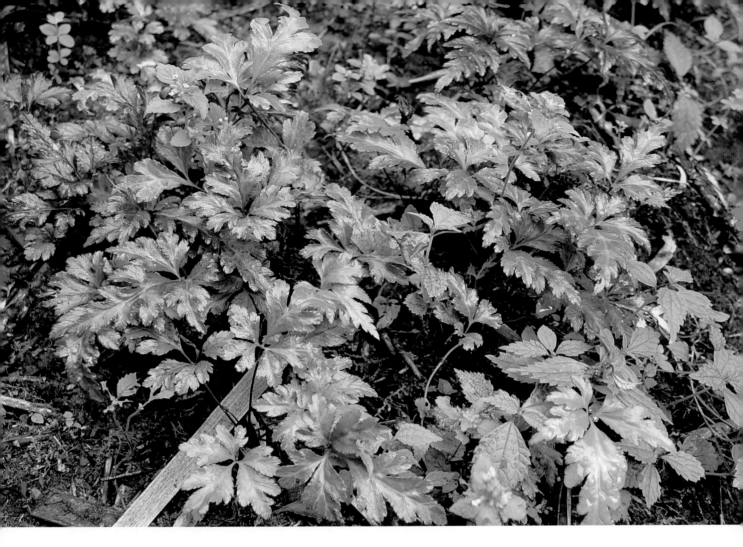

云南黄连

Coptis teeta Wall.

| 毛茛科（Ranunculaceae） | 黄连属（*Coptis*） |

█ 形态 █

根茎黄色，节间密，生多数须根。叶有长柄；叶片卵状三角形，长 6 ~ 12cm，宽 5 ~ 9cm，3 全裂，中央全裂片卵状菱形，宽 3 ~ 6cm，基部有长达 1.4cm 的细柄，先端长渐尖，3 ~ 6 对羽状深裂，深裂片斜长椭圆状卵形，先端急尖，彼此距离稀疏，相距最宽可达 1.5cm，边缘具带细刺尖的锐锯齿，侧全裂片无柄或具长 1 ~ 6mm 的细柄，斜卵形，比中央全裂片短，长 3.3 ~ 7cm，2 深裂至距基部约 4mm 处，两面的叶脉隆起，除表面沿脉被短柔毛外，其余均无毛；叶柄长 8 ~ 19cm，无毛。花葶 1 ~ 2，在果时高 15 ~ 25cm；多歧聚伞花序具 3 ~ 4（~ 5）花；苞片椭圆形，3 深裂或羽状深裂；萼片黄绿色，椭圆形，长 7.5 ~ 8mm，宽 2.5 ~ 3mm；花瓣匙形，长 5.4 ~ 5.9mm，宽 0.8 ~ 1mm，先端圆或钝，中部以下变狭成细长的爪，中央有蜜槽；花药长约 0.8mm，花丝长 2 ~ 2.5mm；心皮 11 ~ 14，花柱外弯。蓇葖果长 7 ~ 9mm，宽 3 ~ 4mm。

分布

分布于我国云南西北部、西藏东南部。缅甸也有分布。云南部分地区有栽培。

生境

生长于海拔 1500～2300m 的高山寒湿林荫下。

药材名

娘孜折、娘孜泽（ཉུང་ཙི་ཞེས།）。

药用部位

根茎。

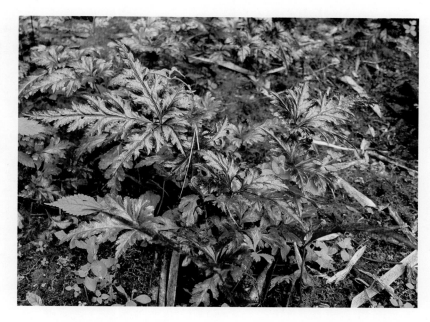

功能与主治

清热燥湿，排脓愈疮。用于一切热症，眼病，喉病，痢疾，肠炎，肠风便血，黄水疮，脓疮。

用量与用法

2g。内服研末，或入丸、散剂。

附 注

《四部医典》《度母本草》等书中记载有"ཉུང་ཙི་ཞེས།"（娘孜折），言其为吸水、清疫热之药物。《蓝琉璃》言其分为上品（雄娘孜折）和下品（雌娘孜折）。《四部医典系列挂图全集》第二十九图中有"娘孜折"的附图（9号图），其汉译本译注名为"黄连"，图中植物有主根（直根），基生叶及叶柄残基多数，叶2回羽裂，其地上部分形态与黄连属（Coptis）植物略似；《四部医典系列挂图全集》第三十四图中有"ཡག་ཀར།"（叉岗）的药材图（32号图），其汉译本译注名为"唐松草"，图中所示药材为植物的根茎，节间众多，略似黄连，但须根少，又似为唐松草类植物的根部。《晶珠本草》中分别记载有"ཉུང་ཙི་ཞེས།"（娘孜折）和"ཁུག་ཀོ།"（吉合觉），言两者互为雄、雌，其汉译重译本认为上品 ["ཉུང་ཙི་ཞེས།"（娘孜折），即"雄娘孜折"] 的基原为黄连 C. teetoides C. Y. Cheng（云南黄连 C. teeta Wall.），下品 ["ཁུག་ཀོ།"（吉合觉），即"雌娘孜折"] 的基原为毛茛科植物多叶唐松草 Thalictrum foliolosum DC.。现藏医所用"娘孜折"均为黄连属（Coptis）植物，包括黄连 C. chinensis Franch.、云南黄连 C. teeta Wall.（西藏黄连、印度黄连）、峨眉黄连 C. omeiensis (Chen) C. Y. Cheng，药材主要从市场购买。黄连为常用中药，其基原包括黄连 C. chinensis Franch.、云南黄连 C. teeta Wall.、三角叶黄连 C. deltoidea C. Y. Cheng et Hsiao，三者的野生资源较少，从其分布来看，仅云南黄连 C. teeta Wall. 在西藏东南部有分布。《晶珠本草》记载"娘孜折"产自西藏门隅、珞隅等热带地区，所指应为云南黄连 C. teeta Wall.，历史上藏医使用的"娘孜折"也应为该种（即"雄娘孜折"）。（参见"黄连""狭序唐松草"条）

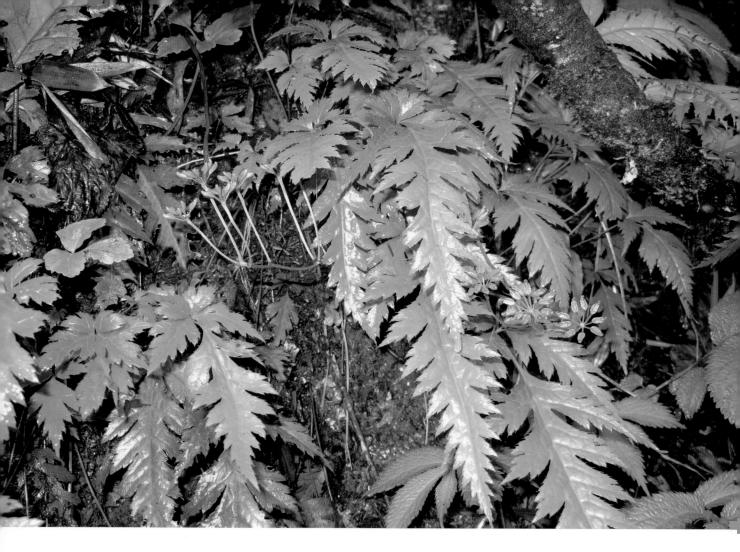

峨眉黄连

Coptis omeiensis (Chen) C. Y. Cheng

毛茛科（Ranunculaceae） | 黄连属（*Coptis*）

▎ 形态 ▎

根茎黄色，圆柱形，极少分枝，节间短。叶具长柄；叶片稍革质，披针形或窄卵形，长 6 ～ 16cm，宽 3.5 ～ 6.3cm，3 全裂，中央全裂片菱状披针形，长 5.5 ～ 15cm，宽 2.2 ～ 5.5cm，先端渐尖至长渐尖，基部有长为 0.5 ～ 2cm 的细柄，7 ～ 10 对羽状深裂，侧全裂片长仅为中央全裂片的 1/4 ～ 1/3，斜卵形，不等 2 深裂或近 2 全裂，两面的叶脉均隆起，除表面沿脉被微柔毛外，其他部分无毛；叶柄长 5 ～ 14cm，无毛。花葶通常单一，直立，高 15 ～ 27cm；花序为多歧聚伞花序，最下面 2 花梗常成对着生；苞片披针形，边缘具栉齿状细齿；花梗长达 2.2cm；萼片黄绿色，狭披针形，长 7.5 ～ 10mm，宽 0.7 ～ 1.2mm，先端渐尖；花瓣 9 ～ 12，线状披针形，长约为萼片的 1/2，中央有蜜槽；雄蕊 16 ～ 32，花药黄色，花丝长约 4mm；心皮 9 ～ 14。蓇葖果与心皮柄近等长，长 5 ～ 6mm，宽约 3mm；种子 3 ～ 4，黄褐色，长椭圆形，长约 1.8mm，宽约 0.6mm，光滑。2 ～ 3 月开花，4 ～ 7 月结果。

分布

分布于我国四川峨眉山一带及峨边、洪雅。

生境

生长于海拔 1000～1700m 的山地悬崖、石岩上或潮湿处。

药材名

娘孜折、娘孜泽（ ཉུང་ཅེ་ཤེལ ）。

药用部位

根茎。

功能与主治

清热燥湿，排脓愈疮。用于一切热症，眼病，喉病，痢疾，肠炎，肠风便血，黄水疮，脓疮。

用量与用法

2g。内服研末，或入丸、散剂。

附注

《四部医典》等古籍均记载有"ཉུང་ཅེ་ཤེལ"（娘孜折），言其为吸水、清瘟热之药物。《蓝琉璃》言其分为上品（雄娘孜折）和下品（雌娘孜折）2 种。现代文献记载的"娘孜折"的基原包括多种黄连属（Coptis）植物，峨眉黄连 C. omeiensis (Chen) C. Y. Cheng 为其基原之一。据《晶珠本草》记载，"娘孜折"产自西藏门隅、珞隅等热带地区者为"雄娘孜折"（上品）。现黄

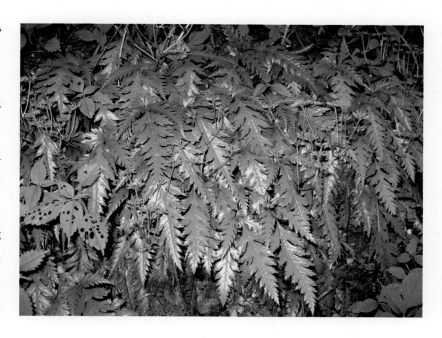

连属植物中仅云南黄连 C. teeta Wall. 在西藏东南部有分布，藏医历史上使用的"娘孜折"也应为此种。现藏医使用的黄连药材主要从市场购得，其基原主要为黄连 C. chinensis Franch.，而峨眉黄连 C. omeiensis (Chen) C. Y. Cheng 的野生资源极为稀少，主要为民间用药。《晶珠本草》记载"雌娘孜折"为"ལྱགས་སྐྱེ"（吉合觉），汉译重译本认为其基原为毛茛科植物多叶唐松草 Thalictrum foliolosum DC.。（参见"黄连""云南黄连""峨眉黄连""狭序唐松草"条）

草玉梅

Anemone rivularis Buch.-Ham. ex DC.

毛茛科（Ranunculaceae） | 银莲花属（*Anemone*）

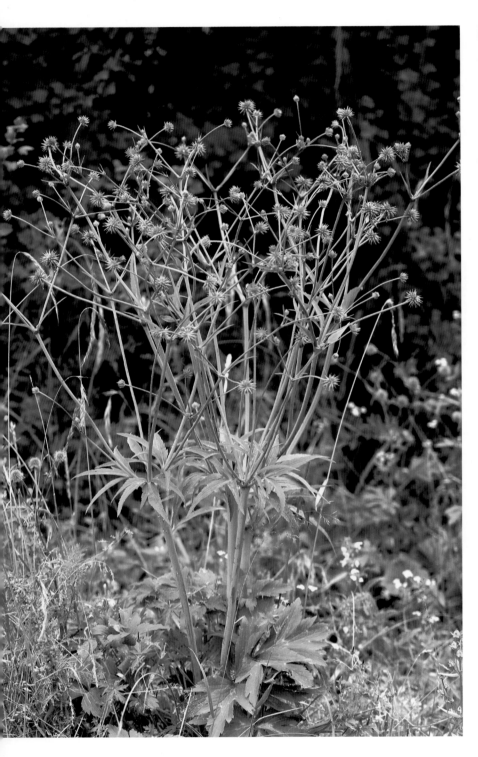

▌ 形态 ▌

植株高（10～）15～65cm。根茎木质，垂直或稍斜，直径0.8～1.4cm。基生叶3～5，有长柄；叶片肾状五角形，长（1.6～）2.5～7.5cm，宽（2～）4.5～14cm，3全裂，中裂片宽菱形或菱状卵形，有时宽卵形，宽（0.7～）2.2～7cm，3深裂，深裂片上部有少数小裂片和牙齿，侧裂片不等2深裂，两面都有糙伏毛；叶柄长（3～）5～22cm，有白色柔毛，基部有短鞘。花葶1（～3），直立；聚伞花序长（4～）10～30cm，（1～）2～3回分枝；苞片3（～4），有柄，近等大，长（2.2～）3.2～9cm，似基生叶，宽菱形，3裂至近基部，1回裂片多少细裂，柄扁平，膜质，长0.7～1.5cm，宽0.4～0.6cm；花直径（1.3～）2～3cm；萼片（6～）7～8（～10），白色，倒卵形或椭圆状倒卵形，长（6～）9～14mm，宽（3.5～）5～10mm，外面有疏柔毛，先端密被短柔毛；雄蕊长约为萼片之半，花药椭圆形，花丝丝形；心皮 30 ~ 60，无毛，子房狭长圆形，有拳卷的花柱。瘦果狭卵球形，稍扁，长 7 ~ 8mm，宿存花柱钩状弯曲。5 ~ 8 月开花。

▍分布▍

分布于我国西藏南部及东部、云南、四川、甘肃、青海、贵州、湖北西南部、广西西部。尼泊尔、不丹、印度等也有分布。

▍生境▍

生长于海拔 850 ~ 4900m 的山地草坡、高山灌丛、草甸、溪边、湖边。

▍药材名▍

苏嘎、速嘎、素嘎（སུག་ཀ），锁嘎哇（སུག་ཀ་བ）。

▍药用部位▍

果实。

▍功能与主治▍

去腐，提升胃温，引流黄水。用于胃虫，痞块，刺痛，蛇咬伤，寒性肿瘤，淋病，关节积黄水等。

▍用量与用法▍

1 ~ 3g。内服研末，或入丸、散剂。

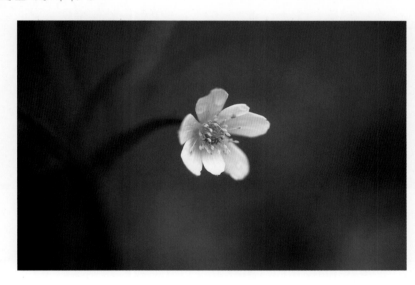

附 注

　　《四部医典》《晶珠本草》等中记载有"སུག་ཀ"（苏嘎），言其为止腐生阳、治黄水病之药物。《晶珠本草》引《图鉴》之记载，言其"叶像狮子爪，从中心向四面分茎，花梗如铁丝，花白色，五瓣，种子状如蓝青稞，嘴如铁钩"。现代文献记载的藏医所用"苏嘎"的基原涉及毛茛科银莲花属（*Anemone*）多种植物，多以草玉梅 *Anemone rivularis* Buch.-Ham. ex DC. 为正品，其形态也与《晶珠本草》之记载相符。《部标藏药》等收载了草玉梅 *Anemone rivularis* Buch.-Ham. ex DC.、钝裂银莲花 *Anemone obtusiloba* D. Don。文献记载各地藏医所用"苏嘎"的基原还包括展毛银莲花 *Anemone demissa* Hook. f. et Thoms.（又称"素嘎盏保"）、卵叶钝裂银莲花 *Anemone obtusiloba* D. Don var. *ovalifolia* Brühl（疏齿银莲花 *Anemone obtusiloba* D. Don ssp. *ovalifolia* Brühl）、叠裂银莲花 *Anemone imbricata* Maxim. 等。有文献记载，甘南藏医还以毛茛科植物无距楼斗菜 *Aquilegia ecalcarata* Maxim. 和细距楼斗菜 *Aquilegia ecalcarata* Maxim. f. *semicalcarata* (Schipcz.) Hand.-Mazz. 的果实作"苏嘎"使用，称其为"སུག་ཀའི་འབྲས"（苏嘎叉）或"སུག་ཀ་རིགས"（苏嘎惹）。（参见"钝裂银莲花""展毛银莲花""疏齿银莲花""无距楼斗菜"条）

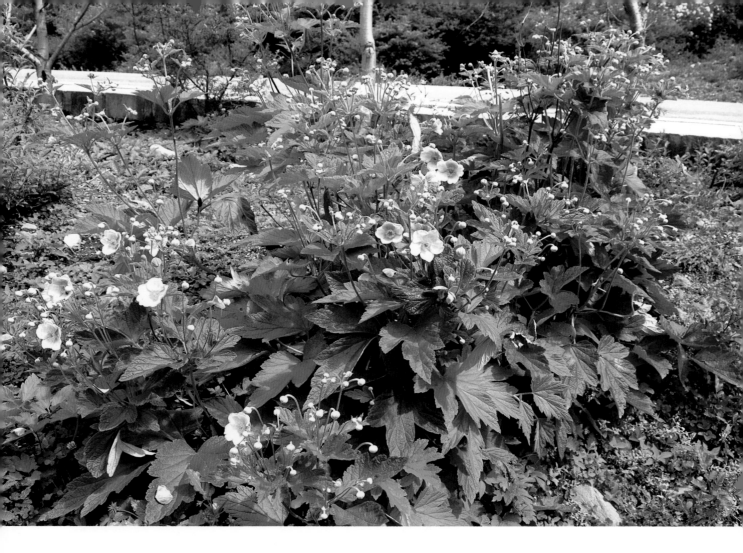

大火草

Anemone tomentosa (Maxim.) Péi

| 毛茛科（Ranunculaceae） | 银莲花属（*Anemone*） |

▌ 形态 ▌

植株高 40 ~ 150cm。根茎直径 0.5 ~ 1.8cm。基生叶 3 ~ 4，有长柄，为三出复叶，有时有 1 ~ 2 对为单叶；中央小叶有长柄，柄长 5.2 ~ 7.5cm，小叶片卵形至三角状卵形，长 9 ~ 16cm，宽 7 ~ 12cm，先端急尖，基部浅心形、心形或圆形，3 浅裂至 3 深裂，边缘有不规则小裂片和锯齿，表面被糙伏毛，背面密被白色绒毛，侧生小叶稍斜；叶柄长（6 ~ ）16 ~ 48cm，与花葶均密被白色或淡黄色短绒毛；花葶直径 3 ~ 9mm；聚伞花序长 26 ~ 38cm，二至三回分枝；苞片 3，与基生叶相似，不等大，有时 1 为单叶，3 深裂；花梗长 3.5 ~ 6.8cm，被短绒毛；萼片 5，淡粉红色或白色，倒卵形、宽倒卵形或宽椭圆形，长 1.5 ~ 2.2cm，宽 1 ~ 2cm，背面被短绒毛；雄蕊长约为萼片长的 1/4；心皮 400 ~ 500，长约 1mm，子房密被绒毛，柱头斜，无毛。聚合果球形，直径约 1cm；瘦果长约 3mm，有细柄，密被绵毛。7 ~ 10 月开花。

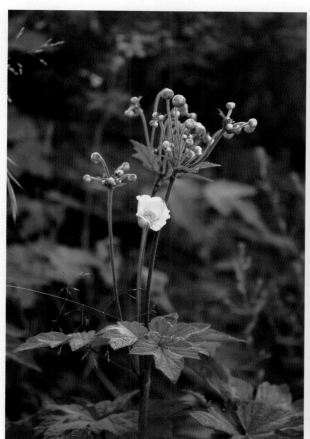
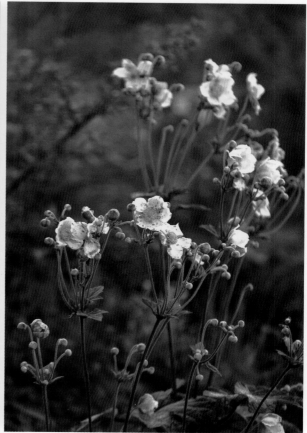

▌ 分布 ▌

分布于我国四川西部和东北部、青海东部、甘肃、陕西、湖北西部、河南西部、山西、河北西部。

▌ 生境 ▌

生长于海拔 700 ～ 3400m 的山地草坡、路旁阳处。

▌ 药材名 ▌

露替（ལུག་ཟིག）。

▌ 药用部位 ▌

根。

▌ 功能与主治 ▌

用于痢疾，腹泻，瘰疬，疮，跌打伤，乳腺炎。

附 注

大火草 *A. tomentosa* (Maxim.) Péi 的药用记载见于四川阿坝州若尔盖县内部资料——《高原中草药治疗手册》（1970）中，该药材为地方习用药。

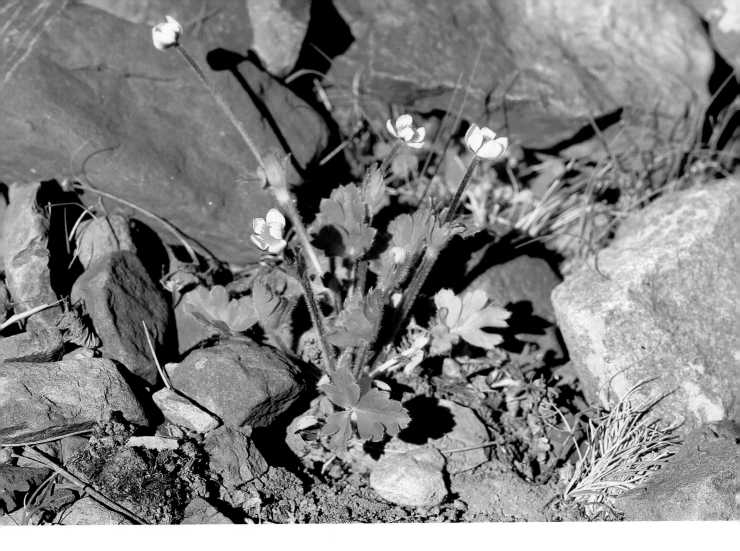

钝裂银莲花

Anemone obtusiloba D. Don

| 毛茛科（Ranunculaceae） | 银莲花属（*Anemone*） |

▌ 形态 ▌

植株高 10 ～ 30cm。基生叶 7 ～ 15，有长柄，多少密被短柔毛；叶片肾状五角形或宽卵形，长 1.2 ～ 3cm，宽 1.7 ～ 5.5cm，基部心形，3 全裂或偶尔 3 裂至近基部，中全裂片菱状倒卵形，2 回浅裂，侧全裂片与中全裂片近等大或稍小，各回裂片互相多少邻接或稍覆压，脉近平；叶柄 3 ～ 18cm。花葶 2 ～ 5，有开展的柔毛；苞片 3，无柄，稍不等大，宽菱形或楔形，常 3 深裂，长 1 ～ 2cm，多少密被柔毛；花梗 1 ～ 2，长 1.5 ～ 8cm；萼片 5 ～ 8，白色、蓝色或黄色，倒卵形或狭倒卵形，长 0.8 ～ 1.2cm，宽 5 ～ 8mm，外面有疏毛；雄蕊长约 4mm，花药椭圆形；心皮约 8，子房密被柔毛。花期 5 ～ 7 月。

▌ 分布 ▌

分布于我国西藏南部及东部、四川西部。尼泊尔、不丹、印度北部等也有分布。

█ 生境 █

生长于海拔 2900 ~ 4000m 的高山草地、铁杉林下。

█ 药材名 █

苏嘎、速嘎、速葛、素嘎（ཟུར་གསྐ），锁嘎哇、素尕哇（ཟུར་གསྐ་བ）。

█ 药用部位 █

果实。

█ 功能与主治 █

去腐，提升胃温，引流黄水，催吐胃酸。用于胃虫，痞块，刺痛，蛇咬伤，寒性肿瘤，淋病，关节积黄水等。

█ 用量与用法 █

1 ~ 3g。内服研末，或入丸、散剂。

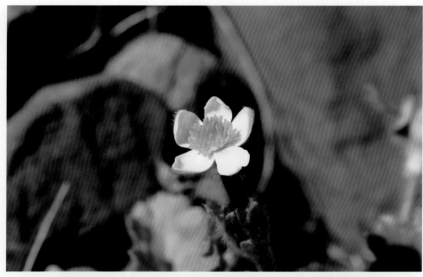

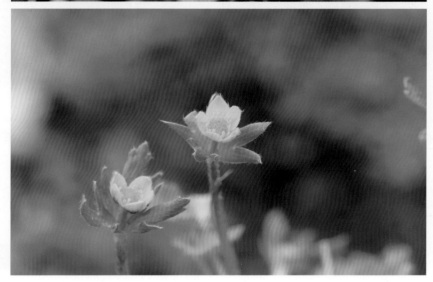

附 注

《四部医典》《晶珠本草》等记载有"ཟུར་གསྐ"（苏嘎），言其为止腐升阳、引出黄水之药物。现代文献记载的藏医所用"苏嘎"的基原涉及毛茛科银莲花属（*Anemone*）的多种植物，多以草玉梅 *A. rivularis* Buch.-Ham. ex DC. 为正品，《部标藏药》等收载了草玉梅 *A. rivularis* Buch.-Ham. ex DC.、钝裂银莲花 *A. obtusiloba* D. Don。《晶珠本草》记载"苏嘎"从中心向四面分茎，花白色，五瓣，种子先端如铁钩（嘴如铁钩）。草玉梅 *A. rivularis* Buch.-Ham. ex DC. 的花为白色，瘦果宿存有钩状弯曲的花柱，与《晶珠本草》的记载更为相符。据不同文献记载，作"苏嘎"或"锁嘎哇"使用的还有疏齿银莲花 *A. obtusiloba* D. Don subsp. *ovalifolia* Brühl、展毛银莲花 *A. demissa* Hook. f. et Thoms.（青海、四川藏医习用）、叠裂银莲花 *A. imbricata* Maxim.（青海习用）、西藏银莲花 *A. tibetica* W. T. Wang、岩生银莲花 *A. rupicola* Camb. 等同属多种植物。（参见"草玉梅""展毛银莲花"条）

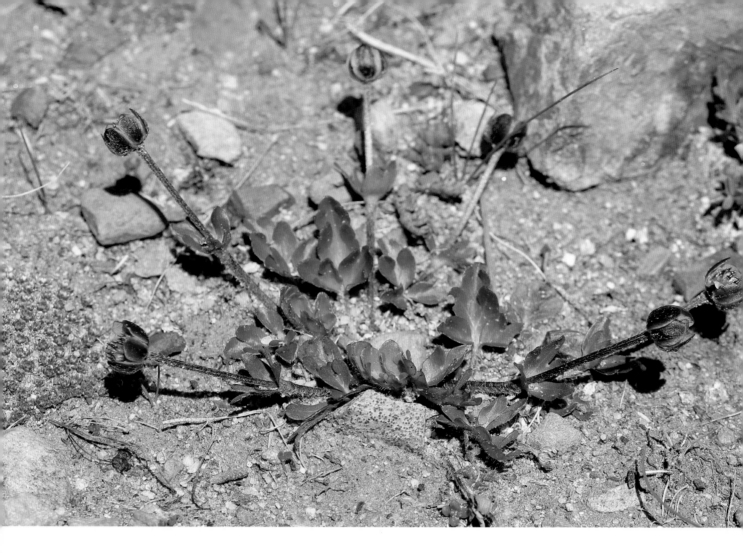

疏齿银莲花

Anemone obtusiloba D. Don subsp. *ovalifolia* Brühl

毛茛科（Ranunculaceae） 毛茛属（*Anemone*）

▌ 形态 ▌

植株高 3.5 ~ 15cm。基生叶 7 ~ 15，有长柄，多少密被短柔毛；叶片肾状五角形或宽卵形，长 0.8 ~ 2.2（~ 3.2）cm，宽 1.7 ~ 5.5cm，基部心形，3 全裂，中全裂片菱状倒卵形，2 回浅裂，侧全裂片较小，通常比中全裂片短一倍左右，3 浅裂，裂片全缘或有 1 ~ 2 齿，牙齿的数目通常为中全裂片牙齿数目之半或更少；各回裂片互相多少邻接或稍覆压，两面通常多少密被短柔毛，脉平；叶柄 3 ~ 18cm。花葶 2 ~ 5，每花葶有花 1，有开展的柔毛；苞片 3，无柄，稍不等大，倒卵形，3 浅裂，或卵状长圆形，不分裂，长 1 ~ 2cm，全缘或有 1 ~ 3 齿，多少密被柔毛；花梗 1 ~ 2，长 1.5 ~ 8cm；萼片 5，白色、蓝色或黄色，倒卵形或狭倒卵形，长 0.8 ~ 1.2cm，宽 5 ~ 8mm，外面有疏毛；雄蕊长约 4mm，花药椭圆形；心皮 20 ~ 30，子房密被白色柔毛。稀无毛，5 ~ 7 月开花。

▌分布 ▌

分布于我国西藏（察雅）、云南西北部、四川西部（康定）、青海、甘肃、新疆南部、宁夏、陕西、山西、河北西部。

▌生境 ▌

生长于海拔 1900 ~ 5000m 的高山草地、灌丛边。

▌药材名 ▌

苏嘎、速嘎、速葛、素嘎（ སུག་ཀ ），锁嘎哇、素尕哇（ སུག་ཀ་བ ）。

▌药用部位 ▌

果实。

▌功能与主治 ▌

去腐，提升胃温，引流黄水。用于胃虫，痞块，刺痛，蛇咬伤，寒性肿瘤，淋病，关节积黄水等。

▌用量与用法 ▌

1 ~ 3g。内服研末，或入丸、散剂。

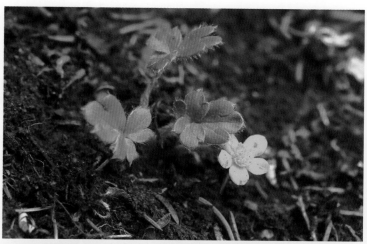

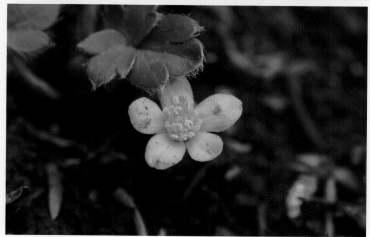

附 注

《四部医典》《晶珠本草》等中记载有 "སུག་ཀ"（苏嘎），言其为止腐生阳、引出黄水之药物。现代文献记载藏医所用 "苏嘎" 的基原涉及毛茛科银莲花属（Anemone）的多种植物，多以草玉梅 A. rivularis Buch.-Ham. ex DC. 为正品，其形态也与《晶珠本草》记载的 "叶像狮子爪，从中心向四面分茎，花梗如铁丝，花白色，五瓣，种子状如蓝青稞，嘴如铁钩" 相符。《部标藏药》等收载了草玉梅 A. rivularis Buch.-Ham. ex DC.、钝裂银莲花 A. obtusiloba D. Don。据文献记载，疏齿银莲花 A. obtusiloba D. Don subsp. ovalifolia Brühl 为 "苏嘎" 或 "锁嘎哇" 的基原之一。（参见 "草玉梅" "展毛银莲花" 条）

条叶银莲花

Anemone trullifolia Hook. f. et Thoms. var. *linearis* (Brühl) Hand.-Mazz.

| 毛茛科（Ranunculaceae） | 银莲花属（*Anemone*） |

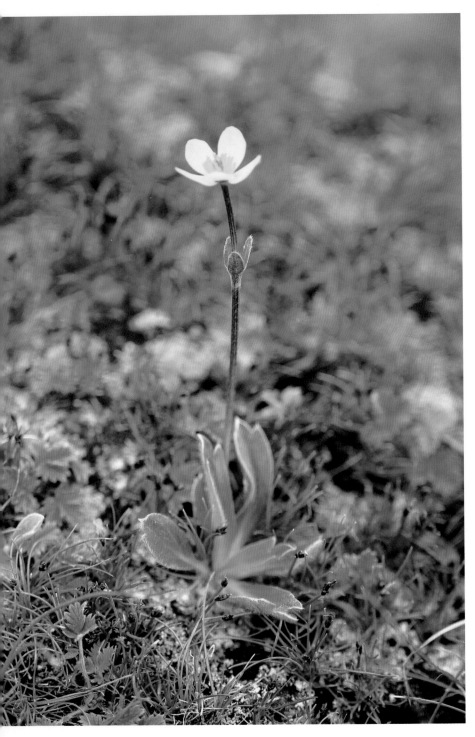

▌ 形态 ▌

多年生草本。植株高 10 ～ 18cm。根茎直径 0.8 ～ 1.8cm。基生叶 5 ～ 10，有短柄或长柄；叶片线状倒披针形、倒披针形或匙形，长 3 ～ 6(～ 12)cm，宽 0.7 ～ 2cm，基部渐狭，不分裂，先端有 3（ ～ 6）锐齿，偶见全缘或不明显 3 浅裂，两面密被长柔毛。花葶 1 ～ 4，有疏柔毛；苞片 3，无柄，狭倒卵形或长圆形，长 0.8 ～ 1.5cm，宽 3 ～ 8mm，先端有 3 钝齿或全缘；单花顶生，花梗长 0.5 ～ 3cm；萼片 5（ ～ 6），白色、蓝色或黄色，倒卵形，长 0.7 ～ 1.4cm，宽 4 ～ 9mm，先端圆形或偶见 2 ～ 3 浅裂缺，外面中部密生柔毛；雄蕊多数，长 3 ～ 4mm，花药椭圆形；心皮 13 ～ 20，子房密被黄色柔毛。花期 6 ～ 9 月。

▌ 分布 ▌

分布于我国云南西北部、四川西部（康定）、甘肃西南部、青海南部和东南部、西藏东部和南部。

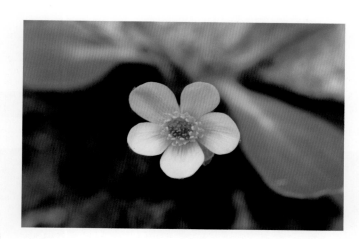

▌生境▌
生长于海拔 3500 ~ 5000m 的高山草地、灌丛。

▌药材名▌
布尔青（ སྤུར་ཆེན། ），露苏、路苏（ ལུག་སུག ）。

▌药用部位▌
根、花。

▌功能与主治▌
舒筋活血，止咳，止痛。用于慢性支气管炎，末梢神经麻痹，神经痛，经络痛。

附 注

　　《晶珠本草》在"旱生草类药物"的"根叶花果全草类药物"中记载有" སྤུར། "（波尔、抱尔），言其为治旧疫疠、止痛、治虫病之药物，引《图鉴》之说言其分田生 [大者：" སྤུར་ཆེན། "（布尔青）] 和山生 [小者：" སྤུར་ཆུང་ "（波尔琼）] 2 种，其形态为"叶红紫色，状如花，花红紫色，状如木碗"。现代文献记载的"波尔"的基原涉及牻牛儿苗科、毛茛科、藜科、蔷薇科的多属多种植物，不同文献对其基原有不同观点。《晶珠本草》汉译重译本认为"大者（布尔青）"为牻牛儿苗科植物巴塘老鹳草 *Geranium orientali-tibeticum* R. Knuth（川西老鹳草），"小者（波尔琼）"为草地老鹳草 *G. pratense* L.（草原老鹳草）；《青藏高原药物图鉴》（第二册）等记载"布尔青"为毛茛科植物条叶银莲花 *Anemone trullifolia* Hook. f. et Thoms. var. *linearis* (Brühl) Hand.-Mazz.、匙叶银莲花 *A. trullifolia* Hook. f. et Thoms.；四川阿坝及若尔盖、甘肃部分藏医则以蔷薇科植物地榆 *Sanguisorba officinalis* L. 作"抱尔"使用。《四川藏标》以"草原老鹳草 /སྤུར་ཆུང་/ 波尔琼"之名收载了草地老鹳草 *G. pratense* L.，以全草入药。（参见"条叶银莲花""草地老鹳草"条）

　　《蓝琉璃》《晶珠本草》等书中记载有" ལུག་སུག "（苏巴），言其为治尿闭、利耳聋、干黄水（外用）之药物，分为 2 种，植株大而色白（淡）者为" ལུག་སུག "（露苏），植株小而色黑者为" ར་སུག "（热苏、然素）。现代文献记载的"苏巴"类的基原极为复杂，涉及石竹科、豆科、毛茛科的多属多种植物，多以蝇子草属（*Silene*）植物为正品，"露苏"为上品，而下品"热素"少用。也有观点认为"苏巴"的正品应为石竹科植物光梗丝石竹 *Gypsophila acutifolia* Fisch. ex Spreng. var. *gmelinii* Regel（紫萼石头花 *Gypsophila patrinii* Ser.），其他为代用品。文献记载，四川甘孜藏医还以条叶银莲花 *Anemone trullifolia* Hook. f. et Thoms. var. *linearis* (Brühl) Hand.-Mazz. 作"露苏"使用。（参见"匙叶银莲花""腺毛蝇子草""隐瓣蝇子草"条）

展毛银莲花

Anemone demissa Hook. f. et Thoms.

毛茛科（Ranunculaceae） | 银莲花属（*Anemone*）

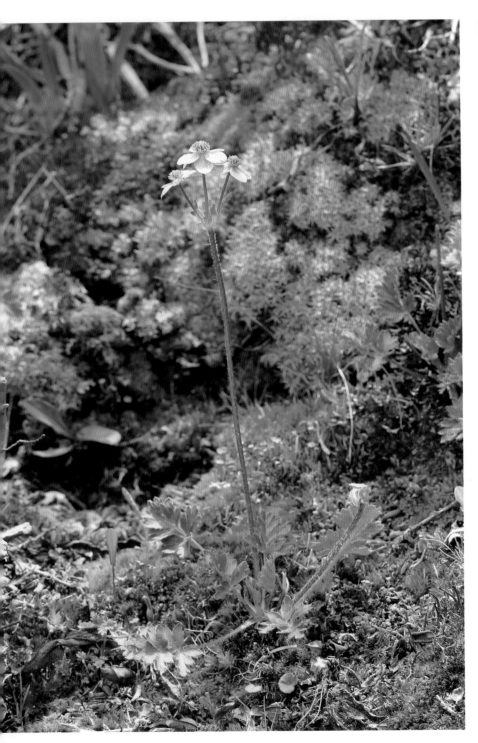

▌ 形态 ▌

植株高（10 ~ ）20 ~ 45cm。基生叶 5 ~ 13，有长柄；叶片卵形，长 3 ~ 4cm，宽 3.2 ~ 4.5cm，基部心形，3 全裂，中央全裂片菱状宽卵形，基部宽楔形，骤缩成长 3 ~ 5mm 的短柄，3 深裂，深裂片浅裂，末回裂片卵形，先端急尖，侧全裂片较小，近无柄，卵形，不等 3 深裂，各回裂片互相多少覆压，表面变无毛，背面有稍密的长柔毛；叶柄长 9 ~ 15cm，与花葶均有开展的长柔毛（毛长 2.5 ~ 4.5mm），基部有狭鞘。花葶 1 ~ 2（ ~ 3）；苞片 3，无柄，长 1.2 ~ 2.4cm，3 深裂，裂片线形，有长柔毛；伞辐 1 ~ 5，长 1.5 ~ 8.5cm，有柔毛；萼片 5 ~ 6，蓝色或紫色，偶尔白色，倒卵形或椭圆状倒卵形，长 1 ~ 1.8cm，宽 0.5 ~ 1.2cm，外面有疏柔毛；雄蕊长 2.5 ~ 5mm；心皮无毛。瘦果扁平，椭圆形或倒卵形，长 5.5 ~ 7mm，宽约 5mm。6 ~ 7 月开花。

分布

分布于我国西藏南部及东部、云南、四川、甘肃、青海、贵州、湖北西南部、广西西部。尼泊尔、不丹、印度等也有分布。

生境

生长于海拔 850 ~ 4900m 的山地草坡、高山灌丛、草甸、溪边、湖边。

药材名

苏嘎、速嘎（སུག་ཀྱི），锁嘎哇（སུག་ཀ་བ），素嘎盎保（སུག་ཀ་སྔོན་པོ）。

药用部位

果实。

功能与主治

去腐，提升胃温，引流黄水。用于胃虫，痞块，刺痛，蛇咬伤，寒性肿瘤，淋病，关节积黄水等。

用量与用法

1 ~ 3g。内服研末，或入丸、散剂。

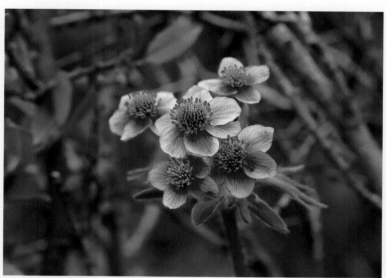

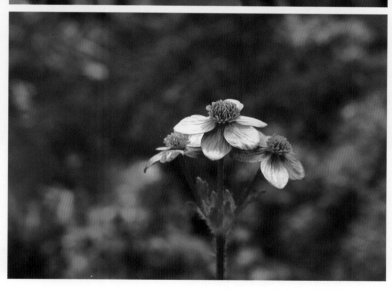

附注

《四部医典》《晶珠本草》等古籍中记载有"སུག་ཀྱི"（苏嘎）。现代文献记载的藏医所用"苏嘎"的基原涉及毛茛科银莲花属（Anemone）的多种植物，多以草玉梅 A. rivularis Buch.-Ham. ex DC. 为正品。《部标藏药》等收载了草玉梅 A. rivularis Buch.-Ham. ex DC.、钝裂银莲花 A. obtusiloba D. Don。文献记载，展毛银莲花 A. demissa Hook. f. et Thoms. 也为"苏嘎"的基原之一，又被称为"སུག་ཀ་སྔོན་པོ"（素嘎盎保）；此外，宽叶展毛银莲花 A. demissa Hook. f. et Thoms. var. major W. T. Wang、密毛银莲花 A. demissa Hook. f. et Thoms. var. villosissima Brühl、卵叶钝裂银莲花 A. obtusiloba D. Don var. ovalifolia Brühl（疏齿银莲花 A. obtusiloba D. Don ssp. ovalifolia Brühl）等也作"苏嘎"使用。（参见"草玉梅""钝裂银莲花"条）

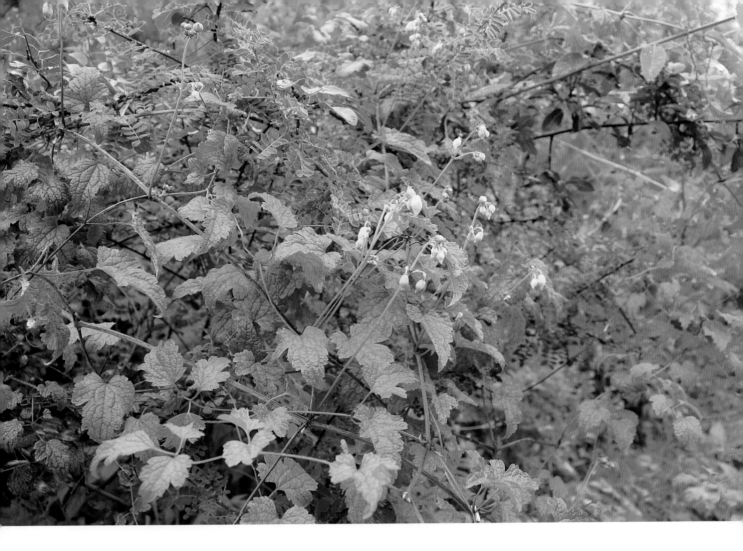

长花铁线莲

Clematis rehderiana Craib

| 毛茛科（Ranunculaceae） | 铁线莲属（*Clematis*） |

▎ 形态 ▎

木质藤本，长 2 ~ 3m。茎六棱形，有浅纵沟纹，淡黄绿色或微带紫红色，被稀疏开展的曲柔毛。一至二回羽状复叶，连叶柄长 12 ~ 20cm，小叶 5 ~ 9 或更多，叶柄及叶轴上面有槽；小叶片宽卵圆形或卵状椭圆形，长 4 ~ 5.5cm，宽 2 ~ 5cm，先端钝尖，基部心形、截形或楔形，边缘 3 裂，有粗锯齿或有时裂成 3 小叶，叶脉在表面微下陷，在背面隆起，两面均被平伏的柔毛，尤以背面叶脉上较密；小叶柄长 1 ~ 2cm；叶柄长 3 ~ 4.5cm。聚伞圆锥花序腋生，与叶近等长，花序梗长 7 ~ 12cm，在花序的分枝处生 1 对膜质的苞片，苞片卵圆形或卵状椭圆形，长 1.5 ~ 2cm，全缘或有时 3 裂；花萼钟状，先端微反卷，直径 1.5 ~ 2cm，芳香；萼片 4，淡黄色，长椭圆形或窄卵形，长 1.5 ~ 2.5cm，宽 0.5 ~ 1cm，内面无毛，外面被平伏的短柔毛，边缘被白色绒毛；雄蕊长为萼片的 1/2（1 ~ 1.5cm），花丝线形，被开展的柔毛，花药黄色，长椭圆形，长 2 ~ 3mm；心皮被短柔毛，花柱被绢状毛。瘦果扁平，宽卵形或近圆形，长约 3mm，棕红色，边缘增厚，被短柔毛，宿存花柱长 2 ~ 2.5cm，被长柔毛。花期 7 ~ 8 月，果期 9 月。

分布

分布于我国云南西北部、四川西部、青海南部、西藏东部。

生境

生长于海拔 2000 ~ 4200m 的阳坡、沟边及林边的灌丛中。

药材名

叶芒嘎保、益蒙嘎保、依蒙嘎保（དབྱི་མོང་དཀར་པོ）。

药用部位

带叶和花的二年生枝条。

功能与主治

温胃，散寒，健脾，消食。用于胃部寒性痞块，寒性腹泻，水肿，慢性胃炎。

用量与用法

3 ~ 6g。

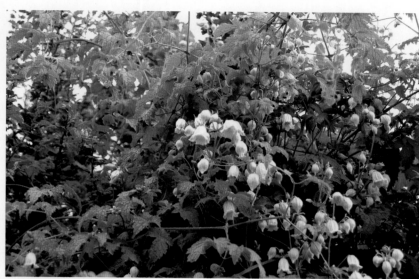

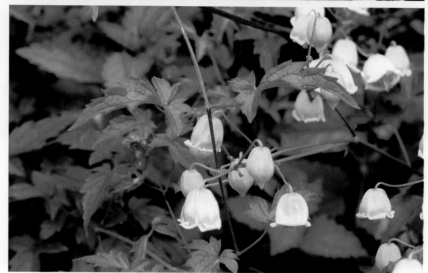

附 注

"叶芒"（དབྱི་མོང）为藏医药用多种铁线莲属（*Clematis*）植物的总称，药材又习称"藏木通"，其基原涉及铁线莲属的 10 余种植物。关于其品种划分，古籍和现代文献记载其分为白色、黄色、黑色、杂色 4 种，或分为白色（白色、黄色）、黑色（黑色、杂色）2 种，但不同文献对各品种的基原存在不同的观点，各品种的基原也存在种类的交叉。长花铁线莲 *C. rehderiana* Craib 为白者["དབྱི་མོང་དཀར་པོ"（叶芒嘎保）]的基原之一。（参见"绣球藤""芹叶铁线莲""短尾铁线莲""甘青铁线莲"等条）

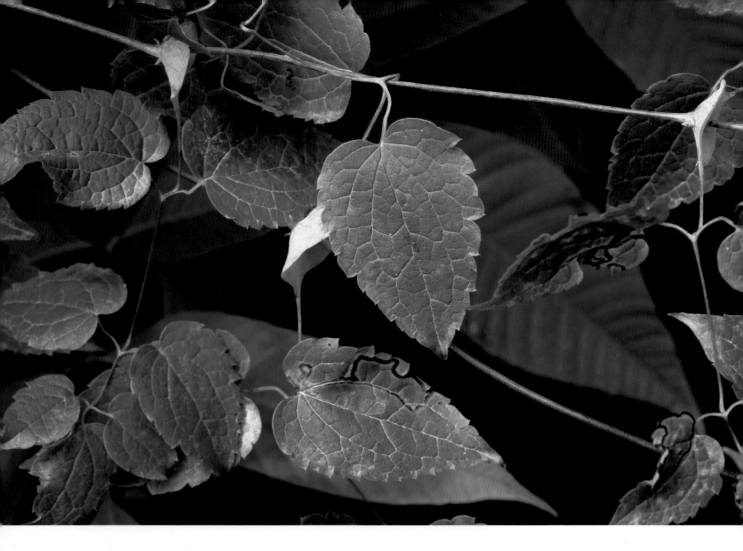

合柄铁线莲

Clematis connata DC.

| 毛茛科（Ranunculaceae） | 铁线莲属（*Clematis*） |

▌ 形态 ▌

木质藤本，茎圆柱形，微有纵沟纹，枝及叶柄全部无毛。一回羽状复叶，小叶（3～）5～7，每对小叶相距5～9cm；小叶片卵圆形或卵状心形，长7～10cm，宽4～6cm，先端有长1～2cm的尾状渐尖，基部心形，边缘有整齐的钝锯齿，叶脉在上面平坦或有时下陷，在背面隆起，两面无毛或仅在幼时背面沿叶脉被短柔毛；小叶柄长1.5～2cm；叶柄长4～6cm，基部扁平增宽与对生的叶柄合生，抱茎，每侧宽达1～1.5cm。聚伞花序或聚伞圆锥花序腋生，无毛，有花11～15，稀仅3花；花序梗细瘦，长4～10cm，在花序的分枝处有1对叶状苞片，苞片披针形，长1～2cm，花梗长1.5～3cm；花钟状，直径1cm；萼片4，淡黄绿色或淡黄色，长方状椭圆形至狭卵形，长1.5～2.2cm，宽4～5mm，两面微被稀疏紧贴的短柔毛，边缘密被白色绒毛；雄蕊长1.3～1.5cm，比萼片微短或仅为其长的1/2，花丝狭窄，具1脉，密被长柔毛，花药线形，侧生，长2～3mm，药隔无毛；心皮被绢状柔毛。瘦果卵圆形，扁平，长4～6mm，宽3mm，棕红色，边缘增厚，被短柔毛，宿存花柱长 2.5 ~ 4cm，被长柔毛。花期 8 ~ 9 月，果期 9 ~ 10 月。

▌分布 ▌

分布于我国西藏东南部（波密）、云南西北部、四川西南部。印度、尼泊尔等也有分布。

▌生境 ▌

生长于海拔 2000 ~ 3400m 的江边、山沟云杉林下、杂木林中，攀缘于树冠上。

▌药材名 ▌

叶芒嘎保、益蒙嘎保、依蒙嘎保（དབྱི་མོང་དཀར་པོ།）。

▌药用部位 ▌

带叶和花的二年生枝条。

▌功能与主治 ▌

温胃，散寒，健脾，消食。用于胃部寒性痞块，寒性腹泻，水肿，慢性胃炎。

▌用量与用法 ▌

3 ~ 6g。

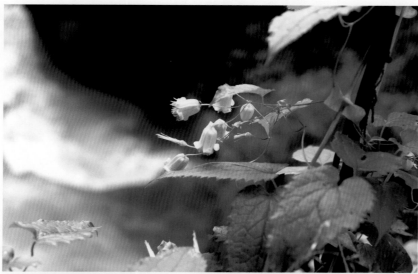
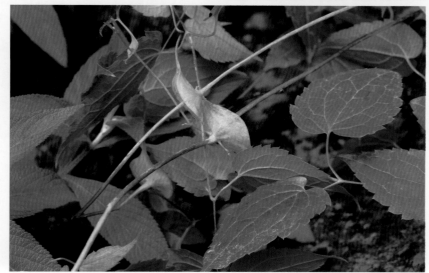

附 注

　　"དབྱི་མོང་།"（叶芒）为藏医药用多种铁线莲属（*Clematis*）植物的总称，药材又习称"藏木通"，其基原涉及铁线莲属的 10 余种植物。关于其品种划分，古籍和现代文献将其分为白、黄、黑、杂 4 种，或分为白（白、黄）、黑（黑、杂）2 种，但不同文献对各品种的基原有不同的观点。据文献记载，合柄铁线莲 *C. connata* DC. 为白者 ["དབྱི་མོང་དཀར་པོ།"（依蒙嘎保）] 的基原之一；此外，芹叶铁线莲 *C. aethusifolia* Turcz.、长花铁线莲 *C. rehderiana* Craib、小木通 *C. armandii* Franch. 等也作白者使用。（参见"芹叶铁线莲""长花铁线莲""短尾铁线莲""甘青铁线莲"等条）

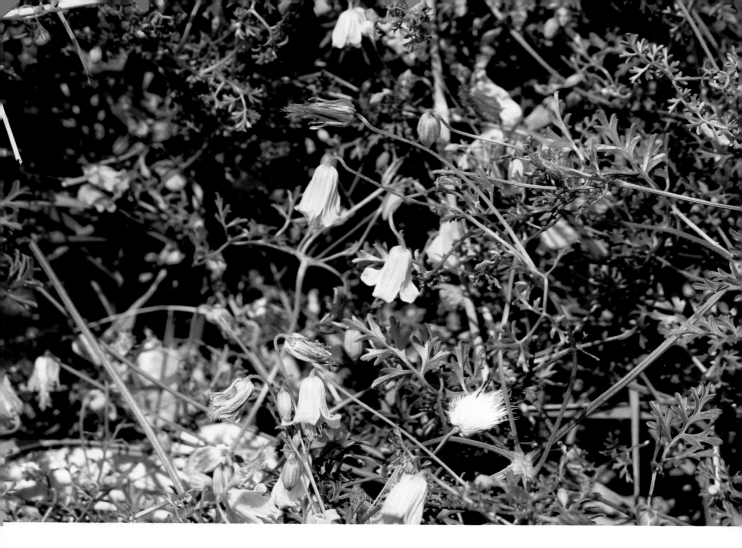

芹叶铁线莲

Clematis aethusaefolia Turcz.

毛茛科（Ranunculaceae）　　　铁线莲属（*Clematis*）

▎形态 ▎

多年生草质藤本，幼时直立，以后匍匐，长 0.5 ～ 4m。根细长，棕黑色。茎纤细，有纵沟纹，微被柔毛或无毛。二至三回羽状复叶或羽状细裂，连叶柄长达 7 ～ 10cm，稀达 15cm，末回裂片线形，宽 2 ～ 3mm，先端渐尖或钝圆，背面幼时微被柔毛，以后近无毛，具 1 中脉，在表面下陷，在背面隆起；小叶柄短或长 0.5 ～ 1cm，边缘有时具翅；小叶间隔 1.5 ～ 3.5cm；叶柄长 1.5 ～ 2cm，微被绒毛或无毛。聚伞花序腋生，常 1（～ 3）花；苞片羽状细裂；花钟状下垂，直径 1 ～ 1.5cm；萼片 4，淡黄色，长方状椭圆形或狭卵形，长 1.5 ～ 2cm，宽 5 ～ 8mm，两面近无毛，外面仅边缘上密被乳白色绒毛，内面可见 3 直的中脉；雄蕊长为萼片之半，花丝扁平，线形或披针形，中部宽达 1.5mm，两端渐窄，中上部被稀疏柔毛，其余无毛；子房扁平，卵形，被短柔毛，花柱被绢状毛。瘦果扁平，宽卵形或圆形，成熟后棕红色，长 3 ～ 4mm，被短柔毛，宿存花柱长 2 ～ 2.5cm，密被白色柔毛。花期 7 ～ 8 月，果期 9 月。

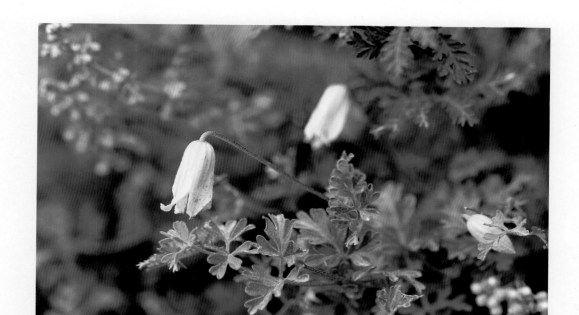

▌ 分布 ▌

分布于我国青海南部、甘肃南部、宁夏（贺兰山一带）、陕西北部（靖西）、山西、内蒙古、河北。

▌ 生境 ▌

生长于海拔 300 ～ 3400m 的阴坡、农田、林下、灌丛、林地。

▌ 药材名 ▌

叶芒嘎保、益蒙嘎保、依蒙嘎保、叶芒尕保（དབྱི་མོང་དཀར་པོ）。

▌ 药用部位 ▌

带叶和花的二年生枝条。

▌ 功能与主治 ▌

温胃，散寒，健脾，消食。用于胃部寒性痞块，寒性腹泻，水肿，慢性胃炎。

▌ 用量与用法 ▌

3 ～ 6（～ 9）g。外用适量。

附 注

"དབྱི་མོང"（叶芒）为藏医药用铁线莲属（*Clematis*）多种植物的总称，药材又习称"藏木通"，其基原涉及铁线莲属的 10 余种植物。关于其品种划分，古籍和现代文献分为白、黄、黑、杂 4 种，或分为白（白、黄）、黑（黑、杂）2 种，但不同文献对各品种的基原物种有不同的观点。芹叶铁线莲 *C. aethusaefolia* Turcz. 为白者 ["དབྱི་མོང་དཀར་པོ"（叶芒嘎保）] 的基原之一，甘肃甘南藏医多习用。（参见"绣球藤""长花铁线莲""短尾铁线莲""甘青铁线莲"条）

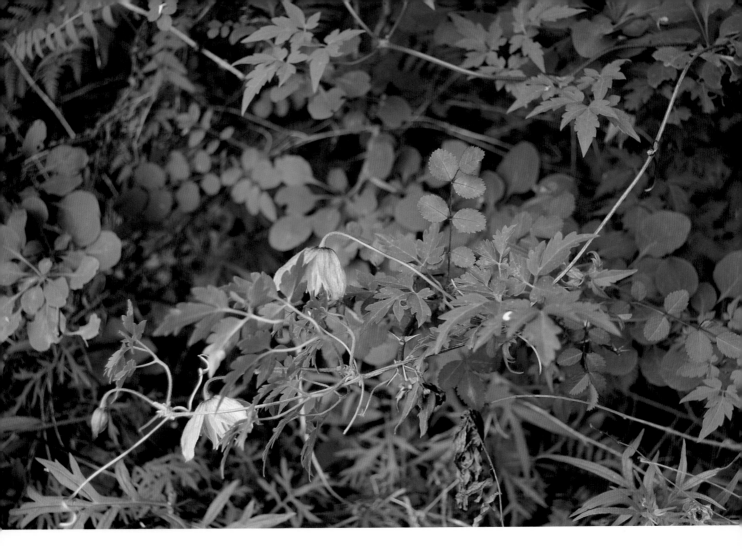

长瓣铁线莲

Clematis macropetala Ledeb.（大萼铁线莲）

毛茛科（Ranunculaceae） | 铁线莲属（*Clematis*）

▌形态▐

木质藤本，长约 2m。幼枝微被柔毛，老枝光滑无毛。二回三出复叶，小叶片 9，纸质，卵状披针形或菱状椭圆形，长 2 ~ 4.5cm，宽 1 ~ 2.5cm，先端渐尖，基部楔形或近圆形，两侧的小叶片常偏斜，边缘有整齐的锯齿或分裂，两面近无毛，脉纹在两面均不明显；小叶柄短；叶柄长 3 ~ 5.5cm，微被稀疏柔毛。花单生于当年生枝先端，花梗长 8 ~ 12.5cm，幼时微被柔毛，以后无毛；花萼钟状，直径 3 ~ 6cm；萼片 4，蓝色或淡紫色，狭卵形或卵状披针形，长 3 ~ 4cm，宽 1 ~ 1.5cm，先端渐尖，两面被短柔毛，边缘有密毛，脉纹呈网状，两面均能见；退化雄蕊呈花瓣状，披针形或线状披针形，与萼片等长或微短，外面被密绒毛，内面近无毛；雄蕊花丝线形，长 1.2cm，宽 0.2cm，外面及边缘被短柔毛，花药黄色，长椭圆形，内向着生，药隔被毛。瘦果倒卵形，长 5mm，直径 2 ~ 3mm，被疏柔毛，宿存花柱长 4 ~ 4.5cm，向下弯曲，被灰白色长柔毛。花期 7 月，果期 8 月。

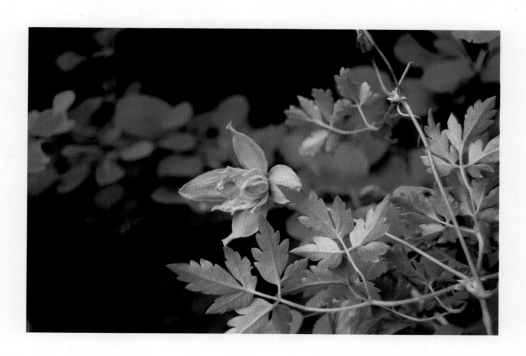

分布

分布于我国青海（黄南、海北）、甘肃南部（岷县）、陕西（太白山一带）、宁夏（贺兰山一带）、山西、河北（小五台山一带）、内蒙古（克什克腾）。

生境

生长于海拔 2000 ～ 3000m 的荒山坡、草坡、岩石缝隙、灌丛、林下。

药材名

叶芒那保、依蒙那布（དབྱི་མོང་ནག་པོ།）。

药用部位

带叶和花的二年生枝条。

功能与主治

温胃，散寒，健脾，消食。用于胃部寒性痞块，寒性腹泻，水肿，慢性胃炎。

用量与用法

3 ～ 6g。

附　注

　　"དབྱི་མོང་།"（叶芒）为藏医药用的多种铁线莲属（*Clematis*）植物的总称，药材又习称为"藏木通"，其基原涉及铁线莲属的 10 余种植物。关于其品种划分，古籍和现代文献或将其分为白、黄、黑、杂 4 种，或将其分为白（白、黄）、黑（黑、杂）2 种，但对于各品种的基原有不同的观点。长瓣铁线莲 *C. macropetala* Ledeb. 为黑者 ["དབྱི་མོང་ནག་པོ།"（叶芒那保）] 的基原之一。（参见"绣球藤""甘川铁线莲"等条）

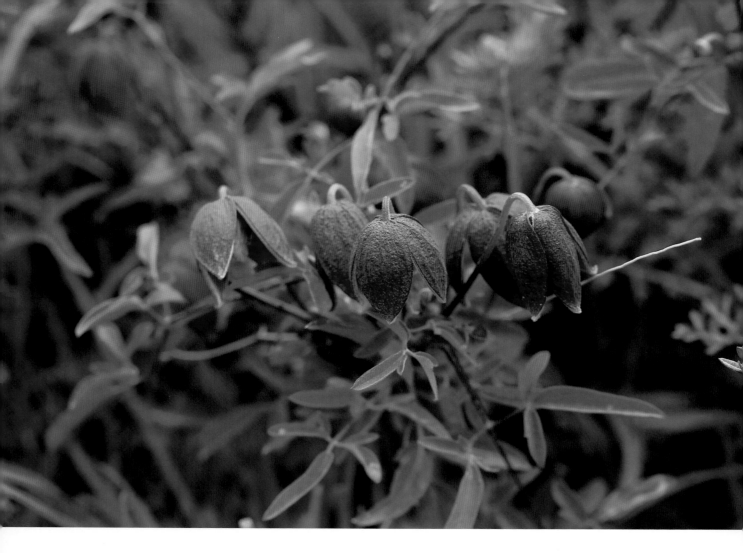

西藏铁线莲

Clematis tenuifolia Royle

| 毛茛科（Ranunculaceae） | 铁线莲属（*Clematis*） |

▌形态 ▌

藤本。茎有纵棱，老枝无毛，幼枝被疏柔毛。一至二回羽状复叶，小叶有柄，2～3全裂或深裂、浅裂，中间裂片较大，宽卵状披针形，若中间裂片与两侧裂片等宽时，则裂片常呈线状披针形，长（1.2～）2.5～3.5（～6）cm，宽0.2～1（～1.5）cm，先端钝或渐尖，基部楔形或圆楔形，全缘或有数个牙齿，两侧裂片较小，下部通常2～3裂，或不分裂，两面被贴伏柔毛，但上面的毛常渐渐脱落。花大，单生，少数为聚伞花序，有3花；萼片4，黄色、橙黄色、黄褐色、红褐色、紫褐色，长1.2～2.2cm，宽0.8～1.5cm，宽长卵形或长圆形，内面密生柔毛，外面几无毛或被疏柔毛，边缘有密绒毛；雄蕊多数，花丝狭条形，被短柔毛，花药无毛。瘦果狭长倒卵形，宿存花柱被长柔毛，长约5cm。花期5～7月，果期7～10月。

▌分布 ▌

分布于我国西藏南部和东部、四川西南部。

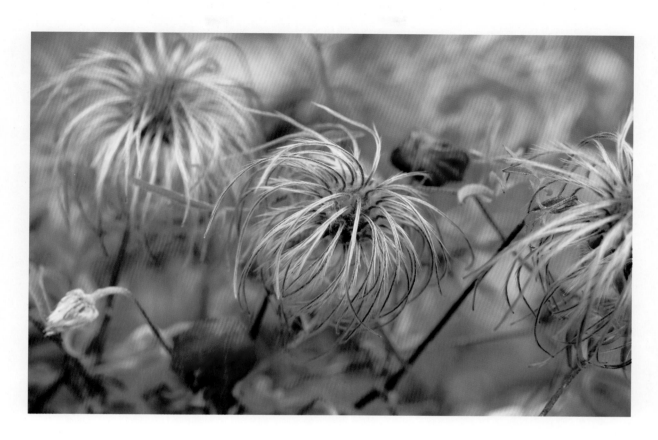

▌ 生境 ▐

生长于海拔 2210 ~ 4800m 的山坡、山谷草地、灌丛、河滩、水沟边。

▌ 药材名 ▐

依蒙赛保（དབྱི་མོང་སེར་པོ）。

▌ 药用部位 ▐

带叶和花的二年生枝条。

▌ 功能与主治 ▐

温胃，散寒，健脾，消食。用于胃部寒性痞块，寒性腹泻，水肿，慢性胃炎。

▌ 用量与用法 ▐

3 ~ 6g。

附 注

　　"དབྱི་མོང"（叶芒）为藏医药用多种铁线莲属（*Clematis*）植物的总称，药材又习称"藏木通"，其基原涉及铁线莲属的 10 余种植物。关于其品种划分，古籍和现代文献将其分为白、黄、黑、杂 4 种，或分为白（白、黄）、黑（黑、杂）2 种，但不同文献记载的各品种的基原不尽一致。据文献记载，西藏铁线莲 *C. tenuifolia* Royle 为花黄色者 ["དབྱི་མོང་སེར་པོ"（依蒙赛保）] 的基原之一。（参见"绣球藤""短尾铁线莲""甘青铁线莲"等条）

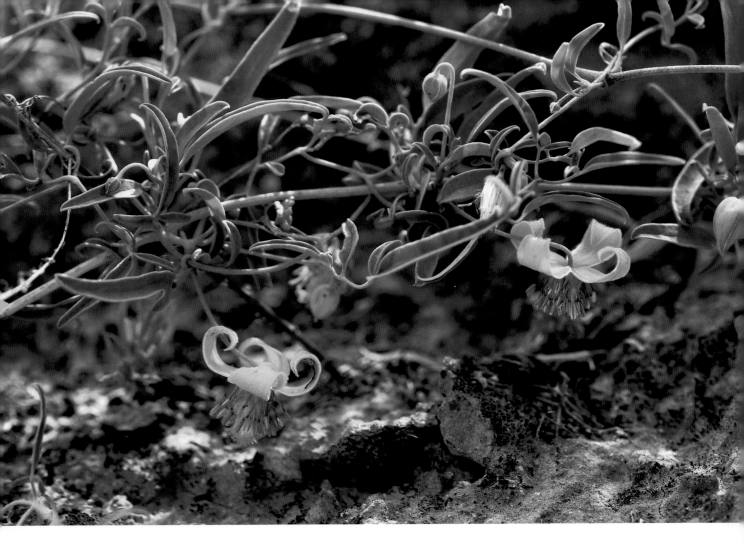

黄花铁线莲

Clematisintricata Bunge

| 毛茛科（Ranunculaceae） | 铁线莲属（*Clematis*） |

▍形态 ▍

草质藤本。茎纤细，多分枝，有细棱，近无毛或有疏短毛。一至二回羽状复叶；小叶有柄，2～3全裂或深裂、浅裂，中间裂片线状披针形、披针形或狭卵形，长 1～4.5cm，宽 0.2～1.5cm，先端渐尖，基部楔形，全缘或有少数牙齿，两侧裂片较短，下部常 2～3 浅裂。聚伞花序腋生，通常为 3 花，有时单花；花序梗较粗，长 1.2～3.5cm，有时极短，疏被柔毛；中间花梗无小苞片，侧生花梗下部有 2 对生的小苞片，苞片叶状，较大，全缘或 2～3 浅裂至全裂；萼片 4，黄色，狭卵形或长圆形，先端尖，长 1.2～2.2cm，宽 4～6mm，两面无毛，内面偶有极稀柔毛，外面边缘有短绒毛；花丝线形，有短柔毛，花药无毛。瘦果卵形至椭圆状卵形，扁，长 2～3.5mm，边缘增厚，被柔毛，宿存花柱长 3.5～5cm，被长柔毛。花期 6～7 月，果期 8～9 月。

▍分布 ▍

分布于我国青海东部、甘肃南部（岷县）、陕西（靖边）、山西、河北（小五台山一带）、内蒙

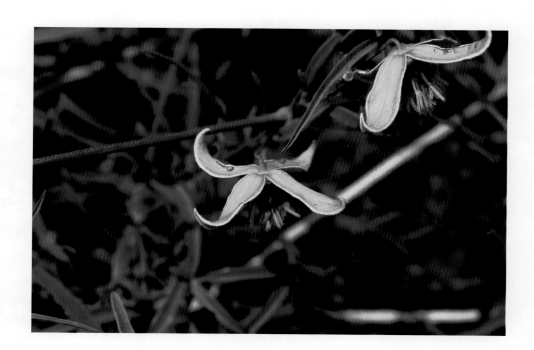

古西部和南部、辽宁（凌源）。

▌ 生境 ▌

生长于海拔 1600 ~ 2600m 的山坡、灌丛、路旁。

▌ 药材名 ▌

叶芒、依蒙（དབྱི་མོང་།），依蒙赛保、依蒙赛布（དབྱི་མོང་སེར་པོ།）。

▌ 药用部位 ▌

带叶和花的二年生枝条。

▌ 功能与主治 ▌

祛风除湿，解毒，止痛，温胃，排脓。用于风湿筋骨疼痛，胃腹痞块；外用于疮疖痈肿，久溃不愈。

▌ 用量与用法 ▌

3 ~ 6g。

附 注

　　"དབྱི་མོང་།"（叶芒）为藏医药用多种铁线莲属（*Clematis*）植物的总称，药材又习称"藏木通"，其基原涉及铁线莲属的 10 余种植物。关于其品种划分，古籍和现代文献将其分为白、黄、黑、杂 4 类，或分为白（白、黄）、黑（黑、杂）2 类，且不同文献对各品种的基原有不同的观点。据文献记载，黄花铁线莲 *C. intricata* Bunge 为黄者 ["དབྱི་མོང་སེར་པོ།"（依蒙赛保）] 的基原之一，此外，黄者的基原还有甘青铁线莲 *C. tangutica* (Maxim.) Korsh.、毛木通 *C. buchananiana* DC.、西藏铁线莲 *C. tenuifolia* Royle、绿叶铁线莲 *C. canescens* (Turcz.) W. T. Wang et M. C. Chang（灰叶铁线莲）等多种同属植物。（参见"绣球藤""甘川铁线莲""长瓣铁线莲""灰叶铁线莲"等条）

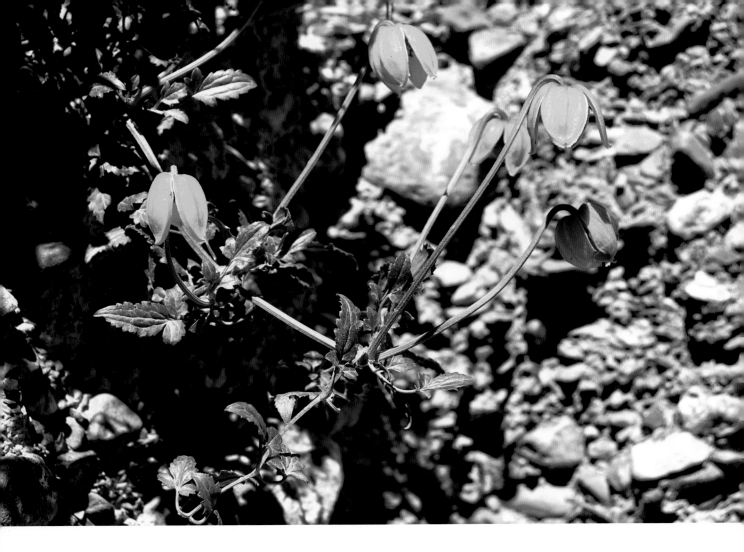

甘青铁线莲

Clematis tangutica (Maxim.) Korsh. （唐古特铁线莲）

毛茛科（Ranunculaceae）　　　　铁线莲属（*Clematis*）

▌ 形态 ▌

落叶藤本，长 1 ～ 4m（生于干旱沙地的植株高仅 30cm 左右）。主根粗壮，木质。茎有明显的棱，幼时被长柔毛，后脱落。一回羽状复叶，有 5 ～ 7 小叶；小叶片基部常浅裂、深裂或全裂，侧生裂片小，中裂片较大，卵状长圆形、狭长圆形或披针形，长（2 ～）3 ～ 4（ ～ 5.5）cm，宽 0.5 ～ 1.5cm，先端钝，有短尖头，基部楔形，边缘有不整齐缺刻状的锯齿，上面有毛或无毛，下面有疏长毛；叶柄长（2 ～ ）3 ～ 4（ ～ 7.5）cm。花单生，有时为单聚伞花序，有 3 花，腋生；花序梗粗壮，长（4.5 ～）6 ～ 15（ ～ 20）cm，有柔毛；萼片 4，黄色，外面带紫色，斜上展，狭卵形、椭圆状长圆形，长 1.5 ～ 2.5（ ～ 3.5）cm，先端渐尖或急尖，外面边缘有短绒毛，中间被柔毛，内面无毛，或近无毛；花丝下面稍扁平，被开展的柔毛，花药无毛；子房密生柔毛。瘦果倒卵形，长约 4mm，有长柔毛，宿存花柱长达 4cm。花期 6 ～ 9 月，果期 9 ～ 10 月。

▌分布 ▌

分布于我国西藏（左贡）、青海（班玛）、甘肃南部和东部、四川西部（康定、道孚）、新疆、陕西。

▌生境 ▌

生长于海拔 1800 ～ 4900m 的高原草地、灌丛。

▌药材名 ▌

叶濛、叶芒（དབྱི་མོང་），叶芒那保（དབྱི་མོང་ནག་པོ），依蒙赛保（དབྱི་མོང་སེར་པོ）。

▌药用部位 ▌

带叶和花的二年生枝条。

▌功能与主治 ▌

温胃，散寒，健脾，消食。用于胃部寒性痞块，寒性腹泻，水肿，慢性胃炎。

▌用量与用法 ▌

3 ～ 6g。

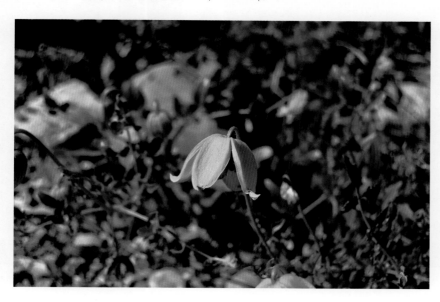

附 注

《晶珠本草》记载"དབྱི་མོང་"（叶芒）分白、黑2种。"叶芒"为藏医药用多种铁线莲属（Clematis）植物的总称，又习称"藏木通"。现代文献记载的"叶芒"的基原涉及铁线莲属的 10 余种植物。关于其品种划分，古籍和现代文献将其分为白、黄、黑、杂 4 种，或分为白（白、黄）、黑（黑、杂）2 种，但现代的不同文献对各品种的基原有不同的观点。各地藏医多以甘青铁线莲 C. tangutica (Maxim.) Korsh. 作为黑者 ["དབྱི་མོང་ནག་པོ"（叶芒那保）] 或黄者 ["དབྱི་མོང་སེར་པོ"（依蒙赛保）] 的基原之一，文献记载的作"叶芒那保"基原的还有长瓣铁线莲 C. macropetala Ledeb.、粉绿铁线莲 C. glauca Willd.（大萼铁线莲）、甘川铁线莲 C. akebioides (Maxim.) Hort. ex Veitch 等。（参见"绣球藤""甘川铁线莲""长瓣铁线莲"等条）

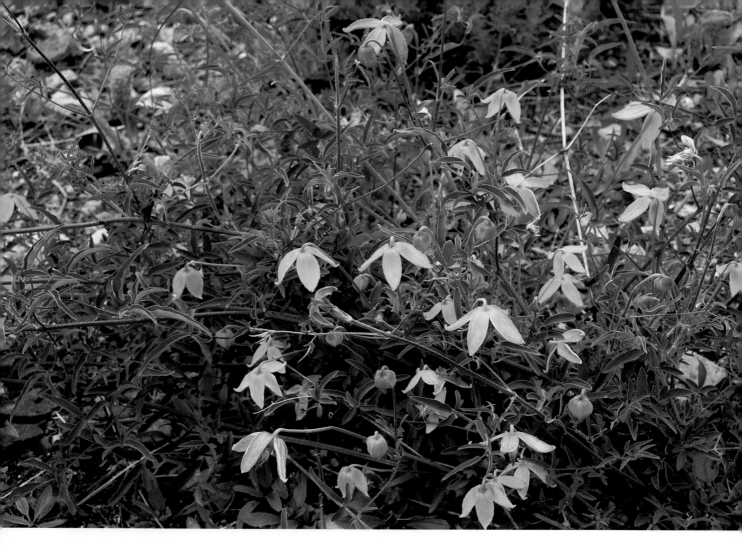

毛萼甘青铁线莲

Clematis tangutica (Maxim.) Korsh. var. *pubescens* M. C. Chang et P. P. Ling

毛茛科（Ranunculaceae） | 铁线莲属（*Clematis*）

▍形态 ▍

落叶藤本，长 1 ~ 4m（生于干旱沙地的植株高仅 30cm 左右）。主根粗壮，木质。茎有明显的棱，幼时被长柔毛，后脱落。一回羽状复叶，有 5 ~ 7 小叶；小叶片基部常浅裂、深裂或全裂，侧生裂片小，中裂片较大，卵状长圆形、狭长圆形或披针形，长（2 ~ ）3 ~ 4(~ 5.5)cm，宽 0.5 ~ 1.5cm，先端钝，有短尖头，基部楔形，边缘有不整齐、缺刻状的锯齿，上面有毛或无毛，下面有疏长毛；叶柄长（2 ~ ）3 ~ 4(~ 7.5) cm。花单生，有时为单歧聚伞花序，有 3 花，腋生；花序梗粗壮，长（4.5 ~ ）6 ~ 15(~ 20) cm，有柔毛；萼片 4，黄色外面带紫色，斜上展，狭卵形、椭圆状长圆形，长 1.5 ~ 2.5（ ~ 3.5) cm，先端渐尖或急尖，外面边缘有短绒毛，中间被柔毛，内面有较密的短柔毛；花丝下面稍扁平，被开展的柔毛，花药无毛；子房密生柔毛。瘦果倒卵形，长约 4mm，有长柔毛，宿存花柱长达 4cm。花期 6 ~ 9 月，果期 9 月。

▌ 分布 ▌

分布于我国西藏东部（察雅、堆龙德庆）、四川西部。

▌ 生境 ▌

生长于海拔 3100 ～ 3600m 的山坡草地、林中、河漫滩。

▌ 药材名 ▌

依蒙茶布、叶芒茶保（འབྲི་མོང་ཁ་དཀར），叶芒那保、叶芒那布、依蒙那布（འབྲི་མོང་ནག་པོ）。

▌ 药用部位 ▌

地上部分。

▌ 功能与主治 ▌

温胃，散寒，健脾，消食。用于胃部寒性痞块，寒性腹泻，水肿，慢性胃炎。

▌ 用量与用法 ▌

3 ～ 6g。

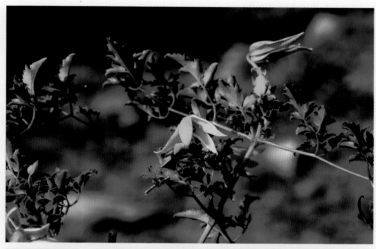

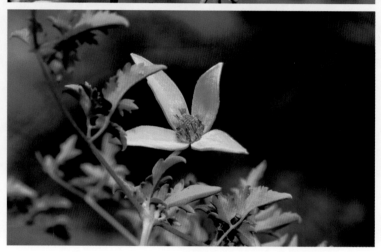

附 注

　　《晶珠本草》记载有"འབྲི་མོང"（叶芒、叶蒙、依蒙），"叶芒"为藏医药用多种铁线莲属（*Clematis*）植物的总称，其药材又习称"藏木通"。现代文献记载的"叶芒"的基原涉及铁线莲属的 10 余种植物。关于其品种划分，古籍和现代文献记载有白、黄、黑、杂 4 种，或分为白（白、黄）、黑（黑、杂）2 种，但对各品种的基原有不同的观点。据文献记载，毛萼甘青铁线莲 *C. tangutica* (Maxim.) Korsh. var. *pubescens* M. C. Chang et P. P. Ling 为"叶芒"的黑者 ["འབྲི་མོང་ནག་པོ"（叶芒那保）] 或杂者 ["འབྲི་མོང་ཁ་ག"（依蒙茶布）] 的基原之一；此外，西南铁线莲 *C. pseudopogonandra* Finet et Gagnep.、绣球藤 *C. montana* Buch.-Ham. ex DC.（藏木通）、灌木铁线莲 *C. fruticosa* Turcz.（直立铁线莲）、粉绿铁线莲 *C. glauca* Willd. 也作"叶芒"使用。（参见"绣球藤""甘川铁线莲""甘青铁线莲"等条）

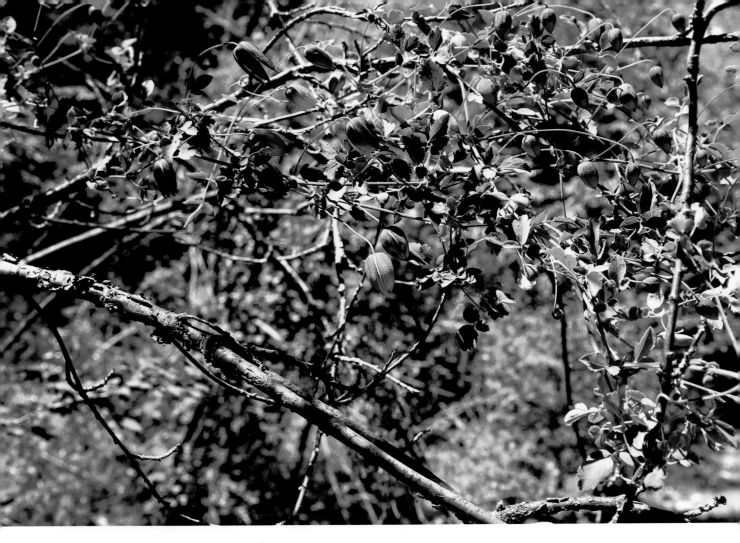

甘川铁线莲

Clematis akebioides (Maxim.) Hort. ex Veitch

毛茛科（Ranunculaceae） | 铁线莲属（*Clematis*）

▌形态 ▌

藤本。茎无毛，有明显的棱。一回羽状复叶，有 5 ~ 7 小叶；小叶片基部常 2 ~ 3 浅裂或深裂，侧生裂片小，中裂片较大，宽椭圆形、椭圆形或长椭圆形，长 2 ~ 4cm，宽 1.3 ~ 2cm，先端钝或圆形，少数渐尖，基部圆楔形至圆形，边缘有不整齐浅锯齿，裂片常 2 ~ 3 浅裂或不裂，叶两面光滑无毛。花单生或 2 ~ 5 簇生；花梗长 5 ~ 10cm；苞片大，常 2 ~ 3 浅裂，中裂片较大，宽椭圆形或椭圆形、狭椭圆形，长 1.5 ~ 2.8cm，全缘或有少数牙齿；萼片 4 ~ 5，黄色，斜上展，椭圆形、长椭圆形或宽披针形，长 1.8 ~ 2（~ 2.5）cm，宽 0.7 ~ 1.1cm，先端锐尖成小尖头，外面边缘有短绒毛，内面无毛；花丝下面扁平，被柔毛，花药无毛。未成熟的瘦果倒卵形、椭圆形，被柔毛，长约 3mm，宿存花柱被长柔毛。花期 7 ~ 9 月，果期 9 ~ 10 月。

▌分布 ▌

分布于我国西藏东部（海拔 3100 ~ 3600m）、云南西北部、四川西部（海拔 1930 ~ 3200m）、青海东部、甘肃南部。

┃ 生境 ┃

生长于海拔 1930 ～ 3800m
的高原草地、灌丛、河边、
路旁。

┃ 药材名 ┃

叶芒嘎保、益蒙嘎保、依蒙
嘎保（དབྱི་མོང་དཀར་པོ），叶芒
那保、叶芒那布、依蒙那布
（དབྱི་མོང་ནག་པོ）。

┃ 药用部位 ┃

带叶和花的二年生枝条。

┃ 功能与主治 ┃

温胃，散寒，健脾，消食。
用于胃部寒性痞块，寒性
腹泻，水肿，慢性胃炎。

┃ 用量与用法 ┃

3 ～ 6g。

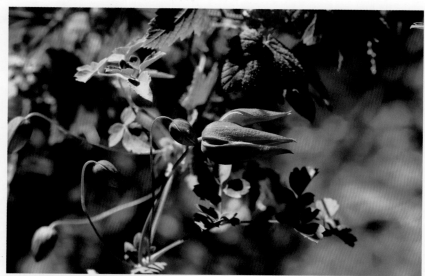

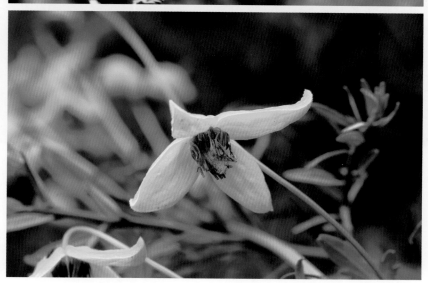

附 注

"དབྱི་མོང"（叶芒）
为藏医药用多种铁线莲属
（*Clematis*）植物的总称，药材又习称"藏木通"，其基原涉及铁线莲属的 10 余种植物。关于其品
种划分，古籍和现代文献将其分为白色、黄色、黑色、杂色 4 种，或分为白色（白色、黄色）、黑色（黑
色、杂色）2 种，现代文献对各品种的基原有不同的观点，不同品种的基原也有交叉。有文献认
为甘川铁线莲 *C. akebioides* (Maxim.) Hort. ex Veitch 为白者["དབྱི་མོང་དཀར་པོ"（叶芒嘎保）]或黑者
["དབྱི་མོང་ནག་པོ"（叶芒那保）]的基原之一。（参见"绣球藤""短尾铁线莲""甘青铁线莲"等条）

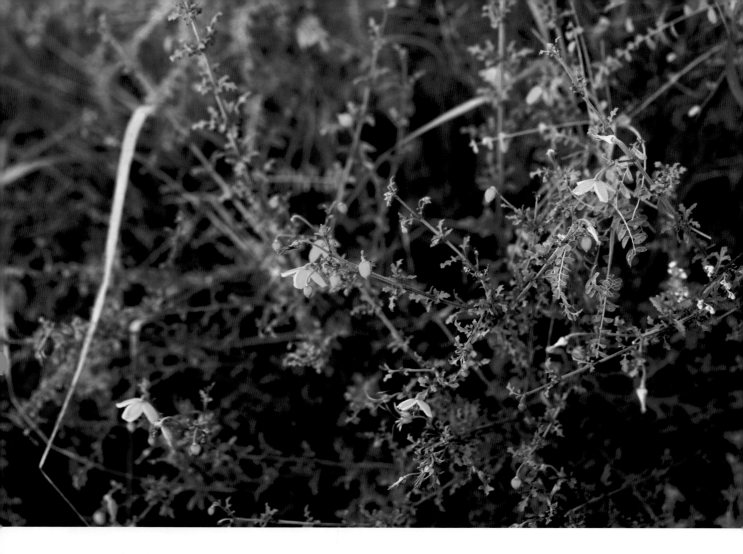

小叶铁线莲

Clematis nannophylla Maxim.

毛茛科（Ranunculaceae）　　　　铁线莲属（*Clematis*）

▎ 形态 ▎

直立小灌木，高 30 ~ 100cm。枝有棱，带红褐色，小枝有较密伏贴短柔毛，后脱落。单叶对生或数叶簇生，几无柄或柄长达 4mm；叶片近卵形，长 5 ~ 10mm，宽 3 ~ 8mm，羽状全裂，有裂片 2 ~ 3 对或 4 对，或裂片又作 2 ~ 3 裂，裂片或小裂片为椭圆形至宽倒楔形或披针形，长 1 ~ 4mm，有不等 2 ~ 3 缺刻状小牙齿或全缘，无毛或有短柔毛。花单生或聚伞花序有 3 花；萼片 4，斜上展呈钟状，黄色，长椭圆形至倒卵形，长 8 ~ 15mm，宽 5 ~ 7mm，外面有短柔毛，边缘密生绒毛，内面有短柔毛至近无毛；雄蕊无毛，花丝披针形，长于花药。瘦果椭圆形，扁，长约 5mm，有柔毛，宿存花柱长约 2cm，有黄色绢状毛。花期 7 ~ 8 月。

▎ 分布 ▎

分布于我国青海（贵德）、甘肃、陕西。

▋ 生境 ▋

生长于海拔 1200 ～ 3800m
的山地土坡。

▋ 药材名 ▋

叶芒嘎保、益蒙嘎保、依
蒙嘎保、叶蒙嘎保、依蒙
嘎布（དབྱི་མོང་དཀར་པོ།）。

▋ 药用部位 ▋

带花枝叶。

▋ 功能与主治 ▋

温胃，散寒，消食，散痞块，
敛黄水，渗湿利水。用于
"培根"病，胃部寒性痞
块，寒性水肿，慢性胃病，
腹部痞块，消化不良，呕
吐，肠痛，炭疽，包囊虫
病；外用于疮疡久溃不敛、
流黄水、流脓液。

▋ 用量与用法 ▋

3 ～ 6g。

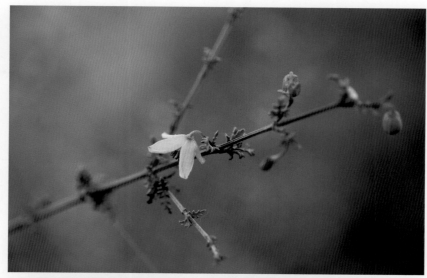

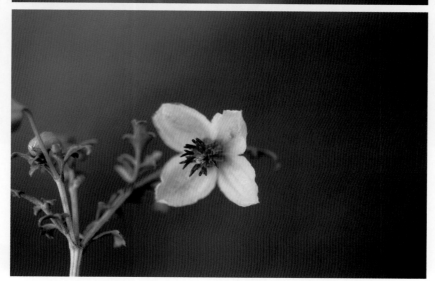

附 注

　　"དབྱི་མོང་།"（叶芒、叶蒙、依蒙）为藏医药用多种铁线莲属（Clematis）植物的总称，药材又习称"藏木通"。《鲜明注释》记载"叶芒"按花色分为白、黄、黑、杂 4 种，或分白（白、黄）、黑（黑、杂）2 种。《晶珠本草》引《图鉴》的记载将其分为黑 ["དབྱི་མོང་ནག་པོ།"（叶芒那保）]、白 ["དབྱི་མོང་དཀར་པོ།"（叶芒嘎保）]2 种。现代文献记载的各地藏医所用"叶芒"的基原包括 10 余种铁线莲属植物，但不同文献对对白者和黑者的基原观点不尽一致，不同品种的基原也存在交叉。据文献记载，小叶铁线莲 *C. nannophylla* Maxim. 为白者（依蒙嘎保）的基原之一。《部标藏药》《藏标》以"藏木通 /དབྱི་མོང་དཀར་པོ།/ 益蒙嘎保"之名收载的基原为"绣球藤 *Clematis montana* Buch.-Ham. ex DC. 及开白花的同属数种植物"。（参见"绣球藤""甘川铁线莲""甘青铁线莲""长花铁线莲"等条）

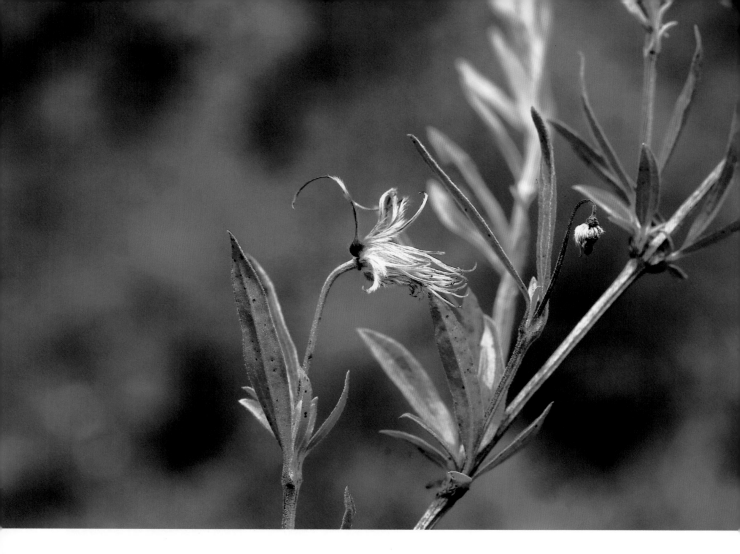

灰叶铁线莲

Clematis canescens (Turcz.) W. T. Wang et M. C. Chang

毛茛科（Ranunculaceae） 铁线莲属（*Clematis*）

▌ 形态 ▌

直立小灌木，高达 1m。枝有棱，带红褐色，被较密细柔毛，后变无毛，老枝灰色。单叶对生或数叶簇生；叶片灰绿色，革质，狭披针形或长椭圆状披针形，长 1 ~ 4cm，宽 0.2 ~ 0.8cm，先端锐尖或凸尖，基部楔形，全缘，偶尔基部有 1 ~ 2 牙齿或小裂片，两面被细柔毛；叶柄长 2 ~ 5mm，或近无柄。花单生或聚伞花序有 3 花，腋生或顶生；花梗长 0.6 ~ 2.5cm；萼片 4，斜上展，呈钟状，黄色，长椭圆状卵形，长 1.2 ~ 2cm，先端尾尖，除外面边缘密被绒毛外，其余被细柔毛；雄蕊无毛，花丝狭披针形，长于花药。瘦果密被白色长柔毛。花期 7 ~ 8 月，果期 9 月。

▌ 分布 ▌

分布于我国四川西部、西藏（江达）、甘肃北部、宁夏、内蒙古西部。

▌ 生境 ▌

生长于海拔 1100 ~ 1900m 的山地、沙地、沙丘低洼地带。

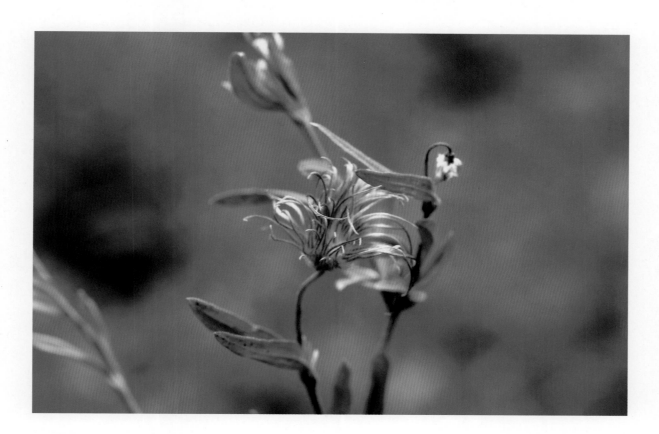

▌ 药材名 ▌

依蒙赛保、依蒙赛布（འབི་མོང་སེར་པོ）。

▌ 药用部位 ▌

地上部分。

▌ 功能与主治 ▌

祛风除湿，解毒，止痛，温胃，排脓。用于风湿筋骨疼痛，胃腹痞块；外用于疮疖痈肿，久溃不愈。

▌ 用量与用法 ▌

3 ~ 6g。

附 注

　　"འབི་མོང"（叶芒）为藏医药用的多种铁线莲属（*Clematis*）植物的总称，又习称"藏木通"，其基原涉及铁线莲属的 10 余种植物。对于其品种划分，古籍和现代文献有分白、黄、黑、杂 4 种或分白（白、黄）、黑（黑、杂）2 种的分类方法，现代文献对各品种的基原也有不同的观点。据文献记载，绿叶铁线莲 *C. canescens* (Turcz.) W. T. Wang et M. C. Chang（灰叶铁线莲）为黄者 ["འབི་མོང་སེར་པོ"（依蒙赛保）] 的基原之一，同样作黄者的基原的还有黄花铁线莲 *C. intricata* Bunge、甘青铁线莲 *C. tangutica* (Maxim.) Korsh.、毛木通 *C. buchananiana* DC.、西藏铁线莲 *C. tenuifolia* Royle 等。（参见"黄花铁线莲""绣球藤""甘青铁线莲""长瓣铁线莲"等条）

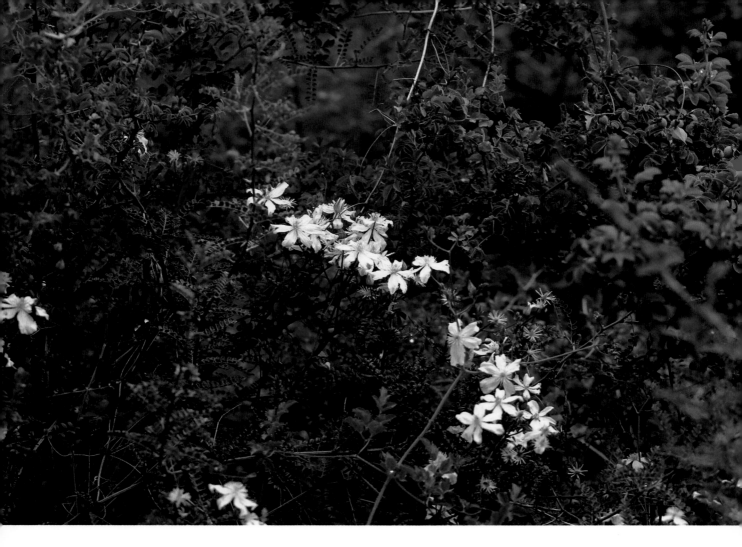

银叶铁线莲

Clematis delavayi Franch.

毛茛科（Ranunculaceae）　　　　铁线莲属（*Clematis*）

▎形态 ▎

近直立小灌木，高 0.6 ~ 1.5m。茎、小枝、花序梗、花梗及叶柄、叶轴均密生短绢状毛。茎有棱，少分枝，老枝外皮呈纤维状剥落。一回羽状复叶对生或数叶簇生，有（5 ~ ）7 ~ 17 小叶，茎上部的簇生叶常少于 7；小叶片卵形、椭圆状卵形、长椭圆形至卵状披针形，长 0.8 ~ 3（~ 4）cm，宽 0.4 ~ 1.5（~ 2）cm，先端有小尖头，基部近圆形或楔形，全缘，有时有 1 ~ 2 缺刻状牙齿或小裂片，顶生小叶片常有不等 2 ~ 3 浅裂至全裂，上面干时黑色，沿叶脉或幼时稍有短柔毛，下面密生短绢状毛而呈银白色；无柄或柄长达 0.6cm。通常为圆锥状聚伞花序，多花，顶生；花直径 2 ~ 2.5cm；萼片 4 ~ 6，开展，白色，通常呈长圆状倒卵形，长 0.8 ~ 1.5cm，外面有较密的短绢状毛或边缘无毛；雄蕊无毛。瘦果有绢状毛，宿存花柱有银白色长柔毛。花期 6 ~ 8 月，果期 10 月。

┃ 分布 ┃

分布于我国云南西北部（鹤庆）、四川西部。

┃ 生境 ┃

生长于海拔 2200 ～ 3200m 的山地、沟边、河边、路旁、山谷灌丛中。

┃ 药材名 ┃

叶芒嘎保、依蒙嘎保、叶蒙嘎保（དབྱི་མོང་དཀར་པོ།）。

┃ 药用部位 ┃

带叶和花的二年生枝条。

┃ 功能与主治 ┃

温胃，散寒，健脾，消食。用于胃部寒性痞块，寒性腹泻，水肿，慢性胃炎。

┃ 用量与用法 ┃

3 ～ 6g。

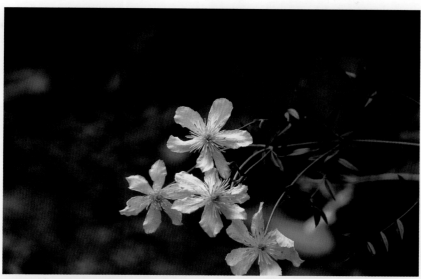

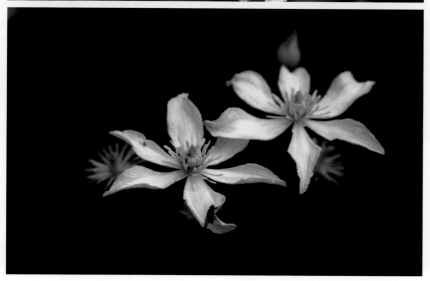

附 注

"དབྱི་མོང་།"（叶芒、依蒙、叶蒙）为藏医药用的多种铁线莲属植物的总称，其药材又被习称为"藏木通"。古籍和现代文献记载"叶芒"按花色分为白、黄、黑、杂 4 种。现代文献记载的"叶芒"类的基原涉及铁线莲属（*Clematis*）的 10 余种植物，但不同文献对其各品种的基原有不同观点。文献记载，银叶铁线莲 *C. delavayi* Franch. 为"叶芒"的白者 ["དབྱི་མོང་དཀར་པོ།"（叶芒嘎保）] 的基原之一。（参见"绣球藤""短尾铁线莲""甘川铁线莲"等条）

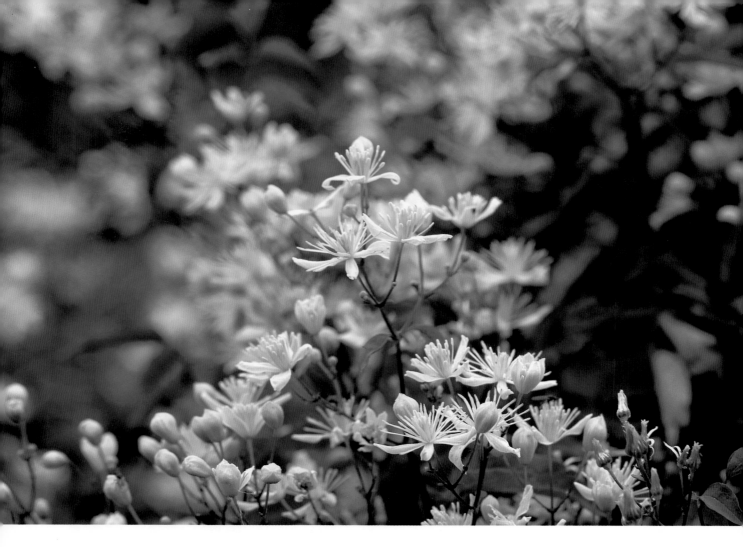

短尾铁线莲
Clematis brevicaudata DC.

| 毛茛科（Ranunculaceae） | 铁线莲属（*Clematis*） |

▌ 形态 ▌

木质藤本。枝有棱，小枝疏生短柔毛或近无毛。一至二回羽状复叶或二回三出复叶，有 5 ～ 15 小叶，有时茎上部为三出叶；小叶片长卵形、卵形至宽卵状披针形或披针形，长（1 ～）1.5 ～ 6cm，宽 0.7 ～ 3.5cm，先端渐尖或长渐尖，基部圆形、截形至浅心形，有时楔形，边缘疏生粗锯齿或牙齿，有时 3 裂，两面近无毛或疏生短柔毛。圆锥状聚伞花序腋生或顶生，常比叶短；花梗长 1 ～ 1.5cm，有短柔毛；花直径 1.5 ～ 2cm；萼片 4，开展，白色，狭倒卵形，长约 8mm，两面均有短柔毛，内面较疏或近无毛；雄蕊无毛，花药长 2 ～ 2.5mm。瘦果卵形，长约 3mm，宽约 2mm，密生柔毛，宿存花柱长 1.5 ～ 2（～ 3）cm。花期 7 ～ 9 月，果期 9 ～ 10 月。

▌ 分布 ▌

分布于我国西藏东部、云南、四川、甘肃、青海东部（湟源）、宁夏、陕西、河南、湖南、浙江、江苏、山西、河北、内蒙古、黑龙江、吉林、辽宁。朝鲜、蒙古、日本等也有分布。

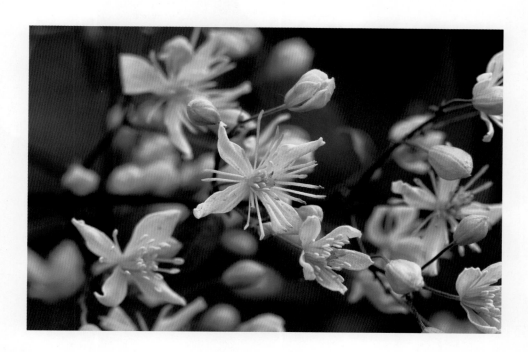

▎ 生境 ▎

生长于海拔 460 ~ 3200m 的山地灌丛、疏林中。

▎ 药材名 ▎

叶芒嘎保、益蒙嘎保、叶濛嘎保、依蒙嘎保（དབྱི་མོང་དཀར་པོ།）。

▎ 药用部位 ▎

带叶和花的二年生枝条。

▎ 功能与主治 ▎

温胃，散寒，健脾，消食。用于胃部寒性痞块，寒性腹泻，水肿，慢性胃炎。

▎ 用量与用法 ▎

3 ~ 6g。

附 注

　　"དབྱི་མོང་།"（叶芒）为藏医药用多种铁线莲属（*Clematis*）植物的总称，药材又习称"藏木通"，其基原涉及铁线莲属的 10 余种植物。关于其品种划分，古籍和现代文献将其分为白、黄、黑、杂4种，或分为白（白、黄）、黑（黑、杂）2种，但现代的不同文献对各品种的基原有不同的观点。短尾铁线莲 *C. brevicaudata* DC. 为白者 ["དབྱི་མོང་དཀར་པོ།"（叶芒嘎保）] 的基原之一。《青海藏标》以"短尾铁线莲 /དབྱི་མོང་དཀར་པོ།/ 叶芒嘎保"之名收载了"短尾铁线莲 *Clematis brevicaudata* DC. 及其同属数种植物"；《部标藏药》《藏标》以"藏木通 /དབྱི་མོང་དཀར་པོ།/ 叶芒嘎保（益蒙嘎保）"之名收载了"绣球藤 *Clematis montana* Buch.-Ham. 及其开白花的同属数种植物"。（参见"绣球藤""芹叶铁线莲""长花铁线莲""甘青铁线莲"等条）

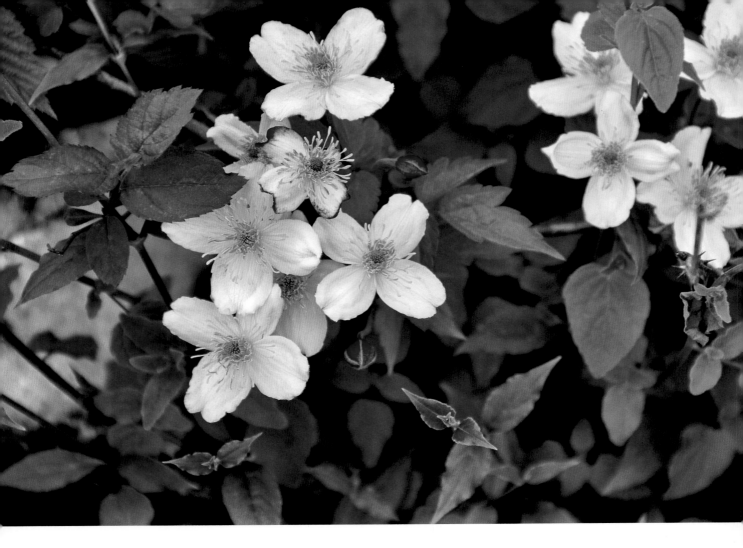

绣球藤

Clematis montana Buch.-Ham. ex DC.

毛茛科（Ranunculaceae） 铁线莲属（*Clematis*）

▌ 形态 ▌

木质藤本。茎圆柱形，有纵条纹。小枝有短柔毛，后变无毛；老时外皮剥落。三出复叶，数叶与花簇生，或对生；小叶片卵形、宽卵形至椭圆形，长 2 ~ 7cm，宽 1 ~ 5cm，边缘缺刻状锯齿由多而锐至粗而钝，先端 3 裂或不明显，两面疏生短柔毛，有时下面较密。花 1 ~ 6 与叶簇生，直径 3 ~ 5cm；萼片 4，开展，白色或外面带淡红色，长圆状倒卵形至倒卵形，长 1.5 ~ 2.5cm，宽 0.8 ~ 1.5cm，外面疏生短柔毛，内面无毛；雄蕊无毛。瘦果扁，卵形或卵圆形，长 4 ~ 5mm，宽 3 ~ 4mm，无毛。花期 4 ~ 6 月，果期 7 ~ 9 月。

▌ 分布 ▌

分布于我国西藏南部、云南、四川、甘肃、贵州、重庆、宁夏南部、陕西南部、河南西部、湖北西部、湖南、广西北部、江西、福建北部、安徽南部、台湾。喜马拉雅山区西部及尼泊尔、印度北部也有分布。

生境

生长于海拔 4000m 的山坡、灌丛、林边。

药材名

叶芒嘎保、益蒙嘎保、依蒙嘎保、叶蒙嘎保（དབྱི་མོང་དཀར་པོ），依蒙茶保（དབྱི་མོང་ཁྲ）。

药用部位

带叶和花的二年生枝条。

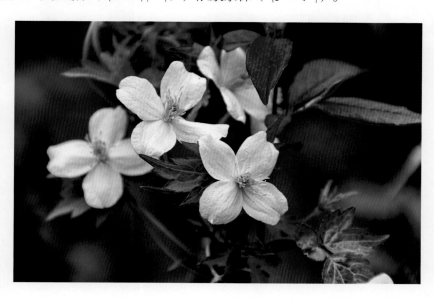

功能与主治

温胃，散寒，健脾，消食。
用于胃部寒性痞块，寒性腹泻，水肿，慢性胃炎。

用量与用法

3 ~ 6g。

附注

"དབྱི་མོང"（叶芒、依蒙、叶蒙）为藏医药用多种铁线莲属（Clematis）植物的总称，药材又习称"藏木通"。《鲜明注释》记载"叶芒"按花色分为白、黄、黑、杂 4 种，或分白（白、黄）、黑（黑、杂）2 种。《晶珠本草》引《图鉴》的记载将"叶芒"分为黑 ["དབྱི་མོང་ནག་པོ"（叶芒那保）]、白 ["དབྱི་མོང་དཀར་པོ"（叶芒嘎保）]2 种。现代文献记载的各地藏医所用的"叶芒"类的基原包括 10 余种铁线莲属植物，但不同文献对白者和黑者的基原观点不尽一致，两者的基原也存在交叉，白者（叶芒嘎保）的基原有绣球藤 C. montana Buch.-Ham ex DC.、短尾铁线莲 C. brevicaudata DC.、合柄铁线莲 C. connata DC.、大花绣球藤 C. montana Buch.-Ham. ex DC. var. grandiflora Hook.、长花铁线莲 C. rehderiana Craib、芹叶铁线莲 C. aethusifolia Turcz.、黄花铁线莲 C. intricata Bunge 等，黑者（叶芒那保）的基原有甘青铁线莲 C. tangutica (Maxim.) Korsn（唐古特铁线莲）、甘川铁线莲 C. akebioides (Maxim.) Hort. ex Veitch、长瓣铁线莲 C. macropetala Ledeb.（大萼铁线莲）、小叶铁线莲 C. nannophylla Maxim. 等。也有文献认为，甘青铁线莲 C. tangutica (Maxim.) Korsh.、黄花铁线莲 C. intricata Bunge、西藏铁线莲 C. tenuifolia Royle 为黄者 ["དབྱི་མོང་སེར་པོ"（依蒙赛保）] 的基原，绣球藤 C. montana Buch.-Ham. ex DC. 为杂色者 ["དབྱི་མོང་ཁྲ"（依蒙茶保）] 的基原。《部标藏药》《藏标》收载的"藏木通 /དབྱི་མོང་དཀར་པོ/ 益蒙嘎保"的基原为"绣球藤 C. montana Buch.-Ham. ex DC. 及开白花的同属数种植物"。（参见"甘川铁线莲""甘青铁线莲""长花铁线莲"等条）

绣球藤 C. montana Buch.-Ham. ex DC. 也为中药"川木通"的基原之一，但"川木通"以较粗的藤茎入药，与藏医药用的部位不同。

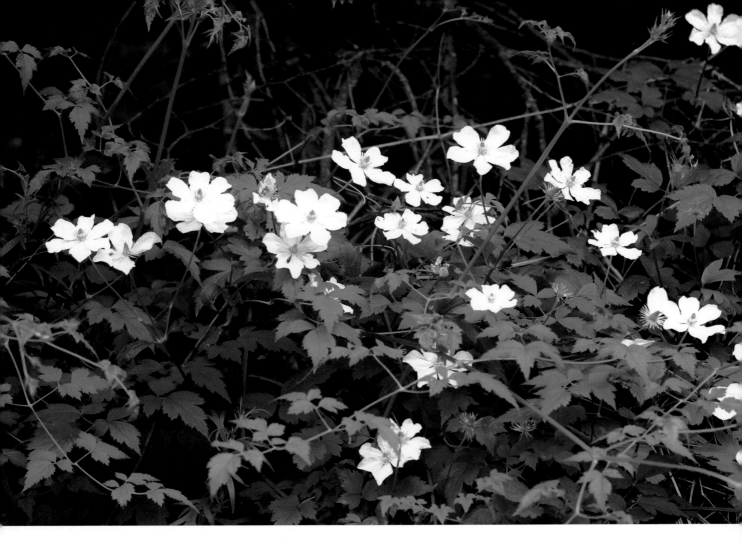

美花铁线莲

Clematis potaninii Maxim.

| 毛茛科（Ranunculaceae） | 铁线莲属（*Clematis*） |

形态

藤本。茎、枝有纵沟，紫褐色，有短柔毛，幼时较密，老时外皮剥落。一至二回羽状复叶对生，或数叶于新枝簇生，基部有三角状宿存芽鳞，有5～15小叶，茎上部有时为三出叶，基部2对常2～3深裂、全裂至3小叶，顶生小叶片常不等3浅裂至深裂；小叶片薄纸质，倒卵状椭圆形、卵形至宽卵形，长1～7cm，宽0.8～5cm，先端渐尖，基部楔形、圆形或微心形，有时偏斜，边缘有缺刻状锯齿，两面被贴伏短柔毛。花单生或聚伞花序有3花，腋生；花直径3.5～5cm；萼片5～7，开展，白色，楔状倒卵形或长圆状倒卵形，长1.8～3cm，宽0.8～2.5cm，外面被短柔毛，中间带褐色部分呈长椭圆状，内面无毛；雄蕊无毛。瘦果无毛，扁平，倒卵形或卵圆形，长4～5mm，宿存花柱长达3cm。花期6～8月，果期8～10月。

分布

分布于我国西藏东部、云南、四川（壤塘）、甘肃南部、陕西南部。

▌ 生境 ▌

生长于海拔 1400 ～ 3000m
的山坡、沟谷林下、林边。

▌ 药材名 ▌

叶芒嘎保、依猛嘎尔保、伊
猛嘎尔保（དབྱི་མོང་དཀར་པོ།）。

▌ 药用部位 ▌

带叶和花的二年生枝条。

▌ 功能与主治 ▌

温胃散寒，健脾消食。用
于胃部寒性痞块，寒性腹
泻，水肿，慢性胃炎。

▌ 用量与用法 ▌

3 ～ 6g。

附 注

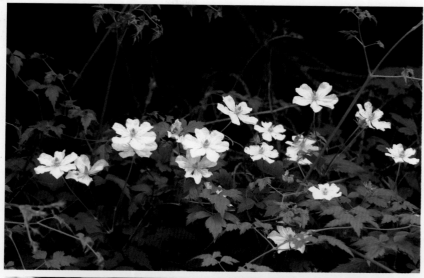

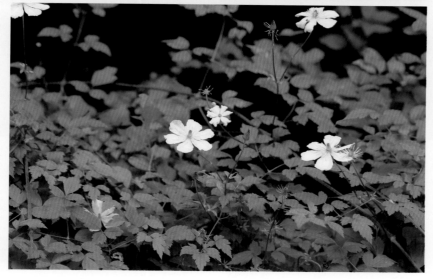

"叶芒"（དབྱི་མོང་།）
为藏医药用多种铁线莲属
（Clematis）植物的总称，
其药材又习称"藏木通"，
古籍和现代文献记载"叶芒"
按花色分为白、黄、黑、杂
4 种，或分白（白、黄）、黑（黑、杂）2 种。现代文献记载"叶芒"类的基原涉及铁线莲属的 10
余种植物，但不同文献对其各品种的基原物种有不同的观点。据文献记载，四川甘孜州藏医以美花
铁线莲 C. potaninii Maxim. 作白"叶芒"["དབྱི་མོང་དཀར་པོ།"（伊猛嘎尔保）] 的基原，以甘川铁线莲 C.
akebioides (Maxim.) Hort. ex Veitch 作黑"叶芒"["དབྱི་མོང་ནག་པོ།"（伊盲那保）] 的基原，以长花铁线莲 C.
rehderiana Craib 和西藏铁线莲 C. tenuifolia Royle 作黄"叶芒"["དབྱི་མོང་སེར་པོ།"（伊盲色保）] 的基原。
（参见"绣球藤""短尾铁线莲""甘川铁线莲"等条）

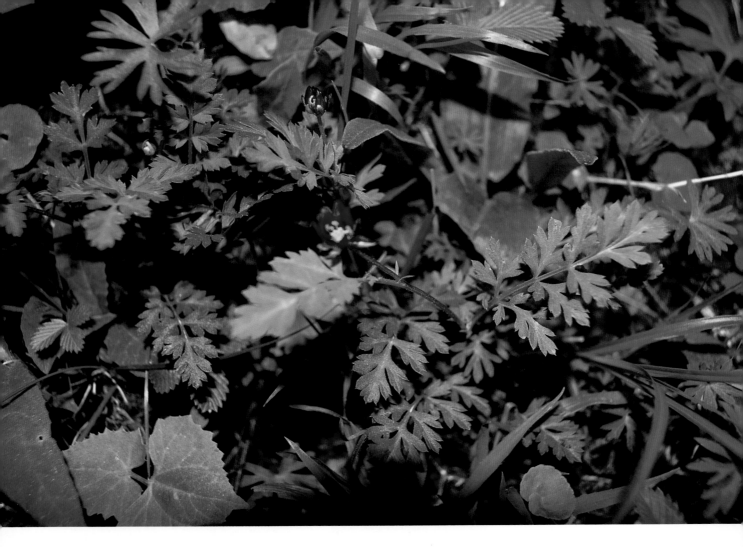

蓝侧金盏花

Adonis coerulea Maxim.

毛茛科（Ranunculaceae） | 侧金盏花属（*Adonis*）

▌ 形态 ▌

多年生草本，除心皮外，全部无毛。根茎粗壮。茎高 3 ~ 15cm，常在近地面处分枝，基部和下部有数个鞘状鳞片。茎下部叶有长柄，上部叶有短柄或无柄；叶片长圆形或长圆状狭卵形，少为三角形，长 1 ~ 4.8cm，宽 1 ~ 2cm，2 ~ 3 回羽状细裂，羽片 4 ~ 6 对，稍互生，末回裂片狭披针形或披针状线形，先端有短尖头；叶柄长达 3.2cm，基部有狭鞘。花直径 1 ~ 1.8cm；萼片 5 ~ 7，倒卵状椭圆形或卵形，长 4 ~ 6mm，先端圆形；花瓣约 8，淡紫色或淡蓝色，狭倒卵形，长 5.5 ~ 11mm，先端有少数小齿；花药椭圆形，花丝狭线形；心皮多数，子房卵形，花柱极短。瘦果倒卵形，长约 2mm，下部有稀疏短柔毛。4 ~ 7 月开花。

▌ 分布 ▌

分布于我国西藏东北部、青海、甘肃、四川西北部。

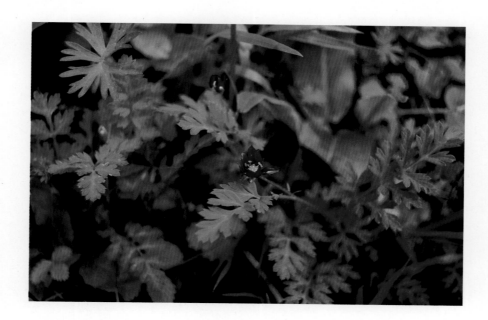

▍ 生境 ▍

生长于海拔 2300 ～ 5000m 的林间空地、草滩、水沟旁草丛、山麓。

▍ 药材名 ▍

甲子瓦（ཅུ་རྩི་བ），甲子豆罗、贾子豆洛（ཅུ་རྩི་དུག་ལོ）。

▍ 药用部位 ▍

全草。

▍ 功能与主治 ▍

升阳散风，解毒透斑。用于疮疡，疖痈，疱疹，疥癣，牛皮癣。

▍ 用量与用法 ▍

3 ～ 6g。内服。外用适量，研粉涂撒。

附 注

《四部医典》《度母本草》等记载有"ཅུ་རྩི་བ"（甲子瓦）；《晶珠本草》记载其为"ཅུ་རྩི་དུག་ལོ"（甲子豆洛）[《晶珠本草》汉译重译本以"ཅུ་རྩི"（加孜）为条目名]，言其为治疮疡、疱疹疥癣、疖痈、痞块之药物。《晶珠本草》引《现观》之记载："生长在石岩畔和河滩。叶黑色，簇生，状如蕨叶藁本叶；茎紫色，中空，粗短；花状如升麻花；种子状如车前子……气味毒臭，食后致人欲死。"现代文献记载各地藏医习用的"甲子瓦"或"甲子豆洛"的基原不同，西藏及云南迪庆藏医习用毛茛科植物升麻 Cimicifuga foetida L.，而青海藏医习用蓝侧金盏花 A. coerulea Maxim.。蓝侧金盏花 A. coerulea Maxim. 的形态、生境与古籍之记载较为相符，但并无"毒臭"之特性，而升麻的形态则与之相差甚远。文献记载，"贾子豆洛"或"加孜"的基原还有短柱侧金盏花 A. brevistyla Franch.、毛蓝侧金盏花 A. coerulea Maxim. f. puberula W. T. Wang。（参见"升麻"条）

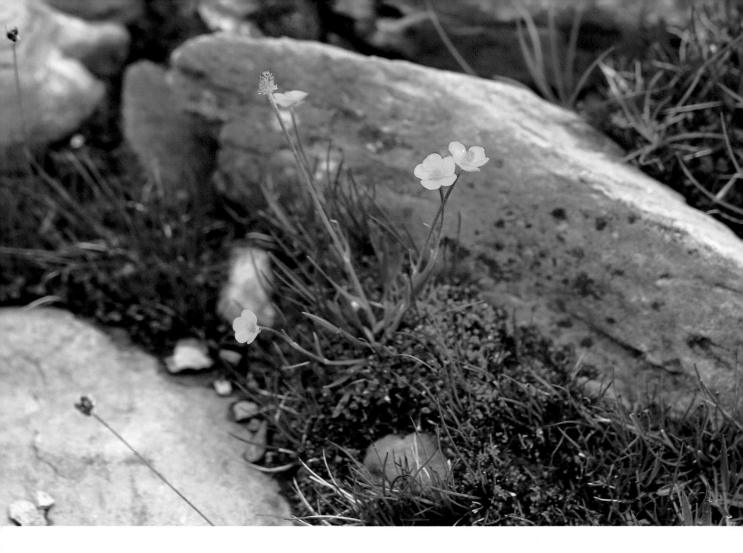

云生毛茛

Ranunculus longicaulis C. A. Mey. var. *nephelogenes* (Edgew.) L. Liou

毛茛科（Ranunculaceae） 毛茛属（*Ranunculus*）

▌形态 ▌

多年生草本。茎直立，高 3 ~ 12cm，单一呈葶状或有 2 ~ 3 腋生短分枝，近无毛。基生叶多数，叶片呈披针形至线形，或外层叶片呈卵圆形，长 10 ~ 50mm，宽 2 ~ 8mm，全缘，基部楔形，有 3 ~ 5 脉，近革质，通常无毛，叶柄长 1 ~ 4cm，有膜质长鞘；茎生叶 1 ~ 3，无柄，叶片线形，全缘，有时 3 深裂，长 10 ~ 40mm，宽 0.5 ~ 5mm，无毛。花单生茎顶或短分枝先端，直径 1 ~ 1.5cm；花梗长 2 ~ 5cm 或果期伸长，有金黄色细柔毛；萼片卵形，长 3 ~ 5mm，常带紫色，有 3 ~ 5 脉，外面生黄色柔毛或无毛，边缘膜质；花瓣 5，倒卵形，长 6 ~ 8mm，有短爪，蜜槽成杯状袋穴；花药长 1 ~ 1.5mm；花托在果期伸长、增厚，呈圆柱形，疏生短毛。聚合果长圆形，直径 5 ~ 8mm；瘦果卵球形，长约 1.5mm，宽约 1mm，宽为厚的 1.5 倍，无毛，有背腹纵肋，喙直伸，长约 1mm。花果期 6 ~ 8 月。

分布

分布于我国西藏、云南、四川、甘肃、青海。印度、尼泊尔等也有分布。

生境

生长于海拔 3000 ~ 4000m 的高山草甸。

药材名

嘎察、革察（ག་ཚ།）。

药用部位

全草或花。

功能与主治

提升胃温，愈疮，引黄水。用于寒性消化不良，溃烂喉症，腹水，黄水病，头昏涨，寒性肿瘤。

用量与用法

1 ~ 3g。内服研末。外用适量，调涂患处。

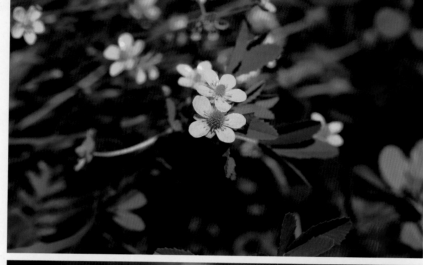

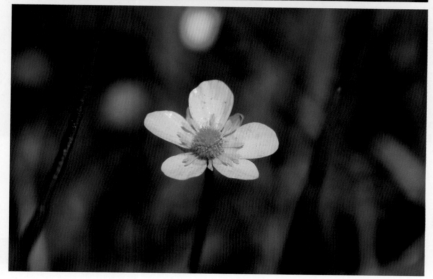

附 注

《四部医典》中记载有"ཇེ་ཚ།"（杰察）；《晶珠本草》称其为"ག་ཚ།"（嘎察、革察），言其因产地不同分为上、下2品，但二者性状相同。现代文献记载藏医所用"杰察"的基原包括毛茛属（Ranunculus）多种植物。文献记载，云生毛茛 R. longicaulis C. A. Mey. var. nephelogenes (Edgew.) L. Liou 为"嘎察"的基原之一。《部标藏药》（高原毛茛 /ཇེ་ཚ།/ 杰察）、《藏标》（高原毛茛 /ཇེ་ཚ།/ 吉察）、《青海藏标》（高原毛茛 /ག་ཚ།/ 嘎察）等收载了高原毛茛 R. brotherusii Freyn var. tanguticus (Maxim.) Tamura [R. tanguticus (Maxim.) Ovcz.]、绢毛毛茛 R. pulchellus C. A. Mey. var. sericeus Hook. f. et Thoms.。文献记载，西藏芒康藏医还以毛茛科植物水葫芦苗 Halerpestes cymbalaria (Pursh) Green 作"ཇེ་ཚ།"（杰察）使用。（参见"高原毛茛"条）

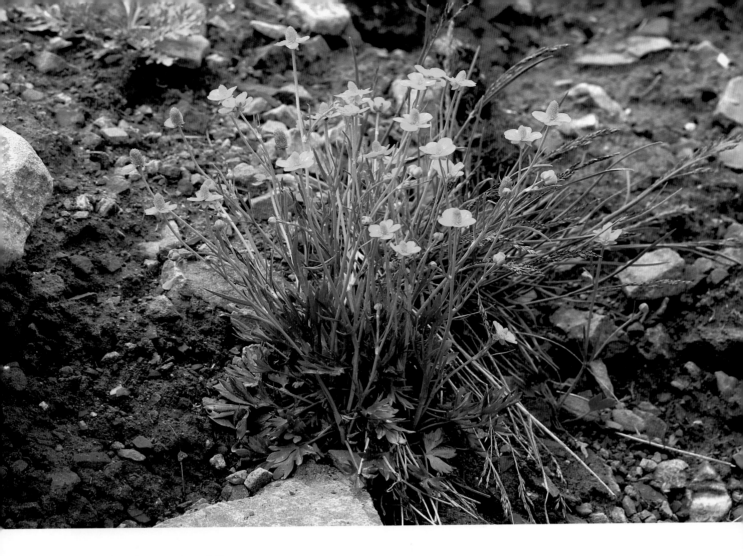

高原毛茛

Ranunculus tanguticus (Maxim.) Ovcz.（*R. brotherusii* Freyn）

毛茛科（Ranunculaceae） | 毛茛属（*Ranunculus*）

▌ 形态 ▌

多年生草本。须根基部稍增厚成纺锤形。茎直立或斜升，高 10 ~ 30cm，多分枝，生白柔毛。基生叶多数，和下部叶均有生柔毛的长叶柄；叶片圆肾形或倒卵形，长及宽均为 1 ~ 4（~ 6）cm，三出复叶，小叶片 2 ~ 3 回 3 全裂或深、中裂，末回裂片披针形至线形，宽 1 ~ 3mm，先端稍尖，两面或下面贴生白柔毛；小叶柄短或近无；上部叶渐小，3 ~ 5 全裂，裂片线形，宽约 1mm，有短柄至无柄，基部具生柔毛的膜质宽鞘。花较多，单生于茎顶和分枝先端，直径 8 ~ 12（~ 18）mm；花梗被白柔毛，在果期伸长；萼片椭圆形，长 3 ~ 4（~ 6）mm，生柔毛；花瓣 5，倒卵圆形，长 5 ~ 8mm，基部有窄长爪，蜜槽点状；花托圆柱形，长 5 ~ 7mm，宽 1.5 ~ 2.5mm，较平滑，常生细毛。聚合果长圆形，长 6 ~ 8mm，约为宽的 2 倍；瘦果小而多，卵球形，较扁，长 1.2 ~ 1.5mm，稍大于宽，约为厚度的 2 倍，无毛，喙直伸或稍弯，长 0.5 ~ 1mm。花果期 6 ~ 8 月。

分布

分布于我国西藏、云南西北部、四川西北部、甘肃、青海、陕西、山西、河北等。

生境

生长于海拔 3000 ～ 4500m 的山坡、沟边、沼泽湿地。

药材名

杰察、吉察、吉擦、结察（ཇེ་ཚ），嘎察、革察（གེ་ཚ）。

药用部位

全草或花。

功能与主治

提升胃温，愈疮，引黄水。用于收敛溃烂，喉症，腹水，黄水病，头昏涨，寒性肿瘤。（《部标藏药》）解毒，利水。用于腹水，浮肿，咽喉肿痛，积聚肿块。（《藏标》）

用量与用法

1 ～ 3g。

附注

《四部医典》中记载有"ཇེ་ཚ"（杰察）；《晶珠本草》记载名为"གེ་ཚ"（嘎察），言其为提升胃温、收敛溃烂、引流黄水之药物，因产地不同将其分为上、下 2 品，但二者的性状均相同。现代文献记载的藏医所用"杰察"的基原包括多种毛茛属（*Ranunculus*）植物，主要有高原毛茛 *R. tanguticus* (Maxim.) Ovcz.、棉毛茛 *R. membranaceus* Royle，此外，"杰察"的基原还包括苞毛茛 *R. involucratus* Maxim.、三裂毛茛 *R. longicaulis* C. A. Mey. var. *nephelogenes* (Edgew.) L. Liou（云生毛茛）、毛茛 *R. japonicus* Thunb. 等；西藏芒康藏医也以同科植物水葫芦苗 *Halerpestes cymbalaria* (Pursh) Green 作"杰察"使用。《部标藏药》（高原毛茛 /ཇེ་ཚ/ 杰察）、《藏标》（高原毛茛 /ཇེ་ཚ/ 杰察）、《青海藏标》（高原毛茛 /གེ་ཚ/ 嘎察）等收载了高原毛茛 *R. brotherusii* Freyn var. *tanguticus* Tamura（毛果毛茛）、绢毛毛茛 *R. pulchellus* C. A. Mey. var. *sericens* Hook. f. et Thoms.。（参见"云生毛茛""毛茛"条）

《中国植物志》中，高原毛茛的学名为"*Ranunculus tanguticus* (Maxim.) Ovcz."，"*Ranunculus brotherusii* Freyn var. *tanguticus* Tamura"被作为毛果毛茛 *R. tanguticus* (Maxim.) Ovcz. var. *dasycarpus* (Maxim.) L. Liou 的异名。Hand.-Mazz. 曾将高原毛茛 *R. tanguticus* (Maxim.) Ovcz. 定名为"*Ranunculus brotherusii* Freyn"（*Act. Hort. Gothob.*，1939）。《中国植物志》中 *R. brotherusii* Freyn 的中文名为"鸟足毛茛"。

据实地调查，高原毛茛 *R. tanguticus* (Maxim.) Ovcz. 在藏民聚居区分布极为广泛，资源丰富。上述标准中使用的学名不一致，应是受植物分类的影响，从分布和资源的角度推测，藏医所用应主要为高原毛茛 *R. tanguticus* (Maxim.) Ovcz.，但不排除也有使用其他种类。

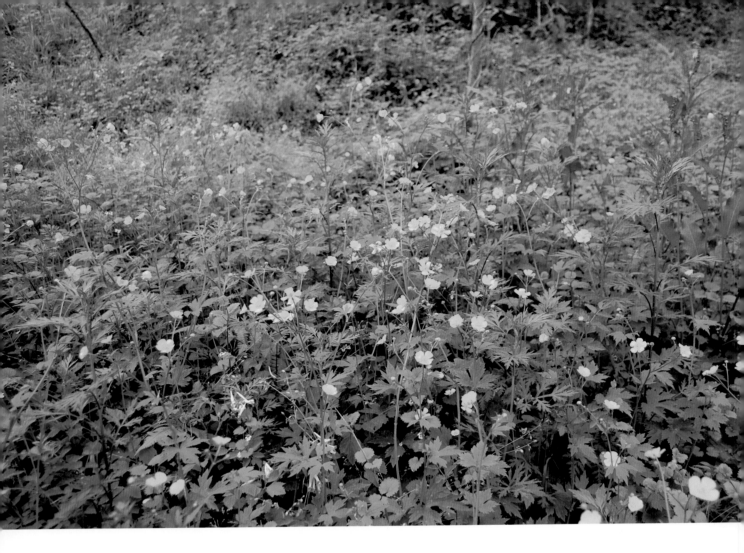

毛茛

Ranunculus japonicus Thunb.

毛茛科（Ranunculaceae）　　毛茛属（*Ranunculus*）

▍形态 ▍

多年生草本。须根多数簇生。茎直立，高 30 ～ 70cm，中空，有槽，具分枝，生开展或贴伏的柔毛。基生叶多数；叶片圆心形或五角形，长、宽均 3 ～ 10cm，基部心形或截形，通常 3 深裂，不达基部，中裂片倒卵状楔形、宽卵圆形或菱形，3 浅裂，边缘有粗齿或缺刻，侧裂片不等 2 裂，两面贴生柔毛，下面或幼时的毛较密；叶柄长达 15cm，生开展柔毛；下部叶与基生叶相似，渐向上叶柄变短，叶片较小，3 深裂，裂片披针形，有尖牙齿或再分裂；最上部叶线形，全缘，无柄。聚伞花序有多数花，疏散；花直径 1.5 ～ 2.2cm；花梗长达 8cm，贴生柔毛；萼片椭圆形，长 4 ～ 6mm，被白色柔毛；花瓣 5，倒卵圆形，长 6 ～ 11mm，宽 4 ～ 8mm，基部有长约 0.5mm 的爪，蜜槽鳞片长 1 ～ 2mm；花药长约 1.5mm；花托短小，无毛。聚合果近球形，直径 6 ～ 8mm；瘦果扁平，长 2 ～ 2.5mm，上部最宽处与长近相等，约为厚的 5 倍以上，边缘有宽约 0.2mm 的棱，无毛，喙短直或外弯，长约 0.5mm。花果期 4 ～ 9 月。

▌ 分布 ▌

广布于我国除西藏外的地区。朝鲜、日本等也有分布。

▌ 生境 ▌

生长于海拔 200 ~ 2500m 的田沟旁、林缘、路边湿地。

▌ 药材名 ▌

杰察、杰擦、吉察、吉擦、结察（ཇེ་ཚ།），杰察曼巴（ཇེ་ཚ་དམན་པ།），美朵赛尔琼（མེ་ཏོག་སེར་ཆུང་།）。

▌ 药用部位 ▌

全草或花。

▌ 功能与主治 ▌

提升胃温，除湿，敛黄水。用于寒性消化不良，腹水，痞块，黄水病，胃痛，黄疸，淋巴结结核，角膜薄翳。

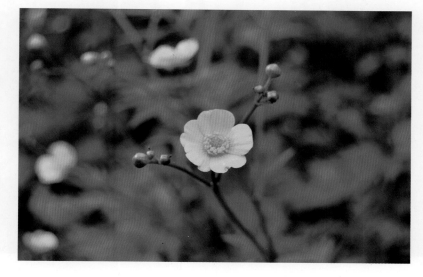

▌ 用量与用法 ▌

1 ~ 3g。有毒，一般不内服。

附 注

　　《四部医典》记载有"ཇེ་ཚ།"（杰察）；《晶珠本草》记载其名为"གེ་ཚ།"（嘎察、革察），言其为提升胃温、收敛溃烂、引流黄水之药物，因产地不同分为上、下 2 品，但其性状相同。据现代文献记载，藏医所用"杰察"包括多种毛茛属（*Ranunculus*）植物。《部标藏药》（高原毛茛 /ཇེ་ཚ།/ 杰察）、《藏标》（高原毛茛 /ཇེ་ཚ།/ 吉察）、《青海藏标》（高原毛茛 /གེ་ཚ།/ 嘎察）等收载了高原毛茛 *Ranunculus brotherusii* Freyn var. *tanguticus* (Maxim.) Tamura [毛果毛茛 *R. tanguticus* (Maxim.) Ovcz. var. *dasycarpus* (Maxim.) L. Liou]、绢毛毛茛 *Ranunculus pulchellus* C. A. Mey. var. *sericens* Hook. f. et Thoms.。据文献记载，毛茛 *R. japonicus* Thunb. 为"杰察"或"ཇེ་ཚ་དམན་པ།"（杰察曼巴，代用品）的基原之一。《晶珠本草》在"旱生草类药物"的"花类药物"中另条记载有"མེ་ཏོག་སེར་ཆེན།"（美朵赛尔庆），言其为愈疮、止脉腐之药物。现代文献记载的"美朵赛尔庆"的基原涉及罂粟科植物裂叶野罂粟 *Papaver nudicaule* L. var. *chinense* (Regel) Fedde（野罂粟 *P. nudicaule* L.）以及菊科苦荬菜属（*Ixeris*）、毛茛科金莲花属（*Trollius*）等植物；《西藏植物志》记载毛茛 *R. japonicus* Thunb. 的藏文名为"མེ་ཏོག་སེར་ཆུང་།"（美朵赛尔琼），与《晶珠本草》记载的"根黄色，有乳状白液；花黄色，状如丽春花（虞美人类）"的形态显然不符。（参见"高原毛茛""云生毛茛""毛果毛茛""野罂粟"条）

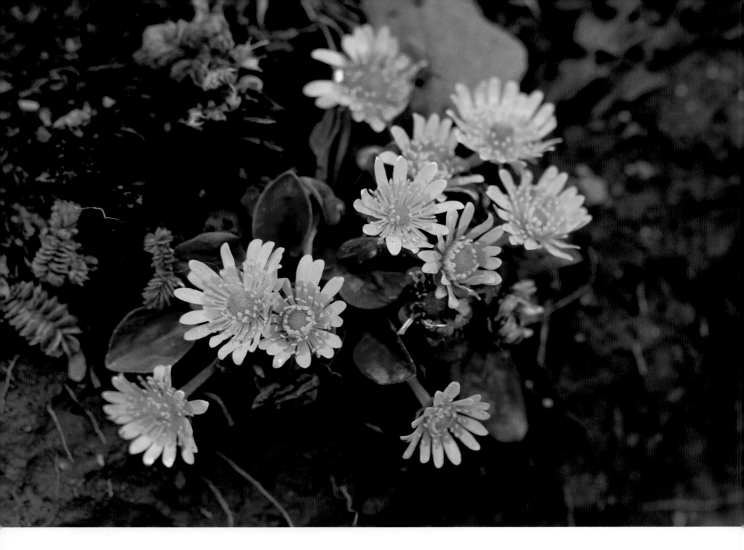

鸦跖花

Oxygraphis glacialis (Fisch.) Bunge

| 毛茛科（Ranunculaceae） | 鸦跖花属（*Oxygraphis*） |

▌ 形态 ▌

植株高 2 ~ 9cm。有短根茎。须根细长，簇生。叶全部基生，卵形、倒卵形至椭圆状长圆形，长 3 ~ 30mm，宽 5 ~ 25mm，全缘，有 3 出脉，无毛，常有软骨质边缘；叶柄较宽扁，长 1 ~ 4cm，基部鞘状，最后撕裂成纤维状残存。花葶 1 ~ 3（~ 5），无毛；花单生，直径 1.5 ~ 3cm；萼片 5，宽倒卵形，长 4 ~ 10mm，近革质，无毛，果后增大，宿存；花瓣 10 ~ 15，橙黄色或表面白色，披针形或长圆形，长 7 ~ 15mm，宽 1.5 ~ 4mm，有 3 ~ 5 脉，基部渐狭成爪，蜜槽呈杯状凹穴；花药长 0.5 ~ 1.2mm；花托较宽扁。聚合果近球形，直径约 1cm；瘦果楔状菱形，长 2.5 ~ 3mm，宽 1 ~ 1.5mm，有 4 纵肋，背肋明显，喙顶生，短而硬，基部两侧有翼。花果期 6 ~ 8 月。

▌ 分布 ▌

分布于我国西藏、云南西北部、四川西部、甘肃、青海、陕西南部、新疆。印度及西伯利亚地区也有分布。

▍生境 ▍

生长于海拔 3600 ～ 5300m 的高山草甸、高山灌丛、砾石草滩。

▍药材名 ▍

塞尔郡赛保、塞交赛保、斯交色布（གཟེར་འཛོམས་སེར་པོ།），美朵赛尔庆（མེ་ཏོག་སེར་ཆེན།）。

▍药用部位 ▍

全草或花。

▍功能与主治 ▍

疏风散寒，开窍通络，消炎镇痛。用于恶寒无汗，传染病发热，头痛，头伤，外伤。

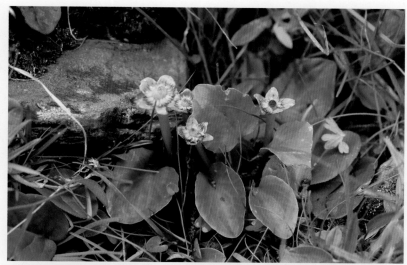

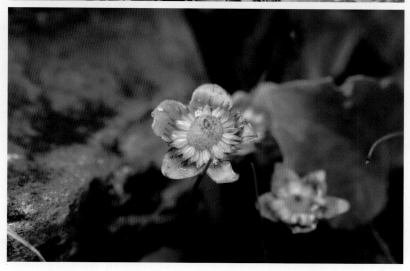

▍附 注 ▍

《青藏高原药物图鉴》等记载鸦跖花 *O. glacialis* (Fisch.) Bunge 为"གཟེར་འཛོམས་སེར་པོ།"（塞交赛保）的基原，青海果洛藏医称鸦跖花为"མེ་ཏོག་སེར་ཆེན།"（美朵赛尔庆）。也有观点认为"མེ་ཏོག་སེར་ཆེན།"（美朵赛尔庆）的基原应为罂粟科植物山罂粟 *Papaver nudicaule* L. subsp. *rubro-aurantiacum* (Fisch. ex DC.) Fedde var. *subcorydalifolium* Fedde（野罂粟 *Papaver nudicaule* L.）。"གཟེར་འཛོམས།"（塞仁交、塞尔郡）意为"镇痛药"，藏医的"三镇痛药"通常指菊科植物川西小黄菊 *Pyrethrum tatsienense* (Bur. et Franch.) Ling ex Shih["ཨ་བྱག་གཟེར་འཛོམས།"（阿夏塞尔郡）]、臭蚤草 *Pulicaria insignis* Drumm. ex Dunn["མིང་ཅན་སེར་པོ།"（明间色保）或"མིང་ཅན་ནག་པོ།"（明间那保）] 及罂粟科植物多刺绿绒蒿 *Meconopsis horridula* Hook. f. et Thoms.["ཚེར་སྔོན།"（刺儿恩）]。现各地所用"གཟེར་འཛོམས།"（塞尔郡）的基原多为川西小黄菊 *Pyrethrum tatsienense* (Bur. et Franch.) Ling ex Shih。据文献记载，青海、四川甘孜、云南迪庆藏医则以虎耳草科植物山地虎耳草 *Saxifraga montana* H. Smith 作"塞交赛保"的基原，有文献则认为山地虎耳草 *S. montana* H. Smith 为《晶珠本草》记载的"蒂达"类的品种之一"གཟེར་ཏིག"（色滴）的基原。（参见"川西小黄菊""臭蚤草""多刺绿绒蒿""野罂粟""山地虎耳草""苇叶獐牙菜"条）

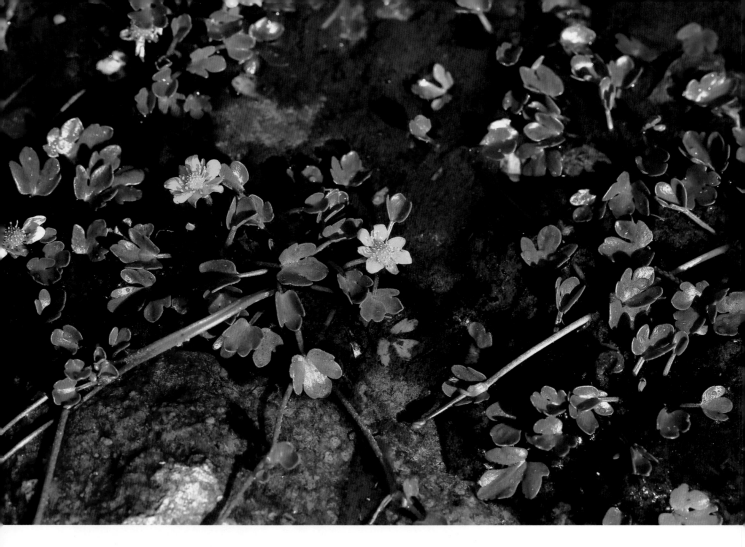

三裂碱毛茛

Halerpestes tricuspis (Maxim.) Hand.-Mazz.

毛茛科（Ranunculaceae） 　　碱毛茛属（*Halerpestes*）

▌ 形态 ▌

多年生小草本。匍匐茎纤细，横走，节处生根和簇生数叶。叶均基生；叶片质地较厚，形状多变异，菱状楔形至宽卵形，长1～2cm，宽0.5～1cm，基部楔形至截圆形，3中裂至3深裂，有时侧裂片2～3裂或有齿，中裂片较长，长圆形，全缘，脉不明显，无毛或有柔毛；叶柄长1～2cm，基部有膜质鞘。花葶高2～4cm或更高，无毛或有柔毛，无叶或有1苞片；花单生，直径7～10mm；萼片卵状长圆形，长3～5mm，边缘膜质；花瓣5，黄色或表面白色，狭椭圆形，长约5mm，宽1.5～2mm，先端稍尖，有3～5脉，爪长约0.8mm，蜜槽点状或上部分离成极小鳞片；雄蕊约20，花药卵圆形，长0.5～0.8mm，花丝长为花药的2～3倍；花托有短毛。聚合果近球形，直径约6mm；瘦果20～30，斜倒卵形，长1.2～2mm，宽约1mm，两面稍膨起，有3～7纵肋，无毛，喙长约0.5mm。花果期5～8月。

分布

分布于我国西藏（察雅）、四川西北部、甘肃、青海、新疆、陕西。不丹、尼泊尔、印度西北部也有分布。

生境

生长于海拔 3000 ~ 5000m 的盐碱性湿草地。

药材名

索德巴、索冬巴、索登木巴（ གསེར་ལྗིལ་པ། ），索德（ གསེར་ལྗིལ། ）。

药用部位

全草。

功能与主治

清热愈伤。用于烧伤、烫伤。

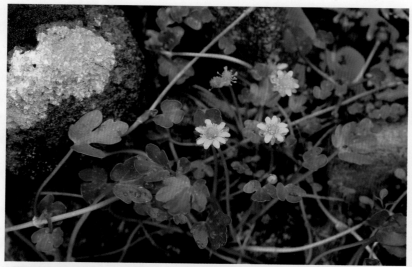

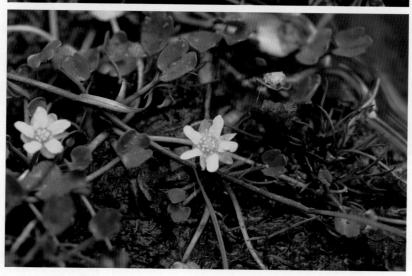

附 注

《四部医典》《度母本草》等中记载有 "ཆུ་ཅུག་སྐྱ་ལགག" （区儒白拉），言其为利水、愈合切断的肌腱之药物。《晶珠本草》在 "旱生草类药物" 的 "叶类药物" 和 "叶茎花果同采类药物" 中分别记载有 "གསེར་ལྗིལ" （索德）和 "ཆུ་ཅུག" （曲如），前者为治火烧伤之药物，后者为治经络热症之药物。关于二者的生境和形态，《晶珠本草》引《图鉴》之记载言 "（索德）生长在水中，叶有三尖，状如木钻，花白色，有黄色光泽" "（曲如）生长在水边河滩，根状如苍龙盘卧，叶状如蛙掌"，并言 "（曲如）茎状如竹，叶如萝卜叶，花旱生者甚白，湿生者甚红，叶用手搓揉有蔓菁叶气味。" 现代文献对上述 3 种药物的基原有不同观点，且相互的基原也有交叉，包括十字花科碎米荠属（*Cardamine*）、毛茛科碱毛茛属（*Halerpestes*）、眼子菜科眼子菜属（*Potamogeton*）的多种植物。据文献记载，三裂碱毛茛 *H. tricuspis* (Maxim.) Hand.-Mazz. 为 "索德巴"（索德）的基原之一，该种生于湿地，叶 3 裂（三尖），花瓣黄色或上面白色（带黄色光泽）的形态与古籍记载基本一致。据文献记载，西藏、青海、四川（甘孜）藏医还习用浮叶眼子菜 *Potamogeton natans* L.，云南迪庆藏医则使用眼子菜 *P. distinctus* A. Benn. 作 "索德巴" 的基原，该 2 种虽为水生植物，但叶全缘而无 "三尖"，与古籍记载明显不符。（参见 "大叶碎米荠" "水葫芦苗" "眼子菜" 条）

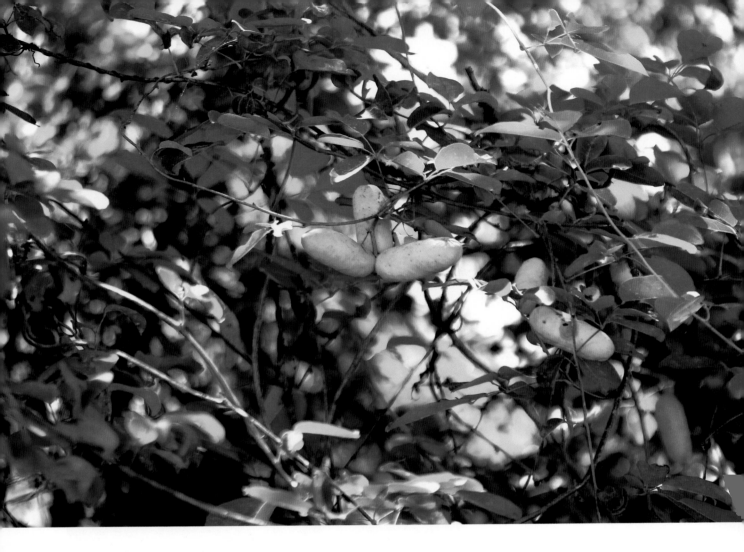

八月瓜

Holboellia latifolia Wall.

木通科（Lardizabalaceae） | 八月瓜属（*Holboellia*）

▌ 形态 ▌

常绿木质藤本。茎与枝具明显的线纹。掌状复叶，小叶 3 ～ 9；叶柄稍纤细，长 3.5 ～ 10cm；小叶近革质，卵形、卵状长圆形、狭披针形或线状披针形，长 5.5 ～ 14cm，宽（2.5 ～）3.5 ～ 5cm，先端渐尖或尾状渐尖，基部圆或阔楔形，有时近平截，上面暗绿色，有光泽，下面淡绿色；侧脉每边 5 ～ 6，至近叶缘处网结，与中脉及纤细的网脉均于下面清晰地凸起；小叶柄纤细，长 2 ～ 4cm，中间 1 最长。花数朵组成伞房花序式的总状花序；总花梗纤细，长 1 ～ 3.5（～ 5）cm，数枚簇生于叶腋，基部覆以阔卵形至近圆形的芽鳞片。雄花绿白色；外轮萼片长圆形，长 12 ～ 15mm，宽 4 ～ 5mm，先端钝，内轮萼片较狭，长圆状披针形，先端急尖；花瓣极小，倒卵形，长不及 1mm；雄蕊长约 12mm，花丝线形，长约 7mm，稍粗，花药长约 5mm，先端具短凸头；退化心皮小，卵状锥形，长约 1.5mm。雌花紫色；外轮萼片卵状长圆形，长约 22mm，宽 7 ～ 8mm，内轮萼片较狭、较短；花瓣小；退化雄蕊小，花药棒状；心皮长圆形或圆锥状，柱头无柄，偏斜。果实呈

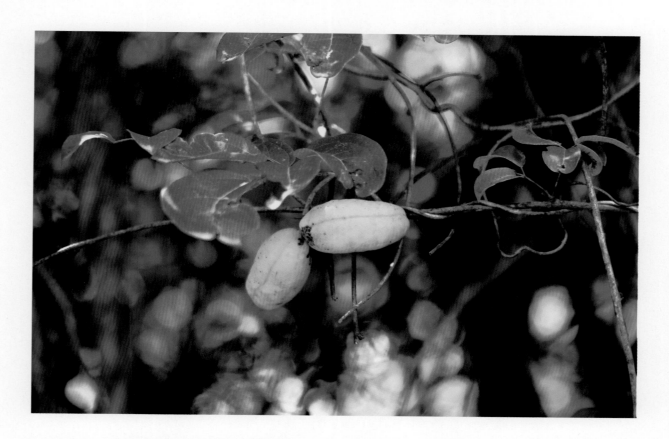

不规则长圆形或椭圆形，成熟时红紫色，长（3～）5～7cm，直径2～2.5cm，两端钝而先端常具凸头，外面密布小疣凸；种子多数，倒卵形，种皮褐色。花期4～5月，果期7～9月。

分布

分布于我国西藏东南部、贵州、四川、云南。印度东北部、不丹、尼泊尔也有分布。

生境

生长于海拔600～2600m的山坡、山谷密林林缘。

药材名

嘎叶壮玛（ གཡའ་ཆུང་མ ），巴牙札（ ས་འོལ་ཀྲ་、སྤ་འོལ་ཀྲ ）。

药用部位

果实。

功能与主治

活血，通淋，利产，止痛。用于淋病，难产，风湿痛，肢体湿疹；外用于虫蛇咬伤。

附 注

《西藏常用中草药》《新修晶珠本草》等记载八月瓜 H. latifolia Wall. 作 "གཡའ་ཆུང་མ"（嘎叶壮玛）或 "ས་འོལ་ཀྲ"["སྤ་འོལ་ཀྲ"（巴牙札）] 药用。"嘎叶壮玛" 系在西藏东南部地区的土名，"巴牙札" 系汉名 "八月瓜" 的音译藏文名。

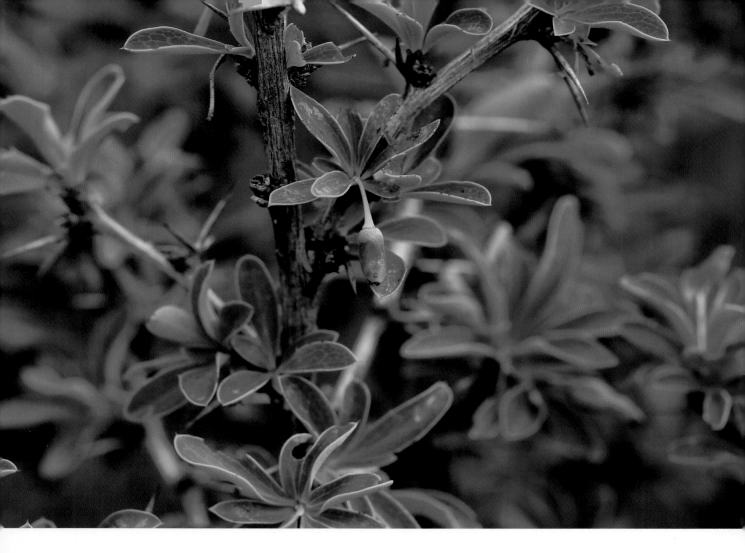

刺红珠

Berberis dictyophylla Franch.

小檗科（Berberidaceae）　　小檗属（*Berberis*）

▎形态 ▎

落叶灌木，高 1 ~ 2.5m。老枝黑灰色或黄褐色，幼枝近圆柱形，暗紫红色，常被白粉；茎刺三分叉，有时单生，长 1 ~ 3cm，淡黄色或灰色。叶厚纸质或近革质，狭倒卵形或长圆形，长 1 ~ 2.5cm，宽 0.6 ~ 0.8cm，先端圆形或钝尖，基部楔形，上面暗绿色，背面被白粉，中脉隆起，两面侧脉和网脉明显隆起，叶缘平展，全缘；近无柄。花单生；花梗长 3 ~ 10mm，有时被白粉；花黄色；萼片 2 轮，外轮萼片条状长圆形，长约 6.5mm，宽约 2.5mm，内轮萼片长圆状椭圆形，长 8 ~ 9mm，宽约 4mm；花瓣狭倒卵形，长约 8mm，宽 3 ~ 6mm，先端全缘，基部缢缩，略呈爪，具 2 分离腺体；雄蕊长 4.5 ~ 5mm，药隔延伸，先端凸尖；胚珠 3 ~ 4。浆果卵形或卵球形，长 9 ~ 14mm，直径 6 ~ 8mm，红色，被白粉，先端具宿存花柱，有时宿存花柱弯曲。花期 5 ~ 6 月，果期 7 ~ 9月。

分布

分布于我国云南、四川、西藏。

生境

生长于海拔 2500 ～ 4000m 的山坡灌丛、河滩草地、林下、林缘、草坡。

药材名

杰巴、吉尔哇、吉嘎儿（ཀྱེར་པ），给尔驯、吉尔训、杰星（ཀྱེར་ཤུན），杰唯哇兴（ཀྱེར་བའི་བར་ཤུན）。

药用部位

茎或根的内皮（中皮层）、茎枝干、花、果实。

功能与主治

茎或根的内皮（中皮层）：清热解毒，燥湿；用于痢疾，尿路感染，肾炎，疮疖，结膜炎等。茎枝干：收敛疮疡，调和身心；烧灰用于鼻疳。花：利湿，止泻，止血，消炎；用于腹泻，血症。果实：用于腹痛，消化不良，腹胀，痢疾。

用量与用法

3 ～ 5g。内服研末，或入丸、散剂。

附 注

《四部医典》《度母本草》《晶珠本草》等中记载有"ཀྱེར་པ"（杰巴）。《晶珠本草》记载"杰巴"为敛毒、干黄水之药物，言其分为白["ཀྱེར་པ་དཀར་པོ"（吉尔哇嘎保），略称为"ཀྱེར་དཀར"（吉尔嘎）]、黑["ཀྱེར་པ་ནག་པོ"（吉尔哇那保），略称为"ཀྱེར་ནག"（吉尔那）]2种。现代文献记载藏医所用"杰巴"均为小檗属（*Berberis*）植物，但各地所用基原种类较多。有观点认为"吉尔哇"为小檗类药物的总称，按药用部位不同又分为"ཀྱེར་ཤུན"（给尔驯：茎皮、根皮）、"ཀྱེར་འབྲས"（吉尔赛：果实）、"ཀྱེར་བའི་མེ་ཏོག"（杰唯美多：花）。有关藏药标准中收载的"给尔驯"（小檗皮）的基原包括直穗小檗 *B. dasystachya* Maxim.、小檗 *B. vulgaris* L.、甘肃小檗 *B. kansuensis* Schneid.、黄芦木 *B. amurensis* Rupr.、刺红珠 *B. dictyophylla* Franch. 等。此外，文献记载的"吉尔哇"类的基原还有无脉小檗 *B. nullinervis* Ying、鲜黄小檗 *B. diaphana* Maxim.、毛叶小檗 *B. brachypoda* Maxim.、毛序小檗 *B. trichiata* Ying、西南小檗 *B. stiebritziana* Schneid.（近似小檗 *B. approximata* Sprague）、阔叶小檗 *B. platyphylla* (Ahrendt) Ahrendt、拉萨小檗 *B. hemsleyana* Ahrendt、川滇小檗 *B. jamesiana* Forrest et W. W. Smith、堆花小檗 *B. aggregata* Schneid. 等在青藏高原有分布的种类。古籍中记载的白、黑 2 种主要系根据植株大小划分种类，白者植株高大，黑者植株矮小。《藏药晶镜本草》认为"吉尔哇"的白者"吉尔嘎"的基原为川滇小檗 *B. jamesiana* Forrest et W. W. Smith，黑者"吉尔那"的基原为隐脉小檗 *B. tsarica* Ahrendt。（参见"鲜黄小檗""直穗小檗""甘肃小檗""拉萨小檗""堆花小檗"条）

"吉尔哇"类药材常熬膏备用，称为"ཀྱེར་བའི་ཁཎྜ"（吉尔坎札）。

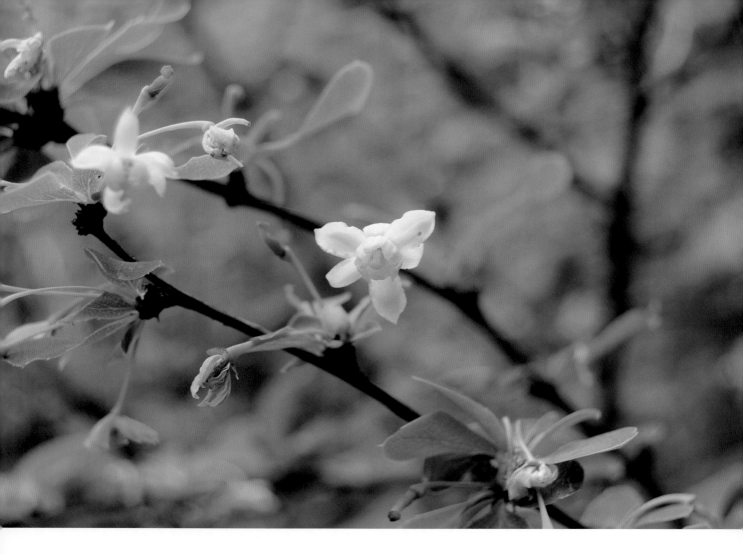

鲜黄小檗

Berberis diaphana Maxim.

小檗科（Berberidaceae） | 小檗属（*Berberis*）

形态

落叶灌木，高 1 ~ 3m。幼枝绿色，老枝灰色，具条棱和疣点；茎刺 3 分叉，粗壮，长 1 ~ 2cm，淡黄色。叶坚纸质，长圆形或倒卵状长圆形，长 1.5 ~ 4cm，宽 5 ~ 16mm，先端微钝，基部楔形，边缘具 2 ~ 12 刺齿，偶全缘，上面暗绿色，侧脉和网脉凸起，背面淡绿色，有时微被白粉；具短柄。花 2 ~ 5 簇生，偶有单生，黄色；花梗长 12 ~ 22mm；萼片 2 轮，外萼片近卵形，长约 8mm，宽约 5.5mm，内萼片椭圆形，长约 9mm，宽约 6mm；花瓣卵状椭圆形，长 6 ~ 7mm，宽 5 ~ 5.5mm，先端急尖，锐裂，基部缢缩成爪，具 2 分离腺体；雄蕊长约 4.5mm，药隔先端平截；胚珠 6 ~ 10。浆果红色，卵状长圆形，长 1 ~ 1.2cm，直径 6 ~ 7mm，先端略斜弯，有时略被白粉，具明显宿存花柱。花期 5 ~ 6 月，果期 7 ~ 9 月。

分布

分布于我国甘肃、青海、陕西。

▌ 生境 ▌

生长于海拔 1620 ~ 3600m 的灌丛、
草甸、林缘。

▌ 药材名 ▌

吉尔哇、杰巴、吉嘎儿（ཀྱེར་པ），
给尔驯（སྐྱེར་ཤུན）。

▌ 药用部位 ▌

茎或根的内皮（中皮层）、茎枝干、
花、果实。

▌ 功能与主治 ▌

茎或根的内皮：清热解毒，燥湿；
用于痢疾，尿路感染，肾炎，疮疖，
结膜炎等。茎枝干：收敛疮疡，调
和身心；烧灰用于鼻疳。花：利湿，
止泻，止血，消炎；用于腹泻，血症。
果实：用于腹痛，消化不良，腹胀，
痢疾。

▌ 用量与用法 ▌

3 ~ 5g。内服研末，或入丸、散剂。

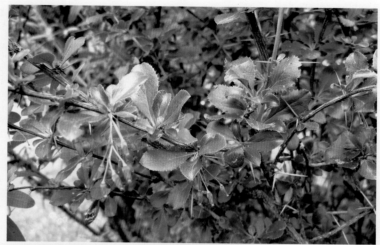
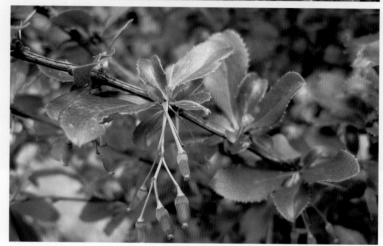

附 注

　　《四部医典》《晶珠本草》等中记载有"ཀྱེར་པ"（杰巴）；《晶珠本草》言其分为白
["ཀྱེར་པ་དཀར་པོ"（吉尔哇嘎保），略称"ཀྱེར་དཀར"（吉尔嘎）]、黑["ཀྱེར་པ་ནག་པོ"（吉尔哇那保），略称
"ཀྱེར་ནག"（吉尔那）]2 种。现代文献记载的藏医所用"给尔驯"的基原均为小檗属（Berberis）植物，
但各地所用基原种类较多，鲜黄小檗 B. diaphana Maxim. 为其基原之一。藏医药用小檗属植物包括
多个部位，多统称为"吉尔哇"，或按其药用部位不同而有不同的名称，使用较多的为茎或根的内
皮（中皮层），称"ཀྱེར་ཤུན"（杰星、杰兴、给尔驯）。《部标藏药》（附录）、《青海藏标》等中
收载的"小檗皮 /ཀྱེར་ཤུན/ 给尔驯"的基原有直穗小檗 B. dasystachya Maxim.、小檗 B. vulgaris L.、甘
肃小檗 B. kansuensis Schneid.、黄芦木 B. amurensis Rupr.、刺红珠 B. dictyophylla Franch. 等。枝干、
果实常熬膏备用，称"ཀྱེར་པའི་ཁ"（吉尔坎札）。（参见"刺红珠""直穗小檗""甘肃小檗"条）

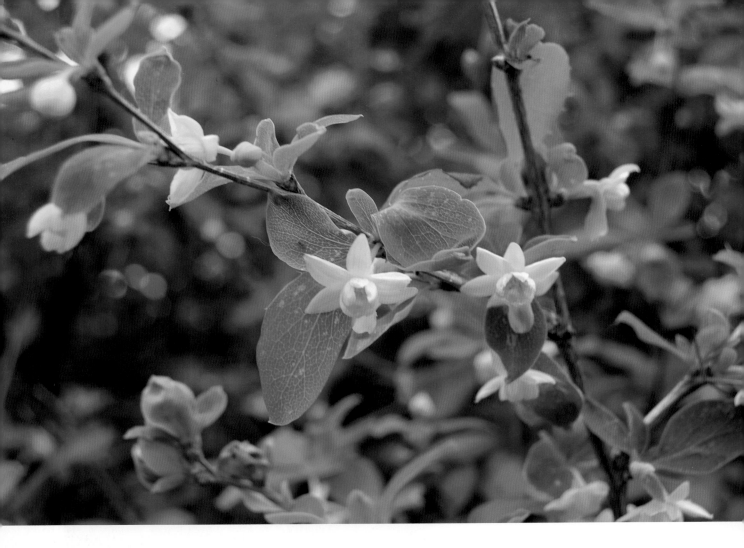

秦岭小檗

Berberis circumserrata (Schneid.) Schneid.

小檗科（Berberidaceae） | 小檗属（*Berberis*）

▍ 形态 ▍

落叶灌木，高达 1m。老枝黄色或黄褐色，具稀疏黑色疣点和条棱，节间长 1.5 ～ 4cm；茎刺三分叉，长 1.5 ～ 3cm。叶薄纸质，倒卵状长圆形或倒卵形，偶有近圆形，长 1.5 ～ 3.5cm，宽 5 ～ 25mm，先端圆形，基部渐狭，具短柄，边缘密生 15 ～ 40 整齐刺齿；上面暗绿色，背面灰白色，被白粉，两面网脉明显凸起。花黄色，2 ～ 5 簇生；花梗长 1.5 ～ 3cm，无毛；萼片 2 轮，外萼片长圆状椭圆形，长 7 ～ 8mm，宽 4 ～ 5mm，内萼片倒卵状长圆形，长 9 ～ 10mm，宽 6 ～ 7mm；花瓣倒卵形，长 7 ～ 7.5mm，宽 4 ～ 4.5mm，先端全缘，基部略呈爪状，具 2 分离腺体；雄蕊长约 4mm，药隔先端圆钝或平截；胚珠通常 6 ～ 7，有时 3 或 8。浆果椭圆形或长圆形，红色，长 1.3 ～ 1.5cm，直径 5 ～ 6mm，具宿存花柱，不被白粉。花期 5 月，果期 7 ～ 9 月。

▍ 分布 ▍

分布于我国甘肃、青海、陕西、河南、湖北。

▍生境 ▍

生长于海拔 1450 ～ 3300m
的山坡、林缘、灌丛、沟边。

▍药材名 ▍

给尔驯、吉尔哇、杰巴、
吉尔巴、吉嘎儿（ཀྱེར་པ）。

▍药用部位 ▍

茎或根的内皮（中皮层）、
茎枝干、花、果实。

▍功能与主治 ▍

茎或根的内皮：清热解毒，
燥湿；用于痢疾，尿路感
染，肾炎，疮疖，结膜炎等。
茎枝干：收敛疮疡，调和
身心；烧灰用于鼻疮。花：
利湿，止泻，止血，消炎，
用于腹泻，血症。果实：
用于腹痛，消化不良，腹胀，
痢疾。

▍用量与用法 ▍

3 ～ 5g。内服研末，或入丸、
散剂。

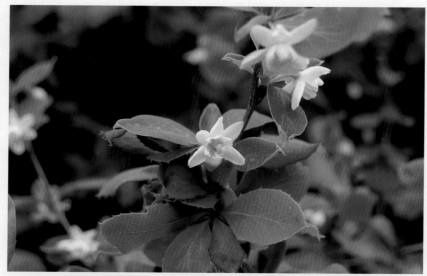
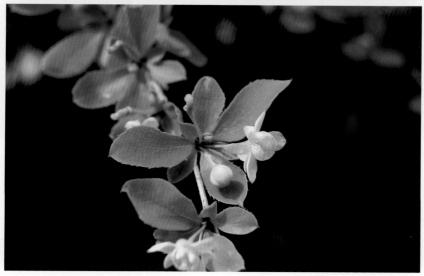

附 注

　　《晶珠本草》记载"ཀྱེར་པ"（杰巴）分为白、黑 2 种。现代文献记载藏医所用"杰巴"均为小
檗属（*Berberis*）植物，但各地所用基原种类不同，有观点认为刺红珠 *B. dictyophylla* Franch. 为正品，
其他多种为代用品。《中国藏药植物资源考订》认为，小檗属植物在高原分布的种类很多，《晶珠本草》
记载的白、黑 2 种"杰巴"的形态，也不仅限于刺红珠 *B. dictyophylla* Franch.，一些茎枝折断木部
明显呈黄色的种类也可用，各地所用的种类达 40 余种，包括秦岭小檗 *B. circumserrata* (Schneid.)
Schneid.、金花小檗 *B. wilsonae* Hemsl.、黑果小檗 *B. atrocarpa* Schneid.、川滇小檗 *B. jamesiana* Forr.
et W. W. Smith、华西小檗 *B. silva-taroucana* Schneid.、红枝小檗 *B. erythroclada* Ahrendt 等。（参见"刺
红珠""鲜黄小檗""金花小檗""华西小檗"条）

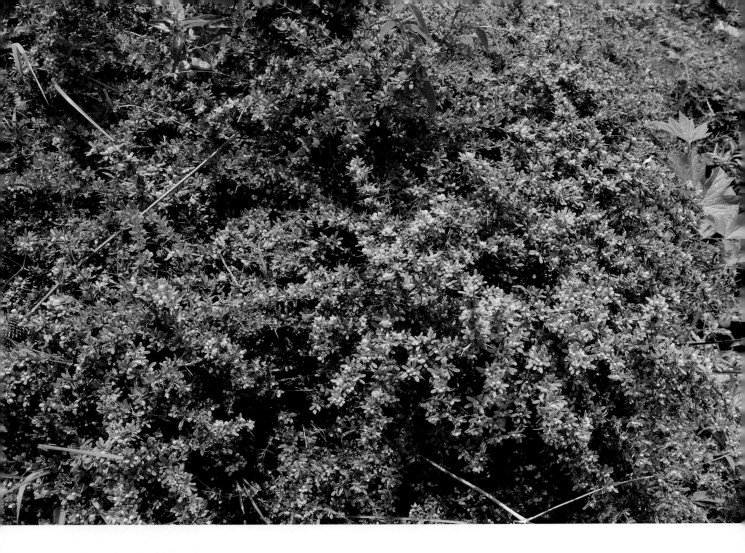

金花小檗

Berberis wilsonae Hemsl.

小檗科（Berberidaceae）	小檗属（*Berberis*）

▎ 形态 ▎

半常绿灌木，高约 1m。枝常弓弯，老枝棕灰色，幼枝暗红色，具棱，散生黑色疣点；茎刺细弱，3 分叉，长 1 ～ 2cm，淡黄色或淡紫红色，有时单一或缺如。叶革质，倒卵形或倒卵状匙形或倒披针形，长 6 ～ 25mm，宽 2 ～ 6mm，先端圆钝或近急尖，有时短尖，基部楔形，上面暗灰绿色，网脉明显，背面灰色，常微被白粉，网脉隆起，全缘或偶有 1 ～ 2 细刺齿；近无柄。花 4 ～ 7 簇生；花梗长 3 ～ 7mm，棕褐色；花金黄色；小苞片卵形；萼片 2 轮，外轮萼片卵形，长 3 ～ 4mm，宽 2 ～ 3mm，内轮萼片倒卵状圆形或倒卵形，长 5 ～ 5.5mm，宽 3.5 ～ 4mm；花瓣倒卵形，长约 4mm，宽约 2mm，先端缺裂，裂片近急尖；雄蕊长约 3mm，药隔先端钝尖；胚珠 3 ～ 5。浆果近球形，长 6 ～ 7mm，直径 4 ～ 5mm，粉红色，先端具明显宿存花柱，微被白粉。花期 6 ～ 9 月，果期翌年 1 ～ 2 月。

▌分布▐

分布于我国云南、四川、西藏、甘肃。

▌生境▐

生长于海拔 1000～4000m 的山坡、灌丛、石山、河滩、路边、松林、栎林林缘、沟边。

▌药材名▐

吉嘎尔梅朵（སྐྱེར་དཀར་མེ་ཏོག）。

▌药用部位▐

花（花蕾）。

▌功能与主治▐

解毒止泻，干黄水，止血。用于热泻，瘟疫，陈旧热。

▌用量与用法▐

3～5g。

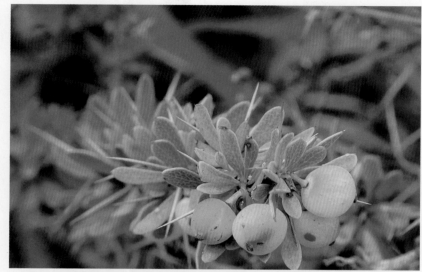

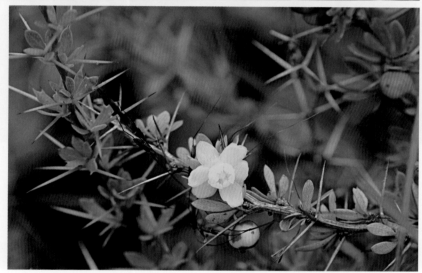

附 注

藏医药古籍中将来源于小檗属（Berberis）植物的药物统称为"སྐྱེར་པ"（杰巴、吉尔哇），其药用部位包括茎皮（茎内皮）、根皮（根内皮）、果实，其基原也涉及多种小檗属植物，但未见有花或花蕾药用的记载。《四川藏标》以"小檗花 /སྐྱེར་དཀར་མེ་ཏོག/ 吉嘎尔梅朵"之名收载了金花小檗 B. wilsonae Hemsl. 和刺黄花 B. polyantha Hemsl.，两者以花及花蕾入药，该药物为四川藏医的地方习用品。"མེ་ཏོག"（梅朵、美朵）为花之意。（参见"刺红珠"条）

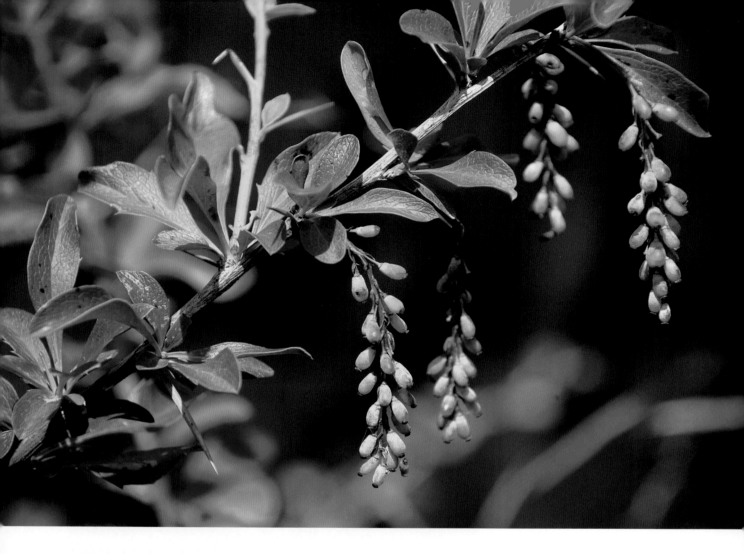

匙叶小檗

Berberis vernae Schneid.

小檗科（Berberidaceae） | 小檗属（*Berberis*）

▌ 形态 ▌

落叶灌木，高 0.5 ～ 1.5m。老枝暗灰色，细弱，具条棱，无毛，散生黑色疣点，幼枝常带紫红色；茎刺粗壮，单生，淡黄色，长 1 ～ 3cm。叶纸质，倒披针形或匙状倒披针形，长 1 ～ 5cm，宽 0.3 ～ 1cm，先端圆钝，基部渐狭，上面亮暗绿色，中脉扁平，侧脉微显，背面淡绿色，中脉和侧脉微隆起，两面网脉显著，无毛，不被白粉，也无乳突，叶缘平展，全缘，偶具 1 ～ 3 刺齿；叶柄长 2 ～ 6mm，无毛。穗状总状花序具 15 ～ 35 花，长 2 ～ 4cm，包括总梗长 5 ～ 10mm，无毛；花梗长 1.5 ～ 4mm，无毛；苞片披针形，短于花梗，长约 1.3mm；花黄色；小苞片披针形，长约 1mm，常红色；萼片 2 轮，外萼片卵形，长 1.5 ～ 2.1mm，宽约 1mm，先端急尖，内萼片倒卵形，长 2.5 ～ 3mm，宽 1.5 ～ 2mm；花瓣倒卵状椭圆形，长 1.8 ～ 2mm，宽约 1.2mm，先端近急尖，全缘，基部缩略成爪，具 2 分离腺体；雄蕊长约 1.5mm，药隔先端不延伸，平截；胚珠 1 ～ 2，近无柄。浆果长圆形，淡红色，长 4 ～ 5mm，先端不具宿存花柱，不被白粉。花期 5 ～ 6 月，果期 8 ～ 9 月。

分布

分布于我国甘肃、四川、青海。

生境

生长于海拔 2200 ～ 3850m 的河滩地、山坡灌丛。

药材名

杰巴、给尔驯、吉尔哇（ཀྱེར་པ།）。

药用部位

茎或根的内皮（中皮层）、茎枝干、花、果实。

功能与主治

茎或根的内皮：清热解毒，燥湿；用于痢疾，尿路感染，肾炎，疮疖，结膜炎等。茎枝干：收敛疮疡，调和身心；烧灰用于鼻疳。花：利湿，止泻，止血，消炎；用于腹泻，血症。果实：用于腹痛，消化不良，腹胀，痢疾。

用量与用法

3 ～ 5g。内服研末，或入丸、散剂。外用以粗粉加水煎煮后，取煎液洗患部。

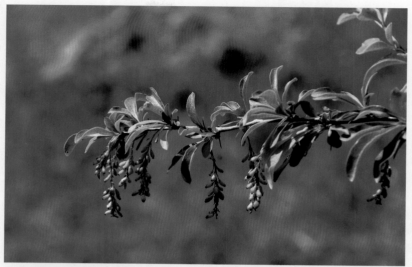

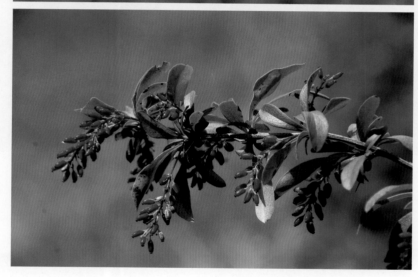

附注

　　《四部医典》《度母本草》《晶珠本草》等记载有"ཀྱེར་པ།"（杰巴），《晶珠本草》言其分为白、黑2种，为敛毒、干黄水之药物。现代文献记载藏医所用"给尔驯"的基原均为小檗属（Berberis）植物，但各地藏医所用种类较多。有观点认为"吉尔哇"为小檗类药物的总名称，按其药用部位不同又名"ཀྱེར་ཤུན།"（吉尔训、杰星：茎皮、根皮）、"ཀྱེར་འབྲས།"（吉尔赛：果实）。各藏药标准中收载的"小檗皮 /ཀྱེར་ཤུན།/ 给尔驯"的基原有直穗小檗 B. dasystachya Maxim.、小檗 B. vulgaris L.、甘肃小檗 B. kansuensis Schneid.、黄芦木 B. amurensis Rupr.、刺红珠 B. dictyophylla Franch. 等。匙叶小檗 B. vernae Schneid. 为文献记载的其他10余种"吉尔训"的基原之一。（参见"刺红珠""鲜黄小檗""直序小檗"条）

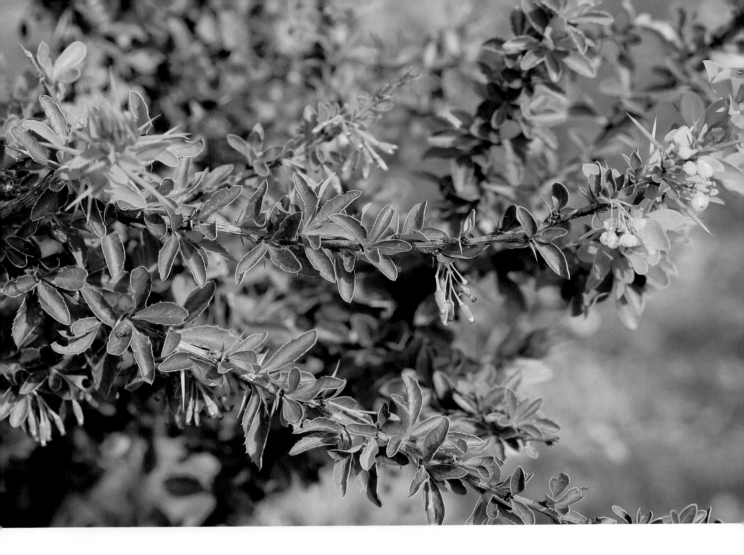

拉萨小檗

Berberis hemsleyana Ahrendt

小檗科（Berberidaceae）　　小檗属（*Berberis*）

▮ 形态 ▮

落叶灌木，高达 2m。老枝暗灰色，具条棱和黑色疣点，幼枝淡红色，有时被微柔毛，具槽；茎刺粗壮，3 分叉，长 1 ~ 3cm，腹面具槽，常带橘红色。叶纸质，倒披针形，长 1 ~ 2.5cm，宽 5 ~ 7mm，先端钝尖或渐尖，上面暗绿色，中脉扁平，侧脉 2 ~ 3 对，微凹陷，背面灰色或淡亮绿色，中脉和侧脉微隆起，两面网脉不显，初微被白粉，后无白粉；叶边缘通常平展，全缘，有时每边具 1 ~ 3 刺状小锯齿；近无柄。伞形总状花序基部常有数花簇生，不具总梗，具花 4 ~ 8，长 1 ~ 2.5cm；花梗长 8 ~ 15mm，光滑无毛；花黄色；小苞片披针形，长约 3.5mm，宽约 1mm；萼片 2 轮，外萼片椭圆形，长约 5.1mm，宽 2.8mm，内萼片倒卵形，先端钝尖，长 5.5mm，宽约 4mm；花瓣狭倒卵形，长约 4.8mm，宽约 2mm，先端全缘，基部缢缩成爪，具 2 分离腺体；雄蕊长约 3mm，药隔延伸，先端平截；胚珠 2 ~ 3。浆果长圆形，长约 10mm，直径约 5mm，先端无宿存花柱或具极短宿存花柱，微被白粉。花期 5 月，果期 9 月。

分布

分布于我国西藏（拉萨）。

生境

生长于海拔 3600 ～ 4400m 的石缝、地边、灌丛、草坡。

药材名

杰巴、吉尔哇、吉嘎儿、介巴（ཀྱེར་པ།），吉尔哇嘎保、吉儿把加勃（ཀྱེར་པ་དཀར་པོ།）。

药用部位

茎或根的内皮（中皮层）、茎枝干、花、果实。

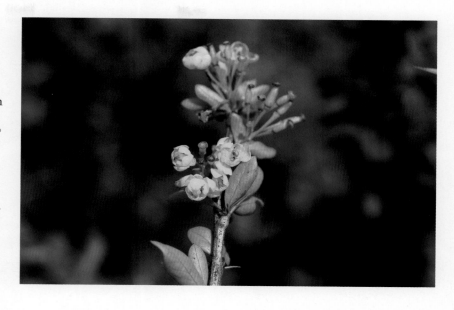

功能与主治

茎或根的内皮：清热解毒，燥湿；用于痢疾，尿路感染，肾炎，疮疖，结膜炎等。茎枝干：收敛疮疡，调和身心；烧灰用于鼻疳。花：利湿，止泻，止血，消炎；用于腹泻，血症。果实：用于腹痛，消化不良，腹胀，痢疾。

用量与用法

3 ～ 5g。内服研末，或入丸、散剂。

附　注

　　《四部医典》《度母本草》《晶珠本草》等古籍中均记载有"ཀྱེར་པ།"（杰巴）；《晶珠本草》言其分为白 ["ཀྱེར་པ་དཀར་པོ།"（吉尔哇嘎保），略称"ཀྱེར་དཀར།"（吉尔嘎）]、黑 ["ཀྱེར་པ་ནག་པོ།"（吉尔哇那保），略称"ཀྱེར་ནག"（吉尔那）]2 种，二者均为敛毒、干黄水之药物。现代文献记载的藏医所用"杰巴"的基原均为小檗属（Berberis）植物，该属植物在青藏高原地区分布的种类繁多，各地所用基原种类多达 40 余种，多统称"ཀྱེར་པ།"（杰巴），或根据其药用部位不同，分别称为"ཀྱེར་པ།"（吉尔哇：枝干）、"ཀྱེར་ཤུན།"（给尔驯：茎皮、根皮）、"ཀྱེར་འབྲས།"（吉尔赛：果实）、"ཀྱེར་བའི་མེ་ཏོག"（杰唯美多：花）、"ཀྱེར་ཚེར།"（吉尔才尔：茎刺）等，不同部位的功效也有差异。有关藏药标准中收载的"小檗皮（给尔训）"的基原有直穗小檗 B. dasystachya Maxim.、小檗 B. vulgaris L.、甘肃小檗 B. kansuensis Schneid.、黄芦木 B. amurensis Rupr.、刺红珠 B. dictyophylla Franch. 等。据文献记载，拉萨小檗 B. hemsleyana Ahrendt 为"ཀྱེར་པ།"（杰巴）或其白色类"ཀྱེར་པ་དཀར་པོ།"（吉儿把加勃）的基原之一。藏医常将小檗属植物的枝干、果实熬膏备用，称"ཀྱེར་བའི་ཁཎྜ།"（吉尔坎札）。（参见"刺红珠""鲜黄小檗""直穗小檗""甘肃小檗"条）

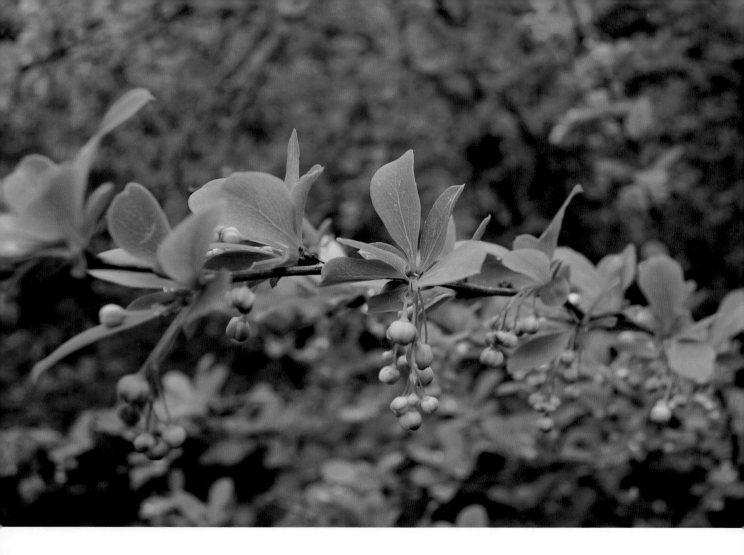

华西小檗

Berberis silva-taroucana Schneid.

小檗科（Berberidaceae） | 小檗属（*Berberis*）

▌形态 ▌

落叶灌木，高 1 ~ 3m。老枝暗灰色，散生疣点，具条棱，幼枝紫褐色或淡黄色，光滑无毛；茎刺单生或缺失，偶 3 分叉，细弱，长 3 ~ 7mm。叶纸质，叶片倒卵形、长圆状倒卵形或近圆形，长 2 ~ 6cm，宽 0.7 ~ 3.5cm，先端圆形或钝，具短尖，基部狭楔形或骤狭，上面深绿色，背面苍白色，不被白粉，中脉和侧脉隆起，两面网脉显著，叶缘平展，全缘或每边具数枚细小刺齿；叶柄长 0.5 ~ 2.5cm，有时近无柄，光滑无毛。花序由 6 ~ 12 花组成疏松伞形总状花序，长 3 ~ 8cm，包括总梗长 3 ~ 10mm，无毛，花序基部有时簇生数花；花梗长 0.5 ~ 2cm，簇生花梗长达 3cm；苞片长 1 ~ 1.5mm；花黄色；小苞片卵状披针形，长约 2mm；萼片 2 轮，外萼片倒卵形，长约 4mm，宽约 3.5mm，内萼片倒卵形，长约 6mm，宽约 4.5mm；花瓣倒卵形，长约 4.5mm，宽约 3.5mm，先端近全缘，基部具 2 分离腺体；雄蕊长 3.5mm，药隔先端突尖；胚珠 2，无柄。浆果长圆形，长 9 ~ 10mm，直径 4 ~ 5mm，成熟时深红色，先端无宿存花柱，不被白粉。花期

4～6月，果期7～10月。

▌分布▐

分布于我国西藏、甘肃、
云南、四川、福建。

▌生境▐

生长于海拔 1600～3800m
的山坡林缘、灌丛、林中、
河边、冷杉林下、路边、
沟边。

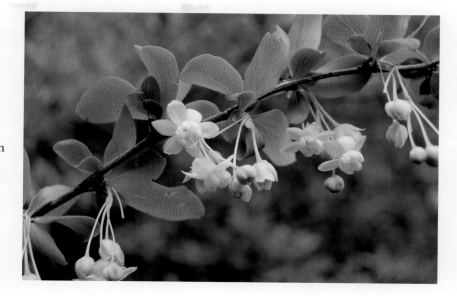

▌药材名▐

给尔驯（ ཀྱེར་ཤུན། ）、吉尔哇、
杰巴、吉尔巴（ ཀྱེར་པ། ）。

▌药用部位▐

茎或根的内皮（中皮层）、茎枝干、花、果实。

▌功能与主治▐

茎或根的内皮：清热解毒，燥湿；用于痢疾，尿路感染，肾炎，疮疖，结膜炎等。茎枝干：收敛疮疡，
调和身心；烧灰用于鼻疖。花：利湿，止泻，止血，消炎；用于腹泻，血症。果实：用于腹痛，
消化不良，腹胀，痢疾。

▌用量与用法▐

3～5g。内服研末，或入丸、散剂。

附 注

　　《四部医典》《度母本草》《晶珠本草》等记载有"ཀྱེར་པ།"（杰巴）；《晶珠本草》记载"杰
巴"分为白、黑2种。现代文献记载，藏医所用"杰巴"均为小檗属（*Berberis*）植物，但各地用
的基原种类较多。也有文献记载"吉巴"为小檗类的总称，按其药用部位不同又分为"ཀྱེར་ཤུན།"（给
尔驯：茎皮、根皮）、"ཀྱེར་འབྲས།"（吉尔赛：果实）、"ཀྱེར་བའི་མེ་ཏོག"（杰唯美多：花）。有观点认为
刺红珠 *B. dictyophylla* Franch. 为"杰巴"（统称）或"给尔驯"的正品，其他多种为代用品。而《中
国藏药植物资源考订》认为，小檗属植物在高原分布的种类很多，《晶珠本草》记载的白、黑2种
"杰巴"的形态也不尽限于刺红珠 *B. dictyophylla* Franch.，故一些茎枝折断后木部明显呈黄色的种
类也可用作"杰巴"，各地藏医多就地采集利用当地的一些种类作"杰巴"使用，基原多达40余种，
华西小檗 *B. silva-taroucana* Schneid. 为其中之一。（参见"刺红珠""鲜黄小檗""金花小檗""秦
岭小檗"条）

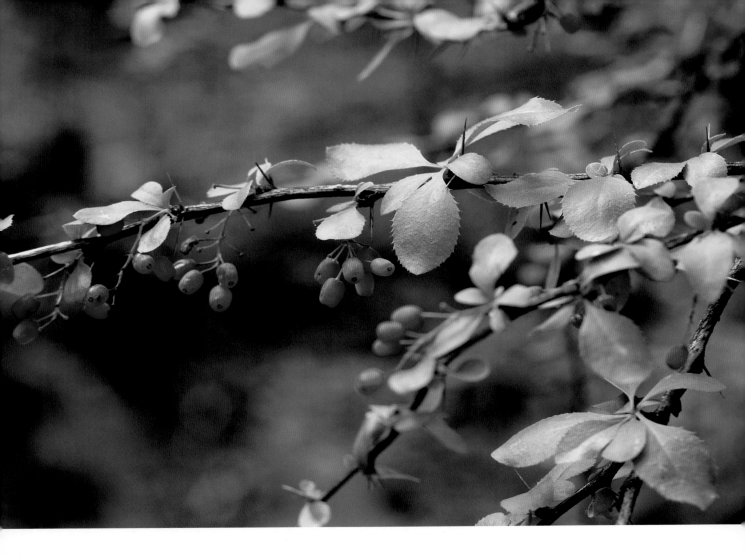

甘肃小檗

Berberis kansuensis Schneid.

小檗科（Berberidaceae） | 小檗属（*Berberis*）

▎ 形态 ▎

落叶灌木，高达 3m。老枝淡褐色，幼枝带红色，具条棱；茎刺弱，单生或 3 分叉，长 1 ~ 2.4cm，与枝同色，腹面具槽。叶厚纸质，叶片近圆形或阔椭圆形，长 2.5 ~ 5cm，宽 2 ~ 3cm，先端圆形，基部渐狭成柄，上面暗绿色，中脉稍凹陷，背面灰色，微被白粉，中脉明显隆起，两面侧脉和网脉隆起，叶缘平展，每边具 15 ~ 30 刺齿；叶柄长 1 ~ 2cm，但老枝上的叶常近无柄。总状花序具 10 ~ 30 花，长 2.5 ~ 7cm，包括总花梗长 0.5 ~ 3cm；苞片长 1 ~ 1.5mm；花梗长 4 ~ 8mm，常轮列；花黄色；小苞片带红色，长约 1.4mm，先端渐尖；萼片 2 轮，外萼片卵形，长 2.5mm，宽约 1.5mm，先端急尖，内萼片长圆状椭圆形，长约 4.5mm，宽约 2.5mm；花瓣长圆状椭圆形，长 4.5mm，宽约 2mm，先端缺裂，裂片急尖，基部缢缩成短爪，具 2 分离倒卵形腺体；雄蕊长约 3mm，药隔稍延伸，先端圆形或平截；胚珠 2，具柄。浆果长圆状倒卵形，红色，长 7 ~ 8mm，直径 5 ~ 6mm，先端不具宿存花柱，不被白粉。花期 5 ~ 6 月，果期 7 ~ 8 月。

▌ 分布 ▌

分布于我国甘肃（岷县）、青海、四川（巴塘）、宁夏、陕西。

▌ 生境 ▌

生长于海拔 1400 ~ 2800m 的山坡灌丛、杂木林中。

▌ 药材名 ▌

杰巴、给尔驯、吉尔哇（སྐྱེར་པ），杰唯哇兴（སྐྱེར་བའི་བར་ཤུན）。

▌ 药用部位 ▌

茎或根的内皮（中皮层）、
茎枝干、花、果实。

▌ 功能与主治 ▌

茎或根的内皮：清热解毒，
燥湿；用于痢疾，尿路感
染，肾炎，疮疖，结膜炎等。
茎枝干：收敛疮疡，调和
身心；烧灰用于鼻疳。花：
利湿，止泻，止血，消炎；
用于腹泻，血症。果实：
用于腹痛，消化不良，腹胀，
痢疾。

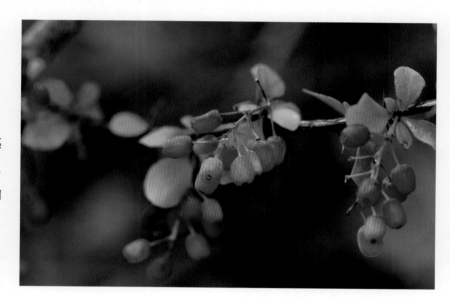

▌ 用量与用法 ▌

3 ~ 5g。内服研末，或入丸、散剂。

附 注

　　《四部医典》《度母本草》《晶珠本草》等均记载有"སྐྱེར་པ"（杰巴）。《晶珠本草》记载"杰
巴"为敛毒、干黄水之药物，言其分为白、黑 2 种。现代文献记载的藏医所用"杰巴"均为小檗属
（*Berberis*）植物，但各地所用的种类较多，约有 20 种。古籍中记载的白、黑 2 种主要系根据植株
大小划分，白者植株高大，黑者植株矮小。"吉尔哇"为小檗属植物的总称，按其药用部位不同又
分为"སྐྱེར་ཤུན"（给尔驯、杰星：茎皮、根皮）、"སྐྱེར་འབྲས"（吉尔赛：果实）、"སྐྱེར་བའི་མེ་ཏོག"（杰
唯美多：花）3 种药物。据文献记载，甘肃小檗 *B. kansuensis* Schneid. 为"吉尔哇"或"杰唯哇兴"
（白色类）的基原之一，有关藏药标准中收载的"小檗皮"的基原也包括该种。（参见"刺红珠""鲜
黄小檗""直穗小檗"条）

　　枝干、果实常熬膏备用，名"སྐྱེར་བའི་ཁནྡ"（吉尔坎札）。

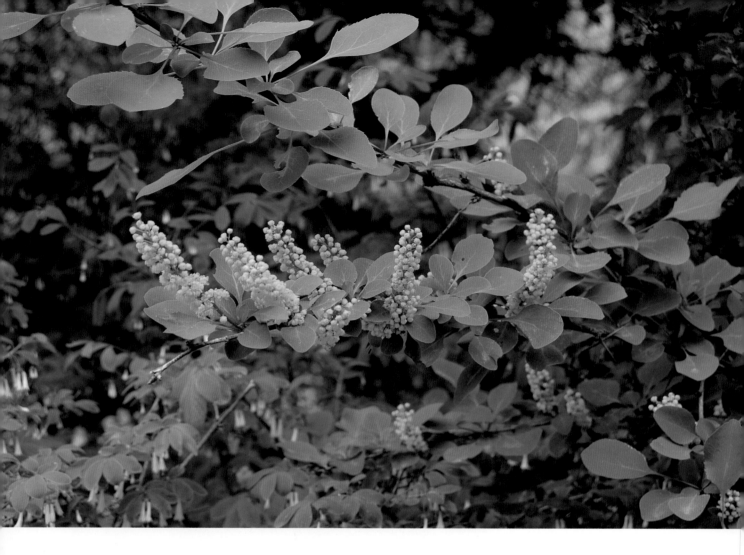

直穗小檗

Berberis dasystachya Maxim.

小檗科（Berberidaceae） 小檗属（*Berberis*）

┃ 形态 ┃

落叶灌木，高2～3m。老枝圆柱形，黄褐色，具稀疏小疣点，幼枝紫红色；茎刺单一，长5～15mm，有时缺如或偶有3分叉，长达4cm。叶纸质，长圆状椭圆形、宽椭圆形或近圆形，长3～6cm，宽2.5～4cm，先端钝圆，基部骤缩，稍下延，呈楔形、圆形或心形，上面暗黄绿色，中脉和侧脉微隆起，背面黄绿色，中脉明显隆起，不被白粉，两面网脉显著，无毛，叶缘平展，每边具25～50细小刺齿；叶柄长1～4cm。总状花序直立，具15～30花，长4～7cm（包括长为1～2cm的总梗），无毛；花梗长4～7mm；花黄色；小苞片披针形，长约2mm，宽约0.5mm，萼片2轮，外萼片披针形，长约3.5mm，宽约2mm，内萼片倒卵形，长约5mm，宽约3mm，基部稍呈爪状；花瓣倒卵形，长约4mm，宽约2.5mm，先端全缘，基部缢缩成爪，具2分离的长圆状椭圆形腺体；雄蕊长约2.5mm，药隔先端不延伸，平截；胚珠1～2。浆果椭圆形，长6～7mm，直径5～5.5mm，红色，先端无宿存花柱，不被白粉。花期4～6月，果期6～9月。

▌分布 ▌

分布于我国甘肃、四川、
青海、宁夏、陕西、山西、
湖北、河南、河北。

▌生境 ▌

生长于海拔 800 ~ 3400m
的向阳山地灌丛、山谷溪
旁、林缘、林下、草丛。

▌药材名 ▌

杰巴、吉尔哇（ 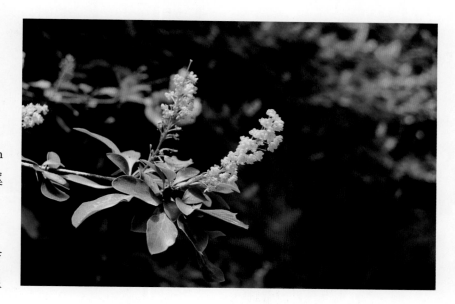 ），吉
尔训、给尔驯、杰兴、杰星
（ ）。

▌药用部位 ▌

茎或根的内皮（中皮层）、茎枝干、花、果实。

▌功能与主治 ▌

茎或根的内皮：清热解毒，燥湿；用于痢疾，尿路感染，肾炎，疮疖，结膜炎等。茎枝干：收敛疮疡，
调和身心；烧灰用于鼻疳。花：利湿，止泻，止血，消炎；用于腹泻，血症。果实：用于腹痛，
消化不良，腹胀，痢疾。

▌用量与用法 ▌

3 ~ 5g。内服研末，或入丸、散剂。外用时以粗粉加水煎煮后，取煎液洗患处。

附 注

　　《四部医典》《度母本草》《晶珠本草》等记载有"ĝर་པ"（杰巴），《晶珠本草》记载其分为白、
黑 2 种，且言其为敛毒、干黄水之药物。现代文献记载，"杰巴"为来源于小檗属（Berberis）类
植物的药物总称，按其药用部位不同又分为"ĝर་ŝु"（吉尔训：茎皮、根皮）和"ĝर་འŝ्"（吉尔
赛：果实），但各地所用基原种类较多。《藏标》以"小檗皮 /ĝर་ŝु/ 给尔驯"之名收载了直穗小檗 B.
dasystachya Maxim.、小檗 B. vulgaris L.（《中国植物志》中未见记载有该学名，"小檗"为黄芦木 B.
amurensis Rupr. 的别名）、甘肃小檗 B. kansuensis Schneid. 或同属多种植物。文献记载的"给尔驯"
的基原还有黄芦木 B. amurensis Rupr.、刺红珠 B. dictyophylla Franch.、鲜黄小檗 B. diaphana Maxim.
等 10 余种同属植物。（参见"刺红珠""鲜黄小檗""匙叶小檗"条）

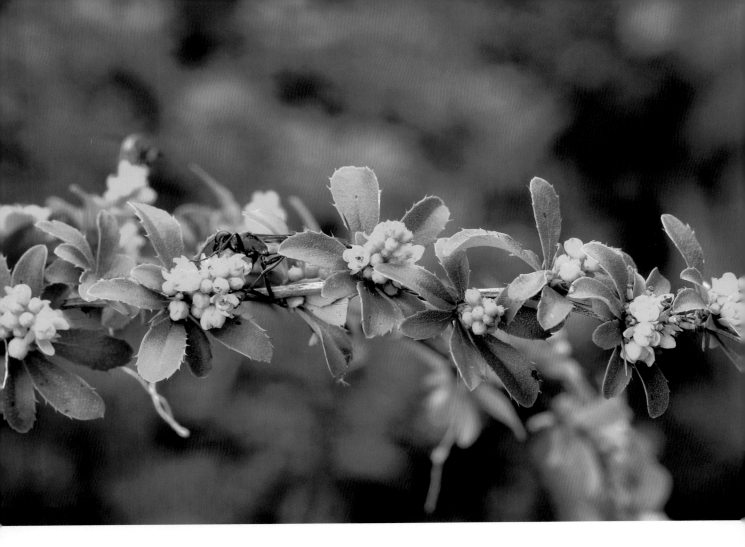

堆花小檗

Berberis aggregata Schneid.

小檗科（Berberidaceae） | 小檗属（*Berberis*）

▋ 形态 ▋

半常绿或落叶灌木，高 2 ~ 3m。老枝暗棕色，无毛，具棱槽，幼枝淡褐色，微被短柔毛，具稀疏黑色疣点；茎刺三分叉，长 8 ~ 15mm，淡黄色。叶近革质，倒卵状长圆形至倒卵形，长 8 ~ 25mm，宽 4 ~ 15mm，先端圆钝，具 1 刺尖头，基部楔形，上面暗黄绿色，中脉微凹陷或扁平，背面淡黄绿色或灰白色，中脉隆起，两面网脉显著，叶缘平展，每边具 2 ~ 8 刺齿，有时全缘；无柄短或近无柄。短圆锥花序具 10 ~ 30 花，紧密，长 1 ~ 2.5cm，近无总梗；花梗长 1 ~ 3mm；苞片稍长于花梗；花淡黄色；小苞片卵形，先端急尖，长约 1mm；萼片 2 轮，外萼片长约 2.5mm，宽约 1.8mm，内萼片长约 3.5mm，宽约 2.5mm，两者均为椭圆形；花瓣倒卵形，长约 3.5mm，宽约 2mm，先端缺裂，基部缢缩，略呈爪形，具 2 枚长圆形腺体；雄蕊长 2 ~ 2.5mm，药隔延伸，先端钝；胚珠 2，近无柄。浆果近球形或卵球形，长 6 ~ 7mm，红色，顶端具明显宿存花柱，不被白粉。花期 5 ~ 6 月，果期 7 ~ 9 月。

▌ 分布 ▌

分布于我国青海、甘肃、
四川、湖北。

▌ 生境 ▌

生长于海拔 1000 ～ 3500m
的山谷灌丛中、山坡路旁、
河滩、林下、林缘灌丛中。

▌ 药材名 ▌

杰巴、吉尔哇、杰巴、吉
嘎儿（ 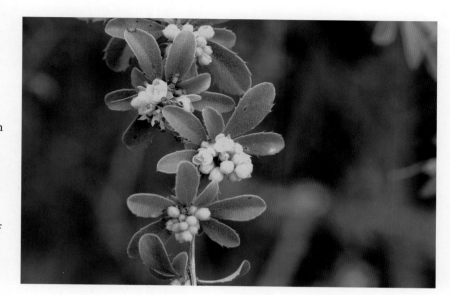 ）。

▌ 药用部位 ▌

茎或根的内皮（中皮层）、
茎枝干、花、果实。

▌ 功能与主治 ▌

皮：清热解毒，燥湿；用于痢疾，尿路感染，肾炎，疮疖，结膜炎等。茎枝干：收敛疮疡，调和身心，
烧灰治鼻疳。花：利湿，止泻，止血，消炎，用于腹泻，血症。果实：用于腹痛，消化不良，痢疾。

附 注

《四部医典》《晶珠本草》等古籍中记载有"ᨀᨛᨑ་པ"（杰巴）；《晶珠本草》言"杰巴"分为白
["ᨀᨛᨑ་པ་དཀར་པོ"（吉尔哇嘎保），略称"ᨀᨛᨑ་དཀར"（吉尔嘎）]、黑["ᨀᨛᨑ་པ་ནག་པོ"（吉尔哇那保），略称
"ᨀᨛᨑ་ནག"（吉尔那）]2 种，言其为敛毒、干黄水之药物。现代文献记载，藏医所用"杰巴"类的基
原均为小檗属（*Berberis*）植物，该属植物在青藏高原分布的种类较多，各地药用的种类多达 40 余种。
古籍中记载的白、黑两种主要系根据植株大小进行划分的，白者植株高大，黑者植株矮小。《藏药
晶镜本草》认为"吉尔哇"的白者"吉尔嘎"的基原为川滇小檗 *B. jamesiana* Forr. et W. W. Smith，
黑者"吉尔那"的基原为隐脉小檗 *B. tsarica* Ahrendt。而其他多数文献通常不分黑、白品种而统称
其为"杰巴"，或按药用部位不同分别将其称为"ᨀᨛᨑ་ཤུན"（给尔驯：茎皮、根皮）、"ᨀᨛᨑ་འབྲས"（吉
尔赛：果实）、"ᨀᨛᨑ་པའི་མེ་ཏོག"（杰唯美多：花）。有关藏药标准中收载的"小檗皮（给尔驯）"的
基原有直穗小檗 *B. dasystachya* Maxim.、小檗 *B. vulgaris* L.、甘肃小檗 *B. kansuensis* Schneid.、黄芦
木 *B. amurensis* Rupr.、刺红珠 *B. dictyophylla* Franch. 等。堆花小檗 *B. aggregata* Schneid. 为甘肃藏医
习用的"杰巴"的基原之一。（参见"刺红珠""鲜黄小檗""直穗小檗""甘肃小檗""拉萨小檗"
条）

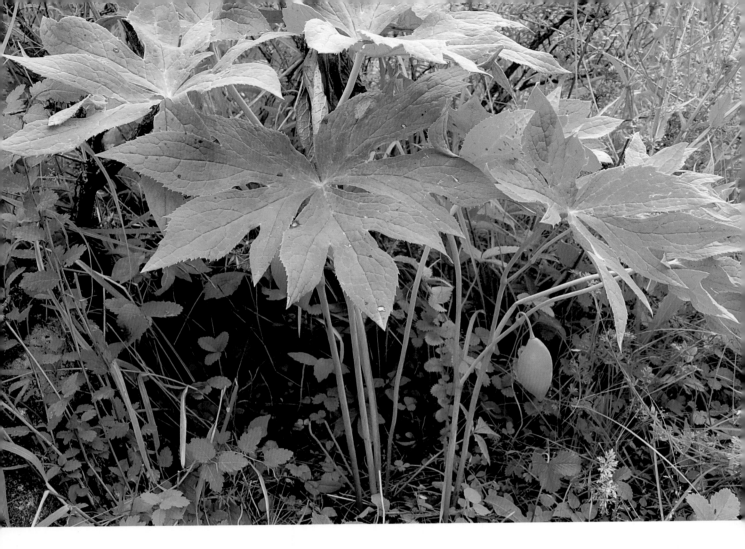

桃儿七

Sinopodophyllum hexandrum (Royle) Ying

小檗科（Berberidaceae） | 桃儿七属（*Sinopodophyllum*）

▌ 形态 ▌

多年生草本，植株高 20 ~ 50cm。根茎粗短，节状，多须根；茎直立，单生，具纵棱，无毛，基部被褐色大鳞片。叶 2，薄纸质，非盾状，基部心形，3 ~ 5 深裂几达中部，裂片不裂或有时 2 ~ 3 小裂，裂片先端急尖或渐尖，上面无毛，背面被柔毛，边缘具粗锯齿；叶柄长 10 ~ 25cm，具纵棱，无毛。花大，单生，先叶开放，两性，整齐，粉红色；萼片 6，早萎；花瓣 6，倒卵形或倒卵状长圆形，长 2.5 ~ 3.5cm，宽 1.5 ~ 1.8cm，先端略呈波状；雄蕊 6，长约 1.5cm，花丝较花药稍短，花药线形，纵裂，先端圆钝，药隔不延伸；雌蕊 1，长约 1.2cm，子房椭圆形，1 室，侧膜胎座，含多数胚珠，花柱短，柱头头状。浆果卵圆形，长 4 ~ 7cm，直径 2.5 ~ 4cm，成熟时橘红色；种子卵状三角形，红褐色，无肉质假种皮。花期 5 ~ 6 月，果期 7 ~ 9 月。

▌ 分布 ▌

分布于我国四川、青海、甘肃、西藏东南部、云南西部、陕西（秦岭一带）等。

▌ 生境 ▌

生长于海拔 2200 ~ 4300m 的林下、林缘湿地、高山灌丛、草丛。

▌ 药材名 ▌

奥莫色，奥莫塞，奥毛塞，奥勒莫色（ འོལ་མོ་སེ ）。

▌ 药用部位 ▌

根及根茎、果实。

▌ 功能与主治 ▌

根及根茎：祛风湿，利气活血，止痛，止咳；用于风湿痹痛，麻木，跌仆损伤，风寒咳嗽，月经不调，解铁棒锤中毒。果实：调经活血，保胎，消肿，止痛；用于血瘀经闭，难产，死胎、胎盘不下，子宫内膜炎，腰痛，脾肿，痔疮，黄水疮，癣。

▌ 用量与用法 ▌

根及根茎：3 ~ 6g。多配伍用。或浸酒服，每次 0.6 ~ 0.9g；外用适量，研末撒布或用水、醋调敷患处。果实：3 ~ 9g，多入丸、散剂。

附 注

《如意宝树》《蓝琉璃》《晶珠本草》等古籍中均记载有 "འོལ་མོ་སེ"（奥毛塞），言其为治疗脉病、子宫病之药物。现代文献记载藏医所用 "奥毛塞" 均以桃儿七 S. hexandrum (Royle) Ying 为正品，其根部、叶、果实（种子）等均作药用，主要使用果实，通常称其果实为 "小叶莲"，称其地下部分为 "桃儿七" 或 "鬼臼"。西藏藏医也将西藏八角莲 Dysosma tsayuensis Ying 作为 "奥毛塞" 的代用品，称 "འོལ་མོ་སེ་དམན་པ"（奥毛塞曼巴）。《中国药典》《部标藏药》（附录）、《藏药标准》分别以 "小叶莲"（作为 "藏族习用药材"）"鬼臼 /འོལ་མོ་སེ/ 奥毛塞" 和 "小叶莲 /འོལ་མོ་སེ/ 奥勒莫塞" 之名收载了桃儿七 S. hexandrum (Royle) Ying 的 "成熟果实"。该种的根及根茎因含鬼臼毒素 Podophyllotoxin 等木脂素类成分多，毒性较大，一般仅外用，而果实毒性低，可内服（藏民也食用果实）。经调查，现市场上流通的 "桃儿七"（根及根茎）主要作为提取鬼臼毒素的原料药材。西藏八角莲 D. tsayuensis Ying 中也含有鬼臼毒素，但鬼臼毒素的含量远低于桃儿七。（参见 "西藏八角莲" 条）

关于 "桃儿七" 的学名，《部标藏药》记载为桃儿七 Sinopodophyllum emodi (Wall. ex Royle) Ying，《藏药标准》记载为鬼臼 Podophyllum emodi Wall. var. chinensis Sprag. 或西藏鬼臼 Podophyllum emodi Wall.。据《中国植物志》记载，我国桃儿七属（Sinopodophyllum）植物仅有 1 种，即桃儿七 S. hexandrum (Royle) Ying，而将 Podophyllum hexandrum Royle、Podophyllum emodi Wall.、Podophyllum emodi Wall. var. chinensis Sprague、S. emodi (Wall.) Ying 等均作为异名处理。

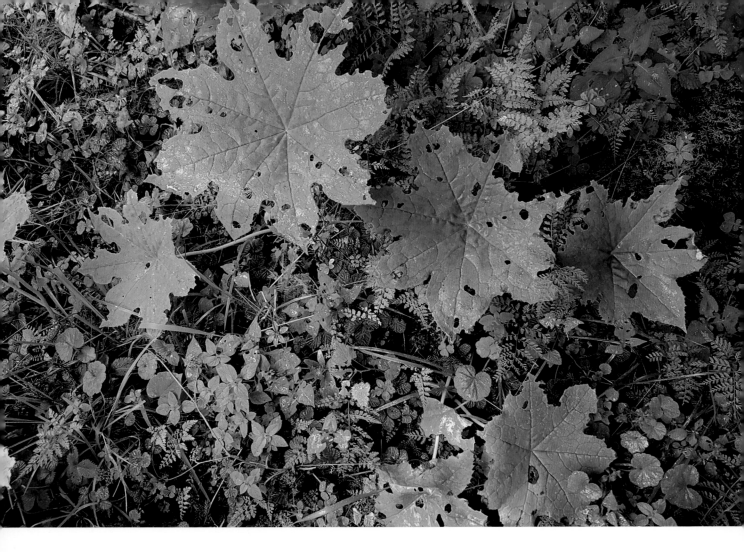

西藏八角莲

Dysosma tsayuensis Ying

小檗科（Berberidaceae） | 鬼臼属（*Dysosma*）

▌形态 ▌

多年生草本，植株高 50～90cm。根茎粗壮，横生，多须根。茎高 25～55cm，不分枝，无毛，具纵条棱，基部被棕褐色大鳞片。茎生叶 2，对生，纸质，圆形或近圆形，几为中心着生的盾状，直径约 30cm，上面深绿色，背面淡黄绿色，两面被短伏毛，上面尤密，叶片 5～7 深裂，几达中部，裂片楔状矩圆形，长 8～12cm，宽 4～7cm，先端锐尖，边缘具刺细齿和睫毛；叶柄长 11～25cm。花梗长 2～4cm，无毛；花 2～6 簇生于叶柄交叉处；花大，直径 4～5cm；萼片 6，椭圆形，长 1.3～1.5cm，宽 0.5～0.6cm，早落；花瓣 6，白色，倒卵状椭圆形，长 2.7～2.8cm，宽 1～1.1cm；雄蕊 6，长约 1cm，花丝扁平，长约 2mm，花药内向，药隔较宽，不延伸；雌蕊几与雄蕊等长，子房具柄，花柱长约 2mm，柱头膨大，皱波状，胚珠多数。浆果卵形或椭圆形，2～4 簇生于两叶柄交叉处，长约 3cm，红色，宿存柱头大，呈皱波状；果柄长 3～9cm，无毛；种子多数。花期 5 月，果期 7 月。

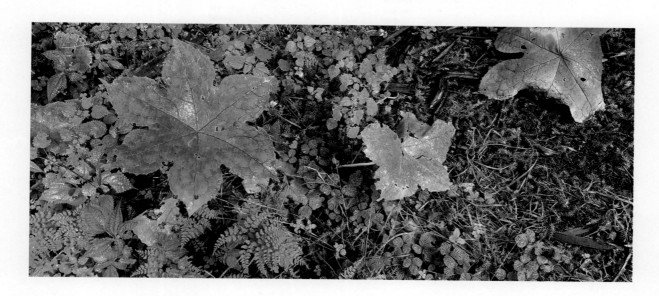

分布

分布于我国西藏（林芝）。

生境

生长于海拔 2500 ~ 3500m 的高山松林、冷杉林、云杉林下及林间空地。

药材名

奥莫色、奥莫塞、奥毛塞、奥勒莫色（ འོལ་མོ་སེ།），奥毛塞曼巴（ འོལ་མོ་སེ་དམན་པ།）。

药用部位

根及根茎、果实。

功能与主治

根及根茎：解毒，调经，止痛，消肿；用于跌打损伤，腰腿疼痛，心痛，胃痛，黄水疮等皮肤病。
果实：调经活血，保胎，止痛；用于血分病，胎动不安，月经不调，肾病。

用量与用法

根及根茎：3 ~ 6g；内服多配伍用或浸酒服，0.6 ~ 0.9g；外用适量，研末撒布或用水、醋调敷患处。
果实：3 ~ 9g；多入丸、散剂。有小毒。

附 注

　　《如意宝树》《蓝琉璃》《晶珠本草》等均记载有"འོལ་མོ་སེ།"（奥毛塞），言其为治疗脉病、子宫病之药物。现代文献记载的藏医所用"奥毛塞"均以毛茛科植物桃儿七 *Sinopodophyllum hexandrum* (Royle) Ying 为正品，其根、叶、果实（种子）等均可药用。现藏医临床使用较多的为果实，称"小叶莲"，其地下部分通常称"桃儿七"或"鬼臼"。《中国药典》及《部标藏药》等均收载了该种的果实。有文献记载，西藏藏医也使用西藏八角莲 *D. tsayuensis* Ying 作"奥毛塞"的代用品，又称其为"འོལ་མོ་སེ་དམན་པ།"（奥毛塞曼巴）。（参见"桃儿七"条）

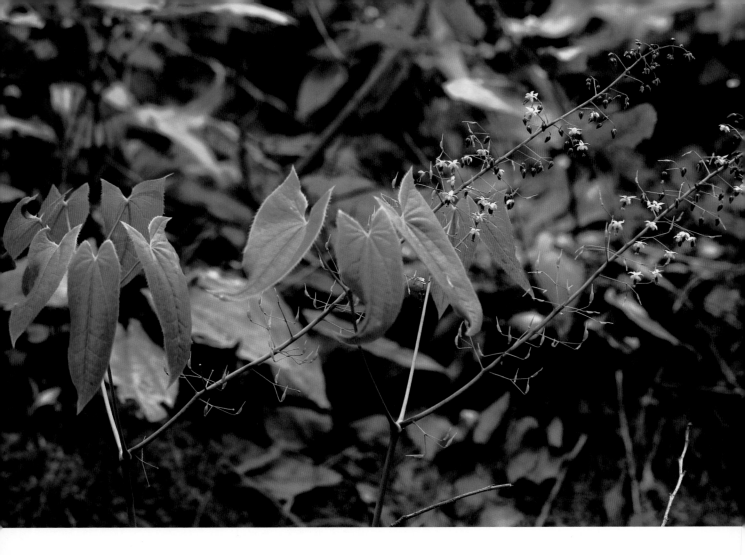

三枝九叶草

Epimedium sagittatum (Sieb. et Zucc.) Maxim.

小檗科（Berberidaceae）　　淫羊藿属（*Epimedium*）

▍形态 ▍

多年生草本，植株高 30 ~ 50cm。根茎粗短，节结状，质硬，多须根。一回三出复叶基生和茎生，小叶 3；小叶革质，卵形至卵状披针形，长 5 ~ 19cm，宽 3 ~ 8cm，但叶片大小变化大，先端急尖或渐尖，基部心形，顶生小叶基部两侧裂片近相等，圆形，侧生小叶基部高度偏斜，外裂片远较内裂片大，三角形，急尖，内裂片圆形，上面无毛，背面疏被粗短伏毛或无毛，叶缘具刺齿；花茎具 2 对生叶。圆锥花序长 10 ~ 20（~ 30）cm，宽 2 ~ 4cm，具 20 ~ 60 花，通常无毛，偶被少数腺毛；花梗长约 1cm，无毛；花较小，直径约 8mm，白色；萼片 2 轮，外萼片 4，先端钝圆，具紫色斑点，其中 1 对狭卵形，长约 3.5mm，宽 1.5mm，另 1 对长圆状卵形，长约 4.5mm，宽约 2mm，内萼片卵状三角形，先端急尖，长约 4mm，宽约 2mm，白色；花瓣囊状，淡棕黄色，先端钝圆，长 1.5 ~ 2mm；雄蕊长 3 ~ 5mm，花药长 2 ~ 3mm；雌蕊长约 3mm，花柱长于子房。蒴果长约 1cm，宿存花柱长约 6mm。花期 4 ~ 5 月，果期 5 ~ 7 月。

分布

分布于我国浙江、安徽、福建、江西、湖北、湖南、广东、广西、重庆、四川、陕西、甘肃。

生境

生长于海拔 200 ~ 1750m 的山坡草丛、林下、灌丛、水沟边、岩边石缝中。

药材名

达米、达木、达木合、打姆（ དྭ་མེ ）。

药用部位

地上部分。

功能与主治

愈疮，止血，接骨，愈合脉管。用于骨折，创伤，疖疮。

用量与用法

9 ~ 15g。内服研末。

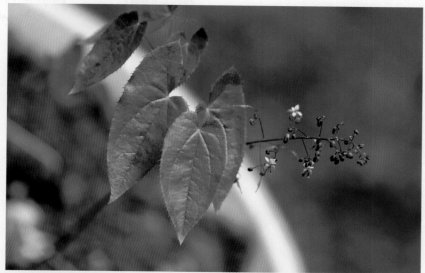

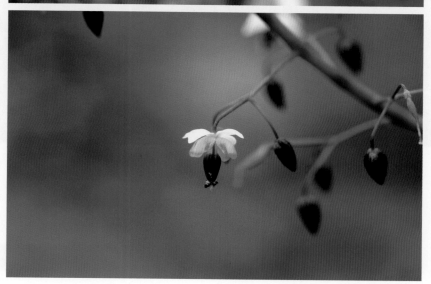

附 注

《四部医典》《晶珠本草》等中记载有"དྭ་མེ"（达米），言其为愈疮、接骨、封脉管之药物。《度母本草》言"达米"根据生境可分为白（生于山上）、黑（生于平地）2 种或上、下 2 品。《图鉴》记载："达米生长于石岩下。叶像冬葵叶，花像马蹄，茎单一。"《蓝琉璃》言："茎单一，叶似冬葵叶，花黄色，状如马驹蹄。"现代文献记载的"达米"的基原多为堇菜科植物双花堇菜 Viola biflora L. 等同属植物；也有文献记载为淫羊藿 E. brevicornu Maxim.、三枝九叶草 E. sagittatum (Sieb. et Zucc.) Maxim.，并言其形态与《图鉴》等的记载不尽一致，"但据调查核查，各地藏医所用本品（打姆）却系淫羊藿"。《青海藏标》以"双花堇菜 /དྭ་མེ/ 达木合"之名收载了双花堇菜 Viola biflora L. 的全草。也有观点认为，据古籍记载的形态特征来看，与上述堇菜属（Viola）植物更为相符，圆叶小堇菜 Viola rockiana W. Beck. 的形态与《晶珠本草》的记载极为相符，应为正品。（参见"淫羊藿""花葶驴蹄草""圆叶小堇菜"条）

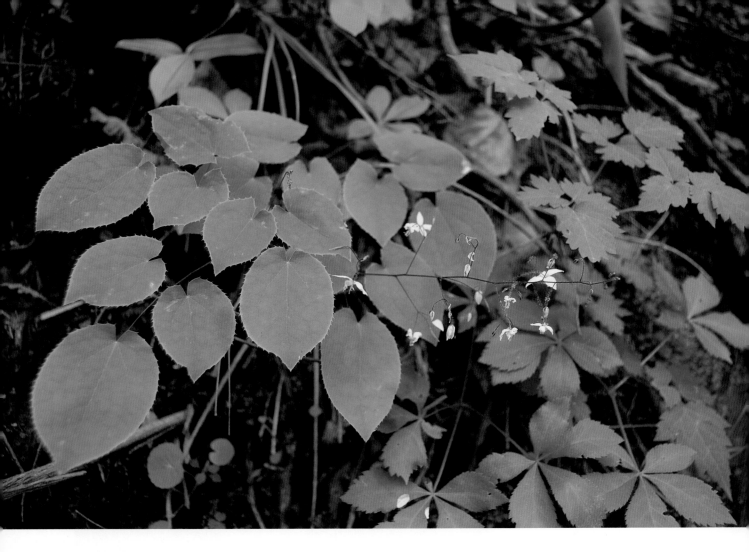

淫羊藿

Epimedium brevicornu Maxim.

小檗科（Berberidaceae）　　　淫羊藿属（*Epimedium*）

▌ 形态 ▌

多年生草本，高20～60cm。根茎粗短，木质化，暗棕褐色。二回三出复叶基生和茎生，具9小叶；基生叶1～3丛生，具长柄，茎生叶2，对生；小叶纸质或厚纸质，卵形或阔卵形，长3～7cm，宽2.5～6cm，先端急尖或短渐尖，基部深心形，顶生小叶基部裂片圆形，近等大，侧生小叶基部裂片稍偏斜，急尖或圆形，上面常有光泽，网脉显著，下面苍白色，光滑或疏生少数柔毛，基出脉7，叶缘具刺齿。花茎具2对生叶，圆锥花序长10～35cm，具20～50花，花序轴及花梗被腺毛；花梗长5～20mm；花白色或淡黄色；萼片2轮，外轮萼片卵状三角形，暗绿色，长1～3mm，内轮萼片披针形，白色或淡黄色，长约10mm，宽约4mm；花瓣远较内轮萼片短，距呈圆锥状，长仅2～3mm，瓣片很小；雄蕊长3～4mm，伸出，花药长约2mm，瓣裂。蒴果长约1cm，宿存花柱喙状，长2～3mm。花期5～6月，果期6～8月。

▍分布 ▍

分布于我国甘肃、青海、陕西、山西、四川、湖北、河南。

▍生境 ▍

生长于海拔 650 ～ 3500m 的林下、沟边灌丛、山坡阴湿处。

▍药材名 ▍

达米、达木、达木合、打姆（ད་མྱ）。

▍药用部位 ▍

地上部分。

▍功能与主治 ▍

愈疮，止血，接骨，愈合脉管。用于骨折，创伤，疖疮。

▍用量与用法 ▍

9 ～ 15g。内服研末。

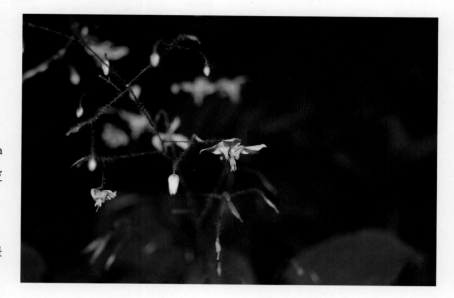

附 注

　　《四部医典》《度母本草》《晶珠本草》等记载有"ད་མྱ"（达米），言其为愈疮、接骨、封脉管之药物。《度母本草》言其分为生于山上的白者（上品）和生于平地的黑者（下品）2 种；《图鉴》记载其"生长在石岩下。叶像冬葵叶，花像马蹄，茎单一"；《蓝琉璃》言其"茎单一，叶似冬葵叶，花黄色，状如马驹蹄"。现代文献记载的"达米"的基原涉及堇菜科、马兜铃科、毛茛科、小檗科及菊科等多科多属多种植物，不同文献对其有不同观点，或以堇菜科植物双花堇菜 *Viola biflora* L.、圆叶小堇菜 *V. rockiana* W. Beck. 为正品；或认为应系菊科植物叉舌垂头菊 *Cremanthodium thomsonii* C. B. Clarke 等；或认为毛茛科植物花葶驴蹄草 *Caltha scaposa* Hook. f. et Thoms. 的形态与古籍记载更为相似；也有文献记载"达米"的基原为小檗科植物淫羊藿 *E. brevicornu* Maxim.、三枝九叶草 *E. sagittatum* (Sieb. & Zucc.) Maxim.，并言其形态与《图鉴》等的记载不尽一致，"但据调查核查，各地藏医所用本品（打姆）却系淫羊藿"。《青海藏标》以"双花堇菜 /ད་མྱ/ 达木合"之名收载了双花堇菜 *V. biflora* L. 的全草。（参见"圆叶小堇菜""三枝九叶草""花葶驴蹄草"条）

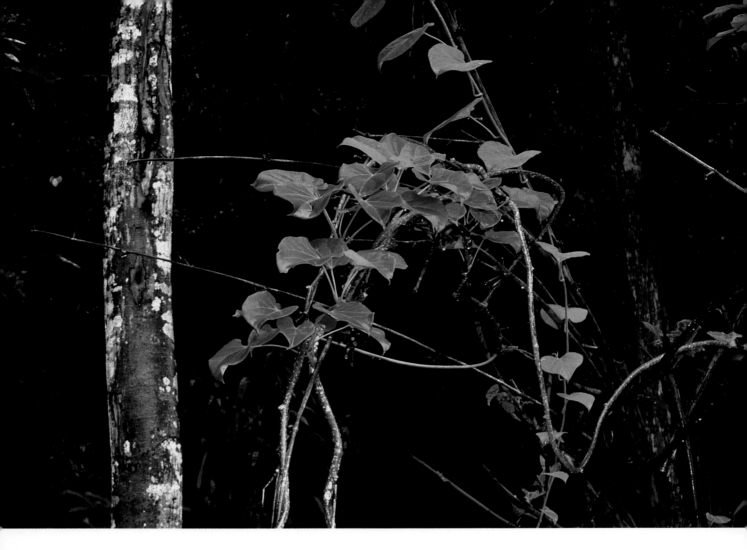

中华青牛胆

Tinospora sinensis (Lour.) Merr.（宽筋藤）

防己科（Menispermaceae）　　　青牛胆属（*Tinospora*）

▌ 形态 ▌

藤本，长可达 20m 或更长。枝稍肉质，嫩枝绿色，有条纹，被柔毛，老枝肥壮，具褐色、膜质、通常无毛的表皮，皮孔凸起，通常 4 裂，较少 2 或 6 裂。叶纸质，阔卵状近圆形，很少阔卵形，长 7 ~ 14cm，宽 5 ~ 13cm，先端骤尖，基部深心形至浅心形，弯缺有时很宽，后裂片通常圆，全缘，两面被短柔毛，背面甚密；掌状脉 5，最外侧的 1 对近基部二叉分枝，在背面微凸起；叶柄被短柔毛，长 6 ~ 13cm。总状花序先叶抽出，雄花序长 1 ~ 4cm 或更长，单生或有时几个簇生，雄花：萼片 6，排成 2 轮，外轮小，长圆形或近椭圆形，长 1 ~ 1.5mm，内轮阔卵形，长达 5mm，宽约 3mm；花瓣 6，近菱形，爪长约 1mm，瓣片长约 2mm；雄蕊 6，花丝长约 4mm。雌花序单生，雌花：萼片和花瓣与雄花同；心皮 3。核果红色，近球形，果核半卵球形，长达 10mm，背面有棱脊和许多小疣状突起。花期 4 月，果期 5 ~ 6 月。

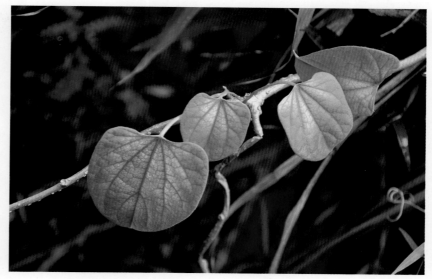

分布

分布于我国广东、广西、云南、西藏（墨脱、波密）。

生境

生长于山坡林中。

药材名

勒哲、雷摘（ﾊﾞﾗﾟﾞ）。

药用部位

藤茎。

功能与主治

清热润肺，调和病理所致紊乱。用于肝热，五脏热，肺病，风湿性关节炎，衰老病。

用量与用法

2～6g。

附 注

　　《四部医典》等记载有"ﾊﾞﾗﾟﾞﾗﾟ"（勒哲），《味气铁鬘》云其治"隆"病时疫有特效。《度母本草》记载"（勒哲）生于阴阳交界处，缠绕它树而生……叶小，圆形，花白色美丽"；《晶珠本草》言："茎（应是指藤茎）断面如木通，皮如锦鸡儿，汁液有光泽，色黄。"现代文献记载的各地藏医习用的"勒哲"的基原不同，包括防己科牛胆属（*Tinospora*）、毛茛科铁线莲属（*Clematis*）、木通科八月瓜属（*Holboellia*）植物及蓼科植物木藤蓼 *Polygonum aubertii* Henry[*Fallopia aubertii* (L. Henry) Holub]等多种植物，多以青牛胆属植物为正品，其"藤本、藤茎断面有放射状纹理（似木通）、具有乳汁"等形态也与古籍记载更为相符。《部标藏药》等标准以"宽筋藤 /ﾊﾞﾗﾟﾞ/ 勒哲"之名收载了心叶宽筋藤 *T. cordifolia* (Willd.) Miers 或宽筋藤 *T. sinensis* (Lour.) Merr.（中华青牛胆）。文献记载，"勒哲"的基原还有波叶青牛胆 *T. crispa* (Linn.) Hook. f. et Thoms.、青牛胆 *T. sagittata* (Oliv.) Gagnep.，其药材名"宽筋藤"系以其功效命名。此外，据文献记载，青海、四川、甘肃藏医也以木藤蓼 *P. aubertii* Henry [*Fallopia aubertii* (L. Henry) Holub] 作"勒哲"的代用品，称其为"ﾊﾞﾗﾟﾞﾗﾟﾞﾗﾟ"（勒哲曼巴）；云南迪庆藏医使用的"勒哲"多为毛茛科铁线莲属植物的较粗的茎藤 [该属植物藏医主要作"ﾊﾞﾗﾟﾞ"（叶芒，藏木通类）使用，以二年生开花枝条入药]；德钦藏医多用当地产的五月瓜藤 *H. fargesii* Reaub.（八月果）的茎，以上均为地方习用品。（参见"甘青铁线莲"条）

　　据《中国植物志》记载，*T. cordifolia* (Willd.) Hook. f. et Thoms. 为青牛胆属的模式种，我国无分布。*T. sinensis* (Lour.) Merr. 的中文名使用"中华青牛胆"，"宽筋藤"为其藤茎的统称。

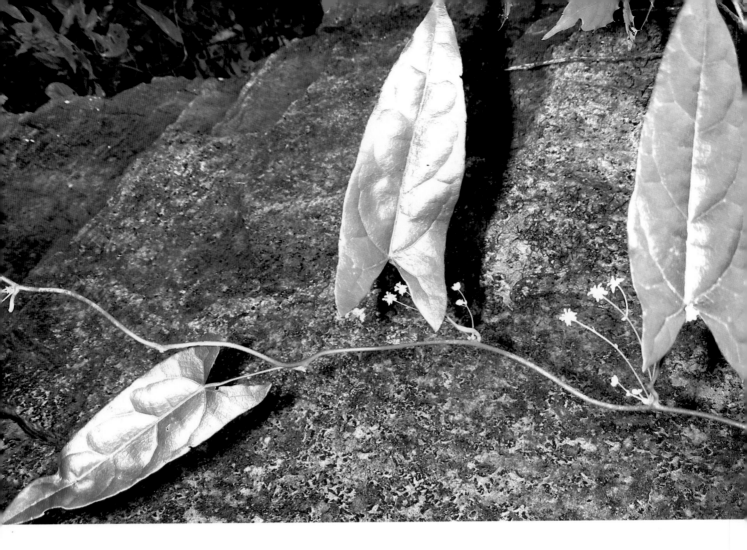

青牛胆

Tinospora sagittata (Oliv.) Gagnep.

防己科（Menispermaceae） | 青牛胆属（*Tinospora*）

▌形态 ▌

草质藤本。具连珠状块根，膨大部分常为不规则球形，黄色。枝纤细，有条纹，常被柔毛。叶纸质至薄革质，披针状箭形或有时披针状戟形，很少卵状或椭圆状箭形，长 7 ~ 15cm，有时达20cm，宽 2.4 ~ 5cm，先端渐尖，有时尾状，基部弯缺常很深，后裂片圆、钝或短尖，常向后伸，有时向内弯以至两裂片重叠，很少向外伸展，通常仅在脉上被短硬毛，有时上面或两面近无毛；掌状脉 5，连同网脉均在下面凸起；叶柄长 2.5 ~ 5cm 或稍长，有条纹，被柔毛或近无毛。花序腋生，常数个或多个簇生，聚伞花序或分枝成疏花的圆锥状花序，长 2 ~ 10cm，有时可至 15cm 或更长，总梗、分枝和花梗均丝状；小苞片 2，紧贴花萼；萼片 6，或有时较多，常大小不等，最外面的小，常卵形或披针形，长仅 1 ~ 2mm，较内面的明显较大，阔卵形至倒卵形，或阔椭圆形至椭圆形，长达 3.5mm；花瓣 6，肉质，常有爪，瓣片近圆形或阔倒卵形，很少近菱形，基部边缘常反折，长 1.4 ~ 2mm；雄蕊 6，与花瓣近等长或稍长。雌花萼片与雄花相似；花瓣楔形，长 0.4mm 左右；

退化雄蕊 6，常棒状或其中 3 个稍阔而扁，长约 0.4mm；心皮 3，近无毛。核果红色，近球形；果核近半球形，宽 6 ~ 8mm。花期 4 月，果期秋季。

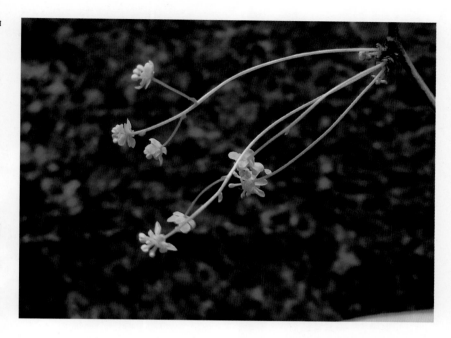

分布

分布于我国西藏东南部、四川东部至西南部、贵州东部和南部、湖北、湖南、江西、福建、广东、广西、陕西。越南北部也有分布。

生境

生长于林下、林缘、竹林、草地。

药材名

勒哲、勒折、雷摘（ཟླ་ཅིག）。

药用部位

茎枝。

功能与主治

清热润肺，调和病理所致紊乱。用于肝热，五脏热，肺病，风湿性关节炎，衰老病。

用量与用法

2 ~ 6g。内服研粗粉。

附 注

《四部医典》《度母本草》《晶珠本草》等中记载有"ཟླ་ཅིག"（勒折），言其为清除"隆"热症之药物。现代文献记载的"勒折"的基原涉及青牛胆属（Tinospora）的多种植物和蓼科植物木藤蓼 Polygonum aubertii L. Henry [木藤蓼 Fallopia aubertii (L. Henry) Holub]。多以中华青牛胆 T. sinensis (Lour.) Merr.、心叶宽筋藤 T. cordifolia Miers 为正品，两者的形态与《晶珠本草》等古籍记载的"茎匍匐生长，状如锦鸡儿，叶小，圆形，花白色"基本相符；木藤蓼 P. aubertii (L. Henry) Holub 为青海、甘南、四川西部藏医习用的代用品。《部标藏药》《藏标》及《青海藏标》收载的"宽筋藤 /ཟླ་ཅིག/ 勒哲（雷摘）"为心叶宽筋藤 T. cordifolia (Willd.) Miers、宽筋藤 T. sinensis (Lour.) Merr.（中华青牛胆）的茎。文献记载，青牛胆 T. sagittata (Oliv.) Gagnep. 也为"勒折"的基原之一，同样作"勒折"使用的还有波叶青牛胆 T. crispa (L.) Hook. f. et Thoms.。（参见"木藤蓼"条）

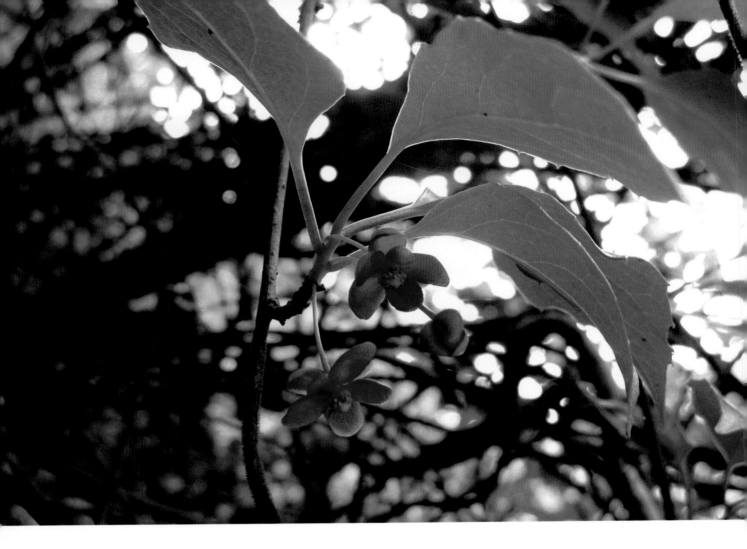

红花五味子

Schisandra rubriflora (Franch.) Rehd. et Wils.

木兰科（Magnoliaceae） | 五味子属（*Schisandra*）

▌ 形态 ▌

落叶木质藤本，全株无毛。小枝紫褐色，后变黑，直径 5 ~ 10mm，具节间密的距状短枝。叶纸质，倒卵形、椭圆状倒卵形或倒披针形，很少为椭圆形或卵形，长 6 ~ 15cm，宽 4 ~ 7cm，先端渐尖，基部渐狭成楔形，边缘具胼胝质齿尖的锯齿，上面中脉凹入，侧脉每边 5 ~ 8，中脉及侧脉在叶下面带淡红色。花红色；雄花的花梗长 2 ~ 5cm，花被片 5 ~ 8，外花被片有缘毛，大小近相等，椭圆形或倒卵形，最大的长 10 ~ 17mm，宽 6 ~ 16mm，最外及最内的较小，雄蕊群椭圆状倒卵圆形或近球形，直径约 1cm，雄蕊 40 ~ 60，花药长 1.5 ~ 2mm，向外开裂，药隔与药室近等长，有腺点，下部雄蕊的花丝长 2 ~ 4mm；雌花的花梗及花被片与雄花的相似，雌蕊群长圆状椭圆形，长 8 ~ 10mm，心皮 60 ~ 100，倒卵圆形，长 1.5 ~ 2.3mm，柱头长 3 ~ 8mm，具明显鸡冠状突起，基部下延成长 3 ~ 8mm 的附属体。聚合果轴粗壮，直径 6 ~ 10mm，长 9 ~ 18cm；小浆果红色，椭圆形或近球形，直径 8 ~ 11mm，有短柄；种子淡褐色，肾形，长 3 ~ 4.5mm，宽 2.5 ~ 3mm，厚约 2mm；种皮暗褐色，平滑，微波状，不起皱，种脐尖长，斜"V"形，深达 1/3。花期 5 ~ 6 月，果期 7 ~ 10 月。

▌ 分布 ▌

分布于我国甘肃南部、四川、云南西部及西南部、西藏东南部（林芝）、湖北。

▌ 生境 ▌

生长于海拔 1000 ~ 1300m 的河谷、山坡林中。

▌ 药材名 ▌

达折合、达周、达智、塔芝（དཞི），塔芝卡布（དཞིꞏཚ）。

▌ 药用部位 ▌

成熟果实。

▌ 功能与主治 ▌

改善血液循环，止吐泻，助消化。用于寒热泄泻，呕吐呃逆，四肢无力，呼吸困难，高血压等。

▌ 用量与用法 ▌

3 ~ 5g。内服煎汤，或入丸、散剂。

附 注

　　《晶珠本草》记载"དཞི"（达折合）系一种树木的果实，言其为止寒热泻之药物。现代文献记载，"达折合"的基原包括漆树科盐肤木属（*Rhus*）植物和五味子属（*Schisandra*）植物 2 类，但 2 类的形态均与《晶珠本草》的记载不甚相符，仅作为代用品。据文献记载，红花五味子 *S. rubriflora* (Franch.) Rehd. et Wils. 为"达折合"的基原之一，其基原还涉及滇藏五味子 *S. neglecta* A. C. Smith 等多种五味子属植物，又统称为"དཞིꞏཚ"（塔芝卡布），意为"塔芝类"。（参见"滇藏五味子""五味子""盐肤木"条）

五味子

Schisandra chinensis (Turcz.) Baill.

| 木兰科（Magnoliaceae） | 五味子属（*Schisandra*） |

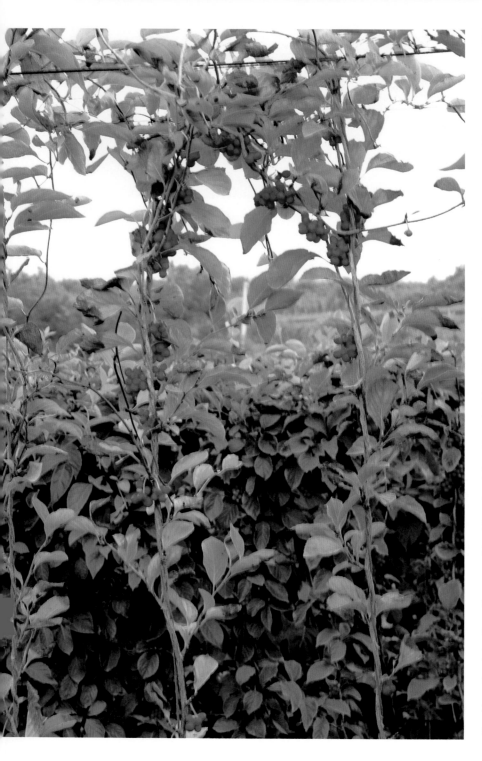

形态

落叶木质藤本，除幼叶背面被柔毛及芽鳞具缘毛外，余无毛。幼枝红褐色，老枝灰褐色，常起皱纹，片状剥落。叶膜质，宽椭圆形、卵形、倒卵形、宽倒卵形或近圆形，长（3～）5～10（～14）cm，宽（2～）3～5（～9）cm，先端急尖，基部楔形，上部边缘具胼胝质的疏浅锯齿，近基部全缘；侧脉每边3～7，网脉纤细不明显；叶柄长1～4cm，两侧叶基下延成极狭的翅。雄花花梗长5～25mm；雄花中部以下具狭卵形、长4～8mm的苞片；花被片6～9，粉白色或粉红色，长圆形或椭圆状长圆形，长6～11mm，宽2～5.5mm，外面的较狭小；雄蕊长约2mm，花药长约1.5mm，无花丝或外3雄蕊具极短花丝，药隔凹入或稍凸出具钝尖头；雄蕊仅5（～6），互相靠贴，直立排列于长约0.5mm的柱状花托先端，形成近倒卵圆形的雄蕊群。雌花花梗长17～38mm；花被片和雄花相似；雌蕊群近卵圆形，长 2 ~ 4mm，心皮 17 ~ 40，子房卵圆形或卵状椭圆形，柱头鸡冠状，下端下延成长为 1 ~ 3mm 的附属体。聚合果长 1.5 ~ 8.5cm，聚合果果柄长 1.5 ~ 6.5cm；小浆果红色，近球形或倒卵圆形，直径 6 ~ 8mm，果皮具不明显腺点；种子 1 ~ 2，肾形，长 4 ~ 5mm，宽 2.5 ~ 3mm，淡褐色，种皮光滑，种脐明显凹入成 "U" 形。花期 5 ~ 7 月，果期 7 ~ 10 月。

▌ 分布 ▌

分布于我国黑龙江、吉林、辽宁、山东、内蒙古、河北、山西、宁夏、甘肃南部（舟曲、迭部、卓尼等）。朝鲜、日本也有分布。

▌ 生境 ▌

生长于海拔 1200 ~ 1700m 的沟谷、溪旁、山坡灌丛。

▌ 药材名 ▌

达折合、达周、达智、塔芝（ད་ཕྱིག），塔芝卡布（ད་ཕྱིག་ཚོ），大周曼巴、塔芝曼巴（ད་ཕྱིག་དམན་པ）。

▌ 药用部位 ▌

成熟果实。

▌ 功能与主治 ▌

改善血液循环，止吐泻，助消化。用于寒热泄泻，呕吐呃逆，四肢无力，呼吸困难，高血压等。

▌ 用量与用法 ▌

3 ~ 5g。内服煎汤，或入丸、散剂。

附 注

《月王药诊》《四部医典》等中均记载有止呕吐之药物 "ད་ཕྱིག"（达折合）。《晶珠本草》记载 "达折合" 为止寒热泻之药物，言其系一种树木的果实，"生长在热带林中。树大，皮灰；花小，红色；叶圆；果实如羊虱虮子，味甘、酸"。现代文献记载的 "达折合" 的基原有漆树科盐肤木属（*Rhus*）植物和木兰科五味子属（*Schisandra*）植物 2 类。《中国藏药植物资源考订》记载盐肤木 *R. chinensis* Mill. 为 "达折合" 的代用品之一，又被称为 "ད་ཕྱིག་དམན་པ"（塔芝曼巴）。《认药》在 "达折合" 条下注其汉名为 "五味子"，现藏医多以五味子属植物作代用品，又称之为 "ད་ཕྱིག་ཚོ"（塔芝卡布）或 "ད་ཕྱིག་དམན་པ"（大周曼巴），五味子 *S. chinensis* (Turcz.) Baill. 为 "达折合" 的基原之一。但从分布来看，五味子 *S. chinensis* (Turcz.) Baill. 主要分布于东北、华北地区，藏医传统使用的可能为滇藏五味子 *S. neglecta* A. C. Smith，由于五味子 *S. chinensis* (Turcz.) Baill. 作为中药材被大量栽培，药材易从市场购得，故现藏医也使用五味子。此外，文献记载的作 "塔芝卡布" 基原的还包括红花五味子 *S. rubriflora* (Franch.) Rehd. et Wils.、合蕊五味子 *S. propinqua* (Wall.) Baill.、大花五味子 *S. grandiflora* (Wall.) Hook. f. et Thoms. 等。（参见 "滇藏五味子" "盐肤木" 条）

滇藏五味子

Schisandra neglecta A. C. Smith

木兰科（Magnoliaceae） | 五味子属（*Schisandra*）

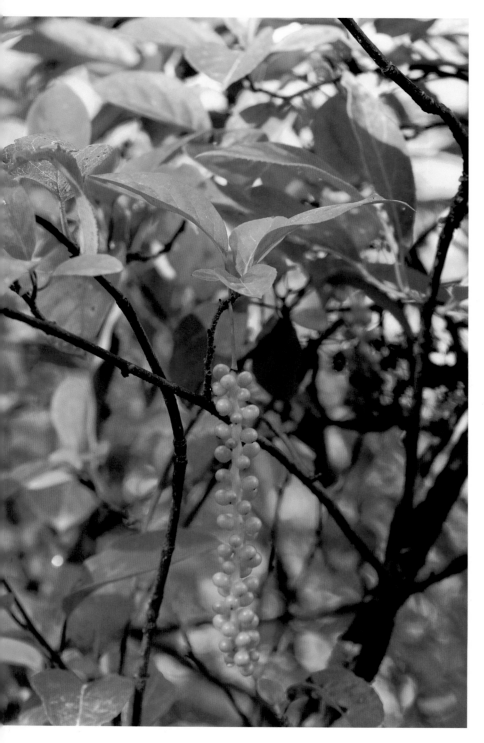

▌ 形态 ▌

落叶木质藤本，全株无毛。当年生枝紫红色，内芽鳞倒卵形或近圆形，直径约 1cm。叶纸质，狭椭圆形至卵状椭圆形，长 6 ~ 12cm，宽 2.5 ~ 6.5cm，先端渐尖，基部阔楔形，下延至叶柄而成极狭的膜翅，近全缘或具胼胝质浅齿，上面干时榄褐色，有凸起的树脂点，下面灰绿色或带苍白色，侧脉每边 4 ~ 6，侧脉和网脉干时在叶背面稍凸起；叶柄长 1 ~ 2.5cm。花黄色，生于新枝叶腋或苞片腋。雄花花梗长 3.5 ~ 5cm；花被片 6 ~ 8，大小近相似，宽椭圆形、倒卵形或近圆形，外面的近纸质，中轮最大 1 直径 7 ~ 9mm，最内面的近肉质，较小；雄蕊群倒卵圆形或近球形，直径 3 ~ 5mm，花托椭圆状卵形，先端伸长，柱状，具盾状附属物，雄蕊 20 ~ 35，药室长 0.7 ~ 1.5mm，内侧向开裂，药隔倒卵形，先端宽，宽 0.5 ~ 1mm，有腺点，花丝长 0.2 ~ 0.8mm；上部雄蕊贴生于盾状附属物，无花丝。雌花花梗长 3 ~ 6cm；花被片与雄花相似；雌蕊群近球形，直径 5 ~ 6mm，雌蕊 25 ~ 40，斜椭圆形，长 1.5 ~ 2.5mm，柱头长 0.3 ~ 0.9mm，下延伸长成长圆形、长 0.7mm 的附属体。小浆果红色，长圆状椭圆形，长 5 ~ 8mm，具短梗；聚合果托长 6.5 ~ 11.5cm，宽 0.2 ~ 0.3cm；种子椭圆状肾形，长 3.5 ~ 4.5mm，种皮褐色，具明显的皱纹，种脐凹入，长约为种子的 1/2。花期 5 ~ 6 月，果期 9 ~ 10 月。

▌ 分布 ▌

分布于我国四川南部、云南西部及西北部、西藏南部（林芝）。

▌ 生境 ▌

生长于海拔 1200 ~ 3500m 的山谷林中、灌丛。

▌ 药材名 ▌

达折合、达周、达智、塔芝（དཀྲིག），塔芝卡布（དཀྲིག་ཚབ）。

▌ 药用部位 ▌

成熟果实。

▌ 功能与主治 ▌

改善血液循环，止吐泻，助消化。用于寒热泄泻，呕吐呃逆，四肢无力，呼吸困难，高血压等。

▌ 用量与用法 ▌

3 ~ 5g。内服煎汤，或入丸、散剂。

附　注

　　《晶珠本草》在"树木类药物"的"果实类药物"中记载有"དཀྲིག"（达折合），言其为止寒热泻之药物。现代文献记载的"达折合"的基原涉及漆树科盐肤木属（*Rhus*）和木兰科五味子属（*Schisandra*）2 类植物，但 2 类植物的形态均与《晶珠本草》的记载有较大差异，均为代用品。文献记载作"达折合"基原的五味子属植物包括滇藏五味子 *S. neglecta* A. C. Smith、五味子 *S. chinensis* (Turcz.) Baill.、红花五味子 *S. rubriflora* (Franch.) Rehd. et Wils. 等同属多种植物，又被称为"དཀྲིག་ཚབ"（塔芝卡布）。（参见"五味子""红花五味子""盐肤木"条）

樟

Cinnamomum camphora (Linn.) Presl

樟科（Lauraceae）　　　　樟属（*Cinnamomum*）

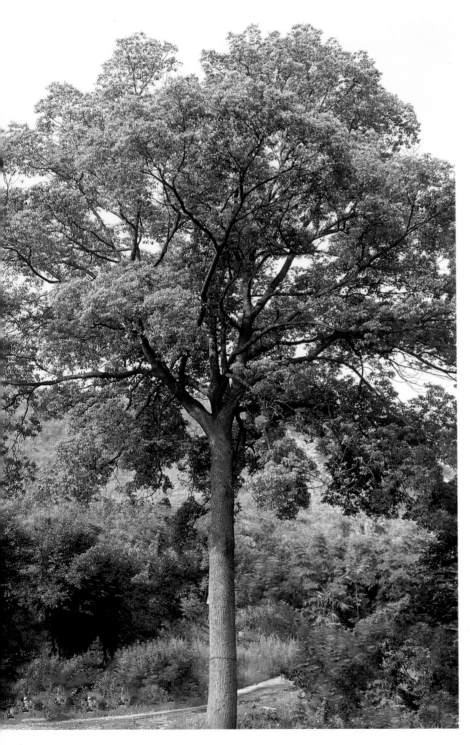

▌形态▐

常绿大乔木，高可达30m，直径可达3m，树冠广卵形；枝、叶及木材均有樟脑气味；树皮黄褐色，有不规则的纵裂；顶芽广卵形或圆球形，鳞片宽卵形或近圆形，外面略被绢状毛；枝条圆柱形，淡褐色，无毛。叶互生，卵状椭圆形，长6～12cm，宽2.5～5.5cm，先端急尖，基部宽楔形至近圆形，全缘，软骨质，有时呈微波状，上面绿色或黄绿色，有光泽，下面黄绿色或灰绿色，晦暗，两面无毛或下面幼时略被微柔毛，具离基三出脉，有时过渡到基部具不明显的5脉，中脉两面明显，上部每边有侧脉1～5（～7），基生侧脉向叶缘一侧有少数支脉，侧脉及支脉脉腋在上面明显隆起，在下面有明显腺窝，窝内常被柔毛；叶柄纤细，长2～3cm，腹凹背凸，无毛。圆锥花序腋生，长3.5～7cm，具梗，总梗长2.5～4.5cm，与各级花序轴均无毛或被灰白色至黄褐色微柔毛，被毛时往往在节上

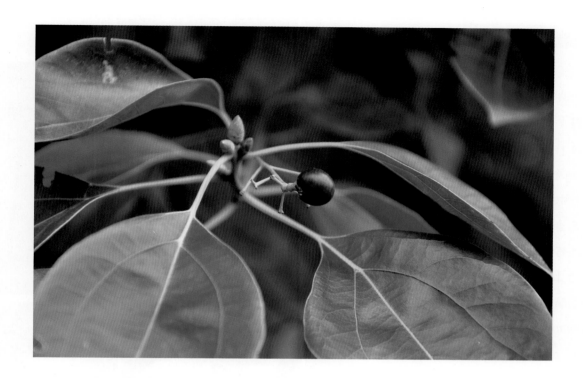

尤为明显；花绿白色或带黄色，长约 3mm；花梗长 1 ~ 2mm，无毛；花被外面无毛或被微柔毛，内面密被短柔毛，花被筒倒锥形，长约 1mm，花被裂片椭圆形，长约 2mm；能育雄蕊 9，长约 2mm，花丝被短柔毛；退化雄蕊 3，位于最内轮，箭头形，长约 1mm，被短柔毛；子房球形，长约 1mm，无毛，花柱长约 1mm。果实卵球形或近球形，直径 6 ~ 8mm，紫黑色；果托杯状，长约 5mm，先端截平，宽达 4mm，基部宽约 1mm，具纵向沟纹。花期 4 ~ 5 月，果期 8 ~ 11 月。

▮ 分布 ▮

分布于我国西南各地，常有栽培。越南、朝鲜、日本也有分布，其他各国多有引种栽培。

▮ 生境 ▮

生长于山坡、沟谷林中。

▮ 药材名 ▮

嘎布尔、嘎菩（ག་བུར།），阿玛尔、阿玛（ཨར་དཀར།），阿尕尔玛尔保（ཨ་གར་དམར་པོ།）。

▮ 药用部位 ▮

根、枝、干、叶等提炼得到的结晶，心材。

▮ 功能与主治 ▮

结晶（嘎菩）：清盛热，散郁火。用于热性病。

心材（阿玛尔）：清热。用于心热，命脉热，"隆"热病。

▮ 用量与用法 ▮

结晶：0.3 ~ 0.9g；内服入丸、散剂；外用适量，研粉点敷患处。

心材：2 ~ 4.5g；内服煎汤，或入丸、散剂。

附　注

　　《晶珠本草》在"精华类药物"中记载有""ག་བུར"（嘎菩），又引《事业续》之记载将"嘎菩"分为龙脑冰片["མང་ག་བུར"（忙嘎菩）]、艾片["སྤྲུལ་ཆེལ་ག་བུར"（当思嘎菩）]、樟脑["ཤེལ་ག་བུར"（信拉嘎菩）]3种，"嘎菩"为三者的总称，系根除宿热、胶着热之药物。现代文献也记载"嘎菩"分为上、中、下3品，上品的基原为龙脑香科植物龙脑香 *Dryobalanops aromatica* Gaertn. f.，中品的基原为樟 *C. camphora* (Linn.) Presl，下品的基原为菊科植物艾脑香 *Blumea balsamifera* (L.) DC.（艾纳香）。《部标藏药》附录中以"冰片 /ག་བུར/ 嘎布"之名收载了来源于龙脑香 *D. aromatica* Gaertn. f. 的冰片。古籍中记载"嘎菩"为树脂，实际应为蒸馏得到的结晶性物质，主要含有龙脑、

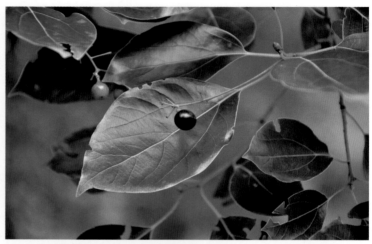
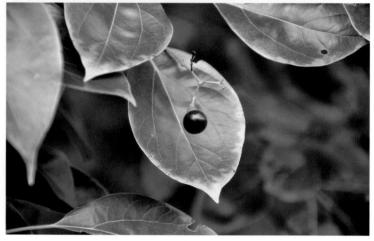

樟脑、异龙脑等成分，前者称为龙脑香[龙脑冰片，"ཤེལ་ག་བུར"（信拉嘎菩、西嘎菩）]，中间者称为"天然冰片"[右旋龙脑，"མང་ག་བུར"（忙嘎菩）]，后者称为"艾片"[左旋龙脑，"སྤྲུལ་ཆེལ་ག་བུར"（当思嘎菩）]。（参见"艾纳香"条）

　　《晶珠本草》等记载藏医用的沉香["ཨ་ག་རུ"（阿卡如）]分为白["ཨར་སྐྱ"（阿尔加）]、黑["ཨར་ནག"（阿尔纳）]、红["ཨར་དམར"（阿玛尔）、"ཨ་གར་དམར་པོ"（阿尕尔玛尔保）]3种，言其为清心、命脉热之药物。现代文献记载的"阿卡如"类的基原包括瑞香科、樟科、木犀科及马鞭草科的多属多种植物，其中红者（阿玛尔）的基原为樟 *C. camphora* (Linn.) Presl、云南樟 *C. glanduliferum* (Wall.) Nees、黄樟 *C. parthenoxylum* (Jack) Ness [*C. porrectum* (Roxb.) Kosterm.]、少花桂 *C. pauciflorum* Nees 的心材，《释诠》中又称其为"ཨ་གར་གོ་སྙོད"（阿卡苦拗、阿格尔高咬）。《部标藏药》和《青海藏标》在附录中以"香樟 /ཨར་དམར/ 阿玛（阿玛尔）"之名也收载了前2种；《西藏藏标》则以"ཨ་གར་གོ་སྙོད/ 阿卡苦拗 / 云南樟"之名收载了云南樟 *C. glanduliferum* (Wall.) Nees，规定以其心材入药。（参见"土沉香""云南樟"条）

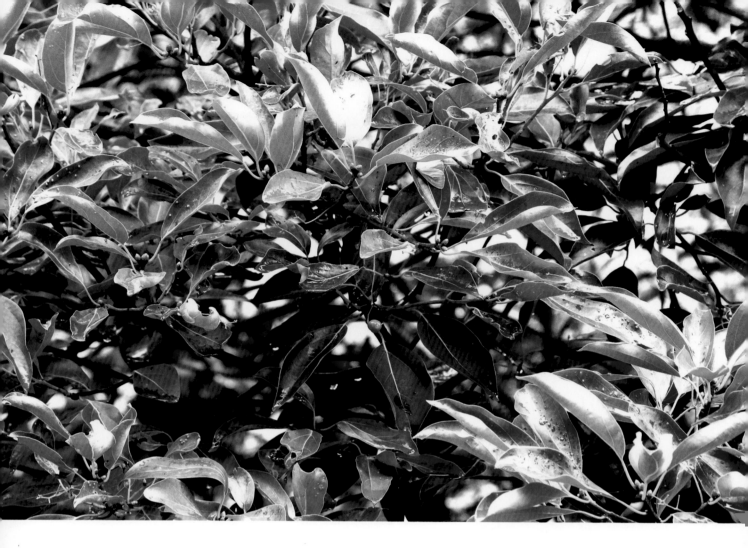

云南樟

Cinnamomum glanduliferum (Wall.) Nees

樟科（Lauraceae） | 樟属（*Cinnamomum*）

▌形态 ▌

灌木，高 1 ~ 3m。老枝灰褐色；小枝褐色，枝条伸长。羽状复叶有 5 ~ 9 对小叶；托叶膜质，卵状披针形，脱落，先端具刺尖或无；仅长枝叶轴硬化成粗针刺，长 2 ~ 5cm，宿存，灰褐色，无毛；小叶倒卵状长圆形或长圆形，长 5 ~ 9mm，宽 3 ~ 3.5mm，嫩时有短柔毛，下面淡绿色。花梗长 5 ~ 20mm，被柔毛，中下部具关节；苞片披针形，小苞片 2，线形；花萼短管状，长 8 ~ 12mm，宽 5 ~ 7mm，基部囊状，初被疏柔毛，萼齿披针状三角形，长 2 ~ 5mm；花冠黄色，有时旗瓣带紫色，长约 23mm，旗瓣近圆形，先端不凹，具长瓣柄，翼瓣的瓣柄稍短于瓣片，具 2 耳，下耳线形，与瓣柄近等长，上耳齿状，短小，有时不明显，龙骨瓣先端钝，瓣柄与瓣片近相等，耳齿状；子房被密柔毛。荚果圆筒状，长 2 ~ 4.5cm，被密伏贴柔毛，里面被褐色绒毛。花期 5 ~ 6月，果期 7 月。

分布

分布于我国云南中部至北部、四川南部及西南部、贵州南部、西藏东南部。印度、尼泊尔、缅甸、马来西亚也有分布。

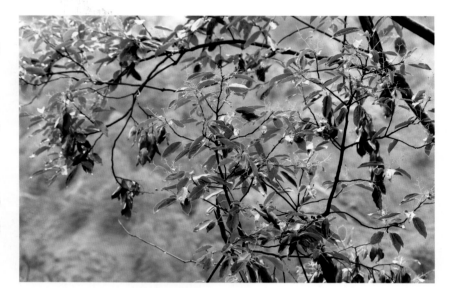

生境

生长于海拔1500 ~ 2500（~ 3000）m的山地常绿阔叶林中。

药材名

阿玛尔、阿玛（ཨར་དམར།），

阿尕尔玛尔保（ཨ་གར་དམར་པོ།），阿卡苦拗、阿格尔高咬（ཨ་གར་གི་ཁྲུད།）。

药用部位

心材。

功能与主治

清热。用于心热，命脉热，"隆"热。

用量与用法

2 ~ 4.5g。内服煎汤，或入丸、散剂。

附注

《释诠》《晶珠本草》等记载藏医药用的"ཨ་གར།"（阿卡如，习称"沉香类"）分为白["ཨར་སྐྱ།"（阿尔加）]、黑["ཨར་ནག"（阿尔纳）]、红["ཨར་དམར།"（阿玛尔）、"ཨ་གར་གི་ཁྲུད།"（阿卡苦拗）]3种，言其为清心、命脉热之药物。现代文献记载黑者"阿尔纳"的基原为瑞香科植物沉香 *Aquilaria agallocha* Roxb.（进口）、土沉香 *A. sinensis* (Lour.) Spreng.（国产），红者"阿玛尔"的基原为樟科植物樟 *C. camphora* (Linn.) Presl、云南樟 *C. glanduliferum* (Wall.) Nees、黄樟 *C. porrectum* (Roxb.) Kosterm.[*C. parthenoxylum* (Jack) Ness]，白者"阿尔加"的基原为木犀科植物白花欧丁香 *Syringa vulgaris* Linn. f. *alba* (Weston) Voss，以黑者为上品。《部标藏药》（附录）、《青海藏标》（附录）及《西藏藏标》以"ཨར་དམར།/ 阿玛（阿玛尔）"或"ཨ་གར་གི་ཁྲུད།/ 阿卡苦拗"之名收载了樟 *C. camphora* (Linn.) Presl、云南樟 *C. glanduliferum* (Wall.) Nees，言其以心材入药。（参见"樟"条）

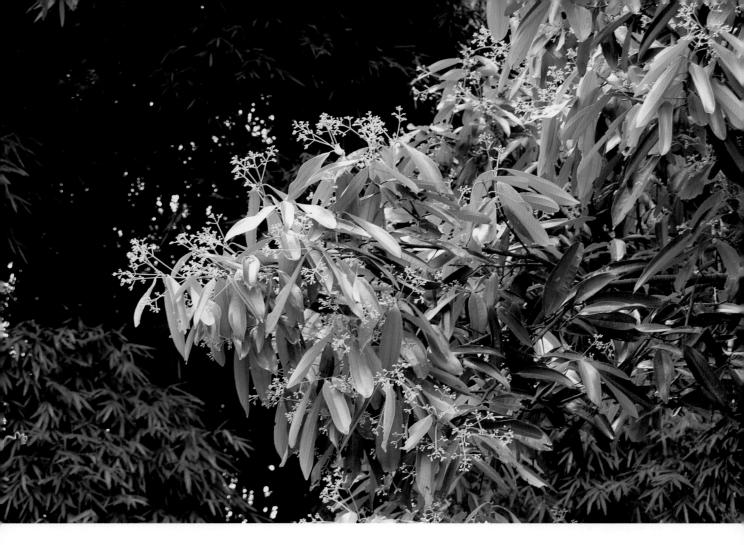

肉桂

Cinnamomum cassia Presl

| 樟科（Lauraceae） | 樟属（*Cinnamomum*） |

▌ 形态 ▌

乔木。树皮灰褐色，老树皮厚达 1.3cm。幼枝稍四棱，黄褐色，具纵纹，密被灰黄色绒毛。叶长椭圆形或近披针形，长 8 ～ 16（～ 34）cm，先端稍骤尖，基部楔形，下面疏被黄色绒毛，边缘内卷，离基三出脉；叶柄长 1.2 ～ 2cm，被黄色绒毛。花序长 8 ～ 16cm，花序梗与花序轴均被黄色绒毛；花梗长 3 ～ 6mm，被黄褐色绒毛；花被片卵状长圆形，两面密被黄褐色绒毛；能育雄蕊长 2.3 ～ 2.7mm，花丝被柔毛，退化雄蕊连柄长约 2mm，三角状箭头形，柄扁平，长约 1.3mm，被柔毛。果实椭圆形，长约 1cm，黑紫色，无毛；果托浅杯状，高 4mm，直径达 7mm，边缘平截或稍具齿。花期 6 ～ 8 月，果期 10 ～ 12 月。

▌ 分布 ▌

栽培种。原产于我国。我国广东、广西、福建、台湾、海南等热带及亚热带地区广泛栽培。印度、老挝、越南、印度尼西亚等地也有分布。

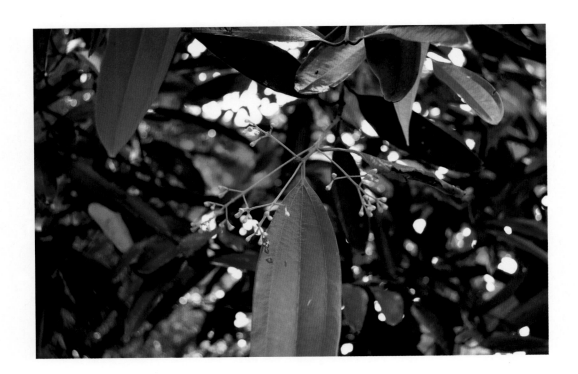

▌ 药材名 ▌

香察、相察、心擦、兴擦、新擦、兴察（ཤིང་ཚ།）。

▌ 药用部位 ▌

树皮（干皮）。

▌ 功能与主治 ▌

益胃火，祛风，散寒止痛，止泻。用于胃病，消化不良，腹泻，肝病，寒性"隆"病，肺痈。

▌ 用量与用法 ▌

3g。内服研末，或入丸、散剂。

附　注

　　《四部医典》《度母本草》《晶珠本草》等中记载有"ཤིང་ཚ།"（香察），言其为驱除胃寒"隆"之药物。《度母本草》云："产于温暖川地密林中……分（皮）薄、厚两种。"《蓝琉璃》云："表皮色红而薄为上品，皮厚为下品。"所谓"皮薄"应系指除去栓皮的药材。现代文献记载，现藏医所用"香察"药材均从市场购买，以肉桂 C. cassia Presl 为主。肉桂为常用中药材，药材均为栽培品，商品药材的基原较为复杂，已知有同属植物柴桂 C. tamala (Buch.-Ham.) Nees et Eberm、银叶桂 C. mairei Lévl.、川桂 C. wilsonii Gamble、大叶桂 C. iners Reinw. ex Bl. 等。据文献记载，从越南等国进口的肉桂有同属植物锡兰肉桂 C. zeylanicum Bl. 的树皮。据调查，现南方部分地区还种植有大叶清化桂 C. cassia Bl. var. macrophylum Chu，该种我国不产，系从越南等地引种。

锥花绿绒蒿

Meconopsis paniculata (D. Don.) Prain

罂粟科（Papaveraceae）	绿绒蒿属（*Meconopsis*）

▌形态 ▌

一年生草本，高达 2m。主根萝卜状或狭长，长达 18cm，直径约 1.8cm。茎圆柱形，具分枝，被黄色、具多短分枝的柔毛及星状绒毛。基生叶密聚，叶片形态多变，披针形、长圆形、长圆状椭圆形至倒披针形，长达 49cm，宽达 20cm，通常近基部羽状全裂，近顶部羽状浅裂，裂片披针形、长圆形或三角形，先端急尖或圆，全缘或分裂，下部裂片疏离，两面密被黄色、具多短分枝的柔毛及星状绒毛，叶柄长达 28cm；下部茎生叶与基生叶同形，但具较短柄，上部茎生叶披针形，先端钝或圆，基部抱茎或耳状，无柄，毛被同基生叶。花多数，下垂，排列成总状圆锥花序；花梗长约 8cm，果时达 20cm，被黄色、具多短分枝的柔毛及星状绒毛，先端毛极密；花瓣 4，稀 5，倒卵形至近圆形，直径达 5cm，黄色；花丝丝状，淡黄色，花药橙黄色；子房球形或近球形，密被紧贴、金黄色、具多

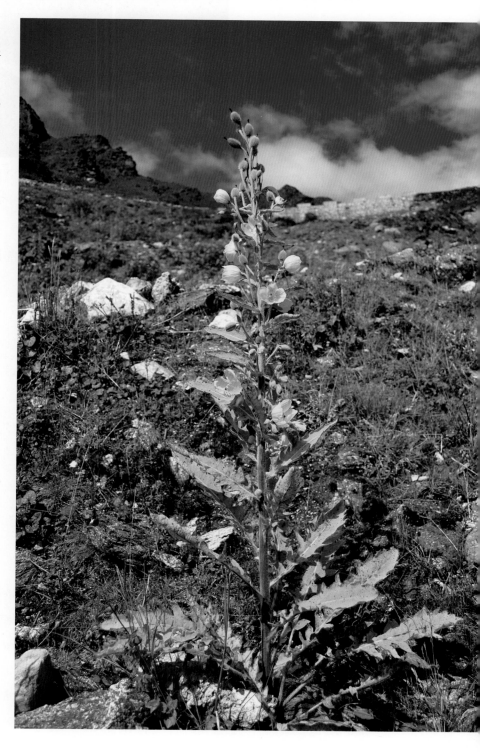

短分枝的柔毛及星状绒毛，花柱明显，长约 1cm，果时达 1.3cm，近基部明显增粗，柱头具 6 ~ 12 裂片，微带紫红色。蒴果长椭圆形，长 1.5 ~ 2.5cm，直径 0.5 ~ 1cm，密被金黄色、具多短分枝的柔毛及星状绒毛，后来柔毛逐渐断落，（4 ~）6 ~ 12 瓣自先端微裂；种子肾形，长不足 1cm，表面干时具蜂窝状孔穴。花果期 6 ~ 8 月。

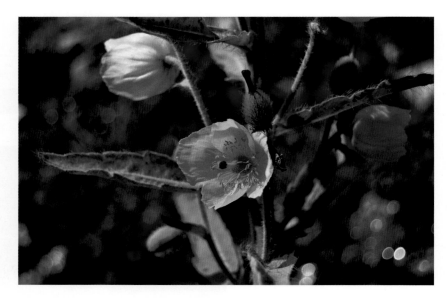

▌ 分布 ▌

分布于我国西藏南部（错那、聂拉木、亚东、吉隆）。尼泊尔东部至印度阿萨姆东北部也有分布。

▌ 生境 ▌

生长于海拔 3000 ~ 4350m 的林下草地或水沟边、路旁。

▌ 药材名 ▌

欧贝玛保、吾白玛布、欧巴玛尔波、欧白玛保（ཨུ་བལ་དམར་པོ།）。

▌ 药用部位 ▌

全草。

▌ 功能与主治 ▌

清热，消炎，降血压。用于肺热，肝热，头痛，"查隆"病。

▌ 用量与用法 ▌

2g。

附 注

"ཨུ་བལ།"（欧贝、吾白、吾布）为藏医药用多种绿绒蒿属（*Meconopsis*）植物的总称，包括多个药材品种，通常按花色分为白、黄、红、蓝 4 种。据文献记载和市场调查，现藏医使用的红欧贝 ["ཨུ་བལ་དམར་པོ།"（欧贝玛保）] 的基原主要为红花绿绒蒿 *M. punicea* Maxim.，《四川藏标》以"红花绿绒蒿 /ཨུ་བལ་དམར་པོ།/ 欧巴玛尔波"之名收载了该种。文献记载的作红者（欧贝玛保）基原的还有锥花绿绒蒿 *M. paniculata* (D. Don.) Prain、吉隆绿绒蒿 *M. pinnatifolia* C. Y. Wu et H. Chuang ex L. H. Zhou。（参见"全缘叶绿绒蒿""红花绿绒蒿""五脉绿绒蒿"条）

全缘叶绿绒蒿

Meconopsis integrifolia (Maxim.) Franch.

罂粟科（Papaveraceae） | 绿绒蒿属（*Meconopsis*）

▌形态▐

一年生至多年生草本，全体被锈色和金黄色平展或反曲、具多短分枝的长柔毛。主根直径约 1cm，向下渐狭，具侧根和纤维状细根。茎粗壮，高达 150cm，直径达 2cm，不分枝，具纵条纹，幼时被毛，老时近无毛，基部盖以宿存的叶基，叶基密被具多短分枝的长柔毛。基生叶莲座状，其间常混生鳞片状叶，叶片倒披针形、倒卵形或近匙形，连叶柄长 8～32cm，宽 1～5cm，先端圆或锐尖，基部渐狭并下延成翅，至叶柄近基部又逐渐扩大，两面被毛，全缘且边缘毛较密，通常具 3 至多条纵脉并在翅上延伸；茎生叶下部者同基生叶，上部者近无柄，狭椭圆形、披针形、倒披针形或条形，比下部叶小，最上部茎生叶常成假轮生状，狭披针形、倒狭披针形或条形，长 5～11cm，宽 0.5～1cm。花通常 4～5，稀达 18，生于最上部茎生叶腋内，有时也生于下部茎生叶腋内；花梗长（3～）6～37

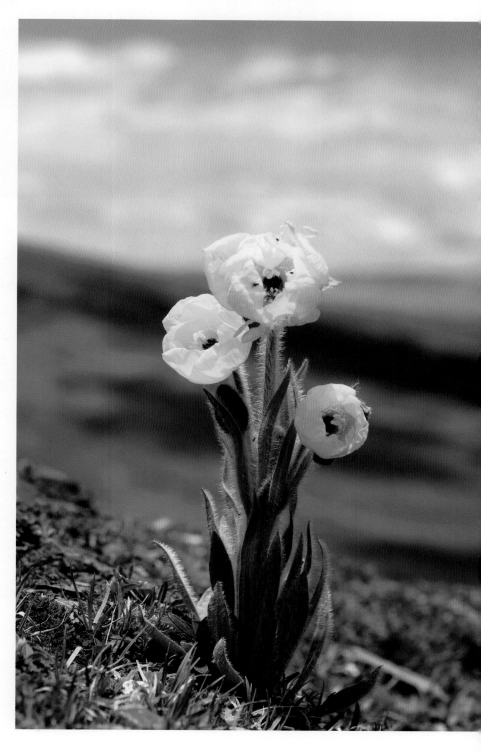

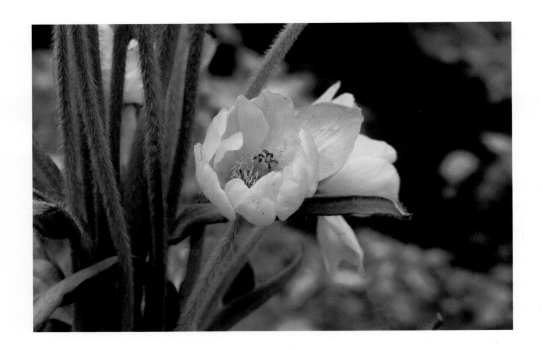

（～52）cm，果时延长；花芽宽卵形；萼片舟状，长约3cm，外面被毛，里面无毛，具数十条明显的纵脉；花瓣6～8，近圆形至倒卵形，长3～7cm，宽3～5cm，黄色或稀白色，干时具褐色纵条纹；花丝线形，长0.5～1.5cm，金黄色或成熟时为褐色，花药卵形至长圆形，长1～2（～4）mm，橘红色，后为黄色至黑色；子房宽椭圆状长圆形、卵形或椭圆形，密被金黄色、紧贴、通常具多短分枝的长硬毛，花柱极短至长1.3cm，无毛，柱头头状，4～9裂下延至花柱上，略辐射于子房顶。蒴果宽椭圆状长圆形至椭圆形，长2～3cm，直径1～1.2cm，疏或密被金黄色或褐色、平展或紧贴、具多短分枝的长硬毛，4～9瓣自先端开裂至全长1/3处；种子近肾形，长1～1.5mm，宽约0.5mm，种皮具明显的纵条纹及蜂窝状孔穴。花果期5～11月。

▎分布▎

分布于我国甘肃西南部（夏河、合作）、青海东部至南部、四川西部和西北部、云南西北部和东北部、西藏东部。

▎生境▎

生长于海拔2700～5100m的草坡、林下、高山流草甸、流石滩。

▎药材名▎

欧贝、吾白、吾巴拉（ཨུ་བལ），欧贝完保、吾白恩布（ཨུ་བལ་དཀར་པོ），欧贝赛保、欧贝塞保（ཨུ་བལ་སེར་པོ），木穹典云（སྨུག་ཆུང་མདན་ལོན）。

▎药用部位▎

全草。

▎功能与主治▎

清热，利尿，消炎，止痛。用于肺炎，肝炎，肝与肺热症，水肿。

▌ 用量与用法 ▌

3 ～ 6g。

附 注

　　藏医药用绿绒蒿属植物的药材主要有"ཨུཏྤལ"（欧贝）和"ཚེར་སྔོན"（刺尔恩）两大类。《蓝琉璃》记载"欧贝"分为白["ཨུཏྤལ་དཀར་པོ"（欧贝嘎保）]、黄["ཨུཏྤལ་སེར་པོ"（欧贝赛保）]、红["ཨུཏྤལ་དམར་པོ"（欧贝玛保）]、蓝["ཨུཏྤལ་སྔོན་པོ"（欧贝完保）]4种；《晶珠本草》记载"欧贝"分白、蓝、红3种，主要以花色划分。现代文献也多沿用以花色区分"欧贝"的品种，但不同文献记载的各品种的基原种类不尽一致，包括全缘叶绿绒蒿 *M. integrifolia* (Maxim.) Franch.（黄欧贝：欧贝赛保）、五脉绿绒蒿 *M. quintuplinervia* Regel、长叶绿绒蒿 *M. lancifolia* (Franch.) Franch.（蓝欧贝：欧贝完保）、红花绿绒蒿 *M. punicea* Maxim.（红欧贝：欧贝玛保）、毛瓣绿绒蒿 *M. torquata* Prain、白花绿绒蒿 *M. argemonatha* Prain（白欧贝：欧贝嘎保）等，其中部分种类也被作为"刺儿恩"的基原。《部标藏药》等标准中作为"ཨུཏྤལ་སྔོན་པོ"（欧贝完保、吾白恩布）的基原收载了前3种；《四川藏标》以"红花绿绒蒿 / ཨུཏྤལ་དམར་པོ/ 欧巴玛尔波"之名收载了红花绿绒蒿 *M. punicea* Maxim.。《迪庆藏药》记载西藏也以锥花绿绒蒿 *M. paniculata* (D. Don.) Prain、尼泊尔绿绒蒿 *M. napaulensis* DC. 作黄欧贝"欧贝赛保"使用。（参见"红花绿绒蒿""五脉绿绒蒿"条）

　　《四部医典》云"ཚེར་སྔོན"（刺尔恩）类的花紫红色者称"སྔག་ཚེར་མདན་ཡོག"（木穹典云）；对此，《蓝琉璃》则记载不同的学者有不同观点。现代文献记载的"刺尔恩"的基原为多刺绿绒蒿 *M. horridula* Hook. f. et Thoms.、总状绿绒蒿 *M. racemosa* Maxim.；"木穹典云"的基原以单叶绿绒蒿 *M. simplicifolia* (D. Don.) Walp. 的形态与古籍记载最为相符，也使用全缘叶绿绒蒿 *M. integrifolia* (Maxim.) Franch.、毛瓣绿绒蒿 *M. torquata* Prain、黄花绿绒蒿 *M. georgei* Tayl.、川西绿绒蒿 *M. henrici* Bur. et Franch. 作"木穹典云"；云南迪庆藏医则以长叶绿绒蒿 *M. lancifolia* (Franch.) Franch. ex Prain 作"木穹典云"。全缘叶绿绒蒿 *M. integrifolia* (Maxim.) Franch. 的花黄色，显然与《四部医典》之记载不符。《晶珠本草》记载"木穹典云"的功效为"养骨并抬升软骨"，与现代文献记载的"刺儿恩"的功效一致，而与"欧贝"类的功效不同。（参见"多刺绿绒蒿""总状绿绒蒿""长叶绿绒蒿"条）

总状绿绒蒿

Meconopsis racemosa Maxim.[*M. horridula* Hook. f. et Thoms. var. *racemosa* (Maxim.) Prain]

罂粟科（Papaveraceae） | 绿绒蒿属（*Meconopsis*）

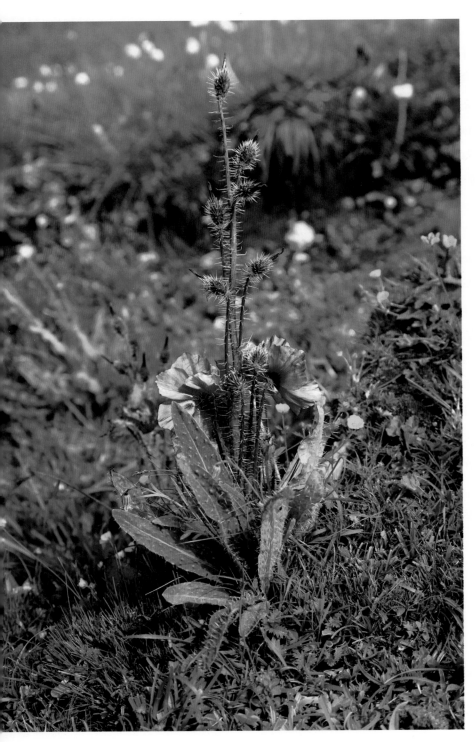

▌形态▌

一年生草本，高 20 ～ 50cm，全体被黄褐色或淡黄色、坚硬而平展的硬刺。主根圆柱形，长达 20cm，向下渐狭。基生叶长圆状披针形、倒披针形或稀狭卵形、条形，先端急尖或钝，基部狭楔形，下延至叶柄基部，全缘或波状，两面绿色，中脉在背面隆起，侧脉在两面均明显，叶脉延伸至翅；下部茎生叶同基生叶，全缘，具短柄或近无柄。花生于上部叶叶腋内，最上部花无苞片；萼片长圆状卵形，外面被刺毛；花瓣 5 ～ 8，倒卵状长圆形，天蓝色或蓝紫色，有时红色，无毛；花丝丝状，长约 1cm，紫色；子房卵形，花柱圆锥形，具棱，无毛，柱头长圆形。蒴果卵形或长卵形，密被刺毛，4 ～ 6 瓣自先端开裂至全长的 1/3；果梗长 1 ～ 15cm，被刺毛；种子长圆形，种皮具窗格状网纹。花果期 5 ～ 11 月。

▌分布▌

分布于我国云南西北部、四川西部和西北部、西藏、青海南部和东部、甘肃南部。

生境

生长于海拔 3000 ～ 4900m 的草坡、石坡，有时生于林下。

药材名

刺儿恩、才尔恩、才温（ཚེར་སྔོན་），阿恰才温（ཨ་བྱག་ཚེར་སྔོན་）。

药用部位

全草或花。

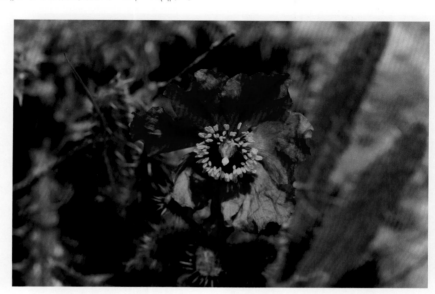

功能与主治

接骨，清热，止痛，活血化瘀。用于头伤，骨折，骨裂，胸背疼痛，关节热痛。

用量与用法

3 ～ 5g。

附 注

《晶珠本草》记载"ཚེར་སྔོན་"（刺儿恩）分为 3 种，言三者的功效、形状等基本相同。现代文献记载的"刺儿恩"类的基原有多刺绿绒蒿 *M. horridula* Hook. f. et Thoms.、总状绿绒蒿 *M. racemosa* Maxim.[*M. horridula* Hook. f. et Thoms. var. *racemosa* (Maxim.) Prain]、拟多刺绿绒蒿 *M. pseudohorridula* C. Y. Wu et H. Chuang，主要使用前 2 种，《部标藏药》等均以多刺绿绒蒿 *M. horridula* Hook. f. et Thoms. 为正品，《青海藏标》在"多刺绿绒蒿 / ཚེར་སྔོན་/ 才尔恩"条下附注说明总状绿绒蒿 *M. racemosa* Maxim. 也作同一药材使用。（参见"多刺绿绒蒿"条）

《晶珠本草》另记载有"སྒ་ཁྱུང་མདའ་ལྡེག་"（木穹典云），言其为"养骨并抬升软骨"之药物；《四部医典》言"刺尔恩"类的花紫红色者被称为"སྒ་ཁྱུང་མདའ་ལྡེག་"（木穹典云）。现代文献记载，"木穹典云"的基原中，单叶绿绒蒿 *M. simplicifolia* (D. Don) Walp. 的形态与古籍记载最为相符，为正品，云南迪庆藏医则使用长叶绿绒蒿 *M. lancifolia* (Franch.) Franch. ex Prain，其功能、主治与《晶珠本草》的记载也一致。（参见"长叶绿绒蒿"条）

长叶绿绒蒿

Meconopsis lancifolia (Franch.) Franch. ex Prain

罂粟科（Papaveraceae）　　绿绒蒿属（*Meconopsis*）

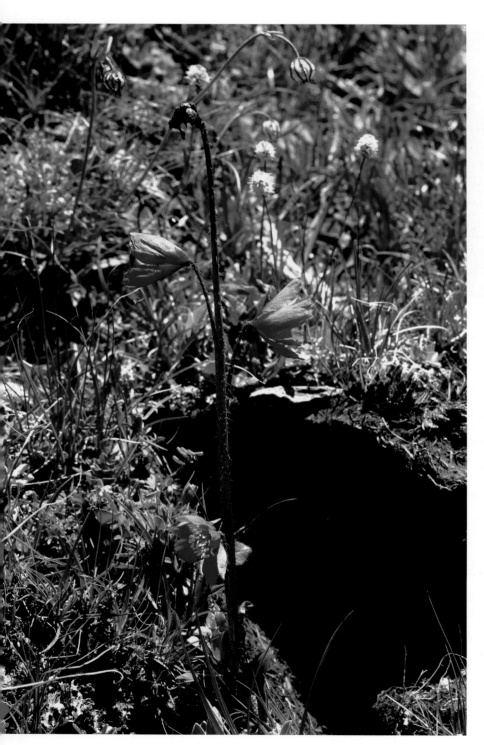

形态

一年生草本，高 8 ~ 25cm。主根萝卜状，长 3 ~ 8cm，直径 0.5 ~ 1cm。茎直立，被黄褐色、平展或反曲的硬毛，或无毛。叶基生或有时生于茎下部，叶片倒披针形、条形、匙形、倒卵形、椭圆状披针形、狭倒披针形，长 1 ~ 15cm，宽 0.5 ~ 1.5cm，先端圆或急尖，基部楔形，下延成翅，通常全缘，两面无毛或被黄褐色、反曲或卷曲的硬毛，表面黄绿色，背面色稍淡，中脉明显，侧脉细；叶柄长 2 ~ 7cm。花茎粗壮，中间粗，两端渐狭，具数条细纵肋，疏被黄褐色硬毛；花数朵于花茎上排列成总状花序，无苞片，有时单生于基生花葶上；花梗长 0.5 ~ 3cm，通常密被硬毛；花芽近圆形或长圆形，直径 0.5 ~ 1cm；萼片外面疏被锈色硬毛；花瓣 4 ~ 8，倒卵形、近圆形或卵圆形，长 1 ~ 3cm，宽 0.7 ~ 3cm，先端圆或急尖，有时具细锯齿，紫色或蓝色；花丝丝状，长 0.5 ~ 1cm，与花瓣同色，花药长圆形，长 1 ~ 1.5mm，黄色至黑褐色；

子房长圆形、椭圆状长圆形或椭圆形，被黄褐色、伸展的刺毛，稀无毛，花柱长 1 ～ 2mm，柱头头状，淡黄色，（2 ～）3 ～ 4（～ 6）裂。蒴果狭倒卵形、长圆状椭圆形、狭长圆形或稀近圆柱形，长 1.5 ～ 3.5cm，绿色，成熟时褐色，花柱及果肋深紫色，无毛或被黄褐色硬毛，3 ～ 5 瓣自先端开裂至全长的 1/3；种子肾形或镰状椭圆形。花果期 6 ～ 9 月。

▎ 分布 ▎

分布于我国云南西北部（大理、鹤庆、洱源）、西藏东南部（林周）、四川西部至西北部、甘肃西南部。缅甸东北部也有分布。

▎ 生境 ▎

生长于海拔 3300 ～ 4800m 的高山草地、林下。

▎ 药材名 ▎

欧贝完保、吾白恩布（ཨུཏྤལ་སྔོན་པོ་），欧贝莫保（ཨུཏྤལ་སྨུག་པོ་），木穹典云（སྐུག་ཆུང་མདན་ཡོག་）。

▎ 药用部位 ▎

全草或花。

▎ 功能与主治 ▎

欧贝完保：清热，利尿，消炎，止痛。用于肺炎，肝炎，肝热症，肺热症，水肿。

木穹典云：养骨，补骨，接骨。用于头伤，骨折。（《迪庆藏药》）

▎ 用量与用法 ▎

3 ～ 6g。

附 注

"ཨུཏྤལ"（欧贝、吾巴拉）为藏医药用多种绿绒蒿属（*Meconopsis*）植物的总称，包括多个药材品种，通常按花色分为白、黄、红、蓝 4 种。现代文献对各种"欧贝"的基原记载不尽一致，长叶绿绒蒿 *M. lancifolia* (Franch.) Franch. ex Prain 为蓝欧贝 ["ཨུཏྤལ་སྔོན་པོ་"（吾白恩布）] 的基原之一。《部标藏药》以"绿绒蒿 /ཨུཏྤལ་སྔོན་པོ/ 吾白恩布"之名收载了全缘叶绿绒蒿 *M. integrifolia* (Maxim.) Franch.、五脉绿绒蒿 *M. quintuplinervia* Regel、长叶绿绒蒿 *M. lancifolia* (Franch.) Franch. ex Prain。（参见"五脉绿绒蒿""全缘叶绿绒蒿"条）

《晶珠本草》记载有"སྐུག་ཆུང་མདན་ཡོག་"（木穹典云），言其为"养骨并抬升软骨"之药物；《四部医典》言"刺尔恩"类的花紫红色者被称为"སྐུག་ཆུང་མདན་ཡོག་"（木穹典云）。现代文献记载的"ཚེར་སྔོན་"（刺尔恩）的基原为多刺绿绒蒿 *M. horridula* Hook. f. et Thoms.、总状绿绒蒿 *M. racemosa* Maxim.；"木穹典云"的基原以单叶绿绒蒿 *M. simplicifolia* (D. Don) Walp. 的形态与古籍记载最为相符。云南迪庆藏医则以长叶绿绒蒿 *M. lancifolia* (Franch.) Franch. ex Prain 作"木穹典云"使用，并以菊科植物长柱垂头菊 *Cremanthodium rhodocephalum* Diels（红头垂头菊）、钟花垂头菊 *C. campanulatum* (Franch.) Diels、紫茎垂头菊 *C. smithianum* (Hand.-Mazz.) Hand.-Mazz. 作"木穹典云"的代用品使用，称其药材为"སྐུག་ཆུང་མདན་ཡོག་དམན་པ་"（木琼单圆曼巴）。从现代文献记载的功效上看，"刺尔恩"类与"木穹典云"相同，但与"欧贝"类不同。（参见"多刺绿绒蒿""总状绿绒蒿""长柱垂头菊""钟花垂头菊"条）

红花绿绒蒿

Meconopsis punicea Maxim.

罂粟科（Papaveraceae） | 绿绒蒿属（*Meconopsis*）

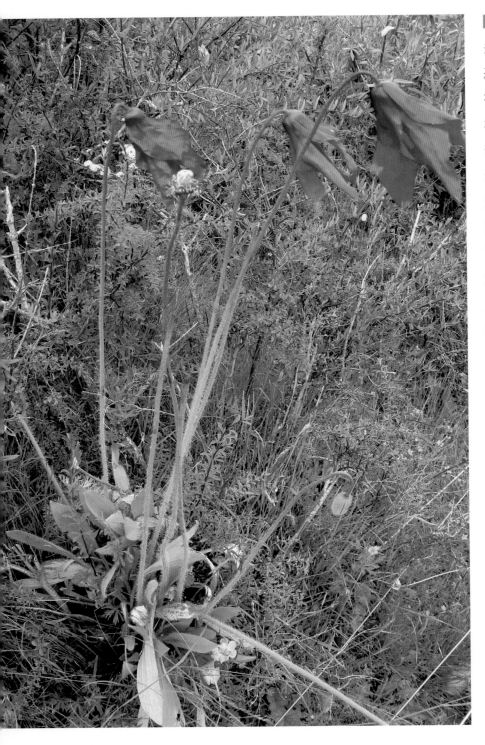

▌ 形态 ▌

多年生草本，高 30 ~ 75cm，基部盖以宿存的叶基，其上密被淡黄色或棕褐色、具多短分枝的刚毛。须根纤维状。叶全部基生，莲座状，叶片倒披针形或狭倒卵形，长 3 ~ 18cm，宽 1 ~ 4cm，先端急尖，基部渐狭，下延入叶柄，全缘，两面密被淡黄色或棕褐色、具多短分枝的刚毛，明显具数条纵脉；叶柄长 6 ~ 34cm，基部略扩大成鞘。花葶 1 ~ 6，从莲座叶丛中生出，通常具肋，被棕黄色、具分枝且反折的刚毛；花单生于基生花葶上，下垂；花芽卵形；萼片卵形，长 1.5 ~ 4cm，外面密被淡黄色或棕褐色、具分枝的刚毛；花瓣 4，有时 6，椭圆形，长 3 ~ 10 cm，宽 1.5 ~ 5cm，先端急尖或圆，深红色；花丝条形，长 1 ~ 3cm，宽 2 ~ 2.5mm，扁平，粉红色，花药长圆形，长 3 ~ 4mm，黄色；子房宽长圆形或卵形，长 1 ~ 3cm，密被淡黄色、具分枝的刚毛，花柱极短，柱头 4 ~ 6

圆裂。蒴果椭圆状长圆形，长 1.8 ~ 2.5cm，直径 1 ~ 1.3cm，无毛或密被淡黄色、具分枝的刚毛，4 ~ 6 瓣自先端微裂；种子密被乳突。花果期 6 ~ 9 月。

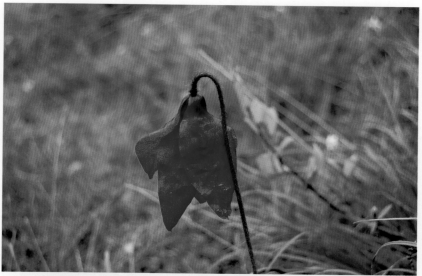

▌ 分布 ▌

分布于我国四川西北部（马尔康、黑水、壤塘等）、西藏东北部、甘肃西南部（合作、夏河等）、青海东南部（循化等）。

▌ 生境 ▌

生长于海拔 2800 ~ 4300m 的山坡草地、灌丛。

▌ 药材名 ▌

欧贝、吾巴拉（ཨུཏྤལ），欧贝玛保、吾白玛布、欧巴玛尔波（ཨུཏྤལ་དམར་པོ）。

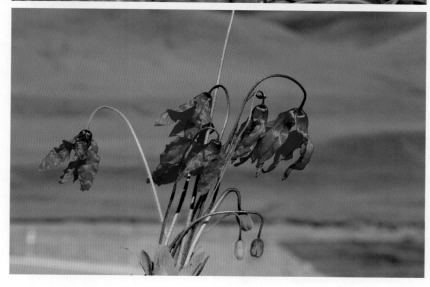

▌ 药用部位 ▌

全草。

▌ 功能与主治 ▌

清热，消炎，降血压。用于肺热，肝热，头痛，"查隆"病。

▌ 用量与用法 ▌

2g。

附 注

"ཨུཏྤལ"（欧贝）为藏医药用多种绿绒蒿属（*Meconopsis*）植物的总称，包括多个药材品种，通常按花色分为白、黄、红、蓝 4 种。据现代文献记载，"红欧贝"["ཨུཏྤལ་དམར་པོ"（欧贝玛保）]的基原包括红花绿绒蒿 *M. punicea* Maxim.、锥花绿绒蒿 *M. paniculata* (D. Don.) Prain、吉隆绿绒蒿 *M. pinnatifolia* C. Y. Wu et H. Chuang ex L. H. Zhou 等。《四川藏标》以"红花绿绒蒿/ཨུཏྤལ་དམར་པོ/欧巴玛尔波"之名收载了红花绿绒蒿 *M. punicea* Maxim. 的全草。（参见"全缘叶绿绒蒿""五脉绿绒蒿"条）

五脉绿绒蒿

Meconopsis quintuplinervia Regel

| 罂粟科（Papaveraceae） | 绿绒蒿属（*Meconopsis*） |

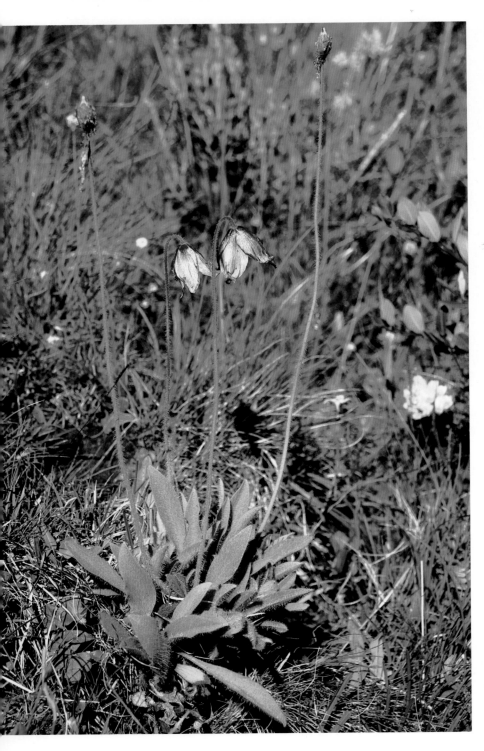

▌形态▐

多年生草本，高 30 ～ 50cm，基部盖以宿存的叶基，其上密被淡黄色或棕褐色、具多短分枝的硬毛。须根纤维状，细长。叶全部基生，莲座状，倒卵形至披针形，长 2 ～ 9cm，宽 1 ～ 3cm，先端急尖或钝，基部渐狭并下延入叶柄，全缘，两面密被淡黄色或棕褐色、具多短分枝的硬毛，明显具 3 ～ 5 纵脉；叶柄长 3 ～ 6cm。花葶 1 ～ 3，具肋，被棕黄色、具分枝且反折的硬毛，上部毛较密。花单生于基生花葶上，下垂；花芽宽卵形；萼片长约 2cm，宽约 1.5cm，外面密被棕黄色、具分枝的硬毛；花瓣 4 ～ 6，倒卵形或近圆形，长 3 ～ 4cm，宽 2.5 ～ 3.7cm，淡蓝色或紫色；花丝丝状，长 1.5 ～ 2cm，与花瓣同色或白色，花药长圆形，长 1 ～ 1.5mm，淡黄色；子房近球形、卵珠形或长圆形，长 5 ～ 8mm，密被棕黄色、具分枝的刚毛，花柱短，长 1 ～ 1.5mm，柱头头状，3 ～ 6 裂。蒴果椭圆形或长圆状椭圆形，长 1.5 ～ 2.5cm，密被紧贴的刚毛，3 ～ 6 瓣自先端微裂；种子狭卵形，长约 3mm，黑褐色，种皮具网纹和折皱。花果期 6 ～ 9 月。

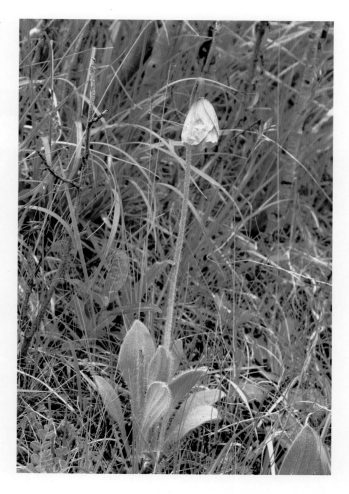

▌ 分布 ▌

分布于我国湖北西部（神农架林区）、四川西北部（马尔康、茂县、黑水、松潘、若尔盖、色达）、西藏东北部、青海东北部（祁连、门源、互助、大通）、甘肃南部（岷县、舟曲、临潭、西固）、陕西西部（宝鸡）。

▌ 生境 ▌

生长于海拔 2300 ～ 4600m 的阴坡灌丛中或高山草地。

▌ 药材名 ▌

吾巴拉、欧贝（ཨུ་བལ།），欧贝完保、吾白恩布（ཨུ་བལ་སྔོན་པོ།），饿摆费保（ཨུ་བལ་སེར་པོ།）。

▌ 药用部位 ▌

全草。

▌ 功能与主治 ▌

清热，利尿，消炎，止痛。用于肺炎，肝炎，肝肺热症，水肿。

▌ 用量与用法 ▌

3 ～ 6g。

附 注

"ཨུ་བལ།"（欧贝）为藏医药用多种绿绒蒿属（*Meconopsis*）植物的总称，包括多个药材品种，通常按花色分为白、黄、红、蓝 4 种。现代文献记载的各种"欧贝"的基原不尽一致，其中，蓝欧贝["ཨུ་བལ་སྔོན་པོ།"（吾白恩布）]的基原包括五脉绿绒蒿 *M. quintuplinervia* Regel、长叶绿绒蒿 *M. lancifolia* (Franch.) Franch. ex Prain、川西绿绒蒿 *M. henrici* Bur. et Franch.、全缘叶绿绒蒿 *M. integrifolia* (Maxim.) Franch.、美丽绿绒蒿 *M. speciosa* Prain（蓝欧贝）、白花绿绒蒿 *M. argemonatha* Prain（白欧贝）等。《部标藏药》以"绿绒蒿 /ཨུ་བལ་སྔོན་པོ།/ 吾白恩布"之名收载了全缘叶绿绒蒿 *M. integrifolia* (Maxim.) Franch.、五脉绿绒蒿 *M. quintuplinervia* Regel、长叶绿绒蒿 *M. lancifolia* (Franch.) Franch. ex Prain。（参见"红花绿绒蒿""全缘叶绿绒蒿""川西绿绒蒿"条）

川西绿绒蒿

Meconopsis henrici Bur. et Franch.

罂粟科（Papaveraceae） | 绿绒蒿属（*Meconopsis*）

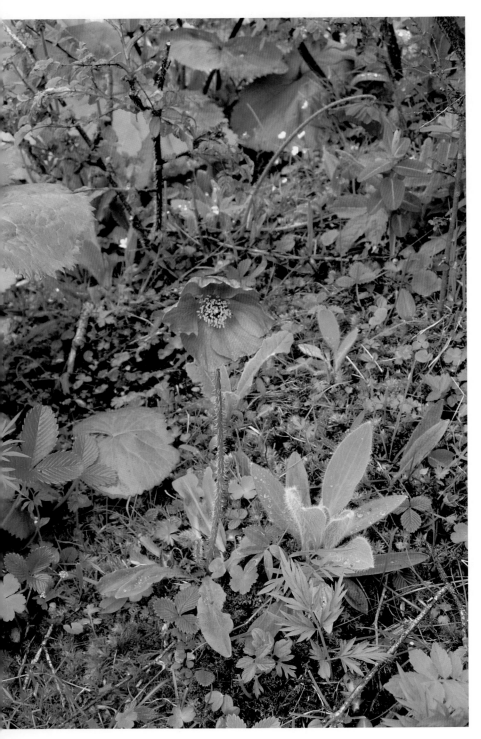

形态

一年生草本。主根短而肥厚，圆锥形，长 4 ~ 6cm，直径约 1cm。叶全部基生，叶片倒披针形或长圆状倒披针形，长 3 ~ 8cm，宽 0.5 ~ 1.5cm，先端钝或圆，基部渐狭而入叶柄，全缘或波状，稀具疏锯齿，两面被黄褐色的卷曲硬毛；叶柄线形，长 2 ~ 6cm。花葶高 15 ~ 20cm，被黄褐色的平展、反曲或卷曲硬毛。花1(~ 11)，单生基生花葶上；花芽宽卵形，长约 1cm，宽约 1.5cm；萼片边缘薄膜质，外面被黄褐色的卷曲硬毛；花瓣 5 ~ 9，卵形或倒卵形，长 4 ~ 5cm，宽 2 ~ 3.8cm，先端圆或钝，深蓝紫色或紫色；花丝上部 1/3 丝状，下部 2/3 突然扩大成条形，长约 1.5cm，与花瓣同色，花药长约 1mm，橘红色或浅黄色；子房卵珠形或近球形，长约 5mm，密被黄褐色紧贴的硬毛，花柱长约 5mm，柱头长约 5mm，裂片分离或联合成棒状。蒴果椭圆状长圆形或狭倒卵珠形，长约 2cm，疏

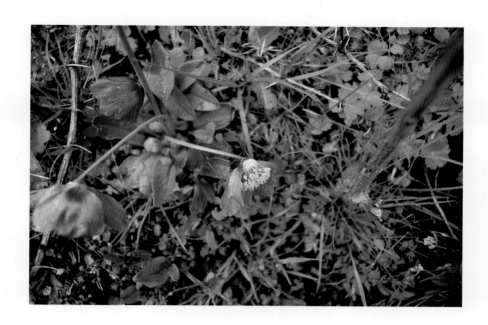

被硬毛，4 ~ 6 瓣自先端微裂；种子镰状长圆形，种皮具纵条纹或浅凹痕。花果期 6 ~ 9 月。

▌ 分布 ▌

分布于我国四川西部、甘肃西南部。

▌ 生境 ▌

生长于海拔 3200 ~ 4500m 的高山草地。

▌ 药材名 ▌

欧贝完保、吾白恩布（ཨུཏྤལ་སྔོན་པོ།）。

▌ 药用部位 ▌

全草。

▌ 功能与主治 ▌

清热，利尿，消炎，止痛。用于肺炎，肝炎，肝肺热症，水肿。

▌ 用量与用法 ▌

3 ~ 6g。

附 注

"ཨུཏྤལ།"（欧贝）为藏医药用的来源于多种绿绒蒿属（*Meconopsis*）植物的药材的总称，包括多个药材品种，通常按花色分为白、黄、红、蓝 4 种，但现代文献中记载的各种欧贝的基原不尽一致。有文献记载，川西绿绒蒿 *M. henrici* Bur. et Franch. 为蓝欧贝 ["ཨུཏྤལ་སྔོན་པོ།"（吾白恩布）] 的基原之一。《部标藏药》以"绿绒蒿 /ཨུཏྤལ་སྔོན་པོ།/ 吾白恩布"之名收载了全缘叶绿绒蒿 *M. integrifolia* (Maxim.) Franch.、五脉绿绒蒿 *M. quintuplinervia* Regel、长叶绿绒蒿 *M. lancifolia* (Franch.) Franch. ex Prain。（参见"五脉绿绒蒿""全缘叶绿绒蒿"条）

多刺绿绒蒿

Meconopsis horridula Hook. f. et Thoms.

罂粟科（Papaveraceae） | 绿绒蒿属（*Meconopsis*）

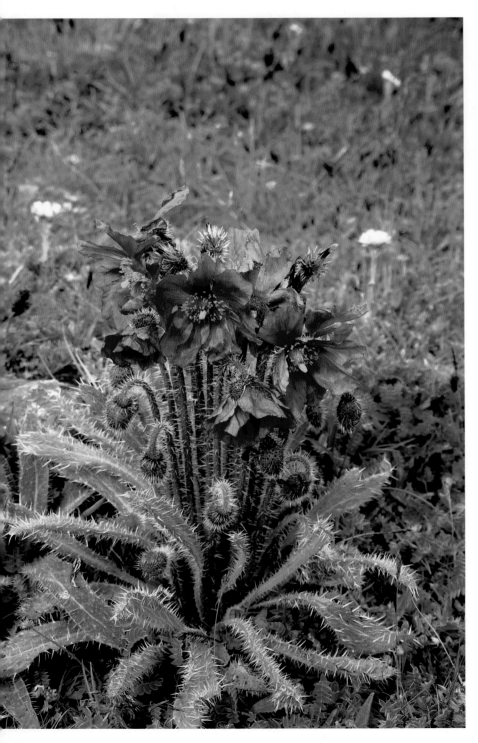

▌ 形态 ▌

一年生草本，全体被黄褐色或淡黄色、坚硬而平展的刺，刺长 0.5 ~ 1cm。主根肥厚而延长，圆柱形，长达 20cm 或更长，上部直径 1 ~ 1.5cm，果时达 2cm。叶全部基生，叶片披针形，长 5 ~ 12cm，宽约 1cm，先端钝或急尖，基部渐狭而入叶柄，全缘或波状，两面被黄褐色或淡黄色、平展的刺；叶柄长 0.5 ~ 3cm。花葶 5 ~ 12 或更多，长 10 ~ 20cm，坚硬，绿色或蓝灰色，密被黄褐色、平展的刺，有时花葶基部合生；花单生于花葶上，半下垂，直径 2.5 ~ 4cm；花芽近球形，直径约 1cm 或更大；萼片外面被刺；花瓣 5 ~ 8，有时 4，宽倒卵形，长 1.2 ~ 2cm，宽约 1cm，蓝紫色；花丝丝状，长约 1cm，颜色比花瓣深，花药长圆形，稍旋扭；子房圆锥状，被黄褐色、平伸或斜展的刺，花柱长 6 ~ 7mm，柱头圆锥状。蒴果倒卵形或椭圆状长圆形，稀宽卵形，长 1.2 ~ 2.5cm，被锈色或黄褐色、

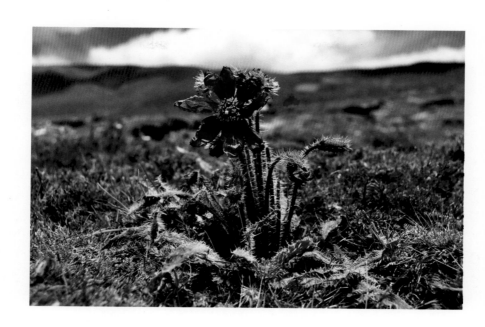

平展或反曲的刺，刺基部增粗，通常 3～5 瓣自先端开裂至全长的 1/4～1/3；种子肾形，种皮具窗格状网纹。花果期 6～9 月。

▌分布 ▌

分布于我国西藏（墨竹工卡、尼木、林周）、青海东部至南部（达日、大通）、四川西部（黑水）。尼泊尔、不丹等也有分布。

▌生境 ▌

生长于海拔 3600～5100m 的草坡、砾石坡地、岩石隙。

▌药材名 ▌

刺儿恩、才尔恩、才温（ཚེར་སྔོན།），阿恰才温（ཨ་རྒྱག་ཚེར་སྔོན།）。

▌药用部位 ▌

全草或花。

▌功能与主治 ▌

接骨，清热，止痛，活血化瘀。用于头伤，骨折，骨裂，胸背疼痛，关节热痛。

▌用量与用法 ▌

3～5g。

附 注

　　《四部医典》记载"ཚེར་སྔོན།"（刺儿恩）为接骨、补骨髓之药物；《四部医典系列挂图全集》第二十八图中有 2 幅"刺儿恩"附图，汉译本分别译注名为"多刺绿绒蒿"（39 号图）和"拉萨多刺绿绒蒿"（40 号图），2 幅图的图示植物形态相似，均为叶基生、具刺、花较大的草本，前图植物具有多个顶生单花的花葶，与多刺绿绒蒿 *M. horridula* Hook. f. et Thoms. 相似，后图植

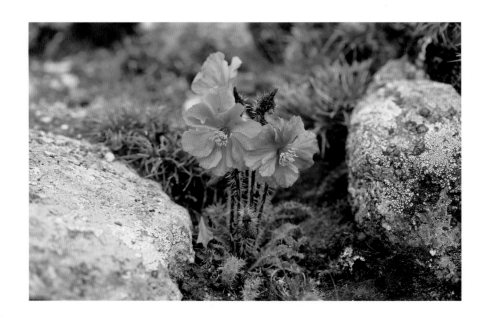

物既有单花的花葶，也有分枝的花葶，与总状绿绒蒿 *M. horridula* Hook. f. et Thoms. var. *racemosa* (Maxim.) Prain 相似。《晶珠本草》将"ཚེར་སྔོན།"（刺儿恩）分为 3 种，但其功效、形状等基本相同。现代文献记载的"刺儿恩"的基原有多刺绿绒蒿 *M. horridula* Hook. f. et Thoms.、总状绿绒蒿 *M. racemosa* Maxim.[*M. horridula* Hook. f. et Thoms. var. *racemosa* (Maxim.) Prain]、拟多刺绿绒蒿 *M. pseudohorridula* C. Y. Wu et H. Chuang，前 2 种使用较多，以多刺绿绒蒿 *M. horridula* Hook. f. et Thoms. 为正品。《部标藏药》《藏标》《青海藏标》以"多刺绿绒蒿 /ཚེར་སྔོན།/ 刺尔恩（才尔恩）"之名收载了多刺绿绒蒿 *M. horridula* Hook. f. et Thoms.，《青海藏标》在该条附注中言总状绿绒蒿 *M. horridula* Hook. f. et Thoms. var. *racemosa* (Maxim.) Prain 也可作本品入药。（参见"总状绿绒蒿"条）

　　《晶珠本草》另条记载有"སྨུག་ཆུང་མདའ་ཡབ།"（木穹典云），言其为"养骨并抬升软骨"之药物；《四部医典》言"刺儿恩"类的花紫红色者称"སྨུག་ཆུང་མདའ་ཡབ།"（木穹典云）。现代文献记载，"木穹典云"的基原中以单叶绿绒蒿 *M. simplicifolia* (D. Don) Walp. 的形态与古籍记载最为相符，此外，也使用全缘叶绿绒蒿 *M. integrifolia* (Maxim.) Franch.、毛瓣绿绒蒿 *M. torquata* Prain、黄花绿绒蒿 *M. georgei* Tayl.；云南迪庆藏医则以长叶绿绒蒿 *M. lancifolia* (Franch.) Franch. ex Prain 作"木穹典云"使用。藏医药用的来源于绿绒蒿属（*Meconopsis*）植物的药材主要有"刺儿恩""木穹典云"和"ཨུ་བལ།"（欧贝、吾白）3 类，从现代文献记载的功效来看，"刺儿恩"与"木穹典云"相同，而"欧贝"类主要用于肺炎、肝炎、肝与肺热症、水肿等。（参见"长叶绿绒蒿""全缘叶绿绒蒿"条）

罂粟

Papaver somniferum L.

罂粟科（Papaveraceae） 罂粟属（*Papaver*）

▌形态▐

一年生草本，无毛或稀在植株下部或总花梗上被极少的刚毛，高 30 ~ 60（~ 100）cm，栽培者高可达 1.5m。主根近圆锥状，垂直。茎直立，不分枝，无毛，具白粉。叶互生，叶片卵形或长卵形，长 7 ~ 25cm，先端渐尖至钝，基部心形，边缘具不规则波状锯齿，两面无毛，具白粉，叶脉明显，略凸起；下部叶具短柄，上部叶无柄、抱茎。花单生；花梗长达 25cm，无毛或稀散生刚毛；花蕾卵圆状长圆形或宽卵形，长 1.5 ~ 3.5cm，宽 1 ~ 3cm，无毛；萼片 2，宽卵形，绿色，边缘膜质；花瓣 4，近圆形或近扇形，长 4 ~ 7cm，宽 3 ~ 11cm，边缘浅波状或各式分裂，白色、粉红色、红色、紫色或杂色；雄蕊多数，花丝线形，长 1 ~ 1.5cm，白色，花药长圆形，长 3 ~ 6mm，淡黄色；子房球形，直径 1 ~ 2cm，绿色，无毛，柱头（5 ~）8 ~ 12（~ 18），辐射状，联合成扁平的盘状体，盘状体边

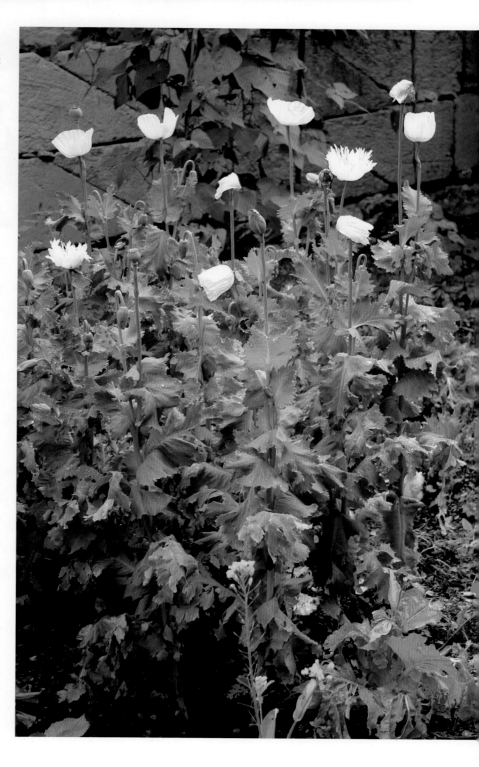

缘深裂，裂片具细圆齿。蒴果球形或长圆状椭圆形，长 4 ~ 7cm，直径 4 ~ 5cm，无毛，成熟时褐色；种子多数，黑色或深灰色，表面呈蜂窝状。花果期 3 ~ 11 月。

分布

原产于欧洲南部，我国部分有关研究单位有栽培作研究用。印度、缅甸、老挝、泰国北部也有栽培。

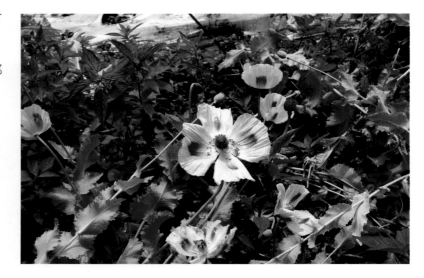

生境

生长于林中、林间草地。

药材名

甲门、加曼（ཀྱ་མེན།）。

药用部位

花。

功能与主治

清热，止痛。用于血脓，血瘀，疼痛，背痛，劳伤等。

用量与用法

6 ~ 9g。多入复方。

附注

　　《晶珠本草》记载 "ཀྱ་མེན།"（甲门）系生长于园中的多年生植物，言其为治血紊乱、上半身疼痛之药物。现代文献对于 "甲门" 的基原有争议，或认为其基原主要为罂粟科植物野罂粟 *P. nudicaule* L.（裸茎山罂粟），或以罂粟 *P. somniferum* L.（鸦片）作 "甲门" 使用，或以菊科植物金盏菊 *Calendula officinalis* L. 为代用品；也有观点认为 "甲门" 的基原系虞美人 *P. rhoeas* L.（丽春花），1995 年版《藏药晶镜本草》曾以虞美人 *P. rhoeas* L. 作 "པད་རྩི།"（班扎）的基原，2018 年版《藏药晶镜本草》则将该种修订为 "ཀྱ་མེན།"（甲门）的基原（"班扎" 为《蓝琉璃》《晶珠本草》等记载的另一种药物，参见 "虞美人" 条）。据调查，虞美人 *P. rhoeas* L. 的花大而美丽，藏族人民常在庭院中栽培其作观赏，也有用其制作鸦片的习俗；而裸茎山罂粟 *P. nudicaule* L. 系野生植物，金盏菊 *C. officinalis* L. 作为园艺植物虽被广泛栽培，但并不作鸦片的生产原料，故应以虞美人 *P. rhoeas* L. 为正品。罂粟 *P. somniferum* L. 为毒品可卡因的生产原料，世界各国均严令禁止种植。（参见 "野罂粟" "虞美人" 条）

虞美人

Papaver rhoeas L.

罂粟科（Papaveraceae）　　　罂粟属（*Papaver*）

▌形态▌

一年生草本，全体被伸展的刚毛，稀无毛。茎直立，高25～90cm，具分枝，被淡黄色刚毛。叶互生，叶片披针形或狭卵形，长3～15cm，宽1～6cm，羽状分裂，下部全裂，全裂片披针形和2回羽状浅裂，上部深裂或浅裂，裂片披针形，最上部粗齿状羽状浅裂，顶生裂片通常较大，小裂片先端均渐尖，两面被淡黄色刚毛，叶脉在背面凸起，在表面略凹；下部叶具柄，上部叶无柄。花单生于茎和分枝先端；花梗长10～15cm，被淡黄色平展的刚毛；花蕾长圆状倒卵形，下垂；萼片2，宽椭圆形，长1～1.8cm，绿色，外面被刚毛；花瓣4，圆形、横宽椭圆形或宽倒卵形，长2.5～4.5cm，全缘，稀圆齿状或先端缺刻状，紫红色，基部通常具深紫色斑点；雄蕊多数，花丝丝状，长约8mm，深紫红色，花药长圆形，长约1mm，黄色；子房倒卵形，长7～10mm，无毛，柱头5～18，辐射状，联

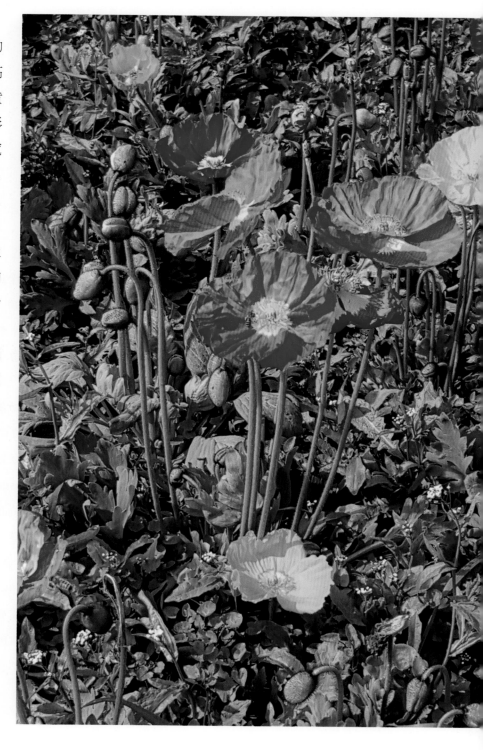

合成扁平、边缘圆齿状的盘状体。蒴果宽倒卵形，长 1 ~ 2.2cm，无毛，具不明显的肋；种子多数，肾状长圆形，长约 1mm。花果期 3 ~ 8 月。

▌ 分布 ▌

原产于欧洲。我国各地多引种栽培。

▌ 药材名 ▌

甲门、加曼（ རྒྱ་མེན། ），班扎、班札（ པད་ཚ ）。

▌ 药用部位 ▌

花。

▌ 功能与主治 ▌

愈疮，养筋脉。用于头伤，脓肿，丹毒，皮炎，上半身热，脉热。

▌ 用量与用法 ▌

6 ~ 9g。多入复方。

附 注

　　"པད་ཚ"（班扎）为《蓝琉璃》在"药物补述"中记载的补益、荣色之药物。《四部医典系列挂图全集》第三十一图中有"班扎"的附图（73 号图，其汉译本译注名为"牡丹"），图中所示植物为草本，叶卵状披针形，边缘波状缺刻（浅裂），单花生于茎顶，花蕾下垂，花瓣 4，红色且边缘带黄色，略圆，边缘有圆齿，似为罂粟属（Papaver）植物。《晶珠本草》将其归于"旱生草类药物"的"花类药物"中，言其根叶有治丹毒、瘟毒之功效，花有红、白 2 种，记载其需每年在园中播种种植。另外，《晶珠本草》在"花类药物"中首次记载了"རྒྱ་མེན"（甲门），言其系生长于园中的多年生植物（即栽培植物），记载其有治血紊乱、上半身疼痛之功能；《认药》则记载"甲门"有花单瓣和花重瓣的 2 种。现代文献中关于"班扎"和"甲门"基原的记载不一致，两者的基原有交叉，涉及罂粟属植物、睡莲科植物莲 Nelumbo nucifera Gaertn.、菊科植物金盏花 Calendula officinalis L.（金盏菊）及毛茛科芍药属（Paeonia）植物牡丹 Paeonia suffruticosa Andr.、川赤芍 Paeonia veitchii Lynch 等。现藏医多以莲 N. nucifera Gaertn. 的根茎（藕）作"班扎"使用（因挖根，故需每年种植），以罂粟 Papaver somniferum L.、野罂粟 Papaver nudicaule L.（裸茎山罂粟）作"甲门"使用。而西藏藏医则以虞美人 Papaver rhoeas L. 作"班扎"的代用品使用；迪庆藏医以虞美人 Papaver rhoeas L. 作"甲门"使用，将金盏花 C. officinalis L. 作"甲门"的代用品。1995 年版《藏药晶镜本草》将虞美人 Papaver rhoeas L. 作"班扎"使用，2018 年版《藏药晶镜本草》则以莲 N. nucifera Gaertn. 作"班扎"使用、以虞美人 Papaver rhoeas L. 作"甲门"使用。但从《四部医典系列挂图全集》的附图来看，《蓝琉璃》记载的"班扎"应为虞美人 Papaver rhoeas L.。（参见"罂粟""野罂粟""金盏花"条）

野罂粟

Papaver nudicaule L.

罂粟科（Papaveraceae） 罂粟属（*Papaver*）

▎形态 ▎

多年生草本，高 20 ~ 60cm。主根圆柱形，延长，上部直径 2 ~ 5mm，向下渐狭，或为纺锤状；根茎短，增粗，通常不分枝，密盖麦秆色、覆瓦状排列的残枯叶鞘。茎极缩短。叶全部基生，叶卵形至披针形，长 3 ~ 8cm，羽状浅裂、深裂或全裂，裂片 2 ~ 4 对，全缘或再次羽状浅裂或深裂，小裂片狭卵形、狭披针形或长圆形，先端急尖、钝或圆，两面稍具白粉，密被或疏被刚毛，极稀近无毛；叶柄长（1 ~）5 ~ 12cm，基部扩大成鞘，被斜展的刚毛。花葶 1 至数枚，圆柱形，直立，密被或疏被斜展的刚毛。花单生于花葶先端；花蕾宽卵形至近球形，长 1.5 ~ 2cm，密被褐色刚毛，通常下垂；萼片 2，舟状椭圆形，早落；花瓣 4，宽楔形或倒卵形，长（1.5 ~）2 ~ 3cm，边缘具浅波状圆齿，基部具短爪，淡黄色、黄色或橙黄色，稀红色；雄蕊多数，花丝钻形，长 0.6 ~ 1cm，黄色或黄绿色，

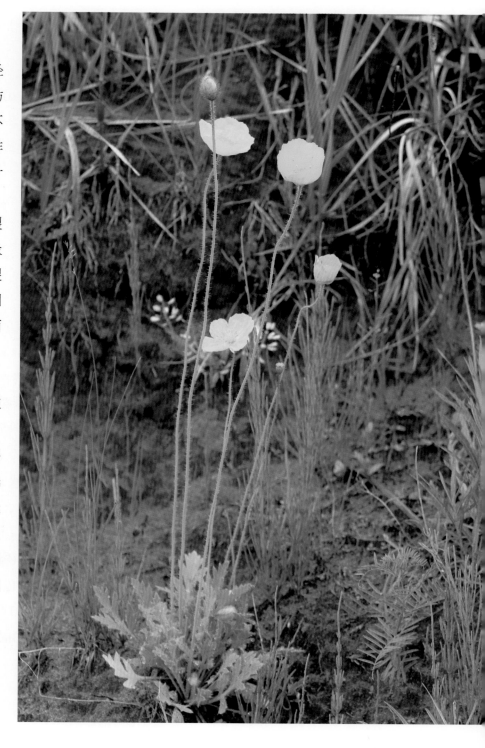

花药长圆形，长 1 ~ 2mm，黄白色、黄色或稀带红色；子房倒卵形至狭倒卵形，长 0.5 ~ 1cm，密被紧贴的刚毛，柱头 4 ~ 8，辐射状。蒴果狭倒卵形、倒卵形或倒卵状长圆形，长 1 ~ 1.7cm，密被紧贴的刚毛，具 4 ~ 8 淡色的宽肋；柱头盘平扁，具疏离、缺刻状的圆齿；种子多数，近肾形，小，褐色，表面具条纹和蜂窝状小孔穴。花果期 5 ~ 9 月。

▌ 分布 ▌

分布于我国河北、山西、内蒙古、黑龙江、陕西、宁夏、新疆等。各地多有栽培。北极地区、中亚地区及北美洲等也有分布。

▌ 生境 ▌

生长于海拔（580 ~ ）1000 ~ 2500（ ~ 3500）m 的林下、林缘、山坡草地。

▌ 药材名 ▌

甲门、加曼（ཧྲ་མེན），美朵赛尔庆（མེ་ཏོག་སེར་ཆེན）。

▌ 药用部位 ▌

花。

▌ 功能与主治 ▌

止痛。用于瘀血，疼痛（上身疼痛等），外伤等。

▌ 用量与用法 ▌

6 ~ 9g。多入复方。

附 注

《晶珠本草》始记载"ཧྲ་མེན"（甲门）为治血紊乱、止上半身疼痛之药物，言其系生长于园中的多年生植物，其"根粗壮；花大，红色，根老时花红黄色（红色带有黄晕）"。据《认药》记载，"甲门"有 2 种，"花 5 瓣，红色带黄，老时烟黄色"的被称为"བོད་ཧྲ་མེན"（窝甲门，意为西藏产的"甲门"），"花瓣较多，相连接成堆生长，花白、黄、红、红灰色"的被称为"ཧྲ་མེན"（甲门，意为印度或汉地产的"甲门"），前者花为单瓣，后者花为重瓣。现代文献关于"甲门"的基原存在争议，或认为主要为罂粟科植物野罂粟 P. nudicaule L.（裸茎山罂粟），也有用罂粟 P. somniferum L.（鸦片）的；或以菊科植物金盏花 Calendula officinalis L. 为代用品。《迪庆藏药》认为，据《认药》中"甲门"的附图来推测，"甲门"的基原应系虞美人 P. rhoeas L.（丽春花），而山罂粟 P. nudicaule L. ssp. Rubro-aurantiacum (DC.) Fisch. var. chinense (Regel) Fedde（ 野 罂 粟 P. nudicaule L.） 则 为 "མེ་ཏོག་སེར་ཆེན"（美朵赛尔庆）的基原。据《认药》记载，"甲甲门"应是指花重瓣的罂粟类品种。青海果洛藏医则称毛茛科植物鸦跖花 Oxygraphis glacialis (Fisch.) Bunge 为"མེ་ཏོག་སེར་ཆེན"（美朵赛尔庆）。（参见"罂粟""虞美人""金盏花""鸦跖花"条）

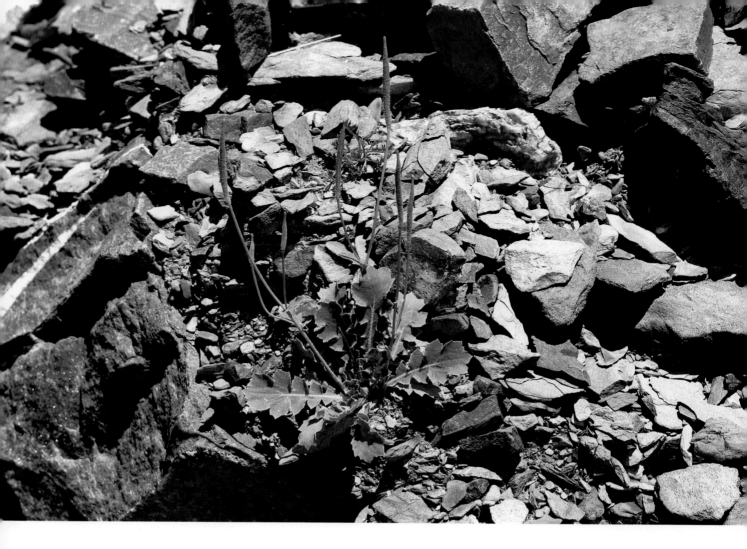

苣叶秃疮花

Dicranostigma lactucoides Hook. f. et Thoms.

罂粟科（Papaveraceae）　　　　秃疮花属（*Dicranostigma*）

▌ 形态 ▌

草本，高 15 ~ 60cm，被短柔毛。根长 10 ~ 15cm，先端直径为 1.2cm，其上密盖残枯的叶基。茎 3 ~ 4，直立，直径 3 ~ 5mm，疏被柔毛。基生叶丛生，叶片长 12 ~ 25cm，宽 3 ~ 5cm，大头羽状浅裂或深裂，裂齿呈粗齿状浅裂或基部裂片不分裂，齿端具短尖头，表面灰绿色，背面具白粉，两面疏被短柔毛；叶柄长 3.5 ~ 5cm，具翅，疏被短柔毛；茎生叶长 3 ~ 8cm，宽 2.5 ~ 4cm，无柄，其他同基生叶。聚伞花序生于茎和分枝先端；花梗长 5 ~ 7.5cm；具苞片；花芽卵形，长 1.5 ~ 2cm；萼片宽卵形，长 1.5 ~ 2cm，淡黄色，被短柔毛，边缘膜质；花瓣宽倒卵形，长 2 ~ 2.5cm，宽 1.5 ~ 2cm，橙黄色；花丝丝状，长 5 ~ 7mm，花药线状长圆形，长 2 ~ 3mm，淡黄色；子房狭卵圆形，长 7 ~ 10mm，被淡黄色短柔毛，花柱长 2 ~ 3mm，柱头帽状，裂片宽。蒴果圆柱形，两端渐尖，长 5 ~ 6（~ 11）cm，宽 5 ~ 8mm，被短柔毛；种子小，卵形，具网纹。花果期 6 ~ 8 月。

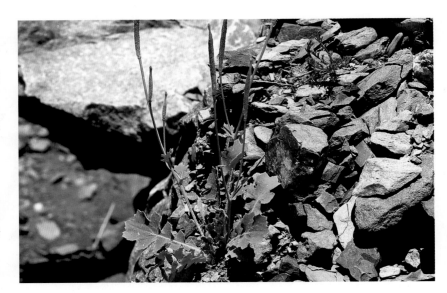

▌ 分布 ▐

分布于我国四川西部（甘孜、马尔康）、西藏南部（拉萨、日喀则、浪卡子）。印度北部、尼泊尔也有分布。

▌ 生境 ▐

生长于海拔（2900～）3700～4300m的石坡、岩屑坡、河谷坡地。

▌ 药材名 ▐

美朵赛尔庆、麦朵色钦（ མེ་ཏོག་སེར་ཆེན ）。

▌ 药用部位 ▐

全草。

▌ 功能与主治 ▐

清热解毒，止血镇痛，活血散瘀，祛风利气。用于热性病，肝病，脉病，血热，肝炎，高血压，瘫痪，跌打损伤等。

▌ 用量与用法 ▐

5～9g。

附 注

　　《妙音本草》《四部医典》《蓝琉璃》《晶珠本草》等古籍中均记载有"མེ་ཏོག་སེར་ཆེན"（美朵赛尔庆），言其为养筋脉、愈疮之药物。《四部医典系列挂图全集》第二十九图中有"美朵赛尔庆"的附图（4号图），其汉译本译注名为"万寿菊"，图示植物根粗壮，基生叶大，叶缘波状，4茎，茎生叶较小，茎顶生较大的花，花瓣4，黄色带红色，略似罂粟科或秃疮花属（*Dicranostigma*）植物，而不似菊科植物。现代文献多记载"美朵赛尔庆"的基原为罂粟科罂粟属（*Papaver*）植物，也有观点认为其系毛茛科金莲花属（*Trollius*）植物。《中国藏药植物资源考订》认为《四部医典系列挂图全集》的"美朵赛尔庆"的基原应为秃疮花属植物，包括苣叶秃疮花 *D. lactucoides* Hook. f. et Thoms.、秃疮花 *D. leptopodum* (Maxim.) Fedde、宽果秃疮花 *D. platycarpum* C. Y. Wu et H. Chuang，甘肃甘南、青海果洛、云南香格里拉藏医使用的为后2种。（参见"矮金莲花""虞美人"条）

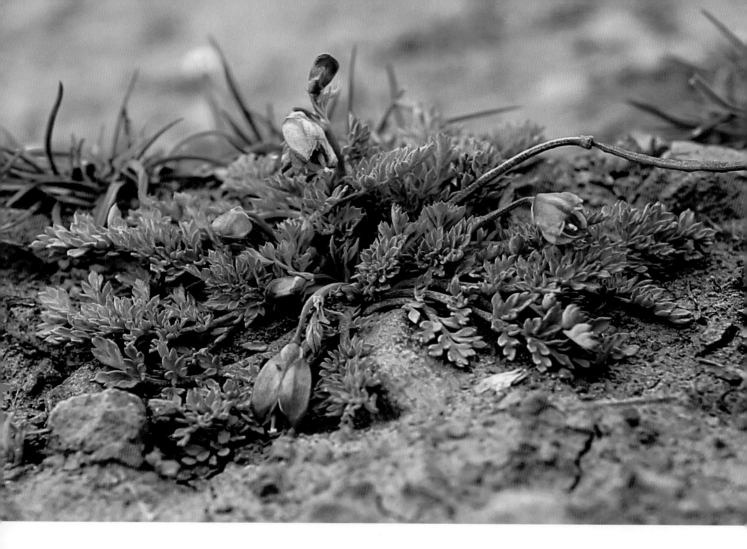

细果角茴香

Hypecoum leptocarpum Hook. f. et Thoms.（节裂角茴香）

罂粟科（Papaveraceae）　　　　角茴香属（*Hypecoum*）

▌ 形态 ▌

一年生草本，略被白粉，高 4 ~ 60cm。茎丛生，长短不一，铺散而先端向上，多分枝。基生叶多数，蓝绿色，叶柄长 1.5 ~ 10cm，叶片狭倒披针形，长 5 ~ 20cm，2 回羽状全裂，裂片 4 ~ 9 对，宽卵形或卵形，长 0.4 ~ 2.3cm，疏离，近无柄，羽状深裂，小裂片披针形、卵形、狭椭圆形至倒卵形，长 0.3 ~ 2mm，先端锐尖；茎生叶同基生叶，但较小，具短柄或近无柄。花茎多数，高 5 ~ 40cm，通常二歧状分枝；苞叶轮生，卵形或倒卵形，长 0.5 ~ 3cm，2 回羽状全裂，向上渐变小，至最上部者为线形；花小，排列成二歧聚伞花序，花直径 5 ~ 8mm，花梗细长，每花具数枚刚毛状小苞片；萼片卵形或卵状披针形，长 2 ~ 3（~ 4）mm，宽 1 ~ 1.5（~ 2）mm，绿色，边缘膜质，全缘，稀具小牙齿；花瓣淡紫色，外面 2 宽倒卵形，长 0.5 ~ 1cm，宽 4 ~ 7mm，先端绿色，全缘，近革质，里面 2 较小，3 裂几达基部，中裂片匙状圆形，具短柄或无柄，边缘内弯，极全缘，侧裂片较长，长卵形或宽披针形，先端钝且极全缘；雄蕊 4，与花瓣对生，长 4 ~ 7mm，花丝丝状，黄褐色，扁平，基部扩大，花药卵形，长约 1mm，黄色；子房圆柱形，长 5 ~ 8mm，直径约 1mm，无毛，胚珠多数，花柱短，柱头 2 裂，裂片外弯。蒴果直立，圆柱形，长 3 ~ 4cm，两侧压扁，成熟时在关节处分离成数小节，每节具 1 种子；种子扁平，宽倒卵形。花果期 6 ~ 9 月。

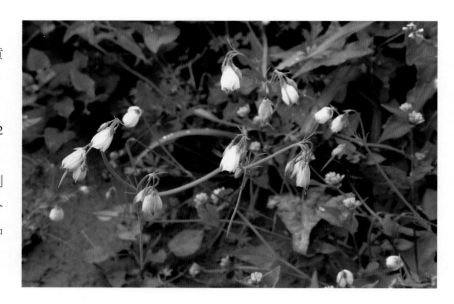

▌ 分布 ▌

分布于我国西藏（阿里地区及林周、曲松等）、青海（玛沁）、甘肃（碌曲）、四川（道孚、壤塘等）、云南西北部、陕西、河北、山西、内蒙古等。蒙古等也有分布。

▌ 生境 ▌

生长于海拔 2700 ~ 5000m 的山坡、草地、河滩、砾石坡、砂质地、田边。

▌ 药材名 ▌

巴尔巴达、巴尔哇打（པར་པ་བྡ）。

▌ 药用部位 ▌

带根全草。

▌ 功能与主治 ▌

清热解毒，消炎，镇痛。用于感冒发热，肺炎咳嗽，热性传染病之高热，肝炎，胆囊炎，关节疼痛，咽喉肿痛，目赤，食物中毒。

▌ 用量与用法 ▌

3 ~ 9g。

附 注

"པར་པ་བྡ"（巴尔巴达）为《四部医典》记载的清热解毒、治瘟疫症之药物；《度母本草》言其治"赤巴"病及未成熟热症。《晶珠本草》引《图鉴》之记载："（巴尔巴达）叶小，青色，平铺地面，花白色，花瓣四片，状如贝壳相聚，角果细长，尖裂。"据现代文献记载和实地调查，现藏医所用"巴尔巴达"的基原为节裂角茴香 H. leptocarpum Hook. f. et Thoms.（细果角茴香）和角茴香 H. erectum L.，前种花白色，为正品，后种花黄色，为代用品。《部标藏药》以"角茴香 /པར་པ་བྡ/ 巴尔巴达"之名收载了该 2 种。

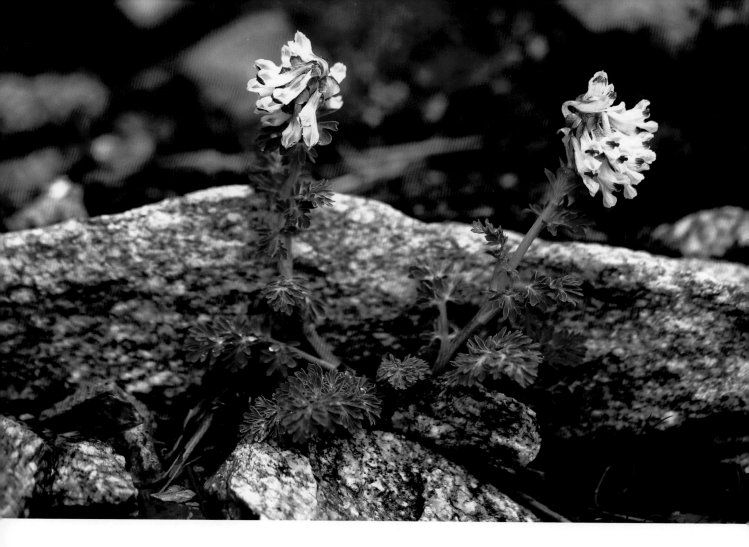

斑花黄堇

Corydalis conspersa Maxim.

| 罂粟科（Papaveraceae） | 紫堇属（*Corydalis*） |

形态

丛生草本，高 5 ~ 30cm。根茎短，簇生棒状肉质须根，上部具叶和 1 ~ 4 茎。茎发自基生叶腋，基部稍弯曲，裸露，其上具叶，不分枝。基生叶多数，约长达花序基部；叶柄约与叶片等长，基部鞘状宽展；叶片长圆形，二回羽状全裂，一回羽片 2 ~ 8 对，对生或近对生，二回羽片常仅 3 枚，3 深裂，裂片椭圆形或卵圆形，长 3 ~ 4mm，宽 2mm，较密集，常呈覆瓦状叠压；茎生叶多数，与基生叶同形，较小。总状花序头状，长 2 ~ 4cm，宽 2 ~ 2.5cm，多花、密集；花近俯垂；苞片菱形或匙形，下部的长 6 ~ 8（~ 10）mm，宽度常大于长度，边缘紫色，全缘或先端具啮蚀状齿；花梗粗短，长约 5mm。萼片菱形，棕褐色，具流苏状齿；花淡黄色或黄色，具棕色斑点；上花瓣长 1.5 ~ 2cm，具浅鸡冠状突起；距圆筒形，钩状弯曲；蜜腺体约贯穿距长的 1/2；下花瓣与上花瓣相似，爪较长；内花瓣具高而伸出先端的鸡冠状突起；爪细长，比瓣片长约 2 倍；雄蕊束披针形；柱头近扁四方形，先端 2 浅裂，具 8 乳突。蒴果长圆形至倒卵形，长约 1cm，宽 4mm。

▌ 分布 ▐

分布于我国甘肃西南部、
青海中南部（玉树、果洛）、
四川西北及西部（色达、
德格、乡城）、西藏东部
和中部（昌都、拉萨、拉
孜、仲巴、索县）。

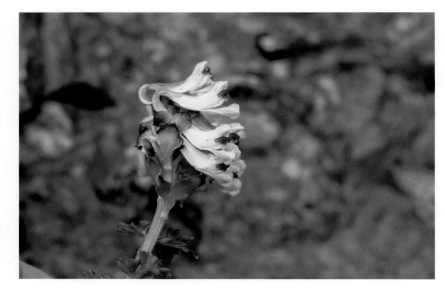

▌ 生境 ▐

生长于海拔 3800 ~ 5700m
的多石河岸、高山砾石地。

▌ 药材名 ▐

东日丝哇、东日丝巴、东日
丝吧、当日丝哇、当热丝哇、当日丝巴（ཀྲུང་རེ་ཟིལ་པ），玉珠丝哇（གཡུ་འབྲུག་ཟིལ་པ）、桑格丝哇（སེང་གེ་ཟིལ་པ）。

▌ 药用部位 ▐

全草。

▌ 功能与主治 ▐

清"赤巴"热，清隐热，清血热。用于"赤巴"热病，隐热，败血症，流行性感冒，伤寒，创伤感染。

▌ 用量与用法 ▐

5 ~ 9g。

附 注

　　《度母本草》中记载有消肿、治疫热症之药物"ཀྲུང་རེ་ཟིལ་པ"（东日丝巴）。《晶珠本草》言
"ཀྲུང་རེ་ཟིལ་པ"（当日丝哇）种类较多，并引《释义》之记载，将其按生境和花色分为"当日丝哇"、
"སེང་གེ་ཟིལ་པ"（桑格丝哇）、"གཡུ་འབྲུག་ཟིལ་པ"（玉珠丝哇）、"རྒྱ་སྒྲོག་ཟིལ་པ"（贾大丝哇）等 7 类。现代
文献中记载的"东日丝哇"[也称"ཟིལ་པ"（丝哇）]类的基原涉及紫堇属（*Corydalis*）的 20 余种植物，
不同文献对各品种的基原有不同观点。《部标藏药》和《青海藏标》以"黄堇（粗糙黄堇）/ཀྲུང་རེ་ཟིལ་པ/
东日丝巴（东日丝哇）"之名收载了粗糙黄堇 *C. scaberula* Maxim.。据不同文献记载，斑花黄堇 *C.
conspersa* Maxim. 为"东日丝哇""玉珠丝哇"或"桑格丝哇"的基原之一。（参见"粗糙黄堇""拟
锥花黄堇""金球黄堇""川北钩距黄堇""匙苞黄堇"条）

川北钩距黄堇

Corydalis pseudohamata Fedde

| 罂粟科（Papaveraceae） | 紫堇属（*Corydalis*） |

形态

多年生草本，高 30 ～ 50cm。根茎粗短，簇生长条状肉质须根，向上发出叶和多茎。茎基部裸露，弯曲，上部上升，具叶和棱，不分枝或多少分枝。基生叶具长柄，叶柄基部鞘状宽展，边缘膜质，叶片 2 回羽状全裂，1 回羽片具短柄至近无柄，2 回羽片无柄，基部楔形，近扇形羽状分裂，裂片披针形，渐尖，长约 1cm，宽 3 ～ 4mm，顶生者常再 3 裂；茎生叶与基生叶同形，具短柄至无柄。花序总状，顶生者长 6 ～ 10cm，侧生者长 2 ～ 3cm，分枝多时，有时会形成复总状伞房花序；花多、密集、近俯垂；苞片大，披针状菱形至倒卵状匙形，钝，具短尖，通常全缘，有时下部至中部的羽状分裂，全部长于纤细的花梗；花梗长 5 ～ 10mm；萼片较大而稍厚，宽卵形或近心形，长 3 ～ 6mm，宽 2.5 ～ 4mm，渐尖，多少啮蚀状；上花瓣长 1.5 ～ 2（～ 2.5）cm，渐尖，边缘具疏齿，鸡冠状突起高而全缘，

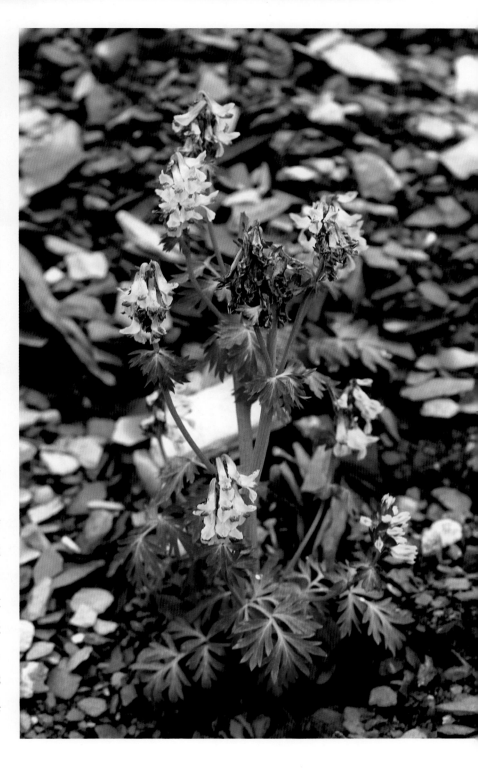

伸出先端，向后消失在龙骨状突起上；距圆筒形，与瓣片近等长，自中部钩状弯曲，末端近泡状；下花瓣较宽展，具短尖，爪狭；内花瓣匙状长圆形，鸡冠状突起至爪的中部消失，爪极狭，约长于瓣片2倍；雄蕊束倒楔状披针形，上部较宽展，蜜腺体约贯穿距长的1/2；柱头横向四方形，两侧各具4乳突。蒴果长圆形；种子圆球形，黑色，光亮，多少具网状印痕；种阜鳞片状，短，约占种子周长的1/5。

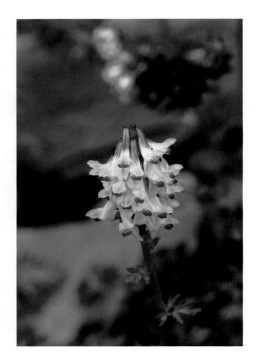

▌ 分布 ▌

分布于我国四川北部（松潘、红原、黑水、甘孜、马尔康）、云南西北部（香格里拉、维西）。

▌ 生境 ▌

生长于海拔3350～4200m的草坡、水沟边。

▌ 药材名 ▌

东日丝哇、东日丝巴、当日丝哇（ སྤང་རི་ཁྱིལ་པ ）。

▌ 药用部位 ▌

全草。

▌ 功能与主治 ▌

清热解毒，止血镇痛，活血散瘀，祛风利气。用于热性病，肝病，脉病，血热，肝炎，高血压，瘫痪，跌打损伤等。

▌ 用量与用法 ▌

5～9g。

附　注

　　《度母本草》中记载有"སྤང་རི་ཁྱིལ་པ"（东日丝巴）；《晶珠本草》记载"当日丝哇"为治疫疠、热类疾病之药物，言其种类较多，记载其按生境和花色可主要分为7类。现代文献记载的"东日丝哇"类药材的基原涉及紫堇属（*Corydalis*）的20余种植物，不同文献对其各品种的基原也有不同观点。《部标藏药》和《青海藏标》以"黄堇（粗糙黄堇）སྤང་རི་ཁྱིལ་པ/ 东日丝巴（东日丝哇）"之名收载了粗糙黄堇*C. scaberula* Maxim.。据文献记载，川北钩距黄堇*C. pseudohamata* Fedde为"当日丝哇"的基原之一；此外，糙果紫堇*C. trachycarpa* Maxim.、锥花黄堇*C. thyrsiflora* Prain（拟锥花黄堇*C. hookeri* Prain）、尖突黄堇*C. mucronifera* Maxim.、钩距黄堇*C. hamata* Franch.、金球黄堇*C. boweri* Hemsl.等多种同属植物也可作"当日丝哇"使用。（参见"糙果紫堇""尖突黄堇""拟锥花黄堇""金球黄堇"等条）

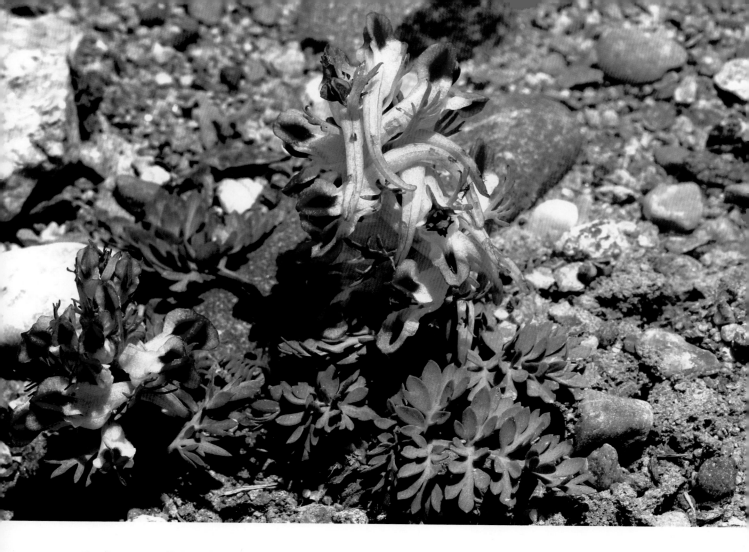

糙果紫堇

Corydalis trachycarpa Maxim.

| 罂粟科（Papaveraceae） | 紫堇属（*Corydalis*） |

▌ 形态 ▐

粗壮直立草本，高（15～）25～35（～50）cm。须根多数成簇，棒状增粗，长达 8cm，上部直径约 2mm，下部直径达 5mm，具少数纤维状分枝，根皮黄褐色，内面白色。茎 1～5，具少数分枝，上部粗壮，下部通常裸露，基部变线形。基生叶少数，叶柄长达 10cm，上部粗壮，下部 2/3 渐细，叶片宽卵形，长 2.5～3（～6）cm，宽 2～2.5（～4）cm，2～3 回羽状分裂，第 1 回全裂片通常 3～4 对，具长 0.3～0.8cm 的柄，第 2 回深裂片无柄，小裂片狭倒卵形至狭倒披针形或狭椭圆形，长 0.5～1cm，先端具小尖头，背面具白粉；茎生叶 1～4，疏离互生，下部叶具柄，上部叶近无柄，其他与基生叶相同。总状花序生于茎和分枝先端，长 3～10cm，多花密集；苞片下部者扇状羽状全裂，上部者扇状掌状全裂，裂片均呈线形；花梗明显短于苞片；萼片鳞片状，边缘具缺刻状流苏；花瓣紫色、蓝紫色或紫红色，上花瓣长 2.5～3.2cm，花瓣片舟状卵形，先端钝，背部鸡冠状突起高 1～2mm，自先端开始至瓣片中部消失，距圆锥形，锐尖，长为花瓣

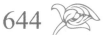

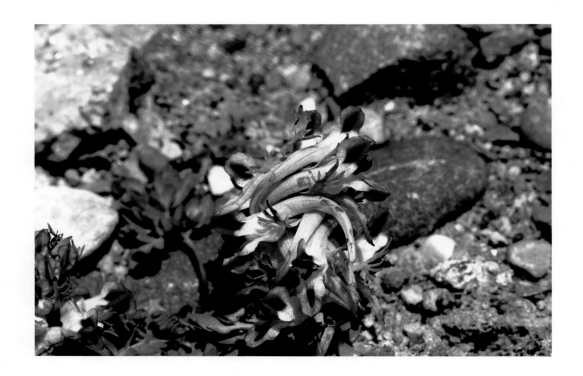

片的 2 倍或更多，平伸或弯曲，下花瓣长 1 ~ 1.3cm，鸡冠状突起同上花瓣，下部稍呈囊状，内花瓣长 0.9 ~ 1.1cm，花瓣片倒卵形，具 1 侧生囊，爪与花瓣片近等长；雄蕊束长 7 ~ 9mm，花药极小，黄色，花丝披针形，膜质，白色，蜜腺体贯穿距的 2/5；子房绿色，椭圆形，长 2 ~ 4mm，具肋，肋上有密集排列的小瘤，胚珠 2 列，花柱比子房长，柱头双卵形，上端具 2 乳突。蒴果狭倒卵形，长 0.8 ~ 1cm，直径约 3mm，具由多数淡黄色小瘤密集排列成的 6 纵棱；种子少数，近圆形，黑色，具光泽。花果期 4 ~ 9 月。

分布

分布于我国甘肃（夏河—嘉峪关一带）、青海（大通）、四川北部至西南部、西藏东部。

生境

生长于海拔（2400 ~ ）3600 ~ 4800（~ 5200）m 的高山草甸、灌丛、流石滩、山坡石缝。

药材名

东日丝哇、东日丝巴、东日丝吧、当日丝哇（ཏོང་རི་ཟིལ་བ།）。

药用部位

全草。

功能与主治

清热解毒，止血镇痛，活血散瘀，祛风利气。用于热性病，肝病，脉病，血热，肝炎，高血压，瘫痪，跌打损伤等。

用量与用法

5 ~ 9g。

附　注

　　《度母本草》中记载有"ཞུང་རི་ཅིལ་པ།"（东日丝巴）；《晶珠本草》记载"东日丝巴"["ཞུང་རི་ཅིལ་པ།"（当日丝哇）] 为治疫疠、热类疾病之药物，言其种类较多，记载其按生境和花色可主要分为 7 类。现代文献记载的"东日丝哇"类药物的基原涉及紫堇属（Corydalis）的 20 余种植物，不同文献对其各品种的基原也有不同观点。据文献记载，糙果紫堇 C. trachycarpa Maxim. 为"当日丝哇"的基原之一，与其同作"当日丝哇"基原的还有斑花黄堇 C. conspersa Maxim.、锥花黄堇 C. thyrsiflora Prain（拟锥花黄堇 C. hookeri Prain）、尖突黄堇 C. mucronifera Maxim.、淡黄花黄堇 C. octocornuta C. Y. Wu [淡花黄堇 C. trachycarpa Maxim. var. octocornuta (C. Y. Wu) C. Y. Wu]、钩距黄堇 C. hamata Franch.、假川北钩状紫堇 C. binderae Fedde ssp. pseudohamata (Fedde) Z. Y. Su（川北钩距黄堇 C. pseudohamata Fedde）、金球黄堇 C. chrysosphaera Marq. et Airy-Shaw（C. boweri Hemsl.）、高山紫堇 C. alpigena C. Y. Wu et H. Chuang [白穗紫堇 C. trachycarpa Maxim. var. leucostachya (C. Y. Wu et C. Chuang) C. Y. Wu]、暗绿紫堇 C. melanochlora Maxim.、匙苞黄堇 C. spathulata Prain ex Craib 等。《部标藏药》和《青海藏标》以"黄堇（粗糙黄堇）/ཞུང་རི་ཅིལ་པ།/ 东日丝巴（东日丝哇）"之名收载了粗糙黄堇 C. scaberula Maxim.。（参见"粗糙黄堇""尖突黄堇""拟锥花黄堇""金球黄堇""川北钩距黄堇""匙苞黄堇""斑花黄堇""暗绿紫堇"条）

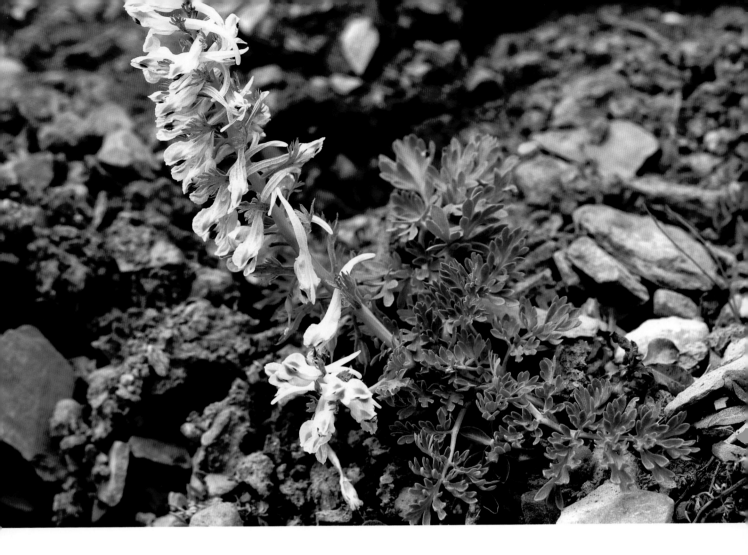

白穗紫堇

Corydalis trachycarpa Maxim. var. *leucostachya* (C. Y. Wu et H. Chuang) C. Y. Wu

| 罂粟科（Papaveraceae） | 紫堇属（*Corydalis*） |

形态

粗壮直立草本，高（15 ~ ）25 ~ 35（~ 50）cm。须根多数成簇，棒状增粗，长达 8cm，上部直径约 2mm，下部直径达 5mm，具少数纤维状分枝，根皮黄褐色，里面白色。茎 1 ~ 5，具少数分枝，上部粗壮，下部通常裸露，基部变线形。基生叶少数，叶柄长达 10cm，上部粗壮，下部 2/3 渐细，叶宽卵形，长 2.5 ~ 3（~ 6）cm，宽 2 ~ 2.5（~ 4）cm，2 ~ 3 回羽状分裂，第 1 回全裂片通常 3 ~ 4 对，具长 0.3 ~ 0.8cm 的柄，第 2 回深裂片无柄，深裂，小裂片狭倒卵形至狭倒披针形或狭椭圆形，长 0.5 ~ 1cm，先端具小尖头，背面具白粉；茎生叶 1 ~ 4，疏离互生，下部叶具柄，上部叶近无柄，其他与基生叶相同。总状花序生于茎和分枝先端，长 3 ~ 10cm，多花密集；苞片下部者扇状羽状全裂，上部者扇状掌状全裂，裂片均为线形；花梗明显短于苞片；萼片鳞片状，边缘具缺刻状流苏；花瓣白色或淡黄色，上花瓣长 2.5 ~ 3.2cm，花瓣片舟状卵形，先端钝，背部鸡冠状突起高 1 ~ 2mm，自先端开始至瓣片中部消失，距圆锥形，锐尖，长为花瓣片的 2 倍或更多，平伸或弯曲，下花瓣长 1 ~ 1.3cm，鸡冠状突起同上瓣，下部稍呈囊状，内花瓣长 0.9 ~ 1.1cm，花瓣片倒卵形，先端紫黑色，具 1 侧生囊，爪与花瓣片近等长；雄蕊束长 7 ~ 9mm，花药极小，黄色，花丝披针形，膜质，白色，蜜腺体贯穿距的 2/5；子房绿色，椭圆形，长 2 ~ 4mm，具肋，肋上有密集排列的小瘤，胚珠 2 列，花柱比子房长，柱头双卵形，上端具 2 乳突。蒴果狭倒卵形，长 0.8 ~ 1cm，直径约 3mm，具多数明显而淡黄色的小瘤，密集排列成 6 纵棱；种子少数，近圆形，黑色，具光泽。花果期 4 ~ 9 月。

▌ 分布 ▌

分布于我国青海东南部（玉树、贵南、同德、河南）、四川西北部（石渠、德格）。

▌ 生境 ▌

生长于海拔 3900 ~ 4500m 的高山草甸。

▌ 药材名 ▌

东日丝哇、东日丝巴、东日丝吧、当日丝哇（ སྡུར་རི་ཟིལ་པ། ），桑格丝哇、省格色把（ སེང་གེ་ཟིལ་པ། ）。

▌ 药用部位 ▌

全草。

▌ 功能与主治 ▌

清热解毒，止血镇痛，活血散瘀，祛风利气。用于热性病，肝病，脉病，血热，肝炎，高血压，瘫痪，跌打损伤等。

▌ 用量与用法 ▌

5 ~ 9g。

附 注

《度母本草》中记载有 "སྡུར་རི་ཟིལ་པ།"（东日丝巴）；《晶珠本草》记载 "东日丝巴" ["སྡུར་རི་ཟིལ་པ།"（当日丝哇）] 为治疫疠、热类疾病之药物，其种类较多，按生境和花色主要分为 7 类。现代文献中记载的 "东日丝哇" 类的基原涉及紫堇属（Corydalis）的 20 余种植物，不同文献对其各品种的基原也有不同观点。据文献记载，高山紫堇 C. alpigena C. Y. Wu et H. Chuang[白穗紫堇 C. trachycarpa Maxim. var. leucostachya (C. Y. Wu et H. Chuang) C. Y. Wu] 为 "当日丝哇" 的基原之一；此外，"当日丝哇" 的基原还有糙果紫堇 C. trachycarpa Maxim.、假川北钩状紫堇 C. binderae Fedde ssp. pseudohamata (Fedde) Z. Y. Su（川北钩距黄堇 C. pseudohamata Fedde）、金球黄堇 C. chrysosphaera Marq. et Airy-Shaw（C. boweri Hemsl.）等 10 余种。《部标藏药》和《青海藏标》以 "黄堇（粗糙黄堇）/ སྡུར་རི་ཟིལ་པ།/ 东日丝巴（东日丝哇）" 之名收载的基原为粗糙黄堇 C. scaberula Maxim.。也有文献认为，白穗紫堇 C. trachycarpa Maxim. var. leucostachya (C. Y. Wu et H. Chuang) C. Y. Wu 的花呈白色或淡黄色，与《晶珠本草》记载的 "花白黄色，生长在石山和雪线附近的 སེང་གེ་ཟིལ་པ།（桑格丝哇）" 较相近。文献记载的 "桑格丝哇" 的基原还有黑顶黄堇 C. nigro-apiculata C. Y. Wu、淡花黄堇 C. trachycarpa Maxim. var. octocornuta (C. Y. Wu) C. Y. Wu（淡花紫堇）、狭距紫堇 C. kokiana Hand.-Mazz.、革吉黄堇 C. moorcroftiana Wall.。（参见 "粗糙黄堇" "尖突黄堇" "糙果紫堇" "金球黄堇" "川北钩距黄堇" 条）

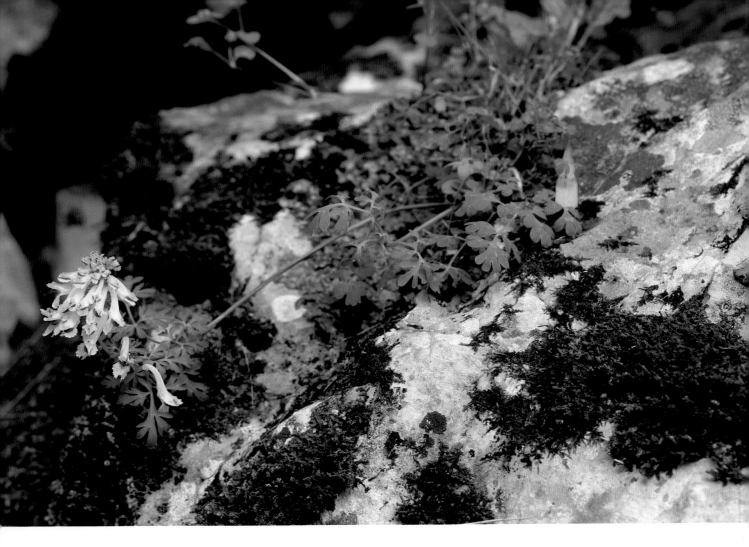

黑顶黄堇

Corydalis nigro-apiculata C. Y. Wu

罂粟科（Papaveraceae） 紫堇属（*Corydalis*）

▌ 形态 ▌

无毛草本，高 15 ～ 30cm。须根多数成簇，棒状增粗，向下渐狭，长达 10cm，具少数纤维状分枝。茎 3 ～ 8，圆柱形，具棱，上部有 1 ～ 5 分枝，下部裸露，近基部线形。基生叶数枚，叶柄长 6 ～ 10cm，下部线形，叶片宽卵形，长 2 ～ 7cm，3 回羽状分裂，第 1 回全裂片 3 ～ 4 对，具短柄至近无柄，第 2 回全裂片 1 ～ 2 对，近无柄，2 ～ 3 深裂，末回裂片倒卵形至长圆形，先端急尖，具软骨质的小尖头，表面绿色，背面具白粉；茎生叶 3 ～ 4，互生于茎上部，近无柄，其他与基生叶相同。总状花序生于茎和分枝先端，长 2 ～ 10cm，果时长达 15cm，有 15 ～ 40 花，排列密集；苞片最下部者与茎生叶相同，上部者羽状分裂，最上部者披针形、全缘；花梗劲直，长于苞片；萼片近圆形，直径约 0.2mm，白色，膜质，边缘具不规则的齿缺或条裂；花瓣淡黄色，上花瓣长 1.7 ～ 2cm，花瓣片舟状卵形，背部具高为 1 ～ 2mm 的鸡冠状突起，全缘，距圆筒形，长 0.6 ～ 0.8cm，比花瓣片短，末端略下弯，下花瓣长 0.9 ～ 1cm，花瓣片圆形，先端具短尖，背部鸡冠状突起，矮，爪宽线形，向基部渐狭，内花瓣提琴形，长 0.8 ～ 0.9cm，先端圆，紫黑色，爪狭楔形，与花瓣片近等长；雄蕊束长 0.7 ～ 0.8cm，花丝披针形，花药小，蜜腺体贯穿距的 2/5；子房狭椭圆形，长 0.5 ～ 0.6cm，具 2 列胚珠，花柱长约 0.2cm，柱头双卵形，具 8 乳突。蒴果圆柱形或狭椭圆状圆柱形，长 1.2 ～ 1.5cm，直径 2 ～ 3mm，具棱，成熟时自果梗先端反折；种子近圆形，直径约 1.5mm，黑色，具光泽。花果期 7 ～ 9 月。

▎ 分布 ▎

分布于我国青海南部、四川西北部（德格）、西藏东部（昌都）。

▎ 生境 ▎

生长于海拔 3600 ～ 4200m 的山坡林下、高山草甸、高山沼泽地。

▎ 药材名 ▎

桑格丝哇（ སེང་གེ་ཟིལ་པ ）。

▎ 药用部位 ▎

全草或根。

▎ 功能与主治 ▎

全草：退热，止血，散结，消肿。用于传染病，感冒发热，疮疖痈肿。根：活血散瘀，利气止痛；用于跌打损伤，胸闷胀痛。

▎ 用量与用法 ▎

5 ～ 9g。

附 注

紫堇属（*Corydalis*）植物在我国约有 200 种，以西南部分布最甚，青藏高原地区分布的该属植物种类极为丰富，藏医药用的种类也较多，涉及多个药材品种，在《四部医典》等古籍中多有记载。《晶珠本草》记载有 "ཤུང་རེ་ཟིལ་པ"（东日丝哇），言其可按形态、花色、生境等大致分为 7 种，即 "尕布尔司隆" "东日丝哇" "桑格丝哇" "加达丝哇" "木琼丝哇" "玉珠丝哇" "木纳合丝哇"，此外还记载 "扎桑丝哇" "孜玛尔丝哇" "俄阵丝哇" 等也被归入 "丝哇类"，以 "丝哇" 为总名称。据现代文献记载和一些调查，现藏医所用的 "丝哇" 类不同品种的基原均为紫堇属植物，各地所用的种类极多，但不同文献对 "丝哇" 不同品种的基原的观点不同，不同品种的基原也存在交叉的情况。据文献记载，黑顶黄堇 *C. nigro-apiculata* C. Y. Wu 为 "སེང་གེ་ཟིལ་པ"（桑格丝哇）的基原之一，此外，革吉黄堇 *C. moorcroftiana* Wall.（花亮黄色）、粗糙黄堇 *C. scaberula* Maxim.（花瓣淡黄色带紫色，开放后橙黄色）、狭距紫堇 *C. kokiana* Hand.-Mazz.（花瓣蓝色）等也作 "桑格丝哇" 使用；《晶珠本草》记载 "桑格丝哇" 的花为白黄色，与前 2 种较为相符。（参见 "粗糙黄堇" 条）

密穗黄堇

Corydalis densispica C. Y. Wu

罂粟科（Papaveraceae） | 紫堇属（*Corydalis*）

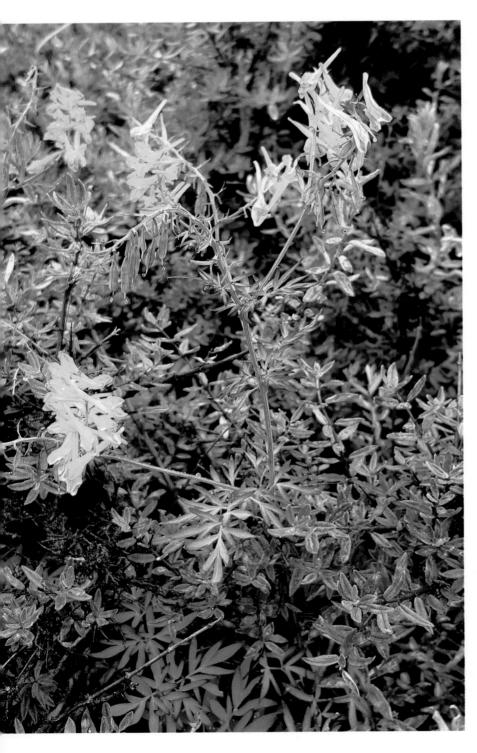

形态

草本，高 20 ～ 40cm，全株无毛。须根多数成簇，棒状增粗或纺锤状增粗，具长柄，长 2 ～ 7cm，直径 0.2 ～ 0.5cm，干时褐色，里面白色。茎 1 ～ 4，上部具叶，不分枝或具 1 ～ 4 分枝，下部裸露，基部线形。基生叶 1 ～ 5 枚，叶柄细弱，长 6 ～ 8（～ 20）cm，叶片宽卵形至近圆形，2 ～ 3 回羽状分裂，末回裂片狭椭圆形至狭披针形，长 1 ～ 1.5cm，先端钝，表面绿色，背面具白粉；茎生叶 1 ～ 5，互生于茎上部或稍下，下部叶具长达 3cm 的柄，上部叶具极短柄或近无柄，叶片宽卵形或三角形，其他同基生叶，但下部叶比基生叶大，向上渐小。总状花序 1 ～ 5，生于茎及分枝先端，长 3 ～ 8cm，有 15 ～ 50 花，排列密集；苞片下部者同上部茎生叶，中部者羽状分裂，裂片条形，最上部者狭披针形，全缘或缺刻；花梗与苞片近等长。萼片小，白色，膜质，近圆形，边缘流苏状；花瓣黄色，上花瓣长 1.8 ~ 2cm，花瓣片卵形，背部鸡冠状突起高约 1.5mm，自瓣片先端开始至其末端消失，距圆筒形，长 1.2 ~ 1.3cm，约占上花瓣长的 2/3，末端略下弯，下花瓣倒卵形，长 0.8 ~ 0.9cm，背部鸡冠状突起高约 1.5mm，内花瓣提琴形，长 0.6 ~ 0.7cm，花瓣片先端圆，具 1 侧生囊，爪长约 2.5mm，向下渐狭；雄蕊束长约 0.6cm，花丝披针形，花药极小，长圆形，蜜腺体贯穿距的 2/5；子房椭圆形，长 0.2 ~ 0.3cm，胚珠数枚，排成 2 列，花柱细，长 0.3 ~ 0.4cm，柱头双卵形，上部具 2 乳突。蒴果圆形，长约 1cm，直径约 0.3cm，成熟时自果梗基部反折；种子近圆形，直径约 1.5mm，黑色，略具光泽。花果期 6 ~ 8 月。

▌ 分布 ▌

分布于我国四川西部（木里、九龙、乡城、稻城、巴塘、理塘、雅江、康定、德格）、云南西北部（维西、香格里拉、德钦）、西藏东部（昌都、察隅、索县）。

▌ 生境 ▌

生长于海拔 3200 ~ 4200（ ~ 4600）m 的灌丛、草甸、林下。

▌ 药材名 ▌

加达丝哇、贾大丝哇、甲打丝瓦（ རྒྱ་སྟག་ཟིལ་བ ）。

▌ 药用部位 ▌

全草。

▌ 功能与主治 ▌

清热凉血，活血镇痛，行气散瘀。用于毒症，流行性感冒，头痛，发热。

▌ 用量与用法 ▌

5 ~ 9g。

附 注

我国约有紫堇属（*Corydalis*）植物 200 种，以西南部分布最广，青藏高原分布的种类极为丰富，藏医使用的种类也较多，包括多个药材品种。《晶珠本草》中记载有 "ཤང་རི་ཟིལ་བ"（东日丝哇），言其按形态、花色、生境等划分，大致分为 7 种（药材品种），即 "尕布尔司隆""东日丝哇""桑格丝哇""加达丝哇""木琼丝哇""玉珠丝哇""木纳合丝哇"，"ཟིལ་བ"（丝哇）为总名称。据现代文献记载和调查，现藏医所用 "丝哇" 类品种的基原均为紫堇属植物，各地所用的种类极多，但各文献对不同品种的基原有不同的观点，不同药材品种中也存在基原交叉的情况。据文献记载，密穗黄堇 *C. densispica* C. Y. Wu 为 "རྒྱ་སྟག་ཟིལ་བ"（贾大丝哇）的基原之一；此外，粗糙黄堇 *C. scaberula* Maxim.、粗距紫堇 *C. pseudoschlechteriana* Fedde（粗毛紫堇）、三裂紫堇 *C. trifoliata* Franch.、扇苞黄堇 *C. rheinbabeniana* Fedde 等也作 "贾大丝哇" 使用。（参见 "粗糙黄堇""糙果黄堇""条裂黄堇" 等条）

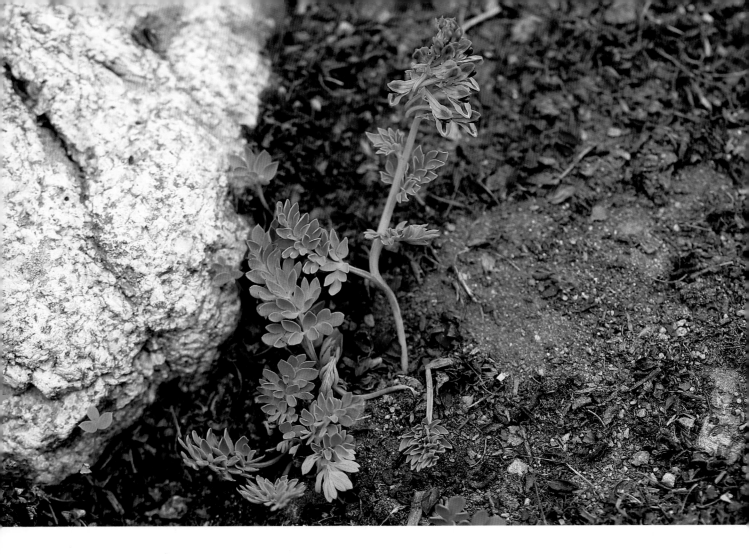

察隅紫堇

Corydalis tsayulensis C. Y. Wu et H. Chuang

罂粟科（Papaveraceae）　　　紫堇属（*Corydalis*）

▎形态 ▎

直立草本，高 40 ～ 50cm。茎粗壮，具棱，上部具分枝，下部裸露，基部渐狭。基生叶具柄，柄长约 20cm，上部粗壮，基部渐狭，叶片卵形，长约 8cm，3 回羽状全裂，第 1 回裂片 3 对，对生，具柄，第 2 回裂片 2 对，近对生，具短柄，第 3 回裂片近无柄，不规则深裂或浅裂，末回裂片狭椭圆形或狭倒卵形，先端钝，表面绿色，背面灰绿色，密被近透明的乳突；茎生叶 3 ～ 4，生于茎上部，具短柄或近无柄，其他与基生叶相同，但较小。总状花序生于茎和分枝先端，长约 8cm，有花约 20，侧生花序较少，先密后疏；苞片羽状分裂，稀最上部者近全缘；花梗稍粗壮，短于苞片；萼片小，上部撕裂状；花瓣淡蓝色，上花瓣长 1.8 ～ 2.2cm，花瓣片舟状卵形，边缘具 1 半圆形突起，背部鸡冠状突起高约 1mm，微缺刻，距圆筒形，长为花瓣片的 2 倍，略渐狭，末端圆，下花瓣舟状长圆形，长 0.8 ～ 0.9cm，边缘除先端外均具缺刻状齿，鸡冠状突起同上花瓣，中部稍缢缩，基部略呈囊状，内花瓣长 0.7 ～ 0.8cm，花瓣片长圆形，具 1 侧生囊，鸡冠状突起高，爪近线形，长为花瓣片的 1/2；雄蕊束长 5 ~ 6mm，花药小，花丝狭披针形，蜜腺体贯穿距的 2/5；子房狭椭圆形，长约 0.3cm，胚珠少数，花柱细，与子房近等长，柱头双卵形。蒴果倒卵状长圆形，长约 1cm，直径 3 ~ 4mm，具 6 ~ 8 种子，排成 2 列；种子近圆形，黑色，具光泽。花果期 6 ~ 8 月。

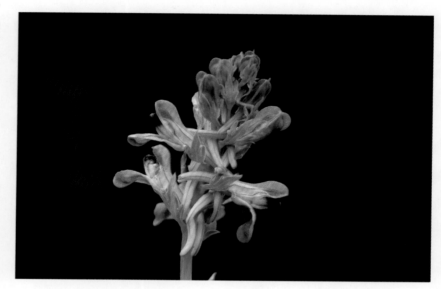

▌ 分布 ▌

分布于我国西藏东部（江达、察雅、八宿、芒康）。

▌ 生境 ▌

生长于海拔 3700 ~ 4100m 的草丛、林缘。

▌ 药材名 ▌

帕夏嘎曼巴、帕下嘎门巴（བ་ཤ་ཀ་དམན་པ།），巴夏嘎、帕下嘎（བ་ཤ་ཀ）。

▌ 药用部位 ▌

全草。

▌ 功能与主治 ▌

除热消肿，活血散瘀。用于胆热，时疫感冒，跌打损伤，疮疖肿毒。

▌ 用量与用法 ▌

2 ~ 4g。

附 注

《度母本草》记载"བ་ཤ་ཀ"（帕下嘎）分上、下二品；《蓝琉璃》中记载有"ਤੂ་བᠨᠠ་"（扎桑）。《鲜明注释》言，无上品"巴夏嘎"时可以下品 ["བ་ཤ་ཀ་དམན་པ།"（帕下嘎门巴）] 代之。《晶珠本草》记载，在不产"巴夏嘎"的地方，可以"ཁྲལ་ནག་རྩ་མཁྲིས།"（冬那端赤）或"ਤੂ་བᠨᠠ་"（扎桑）代之。据现代文献记载和实地调查显示，各地藏医均以爵床科植物鸭嘴花 *Adhatoda vasica* Nees 作"帕下嘎"正品基原，但该种在我国野生分布情况不详，历史上药材多从印度等地进口。而上述古籍记载表明"帕下嘎"自古即存在多种代用品，西藏、四川藏医以长果婆婆纳 *Veronica ciliata* Fisch.（即冬那端赤）及同属植物作代用品使用；青海藏医则以赛北紫堇 *C. impatiens* (Pall.) Fisch.（据《中国植物志》记载和实地调查核实，实际应为假北紫堇 *C. pseudoimpatiens* Fedde）作代用品使用，又称其为"帕夏嘎门巴"或"扎桑"。（参见"假北紫堇""长果婆婆纳"条）

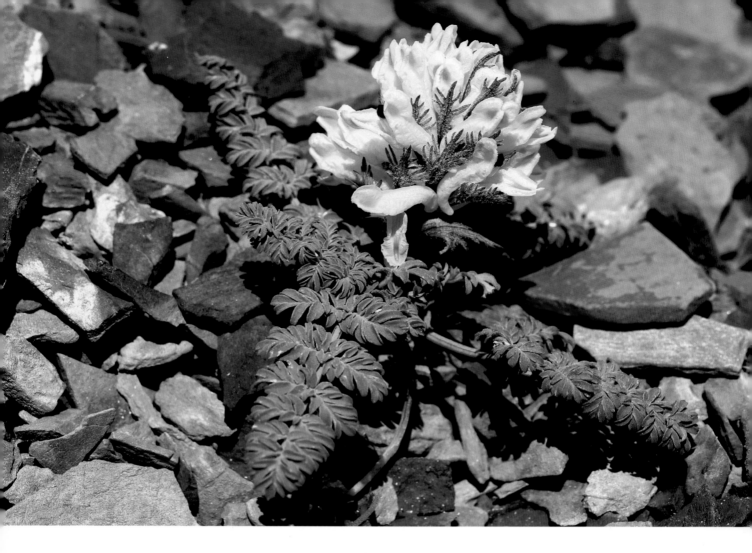

粗糙黄堇

Corydalis scaberula Maxim.

| 罂粟科（Papaveraceae） | 紫堇属（*Corydalis*） |

▍形态 ▍

多年生草本，高 8 ~ 15cm。须根 6 ~ 20 成簇，棒状增粗，向下渐狭，长达 7cm，直径约 3mm，黄褐色，里面白色，肉质，极稀分枝。茎 1 ~ 4，上部具叶，下部裸露，基部线形。基生叶少数，叶柄长 5 ~ 11cm，叶片卵形，长 2 ~ 6cm，宽 1.5 ~ 4cm，3 回羽状分裂，第 1 回裂片 4 对，下部者具柄，上部者具短柄或近无柄，第 2 回羽状深裂至浅裂，第 3 回裂片下部者 2 ~ 3 浅裂，上部者全缘，背面具软骨质粗糙柔毛，有时密集且明显，有时稀疏不明显；茎生叶通常 2，近对生于茎的上部，具短柄，叶片长圆形，长 3 ~ 8cm，宽 1 ~ 2cm，其他与基生叶相同。总状花序长 2.5 ~ 5cm，密集多花；苞片菱形，下半部楔形全缘，上半部扇状条裂，边缘具软骨质的糙毛；花梗细，短于苞片；萼片小，近肾形，具条裂状齿；花瓣淡黄色带紫色，开放后橙黄色，上花瓣长 1.5 ~ 2cm，花瓣舟状倒卵形，背部具绿色鸡冠状突起，距圆筒形，长 0.7 ~ 0.8cm，直径 0.3 ~ 0.4cm，钝，下花瓣长 0.8 ~ 1cm，背部具鸡冠状突起，内花瓣长约 0.8cm，先端深紫色；

雄蕊束长约 0.8cm，花丝椭圆形，宽约 2mm；子房椭圆形，长约 0.6cm，直径约 0.2cm，具 2 列胚珠，花柱纤细，长约 2mm，柱头近肾形。蒴果长圆形，长约 0.8cm，直径约 0.2cm，具 8 ～ 10 种子；种子排成 2 列，圆形，直径约 1.5mm；种阜具细牙齿。花果期 6 ～ 9 月。

▎分布 ▎

分布于我国青海（海南、果洛、玉树、海西）、四川西北部（色达、德格）、西藏东北部（昌都、安多）。

▎生境 ▎

生长于海拔（3500 ～）4000 ～ 5600m 的高山草甸、流石滩。

▎药材名 ▎

加达丝哇、贾大丝哇、甲打丝瓦（ཅྱ་སྒྲག་ཟིལ་བ），东日丝哇、当日丝哇（ཤུང་རི་ཟིལ་བ），桑格丝哇（སེང་གི་ཟིལ་བ）。

▎药用部位 ▎

全草。

▎功能与主治 ▎

贾大丝哇：清热凉血，活血镇痛，行气散瘀。用于毒症，流行性感冒，头痛，发热。

东日丝哇：清热解毒，止血镇痛，活血散瘀，祛风利气。用于热性病，肝病，脉病，血热，肝炎，高血压，瘫痪，跌打损伤等。

▎用量与用法 ▎

5 ～ 9g。

附 注

紫堇属（*Corydalis*）植物在我国约有 200 种，主要分布于西南地区。青藏高原分布的紫堇属植物种类极为丰富，藏医药用该属植物也多，其中多个药材品种在《四部医典》等古籍中有记载。《晶珠本草》以"ཤུང་རི་ཟིལ་བ"（东日丝哇）为条目名，言"ཟིལ་བ"（丝哇）类药材按其形态、花色、生境等不同大致分为 7 种（药材品种），即"尕布尔司隆""东日丝哇""桑格丝哇""加达丝哇""木琼丝哇""玉珠丝哇""木纳合丝哇"，此外，"扎桑丝哇""孜玛尔丝哇""俄阵丝哇"等也被归入"丝哇"类。据现代文献记载和调查显示，现藏医所用"丝哇"类各品种的基原均为紫堇属植物，各地所用种类极多，但不同文献对不同品种的基原有不同观点，各品种的基原也有交叉的情况。粗糙黄堇 *C. scaberula* Maxim. 在藏民聚居区分布广泛，也是各地藏医较常使用的种类。不同文献记载粗糙黄堇 *C. scaberula* Maxim. 为"加达丝哇""东日丝哇"（东日丝巴）或"桑格丝哇"的基原之一；此外，上述 3 种药材的基原还包括条裂黄堇 *C. linarioides* Maixm.、密穗黄堇 *C. densispica* C. Y. Wu、黑顶黄堇 *C. nigro-apiculata* C. Y. Wu 等 10 余种植物。《部标藏药》以"黄堇 /ཤུང་རི་ཟིལ་བ/ 东日丝巴"之名收载了粗糙黄堇 *C. scaberula* Maxim.。（参见"糙果紫堇""条裂黄堇""密穗黄堇""黑顶黄堇"等条）

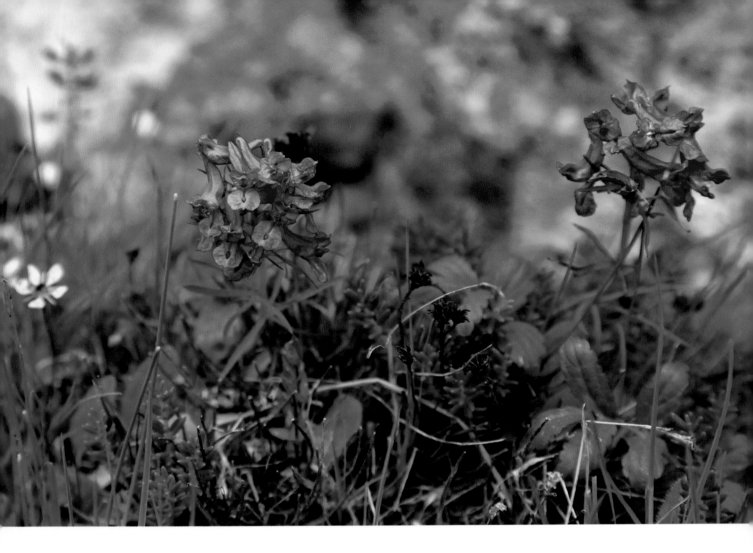

曲花紫堇

Corydalis curviflora Maxim. ex Hemsl.

| 罂粟科（Papaveraceae） | 紫堇属（*Corydalis*） |

形态

无毛草本，高 7 ~ 25（~ 50）cm。须根多数成簇，狭纺锤状肉质增粗，有时粗线形，长 1 ~ 4cm，具细长柄，末端线状延长，淡黄色或褐色。茎 1 ~ 4，不分枝，上部具叶，下部裸露，基部丝状，绿色或下部带紫红色。基生叶少数，叶柄长（2 ~）4 ~ 7（~ 13）cm，叶片圆形或肾形，3 全裂，裂片 2 ~ 3 深裂，有时指状全裂，裂片长圆形、线状长圆形或倒卵形，长 0.5 ~ 1.8cm，宽 0.2 ~ 0.8cm，先端钝或圆，基部渐狭；茎生叶 1 ~ 4，疏离，互生，具极短柄或近无柄，掌状全裂，裂片宽线形或狭倒披针形，长 1 ~ 5cm，宽 0.1 ~ 0.6cm，先端急尖，背面具白粉。总状花序顶生或稀腋生，长 2.5 ~ 12cm，有花 10 ~ 15 或更多，花期密集，果期较稀疏；苞片狭卵形、狭披针形至宽线形，全缘，稀最下部者 3 ~ 5 深裂；花梗短于或有时等长于苞片，果期长于苞片，淡褐色；萼片小，不规则的撕裂至中部，常早落；花瓣淡蓝色、淡紫色或紫红色，上花瓣长 1.2 ~ 1.4cm，花瓣片舟状宽卵形，先端具短尖，背部具鸡冠状突起，高 0.5 ~ 1.5mm，距圆筒形，粗壮，长 5 ~ 6mm，末端略渐狭并向上弯曲，下花瓣宽倒卵形，长 0.7 ～ 0.9cm，先端圆，具短尖，背部鸡冠状突起较矮，内花瓣提琴形，长 0.6 ～ 0.8cm，具 1 侧生囊，爪宽线形，与花瓣片近等长；雄蕊束长约 6mm，花药黄色，花丝狭椭圆形，淡绿色，蜜腺体贯穿距的 1/2；子房线状长圆形，长约 3mm，绿色，具 2 列胚珠，花柱略长于子房，柱头 2 裂，具 6 乳突。蒴果线状长圆形，长 0.5 ～ 1.2cm，直径 2 ～ 3mm，先端锐尖，基部渐狭，绿色转褐红色，成熟时自果梗先端反折，有 4 ～ 7 种子；种子近圆形，黑色，具光泽。花果期 5 ～ 8 月。

▎ 分布 ▎
分布于我国甘肃西南部（榆中至洮河一带）、青海东部至南部（大通），宁夏（隆德、泾源）。

▎ 生境 ▎
生长于海拔 2400 ～ 4600m 的山坡云杉林下、灌丛、草丛。

▎ 药材名 ▎
兴居如玛、居如玛、兴觉路玛（ཤེང་སྐྱུ་ར་མ），恰泡子子、恰坡孜孜（བྱ་པོ་རྩི་རྩི、བྱ་པོ་རྩི），恰坡孜孜曼巴（བྱ་པོ་རྩི་རྩི་དམན་པ）。

▎ 药用部位 ▎
全草。

▎ 功能与主治 ▎
止血，调经。用于月经不调，鼻衄等各种出血性疾病。

▎ 用量与用法 ▎
2 ～ 3g。

附 注

　　《蓝琉璃》记载"བྱ་པོ་རྩི"（掐泡子子）又名"ཤེང་སྐྱུ་ར་མ"（兴居如玛），《晶珠本草》称"བྱ་པོ་རྩི"（恰泡子），《神奇金穗》称"བྱ་པོ་རྩི"（掐泡子子），言其为调经、治淋病之药物。据《晶珠本草》记载的"བྱ་པོ་རྩི"（恰泡子）的形态看，其有两类植物，一类为"似贝母"的草本植物，另一类为"如金露梅"样的小灌木。现代文献记载的"恰泡子子"的基原极为复杂，涉及白花丹科、石竹科、罂粟科、豆科等的多种植物。现各地藏医多使用白花丹科蓝雪花属（*Ceratostigma*）植物小蓝雪花 *C. minus* Stapf ex Prain 等，与《晶珠本草》记载的"小灌木类"相符，为正品。曲花紫堇 *Corydalis curviflora* Maxim. ex Hemsl. 为文献记载的"恰泡子子"的基原之一，与其同样使用的还有具爪曲花紫堇 *C. curviflora* Maxim. ex Hemsl. subsp. *rosthornii* (Fedde) C. Y. Wu、宽裂少花黄堇 *C. pauciflora* (Steph.) Pers. var. *latiloba* Maxim.（唐古特延胡索 *C. tangutica* Peshkova），该 2 种植物的花蓝色至淡蓝色，作"恰泡子子"的代用品 ["བྱ་པོ་རྩི་རྩི་དམན་པ"（恰坡孜孜曼巴）] 使用，可能由于其形态和生境特征与《晶珠本草》记载的"生于灌木林中，花小，淡蓝色"部分相符有关。（参见"小蓝雪花""曲花紫堇""蔓茎蝇子草"条）

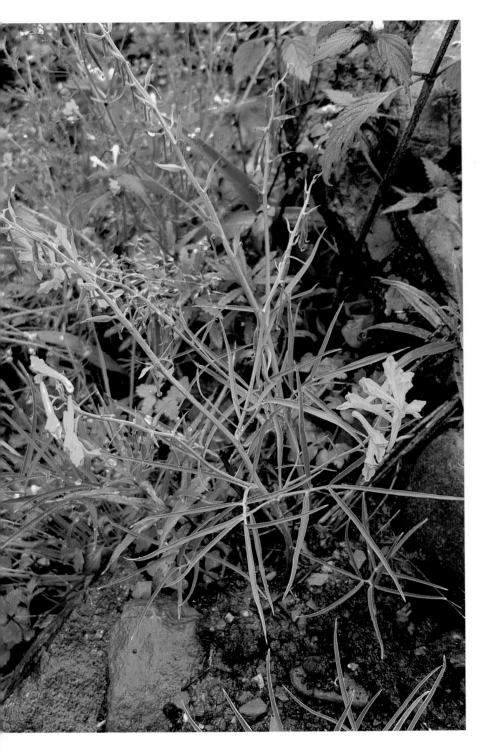

条裂黄堇

Corydalis linarioides Maixm.

罂粟科（Papaveraceae） | 紫堇属（*Corydalis*）

形态

直立草本，高 25 ~ 50cm。须根多数成簇，纺锤状肉质增粗，长达 6cm，黄色，味苦，具柄。茎 2 ~ 5，通常不分枝，有时具 1 ~ 3 分枝，上部具叶，下部裸露，基部变线形。基生叶少数，叶柄长达 14cm，基部变线形，叶片近圆形，长约 4cm，宽约 3.5cm，2 回羽状分裂，第 1 回 3 全裂，顶生裂片具柄，5 ~ 7 深裂，侧生裂片无柄，3 裂，小裂片线形，背面具白粉，有时与茎生叶同形；茎生叶通常 2 ~ 3，互生于茎上部，无柄，叶片 1 回奇数羽状全裂，全裂片 3 对，线形，长 3 ~ 6cm，宽 2 ~ 3mm，全缘，背面明显具 3 纵脉。总状花序顶生，多花，花时密集，果时稀疏；苞片下部者羽状分裂，上部者狭披针状线形，最上部者线形；萼片鳞片状，边缘撕裂状，白色，微透明；花瓣黄色，上花瓣长 1.6 ~ 1.9cm，花瓣片舟状卵形，背部鸡冠状突起，高约 2mm，自花瓣片先端稍后开始，延伸至距，距圆筒形，长 0.9 ~ 1.1cm，下花瓣倒卵形，长 0.9 ~ 1cm，背部鸡冠状突起，较上花瓣的小，内花瓣提琴形，长 7 ~ 8mm，爪与花瓣片近等长；雄蕊束长 6 ~ 7mm，花药小，长圆形，花丝披针形，蜜腺体贯穿距的 1/2；子房狭椭圆状线形，长 4 ~ 5mm，花柱长 2 ~ 3mm，先端弯曲，柱头双卵形，上端具 2 乳突。蒴果长圆形，长约 1.2cm，直径（1.5 ~ ）2mm，成熟时自果梗基部反折。种子 5 ~ 6，排成 1 列，近圆形，直径约 1.5mm，黑色，具光泽。花果期 6 ~ 9 月。

▌ 分布 ▌

分布于我国甘肃（迭部、碌曲、卓尼、岷县、夏河、榆中、西固、天祝）、青海（祁连、大通、门源、海晏、互助、同德、久治、囊谦等）、四川（红原、松潘、马尔康、金川、小金、康定、甘孜、白玉）、西藏（昌都、林芝、拉萨、比如等）、陕西、宁夏。

▌ 生境 ▌

生长于海拔 2100 ~ 4700m 的林下、林缘、灌丛、草坡、石缝中。

▌ 药材名 ▌

贾大丝哇、甲打丝哇、加达丝哇（ རྒྱ་སྟག་ཟིལ་བ ），达尔亚干（ དར་ཡ་ཀན ）。

▌ 药用部位 ▌

全草。

▌ 功能与主治 ▌

清热，止痛。用于传染病之热症；外用于疮疖痈肿，顽癣，皮炎，毒蛇咬伤。

▌ 用量与用法 ▌

1.5 ~ 3g。内服煎汤，或入丸、散剂。外用适量，研末调敷患处。

附 注

　　《晶珠本草》中记载有"སྡོང་རི་ཟིལ་བ"（东日丝吧、当日丝哇），言其为治疫疠、热类疾病之药物，根据生境和花色划分为 7 种。现代文献记载的"东日丝吧"类的基原涉及紫堇属（*Corydalis*）的 20 余种植物，也大致分为东日丝哇、桑格丝哇、贾大丝哇、木琼丝哇、玉珠丝哇、东木纳合丝哇、扎桑丝哇等 7 种，但不同文献对"东日丝哇"类的不同种类的基原有不同观点。文献记载条裂黄堇 *C. linarioides* Maxim. 为"རྒྱ་སྟག་ཟིལ་བ"（贾大丝哇）的基原之一，同样作"贾大丝哇"基原的还有粗糙黄堇 *C. scaberula* Maxim.、班花黄堇 *C. conspersa* Maxim.、卡拉黄堇 *C. clarkei* Prain（该种未见《中国植物志》记载）、圆穗紫堇 *C. chrysosphaera* Marq. et Shaw（金球黄堇 *C. boweri* Hemsl.）、扇苞黄堇 *C. rheinbabeniana* Fedde、粗毛黄堇 *C. pseudoschlechteriana* Fedde（阿敦紫堇 *C. atuntsuensis* W. W. Smith）、密穗黄堇 *C. densispica* C. Y. Wu 等。（参见"粗糙黄堇""金球黄堇""拟锥花黄堇"条）

　　《晶珠本草》另条记载有"དར་ཡ་ཀན"（达尔亚干），言"达尔亚干"系象雄语，意为"甘露或良药"，并指出"达尔亚干"包括"特指的达尔亚干"（书中详述了 2 种）和"对症而用的诸种达尔亚干"（书中共列举了 25 种，包括植物药、动物药和矿物药，各种的功效不同，强调"要对症而用"）。文献记载，青海藏医将条裂黄堇 *C. linarioides* Maxim.、豆科植物东俄洛黄芪 *Astrgalus tongolensis* Ulbr.，或将十字花科植物独行菜 *Lepidium apetalum* Willd.、垂果南芥 *Arabis pendula* L. 等作"达尔亚干"药用，用于接骨、止关节疼痛，外用消肿止痒。（参见"东俄洛黄耆""垂果南芥""独行菜"条）

远志黄堇

Corydalis polygalina Hook. f. et Thoms.

| 罂粟科（Papaveraceae） | 紫堇属（*Corydalis*） |

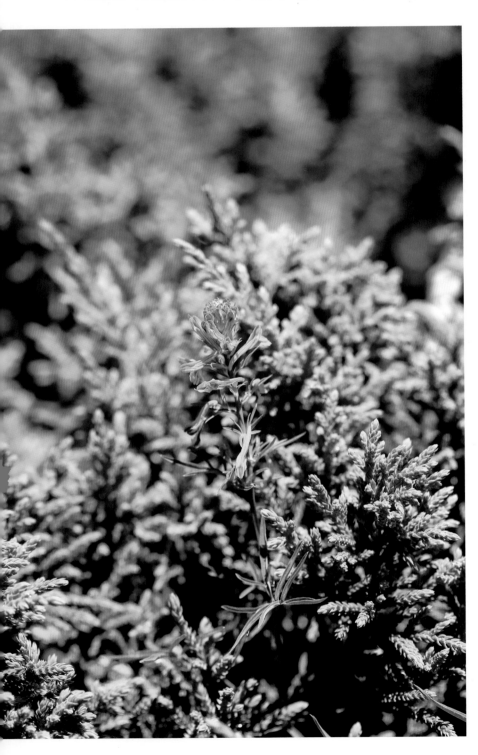

形态

无毛草本，高 10 ～ 40cm。根长，渐狭，明显具柄。茎分枝或不分枝，上部具叶，下部裸露，基部变细。基生叶羽状分裂，裂片 2 ～ 3 对，下部裂片 3 深裂；茎生叶 2 ～ 4，互生于茎上部，近无柄，叶片宽卵形，长 3 ～ 6cm，1 回奇数羽状全裂，全裂片（2 ～）4 ～ 6 对，疏离，线形，长 2 ～ 3cm，通常不分裂或下部裂片 3 ～ 5 裂，具 3 纵脉。总状花序顶生和腋生，长 3 ～ 4cm，果时延长，有 8 ～ 15 花；苞片最下部者羽状 3 ～ 5 裂，向上裂片渐减，最上部者披针形，全缘；花梗通常比苞片长；萼片鳞片状，白色，膜质，具不规则的浅裂；花瓣黄色，具暗紫色的斑点或呈紫色，上花瓣长 1.4 ～ 1.6cm，花瓣片卵形，先端具短尖，背部具淡绿色矮鸡冠状突起，距圆筒形，与花瓣片近等长或略长，下花瓣倒卵形，长 6 ～ 7mm，鸡冠同上花瓣，内花瓣提琴形，长 6 ～ 7mm，花瓣片先端圆，绿色，具 1 侧生

囊，爪楔形，与花瓣片近
等长；雄蕊束长约 6mm，
花药长圆形，花丝披针形，
蜜腺体贯穿距的 1/2；子房
狭椭圆形，长约 3mm，花
柱长约 2mm，柱头双卵形，
上端具 2 乳突，两侧各具 3
乳突。蒴果长圆形或狭倒
卵形，长 5 ~ 10mm，成熟
时自果梗基部反折，排列
于果轴一侧，具 2 ~ 5 种子。
花果期 6 ~ 8 月。

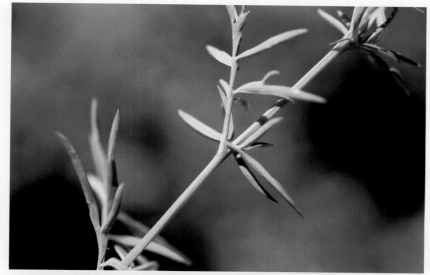

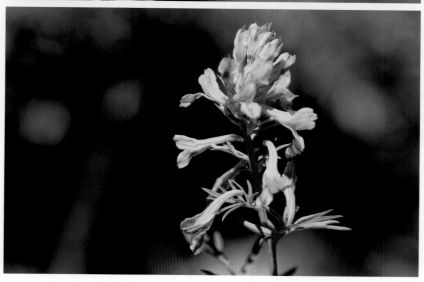

▌ 分布 ▌

分布于我国西藏（南木林、
加查、错那、丁青、拉孜）。
不丹、印度东南部、尼泊
尔东部也有分布。

▌ 生境 ▌

生长于海拔 4400 ~ 4900m
的山坡、山顶灌丛或石缝
中。

▌ 药材名 ▌

介巴铜达（ རྒྱལ་པ་དོང་བདག ་、 སྐྱེས་པ་དོང་བདགས ）。

▌ 药用部位 ▌

全草。

▌ 功能与主治 ▌

止血，接骨，固骨。用于各种外伤出血，疮疡。

附 注

　　《迪庆藏药》记载，苍山黄堇 C. delavayi Franch.、小距紫堇 C. appendiculata Hand.-Mazz. 为
"རྒྱལ་པ་དོང་བདག"（介巴铜达）的基原。据《中国藏药植物资源考订》记载，"介巴铜达"之名见于《藏
医藏药初步调查》（1965，内部资料），似未见藏医药古籍中有记载。据文献记载，西藏藏医也以
远志黄堇 C. polygalina Hook. f. et Thoms. 等作"介巴铜达"使用。（参见"帕里紫堇"条）

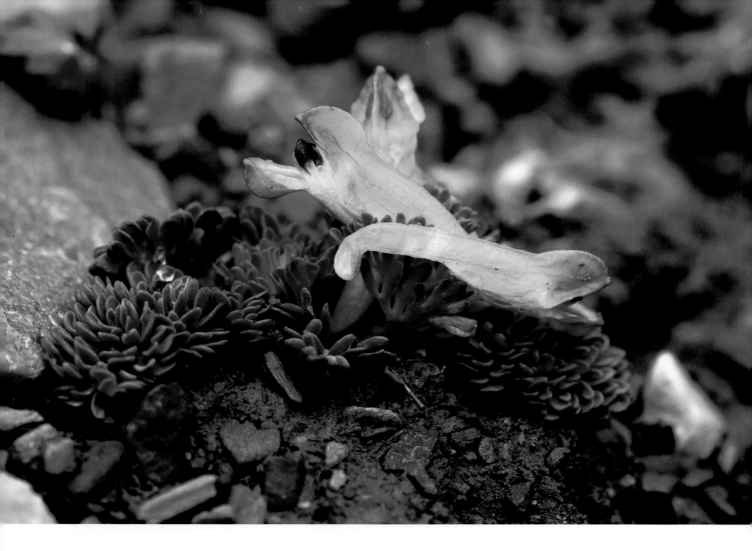

暗绿紫堇

Corydalis melanochlora Maxim.

| 罂粟科（Papaveraceae） | 紫堇属（*Corydalis*） |

形态

无毛草本，高 5 ~ 18cm。须根多数成簇，棒状肉质增粗，长达 6cm，上部直径约 3mm，向下渐狭，具少数细根，黄褐色。根茎短，具鳞茎；鳞片数枚，覆瓦状排列，褐色，椭圆形，长约 1.5cm，宽约 5mm，肉质。茎 1 ~ 5，不分枝，上部具叶，下部裸露，基部线形。基生叶 2 ~ 4，叶柄长达 10cm，叶片宽卵形或狭卵形，长 2 ~ 3.5cm，宽 1.5 ~ 2cm，3 回羽状全裂，全裂片下部者具柄，上部者近无柄或无柄，轮廓圆形，互生，3 全裂或深裂，小裂片不等的 2 ~ 3 浅裂，披针形或宽线形；茎生叶 2，生于茎上部，通常近对生，具短柄或无柄，其他与基生叶相同，但裂片较疏离。总状花序顶生，有 4 ~ 8 花，密集近于伞形，长 2 ~ 3cm；苞片指状全裂，裂片多数，狭倒披针形，长 0.5 ~ 1.5cm；花梗纤细，比苞片稍短；萼片小，近圆形，呈撕裂状，微透明；花瓣天蓝色，上花瓣长 2 ~ 2.5cm，花瓣片舟状卵形，背部具鸡冠状突起，距圆筒形，长 1.3 ~ 1.5cm，末端钝，略下弯，下花瓣长 1 ~ 1.2cm，具爪，内花瓣长约 1cm，花瓣片倒卵状长圆形，先端深紫色，基部 2 耳垂，爪线形，略短于花瓣片；花丝狭卵形，膜质，长约 0.8cm；子房线形，长 5 ~ 6mm，胚珠 2 列，花柱细，长约 3mm，柱头近肾形，先端具 6 乳突。蒴果（未成熟）狭椭圆形，长 6 ~ 7mm，直径 1.5 ~ 1.8mm，具 5 ~ 6 种子，成熟时自果梗先端反折。花果期 6 ~ 9 月。

▌ 分布 ▌

分布于我国甘肃（肃南、天祝、岷县、迭部）、青海东部（祁连、大通、贵南、泽库、同德、河南）、四川（若尔盖、松潘、德格、雅江、康定）、西藏（当雄）。

▌ 生境 ▌

生长于海拔（2850 ~ ）3900 ~ 4500（ ~ 5500）m 的高山草甸、流石滩。

▌ 药材名 ▌

玉珠丝哇（གཡུའ་འབྲུག་ཟིལ་པ），东日丝巴、东日丝哇、东日丝吧、当日丝哇（སྟོང་རི་ཟིལ་པ）。

▌ 药用部位 ▌

全草。

▌ 功能与主治 ▌

玉珠丝哇：清"赤巴"热、隐热。用于流行性感冒，传染性热病，潜伏热症，宿热。

东日丝哇：清热解毒，止血镇痛，活血散瘀，祛风利气。用于热性病，肝病，脉病，血热，肝炎，高血压，瘫痪，跌打损伤等。

▌ 用量与用法 ▌

5 ~ 9g。

附 注

《度母本草》中记载有"སྟོང་རི་ཟིལ་པ"（东日丝巴）。《晶珠本草》记载"སྟོང་རི་ཟིལ་པ"（当日丝哇）为治疫疠、热类疾病之药物，其种类较多，按生境和花色主要分为"东日丝巴""ཤང་གི་ཟིལ་པ"（桑格丝哇）、"གཡུའ་འབྲུག་ཟིལ་པ"（玉珠丝哇）等 7 类，其中"玉珠丝哇"花蓝色，生于河川、山沟。现代文献中记载的"ཟིལ་པ"（丝哇）类的基原涉及紫堇属（Corydalis）的多种植物，不同文献对各品种的基原有不同观点，各品种的基原种类也存在交叉。对于"གཡུའ་འབྲུག་ཟིལ་པ"（玉珠丝哇）的基原，不同文献记载有暗绿紫堇 C. melanochlora Maxim.、克什米尔紫堇 C. cashmeriana Royle、草黄花紫堇 C. straminea Maxim. ex Hemsl.（草黄堇）、天葵叶紫堇 C. balfouriana Diels（波密紫堇 C. pseudo-adoxa C. Y. Wu et H. Chuang）、广布紫堇 C. conspersa Maxim.（斑花黄堇）、美丽紫堇 C. adrienii Prain。有观点认为，暗绿紫堇 C. melanochlora Maxim.、克什米尔紫堇 C. cashmeriana Royle 与《晶珠本草》记载的"玉珠丝哇"的生境和花色基本相符，应为正品。也有文献记载，暗绿紫堇 C. melanochlora Maxim. 为"当日丝哇"的基原之一。（参见"拟锥花黄堇""铺散黄堇""斑花黄堇""无冠紫堇"条）

《中国植物志》记载，克什米尔紫堇 C. cashmeriana Royle 为一广义种，在我国并无分布，我国分布的为藏南紫堇 C. jigmei C. E. C. Fisch. et K. N. Kaul、无冠紫堇 C. ecristata (Prain) D. G. Long，该 2 种的花瓣均为蓝色。

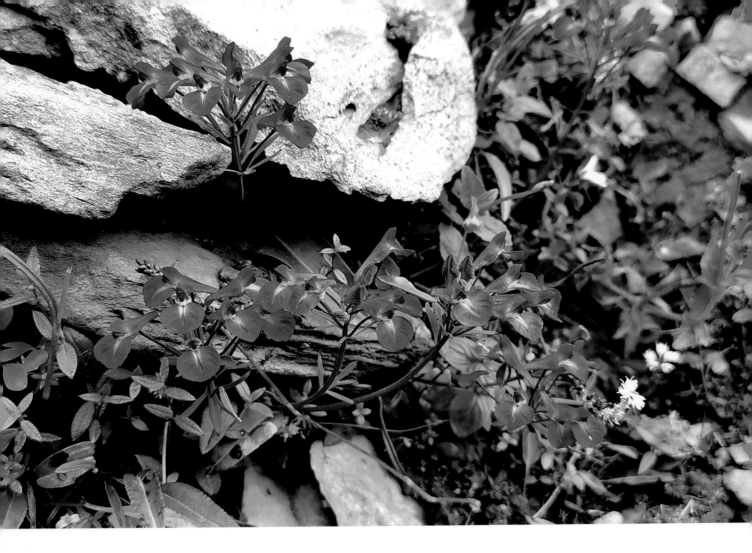

无冠紫堇

Corydalis ecristata (Prain) D. G. Long

| 罂粟科（Papaveraceae） | 紫堇属（*Corydalis*） |

▌ 形态 ▌

矮小草本，高 5~10cm。须根多数成簇，纺锤状、肉质，长 0.4 ~ 1.5cm，直径 2 ~ 3mm，末端线状延长，具纤维状细根。根茎短；具鳞茎；鳞片数枚，宽卵形，长 4 ~ 6mm，宽 3 ~ 4mm，覆瓦状排列，近肉质，干时褐色。茎柔弱，不分枝，裸露，近基部变细。基生叶少数，叶柄纤细，长 4 ~ 6cm，基部变细，叶片 2 回三出分裂，第 1 回裂片具短柄，第 2 回深裂片狭椭圆形，长 4 ~ 8mm；茎生叶 1，生于茎上部，无叶柄，叶片羽状深裂，裂片条形，长 0.5 ~ 1.3cm。总状花序顶生，长 2 ~ 3.5cm，有 2 ~ 5（~ 6）花，近伞房状排列；苞片羽状深裂至 3 浅裂，裂片条形；花梗纤细，明显长于苞片；萼片极小，边缘撕裂状；花瓣蓝色，上花瓣长 1.3 ~ 1.8cm，花瓣片舟状卵形，鸡冠状突起无或极矮，距圆筒形，略长于花瓣片，稍向下弯曲，下花瓣长 1 ~ 1.4cm，花瓣片近圆形，直径 0.6 ~ 1.1cm，先端具钝尖头，无鸡冠状突起，爪楔状条形，内花瓣提琴形，长 0.7 ~ 1cm，花瓣片长圆形，具 1 侧生囊，爪狭楔形，比瓣片短；雄蕊束长 6 ~ 8mm，花药极小，花丝下部狭

椭圆形，上部线形；子房
线形，长 4 ~ 6mm，胚珠
数枚，排成 1 列，花柱纤细，
稍短于子房，先端弯曲，
柱头双卵形，具 8 乳突。
蒴果披针形，长 5 ~ 7mm，
直径 1.6 ~ 2mm，种子约
10，成熟时自果梗先端反
折。花果期 6 ~ 9 月。

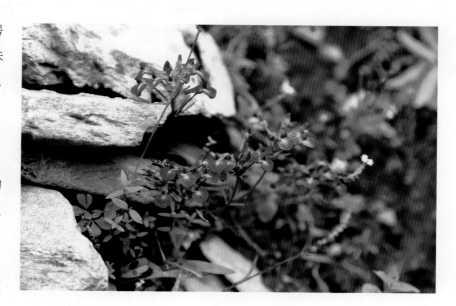

分布

分布于我国西藏南部（亚
东、错那、吉隆）。

生境

生长于海拔 3300 ~ 4700m 的山顶石缝、山坡岩石上。

药材名

协诚莪代哇（ མེ་ཏོག་ཐུན་དུ་ག ）。

药用部位

全草。

功能与主治

清热解毒。用于温病时疫，流行性感冒。

附 注

　　《月王药诊》《四部医典》等记载有治瘟疫之药物"དུག"（代哇）。《蓝琉璃》言"代哇"分为草、水、树 3 类。《晶珠本草》将"དུག"（代哇）归于"旱生草类药物"的"花类药物"中，言其为治疫疬、脉病及胆病之药物，同样分为草 ["སྔོ་དུག"（莪代哇）]、水 ["ཆུ་དུག"（曲代哇）]、木 ["ཤིང་དུག"（相代哇）] 3 类。现代文献记载的"代哇"类的基原涉及多科多属植物，其中"草类"（莪代哇）的基原有龙胆科的獐牙菜属（*Swertia*）等多个属、罂粟科紫堇属（*Corydalis*）植物，"水类"（曲代哇）的基原有菊科紫菀属（*Aster*），"木类"（相代哇）的基原有杨柳科杨属（*Populus*）植物，不同文献对各类"代哇"的基原有争议，各地藏医习用的种类也有所不同。据文献记载，无冠紫堇 *C. ecristata* (Prain) D. G. Long 为西藏藏医习用的"草类"（莪代哇）的基原之一。《中国藏药植物资源考订》认为，据《四部医典系列挂图全集》的附图来看，紫堇属植物并非《蓝琉璃》记载的"草类"（莪代哇），宜称"མེ་ཏོག་སྔོ་དུག"（协诚莪代哇，即《晶珠本草》记载的"莪代哇"之意）。（参见"鳞叶紫堇""华北獐牙菜""紫菀""须弥紫菀"条）

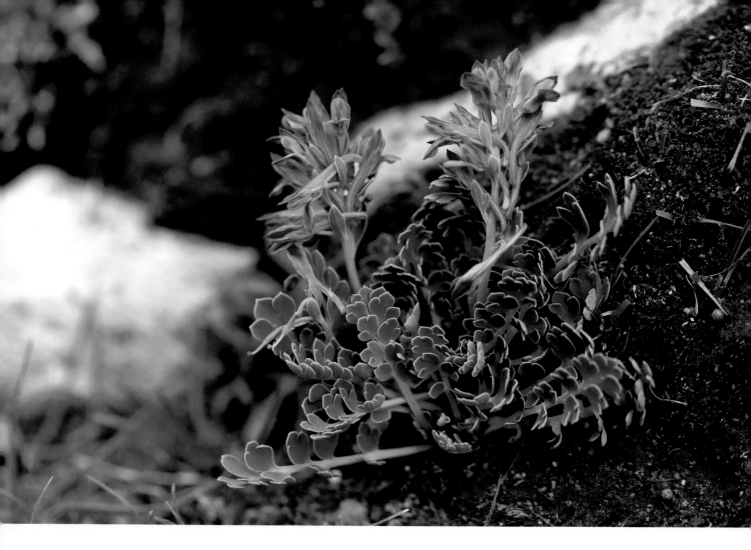

迭裂黄堇

Corydalis dasyptera Maxim.

| 罂粟科（Papaveraceae） | 紫堇属（*Corydalis*） |

形态

多年生铅灰色草本，高 10 ~ 30cm。主根粗大，长 10 ~ 15cm，直径 1cm，老时多少呈鸡爪状或马尾状分裂，先端常具多头的根茎。根茎长 2 ~ 10cm，直径 2 ~ 3mm，上部具淡棕色鳞片和叶柄残基。茎 1 至多条，发自基生叶叶腋，花葶状，无叶或具 1 ~ 3 退化的苞片状叶。基生叶多数，长 10 ~ 15cm；叶柄约与叶片等长，基部鞘状宽展；叶片长圆形，1 回羽状全裂，羽片 5 ~ 7 对，无柄，近对生至对生，通常较密集，彼此叠压，宽卵形，长 1.2 ~ 1.6cm，宽 1cm，3 深裂，裂片卵圆形或倒卵形，先端圆钝。总状花序多花、密集；下部苞片长约 2cm，宽 1cm，羽状深裂，上部苞片具齿至全缘，全部长于花梗；花梗长约 1cm，果期下弯；萼片小，椭圆形，具齿；花污黄色，直立或斜伸，后渐平展，外花瓣龙骨状突起部位带紫褐色，具高而全缘的鸡冠状突起；上花瓣长约 2cm，鸡冠状突起延伸至距中部，距约与瓣片等长，圆筒形，末端稍下弯，蜜腺体约长达距的 1/2；下花瓣稍向前伸出，瓣片近爪处下弯，爪宽展，下凹；内花瓣具粗厚的鸡冠状突起，爪稍短于瓣片；雄蕊束披针形，向上渐狭；子房长圆形，稍长于花柱；柱头扁四方形，先端 2 裂，具 2 短柱状突起，两侧基部下延。蒴果下垂，长圆形，长 1 ~ 1.4cm，宽 2.5 ~ 3.5mm；种子少数，1 列，近圆形，直径约 2.5mm，种阜小，宽卵形，紧贴种子。

▍ 分布 ▍

分布于我国甘肃南部至西南部（酒泉、肃南、迭部、夏河）、青海北部至南部（大通、祁连、囊谦、积石）、四川北部（松潘、若尔盖）、西藏（昌都、拉孜）。

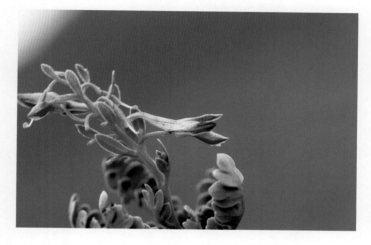

▍ 生境 ▍

生长于海拔 2700 ~ 4800m 的高山草地、流石滩、疏林下。

▍ 药材名 ▍

古轴、古椎、格周（ক্রু་ডুম་），格周色哇、格周丝哇（ক্রু་ডুম་ধর་བ་），塞保古椎（ধར་པོ་ক্রু་ডুম་），塞保古椎门巴、赛吾勾斋满巴（ধར་པོ་ক্রু་ডুম་ণমན་པ་）。

▍ 药用部位 ▍

全草。

▍ 功能与主治 ▍

清热解毒，愈创，续脉。用于瘟病时疫，腑热症，创伤。

▍ 用量与用法 ▍

2 ~ 4g。内服研末，或入丸、散剂。

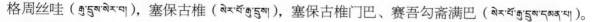

附 注

《晶珠本草》记载有"ক্রু་ডুম་"（古轴），言其分为上品 ["ধর་པོ་ক্রু་ডুম་"（塞保古椎）、"ক্রু་ডুম་ধর་བ་"（格周色哇、格周丝哇）] 和下品 ["ধুম་ঘ་ক্রু་ডুম་"（董布古椎）、"ধར་པོ་ক্রু་ডুম་ণমན་པ་"（塞保古椎门巴）]。现代文献记载的"古轴"类的基原涉及龙胆科獐牙菜属（*Swertia*）和黄秦艽属（*Veratrilla*）、罂粟科紫堇属（*Corydalis*）、菊科千里光属（*Senecio*）的多种植物，但不同文献关于其上、下品的基原有不同的观点。各文献记载的"古椎"及其上品或下品的基原有迭裂黄堇 *C. dasyptera* Maxim.、红花紫堇 *C. livida* Maxim.（*C. punicea* C. Y. Wu）、多茎獐牙菜 *Swertia multicaulis* D. Don、华北獐牙菜 *Swertia wolfangiana* Grüning、黄花獐牙菜 *Swertia kingii* Hook. f.、黄秦艽 *V. baillonii* Franch.、红舌千里光 *Senecio rufus* Hand.-Mazz.[橙舌狗舌草 *Tephroseris rufa* (Hand.-Mazz.) B. Nord.]、千里光 *Senecio scandens* Buch.-Ham. ex D. Don 等 10 余种。（参见"高獐牙菜""橙舌狗舌草""千里光"条）

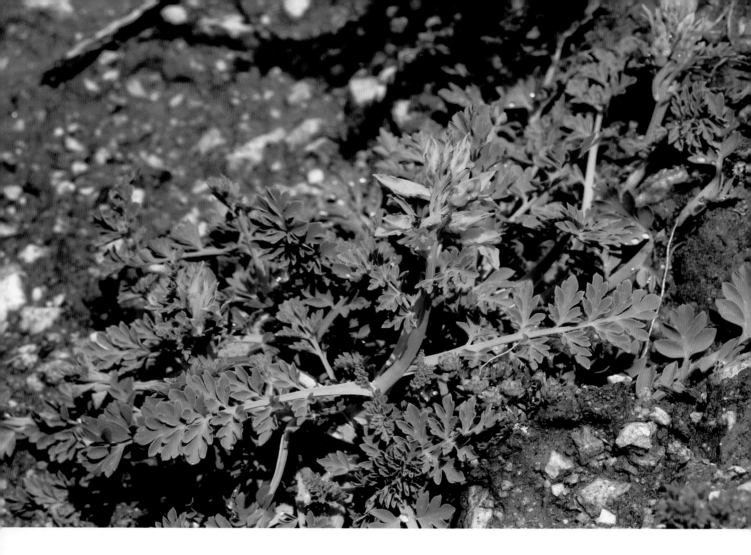

银瑞

Corydalis imbricata Z. Y. Su et Lidén（齿苞黄堇 *C. denticulato-bracteata* Fedde）

| 罂粟科（Papaveraceae） | 紫堇属（*Corydalis*） |

▌ 形态 ▌

多年生铅灰色草本，高 15 ～ 20cm。主根长约 9cm，直径 5 ～ 10mm，老时多少扭曲，颈部具少数鳞片。茎具叶，不分枝或少分枝，通常长于基生叶。基生叶长 8 ～ 12cm，叶柄短于叶片，基部多少鞘状宽展，叶片长圆形，长 6 ～ 8cm，宽 1.8 ～ 2.2cm，1 回羽状全裂，羽片 5 ～ 7 对，互生至近对生，长 1 ～ 1.2cm，宽 0.9 ～ 1.2cm，上部的较密集，通常彼此叠压，3 深裂，有时顶生裂片再 3 裂，裂片宽卵形或倒卵形，分离或彼此叠压；茎生叶与基生叶相似。花序总状，多花，密集，先近直立，后平展；下部苞片长 10 ～ 15mm，宽 5 ～ 7mm，羽状分裂，其余苞片披针形，长约 8mm，宽 3mm，全部苞片边缘具乳突状骨质小齿；花梗长约 5mm，果期长约 10mm，下弯；花细瘦，污黄色，外花瓣龙骨状突起部位紫褐色，渐尖，近具短尖，具浅鸡冠状突起或无；萼片极小，具齿，早落；上花瓣长 1.4 ～ 2cm，距圆筒形，约与瓣片等长，末端稍下弯，蜜腺体约贯穿距长的 2/3；下花瓣长约 8mm，瓣片常下弯，爪约与瓣片等长；内花瓣长约 7mm，爪纤细，约与瓣片等长；雄蕊束披针形；

子房圆柱形，约与纤细的
花柱等长，柱头四方形，
前端具4乳突，两侧基部
下延。蒴果腊肠状，下垂，
长7～8mm，宽2mm，具
1列种子。

分布

分布于我国西藏东部和中
部（拉萨、日喀则、江达、
丁青、打隆）。

生境

生长于海拔3800～5044m
的多石山坡、草甸、河滩
湿地。

药材名

陆额、陆恩、禄恩、隆额、
银端（ལུག་རང），扎桑、抓桑、
抓商（སྲ་བཟང），札桑丝哇
（སྲ་བཟང་ཤིག་བ）。

药用部位

全草。

功能与主治

凉血，解毒，利尿。用于
各种出血，四肢疼痛，湿热，
水肿。

用量与用法

1～2g。内服研末，或入丸、散剂。外用适量。

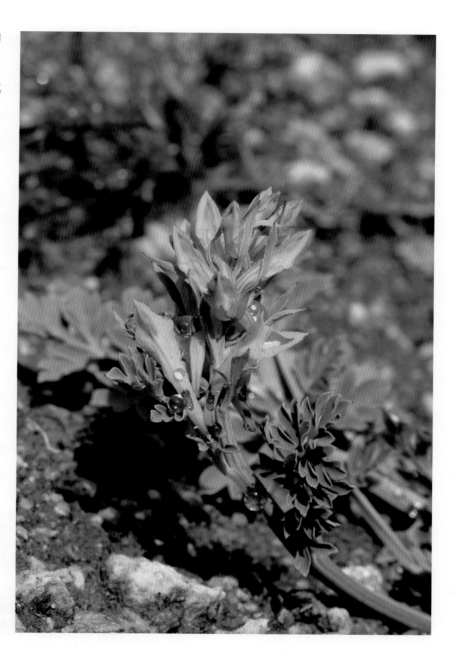

附注

《四部医典》《蓝琉璃》《度母本草》《晶珠本草》等记载有"ལུག་རང"（陆额），言其为散
四肢肿胀之药物；《论药性味琉璃明镜》记载其花有黄、白2种。《四部医典系列挂图全集》第
二十九图中有"陆额"的附图（53号图），其汉译本译注为"一种紫堇"，其图所示植物确似
紫堇属（*Corydalis*）植物。现代文献记载的西藏藏医所用"陆额"的基原为罂粟科植物齿苞黄堇

C. denticulato-bracteata Fedde、散穗黄堇 *C. paniculata* C. Y. Wu et Chuang（拟锥花黄堇 *C. hookeri* Prain），青海藏医以灰绿黄堇 *C. adunca* Maxim. 作"陆额"使用，但上述 3 种植物的形态均与《晶珠本草》所载"叶如山罂粟"的形态不同。有文献记载，在西藏广泛分布的皱波黄堇 *C. crispa* Prain 也为"隆额"的基原之一。《西藏藏标》以"ལྡུམ་སྔོན།/ 陆额 / 陆额"之名收载了齿苞黄堇 *C. denticulato-bracteata* Fedde（*C. wuzhengyiana* Z. Y. Su et Lidén）。（参见"拟锥花黄堇""灰绿黄堇""皱波黄堇""齿苞黄堇"条）

　　《中国植物志》记载有银瑞 *C. imbricata* Z. Y. Su et Lidén、齿苞黄堇 *C. wuzhengyiana* Z. Y. Su et Lidén（分布于四川理塘以及西藏东部的左贡、八宿），并将 *C. denticulato-bracteata* Fedde 作为该 2 种的异名，即认为《西藏植物志》（第二卷）记载的 *C. denticulato-bracteata* Fedde 包括了银瑞 *C. imbricata* Z. Y. Su et Lidén 和齿苞黄堇 *C. wuzhengyiana* Z. Y. Su et Lidén 2 个种。《中华本草·藏药卷》记载齿苞黄堇产于西藏大部分地区，从其分布来看，上述文献记载的作"陆额"使用的齿苞黄堇 *C. denticulato-bracteata* Fedde 应包括银瑞 *C. imbricata* Z. Y. Su et Lidén。《中国藏药植物资源考订》也认为《四部医典系列挂图全集》中"陆额"的附图与银瑞 *C. imbricata* Z. Y. Su et Lidén 或齿苞黄堇 *C. wuzhengyiana* Z. Y. Su et Lidén 较为相似，应以该 2 种为正品。

　　也有部分文献记载银瑞 *C. imbricata* Z. Y. Su et Lidén 作"ཛ་བཟང་།"（扎桑）或"ཛ་བཟང་རིལ་བ།"（札桑丝哇）的基原。"ཛ་བཟང་།"（扎桑）为《蓝琉璃》在"药物补述"中记载的清热解毒、治血分疾病之药物；《晶珠本草》将其作"ཤུག་རིལ་བ།"（东日丝哇）类的一种（共有 7 种）。现代文献记载的"扎桑"或"札桑丝哇"的基原也为紫堇属植物，但该药物与"陆额"不同。（参见"糙果紫堇"条）

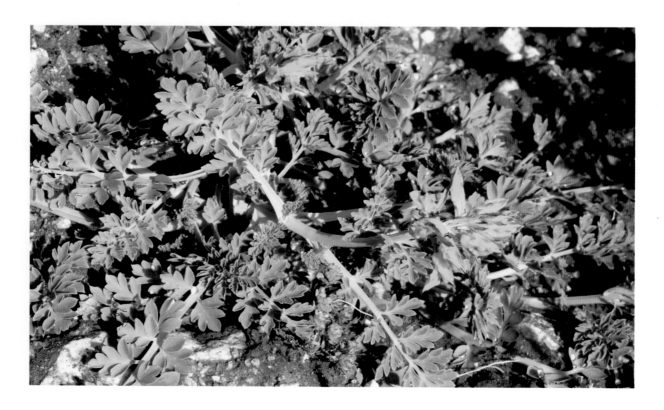

齿苞黄堇

Corydalis wuzhengyiana Z. Y. Su et Lidén（*C. denticulato-bracteata* Fedde）

罂粟科（Papaveraceae）　　　　紫堇属（*Corydalis*）

▌ 形态 ▌

铺散草本，高 20～30cm。主根粗大，长约 25cm，直径 1.5cm，多少纵裂，具多头根茎。根茎长约 5cm，直径 3～5mm，疏生卵圆形褐色鳞片。茎自基部铺散分枝，具叶。基生叶长 10～15cm，叶柄长 4～6cm，基部鞘状宽展，具膜质边缘，叶片长圆形，宽 2～2.8cm，1 回羽状全裂，羽片 5～7 对，长 1.5～2cm，宽 0.8～1.5cm，3～5 深裂，裂片卵圆形或倒卵形，常彼此叠压，边缘常具乳突状骨质小齿；茎生叶与基生叶同形，较疏离。花序总状，多花，密集，先近直立，后平展和疏离；苞片披针形，长约 1.5cm，多少分裂或不分裂，基部以上的全缘，渐小，全部具乳突状骨质小齿；花梗粗短，长约 5mm，果期长约 7mm，下弯；花黄色或污黄色，外花瓣龙骨状突起部位带紫褐色，瓣片较宽展，渐尖，具鸡冠状突起；上花瓣长约 1.8cm，距圆筒形，多少弧形下弯，与瓣片近等长或稍长，蜜腺体贯穿

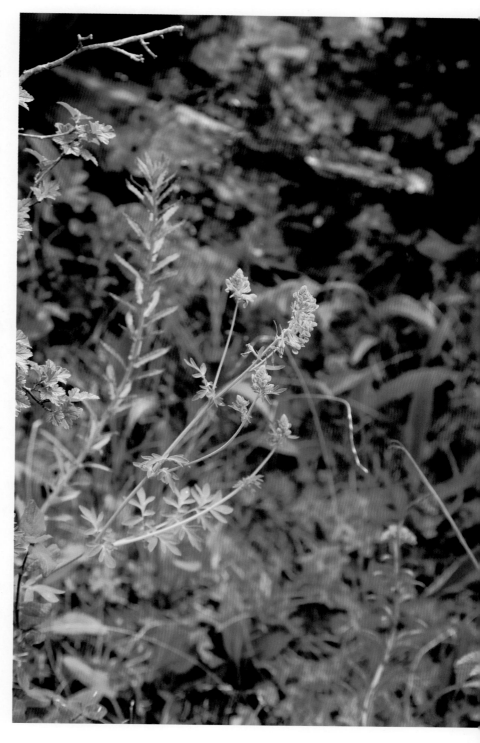

距长 1/2 以上；下花瓣长约 1cm，爪约与瓣片等长；内花瓣长约 7mm，爪倒卵状披针形，与瓣片近等长；雄蕊束披针形，下部较宽展，舟状下凹；柱头扁四方形，先端具 4 乳突。蒴果倒卵形，下垂，长约 7mm，宽约 3mm，通常具 2 列种子。

▌分布▌

分布于我国西藏东部（左贡、八宿）、四川西部（理塘）。

▌生境▌

生长于海拔 3800 ~ 4100m 的多石山坡、河滩地。

▌药材名▌

陆额、禄恩、隆额、银端（ལུག་རང་།）。

▌药用部位▌

全草。

▌功能与主治▌

凉血，解毒，镇"隆"性疼痛。用于中毒症，狂犬病，四肢发热、肿胀等。

▌用量与用法▌

2 ~ 3g。内服研末，或入丸、散剂。外用适量。

附 注

《四部医典》《度母本草》《晶珠本草》等记载有"ལུག་རང་།"（陆额）；《论药性味琉璃明镜》记载其花有黄、白 2 种。现代文献记载的"陆额"的基原涉及紫堇属（*Corydalis*）的多种植物，包括齿苞黄堇 *C. denticulato-bracteata* Fedde（叶 1 回羽状全裂，花黄色）、皱波黄堇 *C. crispa* Prain（叶三回三出，花黄色）等。据《晶珠本草》记载的"叶如山罂粟"的形态来看，皱波黄堇 *C. crispa* Prain 与之更相似。《西藏藏标》以"ལུག་རང་།/ 陆额 / 陆额"之名收载了齿苞黄堇 *C. denticulato-bracteata* Fedde。（参见"皱波黄堇"条）

《中国植物志》记载的齿苞黄堇的拉丁学名为 *C. wuzhengyiana* Z. Y. Su et Lidén（分布于四川理塘及西藏左贡、八宿），将 *C. denticulato-bracteata* Fedde 作为 *C. wuzhengyiana* Z. Y. Su et Lidén 和银瑞 *C. imbricata* Z. Y. Su et Lidén 的异名；即认为《西藏植物志》（2：302）记载的 *C. denticulato-bracteata* Fedde 包括了银瑞 *C. imbricate* Z. Y. Su et Lidén 和齿苞黄堇 *C. wuzhengyiana* Z. Y. Su et Lidén 2 个种。《中华本草·藏药卷》记载齿苞黄堇产于西藏大部分地区，从其分布来看，文献记载的"齿苞黄堇 *C. denticulato-bracteata* Fedde"可能系指银瑞 *C. imbricata* Z. Y. Su et Lidén 或齿苞黄堇 *C. wuzhengyiana* Z. Y. Su et Lidén。

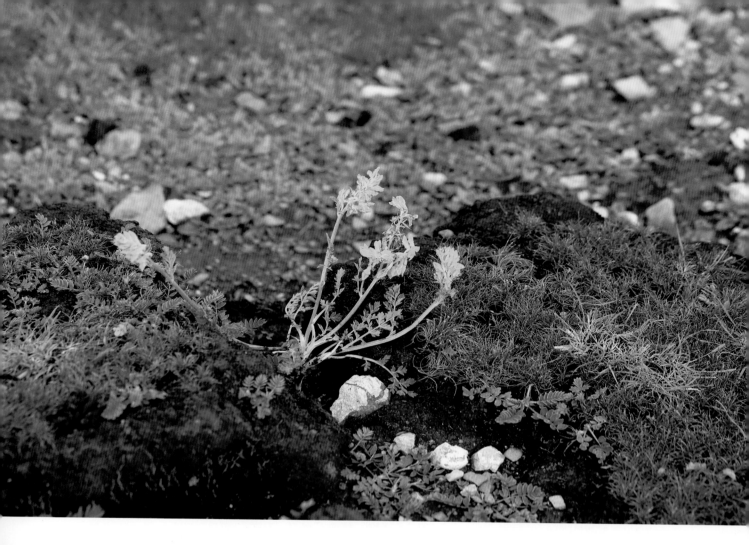

拟锥花黄堇

Corydalis hookeri Prain

| 罂粟科（Papaveraceae） | 紫堇属（*Corydalis*） |

形态

多年生丛生草本，高 8 ~ 50cm。主根圆柱形，长约 5cm，直径 3 ~ 5mm，具单头或多头的根茎。根茎较细，长 1 ~ 3cm，散生褐色披针形鳞片。茎具叶，分枝。基生叶多数，长 8 ~ 10cm；叶柄约与叶片等长，基部鞘状宽展；叶片 2 回羽状全裂，1 回羽片 5 ~ 7，具短柄，2 回羽片约 3，顶生的较大，3 裂，侧生的较小，2 ~ 3 裂，裂片倒卵形，长 3 ~ 4mm，宽 2 ~ 3mm，具短尖。茎生叶 3 ~ 5，互生，具短柄，叶片与基生叶同形。总状花序生枝先端，常组成复总状圆锥花序。苞片披针形至线形，稍长于花梗，下部的羽状分裂或具缺刻，边缘有时具半透明的骨质小齿。萼片卵圆形或近三角形，长 1 ~ 1.5mm，具齿。花污黄色，斜伸或平展。外花瓣渐尖，具或不具鸡冠状突起，但鸡冠状突起不伸出瓣片先端。上花瓣长 1.5 ~ 1.8（~ 2）cm，距圆筒形，约与瓣片等长，蜜腺体约贯穿距长的 1/2，下花瓣长约 1cm，基部渐狭，内花瓣倒卵状长圆形，具粗厚的鸡冠状突起，爪稍短于瓣片。雄蕊束卵圆状披针形，具 3 纵脉。柱头扁四方形，前端具 4 短柱状

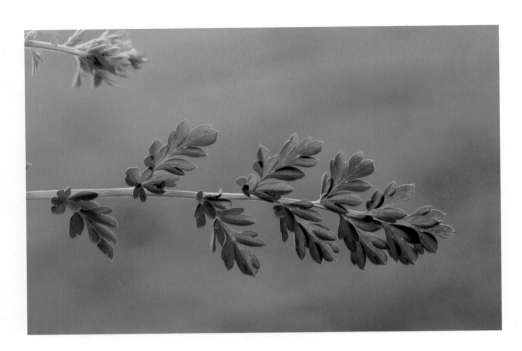

突起，两侧基部稍下延。蒴果卵圆形或长圆形，长 6 ~ 8mm，宽 2 ~ 3（~ 4）mm，具 2 ~ 4 种子；种子近肾形，黑亮、平滑，直径约 2mm，种阜小，菌丝状，紧贴种子。

▌ 分布 ▌

分布于我国西藏西部和西南部（亚东、聂拉木、吉隆、错那、措美、加查、朗县、江孜、林周、当雄、萨噶、仲巴、普兰、札达等）。尼泊尔也有分布。

▌ 生境 ▌

生长于海拔 3700 ~ 5000m 的高山草原、流石滩。

▌ 药材名 ▌

扎桑丝哇（ སྲ་བཟང་ཤེལ་བ། ）。

▌ 药用部位 ▌

全草。

▌ 功能与主治 ▌

清血热，利胆，降压，散瘀。用于血热病，肝胆实热，血热引起的头痛，高血压，偏瘫，跌打瘀痛。

▌ 用量与用法 ▌

5 ~ 9g。

附 注

　　紫堇属（*Corydalis*）植物在我国约有 200 种，青藏高原分布的该属植物种类极多，藏医药用该属植物的种类也较多，包括多个药材品种。《度母本草》中记载有"ཤྭ་རེ་ཤེལ་བ།"（东日丝巴）。《晶珠本草》在"旱生草类药物"的"叶类药物"中记载有"ཤྭ་རེ་ཤེལ་བ།"（当日丝哇），言其为治疫疠、热病之药物，分为 2 种，即"花蓝色有斑点，有冰片状黑色斑点"的"གཡུར་ཟིལ་གཅིག"（尕布尔司隆）和"花红黄色，有露状斑点"的"དུང་རེ་ཟིལ་པ"（当日丝哇、当热丝哇、当日司巴），并言《释义》中根据花色及生境将其划分为 7 种，除上述 2 种外，还有"སེང་གེ་ཟིལ་པ"（桑格丝哇。花白黄色，生于石山、雪线附近）、"རྒྱ་སྒྲོག་ཟིལ་པ"（贾大丝哇。花黄色，生于阴山碎石间）、"སྨུག་ཆུང་ཟིལ་པ"（木琼丝哇。花蓝红色，生于高山）、"གཡུ་འབྲུག་ཟིལ་པ"（玉珠丝哇。花蓝色，生于河川、山沟）、"རྡོ་ནག་ཟིལ་པ"（东木纳合丝哇。花蓝青色，生于林间和温暖川地），此外，还有"སྐྱ་བཟང་ཟིལ་པ"（扎桑丝哇）等种类（并未记载其形态），但以上述 7 种为主。现代文献中记载的"当日丝哇"类各种的基原涉及紫堇属的 20 余种植物，不同文献对其基原有不同观点，且各种"当日丝哇"的基原物种也存在交叉的情况。《部标藏药》和《青海藏标》中以"黄堇（粗糙黄堇）/དུང་རེ་ཟིལ་པ/ 东日丝巴（东日丝哇）"之名收载了粗糙黄堇 *C. scaberula* Maxim.。据文献记载，拟锥花黄堇 *C. hookeri* Prain（锥花黄堇 *C. thyrsiflora* Prain）为"སྐྱ་བཟང་ཟིལ་པ"（扎桑丝哇）的基原之一；此外，多茎天山黄堇 *C. capnoides* (L.) Pers. var. *tibetica* Maxim.（短喙黄堇 *C. brevirostrata* C. Y. Wu et Z. Y. Su 的异名）也作"扎桑丝哇"使用。（参见"尖突黄堇""条裂黄堇""糙果黄堇""银瑞""灰绿黄堇""暗绿紫堇"等条）

《度母本草》中记载有"བ་ཤ་ཀ"（帕下嘎），言其分上、下 2 品；《蓝琉璃》中记载有"སྐྱ་བཟང"（扎桑）。《鲜明注释》言，无上品"巴夏嘎"时可用下品 ["བ་ཤ་ཀ་དམན་པ"（帕下嘎门巴）] 代之。《晶珠本草》记载不产"巴夏嘎"的地方，可用"ཉུང་ནག་རྡོ་མཉིས"（冬那端赤）或"སྐྱ་བཟང"（扎桑）代之。实地调查结果表明，各地藏医多认为"帕下嘎"正品应为爵床科植物鸭嘴花 *Adhatoda vasica* Nees，但各地常使用有不同的代用品。据有关文献记载和调查，现青海藏医使用的"帕下嘎"的代用品或"扎桑"主要为赛北紫堇 *C. impatiens* (Pall.) Fisch.[据《中国植物志》记载，青藏高原分布的种类应为与赛北紫堇 *C. impatiens* (Pall.) Fisch. 接近的假北紫堇 *C. pseudoimpatiens* Fedde]，西藏使用的"帕下嘎"代用品则为玄参科植物长果婆婆纳 *Veronica ciliata* Fisch. 等同属植物，又称其为"ཉུང་ནག་རྡོ་མཉིས"（冬那端赤）。据对实际使用的"帕下嘎门巴"药材的基原鉴定，其中还包括拟锥花黄堇 *C. hookeri* Prain 和皱波黄堇 *C. crispa* Prain。（参见"鸭嘴花""假北紫堇"条）

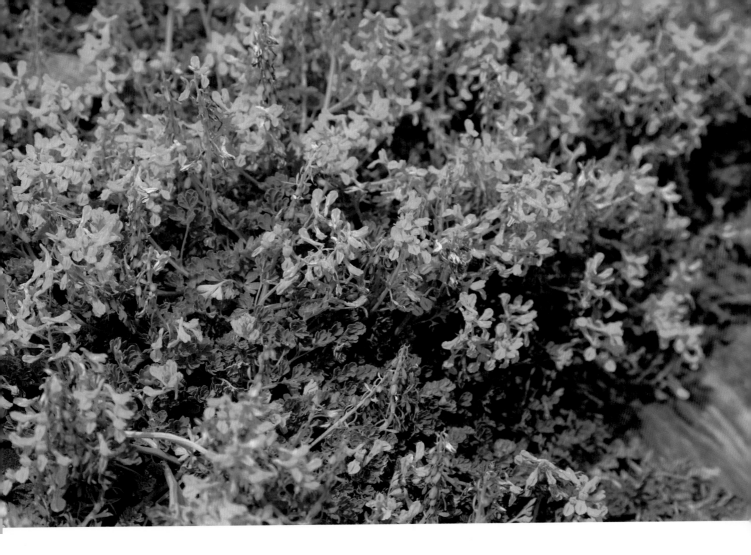

皱波黄堇

Corydalis crispa Prain

| 罂粟科（Papaveraceae） | 紫堇属（*Corydalis*） |

▌形态▐

多年生草本，高 20 ～ 50cm。主根长，具少数纤维状分枝。茎直立，自基部具多数开展的分枝，上部分枝较少。基生叶数枚，通常早枯，具长柄，叶片卵形，3 回三出分裂，第 1 回裂片顶生者具较长柄，侧生者具较短柄，第 2 回裂片无柄，小裂片背面通常不平滑或沿背脉被小刺毛；茎生叶多数，叶柄下部者较长，向上渐短，叶片长卵形，长 3.8 ～ 5cm，三出分裂，小裂片卵形至披针形，长 6 ～ 8mm，其他同基生叶。总状花序生于茎和分枝先端，长 4 ～ 6cm，多花密集；苞片最下部者羽状分裂，下部者 3 裂，中部以上为狭倒披针形至线形，全缘；花梗纤细，比苞片长；萼片鳞片状，边缘具缺刻；花瓣黄色，上花瓣长 1 ～ 1.3cm，花瓣片舟状卵形，背部鸡冠状突起高 1 ～ 1.5mm，超出瓣片先端并延伸至距中部，其边缘有时具浅波状齿，距圆筒形，略渐狭，向上弧曲，与花瓣片近等长，下花瓣舟状卵形，长 8 ～ 9mm，内花瓣提琴形，长 7 ～ 8mm，花瓣片倒卵形，具 1 侧生囊，爪狭楔形，略短于花瓣片；雄蕊束长约 6mm，花药极小，花丝披针形，蜜腺体贯穿距的 3/4；子房狭椭圆形，长约 2mm，通常具粗糙的棱，胚珠少数，花柱纤细，比子房长，柱头扁长方形，上端具 4 ~ 6 具柄乳突。蒴果圆柱形，长 5 ~ 7mm，直径约 2mm，果棱常粗糙，有 1 ~ 3 种子；种子近圆形，直径约 1.5mm，黑色，具光泽。花果期 6 ~ 10 月。

▌分布▐

分布于我国西藏除羌塘高原以外的地区。不丹西部也有分布。

▌生境▐

生长于海拔 3100 ~ 5100m 的山坡草地、高山灌丛、高山草地、路边石缝中。

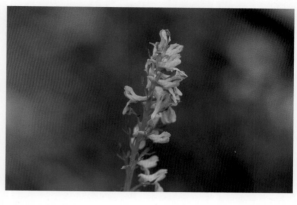

▌药材名▐

隆额、陆额、禄恩（ལུག་ངལ།），扎桑（ཟྭ་བཟང་།），
优冬塞尔果（གཡུ་སྟོང་གསེར་མགོ）。

▌药用部位▐

全草。

▌功能与主治▐

隆额：止血，利肺，消肿，利尿。用于肺炎，水肿，四肢疼痛。

扎桑：清热，消肿，利血。用于"赤巴"热症，时疫感冒，跌打损伤，恶疮。

▌用量与用法▐

1 ~ 3g。内服研末，或入丸、散剂。外用适量。

附　注

　　《四部医典》《度母本草》《晶珠本草》等记载有"ལུག་ངལ།"（陆额），《论药性味琉璃明镜》记载其花有黄、白 2 种。现代文献记载的"陆额"的基原涉及紫堇属（Corydalis）的多种植物，皱波黄堇 C. crispa Prain 为"隆额"的基原之一；此外，文献记载的作"隆额"基原的还有银瑞 C. imbricata Z. Y. Su et Lidén（齿苞黄堇 C. denticulato-bracteata Fedde）、散穗黄堇 C. paniculata C. Y. Wu et Chuang（拟锥花黄堇 C. hookeri Prain）。（参见"银瑞""拟锥花黄堇"条）

　　《蓝琉璃》记载有"ཟྭ་བཟང་།"（扎桑），言其"叶细而稀疏，茎中空，具红色光泽，花绿黄色状似戴胜鸟之头"。现代文献记载，青海藏医以赛北紫堇 C. impatiens (Pall.) Fisch.（据调查，西藏分布的应为假北紫堇 C. pseudoimpatiens Fedde）作"扎桑"使用，将其作为"བ་ཤ་ཀ"（帕下嘎）的代用品，其形态与《蓝琉璃》记载的"扎桑"的形态相符；西藏江达民间以察隅紫堇 C. tsayulensis C. Y. Wu et H. Chuang 作"扎桑"使用，但其花为淡蓝色，与《蓝琉璃》之记载不符。《中国藏药植物资源考订》记载，康巴地区藏医多用"丝哇"类的"གཡུ་སྟོང་གསེར་མགོ"（优冬塞尔果）作"帕下嘎"的代用品，皱波黄堇 C. crispa Prain 也为其基原之一。《西藏藏标》以"ཟྭ་བཟང་།/ 扎桑 / 扎桑"之名收载了皱波黄堇 C. crispa Prain。（参见"假北紫堇"条）

假北紫堇

Corydalis pseudoimpatiens Fedde

罂粟科（Papaveraceae） | 紫堇属（*Corydalis*）

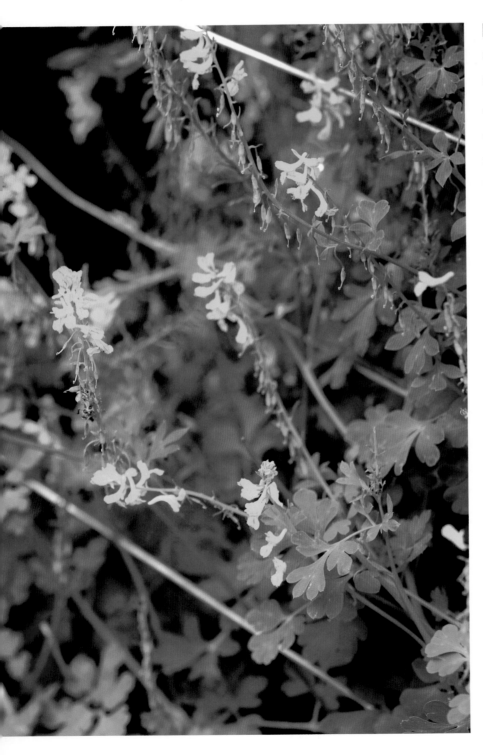

形态

植株铺散，高超过 50cm。主根长约 3cm，直径约 4mm，具少数纤细状分枝。茎直立，具分枝，基部盖以残枯的叶基。基生叶早枯；茎生叶多数，疏离，互生，下部叶叶柄长 5 ~ 6.2cm，上部叶叶柄较短，叶片卵形，下部叶长 5 ~ 7.5cm，上部叶较小，3 回三出分裂，第 1 回全裂片具柄，第 2 回全裂片无柄，2 ~ 3 深裂，小裂片长圆形或狭倒卵状长圆形，先端急尖，具白粉。总状花序生于茎和分枝先端，长 6 ~ 7.5cm，多花，先密后疏；下部苞片羽状深裂，向上裂片渐减；花梗较粗壮，稍短于苞片；萼片鳞片状，近三角形，长约 0.75mm，边缘锐裂，迟落；花瓣黄色，上花瓣长 6 ~ 7mm，花瓣片舟状倒卵形，先端钝，边缘开展，浅波状，背部鸡冠状突起自先端稍后开始，延伸至距末消失，其边缘具不规则细齿，矩圆状筒形，粗壮，占上花瓣长的 1/2 ~ 3/5，稍向上弯曲，下花瓣先端平截，具短尖，边缘有不规则浅波状齿，背部鸡冠状突起同上花瓣，但较短，下部渐狭，略具爪，内花瓣提琴形，花瓣片倒卵状长圆形，先端圆，基部平截，微缺刻，爪线状楔形，与花瓣片近等长；花药小，花丝下部 2/3 披针形，上部线形，蜜腺体贯穿距的 2/3；子房线状长圆形至椭圆形，胚珠 6～8，排成 1 列，花柱纤细，比子房短，柱头 2 裂，上端具 4 长乳突。蒴果狭圆柱形至椭圆形，长 7～8mm，稍压扁，略呈念珠状，成熟时自果梗基部反折，有 6～7 种子，排成 1 列；种子近圆形，淡灰色，无光泽。花果期 6～9 月。

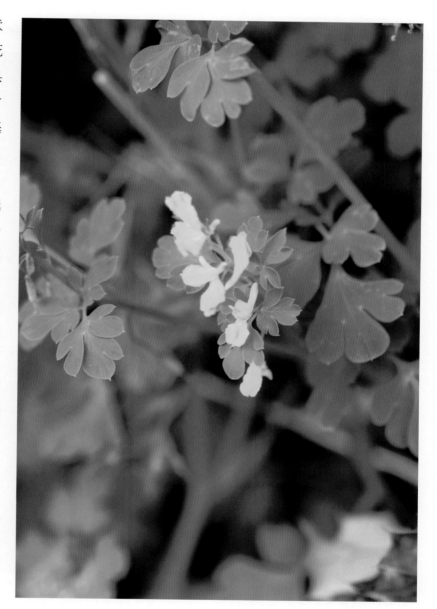

▌ 分布 ▌

分布于我国甘肃南部至中部、青海东部至南部、四川西北部至西南部（松潘）、西藏东部。

▌ 生境 ▌

生长于海拔（1300～）2500～4000m 的亚高山针叶林下、山坡路旁。

▌ 药材名 ▌

帕夏嘎曼巴（ བ་ཤ་ཀ་དམན་པ། ），巴夏嘎、帕下嘎（ བ་ཤ་ཀ ），扎桑（ གྲ་བཟང་ ）。

▌ 药用部位 ▌

全草。

▌ 功能与主治 ▌

除热消肿，活血散瘀。用于胆热，时疫感冒，跌打损伤，疮疖肿毒。

▌ 用量与用法 ▌

2～4g。

附 注

《度母本草》记载 "བ་ཤ་ག།"（帕下嘎）分上、下 2 品；《蓝琉璃》中记载有 "ཟླ་བཟང་།"（扎桑）。《鲜明注释》言，无上品 "帕夏嘎" 时可以下品 ["བ་ཤ་ག་དམན་པ།"（帕下嘎门巴）] 代之；《晶珠本草》记载，在不产 "帕夏嘎" 的地方可以 "སྟོན་ནག་དོན་འཁྲིག"（冬那端赤）或 "ཟླ་བཟང་།"（扎桑）代替。赛北紫堇 C. impatiens (Pall.) Fisch. 为青海藏医使用的 "帕夏嘎" 的代用品，称 "帕夏嘎门巴" 或 "扎桑" [《青海藏标》附录中以 "哇夏嘎" 之名收载了赛北紫堇 C. impatiens (Pail.) Fisch.，并指出 "正品有争议，待查；本品系青海代用品"]；西藏、四川藏医所用 "帕夏嘎" 的代用品（帕下嘎门巴）则为玄参科植物长果婆婆纳 Veronica ciliata Fisch. 等婆婆纳属植物，也称 "冬那端赤"。此外，文献记载的 "帕下嘎曼巴" 的基原还有紫堇属植物蛇果黄堇 C. ophiocarpa Hook. f. et Thoms.、新都桥黄堇 C. tongolensis Franch.、变色紫堇 C. variicolor C. Y. Wu、察隅紫堇 C. tsayulensis C. Y. Wu et H. Chuang、纤细黄堇 C. gracillima C. Y. Wu 等。《西藏藏标》以 "ཟླ་བཟང་། / 扎桑 / 扎桑" 之名收载了皱波黄堇 C. crispa Prain。（参见 "长果婆婆纳" "鸭嘴花" "蛇果紫堇" "皱波黄堇" "察隅紫堇" "纤细黄堇" 条）

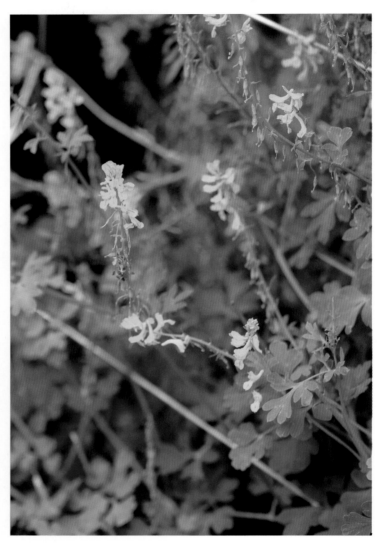

上述专著和标准中均记载 "帕下嘎" 代用品的基原为 "赛北紫堇 C. impatiens (Pall.) Fisch."，但据《中国植物志》记载，赛北紫堇 C. impatiens (Pall.) Fisch. 仅分布于内蒙古、山西，青藏高原地区无分布，并指出横断山脉广泛分布的为与北紫堇 C. sibirica (L. f.) Pers. 和赛北紫堇 C. impatiens (Pall.) Fisch. 相近的假北紫堇 C. pseudoimpatiens Fedde。据对实际使用的药材商品的鉴定，确定其基原为假北紫堇 C. pseudoimpatiens Fedde，同时也包括拟锥花黄堇 C. hookeri Prain 和皱波黄堇 C. crispa Prain。（参见 "拟锥花黄堇" 条）

铺散黄堇

Corydalis casimiriana Duthie et Prain ex Prain

罂粟科（Papaveraceae） 紫堇属（*Corydalis*）

形态

铺散草本，高 20 ～ 40cm。主根长约 10cm，上部直径 2 ～ 3mm，具少数纤维状分枝。茎纤细，柔弱，自基部具多数分枝，生多叶。基生叶未见；茎生叶多数，均具柄，叶柄长 0.5 ～ 2cm，叶片宽卵形或三角形，长 1 ～ 1.8cm，3 回三出分裂，第 1 回全裂片具长 0.3 ～ 1cm 的柄，第 2 回具极短柄或无柄，（2 ～）3（～ 4）深裂，小裂片长圆形或狭倒卵形，薄膜质，背面具白粉。总状花序生于茎和分枝先端，长 3 ～ 4cm，有 6 ～ 12 花，排列稀疏；苞片最下部者同上部茎生叶，下部者 3 浅裂，上部者倒披针形，全缘，极小；花梗极纤细，长 2 ～ 3 倍于苞片。萼片鳞片状，撕裂状条裂；花瓣黄色，上花瓣长 0.8 ～ 1cm，花瓣片舟状菱形，先端具短尖，鸡冠状突起矮，距纤细，圆锥状圆筒形，稍上弯，比花瓣片长，下花瓣舟状倒卵形，长 4 ～ 6mm，先端具短尖，内花瓣提琴形，长约 5mm，花瓣

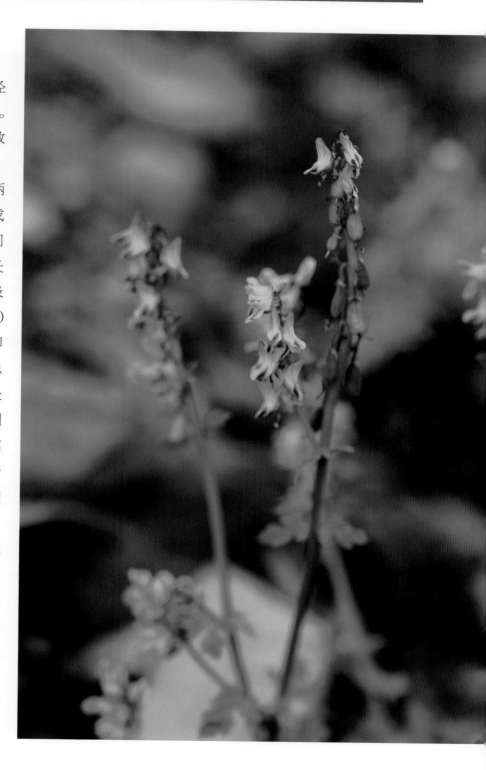

片倒卵形，先端紫黑色，具1侧生囊，爪线形，与花瓣片近等长；雄蕊束长约4mm，花丝狭披针形，蜜腺体贯穿距的1/2；子房线状长圆形，长约3mm，具1列胚珠，花柱远比子房短，柱头扁长方形，上端2裂，具4有柄乳突。蒴果线状长圆形，长0.8～1cm，直径1～1.5mm，成熟时自果梗基部反折，有5～7种子，排成1列；种子近圆形，直径约1mm，黑色，具光泽，明显有细条纹。花果期7～9月。

分布

分布于我国西藏东南部至南部（林芝、错那、亚东、聂拉木）。印度西北部、不丹、尼泊尔及克什米尔地区也有分布。

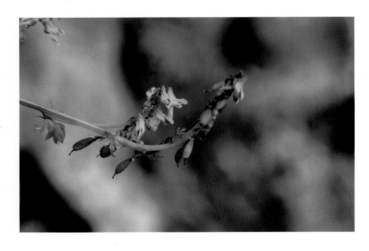

生境

生长于海拔2900～4200m的亚高山针叶林下或林缘灌丛中。

药材名

优木塞果（གཡུ་སྔོན་གནེར་མོ།）。

药用部位

全草。

功能与主治

清热解毒，疏肝利胆，止痛，止泻。用于头痛，发热，背心痛，血病引起的背痛，肝脏热病，胆病，腹泻。

用量与用法

2～4g。外用适量。

附 注

《四部医典》等记载有"བ་ཤ་ཀ་མཆོག"（帕下嘎窍）或"བ་ཤ་ཀ"（帕下嘎），言其为治血热病之药物。《度母本草》《晶珠本草》等记载"帕下嘎"分上、下2品，无上品帕下嘎时可用下品["བ་ཤ་ཀ་དམན་པ།"（帕下嘎门巴）]、"ཟི་ར།"（丝哇）类、"སྟུན་ནག་དོམ་མཁྲིས།"（冬那端赤）或"ཀྲ་བཟང་།"（扎桑）代替，并指出古时即有品种混乱的情况。据文献记载和实地调查，现藏医多认为"帕下嘎"正品为爵床科植物鸭嘴花 Adhatoda vasica Nees，但不同地区常使用不同的代用品。《中国藏药植物资源考订》记载，康巴地区藏医多以"丝哇"类的"གཡུ་སྔོན་གནེར་མོ།"（优木塞果）作"帕下嘎"的代用品，其基原包括灰绿黄堇 C. adunca Maxim.、铺散黄堇 C. casimiriana Duthie et Prain ex Prain、皱波黄堇 C. crispa Prain 等多种紫堇属（Corydalis）植物。（参见"鸭嘴花""灰绿紫堇""皱波黄堇""假北紫堇"条）

纤细黄堇

Corydalis gracillima C. Y. Wu

罂粟科（Papaveraceae） 紫堇属（*Corydalis*）

形态

一年生小草本，高 10～30（～60）cm。主根长达 10cm，有少数纤维状分枝。茎纤细，直立或近匍匐，淡绿色，近基部具多数分枝。基生叶数枚，叶柄柔弱，长 3～6（～14）cm，叶片 3 回三出分裂，第 1 回全裂片具较长的柄，第 2 回全裂片具短柄至无柄，2～3 深裂，小裂片倒卵形至倒披针形，长 2～5（～10）mm，先端圆或钝，基部楔形，表面绿色，背面淡绿色；茎生叶多数，疏离，互生，下部叶具长柄，上部叶具短柄，其他同基生叶。总状花序生于茎生和分枝先端，长 2～4cm，果时延长至 7cm，有 6～12 花，排列稀疏；苞片最下部者同上部茎生叶或 3 浅裂，其余倒卵形至钻形全缘（最上部者）；花梗长于苞片；萼片鳞片状，具细牙齿；花瓣黄色，上花瓣长 7～9mm，花瓣片舟状卵形，背部具极矮的鸡冠状突起，距纤细，圆锥状，与花瓣片近等长，下花瓣舟状狭倒卵形，长

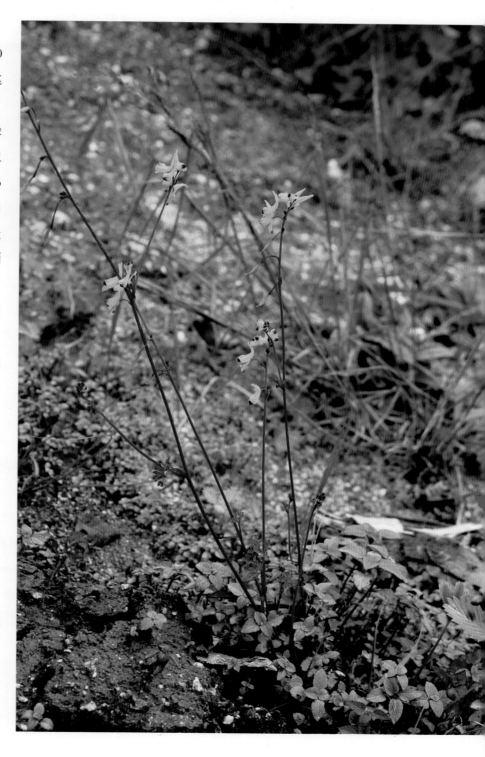

4 ～ 6mm，内花瓣提琴形，长约 5mm，花瓣片倒卵形，先端紫黑色，具 1 侧生囊，爪线形，与花瓣片近等长；雄蕊束长约 4mm，花药极小，花丝披针形，蜜腺体贯穿距的 1/3；子房线形，长约 2.5mm，具 1 列胚珠，花柱比子房短，柱头 2 裂，上端具 4 长乳突。蒴果狭倒卵状长圆形，长 7 ～ 8（～ 10）mm，直径约 2mm，幼时绿色，肋红色，具 5 ～ 10 种子，通常排成 2 列；种子近圆形，直径约 1mm，黑色，具光泽。花果期 7 ～ 10 月。

分布

分布于我国四川西部、云南西北部至东北部（鹤庆）、西藏东南部至南部（察隅、亚东）。缅甸北部也有分布。

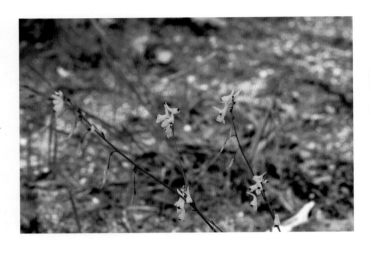

生境

生长于海拔 2700 ～ 4000m 的亚高山针叶林下、草坡、石缝中。

药材名

优冬塞尔果（ གཡུ་སྟོང་གསེར་མགོ ）。

药用部位

全草。

功能与主治

除热消肿，活血散瘀。用于胆热，时疫感冒，跌打损伤，疮疖肿毒。

用量与用法

2 ～ 4g。

附注

《度母本草》记载 "པ་དགག" （帕下嘎）分为上、下 2 品。据《蓝琉璃》《晶珠本草》记载，"巴夏嘎" 在古时即有以 "ཟླ་བདག" [扎桑："ཟིལ་པ" （丝哇）类的品种之一]、"ཕྱུག་ནག་དོན་འབྲས" （冬那端赤）等作代用品使用的情况。据现代文献记载，西藏藏医多以玄参科婆婆纳属（*Veronica*）植物长果婆婆纳 *V. ciliata* Fisch. 等作代用品，西藏昌都及青海、四川藏医则多以紫堇属（*Corydalis*）植物赛北紫堇 *C. impatiens* (Pall.) Fisch.（据调查，分布于西藏的应为假北紫堇 *C. pseudoimpatiens* Fedde）等同属植物为 "扎桑" 以替代 "帕夏嘎" 使用。据文献记载，纤细黄堇 *C. gracillima* C. Y. Wu 为云南迪庆藏医习用的 "གཡུ་སྟོང་གསེར་མགོ" （优冬塞尔果）的基原，也作 "帕下嘎" 的代用品之一。（参见 "鸭嘴花" "长果婆婆纳" "假北紫堇" 条）

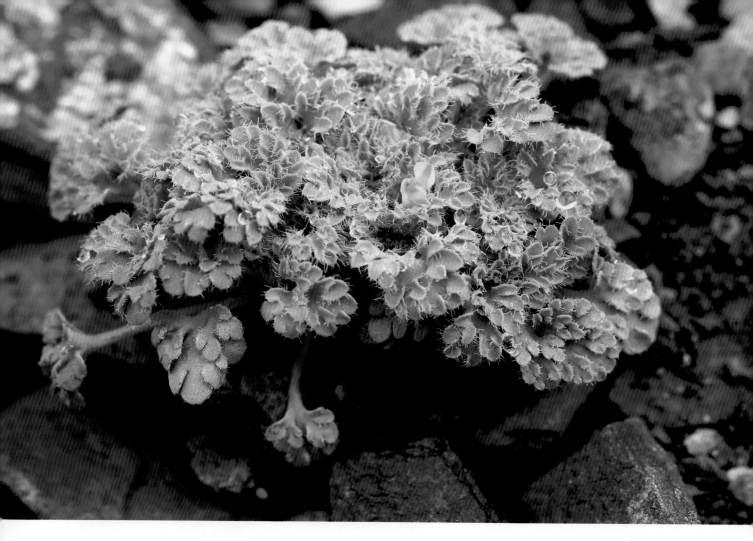

卡惹拉黄堇

Corydalis inopinata Prain ex Fedde

罂粟科（Papaveraceae） 紫堇属（*Corydalis*）

形态

丛生草本，高 6 ~ 7cm。具主根。茎数条，分枝，具叶。基生叶多数，长 6 ~ 7cm，具长柄；叶柄基部具鞘；叶片 2 回 3 深裂，末回裂片近匙形，全缘至多少具圆齿，边缘相互迭压，具白色缘毛。总状花序少花，伞房状。苞片楔形，长约 1.2cm，3 深裂，裂片倒卵状匙形，具短尖，边缘具白色缘毛。花梗纤细，长约 9mm。花黄色，先端带紫色。萼片半圆形或脐状，长约 0.5mm，具齿。外花瓣具短尖和鸡冠状突起。上花瓣长 1.2 ~ 1.25cm；矩圆筒形，长约 5mm；蜜腺体约占距长的 3/4。下花瓣长约 8mm，后半部浅囊状，边缘具乳突状缘毛。子房披针形，约与花柱等长。柱头 2 深裂，具 6 短柱状乳突，基部具 2 并生的乳突。

分布

分布于我国西藏（江孜、浪卡子、南木林、革吉等）。

▌ 生境 ▌

生长于海拔 4700 ～ 5200m 的高山流石滩。

▌ 药材名 ▌

热功曼巴、热衮曼巴（ རི་སྐྱན་དམན་པ། ）。

▌ 药用部位 ▌

带根全草。

▌ 功能与主治 ▌

解脉热，清血热，散瘀血，止泻，解毒。用于瘟疫热症，"木保"病之脉热、热泻，高山多血症等各种血病，溃疡，中毒症。

▌ 用量与用法 ▌

5 ～ 9g。

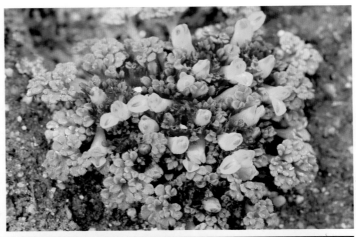

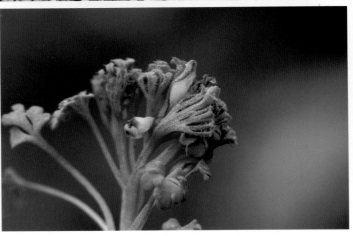

附 注

《四部医典》记载有"རི་སྐྱན་ཙ་དམར།"（日官孜玛）。《晶珠本草》记载"རི་སྐྱན་པ།"（热衮巴）分为上、下2品，言上品"叶蓝色，花白黄色，根甚红"，下品"花白色，根灰白色"。现代文献记载的"热衮巴"的基原包括紫堇属（Corydalis）多种植物、报春花科植物羽叶点地梅 Pomatosace filicula Maxim.、蔷薇科植物无尾果 Coluria longifolia Maxim. 及羽叶花属（Acomastylis）、委陵菜属（Potentilla）等的多科多属多种植物，不同文献记载的上品、下品的基原及其功能、主治也有差异。据考证，上品应为尼泊尔黄堇 Corydalis hendersonii Hemsl.、尖突黄堇 Corydalis mucronifera Maxim.、金球黄堇 Corydalis boweri Hemsl.（日衮孜玛，又称"矮紫堇"）。《部标藏药》以"矮紫堇 /རི་སྐྱན་ཙ་དམར།/ 日官孜玛"之名收载了尼泊尔黄堇 Corydalis hendersonii Hemsl.（Corydalis nepalensis Kitam.，矮紫堇）、尖突黄堇 Corydalis mucronifera Maxim.（扁柄黄堇）；下品为羽叶点地梅 Pomatosace filicula Maxim.["རི་སྐྱན་དམན་པ།"（热功曼巴）]，各地藏医习用已久；而蔷薇科的其他植物不宜作"热衮巴"使用。但据调查，现市场上也以无尾果 Coluria longifolia Maxim. 作"下品"销售。据文献记载，各地藏医习用的还有多种紫堇属植物，卡热拉黄堇 Corydalis inopinata Prain ex Fedde 为西藏浪卡子、江孜藏医习用的"热衮巴"副品或下品（热功曼巴）的基原。（参见"尼泊尔黄堇""尖突黄堇""羽叶点地梅""无尾果"条）

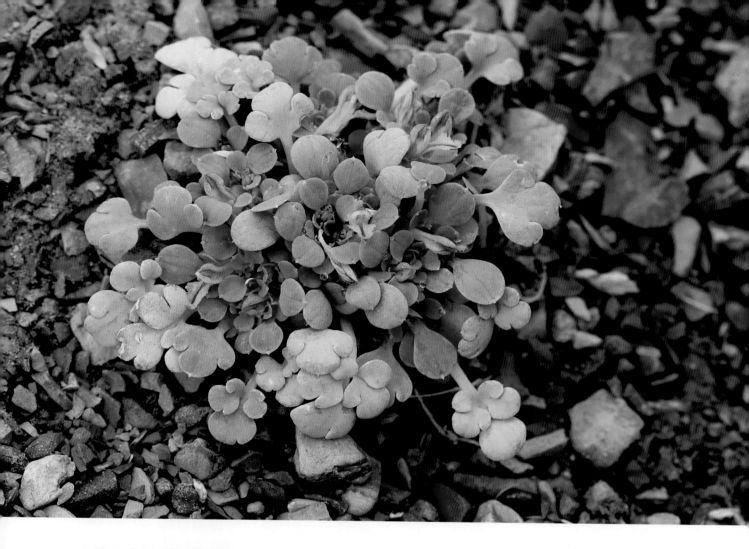

匙苞黄堇

Corydalis spathulata Prain ex Craib

罂粟科（Papaveraceae）　　紫堇属（*Corydalis*）

形态

垫状草本，无毛，高2～5cm，具主根。茎多分枝，具叶。基生叶多数，常高出茎，具长柄；叶柄扁平，宽约2mm；叶片近圆形，质厚，近肉质，长8～15mm，宽7～10mm，羽状3～5全裂，裂片近无柄，常3深裂，末回裂片倒卵形，彼此覆瓦状叠压，先端具短尖，叶脉不明显。总状花序生于茎和枝先端，具2～5花，伞房状，多少组成复总状伞房花序；苞片菱形或倒卵形，长约1cm，3深裂，中央裂片匙形，全缘，侧生的较小，2～3裂，末回裂片全缘或多少具齿；花梗长约6mm；花淡黄色，直立，后近平展；萼片长约1.5mm，宽1mm，前端具齿；外花瓣具鸡冠状突起，上花瓣长7～9mm，距狭，圆筒形，明显短于瓣片，蜜腺体约贯穿距长的2/3，下花瓣匙形，瓣片多少具齿，爪稍长于瓣片，宽约1mm；子房卵圆形，长约1mm，具较长的花柱；花柱下部较细，向上变扁而增宽；柱头扁向一侧，两边不对称，具5～7乳突。蒴果卵圆形，长约6mm，宽3mm，自先端弯曲的果梗上俯垂，具4～6种子和长而扁的花柱。种子肾形，长约1.5mm。

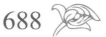

▌ 分布 ▌

分布于我国西藏（江孜、隆子、南木林）。

▌ 生境 ▌

生长于海拔约 4700m 的河谷地。

▌ 药材名 ▌

东日丝哇、当日丝哇、当热丝哇、当日司巴（ གྲུང་རི་ཞིལ་པ། ）。

▌ 药用部位 ▌

全草。

▌ 功能与主治 ▌

清胆热，隐热。用于陈旧热症，热性传染病，温病时疫，流感发热，伤寒；外用于痈疖肿毒，烫火伤。

▌ 用量与用法 ▌

5 ~ 9g。外用适量。

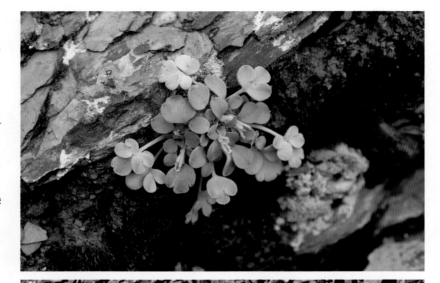

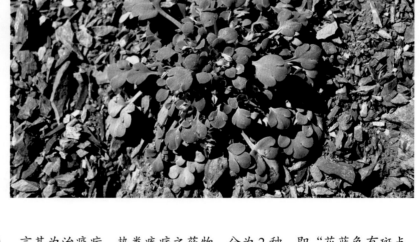

附 注

　　《晶珠本草》在"旱生草类药物"的"叶类药物"中
记载有"གྲུང་རི་ཞིལ་པ།"（当日丝哇），言其为治疫疠、热类疾病之药物，分为 2 种，即"花蓝色有斑点，有冰片状黑色斑点"的"གཡུ་ར་ཞིལ་གཉེན།"（尕布尔司隆）及"花红黄色，有露状斑点"的"གྲུང་རི་ཞིལ་པ།"（当日丝哇）；并将这 2 种归于《释义》中记载的 7 种"ཞིལ་པ།"（丝哇）类之内。现代文献中记载的"当日丝哇"类各种的基原涉及紫堇属（Corydalis）的 20 余种植物，不同文献对其各种的基原有不同观点，且存在基原交叉的情况。文献记载，匙苞黄堇 C. spathulata Prain ex Craib 为"东日丝哇"的基原之一。（参见"拟锥花黄堇""糙果紫堇"条）

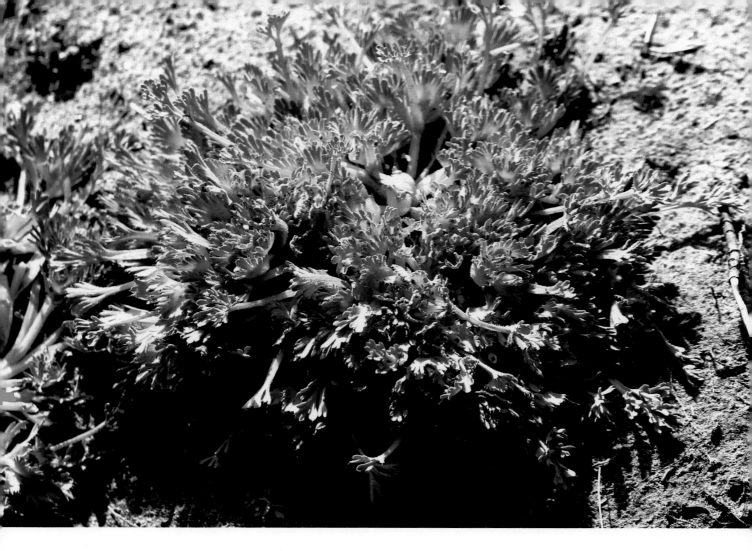

尖突黄堇

Corydalis mucronifera Maxim.

罂粟科（Papaveraceae） 紫堇属（*Corydalis*）

▌ 形态 ▌

垫状草本，高约 5cm。幼叶常被毛，具主根。茎数条发自基生叶腋，不分枝，具叶。基生叶多数，长约 5cm，叶柄长约 4cm，宽 0.2 ~ 0.3cm，扁，叶片卵圆形或心形，长约 1cm，宽约 1.2cm，三出羽状分裂或掌状分裂，末回裂片长圆形，具芒状尖突；茎生叶与基生叶同形，常高出花序。花序伞房状，少花；苞片扇形，多裂，下部者长约 1.2cm，宽约 1cm，裂片线形至匙形，具芒状尖突；花梗长约 1cm，果期先端钩状弯曲；花黄色，先直立，后平展；萼片长约 1mm，宽约 2mm，具齿；外花瓣具鸡冠状突起，上花瓣长约 8mm，距圆筒形，稍短于瓣片，略上弯，蜜腺体约贯穿距长的 2/3，内瓣片先端暗绿色；柱头近四方形，两侧常不对称，具 6 乳突，2 顶生者短柱状，侧生者较短，较靠近。蒴果椭圆形，长约 6mm，宽约 2.3mm，常具 4 种子及长约 2mm 的花柱。

▌ 分布 ▌

分布于我国西藏北部（索县、巴青、安多、双湖、日土）、青海（格尔木、杂多、囊谦、治多，

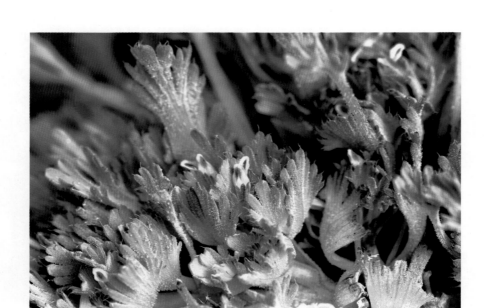

以及可可西里国家自然保护区）、甘肃西部（肃南）、新疆东部（若羌）。

▎ 生境 ▎

生长于海拔 4200 ～ 5300m 的高山流石滩、砾石地。

▎ 药材名 ▎

热衮巴（ རི་སྒྲོན་པ། ），日官孜玛（ རི་སྒྲོན་ཆེ་དམར། ），东日丝哇、东日丝巴、当日丝哇（ སྟྭང་རི་ཞིལ་པ། ），孜玛尔丝哇（ ཆེ་དམར་ཞིལ་པ། ）。

▎ 药用部位 ▎

全草。

▎ 功能与主治 ▎

热衮巴：清热消炎。用于高山多血症，溃疡疼痛，脉管炎，肠炎。

东日丝哇：清热解毒，止血镇痛，活血散瘀，祛风利气。用于热性病，肝病，脉病，血热，肝炎，高血压，瘫痪，跌打损伤等。

▎ 用量与用法 ▎

5 ～ 9g。

附 注

"རི་སྒྲོན།"（热衮）为《月王药诊》《四部医典》记载的调血、止脉热之药物。《蓝琉璃》仅记载有"热衮"的优质品，言其又名"ཆེ་དམར།"（孜玛）；《四部医典系列挂图全集》第二十七图中有"རི་སྒྲོན།"（热衮）的附图，汉译本译注名为"尼泊尔紫堇"（91 号图）。《晶珠本草》记载为"རི་སྒྲོན་པ།"（热衮巴），言其为干瘀血、治杂症、清脉热之药物，记载其分为上、下 2 品，上品"叶蓝色，花白黄色，根甚红，（植株或叶）常有露状分泌物"，下品"花白色，根灰白色"。现代文献记载的"热衮巴"的基原涉及罂粟科紫堇属（*Corydalis*）的 10 余种植物，此外，报春花科植物羽叶点地梅 *Pomatosace filicula* Maxim. 以及蔷薇科植物无尾果 *Coluria longifolia* Maxim. 和羽叶花属（*Acomastylis*）、委陵菜属（*Potentilla*）的多种植物也为"热衮巴"的基原。其中，多以紫堇属植物尼泊尔黄堇 *Corydalis hendersonii* Hemsl. 等为上品和正品［" རི་ སྐྱེས་ ཙི་ དམར།"（日官孜玛）］。也有文献根据花色的特征认为除羽叶点地梅 *Pomatosace filicula* Maxim. 外，其他花黄色的种类均为上品。据《晶珠本草》记载的形态来看，上品应同时具有"花白黄色，根甚红"的特征，其基原应为尼泊尔黄堇 *Corydalis hendersonii* Hemsl. 等紫堇属植物，而羽叶点地梅 *Pomatosace filicula* Maxim. 为下品［"རི་ སྐྱེས་ དམན་པ།"（热功曼巴）］的基原。据调查，市场上也以无尾果 *Coluria longifolia* Maxim. 作下品出售。《部标藏药》以"矮紫堇 /རི་སྐྱེས་ཙི་དམར།/ 日官孜玛"之名收载了尼泊尔黄堇 *Corydalis hendersonii* Hemsl.（矮紫堇 *Corydalis nepalensis* Kitam.）、尖突黄堇 *Corydalis mucronifera* Maxim.（扁柄黄堇）；《青海藏标》以"羽叶点地梅 /རི་སྐྱེས་པ།/ 热衮巴"之名收载了羽叶点地梅 *Pomatosace filicula* Maxim.。（参见"金球黄堇""羽叶点地梅""无尾果"条）

《晶珠本草》中另记载"སྨུག་རི་ཅི་ཐལ་པ།"（当日丝哇）为治疫疠、热类疾病之药物，言其分为 7 类。现代文献中记载的"当日丝哇"的基原涉及紫堇属 20 余种植物，但不同文献对其各品种的基原也有不同观点。《部标藏药》以"黄堇 /སྨུག་རི་ཅི་ཐལ་པ།/ 东日丝巴"之名收载了粗糙黄堇 *Corydalis scaberula* Maxim.；据文献记载，尖突黄堇 *Corydalis mucronifera* Maxim. 也为"当日丝哇"或"ཙི་དམར་ཐལ་པ།"（孜玛尔丝哇）的基原之一。（参见"糙果紫堇""拟锥花黄堇"条）

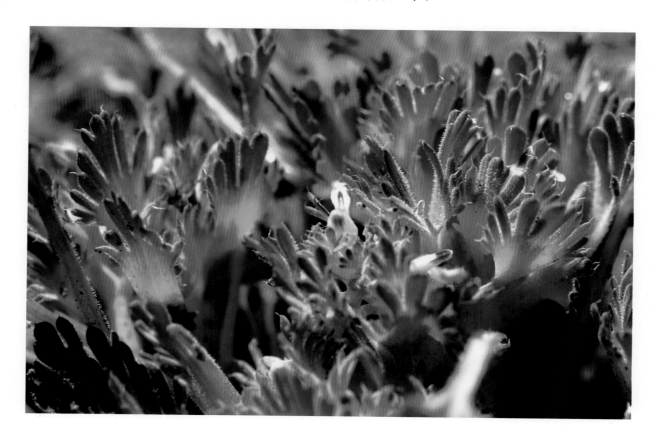

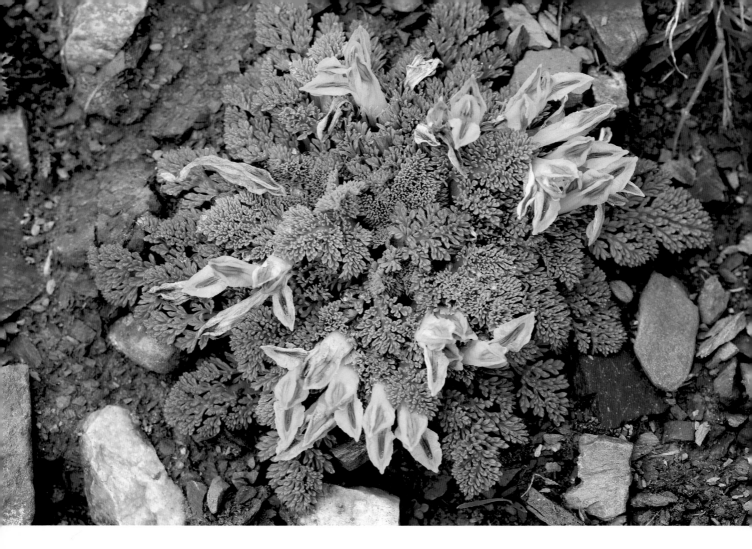

尼泊尔黄堇

Corydalis hendersonii Hemsl.

罂粟科（Papaveraceae）　　　　紫堇属（*Corydalis*）

▌ 形态 ▌

丛生小草本，高 5 ~ 8cm，鞣质而易脆裂。主根直生，柱状，长于地上部分的 3 倍以上。茎不分枝或少分枝，基部常环生枯朽的老叶，中部以上具密集环生的叶丛。叶肉质，苍白色，长 4 ~ 8cm；叶柄约与叶片等长，薄而扁平，宽 4 ~ 6mm；叶片卵圆形至三角形，3 回三出全裂，末回裂片线状长圆形，长 2 ~ 3mm，宽约 1mm。总状花序具 3 ~ 6 花，伞房状。苞片扇形，多裂，边缘具缘毛，下部的长 2 ~ 3cm。花梗长 1.2 ~ 1.8cm，果期先端钩状弯曲。花黄色，直立，仅先端伸出叶和苞片之外。萼片狭线形。外花瓣宽展，菱形，具急尖，鸡冠状突起浅或无。上花瓣长 1.8 ~ 2.2cm；距圆筒形，约与瓣片等长；蜜腺体约贯穿距长的 1/3。下花瓣长约 1cm，具 3 明显的纵脉。子房卵圆形，长约 2mm；花柱长约 4.5mm；柱头扁四方形，前端 2 裂，具 2 短柱状乳突。蒴果长圆形，长 5 ~ 11mm，宽约 3mm，具 1 ~ 9 种子和细长弯曲的花柱，成熟时俯垂，藏于苞片中；种子黄褐色，近圆形，直径 1.5 ~ 2mm，种阜小。

▌ 分布 ▐

分布于我国西藏中部至西部（日喀则、那曲、申札、双湖、斑戈、革吉、普兰、浪卡子、墨竹工卡等）、青海西部、新疆西部。尼泊尔及克什米尔地区也有分布。

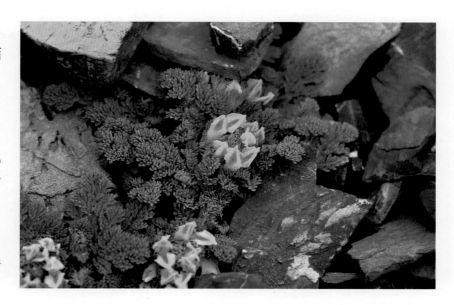

▌ 生境 ▐

生长于海拔 4200 ～ 5200m 的河滩、流石滩、石砾地。

▌ 药材名 ▐

热衮巴（ རི་སྐྱན་པ།），日官孜玛、日衮孜玛（ རི་སྐྱན་ཅེ་དམར།），孜玛日官（ ཅེ་དམར་རི་སྐྱན།）。

▌ 药用部位 ▐

全草。

▌ 功能与主治 ▐

清热消炎。用于高山多血症，溃疡疼痛，脉管炎，肠炎。

▌ 用量与用法 ▐

5 ～ 9g。

附 注

　　《晶珠本草》记载 "རི་སྐྱན་པ།"（热衮巴）分为上、下 2 品。现代文献记载的 "热衮巴" 的基原有罂粟科紫堇属（Corydalis）植物 10 余种、报春花科植物羽叶点地梅 Pomatosace filicula Maxim.、蔷薇科植物无尾果 Coluria longifolia Maxim. 及羽叶花属（Acomastylis）、委陵菜属（Potentilla）植物多种。据考证，上品 "རི་སྐྱན་ཅེ་དམར།"（日衮孜玛）应为尼泊尔黄堇 Corydalis hendersonii Hemsl.、尖突黄堇 Corydalis mucronifera Maxim.、金球黄堇 Corydalis boweri Hemsl.（药材又习称 "矮紫堇"），羽叶点地梅 P. filicula Maxim. 为下品 "རི་སྐྱན་དམར་པ།"（热功曼巴）。据调查，市场也以无尾果 Coluria longifolia Maxim. 作下品销售。《部标藏药》以 "矮紫堇 /རི་སྐྱན་ཅེ་དམར།/ 日官孜玛" 之名收载了尼泊尔黄堇 Corydalis hendersonii Hemsl.（矮紫堇 Corydalis nepalensis Kitamura）、尖突黄堇 Corydalis mucronifera Maxim.（扁柄黄堇）。（参见 "尖突黄堇" "羽叶点地梅" "无尾果" 等条）

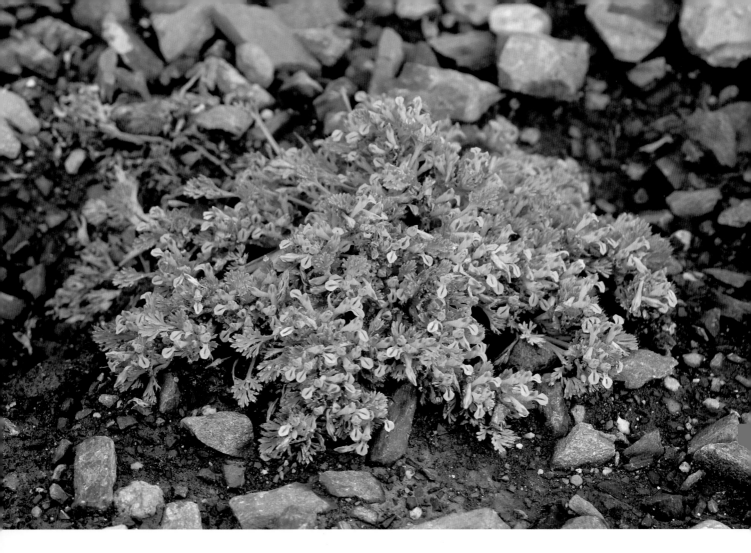

金球黄堇

Corydalis boweri Hemsl.（*C. chrysosphaera* Marq. et Shaw）

| 罂粟科（Papaveraceae） | 紫堇属（*Corydalis*） |

形态

半圆形垫状草本，黄绿色，具粉霜，高 5 ~ 13cm，具主根。茎多数，分枝具叶，近肉质，肉红色。叶黄绿色；基生叶长 4 ~ 7cm，具长柄；叶柄扁平，宽 1 ~ 2mm；叶片二回三出，长约 1.3cm，宽约 1cm，末回裂片长圆形，长 1 ~ 3mm，先端具长芒状尖突；茎生叶与基生叶同形。总状花序生于茎、枝先端，少花，密集，伞房状；苞片楔形，长 1 ~ 1.5cm，宽 0.5 ~ 0.7 cm，条裂达中部，裂片先端具芒状尖突；花梗短于苞片；花亮黄色，先端暗紫色；萼片肾形，浅黄色，长约 0.5mm，宽约 1mm，具齿；外花瓣具鸡冠状突起；上花瓣长约 1.5cm；距圆筒形，稍长于瓣片，末端稍下弯；下花瓣长约 7mm，瓣片宽展，卵圆形；柱头 2 裂，两侧不对称，先端具 6 乳突。蒴果卵圆形，长约 4mm，宽约 2.5mm，常具 2 ~ 4 种子和细长下弯的花柱，成熟时自先端弯曲的果梗上俯垂；种子扁圆形，直径约 1.5mm，种阜脐状，小。

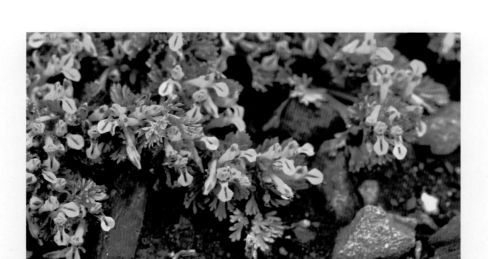

▌ 分布 ▌

分布于我国西藏（嘉黎、索县、巴青、类乌齐、拉萨等）。

▌ 生境 ▌

生长于海拔 3000 ~ 5500m 的河滩地、土坡、石砾坡地。

▌ 药材名 ▌

热衮巴、日衮巴（ རི་སྐྱུན་པ། ），日官孜玛、日衮孜玛（ རི་སྐྱུན་ཚེ་དམར། ），东日丝哇、东日丝巴、当日丝哇、当热丝哇（ སྟོང་རི་ཟིལ་པ། ），孜玛尔刚吉嘎（ ཚེ་དམར་ཀང་གཉིས། ）。

▌ 药用部位 ▌

全草。

▌ 功能与主治 ▌

清热消炎。用于高山多血症，溃疡疼痛，脉管炎，肠炎。

▌ 用量与用法 ▌

5 ~ 9g。

附 注

　　《四部医典》中记载有"རི་སྐྱུན་ཚེ་དམར།"（日官孜玛）。《晶珠本草》记载"རི་སྐྱུན་པ།"（热衮巴）分为上、下品，言上品"叶蓝色，花白黄色，根甚红"，下品"花白色，根灰白色"。现代文献记载的"热衮巴"的基原涉及罂粟科紫堇属（*Corydalis*）的 11 种植物，以及报春花科植物羽叶点地梅 *Pomatosace filicula* Maxim. 和蔷薇科植物无尾果 *Coluria longifolia* Maxim. 及羽叶花属（*Acomastylis*）、委陵菜属（*Potentilla*）等多种植物。这些种类中，除羽叶点地梅 *P. filicula* Maxim. 的花为白色外，其他种类的花均为黄色或黄白色，但仅尼泊尔黄堇 *Corydalis hendersonii* Hemsl. 叶带蓝色、根呈砖红色；

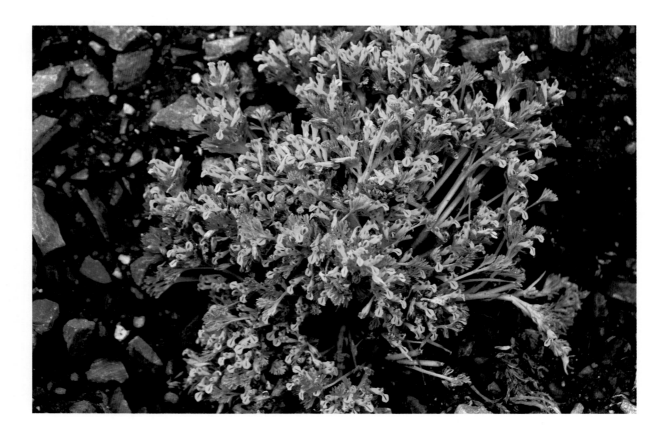

不同文献记载的上、下品的功能与主治也有差异。据考证，上品["ริ་ฐๆ་รัๆ་དสจ"（日官孜玛）]的基原应为尼泊尔黄堇 Corydalis hendersonii Hemsl.、尖突黄堇 Corydalis mucronifera Maxim.、金球黄堇 Corydalis boweri Hemsl.（日衮孜玛，又称"矮紫堇"）。《部标藏药》以"矮紫堇 /ริ་ฐๆ་รัๆ་དสจ/ 日官孜玛"之名收载了尼泊尔黄堇 Corydalis hendersonii Hemsl.（矮紫堇 Corydalis nepalensis Kitam.）、尖突黄堇 Corydalis mucronifera Maxim.（扁柄黄堇）；下品的基原为羽叶点地梅 P. filicula Maxim. ["ริ་ฐๆ་དสจ་པ"（热功曼巴）]，但文献记载的下品还包括多种其他紫堇属植物。据调查，现市场上也以无尾果 Coluria longifolia Maxim. 作"下品"销售。（参见"尼泊尔黄堇""尖突黄堇""卡惹拉黄堇""羽叶点地梅""无尾果""钉柱委陵菜"等条）

此外，《晶珠本草》中另记载了"སྲང་རི་ฐๆ་པ"（当日丝哇），言其为治疫疠、热类疾病之药物，记载其共分为 7 类。现代文献中记载的"当日丝哇"的基原涉及紫堇属 20 余种植物，但不同文献对其各品种的基原也有不同观点。据文献记载，金球黄堇 Corydalis boweri Hemsl. 也为"当日丝哇"的基原之一，又称"ฐๆ་དสจ་ཀར་ฐๆ"（孜玛尔刚吉嘎）。（参见"拟锥花黄堇""糙果紫堇"条）

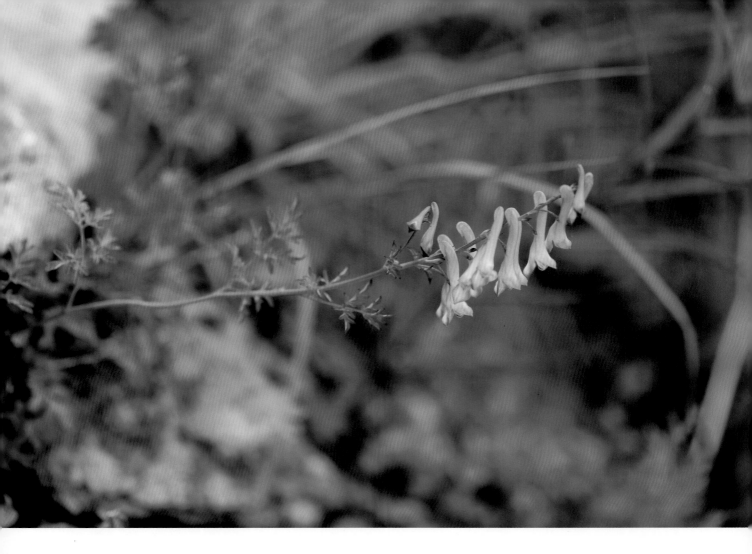

帕里紫堇

Corydalis kingii Prain

| 罂粟科（Papaveraceae） | 紫堇属（*Corydalis*） |

▌ 形态 ▌

多年生灰绿色草本，高 15 ～ 30cm。主根肉质，长 4 ～ 6cm，直径 5 ～ 8mm，不分枝或分枝。茎 1 至多条，发自基生叶叶腋，不分枝或少分枝，疏具 1 ～ 3 叶。基生叶少数，长 7 ～ 9cm，叶柄约与叶片等长；叶片上面绿色，下面灰绿色，2 回羽状全裂，1 回羽片 5 ～ 7，对生，具短柄，2 回羽片 3 ～ 5，近无柄，2 回 3 深裂，末回裂片倒卵状披针形，长 4 ～ 5mm，宽 2mm，多少具短尖。茎生叶与基生叶同形，具短柄至近无柄。总状花序密具多花，果期渐疏离；苞片披针形，全缘，下部的长约 6mm，宽 3 ～ 4mm，上部的较小；花梗长约 1cm；花紫红色至粉红色；萼片斜心形，长约 2mm，全缘或下半部具疏齿，上半部常带紫红色；外花瓣渐尖，背部具全缘的鸡冠状突起，瓣片侧面多少弧形下凹，下半部具耳状突起，上花瓣长约 2cm，距圆筒状，稍长于花瓣，宽约 3mm，蜜腺体约贯穿距长的 3/5，下花瓣长约 1.2cm，稍向前伸出，基部具小瘤状突起，内花瓣长约 9mm，爪长于瓣片；雄蕊束披针形，具 3 纵肋；柱头扁四方形，基部不下延，先端具 4

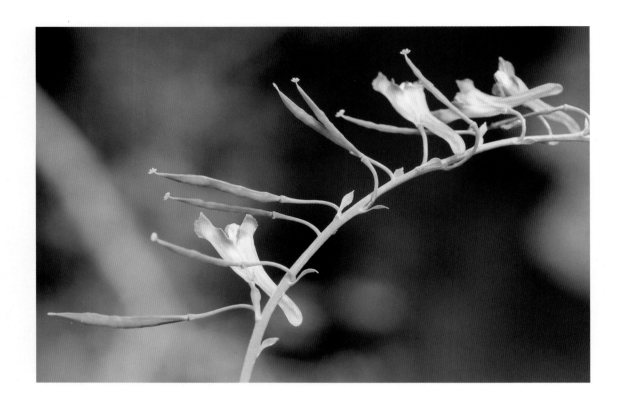

短柱状乳突。蒴果线形，长约2cm，具1列种子；种子近圆形，直径约1mm；种阜帽状，紧贴种子。

▌ 分布 ▌

分布于我国西藏中部和南部（拉萨、亚东、拉孜、定日、加查、南木林、昂仁、旁多河）。

▌ 生境 ▌

生长于海拔3300 ~ 4800m的山坡、草甸、石隙中。

▌ 药材名 ▌

介巴铜达（ རྒྱལ་པ་དོང་བདག 、 སྨེན་པ་དོང་བཏགས ）。

▌ 药用部位 ▌

全草。

▌ 功能与主治 ▌

止血，接骨，固骨。用于各种外伤出血，疮疡。

附 注

《迪庆藏药》记载，迪庆藏医称苍山黄堇 *C. delavayi* Franch.、小距紫堇 *C. appendiculata* Hand.-Mazz. 为"རྒྱལ་པ་དོང་བདག"（介巴铜达）。《藏医藏药初步调查》（中国医学科学院药物研究所等编，1965）等文献记载西藏藏医也以帕里紫堇 *C. kingii* Prain、细花紫堇 *C. napuligera* C. Y. Wu（米林紫堇 *C. lupinoides* Marq. et Shaw）、远志黄堇 *C. polygalina* Hook. f. et Thoms.、直梗紫堇 *C. balfouriana* Diels 等作"介巴铜达"使用。（参见"远志黄堇"条）

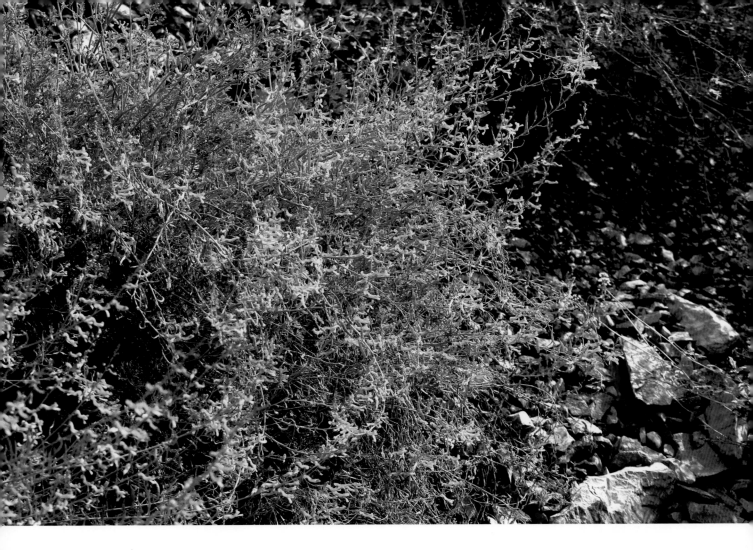

灰绿黄堇

Corydalis adunca Maxim.

| 罂粟科（Papaveraceae） | 紫堇属（*Corydalis*） | 。 |

形态

多年生灰绿色丛生草本，高 20 ~ 60cm，多少具白粉。主根具多头根茎，向上发出多茎。茎不分枝至少分枝，具叶。基生叶高达茎的 1/2 ~ 2/3，具长柄，叶片狭卵圆形，2 回羽状全裂，1 回羽片 4 ~ 5 对，2 回羽片 1 ~ 2 对，近无柄，长 5 ~ 8mm，宽 5 ~ 6mm，3 深裂，有时裂片 2 ~ 3 浅裂，末回裂片先端圆钝，具短尖；茎生叶与基生叶同形，上部的具短柄，近 1 回羽状全裂。总状花序长 3 ~ 15cm，多花，常较密集；苞片狭披针形，约与花梗等长，边缘近膜质，先端渐狭成丝状；花梗长约 5mm；萼片卵圆形，长约 3mm，渐尖，基部多少具齿；花黄色，外花瓣先端浅褐色，先近直立，后渐平展，呈兜状，具短尖，无鸡冠状突起；上花瓣长约 1.5cm，距占花瓣全长的 1/4 ~ 1/3，末端圆钝，蜜腺体约占距长的 1/2；下花瓣长约 1cm，舟状内凹；内花瓣长约 9mm，具鸡冠状突起，爪约与瓣片等长；雄蕊束披针形，柱头小，近圆形，具 6 短柱状突起。蒴果长圆形，直立或斜伸，长约 1.8cm，宽 2.5mm，具长约 5mm 的花柱和 1 列种子；种子黑亮，具小凹点，直径约 2mm，种阜大。

▌ 分布 ▌

分布于我国甘肃（酒泉、卓尼、岷县、临洮、武都等）、青海（玉树、同仁、玛多、民和、循化等）、四川（松潘、道孚、稻城、木里等）、西藏（昌都、米林、朗县、加查等）、宁夏（贺兰山一带）、陕西、内蒙古（大青山一带）。

▌ 生境 ▌

生长于海拔 1000 ～ 3900m 的干旱山地、河滩地、石缝中、荒漠草原。

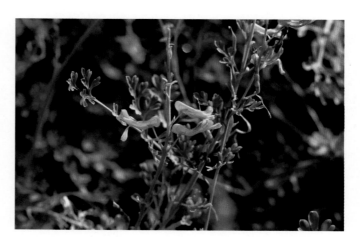

▌ 药材名 ▌

帕蒙丝哇、哇牛丝哇（ བ་སྨུག་རིལ་བ། ），帕下嘎门巴（ བ་ཤག་དགབན་བ། ），陆额（ ལུག་ངལ། ）。

▌ 药用部位 ▌

全草。

▌ 功能与主治 ▌

清热解毒，疏肝利胆，止痛，止泻。用于头痛，发热，背心痛，血病引起的背痛，肝热病，胆病，腹泻。

▌ 用量与用法 ▌

2 ～ 4g。外用适量。

附 注

我国分布的紫堇属（*Corydalis*）植物约有 200 种，青藏高原地区分布的种类极为丰富，藏医药用的种类也较多，包括多种药材品种。关于灰绿黄堇 *C. adunca* Maxim. 的药用，不同文献有不同的观点，或作为"ལུག་ངལ།"（陆额）的基原 [青海藏医使用，西藏藏医使用的"陆额"为齿苞黄堇 *C. denticulato-bracteata* Fedde（*C. wuzhengyiana* Z. Y. Su et Lidén 或银瑞 *C. imbricata* Z. Y. Su et Lidén）] 使用；或作为"བ་སྨུག་རིལ་བ།"（帕蒙丝哇）的基原使用；四川甘孜、青海玉树、云南迪庆等康巴地区藏医多将灰绿黄堇 *C. adunca* Maxim. 作为"བ་ཤག"（帕下嘎、巴夏嘎）或其代用品"བ་ཤག་དགབན་བ།"（帕下嘎门巴）使用 [《晶珠本草》记载的"帕下嘎"的正品为爵床科植物鸭嘴花 *Adhatoda vasica* Nees 的地上部分，因该种藏民聚居区不产，故西藏多以玄参科植物长果婆婆纳 *Veronica ciliata* Fisch. 作为代用品，青海则以赛北紫堇 *C. impatiens* (Pall.) Fisch. 作代用品]。与灰绿黄堇 *C. adunca* Maxim. 同样药用的还有直茎黄堇 *C. stricta* Steph. ex Fisch.、察隅紫堇 *C. tsayulensis* C. Y. Wu et H. Chuang、全冠黄堇 *C. tongolensis* Franch.（新都桥黄堇）、飞燕黄堇 *C. delphinioides* Fedde（翠雀状黄堇）、蛇果黄堇 *C. ophiocarpa* Hook. f. et Thoms. 等。（参见"鸭嘴花""蛇果黄堇""齿苞黄堇""银瑞""拟锥花黄堇"条）

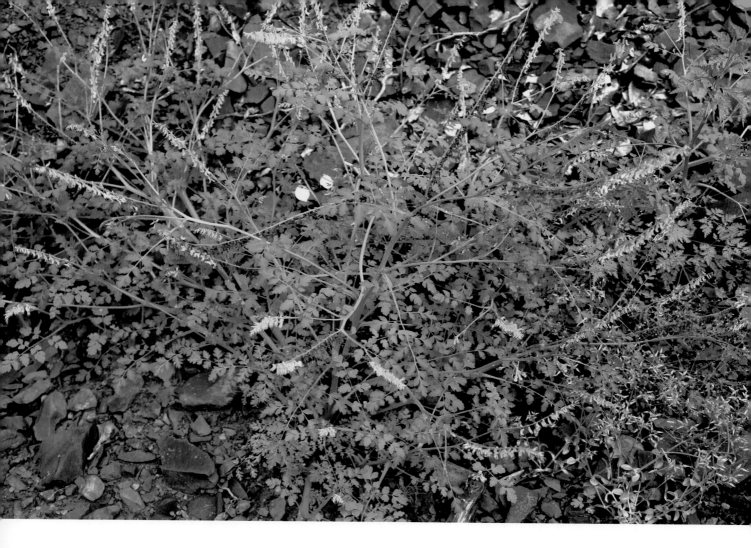

蛇果黄堇

Corydalis ophiocarpa Hook. f. et Thoms.

| 罂粟科（Papaveraceae） | 紫堇属（*Corydalis*） |

▌形态 ▌

丛生灰绿色草本，高30～120cm，具主根。茎常多条，具叶，分枝，枝条花葶状，对叶生。基生叶多数，长10～50cm；叶柄约与叶片等长，边缘具膜质翅，延伸至叶片基部；叶片长圆形，1～2回羽状全裂，1回羽片4～5对，具短柄，2回羽片2～3对，无柄，倒卵圆形至长圆形，3～5裂，裂片长3～10mm，宽1～5mm，具短尖。茎生叶与基生叶同形，下部的具长柄，上部的具短柄，近1回羽状全裂；叶柄边缘延伸至叶片基部的翅较基生叶更明显。总状花序长10～30cm，多花，具短花序轴；苞片线状披针形，长约5mm；花梗长5～7mm；花淡黄色至苍白色，平展；外花瓣先端着色较深，渐尖；上花瓣长9～12mm，距短囊状，占花瓣全长的1/4～1/3，多少上升，蜜腺体约贯穿距长的1/2；下花瓣舟状，多少向前伸出；内花瓣先端暗紫红色至暗绿色，具伸出先端的鸡冠状突起，爪短于瓣片；雄蕊束披针形，上部缢缩成丝状；子房线形，稍长于花柱；柱头宽浅，具4乳突，顶生2呈广角状叉分，侧生2呈两臂状伸出，先下弯再弧形上伸。蒴果线形，长 1.5 ~ 2.5cm，宽约 1mm，蛇形弯曲，具 1 列种子；种子小，黑亮，具伸展、狭直的种阜。

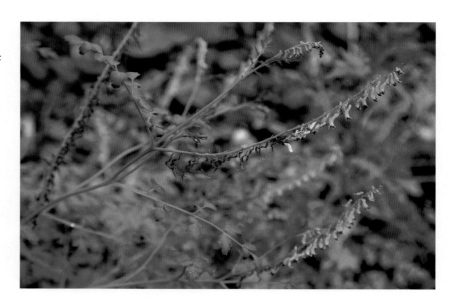

▍分布 ▍

分布于我国西藏、云南、贵州、四川、青海、甘肃、宁夏、陕西、山西、河北、河南、重庆、湖北、湖南、江西、安徽、台湾。不丹、日本等也有分布。

▍生境 ▍

生长于海拔 200 ~ 4000m 的沟谷林缘。

▍药材名 ▍

帕夏嘎曼巴、帕下嘎门巴（བ་ཤ་ཀ་དམན་པ་），巴夏嘎、帕下嘎（བ་ཤ་ཀ་），扎桑（སྲ་བཟང་）。

▍药用部位 ▍

全草。

▍功能与主治 ▍

除热消肿，活血散瘀。用于胆热，时疫感冒，跌打损伤，疮疖肿毒。

▍用量与用法 ▍

2 ~ 4g。外用适量。

附 注

《度母本草》记载"帕下嘎"分上、下 2 品；《鲜明注释》言，无上品"帕下嘎"时可以下品 ["བ་ཤ་ཀ་དམན་པ་"（帕下嘎门巴）] 代之。《晶珠本草》记载，在不产"巴夏嘎"的地方，可以"ཁྲམ་ནག་དོས་མཐིག"（冬那端赤）或"སྲ་བཟང་"（扎桑）代替。关于"扎桑"，文献记载的基原有赛北紫堇 *C. impatiens* (Pall.) Fisch.（假北紫堇 *C. pseudoimpatiens* Fedde）、察隅紫堇 *C. tsayulensis* C. Y. Wu et H. Chuang。赛北紫堇 *C. impatiens* (Pall.) Fisch. 为青海藏医使用的"巴夏嘎"的代用品，被称为"帕夏嘎门巴"或"扎桑"[《青海藏标》附录中以"哇夏嘎"之名收载了赛北紫堇 *C. impatiens* (Pall.) Fisch.，并指出"（哇夏嘎）正品有争议，待查；赛北紫堇系青海代用品"]。文献记载蛇果黄堇 *C. ophiocarpa* Hook. f. et Thoms. 也为"帕下嘎曼巴"的基原之一。（参见"长果婆婆纳""鸭嘴花""赛北紫堇"条）

延胡索

Corydalis yanhusuo W. T. Wang ex Z. Y. Su et C. Y. Wu

罂粟科（Papaveraceae） | 紫堇属（*Corydalis*）

▍形态 ▍

多年生草本，高 10 ~ 30cm。块茎圆球形，直径（0.5 ~）1 ~ 2.5cm，质黄。茎直立，常分枝，基部以上具 1 鳞片，有时具 2 鳞片，通常具 3 ~ 4 茎生叶，鳞片和下部茎生叶常具腋生块茎。叶二回三出或近三回三出，小叶 3 裂或 3 深裂，具全缘的披针形裂片，裂片长 2 ~ 2.5cm，宽 5 ~ 8mm；下部茎生叶常具长柄；叶柄基部具鞘。总状花序疏生 5 ~ 15 花；苞片披针形或狭卵圆形，全缘，有时下部的稍分裂，长约 8mm；花梗在花期长约 1cm，在果期长约 2cm；花紫红色；萼片小，早落；外花瓣宽展，具齿，先端微凹，具短尖；上花瓣长（1.5 ~）2 ~ 2.2cm，瓣片与距常上弯，距圆筒形，长 1.1 ~ 1.3cm，蜜腺体约贯穿距长的 1/2，末端钝；下花瓣具短爪，向前渐增大成宽展的瓣片；内花瓣长 8 ~ 9mm，爪长于瓣片；柱头近圆形，具 8 较长的乳突。蒴果线形，长 2 ~ 2.8cm，具 1

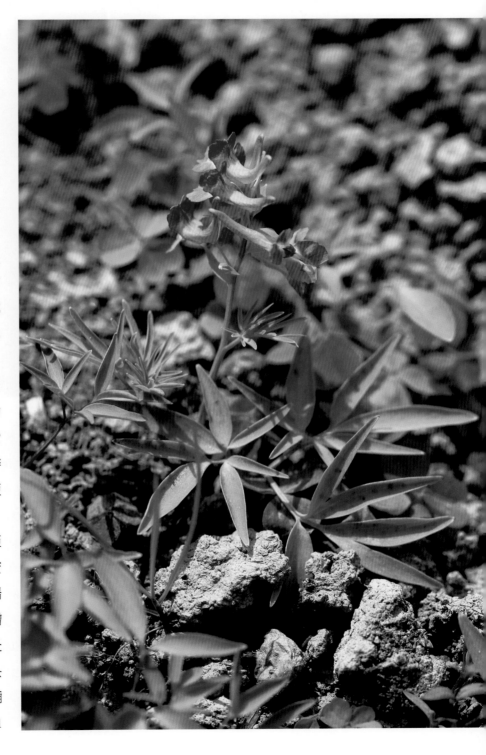

列种子。

分布

我国特有种。分布于安徽、江苏、浙江、湖北、河南。浙江、陕西、甘肃、四川、云南、江西等有栽培。

生境

生长于丘陵草地、田边。

药材名

苏咪赛尔保、酥亩赛保（སུ་མེ་སེར་པོ།），苏咪（སུ་མེ།）。

药用部位

块茎。

功能与主治

止痛，解毒。用于胸、胁、腹腔疼痛，经闭通经，梅毒，中毒症。

用量与用法

1 ～ 2g。内服研末，或入丸、散剂。

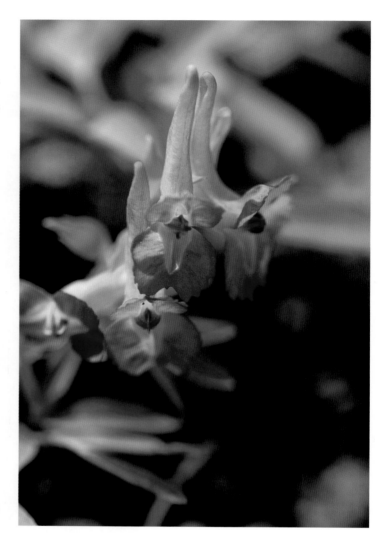

附 注

《四部医典》《宇妥本草》等中记载有"སུ་མེ་སེར་པོ།"（苏咪赛尔保）。《晶珠本草》记载"སུ་མེ།"（苏咪）分红 ["སུ་མེ་དམར་པོ།"（苏咪玛保）]、黄 ["སུ་མེ་སེར་པོ།"（苏咪赛尔保）]、紫 ["སུ་མེ་སྨུག་པོ།"（苏咪莫保）] 3 种，言其为解一切毒之药物，但仅简略记载了药材（块茎）的形状、颜色、气味。现代文献记载的各地藏医使用的"苏咪"的基原包括延胡索 *C. yanhusuo* W. Y. Wang ex Z. Y. Su et C. Y. Wu（块茎）及姜科植物草豆蔻 *Alpinia katsumadai* Hayata、红豆蔻 *Alpinia galanga* (L.) Willd.（果实），但该 3 种的形态均与古籍记载的"苏咪"的形态不符。也有文献认为，延胡索 *C. yanhusuo* W. T. Wang ex Z. Y. Su et C. Y. Wu 的形态与古籍记载的黄色"苏咪"（即"苏咪赛尔保"）"（块茎）坚硬，黄褐色，削成粉末为黄色"的形态相近，其功效也部分（如止痛）相同，甘南、川西、青海等地藏医也使用该种。《晶珠本草》记载 3 种"苏咪"均产于"上部山地"（今西藏阿里地区），《中华本草·藏药卷》记载延胡索 *C. yanhusuo* W. T. Wang ex Z. Y. Su et C. Y. Wu 在西藏墨脱有分布，但《中国植物志》未记载其在西藏有分布，据此判断，该种可能也非"苏咪赛尔保"的正品。

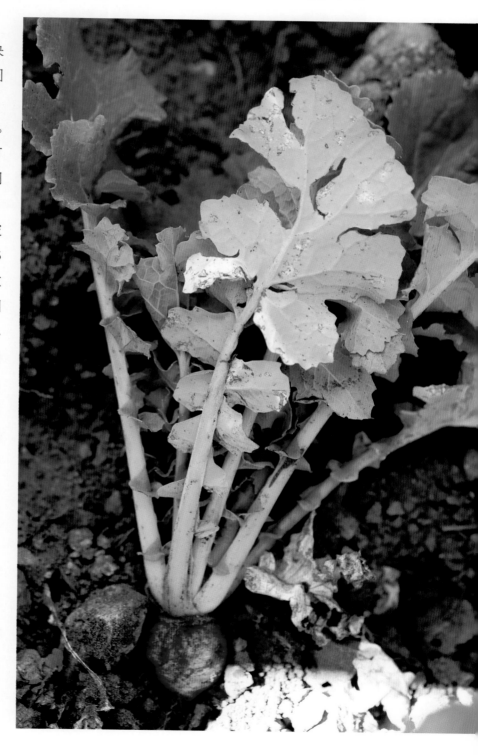

芜青

Brassica rapa L. （蔓青）

| 十字花科（Cruciferae） | 芸苔属（*Brassica*） |

▍形态 ▍

二年生草本，高达 100cm。块根肉质，球形、扁圆形或长圆形，外皮白色、黄色或红色，根肉质，白色或黄色，无辣味。茎直立，有分枝，下部稍有毛，上部无毛。基生叶大头羽裂或为复叶，长 20～34cm，顶裂片或小叶很大，边缘波状或浅裂，侧裂片或小叶约 5 对，向下渐变小，上面有少数散生刺毛，下面有白色尖锐刺毛；叶柄长 10～16cm，有小裂片；中部及上部茎生叶长圆状披针形，长 3～12cm，无毛，带粉霜，基部宽心形，至少半抱茎，无柄。总状花序顶生；花直径 4～5mm；花梗长 10～15mm；萼片长圆形，长 4～6mm；花瓣鲜黄色，倒披针形，长 4～8mm，有短爪。长角果线形，长 3.5～8cm，果瓣具 1 明显中脉；喙长 10～20mm；果梗长达 3cm；种子球形，直径约 1.8mm，浅黄棕色，近种脐处黑色，有细网状巢穴。花期 3～4 月，果期 5～6 月。

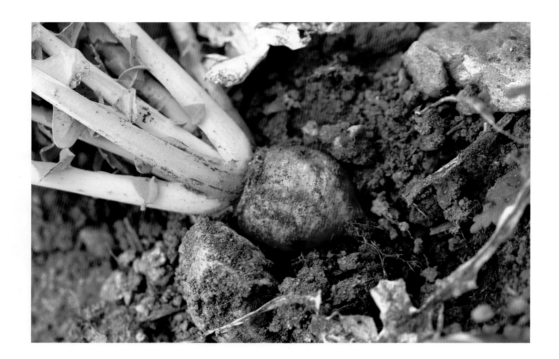

▌ 分布 ▌

全国各地均有栽培。

▌ 生境 ▌

生长于南北各地及低海拔至高海拔地区的山地、平原。

▌ 药材名 ▌

妞玛（ གུང་ག། 、 གུངས་ག། ）。

▌ 药用部位 ▌

块根、种子。

▌ 功能与主治 ▌

块根：解毒，滋补；用于各种中毒症，"隆"病，身体虚弱。种子：解毒；用于各种食物中毒。

▌ 用量与用法 ▌

6 ~ 9g。内服研末，或熬膏（1.5g），或入丸、散剂。

附 注

《四部医典》中记载有"གུང་ག།"（妞玛），言其为治各种中毒症之药物。《晶珠本草》将其归于"作物类药物"中。《甘露本草明镜》记载其"块根白色而柔，短，除大小之外，状似红萝卜，但无白色粗毛"，并言各地所产形、味有一定差异。现藏医所用"妞玛"均为芜青 B. rapa L.（蔓青）。全国各地多有栽培芜青，高原地区栽培芜青代粮食。

芥菜

Brassica juncea (L.) Czern. et Coss.

十字花科（Cruciferae）　　芸苔属（*Brassica*）

▌ 形态 ▌

一年生草本，高 30 ～ 150cm，常无毛，有时幼茎及叶具刺毛，带粉霜，有辣味。茎直立，有分枝。基生叶宽卵形至倒卵形，长 15 ～ 35cm，先端圆钝，基部楔形，大头羽裂，具 2 ～ 3 对裂片，或不裂，边缘均有缺刻或牙齿，叶柄长 3 ～ 9cm，具小裂片；茎下部叶较小，边缘有缺刻或牙齿，有时具圆钝锯齿，不抱茎；茎上部叶窄披针形，长 2.5 ～ 5cm，宽 0.4 ～ 0.9cm，全缘或具不明显疏齿。总状花序顶生，花后延长；花黄色，直径 7 ～ 10mm；花梗长 4 ～ 9mm；萼片淡黄色，长圆状椭圆形，长 4 ～ 5mm，直立、开展；花瓣倒卵形，长 8 ～ 10mm，爪长 4 ～ 5mm。长角果线形，长 3 ～ 5.5cm，宽 2 ～ 3.5mm，果瓣具 1 凸出中脉；喙长 6 ～ 12mm；果梗长 5 ～ 15mm；种子球形，直径约 1mm，紫褐色。花期 3 ～ 5 月，果期 5 ～ 6 月。

▌ 分布 ▌

分布于我国长江以南各地。

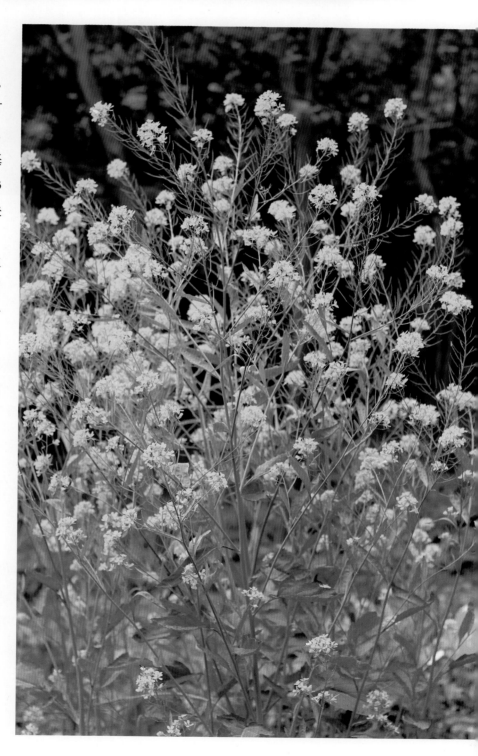

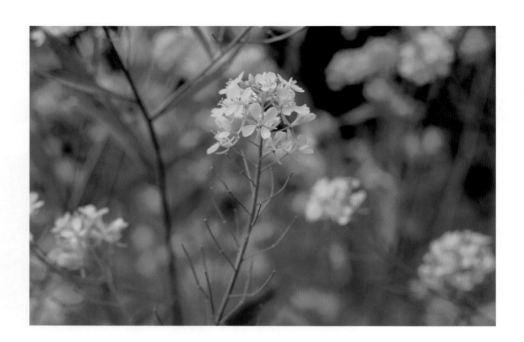

▌ 生境 ▐

生长于冷凉湿润环境，各地广泛栽培。

▌ 药材名 ▐

永嘎（ཡུངས་དཀར），运那（ཡུངས་ནག）。

▌ 药用部位 ▐

成熟种子。

▌ 功能与主治 ▐

散寒，祛风，消肿，解毒，补血。用于胃寒吐食，心腹疼痛，腰痛肾冷，皮肤炭疽病，痛肿，瘀血作痛。

▌ 用量与用法 ▐

2g。内服研末，或入丸剂。外用适量，制成膏药涂于患处。

附 注

《晶珠本草》在"作物类药物"中记载有"ཡུངས་དཀར"（永嘎），言其分为白、黑2种。据现代文献记载，藏医所用"永嘎"的基原为十字花科植物白芥 *Sinapis alba* L. 和芥菜 *B. juncea* (L.) Czern. et Coss.，前者为白者的正品（习称"白芥子"），后者为代用品；或将芥菜 *B. juncea* (L.) Czern. et Coss. 作为黑者，称之为"ཡུངས་ནག"（运那，习称"黑芥子"），两者的功能与主治略有不同。（参见"白芥"条）

白芥
Sinapis alba L.

十字花科（Cruciferae） 白芥属（*Sinapis*）

▌形态 ▌

一年生草本，高达75（～100）cm。茎直立，有分枝，具稍外折硬单毛。下部叶大头羽裂，长5～15cm，宽2～6cm，有2～3对裂片，顶裂片宽卵形，长3.5～6cm，宽3.5～4.5cm，常3裂，侧裂片长1.5～2.5cm，宽0.5～1.5cm，二者先端皆圆钝或急尖，基部和叶轴汇合，边缘有不规则粗锯齿，两面粗糙，有柔毛或近无毛，叶柄长1～1.5cm；上部叶卵形或长圆状卵形，长2～4.5cm，边缘有缺刻状裂齿，叶柄长3～10mm。总状花序有多数花，果期长达30cm，无苞片；花淡黄色，直径约1cm；花梗开展或稍外折，长5～14mm；萼片长圆形或长圆状卵形，长4～5mm，无毛或稍有毛，具白色膜质边缘；花瓣倒卵形，长8～10mm，具短爪。长角果近圆柱形，长2～4cm，宽3～4mm，直立或弯曲，具糙硬毛，果瓣有3～7平行脉；喙稍扁压，剑状，长6～15mm，

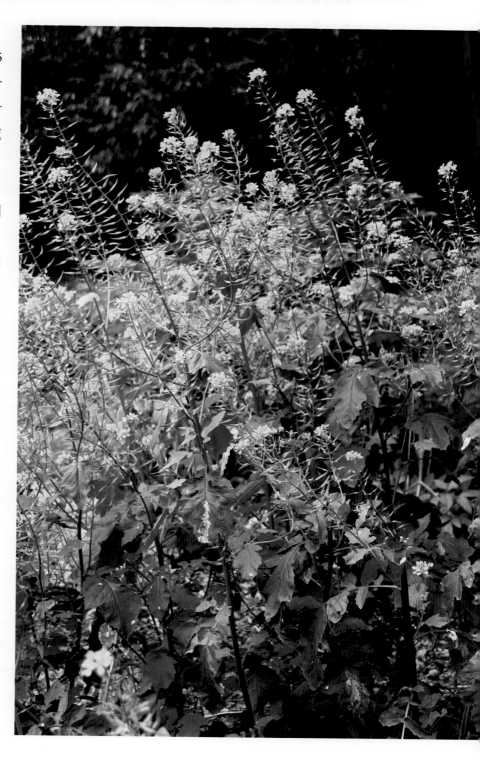

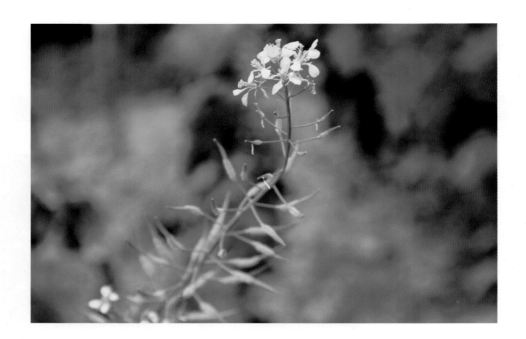

常弯曲，向先端渐细；种子每室 1 ~ 4，球形，直径约 2mm，黄棕色，有细窝穴。花果期 6 ~ 8 月。

分布

原产于欧洲。我国四川、新疆、安徽、山西、山东、辽宁等已有引种栽培。

生境

各地作为调味料栽培。

药材名

永嘎、拥嘎、云嘎（ཡུངས་དཀར།、ཡུངས་དཀར།）。

药用部位

成熟种子。

功能与主治

解毒，壮阳，消肿。用于食物中毒，肾炎，瘟疫，恶病。

用量与用法

2g。内服研末，或入丸剂。外用适量，制成膏药涂于患处。

附注

　　《晶珠本草》在"作物类药物"中记载有"ཡུངས་དཀར།"（永嘎），言其分为白、黑 2 种。据现代文献记载，藏医以白芥 S. alba L. 为"永嘎"白者的正品，习称之为"白芥子"，而将同科植物芥菜 Brassica juncea (L.) Czern. et Coss. 作为白者的代用品或作为黑者的基原，称之为"ཡུངས་ནག"（运那），又习称之为"黑芥子"，两者的功能与主治略有不同。《西藏藏标》以"ཡུངས་དཀར།/ 永嘎 / 白芥子"之名收载了白芥 S. alba L.。（参见"芥菜"条）

芝麻菜

Eruca sativa Mill.

十字花科（Cruciferae）　　　芝麻菜属（*Eruca*）

▌形态 ▌

一年生草本，高 20 ～ 90cm。茎直立，上部常分枝，疏生硬长毛或近无毛。基生叶及茎下部叶大头羽状分裂或不裂，长 4 ～ 7cm，宽 2 ～ 3cm，顶裂片近圆形或短卵形，有细齿，侧裂片卵形或三角状卵形，全缘，仅下面脉上疏生柔毛，叶柄长 2 ～ 4cm；茎上部叶无柄，具 1 ～ 3 对裂片，顶裂片卵形，侧裂片长圆形。总状花序有多数疏生花；花直径 1 ～ 1.5cm；花梗长 2 ～ 3mm，具长柔毛；萼片长圆形，长 8 ～ 10mm，带棕紫色，外面有蛛丝状长柔毛；花瓣黄色，后变白色，有紫纹，短倒卵形，长 1.5 ～ 2cm，基部有窄线形长爪。长角果圆柱形，长 2 ～ 3cm，果瓣无毛，有 1 隆起中脉，喙剑形，扁平，长 5 ～ 9mm，先端尖，有 5 纵脉；果梗长 2 ～ 3mm；种子近球形或卵形，直径 1.5 ～ 2mm，棕色，有棱角。花期 5 ～ 6 月，果期 7 ～ 8 月。

▌分布 ▌

分布于我国甘肃、青海（合作）、

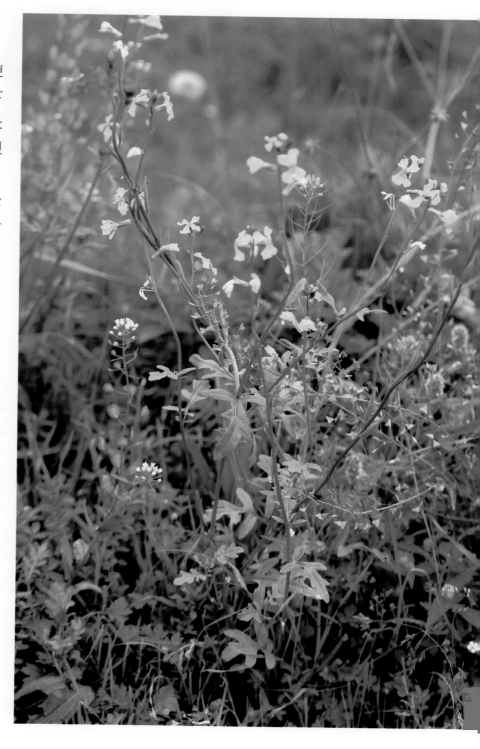

四川、新疆、黑龙江、辽宁、内蒙古、河北、陕西、山西。欧洲北部、亚洲西部及北部、非洲西北部也有分布。

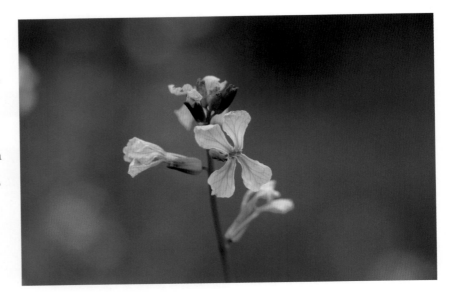

生境

生长于海拔 1400 ～ 3100m 的田间、田边、荒地、池边。野生或栽培。

药材名

盖菜（ཤེལ）。

药用部位

地上部分或种子。

功能与主治

地上部分：用于炭疽；外用于脂肪瘤。种子：消肿；用于乳房肿胀，炭疽。

用量与用法

外用适量，研末调敷患处，或煎汤灌洗。

附 注

　　"ཤེལ"（盖菜）在《度母本草》《蓝琉璃》等中均有记载。《晶珠本草》在"旱生草类药物"的"果实类药物"中分别记载有"སྲན་ཤེལ་པ"（冈托巴）和"ཤེལ"（盖菜），言前者为解肉毒、治紊乱热之药物，后者为消散肿胀、治疗疮之药物。现代不同文献记载的各地藏医所用"盖菜"和"冈托巴"的基原有交叉，涉及十字花科蔊菜属（*Rorippa*）、芝麻菜属（*Eruca*）、大蒜芥属（*Sisymbrium*）、糖芥属（*Erysimum*）、播娘蒿属（*Descurainia*）等多属多种植物。"盖菜"的基原主要有蔊菜属植物蔊菜 *R. indica* (L.) Hiern（印度蔊菜）、沼生蔊菜 *R. islandica* (Oed.) Borb.、无瓣蔊菜 *R. montana* (Wall.) Small 及芝麻菜 *Eruca sativa* Mill.、垂果大蒜芥 *S. heteromallum* C. A. Mey.，四川藏医也使用同科植物播娘蒿 *D. sophia* (L.) Webb. ex Prantl；"冈托巴"的基原则有山柳菊叶糖芥 *Erysimum hieracifolium* L. 等多种糖芥属植物以及垂果大蒜芥 *S. heteromallum* C. A. Mey.、高蔊菜 *R. elata* (Hook. f. et Thoms.) Hand.-Mazz.。（参见"播娘蒿""紫花糖芥""蔊菜""垂果大蒜芥""高蔊菜"条）

萝卜

Raphanus sativus L.

十字花科（Cruciferae） | 萝卜属（*Raphanus*）

▍形态 ▍

二年或一年生草本，高20～100cm。直根肉质，长圆形、球形或圆锥形，外皮绿色、白色或红色；茎有分枝，无毛，稍具粉霜。基生叶和下部茎生叶大头羽状半裂，长8～30cm，宽3～5cm，顶裂片卵形，侧裂片4～6对，长圆形，有钝齿，疏生粗毛，上部叶长圆形，有锯齿或近全缘。总状花序顶生及腋生；花白色或粉红色，直径1.5～2cm；花梗长5～15mm；萼片长圆形，长5～7mm；花瓣倒卵形，长1～1.5cm，具紫纹，下部有长5mm的爪。长角果圆柱形，长3～6cm，宽10～12mm，在种子间缢缩，并形成海绵质横隔；先端喙长1～1.5cm；果梗长1～1.5cm；种子1～6，卵形，微扁，长约3mm，红棕色，有细网纹。花期4～5月，果期5～6月。

▍分布 ▍

我国各地广泛栽培。

▍药材名 ▍

拉卜（ལ་ཕུག），蕃拉卜（བོད་ལ་ཕུག）。

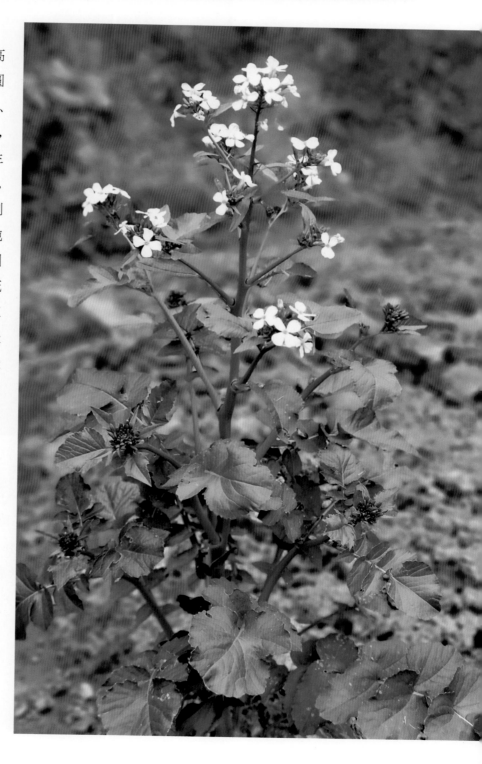

▎ 药用部位 ▎

根、种子。

▎ 功能与主治 ▎

鲜嫩小萝卜（秋季挖）：破瘀消肿，敛疮，平喘，顺气；用于痞结，顽痰，失音暗哑，胃寒虚弱，眼疾，烦渴，便秘，流行性感冒。成熟鲜萝卜：提升胃温；用于胃寒，消化不良。萝卜汁：用于耳病。干燥根：温胃消食，敛疮消肿；用于胃寒，消化不良，便秘，"巴母"病。萝卜炭：用于便秘。萝卜子（夏季采）：用于腹水，消化不良，夜盲症，头痛。

▎ 用量与用法 ▎

种子：2 ~ 3g。根：5 ~ 10g。内服煎汤，或入丸、散剂。

附 注

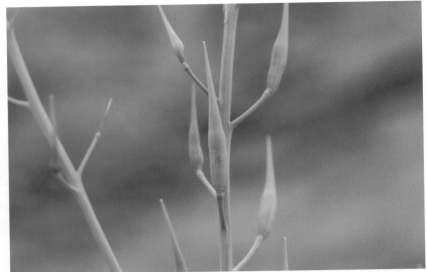

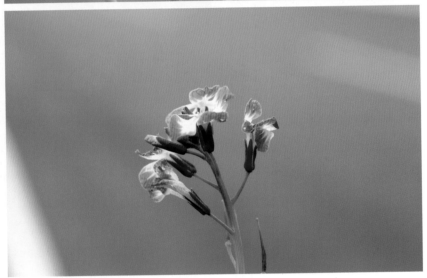

《蓝琉璃》《晶珠本草》等中记载有"ལ་ཕུག"（拉卜），言其鲜嫩品可提升胃阳，成熟品生"培根"，种子引腹水。《度母本草》言"拉卜"属于芜菁之一种；《四部医典系列挂图全集》第二十三图中有 2 幅"拉卜"附图（136、137 号图），其汉译本译注为"鲜萝卜"和"陈萝卜"，其图示形态确为萝卜 R. sativus L. 无疑。现藏医所用"拉卜"的基原均为萝卜 R. sativus L.，《西藏藏标》以"བོད་ལ་ཕུག/ 蕃拉卜 / 藏萝卜"之名收载了该种的根。据文献记载，萝卜老根和嫩根、鲜根、种子等的功效各有特点。

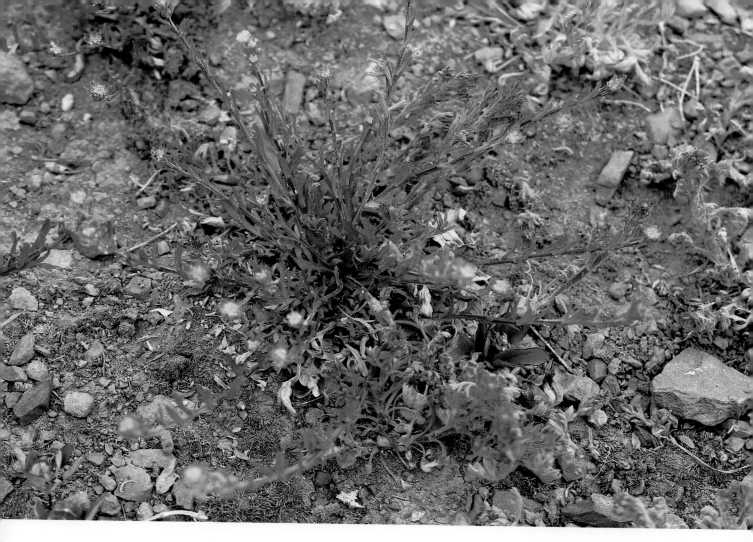

头花独行菜

Lepidium capitatum Hook. f. et Thoms.

十字花科（Cruciferae） 　　独行菜属（*Lepidium*）

形态

一年生或二年生草本。茎匍匐或近直立，长达 20cm，多分枝，披散，具腺毛。基生叶及下部叶羽状半裂，长 2 ～ 6cm，基部渐狭成叶柄或无柄，裂片长圆形，长 3 ～ 5mm，宽 1 ～ 2mm，先端急尖，全缘，两面无毛；上部叶相似但较小，羽状半裂或仅有锯齿，无柄。总状花序腋生，花紧密排列近头状，果期长达 3cm；萼片长圆形，长约 1mm；花瓣白色，倒卵状楔形，和萼片等长或稍短，先端凹缺；雄蕊 4。短角果卵形，长 2.5 ～ 3mm，宽约 2mm，先端微缺，无毛，有不明显翅；果梗长 2 ～ 4mm，种子 10，长圆状卵形，长约 1mm，浅棕色。花果期 5 ～ 6 月。

分布

分布于我国青海（久治）、四川、云南、西藏。印度、巴基斯坦、尼泊尔、不丹等也有分布。

生境

生长于海拔约 3000m 的山坡。

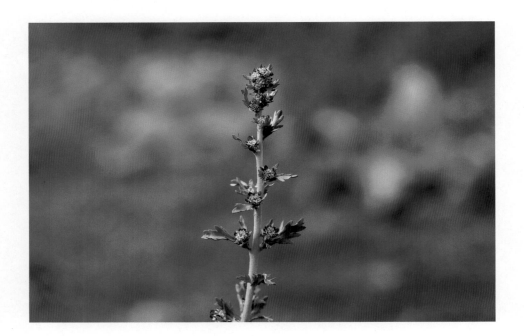

▌ 药材名 ▌

权浊巴、叉浊巴（ལྐ་རྩོག་པ），察浊（ལྐ་རྩོག）。

▌ 药用部位 ▌

全草（幼苗）或成熟种子。

▌ 功能与主治 ▌

清热利湿，活血止血，健胃。用于内脏瘀血及黄水病，骨病，"巴母"病，水肿，各种出血症，小儿消化不良。

▌ 用量与用法 ▌

2 ~ 4g。内服研末，或入丸、散剂。

附 注

　　《晶珠本草》在"旱生草类药物"的"叶茎花果同采类药物"中记载有"དར་ཡ་ཀན"（达尔亚干），言其包括特指的 1 种"达尔亚干"["ལྐ་རྩོག"（察浊）、"ལྐ་རྩོག་པ"（叉浊巴），为干涸体腔之黄水，愈合头骨之破裂，并能固持软骨的药物]和对症而用的多种"达尔亚干"。现代文献记载各地藏医使用的"察浊"为独行菜属（*Lepidium*）的多种植物，主要有独行菜 *L. apetalum* Willd.、头花独行菜 *L. capitatum* Hook. f. et Thoms、柱毛独行菜 *L. ruderale* L.。"达尔亚干"为象雄语，意为"甘露"或"良药"，《晶珠本草》列举的对症使用的 25 种"达尔亚干"药物包括了动物药、植物药和矿物药，其中植物药类的基原也涉及十字花科、豆科、罂粟科等的多种植物。故"达尔亚干"条实为对各种药物的功效的简要综合论述，并非具体的药物名称。（参见"独行菜""垂果南芥""条裂黄堇"条）

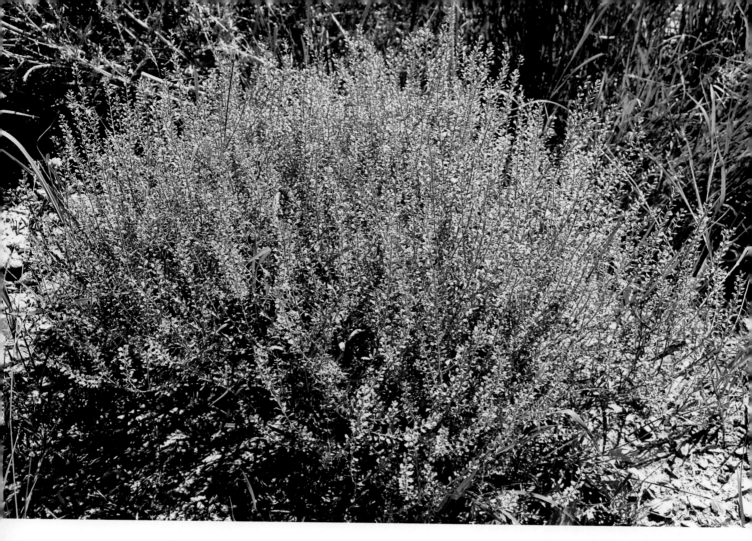

独行菜

Lepidium apetalum Willd.

十字花科（Cruciferae） 独行菜属（*Lepidium*）

▊ 形态 ▊

一年生或二年生草本，高 5 ~ 30cm。茎直立，有分枝，无毛或具微小头状毛。基生叶窄匙形，1
回羽状浅裂或深裂，长 3 ~ 5cm，宽 1 ~ 1.5cm，叶柄长 1 ~ 2cm；茎上部叶线形，有疏齿或全缘。
总状花序在果期可延长至 5cm；萼片早落，卵形，长约 0.8mm，外面有柔毛；花瓣不存或退化成丝
状，比萼片短；雄蕊 2 或 4。短角果近圆形或宽椭圆形，扁平，长 2 ~ 3mm，宽约 2mm，先端微缺，
上部有短翅，隔膜宽不到 1mm；果梗弧形，长约 3mm；种子椭圆形，长约 1mm，平滑，棕红色。
花果期 5 ~ 7 月。

▊ 分布 ▊

分布于我国东北、华北、西南、西北地区及江苏、浙江、安徽等。亚洲东部其他地区及中部、喜
马拉雅山脉其他地区等也有分布。

▋ 生境 ▋

生长于海拔 400 ～ 2000m 的山坡、山沟、路旁、农田、村庄附近。

▋ 药材名 ▋

杈浊巴、叉浊巴（ཆག་ཚོས་པ།），察浊（ཆག་ཚོས།），达尔亚干杈浊巴（དར་ཡ་གན་ཆག་ཚོས་པ།），拉拉卜、拉拉普（ལ་ལ་ཕུད།）。

▋ 药用部位 ▋

全草（幼苗）或根、成熟种子。

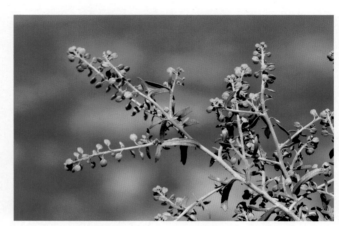

▋ 功能与主治 ▋

察浊（全草或根）：全草，清热利湿，活血止血；用于内脏瘀血及黄水病，骨病，"巴母"病，水肿，各种出血症。（《中华本草·藏药卷》）根，消肿，干黄水；用于内脏瘀血及积黄水，"巴母"病及其引起的水肿等。拉拉卜（种子）：祛寒，消食。用于胃寒腹胀，消化不良等。（《西藏藏标》）

▋ 用量与用法 ▋

2 ～ 5g。内服研末，或入丸、散剂。

附 注

《晶珠本草》在"旱生草类药物"的"叶茎花果同采类药物"中记载有"དར་ཡ་གན"（达尔亚干），言其包括特指具体药物的"达尔亚干"和对症而用的 25 种"达尔亚干"；并列出了 2 种特指的"达尔亚干"，其中的 1 种为"དར་ཡ་གན་ཆག་ཚོས་པ།"（达尔亚干杈浊巴）[又称"ཆག་ཚོས།"（察浊）或"ཆག་ཚོས་པ།"（叉浊巴）]，言其为干涸体腔黄水、愈合头骨破裂，并能固持软骨的药物，另一种为"ཀླུ་བདུད་ནག་པོ་དར་ཡ་གན"（鲁都那保达尔亚干），但未记载其功效。现代文献记载的各地藏医使用的"察浊"的基原包括独行菜属（*Lepidium*）的多种植物，独行菜 *L. apetalum* Willd. 为其中之一；而其他对症而用的"达尔亚干"的基原则涉及十字花科、豆科、罂粟科的其他多种植物，以及动物药和矿物药。《西藏藏标》以"ཆག་ཚོས། / 察浊 / 独行菜"之名收载了独行菜 *L. apetalum* Willd.，言以其根入药；也有文献记载以幼苗期的带根全草入药，两者的功能与主治不尽一致。《晶珠本草》另记载有"ལ་ལ་ཕུད།"（拉拉卜），言其"形态似葛缕，种子（果实）如香旱芹子而扁，有皱纹，弯曲；或状如新月，嘴尖状如芝麻，颜色有灰白色、淡黄色、红紫色 3 种"。现各地藏医多以伞形科植物蛇床 *Cnidium monnieri* (L.) Cuss. 为"拉拉卜"的正品，以其果实入药。《迪庆藏药》记载，云南德钦、盐井部分藏医也习用独行菜 *L. apetalum* Willd. 的种子，但其形态与《晶珠本草》的记载相差甚远，仅为地方习用品。（参见"头花独行菜""垂果南芥""条裂黄堇""蛇床""葛缕子""东俄洛黄芪"条）

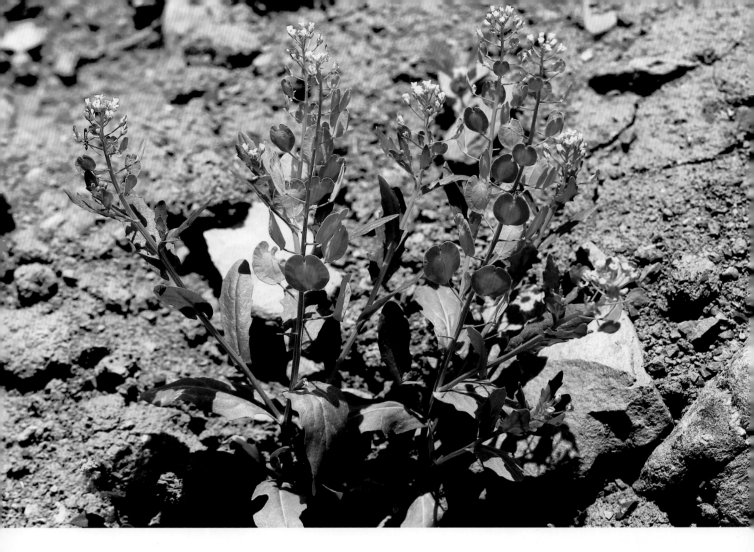

菥蓂

Thlaspi arvense L.（遏蓝菜）

| 十字花科（Cruciferae） | 菥蓂属（*Thlaspi*） |

▎ 形态 ▎

一年生草本，高 9 ~ 60cm，无毛。茎直立，不分枝或分枝，具棱。基生叶倒卵状长圆形，长 3 ~ 5cm，宽 1 ~ 1.5cm，先端圆钝或急尖，基部抱茎，两侧箭形，边缘具疏齿；叶柄长 1 ~ 3cm。总状花序顶生；花白色，直径约 2mm；花梗细，长 5 ~ 10mm；萼片直立，卵形，长约 2mm，先端圆钝；花瓣长圆状倒卵形，长 2 ~ 4mm，先端圆钝或微凹。短角果倒卵形或近圆形，长 13 ~ 16mm，宽 9 ~ 13mm，扁平，先端凹入，边缘有宽约 3mm 的翅；种子每室 2 ~ 8，倒卵形，长约 1.5mm，稍扁平，黄褐色，有同心环状条纹。花期 3 ~ 4 月，果期 5 ~ 6 月。

▎ 分布 ▎

我国各地多有分布。亚洲其他地区、欧洲、非洲北部也有分布。

▎ 生境 ▎

生长于平地路旁、沟边、村落、住宅附近。

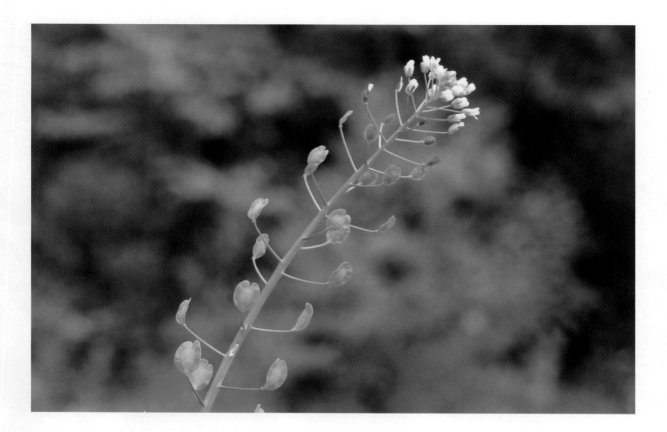

药材名

寨卡、寨嘎、摘嘎、折嘎（ᘓ卡）。

药用部位

全草或成熟种子。

功能与主治

清肺热，清肾热，健胃，干黄水。用于肺热，咳嗽，肾热，睾丸肿大，淋病，消化不良，呕吐。

用量与用法

2～15g。内服煎汤，或入丸、散剂。

附 注

"ᘓ卡"（寨卡）在《四部医典》中即有记载，《晶珠本草》将其归于"旱生草类药物"的"果实类药物"中，言其为清肺热、清肾热之药物。各地藏医均以菥蓂 T. arvense L. 的种子入药，但也有文献记载使用全草。《部标藏药》等以"菥蓂子 /ᘓ卡/ 寨卡"之名收载了菥蓂 T. arvense L. 的成熟种子。据文献记载，部分藏医也曾将十字花科植物葶苈 Draba nemorosa L. 作"寨卡"使用。（参见"葶苈"条）

荠

Capsella bursa-pastoris (L.) Medic.

十字花科（Cruciferae） | 荠属（*Capsella*）

▌ 形态 ▌

一年生或二年生草本,高(7～)10～50cm，无毛，有单毛或分叉毛。茎直立，单一或从下部分枝。基生叶丛生呈莲座状，大头羽状分裂，长可达12cm，宽可达2.5cm，顶裂片卵形至长圆形，长5～30mm，宽2～20mm,侧裂片3～8对，长圆形至卵形，长5～15mm，先端渐尖，浅裂，或有不规则粗锯齿或近全缘，叶柄长5～40mm；茎生叶窄披针形或披针形，长5～6.5mm，宽2～15mm，基部箭形，抱茎，边缘有缺刻或锯齿。总状花序顶生及腋生，果期延长达20cm；花梗长3～8mm；萼片长圆形，长1.5～2mm；花瓣白色，卵形，长2～3mm，有短爪。短角果倒三角形或倒心状三角形，长5～8mm，宽4～7mm，扁平，无毛，先端微凹，裂瓣具网脉；花柱长约0.5mm；果梗长5～15mm；种子2行，长椭圆形，长约1mm,浅褐色。花果期4～6月。

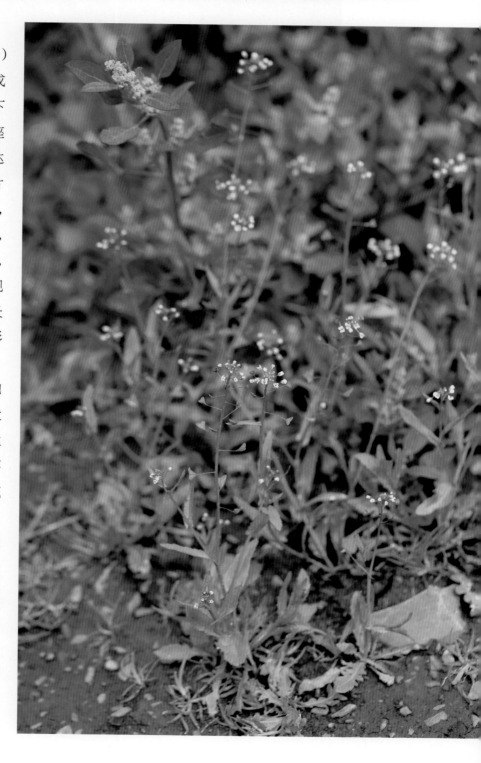

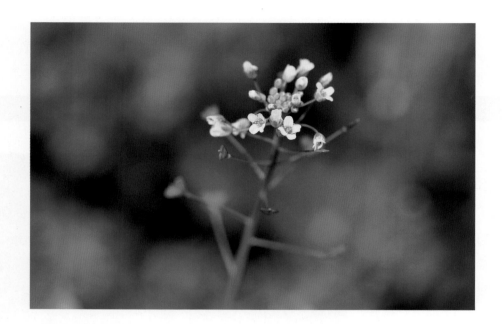

▌ 分布 ▌

分布于我国各地。世界温带地区广布。

▌ 生境 ▌

生长于山坡、路旁、田边。也可作为蔬菜栽培。

▌ 药材名 ▌

索嘎哇、苏嘎哇（སོག་ཀ།、སོག་ཀ་བ།）。

▌ 药用部位 ▌

全草。

▌ 功能与主治 ▌

止吐，止血，清热利尿，通脉络。用于呕吐，肺热咳血，尿频，产后子宫出血，月经过多，肾水肿，脉病。

▌ 用量与用法 ▌

5 ~ 10g。内服研末，或入丸、散剂。

附 注

《四部医典》《晶珠本草》等中记载有 "སོག་ཀ།" ["སོག་ཀ་བ།" （索嘎哇）]，言其为止呕吐之药物。现代文献记载，各地藏医所用 "索嘎哇" 的基原为荠 *C. bursa-pastoris* (L.) Medic.，其形态与《图鉴》记载的 "状似荠菜，而茎叶较小，叶如萝卜叶，花像葶苈花，白色而小，英果三角形，种子细小，黄色" 的特征相符。

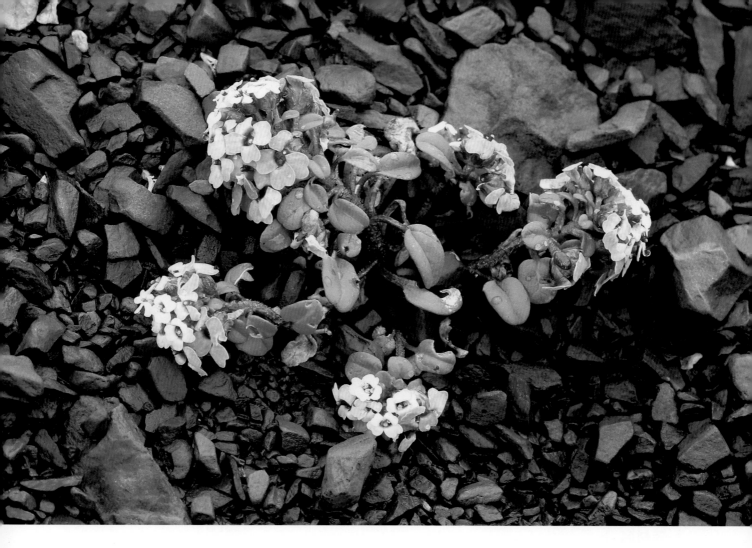

双脊荠

Dilophia fontana Maxim.

十字花科（Cruciferae） | 双脊荠属（*Dilophia*）

形态

多年生草本，高 3 ~ 6cm。根肉质，纺锤形。茎多数，丛生，基部匍匐，后上升，分枝，有单毛。基生叶在花期枯萎；茎生叶宽卵形或长圆形，长 6 ~ 10mm，宽 2 ~ 5mm，先端圆形，基部圆形或楔形，全缘或每侧有 1 齿，两面无毛，叶柄长 5 ~ 15mm，无毛；上部茎生叶较小，有短叶柄。总状花序在茎先端密生，下部花单生叶腋，常有叶状苞片；萼片宽卵形，长约 1.5mm，外面上方稍有柔毛；花瓣白色或浅紫色，长约 2mm，先端尖凹，下部有短爪。短角果宽卵形或宽倒三角形，长约 3mm，宽约 2mm，压扁，果瓣舟形，有不整齐小刺或小瘤，具 1 不明显脉，无隔膜；花柱长约 2mm，较粗；果梗直立，开展，长 6 ~ 8mm，稍具柔毛。种子 4 ~ 6，宽卵形，长约 1mm，棕色；子叶缘倚胚根。花期 6 ~ 7 月，果期 8 月。

分布

分布于我国四川、甘肃、青海（玉树）、西藏、新疆。

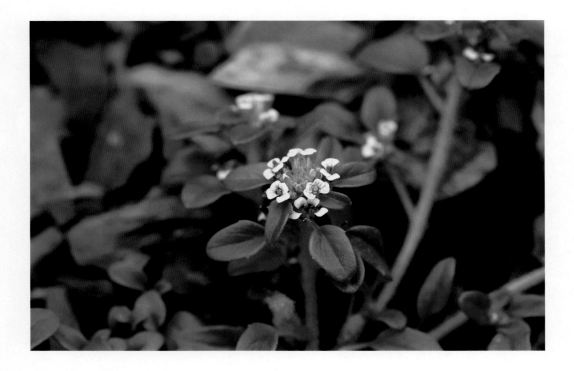

生境

生长于海拔 4000 ~ 5000m 的高山草地。

药材名

齐乌拉卜、切乌拉普、席擦拉普、丘拉扑、久拉卜（ᄀᄀᄀᄀᄀᄀ）。

药用部位

全草。

功能与主治

解毒，健胃。用于食物中毒，腹痛，消化不良。

用量与用法

2 ~ 4g。内服研末。

附 注

《晶珠本草》在"旱生草类药物"的"果实类药物"中记载有"ᄀᄀᄀ"（象扯），言其为治疗疗毒之药物；在"根叶花果全草类药物"中记载有"ᄀᄀᄀᄀ"（齐乌拉卜、切乌拉普），言其为化食、治疗肉毒症之药物。现代文献中记载的"象扯"和"齐乌拉卜"的基原有交叉，涉及十字花科、桔梗科、石竹科的多科多属多种植物，以种子或全草入药，两类药材的功效也有相似之处。文献记载，双脊芥 Dilophia fontana Maxim. 为"齐乌拉卜"的基原之一。《西藏藏标》以"ᄀᄀᄀᄀ/ 久拉卜 / 蚓果芥"之名收载了蚓果芥 Torularia humilis (C. A. Mey.) O. E. Schulz。（参见"蚓果芥""毛葶苈""播娘蒿""丽江蓝钟花"条）

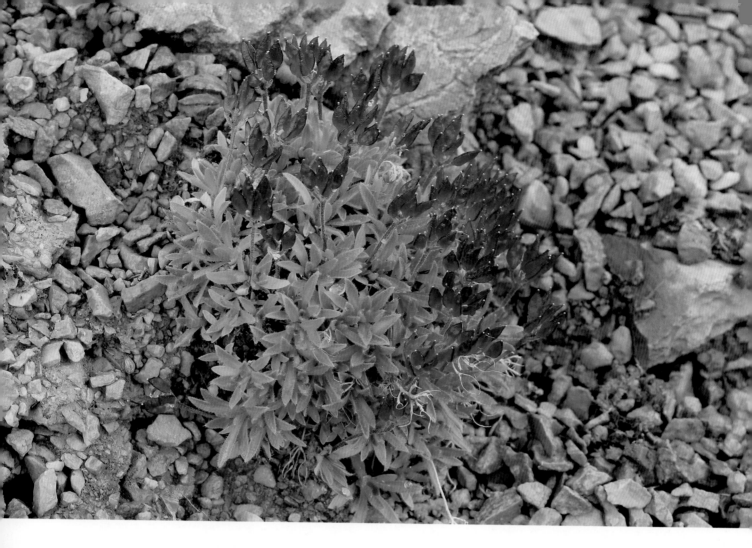

喜山葶苈

Draba oreades Schrenk

十字花科（Cruciferae）   葶苈属（*Draba*）

▌ 形态 ▌

多年生草本，高 2 ~ 10cm。根茎分枝多，下部留有鳞片状枯叶。上部叶丛生，呈莲座状，有时互生，叶片长圆形至倒披针形，长 6 ~ 25mm，宽 2 ~ 4mm，先端渐钝，基部楔形，全缘，有时有锯齿，下面和叶缘有单毛、叉状毛或少量不规则分枝毛，上面有时近无毛。花茎高 5 ~ 8cm，无叶或偶有 1 叶，密生长单毛、叉状毛。总状花序密集，近头状，结实时疏松，但不伸长；小花梗长 1 ~ 2mm；萼片长卵形，背面有单毛；花瓣黄色，倒卵形，长 3 ~ 5mm。短角果短宽卵形，长 4 ~ 6mm，宽 3 ~ 4mm，先端渐尖，基部圆钝，无毛，果瓣不平；花柱长约 0.5mm；种子卵圆形，褐色。花期 6 ~ 8 月。

▌ 分布 ▌

分布于我国内蒙古、陕西、甘肃、青海（玉树）、四川、云南、西藏、新疆（阿尔泰）。印度等也有分布。

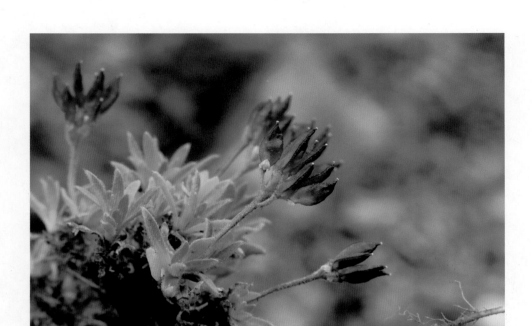

▌ 生境 ▌

生长于海拔 3000 ~ 5300m 的高山岩石边、高山石砾沟边裂缝中。

▌ 药材名 ▌

齐乌拉卜、切乌拉普、希五拉普（ཕྱི་ཝ་ལྦ），象扯、象策、相采（ཤང་ཚེ），俄吉秀、俄吉秀尔、俄吉夏（སྔོ་ཨེ་ཇི་ཤ）。

▌ 药用部位 ▌

成熟种子。

▌ 功能与主治 ▌

健胃，解毒，消炎。用于消化不良，各种肉食中毒，炭疽病。

▌ 用量与用法 ▌

3 ~ 9g。

附 注

　　《晶珠本草》在"旱生草类药物"的"果实类药物"中记载有"ཤང་ཚེ"（象扯），言其为治疗疔毒之药物，在"根叶花果全草类药物"中记载有"ཕྱི་ཝ་ལྦ"（齐乌拉卜），言其为化食、治疗肉毒症之药物。现代文献记载的"象扯"的基原涉及十字花科葶苈属（*Draba*）、桔梗科蓝钟花属（*Cyananthus*）以及石竹科等多属多种植物，其中部分种类在不同文献中又被记载为"齐乌拉卜"或"སྔོ་ཨེ་ཇི་ཤ"（莪吉秀）的基原，以种子或全草入药，虽然各地习用的种类不同，但 3 种药物的功效较为相似。据文献记载，喜山葶苈 *D. oreades* Schrenk 为"象扯"或"齐乌拉卜"的基原之一，西藏藏医又以其作"莪吉秀"使用。（参见"毛葶苈""蚓果芥""播娘蒿""丽江蓝钟花"条）

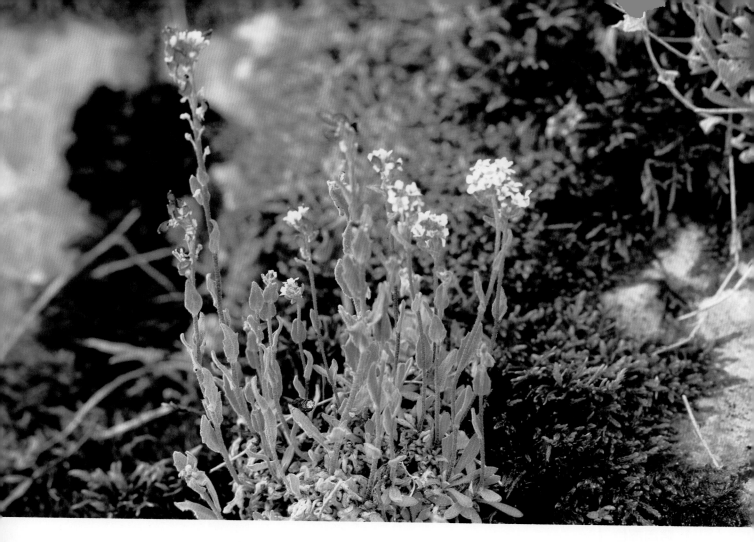

苞序葶苈

Draba ladyginii Pohle

十字花科（Cruciferae） | 葶苈属（*Draba*）

▌ 形态 ▌

多年生丛生草本，高 10 ~ 30cm。根茎分枝多，基部宿存纤维状枯叶，上部簇生莲座状叶。茎直立，单一或在上部分枝，密被叉状毛、星状毛或单毛。基生叶椭圆状披针形，长 1 ~ 1.5cm，宽 2 ~ 2.7mm，先端钝或渐尖，基部渐窄，全缘或每缘各有 1 锯齿，密生单毛和星状毛；茎生叶卵形或长卵形，长 4 ~ 16mm，宽 3 ~ 4mm，先端急尖，基部宽，无柄，每缘各有 1 ~ 3 锯齿，有单毛、星状毛或分枝毛。总状花序下部数花具叶状苞片；花瓣白色或淡黄色，倒卵形，长约 3mm，基部楔形，先端微凹；雄蕊长 1.8 ~ 2mm；子房条形，无毛。短角果条形，长 7 ~ 12mm，宽约 1.2mm，无毛，直或扭转，果柄与果序轴呈直角向上开展；花柱长 0.5 ~ 1mm；种子褐色，椭圆形。花期 5 ~ 6 月，果期 7 ~ 8 月。

▌ 分布 ▌

分布于我国内蒙古、河北、山西、湖北、陕西、甘肃、宁夏、青海、新疆、四川、云南、西藏（林

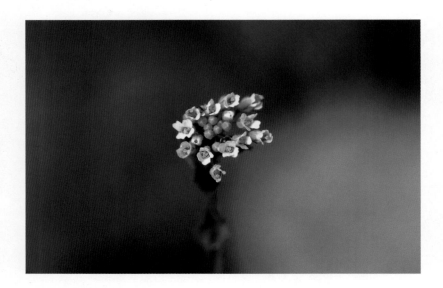

周）等。西伯利亚地区也有分布。

▌ 生境 ▌

生长于海拔 2100 ~ 4300m 的路旁向阳处或潮湿地。

▌ 药材名 ▌

象扯、象策、相采（ཤང་ཚེ）。

▌ 药用部位 ▌

成熟种子。

▌ 功能与主治 ▌

健胃，解毒，消炎。用于消化不良，各种肉食中毒，炭疽病。

▌ 用量与用法 ▌

3 ~ 9g。

附 注

　　《晶珠本草》在"旱生草类药物"的"果实类药物"中记载有"ཤང་ཚེ"（象扯），言其为治疗疔毒之药物。现代文献中记载的"象扯"的基原涉及十字花科葶苈属(Draba)、播娘蒿属(Descurainia)、涩荠属（ Malcolmia ）、异蕊芥属（ Dimorphostemon ）、念珠芥属（ Torularia ）、双脊荠属（ Dilophia ）以及桔梗科蓝钟花属(Cyananthus)和石竹科等的多属多种植物，有观点认为应以葶苈属植物为正品，苞序葶苈 D. ladyginii Pohle 为其基原之一，此外，葶苈 D. nemorosa L.、毛葶苈 D. eriopoda Turcz.、喜山葶苈 D. oreades Schrenk、蒙古葶苈 D. mongolica Turcz. 等也为"象扯"的基原。《晶珠本草》在"根叶花果全草类药物"中记载有"ཆུ་ལ་ཕུག"（齐乌拉卜、切乌拉普），言其为化食、治疗肉毒症之药物。现代文献记载的"齐乌拉卜"的基原与"象扯"的基原存在交叉，二者的功效也有相似之处，但二者的药用部位不同。（参见"毛葶苈""蚓果芥"条）

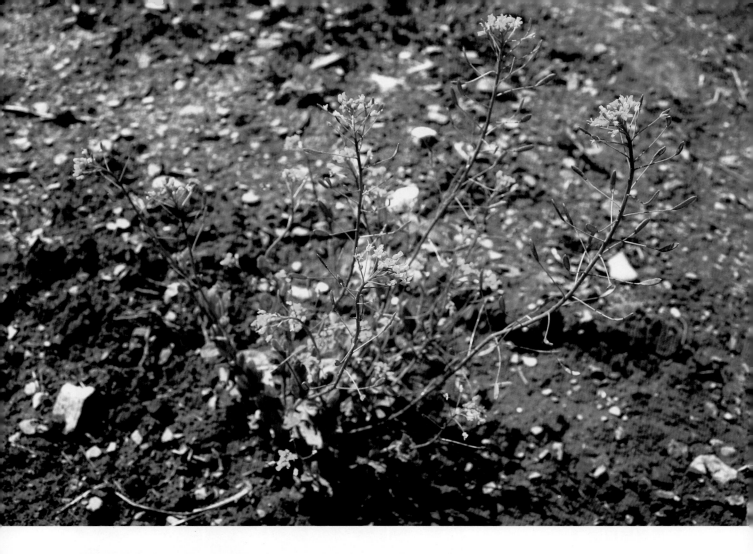

葶苈

Draba nemorosa L.

十字花科（Cruciferae） 　　葶苈属（*Draba*）

▌形态 ▌

一年生或二年生草本。茎直立，高 5 ~ 45cm，单一或分枝，疏生叶片或无叶，但分枝茎有叶片；下部密生单毛、叉状毛和星状毛，上部渐稀至无毛。基生叶莲座状，长倒卵形，先端稍钝，边缘有疏细齿或近于全缘；茎生叶长卵形或卵形，先端尖，基部楔形或渐圆，边缘有细齿，无柄，上面被单毛和叉状毛，下面以星状毛为多。总状花序有花 25 ~ 90，密集成伞房状，花后显著伸长，疏松，小花梗细，长 5 ~ 10mm；萼片椭圆形，背面略有毛；花瓣黄色，花期后成白色，倒楔形，长约 2mm，先端凹；雄蕊长 1.8 ~ 2mm；花药短心形；雌蕊椭圆形，密生短单毛，花柱几乎不发育，柱头小。短角果长圆形或长椭圆形，长 4 ~ 10mm，宽 1.1 ~ 2.5mm，被短单毛；果梗长 8 ~ 25mm，与果序轴成直角开展，或近于直角向上开展；种子椭圆形，褐色，种皮有小疣。花期 3 ~ 4 月上旬，果期 5 ~ 6 月。

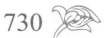

分布

分布于我国西南（西藏、四川）、西北、华东（浙江、江苏）、华北、东北地区。北温带其他地区也有分布。

生境

生长于田边、路旁、山坡草地、河谷湿地。

药材名

象扯、象策、相采（གང་ཚེ།），齐乌拉卜、切乌拉普（བྱིའུ་ལ་ཕུག）。

药用部位

全草或成熟种子。

功能与主治

健胃，解毒，消炎。用于消化不良，各种肉食中毒病，炭疽病。

用量与用法

3～9g。

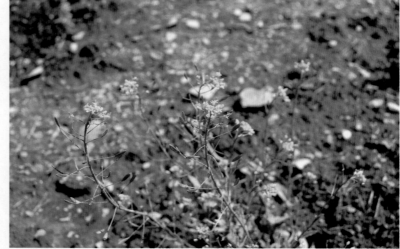

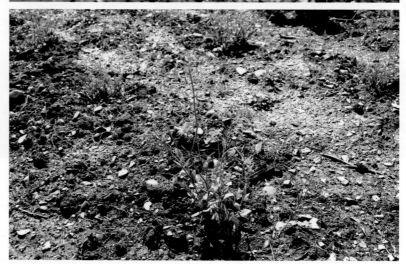

附 注

《晶珠本草》在"旱生草类药物"的"果实类药物"中记载有"གང་ཚེ།"（象扯），言其为治疗疔毒之药物，在"根叶花果全草类药物"中记载有"བྱིའུ་ལ་ཕུག"（齐乌拉卜、切乌拉普），言其为化食、治疗肉毒症之药物。现代文献中记载的"象扯"和"齐乌拉卜"的基原存在交叉，涉及十字花科植物葶苈属（*Draba*）、播娘蒿属（*Descurainia*）、涩芥属（*Malcolmia*）、异蕊芥属（*Dimorphostemon*）、念珠芥属（*Torularia*）、双脊荠属（*Dilophia*）以及桔梗科蓝钟花属（*Cyananthus*）和石竹科等的多属多种植物，以种子或全草入药，两类药材的功效也有相似之处。文献记载，葶苈 *D. nemorosa* L. 为"象扯"或"齐乌拉卜"的基原之一。（参见"毛葶苈""蚓果芥""异蕊芥""播娘蒿""丽江蓝钟花"条）

毛葶苈

Draba eriopoda Turcz.

十字花科（Cruciferae） 　　葶苈属（*Draba*）

形态

二年生草本，高 6 ~ 40cm，有时可达 69cm。茎直立，单一或有近于直立的分枝，密被长约 1mm 的单毛、叉状毛或星状毛，毛灰白色，常达花序梗。基生叶莲座状，披针形，先端渐尖，基部窄，全缘；茎生叶较多，常达 14，着生的疏密变化较大，下部叶长卵形，上部叶卵形，先端渐尖，基部宽，两缘各有 1 ~ 4 锯齿，上面的毛多为单毛、叉状毛，下面的毛为单毛、叉状毛和星状毛，无柄或近抱茎。总状花序有花 20 ~ 50，密集成伞房状，开花后显著伸长，疏松；小花梗长 2 ~ 5mm；萼片椭圆形或卵形，长约 2mm，先端钝，背面有毛；花瓣金黄色，倒卵形，长 3 ~ 4mm，先端微凹，基部爪短缩；雄蕊 1.8 ~ 2mm，花药卵形；雌蕊卵形，无毛，柱头小，花柱不发育。短角果卵形或长卵形，长 5 ~ 10mm，宽 2.5 ~ 3mm，果瓣薄；果梗长 3 ~ 8mm，与果序轴近成直角开展；种子卵形，褐色。

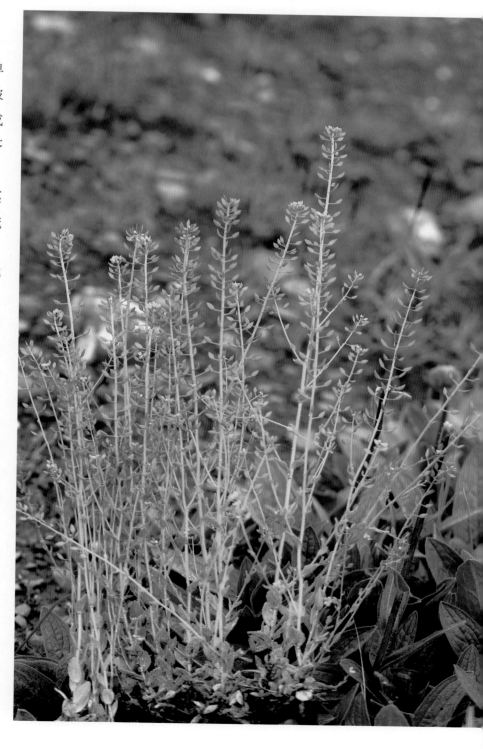

花果期 7 ~ 8 月。

▌ 分布 ▌

分布于我国山西、陕西、甘肃、青海、新疆、四川、西藏。亚洲北部至蒙古北部与西部、东西伯利亚也有分布。

▌ 生境 ▌

生长于海拔 1990 ~ 4300m 的阴湿山坡、河谷草滩。

▌ 药材名 ▌

象扯、象策、相采（ཤང་ཚེ）。

▌ 药用部位 ▌

成熟种子。

▌ 功能与主治 ▌

健胃，解毒，消炎。用于消化不良，各种肉食中毒症，炭疽。

▌ 用量与用法 ▌

3 ~ 9g。

附　注

　　《月王药诊》《四部医典》中记载有"ཅིག་ཐུབ"（齐乌拉卜），言其为消食解毒之药物。《蓝琉璃》言其分上、下 2 品；《四部医典系列挂图全集》第二十九图中有附图（62 号图：包括上、下品的 2 幅小图），其汉译本译注为"高山葶苈"；其图所示确似十字花科植物。《晶珠本草》在"旱生草类药物"的"果实类药物"中记载有"ཤང་ཚེ"（象扯），言其为治疗疔毒之药物，在"根叶花果全草类药物"中记载有"ཅིག་ཐུབ"（齐乌拉卜、切乌拉普），言其为消食、治疗肉毒症之药物。现代文献记载的"象扯"的基原涉及十字花科葶苈属（Draba）、播娘蒿属（Descurainia）、涩荠属（Malcolmia）、异蕊芥属（Dimorphostemon）、念珠芥属（Torularia）、双脊芥属（Dilophia）以及桔梗科蓝钟花属（Cyananthus）和石竹科等的多属多种植物，其中部分种类在不同文献中又被记载为"齐乌拉卜"的基原，以种子或全草入药，两类药材的功效也有相似之处。据文献记载，毛葶苈 Draba eriopoda Turcz. 为"象扯"的基原之一，不同文献记载作"象扯"或"齐乌拉卜"基原的种类还有葶苈 Draba nemorosa L.（作"象扯"或"齐乌拉卜"使用，下同）、喜山葶苈 Draba oreades Schrenk（象扯，齐乌拉卜）、蒙古葶苈 Draba mongolica Turcz.（象扯）、苞序葶苈 Draba ladyginii Pohle（象扯）、播娘蒿 Descurainia sophia (L.) Webb. ex Prantl["ཤང་ཚེ་ནག་པོ"（象才那保）]、涩荠 Malcolmia africana (L.) R. Br.（象扯，齐乌拉卜）、腺异蕊芥 Dimorphostemon glandulosus (Kar. et Kir.) Golubk.（象扯，切乌拉普）、蚓果芥 Torularia humilis (C. A. Mey.) O. E. Schulz（象扯，切乌拉普）、双脊芥 Dilophia fontana Maxim.（齐乌拉卜）、黄钟花 Cyananthus flavus Marq.（象扯）、丽江蓝钟花 Cyananthus lichiangensis W. W. Sm.（象扯）、石竹科植物滇藏无心菜 Arenaria napuligera Franch.（象扯）。（参见"葶苈""蚓果芥""喜山葶苈""播娘蒿""异蕊芥""丽江蓝钟花"条）

紫花碎米荠

Cardamine tangutorum O. E. Schulz

十字花科（Cruciferae） | 碎米荠属（*Cardamine*）

▌形态▌

多年生草本，高 15 ～ 50cm。根茎细长呈鞭状，匍匐生长。茎单一，不分枝，基部倾斜，上部直立，表面具沟棱，下部无毛，上部有少数柔毛。基生叶有长叶柄，小叶 3 ～ 5 对，顶生小叶与侧生小叶的形态相似、大小近相等，长椭圆形，长 1.5 ～ 5cm，宽 5 ～ 20mm，先端短尖，边缘具钝齿，基部呈楔形或阔楔形，无小叶柄，两面与边缘有少数短毛；茎生叶通常只有 3，着生于茎的中、上部，有叶柄，长 1 ～ 4cm，小叶 3 ～ 5 对，与基生叶相似，但较狭小。总状花序有 10 ～ 20 花，花梗长 10 ～ 15mm；外轮萼片长圆形，内轮萼片长椭圆形，基部囊状，长 5 ～ 7mm，边缘白色膜质，外面带紫红色，有少数柔毛；花瓣紫红色或淡紫色，倒卵状楔形，长 8 ～ 15mm，先端截形，基部渐狭成爪；花丝扁而扩大，花药狭卵形；雌蕊柱状，无毛，花柱与子房近等粗，柱头不显著。长角果线

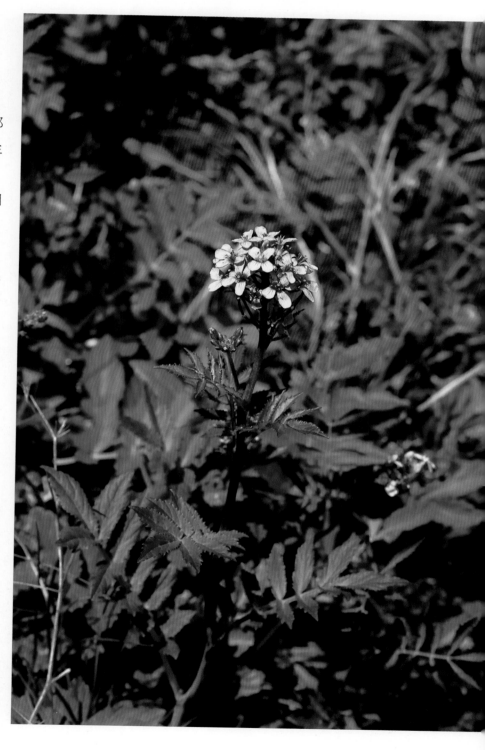

形，扁平，长 3 ~ 3.5cm，宽约 2mm，基部具长约 1mm 的子房柄；果梗直立，长 15 ~ 20mm；种子长椭圆形，长 2.5 ~ 3mm，宽约 1mm，褐色。花期 5 ~ 7 月，果期 6 ~ 8 月。

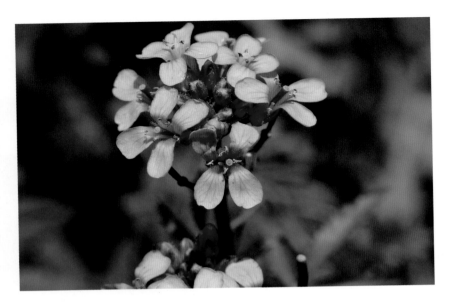

▌分布▌
分布于我国西藏东部、云南、青海、甘肃、四川、陕西、山西、河北。

▌生境▌
生长于海拔 2100 ~ 4400m 的高山山沟草地、林下阴湿处。

▌药材名▌
曲如巴、曲热巴（ཆུ་རུག་པ།），曲如、据如、区儒（ཆུ་རུག）。

▌药用部位▌
全草或花。

▌功能与主治▌
清热除湿，利水消肿，健胃，止泻。用于关节炎，水肿，消化不良，腹泻；外敷用于筋腱断裂。

▌用量与用法▌
1.5 ~ 3g。内服煎汤，或入丸、散剂。外用适量，捣敷患处。

附注

《四部医典》《度母本草》等记载有"ཆུ་རུག་སྐྱ་ལ།"（区儒白拉）。《晶珠本草》记载为"ཆུ་རུག"（曲如），言其为外敷治疗筋断之良药。《晶珠本草》引《图鉴》之记载言其"生长在水边河滩。根状如苍龙盘卧，叶状如蛙掌"，并言"茎状如竹，叶如萝卜叶，花旱生者甚白，湿生者甚红，叶用手搓揉有蔓菁叶气味"。现代文献记载的"ཆུ་རུག་པ།"（曲如巴）的基原有 2 种，西藏藏医习用毛茛科植物水葫芦苗 Halerpestes cymbalaria (Pursh) Green，青海、四川阿坝及甘孜藏医则习用紫花碎米荠 C. tangutorum O. E. Schulz 或大叶碎米荠 C. macrophylla Willd.。前种的形态特征和生境与《图鉴》的记载相符，而后 2 种则与《晶珠本草》之记载较相符。据文献记载，弯曲碎米荠 C. flexuosa With. 也作"曲如巴"使用。也有文献记载水葫芦苗 H. cymbalaria (Pursh) Green、三裂碱毛茛 H. tricuspis (Maxim.) Hand.-Mazz. 等同属多种植物为《晶珠本草》另条记载的"གསེར་སྐྱ་བ།"（索德巴）的基原。（参见"大叶碎米荠""三裂碱毛茛"条）

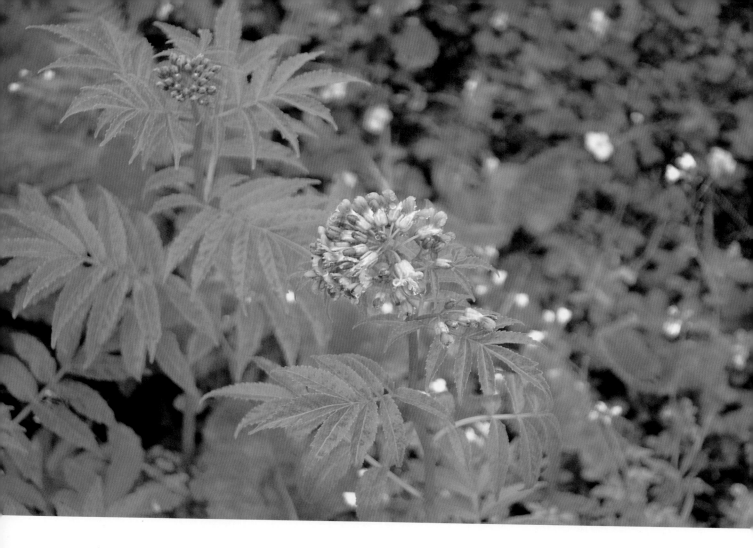

大叶碎米荠

Cardamine macrophylla Willd.

十字花科（Cruciferae） | 碎米荠属（*Cardamine*）

▌ 形态 ▐

多年生草本，高 30 ～ 100cm。根茎匍匐延伸，密被纤维状须根。茎较粗壮，圆柱形，直立，有时基部倾卧，不分枝或上部分枝，表面有沟棱。茎生叶通常 4 ～ 5，有叶柄，长 2.5 ～ 5cm；小叶 4 ～ 5 对，顶生小叶与侧生小叶的形状、大小相似，小叶椭圆形或卵状披针形，长 4 ～ 9cm，宽 1 ～ 2.5cm，先端钝或短渐尖，边缘具比较整齐的锐锯齿或钝锯齿，顶生小叶基部楔形，无小叶柄，侧生小叶基部稍不等，生于最上部的 1 对小叶基部常下延，生于最下部的 1 对小叶有时有极短的柄，小叶上面毛少，下面散生短柔毛，有时两面均无毛。总状花序多花，花梗长 10 ～ 14mm；外轮萼片淡红色，长椭圆形，长 5 ～ 6.5mm，边缘膜质，外面有毛或无毛，内轮萼片基部囊状；花瓣淡紫色、紫红色，少有白色，倒卵形，长 9 ～ 14mm，先端圆或微凹，向基部渐狭成爪；花丝扁平；子房柱状，花柱短。长角果扁平，长 35 ～ 45mm，宽 2 ～ 3mm；果瓣平坦，无毛，有时带紫色；果梗直立开展，长 10 ～ 25mm；种子椭圆形，长约 3mm，褐色。花期 5 ～ 6 月，果期 7 ～ 8 月。

▌ 分布 ▌

分布于我国西藏（察雅）、云南、青海、甘肃、四川、贵州、陕西、山西、河北、内蒙古。日本、印度等也有分布。

▌ 生境 ▌

生长于海拔 1600 ～ 4200m 的山坡灌木林下、沟边、石隙、高山草坡水湿处。

▌ 药材名 ▌

曲如巴、曲热巴（ཆུ་རན་པ།），曲如、据如、区儒（ཆུ་རན）。

▌ 药用部位 ▌

全草或花。

▌ 功能与主治 ▌

清热除湿，利水消肿，健胃，止泻。用于关节炎，水肿，消化不良，腹泻；外用于筋腱断裂。

▌ 用量与用法 ▌

1.5 ～ 3g。内服煎汤，或入丸、散剂。外用捣敷患处。

附 注

　　《四部医典》《度母本草》等记载有"ཆུ་རན་སྐྱེ་ལ།"（区儒白拉），言其为利水、愈合肌腱切断之药物。《晶珠本草》在"旱生草类药物"的"叶类药物"和"叶茎花果同采类药物"中分别记载有"གསེར་ལྗང་པ།"（索德巴）和"ཆུ་རན"（曲如），言前者为治火烧伤之药物，后者为治经络热症之药物。关于其形态，《晶珠本草》引《图鉴》之记载，言（索德巴）"生长在水中，叶有三尖，状如木钻，花白色，有黄色光泽"，（曲如）"生长在水边河滩。根状如苍龙盘卧，叶状如蛙掌""茎状如竹，叶如萝卜叶，花旱生者甚白，湿生者甚红，叶用手搓揉有蔓菁叶气味"。现代文献对上述 3 种药物的基原有不同观点，其基原涉及十字花科碎米荠属（*Cardamine*）、毛茛科碱毛茛属（*Halerpestes*）、眼子菜科眼子菜属（*Potamogeton*）的多种植物。不同文献或认为"区儒白拉"和"曲如"（曲如巴）相同，其基原有水葫芦苗 *H. cymbalaria* (Pursh) Green（西藏藏医习用）、紫花碎米荠 *C. tangutorum* O. E. Schulz、大叶碎米荠 *C. macrophylla* Willd.、弯曲碎米荠 *C. flexuosa* With.（青海、四川阿坝及甘孜藏医习用），其中，水葫芦苗 *H. cymbalaria* (Pursh) Green 的形态和生境与古籍记载相符，且与《四部医典系列挂图全集》中"曲如巴"附图（第二十八图中 49 号图）中的植物相似，而碎米荠属植物的形态与《晶珠本草》记载的（曲如）"茎状如竹，叶如萝卜叶，花旱生者甚白，湿生者甚红，叶用手搓揉有蔓菁叶气味"颇为相似，或认为碱毛茛属植物为"索德巴"的基原，其基原包括水葫芦苗 *H. cymbalaria* (Pursh) Green、三裂碱毛茛 *H. tricuspis* (Maxim.) Hand.-Mazz.、条叶碱毛茛 *H. lancifolia* (Bert.) Hand.-Mazz.（狭叶碱毛茛）、黄戴戴 *H. ruthenica* (Jacq.) Ovcz.（长叶碱毛茛）。西藏藏医还习用浮叶眼子菜 *P. natans* Linn. 作"索德巴"[也称"གསེར་ལྗང"（索尔凳）]，该种虽为水生，但叶全缘而无"三尖"，其形态与古籍记载明显不符。（参见"紫花碎米荠""三裂碱毛茛""眼子菜"条）

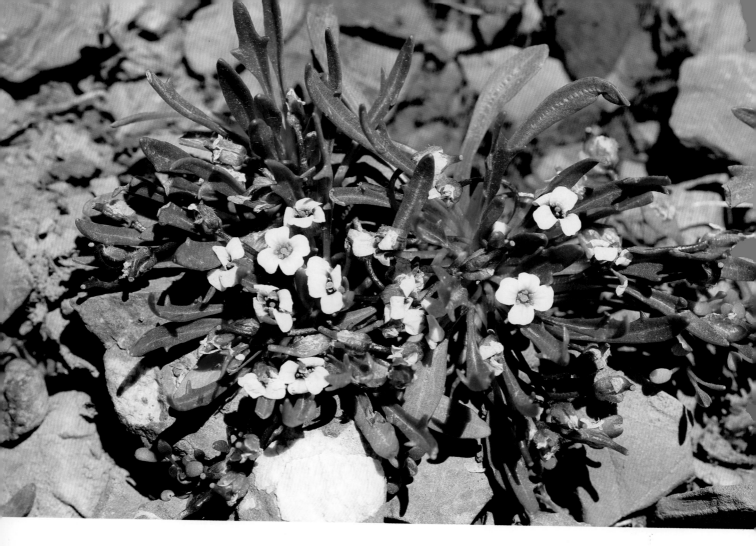

单花荠

Pegaeophyton scapiflorum (Hook. f. et Thoms.) Marq. et Shaw（无茎荠）

十字花科（Cruciferae）　　单花荠属（*Pegaeophyton*）

▌ 形态 ▌

多年生草本，茎短缩，植株光滑无毛，高（3 ～）5 ～ 15cm。根粗壮，表皮多皱缩。叶多数，旋叠状着生于基部，叶片线状披针形或长匙形，长 2 ～ 10cm，宽（3 ～）5 ～ 8（～ 20）mm，全缘或具稀疏浅齿；叶柄扁平，与叶片近等长，在基部扩大成鞘状。花大，单生，白色至淡蓝色；花梗扁平，带状，长 2 ～ 10cm；萼片长卵形，长 3 ～ 5mm，宽 2 ～ 3mm，内轮 2 基部略呈囊状，具白色膜质边缘；花瓣宽倒卵形，长 5 ～ 8mm，宽 3 ～ 7mm，先端全缘或微凹，基部稍具爪。短角果宽卵形，扁平，肉质，具狭翅状边缘；种子每室 2 行，圆形而扁，长 1.8 ～ 2mm，宽约 1.5mm，褐色；子叶边缘倚胚根。花果期 6 ～ 9 月。

▌ 分布 ▌

分布于我国青海、四川西南部、云南西北部、西藏。印度、不丹也有分布。

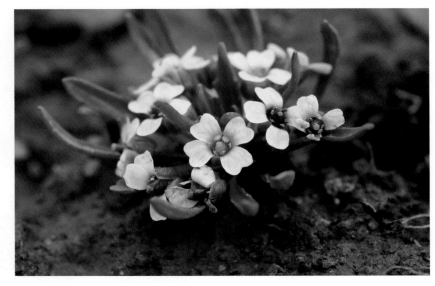

▌ 生境 ▌

生长于海拔 3500 ~ 5400m
的山坡潮湿地、高山草地、
林内水沟边或流水滩。

▌ 药材名 ▌

索罗嘎保、索罗嘎布、索
洛嘎保（ཤུག་ལོ་དཀར་པོ）。

▌ 药用部位 ▌

全草或根及根茎。

▌ 功能与主治 ▌

清热，养肺，止咳，退热，
滋补元气。用于肺热，肺
病咯血，咳嗽，背部疼痛，发热，混乱热症。

▌ 用量与用法 ▌

9 ~ 15g。

附 注

　　"ཤུག་ལོ"（索罗）为一类药材的总称。《晶珠本草》记载其按花色分为白 ["ཤུག་ལོ་དཀར་པོ"（索罗嘎保）]、紫 ["ཤུག་ལོ་སྨུག་པོ"（索罗木保、苏罗木保）]、红 ["ཤུག་ལོ་དམར་པོ"（索罗玛保、苏罗玛保）]3 种。现代文献记载的 3 种 "索罗" 的基原不尽一致，涉及景天科、十字花科的多属多种植物，其中十字花科植物高山辣根菜 *P. scapiflorum* (Hook. f. et Thoms.) Marq. et Shaw（单花荠、无茎荠、无茎芥）或宽果丛菔 *Solms-Laubachia eurycarpa* (Maxim.) Botsch. 等同属植物多为白者（索罗嘎保）的基原。《部标藏药》以 "丛菔 /ཤུག་ལོ་དཀར་པོ/ 索罗嘎布" 之名收载了宽果丛菔 *S. eurycarpa* (Maxim.) Botsch.；《青海藏标》分别以 "无茎荠 /ཤུག་ལོ་དཀར་པོ/ 索洛嘎保" 之名收载了无茎荠 *P. scapiflorum* (Hook. f. et Thoms.) Marq. et Shaw，以 "宽果丛菔 /ཤུག་ལོ་སྨུག་པོ/ 索洛莫保" 之名收载了宽果丛菔 *S. eurycarpa* (Maxim.) Botsch.，规定的两者的功能与主治也有所不同。文献记载白者的基原还有毛萼单花荠 *P. scapiflorum* (Hook. f. et Thoms.) Marq. et Shaw var. *pilosicalyx* R. L. Guo et T. Y. Cheo、绵毛丛菔 *S. lanata* Botsch.。（参见 "大花红景天" 等条）

　　《中国植物志》记载的 *P. scapiflorum* (Hook. f. et Thoms.) Marq. et Shaw 的中文名为 "单花荠"。

垂果南芥

Arabis pendula L.

十字花科（Cruciferae） | 南芥属（*Arabis*）

形态

二年生草本，高 30 ~ 150cm，全株被硬单毛，杂有 2 ~ 3 叉毛。主根圆锥状，黄白色。茎直立，上部有分枝。茎下部叶长椭圆形至倒卵形，长 3 ~ 10cm，宽 1.5 ~ 3cm，先端渐尖，边缘有浅锯齿，基部渐狭成叶柄，长达 1cm；茎上部叶狭长椭圆形至披针形，较茎下部叶略小，基部呈心形或箭形，抱茎，上面黄绿色至绿色。总状花序顶生或腋生，有花 10 或更多；萼片椭圆形，长 2 ~ 3mm，背面被有单毛、2 ~ 3 叉毛及星状毛，花蕾期更密；花瓣白色、匙形，长 3.5 ~ 4.5mm，宽约 3mm。长角果线形，长 4 ~ 10cm，宽 0.1 ~ 0.2cm，弧曲，下垂；种子每室 1 行，椭圆形，褐色，长 1.5 ~ 2mm，边缘有环状翅。花期 6 ~ 9 月，果期 7 ~ 10 月。

分布

分布于我国西藏、青海、甘肃、四川、云南、贵州、湖北、湖南、内蒙古、陕西、山西、河北、新疆、黑龙江、吉林、辽宁。

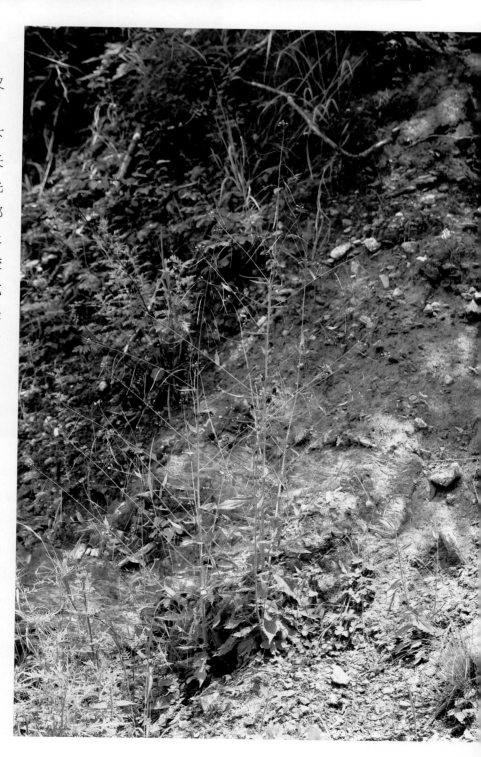

亚洲其他北部和东部地区也
有分布。

┃ 生境 ┃

生长于海拔 1500 ～ 3600m
的山坡、路旁、河边草丛、
高山灌木林下、荒漠地区。

┃ 药材名 ┃

达尔亚干、达牙甘、大牙甘、
搭牙甘（དར་ཡ་ཀན།）。

┃ 药用部位 ┃

地上部分或种子。

┃ 功能与主治 ┃

愈骨伤，坚固软骨。用于头
骨破裂。

┃ 附注 ┃

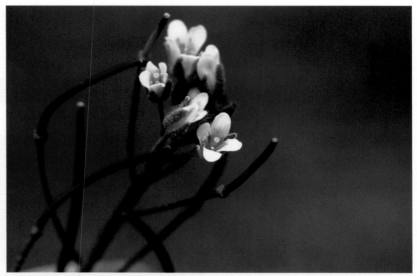

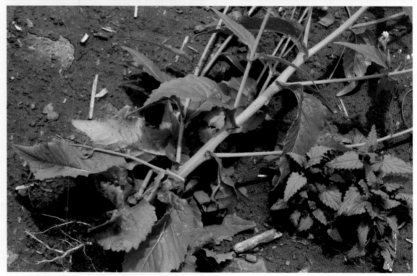

　　《晶珠本草》在"旱生
草类药物"的"叶茎花果同
采类药物"中记载"དར་ཡ་ཀན།"
（达尔亚干），言其为多种
药物的总称，记载其包括 1
种特指的"达尔亚干"和 25
种对症而用的"达尔亚干"。"达尔亚干"为象雄语，意为甘露或良药。现代文献记载的特指的
"དར་ཡ་ཀན་ཁྲག་ཅན།"（达尔亚干察浊）为十字花科植物独行菜 *Lepidium apetalum* Willd.、头花独行菜 *L.
capitatum* Hook. f. et Thoms.、柱毛独行菜 *L. ruderale* L.，以带根全草入药，为生于河川的"达尔亚
干"。而关于其他对症而用的"达尔亚干"的基原，不同文献记载有十字花科植物垂果南芥 *Arabis
pendula* L.、贺兰山南芥 *Arabis alaschanica* Maxim.、圆锥南芥 *Arabis paniculata* Franch.、罂粟科植
物条裂黄堇 *Corydalis linarioides* Maxim. 及豆科植物东俄洛黄芪 *Astragalus tongolensis* Ulbr. 等。《晶
珠本草》中列举的 25 种对症而用的"达尔亚干"包括动物、矿物、植物药，实际应为对多种药物
的综合性概述，故"达尔亚干"并非为具体的药名。（参见"独行菜""条裂黄堇"条）

蔊菜

Rorippa indica (L.) Hiern

十字花科（Cruciferae） | 蔊菜属（*Rorippa*）

▌ 形态 ▌

一年生、二年生直立草本，高 20～40cm，植株较粗壮，无毛或具疏毛。茎单一或分枝，表面具纵沟。叶互生，基生叶及茎下部叶具长柄，叶形多变化，通常大头羽状分裂，长 4～10cm，宽 1.5～2.5cm，先端裂片大，卵状披针形，边缘具不整齐牙齿，侧裂片 1～5 对；茎上部叶宽披针形或匙形，边缘具疏齿，具短柄或基部耳状抱茎。总状花序顶生或侧生，花小，多数，具细花梗；萼片 4，卵状长圆形，长 3～4mm；花瓣 4，黄色，匙形，基部渐狭成短爪，与萼片近等长；雄蕊 6，2 稍短。长角果线状圆柱形，短而粗，长 1～2cm，宽 1～1.5mm，直立或稍内弯，成熟时果瓣隆起；果梗纤细，长 3～5mm，斜升或近水平开展；种子每室 2 行，多数，细小，卵圆形而扁，一端微凹，表面褐色，具细网纹；子叶边缘倚胚根。花期 4～6 月，果期 6～8 月。

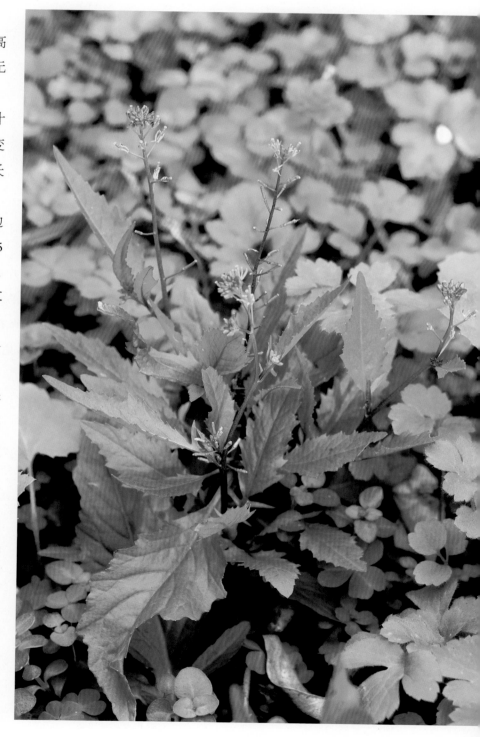

分布

分布于我国甘肃、四川、云南、重庆、湖南、江西、福建、台湾、广东、浙江、江苏、河南、陕西、山东。日本、朝鲜、菲律宾、印度尼西亚、印度等也有分布。

生境

生长于海拔 230 ~ 1450m 的路旁、田边、园圃、河边、山坡等较为潮湿处。

药材名

盖菜、格泽（ཀ་རྩ）。

药用部位

种子。

功能与主治

消肿。用于乳房肿胀，炭疽。

用量与用法

外用适量，研末调敷患处，或煎汤洗。

附 注

《晶珠本草》等记载有"ཀ་རྩ"（盖菜），言其为消散肿胀、治疗疮之药物。现代文献记载的"盖菜"的基原涉及十字花科蔊菜属（*Rorippa*）、芝麻菜属（*Eruca*）、大蒜芥属（*Sisymbrium*）、播娘蒿属（*Descurainia*）等多属多种植物，各地藏医使用的种类有所不同，多以蔊菜属植物为正品，蔊菜 *R. indica* (L.) Hiern（印度蔊菜）为"盖菜"的基原之一。（参见"芝麻菜""垂果大蒜芥""播娘蒿"条）

高蔊菜

Rorippa elata (Hook. f. et Thoms.) Hand.-Mazz.

| 十字花科（Cruciferae） | 蔊菜属（*Rorippa*） |

形态

二年生草本，高25～100cm，植株具单毛。茎直立，粗壮，下部单一，上部分枝，表面有纵沟。基生叶丛出，大头羽裂，顶裂片最大，长4～7cm，宽2～3.5cm，长椭圆形，边缘具小圆齿，下部叶3～5对，向下渐小，基部扩大成圆耳状，抱茎；茎下部叶及中部叶亦为大头羽裂或浅裂，基部耳状抱茎；茎上部叶无柄，裂片边缘具浅齿或浅裂。总状花序顶生或腋生，结果时延长至20～40cm；花多数，黄色；萼片宽椭圆形，长2～3mm，宽约1mm；花瓣长倒卵形，长3～4mm，先端钝圆，边缘微波状，基部渐狭；雄蕊6，2稍短。长角果圆柱形，长1～2cm，宽2～4mm，果瓣隆起，具中肋，先端具宿存花柱；果梗稍短于果实，直立而紧靠果轴生；种子每室2行，多数，细小，扁卵形，灰褐色，表面具细密网纹；子叶缘倚胚根。花期5～7月，果期7～10月。

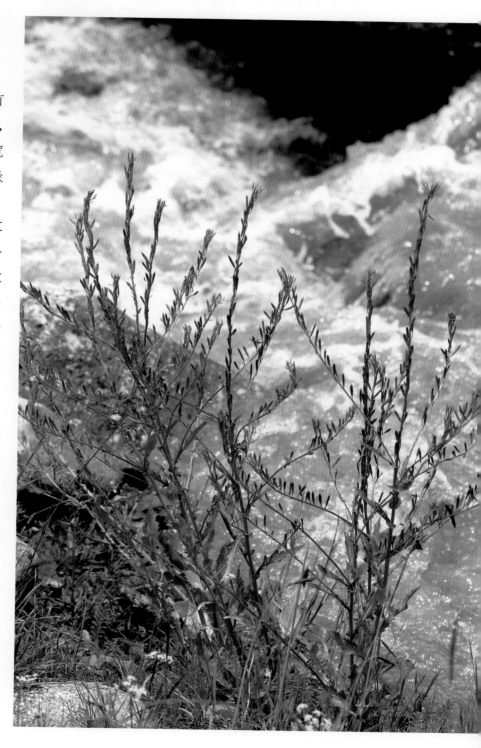

▌ 分布 ▌

分布于我国陕西、青海、四川西北部（黑水）、云南西北部、西藏东部。喜马拉雅山脉东部地区等也有分布。

▌ 生境 ▌

生长于海拔 2600 ~ 5000m 的高原地区阳坡草地、林下水沟边、路旁、高山灌丛草地。

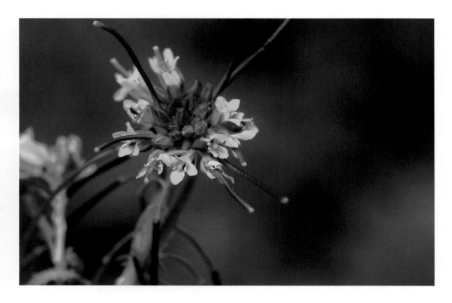

▌ 药材名 ▌

冈托巴、岗托巴、刚托巴（ ꣎ꣳ ），冈托巴曼巴、刚托巴曼巴（ ꣎ꣳꣳ ）。

▌ 药用部位 ▌

种子。

▌ 功能与主治 ▌

清血热，镇咳，强心，解肉毒。用于虚劳发热，肺结核咳嗽，久病心力不足，肉食中毒。

▌ 用量与用法 ▌

6 ~ 9g。多配方用。

附 注

《晶珠本草》在"旱生草类药物"的"果实类药物"中记载了" ꣳꣳ "（冈托巴），言其为解肉毒、治紊乱热之药物；引《图鉴》之记载："叶像萝卜叶；荚果长，状如松针。"并言"果荚同侧悬垂"。现代文献记载的各地藏医使用的"冈托巴"的基原不一，涉及十字花科糖芥属(*Erysimum*)、大蒜芥属（ *Sisymbrium* ）、蔊菜属（ *Rorippa* ）等多属多种植物，以糖芥属植物为多用。关于其正品，有观点认为系山柳叶糖芥 *E. hieracifolium* L.（山柳菊叶糖芥）或垂果大蒜芥 *S. heteromallum* C. A. Mey.，从其叶和果实的形态看，垂果大蒜芥与古籍记载更相符。文献记载的"刚托巴"的基原还有紫花糖芥 *E. chamaephyton* Maxim.、长角糖芥 *E. longisiliquum* Hook. f. et Thoms.、具苞糖芥 *E. bracteatum* W. W. Smith 等。高蔊菜 *R. elata* (Hook. f. et Thoms.) Hand.-Mazz. 为云南藏医习用的种类，该种的果实为圆柱形，较短，斜向上直立而不下垂，其形态与《晶珠本草》之记载不符，应为代用品，又被称作"刚托巴曼巴"。（参见"垂果大蒜芥""蔊菜"条）

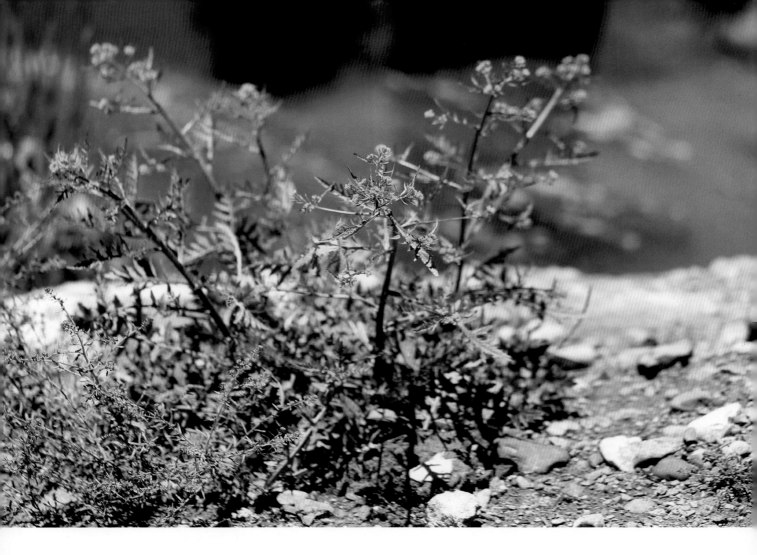

沼生蔊菜

Rorippa islandica (Oed.) Borb.

十字花科（Cruciferae） 蔊菜属（*Rorippa*）

▌形态 ▌

一年生或二年生草本，高（10～）20～50cm，光滑无毛或稀有单毛。茎直立，单一或分枝，下部常带紫色，具棱。基生叶多数，具柄，叶片羽状深裂或大头羽裂，长圆形至狭长圆形，长5～10cm，宽1～3cm，裂片3～7对，边缘不规则浅裂或呈深波状，先端裂片较大，基部耳状抱茎，有时有缘毛；茎生叶向上渐小，近无柄，叶片羽状深裂或具齿，基部耳状抱茎。总状花序顶生或腋生，果期伸长，花小，多数，黄色或淡黄色，具纤细花梗，长3～5mm；萼片长椭圆形，长1.2～2mm，宽约0.5mm；花瓣长倒卵形至楔形，等于或稍短于萼片；雄蕊6，近等长，花丝线状。短角果椭圆形或近圆柱形，有时稍弯曲，长3～8mm，宽1～3mm，果瓣肿胀；种子每室2行，多数，褐色，细小，近卵形而扁，一端微凹，表面具细网纹；子叶缘倚胚根。花期4～7月，果期6～8月。

▌分布 ▌

分布于我国黑龙江、吉林、辽宁、内蒙古、河北、山西、山东、河南、安徽、江苏、湖南、陕西、甘肃、青海、西藏（林周）、贵州、云南、新疆。北半球其他温暖地区也有分布。

生境

生长于潮湿环境或近水处、溪岸、路旁、田边、山坡草地、草场。

药材名

叶兴、叶香（གཡེར་ཤིང་），叶兴巴、耶兴巴（གཡེར་ཤིང་པ་），齐乌拉卜、切乌拉普、希五拉普、细马拉普（བྱིའུ་ལ་ཕུག་）。

药用部位

全草。

功能与主治

叶兴：通经活络，消炎。用于痘疹，疮肿，喉痛，关节炎。

齐乌拉卜：消食，解毒，干胸部黄水。用于消化不良，肉食中毒。

用量与用法

外用适量，研末调敷患处，或煎汤洗。

附 注

　　《四部医典》中记载有"གཡེར་ཤིང་"（叶兴），言其为解痘热之药物。《蓝琉璃》记载其分为上（优质品）、下（副品）2品。《四部医典系列挂图全集》第二十九图中也有上（2号图）、下（3号图）2品的附图，汉译本分别译注名为"裂叶玄参"和"玖玄参"。《晶珠本草》记载"叶兴"分为上［"གཡེར་ཤིང་མཆོག"（叶兴窍）］、中［"གཡེར་ཤིང་འབྲིང་"（叶兴哲哇）］、下［"གཡེར་ཤིང་ཐ་མ"（叶兴塔姆）］3种。现代文献记载藏医所用"叶兴巴"的基原主要包括玄参科玄参属（Scrophularia）的多种植物，多认为上品为齿叶玄参 S. dentata Royle ex Benth. 等同属植物；《西藏藏标》以"གཡེར་ཤིང་པ་/ 叶兴巴/ 齿叶玄参"之名也收载了该种。四川若尔盖《高原中草药治疗手册（人畜共用）》（内部资料，1970）记载沼生蔊菜 R. islandica (Oed.) Borb. 为"叶兴"的基原之一。（参见"齿叶玄参"条）

　　《月王药诊》《四部医典》中记载有"བྱིའུ་ལ་ཕུག"（齐乌拉卜），言其为消食、解毒之药物。《蓝琉璃》言其分为上、下2品。《四部医典系列挂图全集》第二十九图中有"齐乌拉卜"的附图（62号图，包括2幅小图），汉译本译注名为"高山葶苈"，图中所示植物确似十字花科植物。《晶珠本草》将"བྱིའུ་ལ་ཕུག"（齐乌拉卜）归于"根叶花果全草类药物"中。现代文献中记载的"齐乌拉卜"的基原涉及十字花科、桔梗科、石竹科等多科多属多种植物，以全草或种子入药。《西藏藏标》以"བྱིའུ་ལ་ཕུག/ 久拉卜 / 蚓果芥"之名收载了十字花科植物蚓果芥 Torularia humilis (C. A. Mey.) O. E. Schulz。四川甘孜藏医则将沼生蔊菜 R. islandica (Oed.) Borb. 等作"齐乌拉卜"使用。（参见"蚓果芥""毛葶苈""播娘蒿""丽江蓝钟花"条）

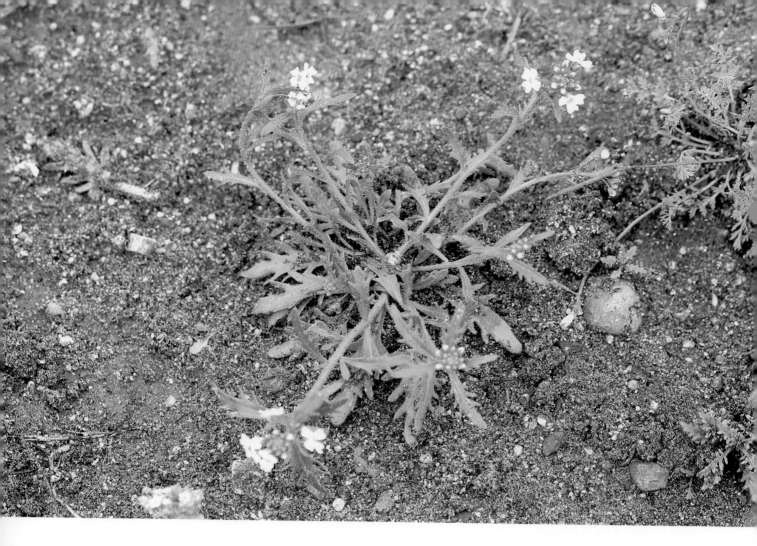

异蕊芥

Dimorphostemon pinnatus (Pers.) Kitag.

十字花科（Cruciferae） | 异蕊芥属（*Dimorphostemon*）

▮ 形态 ▮

二年生直立草本，高 10 ~ 35cm。茎单一或上部分枝，植株具腺毛及单毛。叶互生，长椭圆形，长 1 ~ 6cm，宽 0.5 ~ 1cm，近无柄，边缘具 2 ~ 4 对篦齿状缺刻，两面均被黄色腺毛及白色长单毛。总状花序顶生，结果时延长；萼片宽椭圆形，长 2.5 ~ 3mm，宽约 1.5mm，具白色膜质边缘，内轮 2 基部略呈囊状，背面无毛或具少数白色长单毛；花瓣白色或淡紫红色，倒卵状楔形，长 6 ~ 8mm，宽 3 ~ 4mm，先端凹缺，基部具短爪；长雄蕊花丝顶部一侧具齿或先端向下逐渐扩大，扁平。长角果圆柱状，长 1.5 ~ 2mm，宽约 1mm，具腺毛；果梗长 6 ~ 16mm，在总轴上近水平状着生；种子每室 1 行，椭圆形，褐色而小，先端具膜质边缘；子叶背倚胚根。花果期 5 ~ 9 月。

▮ 分布 ▮

分布于我国黑龙江、内蒙古、河北、甘肃、四川、西藏（当雄）、云南。蒙古等也有分布。

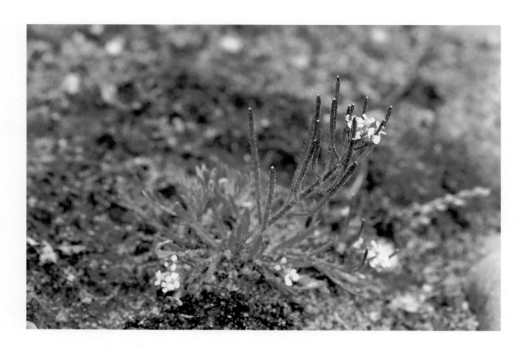

▎ 生境 ▎

生长于海拔 1150 ~ 4000m 的山坡草丛、林下、山沟灌丛、河滩、路旁。

▎ 药材名 ▎

齐乌拉卜惹（ཁྱི་ལ་ཕྱུག་རིགས）。

▎ 药用部位 ▎

带根全草。

▎ 功能与主治 ▎

健胃消食，化积解毒。用于消化不良，肉食中毒。

附　注

　　《晶珠本草》在"旱生草类药物"的"果实类药物"中记载有"ཤང་ཚེ"（象扯），言其为治疗疗毒之药物；在"根叶花果全草类药物"中记载有"ཁྱི་ལ་ཕྱུག"（齐乌拉卜、切乌拉普），言其为化食、治疗肉毒症（肉食中毒）之药物。现代文献记载的"象扯"或"齐乌拉卜"的基原涉及十字花科葶苈属（*Draba*）、播娘蒿属（*Descurainia*）、涩芥属（*Malcolmia*）、异蕊芥属（*Dimorphostemon*）、念珠芥属（*Torularia*）、双脊芥属（*Dilophia*）及桔梗科蓝钟花属（*Cyananthus*）和石竹科等的多属多种植物，不同文献记载的该 2 类药物的基原存在交叉，两者的功效也有相似之处。有文献记载，异蕊芥 *Dimorphostemon pinnatus* (Pers.) Kitag. 为西藏芒康藏医习用的"齐乌拉卜"类的基原之一，又称"ཁྱི་ལ་ཕྱུག་རིགས"（齐乌拉卜惹，"齐乌拉卜类同品"之意）。《西藏藏标》以"ཁྱི་ལ་ཕྱུག/ 久拉卜 / 蚓果芥"之名收载了蚓果芥 *T. humilis* (C. A. Mey.) O. E. Schulz。（参见"毛葶苈""蚓果芥""双脊芥""播娘蒿""丽江蓝钟花"条）

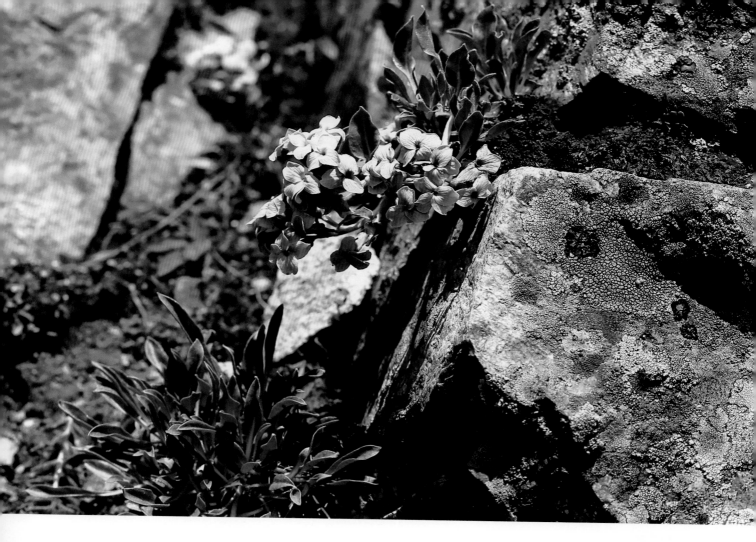

总状丛菔

Solms-Laubachia platycarpa (Hook. f. et Thoms.) Botsch.

十字花科（Cruciferae） | 丛菔属（*Solms-Laubachia*）

▌形态 ▌

多年生垫状草本，高 5 ～ 8cm。根茎粗壮，直径约 7mm。茎具 5 ～ 6 分枝，有老叶柄宿存，革质。叶片肉质，卵形、近圆形或披针形，长 1 ～ 1.5cm，宽达 1.4cm，先端钝圆或渐尖，疏被柔毛或近无毛，基部近圆形，下面疏被柔毛；叶柄长约 2cm。总状花序轴具叶 1 ～ 3，花大，萼片基部囊状。长角果卵形或长椭圆形，长 1.5 ～ 2cm，果瓣绿色，具显著中脉及侧脉，边缘加厚；果梗长约 4mm；种子每室 2 行，有 4 ～ 6，近圆形，淡黄色，表面具乳状突起。果期 7 月。

▌分布 ▌

分布于我国西藏（措美、亚东）。

▌生境 ▌

生长于海拔 4300 ～ 5700m 的山坡、山顶岩石边。

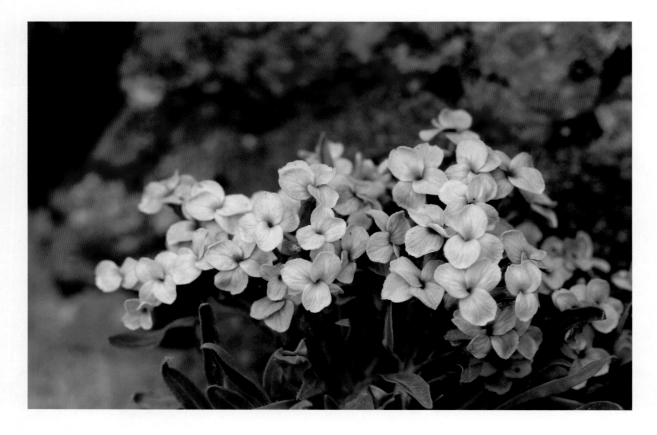

▌ 药材名 ▌

索罗木保、苏罗木保（ཟོ་ལོ་སྨུག་པོ།）。

▌ 药用部位 ▌

全草或根。

▌ 功能与主治 ▌

清肺热，止咳，止血，退热。用于肺病，肺炎，肺热咳嗽，口臭，发热，痰中带血。

▌ 用量与用法 ▌

2 ~ 3g。

附 注

　　"ཟོ་ལོ།"（索罗）为一类药材的总称。《晶珠本草》记载其按花色分为白 ["ཟོ་ལོ་དཀར་པོ།"（索罗嘎保、索罗嘎布）]、紫 ["ཟོ་ལོ་སྨུག་པོ།"（索罗木保）]、红 ["ཟོ་ལོ་དམར་པོ།"（索罗玛保、苏罗玛保）]3 种。现代文献记载的 3 种"索罗"的基原不尽一致，涉及景天科、十字花科的多属多种植物，总状丛菔 *S. platycarpa* (Hook. f. et Thoms.) Botsch. 为紫者（索罗木保）的基原之一，为西藏藏医所习用。（参见"长鞭红景天"等条）

糖芥

Erysimum bungei (Kitag.) Kitag.

十字花科（Cruciferae） | 糖芥属（*Erysimum*）

▎形态 ▎

一年生或二年生草本，高 30 ～ 60cm，密生伏贴二叉毛。茎直立，不分枝或上部分枝，具棱角。叶披针形或长圆状线形，基生叶长 5 ～ 15cm，宽 5 ～ 20mm，先端急尖，基部渐狭，全缘，两面有二叉毛；叶柄长 1.5 ～ 2cm；上部叶有短柄或无柄，基部近抱茎，边缘有波状齿或近全缘。总状花序顶生，有多数花；萼片长圆形，长 5 ～ 7mm，密生二叉毛，边缘白色膜质；花瓣橘黄色，倒披针形，长 10 ～ 14mm，有细脉纹，先端圆形，基部具长爪；雄蕊 6，近等长。长角果线形，长 4.5 ～ 8.5cm，宽约 1mm，稍呈四棱形，花柱长约 1mm，柱头 2 裂，裂瓣具隆起中肋；果梗长 5 ～ 7mm，斜上开展；种子每室 1 行，长圆形，侧扁，长 1 ～ 1.5mm，深红褐色。花期 6 ～ 8 月，果期 7 ～ 9 月。

▎分布 ▎

分布于我国东北、华北、江苏、陕西、四川。蒙古、朝鲜均有

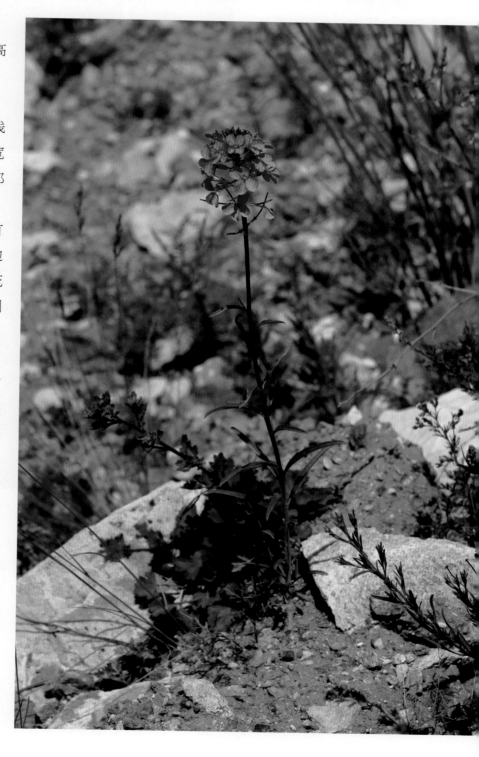

分布。

生境

生长于田边荒地、山坡、草丛。

药材名

冈托巴、岗托巴、刚托巴（ཀྲུང་ཐོག་པ）。

药用部位

成熟种子。

功能与主治

清热，镇咳，解毒。用于混乱热症，肺病，肉食中毒，血热。

用量与用法

2～5g。内服研末或煎汤，或入丸、散剂。

附注

《四部医典》《鲜明注释》《晶珠本草》等古籍中均记载有"ཀྲུང་ཐོག་པ"（冈托巴），言其为解肉毒、治紊乱热之药物。现代文献记载的"冈托巴"的基原包括十字花科的多种植物，多认为以垂果大蒜芥 *Sisymbrium heteromallum* C. A. Mey. 或山柳菊叶糖芥 *E. hieracifolium* L.（山柳叶糖芥）为正品，各地使用的"冈托巴"的基原还有糖芥属（*Erysimum*）的多种植物，糖芥 *E. bungei* (Kitag.) Kitag. 为其基原之一。（参见"紫花糖芥""山柳菊叶糖芥"条）

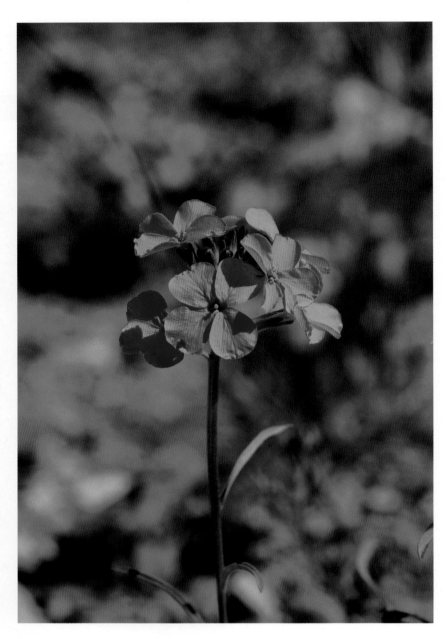

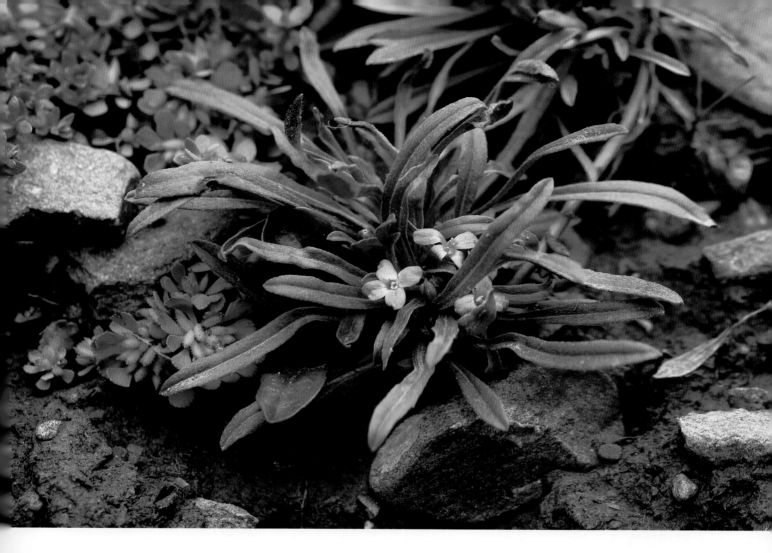

紫花糖芥

Erysimum chamaephyton Maxim.

十字花科（Cruciferae）　　　糖芥属（*Erysimum*）

▌ 形态 ▌

多年生草本，高（1.5 ~ ）2 ~ 3cm，全体有二叉"丁"字毛。根粗，直径达 6mm。茎短缩，根颈多头，或再分歧，在地面有多数叶柄残余。基生叶莲座状，叶片长圆状线形，长 1 ~ 2cm，宽 1 ~ 2mm，先端急尖，基部渐狭，全缘；叶柄长 1 ~ 2cm。花葶多数，直立，长约 1cm；萼片长圆形，长 2 ~ 3mm，背面凸出；花瓣浅紫色，匙形，先端圆形或平截，有脉纹，具爪。长角果长圆形，长 1 ~ 2cm，宽 1 ~ 2mm，具 4 棱，坚硬，先端稍弯曲，果梗长 6 ~ 8mm；种子卵形或长圆形。花期 6 ~ 7 月，果期 7 ~ 8 月。

▌ 分布 ▌

分布于我国甘肃、青海（达日）、西藏东北部。

▌ 生境 ▌

生长于海拔 3800 ~ 5500m 的高山草甸、流石滩地带。

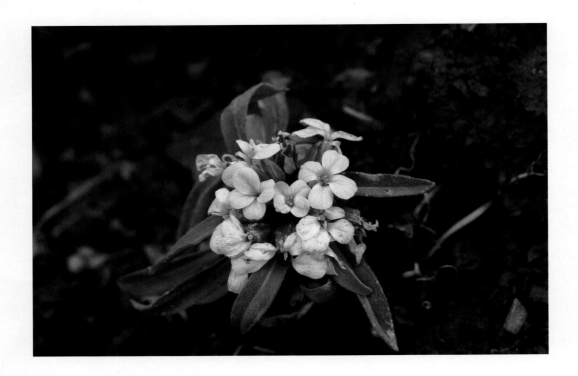

▍药材名 ▍

冈托巴、岗托巴、刚托巴、杠拖巴（ཤྱང་ཐོག་པ）。

▍药用部位 ▍

成熟种子。

▍功能与主治 ▍

清热，镇咳，解毒。用于混乱热症，肺病，肉食中毒，血热。

▍用量与用法 ▍

2～5g。内服研末，或煎汤，或入丸、散剂。

附 注

　　《四部医典》《鲜明注释》《晶珠本草》等均记载有"ཤྱང་ཐོག་པ"（冈托巴），言其为解肉毒，并治紊乱热之药物。现代文献记载的"冈托巴"的基原包括多种十字花科植物，以垂果大蒜芥 *Sisymbrium heteromallum* C. A. Mey. 或山柳菊叶糖芥 *E. hieracifolium* L. 为正品，《青海藏标》以"垂果大蒜芥 /ཤྱང་ཐོག་པ/ 刚托巴"之名收载了垂果大蒜芥 *S. heteromallum* C. A. Mey.。据文献记载，各地使用的"冈托巴"的基原还有紫花糖芥 *E. chamaephyton* Maxim.、长角糖芥 *E. longisiliquum* Hook. f. et Thoms.、具苞糖芥 *E. bracteatum* W. W. Smith、蒙古糖芥 *E. flavum* (Georgi) Bobrov（宽线叶糖芥）、灰毛糖芥 *E. diffusum* Ehrh.、糖芥 *E. bungei* (Kitag.) Kitag.、四川糖芥 *E. benthamii* P. Monnet 等。云南迪庆、四川甘孜藏医还以高薄菜 *Rorippa elata* (Hook. f. et Thoms.) Hand.-Mazz. 作为代用品，称之为"ཤྱང་ཐོག་པ་དམན་པ"（冈托巴曼巴）。（参见"糖芥""垂果大蒜芥""高薄菜"条）

垂果大蒜芥

Sisymbrium heteromallum C. A. Mey.

十字花科（Cruciferae） | 大蒜芥属（*Sisymbrium*）

▌形态 ▌

一年生或二年生草本，高30～90cm。茎直立，不分枝或分枝，具疏毛。基生叶羽状深裂或全裂，叶片长5～15cm，先端裂片大，长圆状三角形或长圆状披针形，渐尖，基部常与侧裂片汇合，全缘或具齿，侧裂片2～6对，长圆状椭圆形或卵圆状披针形，下面中脉有微毛，叶柄长2～5cm；上部叶无柄，叶片羽状浅裂，裂片披针形或宽条形。总状花序密集成伞房状，果期伸长；花梗长3～10mm；萼片淡黄色，长圆形，长2～3mm，内轮萼片基部略呈囊状；花瓣黄色，长圆形，长3～4mm，先端钝圆，具爪。长角果线形，纤细，长4～8cm，宽约0.1cm，常下垂；果瓣略隆起；果梗长1～1.5cm；种子长圆形，长约1mm，黄棕色。花期4～5月。

▌分布 ▌

分布于我国山西、陕西、甘肃、青海、新疆、四川、云南、西藏（察雅）。蒙古、印度北部、欧洲北部等也有分布。

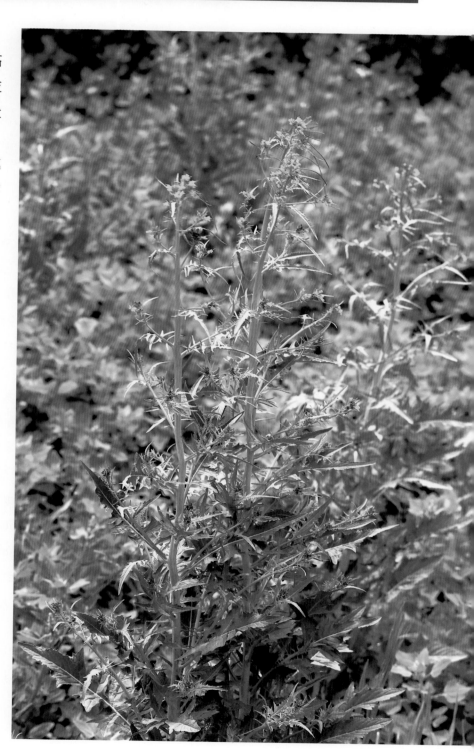

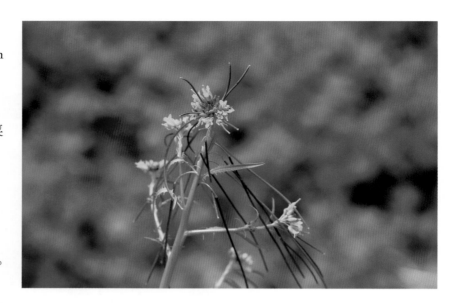

▌ 生境 ▌

生长于海拔 900 ~ 3500m
的林下、阴坡、河边。

▌ 药材名 ▌

冈托巴（ཤང་ཐོག་པ།），盖菜
（སྐེ་མེ།）。

▌ 药用部位 ▌

种子。

▌ 功能与主治 ▌

消肿。用于乳房肿胀，炭疽。

▌ 用量与用法 ▌

外用研末调敷患处，或煎
汤洗。

附 注

　　《晶珠本草》在"旱生草类药物"的"果实类药物"中记载有"ཤང་ཐོག་པ།"（冈托巴）和"སྐེ་མེ།"
（盖菜），前者为解肉毒、治紊乱热之药物，后者为消散肿胀、治疗疮之药物；关于两者的形态，
《晶珠本草》引《图鉴》之记载："（冈托巴）叶像萝卜叶；根细；茎单一，分枝多，枝头开黄花；
荚果长、状如松针，种子状如金砂……（盖菜）叶黑厚，茎、花、叶、种子状如黑芥菜。"现代文
献记载的"冈托巴"和"盖菜"的基原均为十字花科植物，涉及大蒜芥属（Sisymbrium）、糖芥属
（Erysimum）、蔊菜属（Rorippa）、芝麻菜属（Eruca）、播娘蒿属（Descurainia）等多属多种植
物，但各地藏医使用的种类有所不同，不同文献记载的 2 者的基原也有交叉。关于"冈托巴"的基
原，不同文献记载有垂果大蒜芥 S. heteromallum C. A. Mey.、山柳菊叶糖芥 Erysimum hieracifolium L.、
紫花糖芥 Erysimum chamaephyton Maxim.、长角糖芥 Erysimum longisiliquum Hook. f. et Thoms.、具
苞糖芥 Erysimum bracteatum W. W. Smith、糖芥 Erysimum bungei (Kitag.) Kitag.、高蔊菜 R. elata (Hook.
f. et Thoms.) Hand.-Mazz. 等。从形态来看，垂果大蒜芥 S. heteromallum C. A. Mey. 的长角果具有线形、
纤细、常下垂的形态特征，这与《晶珠本草》的记载更相符。关于"盖菜"的基原，各地藏医多以
蔊菜 R. indica (L.) Hiern（印度蔊菜）为正品；有文献记载，垂果大蒜芥 S. heteromallum C. A. Mey.
也为"盖菜"基原之一。（参见"芝麻菜""蔊菜""播娘蒿"条）

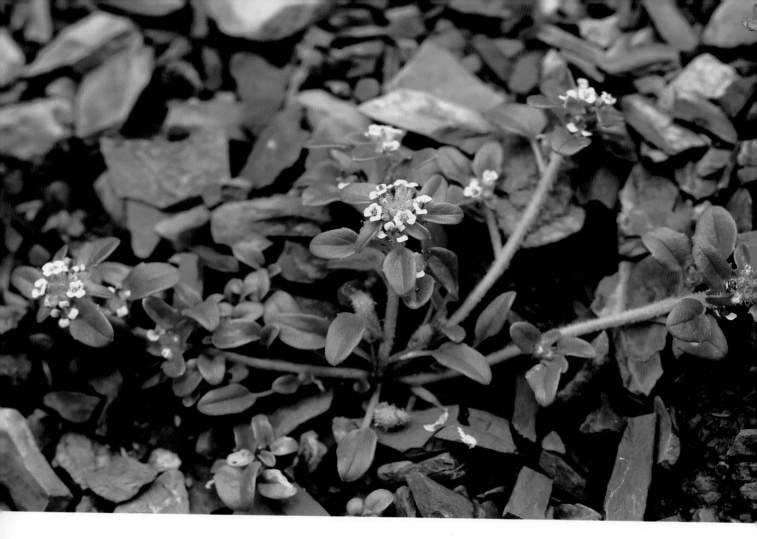

蚓果芥

Torularia humilis (C. A. Mey.) O. E. Schulz

| 十字花科（Cruciferae） | 念珠芥属（*Torularia*） |

▌ 形态 ▌

多年生草本，高 5 ～ 30cm，被二叉毛，并杂有三叉毛，毛的分枝弯曲，有的在叶上以三叉毛为主。茎自基部分枝，有的基部有残存叶柄。基生叶窄卵形，早枯；下部的茎生叶变化较大，叶片宽匙形至窄长卵形，长 5 ～ 30mm，宽 1 ～ 6mm，先端钝圆，基部渐窄，近无柄，全缘或具 2 ～ 3 对明显或不明显的钝齿；中、上部的茎生叶条形；最上部数枚茎生叶常入花序而成苞片。花序呈紧密伞房状，果期伸长；萼片长圆形，长 1.5 ～ 2.5mm，外轮萼片较内轮萼片窄，有的在背面先端隆起，内轮萼片偶在基部略呈囊状，均有膜质边缘；花瓣倒卵形或宽楔形，白色，长 2 ～ 3mm，先端近截形或微缺，基部渐窄成爪；子房有毛。长角果筒状，长 8 ～ 20（～ 30）mm，略呈念珠状，两端渐细，直或略曲，或作"之"字形弯曲；花柱短，柱头 2 浅裂；果瓣被二叉毛；果梗长 3 ～ 6mm；种子长圆形，长约 1mm，橘红色。花期 4 ～ 6 月。

分布

分布于我国西藏、青海、甘肃、新疆、陕西、河南、河北、内蒙古。朝鲜、蒙古，以及中亚地区、北美洲等也有分布。

生境

生长于海拔1000 ~ 4200m的林下、河滩、草地。

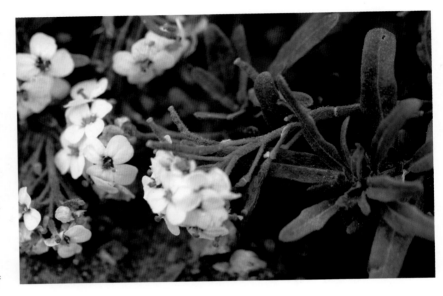

药材名

齐乌拉卜、切乌拉普、席擦拉普、丘拉扑、久拉卜（ སྱིག་ལ་ཕུག ），象扯、象策、相采（ ཤང་ཚེ ）。

药用部位

全草。

功能与主治

解毒，健胃。用于食物中毒，腹痛，消化不良。

用量与用法

2 ~ 4g。内服研末。

附 注

《月王药诊》《四部医典》中记载有"སྱིག་ལ་ཕུག"（齐乌拉卜），言其为消食解毒之药物。《蓝琉璃》言其分上、下2品；《四部医典系列挂图全集》第二十九图中有"齐乌拉卜"的附图（62号图，包括2幅小图），其汉译本译注名为"高山荸荠"，该图所示植物确似十字花科植物。《晶珠本草》在"旱生草类药物"的"果实类药物"中记载有"ཤང་ཚེ"（象扯），言其为治疗疔毒之药物；在"根叶花果全草类药物"中记载有"སྱིག་ལ་ཕུག"（齐乌拉卜），言其为化食、治疗肉毒症之药物。现代文献中记载的"象扯"和"齐乌拉卜"的基原有交叉，涉及十字花科、桔梗科、石竹科多科多属多种植物，2类药材以全草或种子入药，其功效也有相似之处。据文献记载，蚓果芥 T. humilis (C. A. Mey.) O. E. Schulz 为"象扯"或"齐乌拉卜"的基原之一；云南迪庆藏医则以桔梗科植物丽江蓝钟花 Cyananthus lichiangensis W. W. Sm.、黄钟花 C. flavus Marq. 和石竹科植物滇藏无心菜 Arenaria napuligera Franch. 作"丘拉扑"使用。《西藏藏标》以"སྱིག་ལ་ཕུག/ 久拉卜 / 蚓果芥"之名收载了蚓果芥 T. humilis (C. A. Mey.) O. E. Schulz。（参见"毛荸荠""播娘蒿""丽江蓝钟花"条）

播娘蒿

Descurainia sophia (L.) Webb. ex Prantl

十字花科（Cruciferae） | 播娘蒿属（*Descurainia*）

形态

一年生草本，高 20 ~ 80cm，有毛或无毛，毛为叉状毛，以下部茎生叶为多，向上渐少。茎直立，分枝多，常于下部呈淡紫色。叶为 3 回羽状深裂，长 2 ~ 12（~ 15）cm，末端裂片条形或长圆形，裂片长（2 ~）3 ~ 5（~ 10）mm，宽 0.8 ~ 1.5（~ 2）mm，下部叶具柄，上部叶无柄。花序伞房状，果期伸长；萼片直立，早落，长圆状条形，背面有分叉细柔毛；花瓣黄色，长圆状倒卵形，长 2 ~ 2.5mm，或稍短于萼片，具爪；雄蕊 6，比花瓣长 1/3。长角果圆筒状，长 2.5 ~ 3cm，宽约 1mm，无毛，稍内曲，与果梗不成直线，果瓣中脉明显；果梗长 1 ~ 2cm；种子每室 1 行，种子形小，多数，长圆形，长约 1mm，稍扁，淡红褐色，表面有细网纹。花期 4 ~ 5 月。

分布

分布于我国除华南地区外的其他地区。亚洲其他地区及非洲、欧洲、北美洲也有分布。

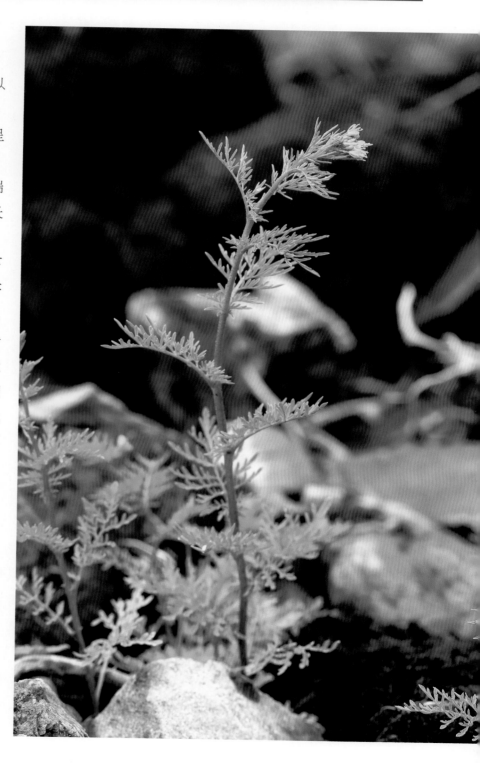

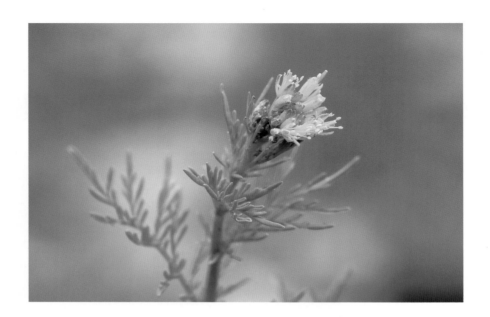

生境

生长于山坡、田野、路旁。

药材名

象扯、象策、相采（གང་ཚེ།），盖菜（སྲེ་ཚེ།）。

药用部位

地上部分或成熟种子。

功能与主治

健胃，解毒，消炎。用于消化不良，各种肉食中毒，炭疽病。

用量与用法

3 ～ 9g。多配方使用。

附 注

  《晶珠本草》分别记载有"སྲེ་ཚེ།"（盖菜）和"གང་ཚེ།"（象扯），言两者功效相同，均为治疗毒之药物。现代文献记载的"象扯"和"盖菜"的基原涉及十字花科、桔梗科蓝钟花属（*Cyananthus*）和石竹科等的多种植物，各地使用的该两种药材的基原也有交叉或替代，且与《晶珠本草》另条记载的"ཅིག་ཐུབ།"（齐乌拉卜、切乌拉普）的基原也有交叉。播娘蒿 *Descurainia sophia* (L.) Webb. ex Prantl 为"象扯"的基原之一，在青海、四川则被作为"盖菜"使用。各地使用的"象扯"的基原还有葶苈属（*Draba*）等多属多种植物，"盖菜"的基原有印度蔊菜 *Rorippa indica* (L.) Hiern、南蔊菜 *R. montana* (Wall.) Small [无瓣蔊菜 *R. dubia* (Pers.) Hara]、沼生蔊菜 *R. islandica* (Oed.) Borb.、芝麻菜 *Eruca sativa* Mill.、垂果大蒜芥 *Sisymbrium heteromallum* C. A. Mey. 等。（参见"毛葶苈""葶苈"条）